淋巴结及结外淋巴瘤
病理诊断学

Diagnostic Pathology
Lymph Nodes and Extranodal Lymphomas

第 2 版

主　编　L. Jeffrey Medeiros　Roberto N. Miranda

主　审　潘增刚

主　译　高子芬　刘翠苓

副主译　李　敏　黄　欣　刘　蔚　王力夫

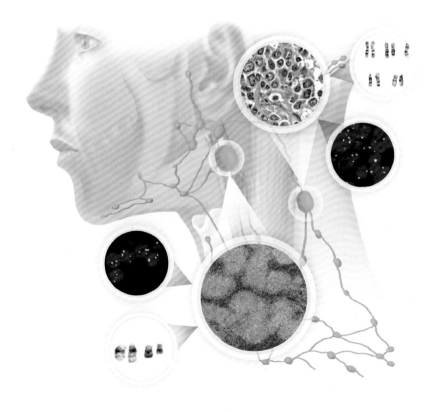

人民卫生出版社
·北　京·

版权所有，侵权必究！

图书在版编目（CIP）数据

淋巴结及结外淋巴瘤病理诊断学/（美）L. 杰弗里·梅代罗斯（L. Jeffrey Medeiros），（美）罗伯托·N. 米兰达（Roberto N. Miranda）主编；高子芬，刘翠苓主译. —北京：人民卫生出版社，2023.3
ISBN 978-7-117-34359-6

Ⅰ.①淋…　Ⅱ.①L…②罗…③高…④刘…　Ⅲ.①淋巴结-病理学-诊断学②淋巴瘤-病理学-诊断学　Ⅳ.①R733.4

中国版本图书馆 CIP 数据核字（2022）第 258111 号

| 人卫智网 | www. ipmph. com | 医学教育、学术、考试、健康，购书智慧智能综合服务平台 |
| 人卫官网 | www. pmph. com | 人卫官方资讯发布平台 |

图字：01-2020-6036 号

淋巴结及结外淋巴瘤病理诊断学

Linbajie ji Jiewai Linbaliu Bingli Zhenduanxue

主　　译：高子芬　刘翠苓
出版发行：人民卫生出版社（中继线 010-59780011）
地　　址：北京市朝阳区潘家园南里 19 号
邮　　编：100021
E - mail：pmph @ pmph. com
购书热线：010-59787592　010-59787584　010-65264830
印　　刷：北京盛通印刷股份有限公司
经　　销：新华书店
开　　本：889×1194　1/16　印张：57.5
字　　数：2440 千字
版　　次：2023 年 3 月第 1 版
印　　次：2023 年 4 月第 1 次印刷
标准书号：ISBN 978-7-117-34359-6
定　　价：498.00 元

打击盗版举报电话：010-59787491　E-mail：WQ @ pmph. com
质量问题联系电话：010-59787234　E-mail：zhiliang @ pmph. com
数字融合服务电话：4001118166　E-mail：zengzhi @ pmph. com

译 者 名 录

王力夫　郑州大学人民医院(河南省人民医院)
王小燕　郑州大学人民医院(河南省人民医院)
王银萍　吉林大学白求恩第一医院
尹文娟　中国科学院大学附属肿瘤医院(浙江省肿瘤医院)
白　聪　大同市第一人民医院
刘　蔚　苏州大学附属第一医院
刘翠苓　北京大学基础医学院,北京大学第三医院
齐雪岭　首都医科大学三博脑科医院
孙　琳　天津医科大学肿瘤医院
李　敏　北京大学基础医学院,北京大学第三医院
时云飞　北京大学肿瘤医院
张延平　郑州大学第一附属医院
张秋露　北京大学第三医院
张景航　新乡医学院第一附属医院
周春菊　首都医科大学附属北京儿童医院
段泽君　首都医科大学三博脑科医院
饶晓松　北京大学国际医院
宫丽平　首都医科大学基础医学院
聂　宝　郑州大学人民医院(河南省人民医院)
徐教生　首都医科大学附属北京儿童医院
高子芬　北京大学基础医学院,北京大学第三医院
郭丽改　北京高博博仁医院
黄　欣　北京大学基础医学院,北京大学第三医院
黄燕华　北京大学首钢医院
鄂　丽　山西医科大学第二医院
董格红　首都医科大学附属北京天坛医院
赖玉梅　北京大学肿瘤医院
潘增刚　美国科罗拉多大学医学中心
薛学敏　中国医学科学院肿瘤医院

ELSEVIER

Elsevier (Singapore) Pte Ltd.

3 Killiney Road, #08-01 Winsland House I, Singapore 239519

Tel: (65) 6349-0200; Fax: (65) 6733-1817

Diagnostic Pathology: Lymph Nodes and Extranodal Lymphomas, 2E

Copyright © 2018 by Elsevier. All rights reserved.

ISBN-13: 978-0-323-47779-6

This translation of Diagnostic Pathology: Lymph Nodes and Extranodal Lymphomas, 2E by L. Jeffrey Medeiros, Roberto N. Miranda, was undertaken by People's Medical Publishing House and is published by arrangement with Elsevier (Singapore) Pte Ltd.

Diagnostic Pathology: Lymph Nodes and Extranodal Lymphomas, 2E by L. Jeffrey Medeiros, Roberto N. Miranda 由人民卫生出版社进行翻译,并根据人民卫生出版社与爱思唯尔(新加坡)私人有限公司的协议约定出版。

淋巴结及结外淋巴瘤病理诊断学(第2版)(高子芬　刘翠苓　译)

ISBN: 978-7-117-34359-6

Copyright © 2023 by Elsevier (Singapore) Pte Ltd. and People's Medical Publishing House

All rights reserved. No part of this publication may be reproduced or transmitted in any form or by any means, electronic or mechanical, including photocopying, recording, or any information storage and retrieval system, without permission in writing from Elsevier (Singapore) Pte Ltd. and People's Medical Publishing House.

注　意

本译本由 Elsevier (Singapore) Pte Ltd. 和人民卫生出版社完成。相关从业及研究人员必须凭借其自身经验和知识对文中描述的信息数据、方法策略、搭配组合、实验操作进行评估和使用。由于医学科学发展迅速,临床诊断和给药剂量尤其需要经过独立验证。在法律允许的最大范围内,爱思唯尔、译文的原文作者、原文编辑及原文内容提供者均不对译文或因产品责任、疏忽或其他操作造成的人身及/或财产伤害及/或损失承担责任,亦不对由于使用文中提到的方法、产品、说明或思想而导致的人身及/或财产伤害及/或损失承担责任。

Printed in China by People's Medical Publishing House under special arrangement with Elsevier (Singapore) Pte Ltd. This edition is authorized for sale in the People's Republic of China only. Not for sale outside People's Republic of China (including not for sale in Hong Kong SAR, Macao SAR and Taiwan of PRC). Unauthorized sale of this edition is a violation of the contract.

译 者 前 言

进行淋巴瘤的病理诊断,仿佛过蜀道、上青天:"好好的一个病理医生,被淋巴瘤毁了",其难度可见一斑。人体除了头发、指(趾)甲外,全身其他组织和器官均已发现淋巴瘤病例。各种形态的淋巴瘤,临床表现具有极强的异质性,是其不易识别、难以确诊的直接原因。迄今发现的淋巴瘤已有近百种类型。临床诊断中常有"三难":确诊难、分型难、良恶性病变鉴别难。

看图识病是病理医师的基本功。一幅病理图可反映多方面的专业性信息,清晰而生动的图片结合精炼明晰的文字解说,可让我们在不知不觉中探究淋巴瘤,简洁直观、通俗易懂、宜学易记。因此我们将这本《淋巴结及结外淋巴瘤病理诊断学》介绍给大家,希望对大家掌握淋巴瘤相关知识有所裨益,为消除对淋巴瘤诊断的畏难情绪提供帮助。我们认为,这将是一本十分难得的参考书,既便于初学者进行系统地学习,明晰淋巴组织良恶性病变的关键问题;亦有助于有一定经验的病理医师快速查阅解决相关问题。

本书由美国 MD Anderson 癌症中心两位血液病理专家 L. Jeffrey Medeiros 和 Roberto N. Miranda 教授主编,将霍奇金淋巴瘤、B 细胞淋巴瘤和 T 细胞/NK 细胞淋巴瘤的临床表现、发病机制、病理改变、免疫表型、基因异常等淋巴瘤领域的精华内容进行了全面总结,并融合了淋巴组织的反应性病变、感染性疾病、免疫缺陷相关性淋巴组织增殖性疾病、组织细胞肿瘤和非造血组织增殖性疾病等研究的最新进展。

本书翻译过程中恰逢第 5 版世界卫生组织造血和淋巴组织肿瘤分类更新在即,虽然第 5 版新分类在框架和名称上有所调整,但对于淋巴瘤和淋巴组织增殖性疾病的诊断标准大多没有改变。建议读者在新版分类出版后注意了解相关疾病命名和分类的变化及对应关系,以免理解错误。

本书翻译过程中,我们忠于原文,以直译为主、意译为辅,本着精益求精和表述达意的原则,多以共同研讨、形成一致意见为主,对于少数国内外表述有差异的术语还特别咨询了境外专家。通过此次翻译工作,各位译者也经历了又一次的学习提高,其意义远远超过阅读本身。尽管在翻译过程中力求准确,但由于国内外术语表达或理解方面的原因,及相关知识的更新迭代和飞速发展,译文中可能存在不当之处,敬请广大读者不吝指正,并提出宝贵意见和建议。

我们由衷感谢英文版原作者对智慧与经验的无私分享,感谢各位译者辛勤的翻译和校对,相信本书的出版,一定会对国内病理同行提升淋巴瘤的病理诊断水平大有帮助。

高子芬　刘翠苓
北京大学基础医学院
北京大学第三医院

献　辞

献给我生命中的女人：我的母亲 Albertina Medeiros，我的姐妹 Deborah Medeiros Stroscio，我的妻子 Carrie Medeiros，以及我们的女儿 Christina 和 Caroline。

献给 Lahey Hospital and Medical Center 病理部退休主席 Mark L. Silverman，MD，感谢你信任我的潜力并耐心地教授我外科病理学。

LJM

献给我的妻子 Norma，以及我们的孩子 Alonso 和 Andrea。这部作品还献给我的母亲 Milly，我的先父 Hernan，以及我的兄弟姐妹 Hernan、Elena、Carina 和 Aaron。

RNM

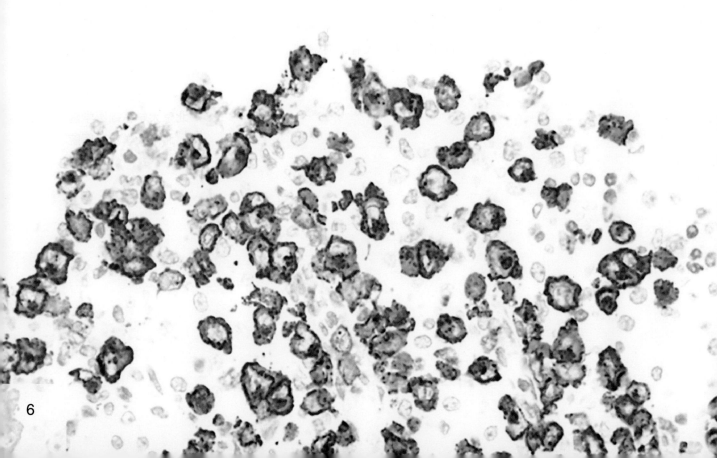

撰　稿　者

Carlos E. Bueso-Ramos, MD, PhD

Sergej Konoplev, MD, PhD

Pei Lin, MD

Tariq Muzzafar, MBBS

Keyur Patel, MD, PhD

Francisco Vega, MD, PhD

Sa A. Wang, MD

C. Cameron Yin, MD, PhD

M. James You, MD, PhD

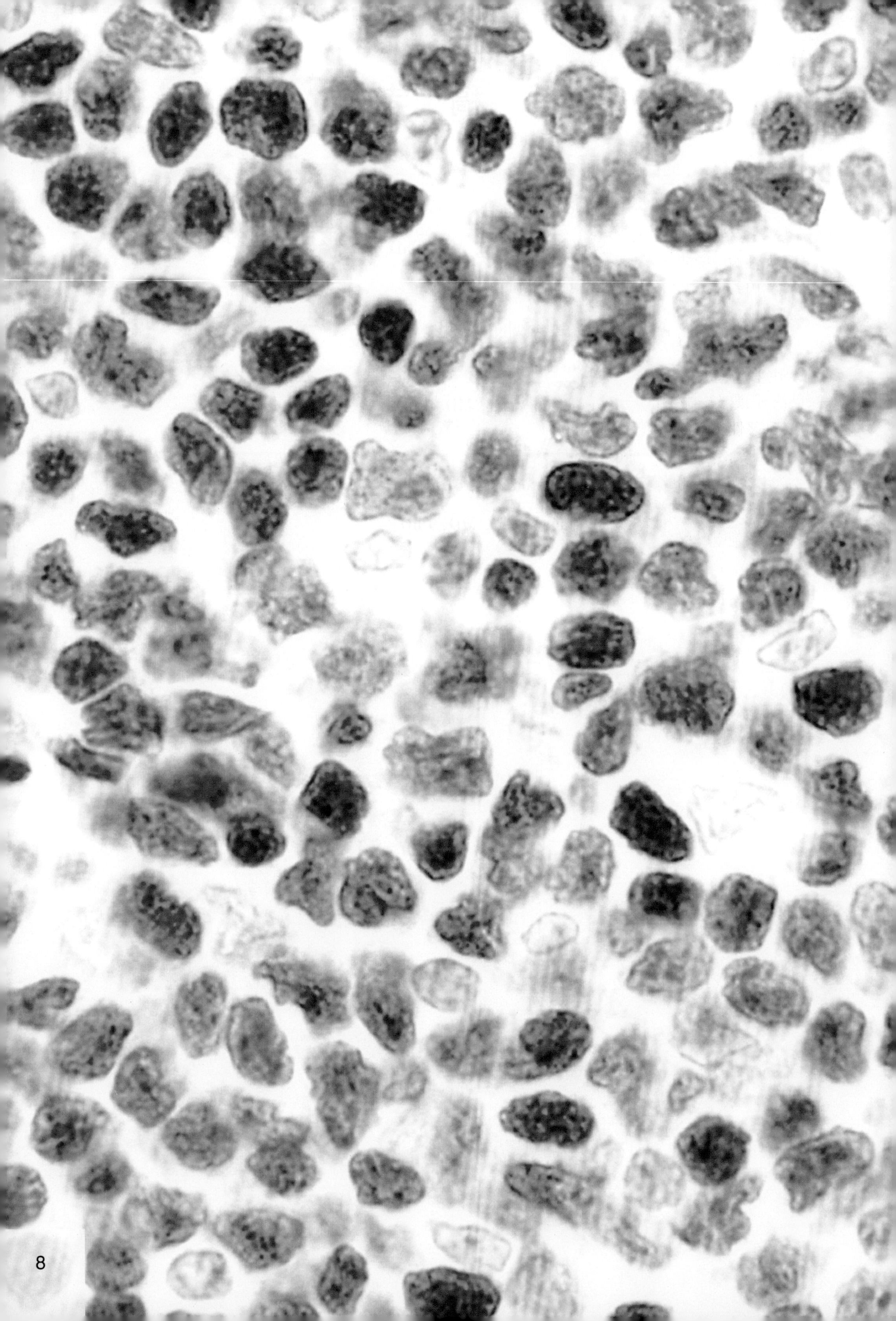

前　　言

读者很可能听过这样的抱怨,通常是以玩笑的口吻:"对我而言,所有淋巴瘤看起来都一样。"的确,对普通病理医生来说,结内和结外淋巴瘤的诊断困难重重。

良性和恶性病变的区分可能比较困难,有些病例需要借助免疫表型分析和分子研究。对于良性病变,通常需要查明病因。对于恶性肿瘤,要确定是淋巴造血还是非淋巴造血来源的。即使确定是淋巴造血系统的病变,其分类还有多种,包括 B 细胞、T 细胞、NK 细胞、髓系和组织细胞来源的。更为复杂的是,血液病理中的概念和名称在不断衍变,还有高通量技术正在产生大量的数据。我们如何整理和运用这些信息呢? 哪些是签发病例所需要的? 哪些是不需要的呢?

基于这些问题,本书作者们的共同目的就是编著一本系统性的、便于使用的参考书。本书的内容包括淋巴结的良性和恶性病变,以及结外淋巴瘤。淋巴瘤的命名主要依据 2016 年的修订版 WHO 分类。

和整个病理诊断学系列一致,每种病变的临床病理学特征、相关辅助检查结果和鉴别诊断都以易读的条目列表形式突出。对于每种病变的关键内容,每一章的第一页都有要点和解释部分进行强调。参考文献是最近的、有选择性的,并非泛泛的百科全书式。书中的大量图片囊括了每种病变的典型特征和常见的变异型。

作者们衷心希望《淋巴结及结外淋巴瘤病理诊断学》第 2 版对读者们有所帮助。

L. Jeffrey Medeiros, MD
Professor and Chair
Department of Hematopathology
The University of Texas MD Anderson Cancer Center
Houston, Texas

Roberto N. Miranda, MD
Professor
Department of Hematopathology
The University of Texas MD Anderson Cancer Center
Houston, Texas

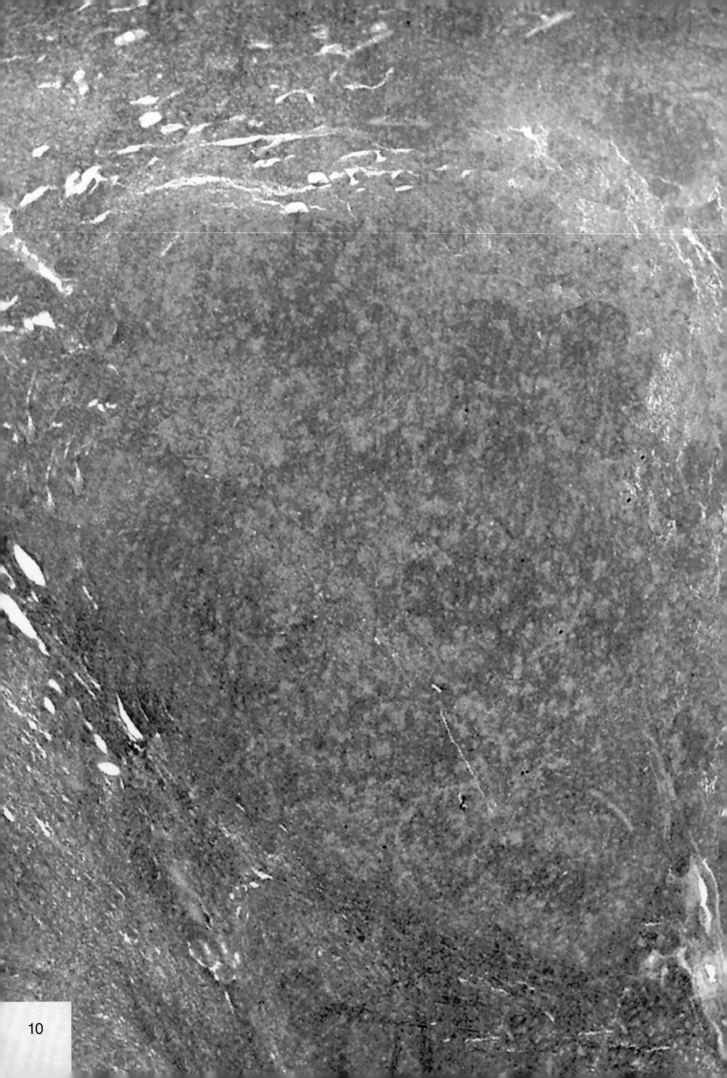

致　谢

文本编辑

Arthur G. Gelsinger, MA

Nina I. Bennett, BA

Terry W. Ferrell, MS

Karen E. Concannon, MA, PhD

Matt W. Hoecherl, BS

Megg Morin, BA

图片编辑

Jeffrey J. Marmorstone, BS

Lisa A. M. Steadman, BS

绘图

Richard Coombs, MS

Lane R. Bennion, MS

Laura C. Wissler, MA

艺术指导及设计

Tom M. Olson, BA

Laura C. Wissler, MA

首席编辑

Lisa A. Gervais, BS

产品协调

Angela M. G. Terry, BA

Rebecca L. Bluth, BA

Emily Fassett, BA

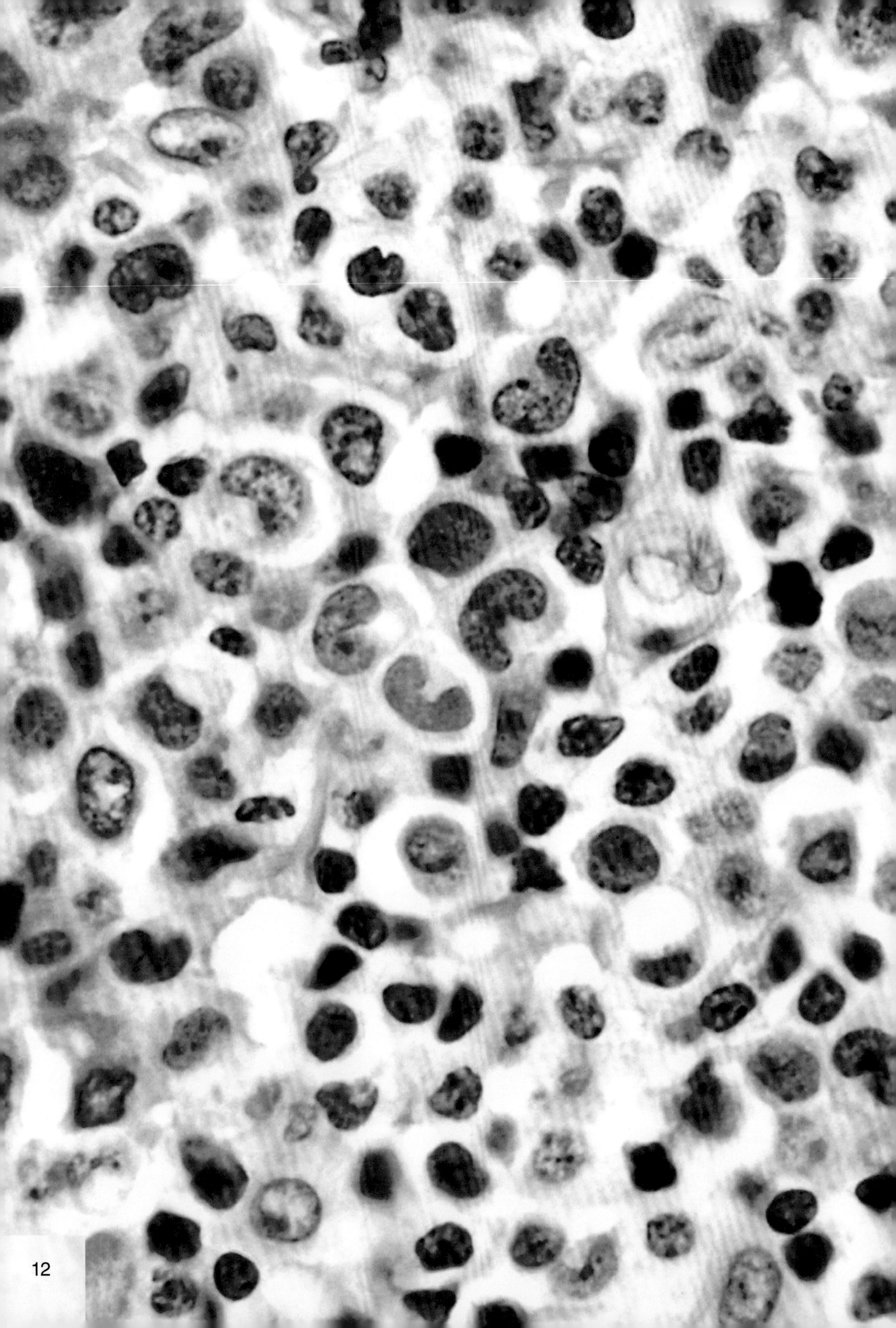

篇　　目

目　　录

第一章
非特异性反应性病变

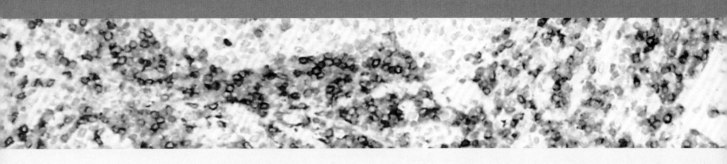

要　点

基本概念

- 良性可逆性病变,以伴有次级生发中心的滤泡增生为特征

临床特征

- 局部或广泛的淋巴结肿大
- ±系统性症状:发热、疲乏、体重下降
- 年龄和病程是病因学的重要线索
- 淋巴结大小、部位和质地能够提示可能的致病因子

镜下特征

- 大量增大的滤泡,大小和形态不一,偶尔有滤泡融合
- 反应性滤泡有生发中心,其周围有界限清楚的套区
- 生发中心的细胞以中心细胞和中心母细胞为主,伴有少量 T 淋巴细胞及散在的组织细胞

- 生发中心:常有暗区和明区(即有极向)

辅助检查

- 生发中心和套区 B 细胞表达多克隆性免疫球蛋白和全 B 细胞标志物
- 生发中心细胞和中心母细胞 CD10(+),BCL6(+)和 BCL2(−)
- *IGH* 基因重排检测为多克隆性
- 无 t(14;18)(q32;q21)或 *IGH-BCL2* 融合的证据

主要鉴别诊断

- 滤泡性淋巴瘤
- 非典型性滤泡增生
- 生发中心进行性转化
- 结节性淋巴细胞为主型霍奇金淋巴瘤
- 富于淋巴细胞型经典型霍奇金淋巴瘤,结节性变异型

反应性滤泡增生

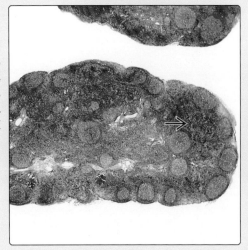

不规则增生的滤泡

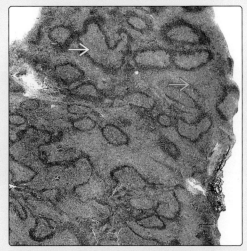

(左)低倍镜图示淋巴结内有大量增大的圆形至卵圆形滤泡,主要分布在皮质区。局部副皮质区增生➡。(右)淋巴结内反应性滤泡➡和副皮质➡混合增生。增生滤泡的形状非常不规则,通过聚合酶链反应(PCR)进行基因重排检测,显示 *IGH* 重排呈多克隆性,支持反应性改变

增生的淋巴滤泡

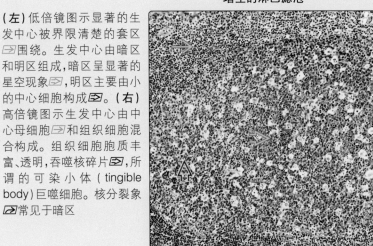

生发中心内的星空现象

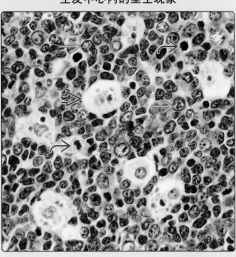

(左)低倍镜图示显著的生发中心被界限清楚的套区➡围绕。生发中心由暗区和明区组成,暗区呈显著的星空现象➡,明区主要由小的中心细胞构成➡。(右)高倍镜图示生发中心由中心母细胞➡和组织细胞混合构成。组织细胞胞质丰富、透明,吞噬核碎片➡,所谓的可染小体(tingible body)巨噬细胞。核分裂象➡常见于暗区

术语

缩写

- 反应性滤泡增生(reactive follicular hyperplasia. RFH)

同义词

- 滤泡增生

定义

- 以淋巴滤泡增生为特征的良性可逆性病变
  - 增生的滤泡有显著的生发中心(所谓的次级滤泡)
    - 滤泡增生,部分可以是混合性模式
- B 细胞刺激和增殖的体液免疫反应特征
- 通常累及淋巴结,也可以累及结外

病因学/发病机制

环境因素

- 各种药物、化学物质、环境污染物均可引起 RFH

感染原

- RFH 最常见的原因是细菌感染
  - 病毒,如人类免疫缺陷病毒(HIV)和 EB 病毒(EBV)也是原因

其他因素

- 自身免疫性疾病
- 在许多病例中,RFH 的病因不能确定

临床特征

表现

- 典型特征是局部或全身性淋巴结肿大
  - 可有系统性症状,如发热、疲乏、体重减轻
  - 可有实验室检查异常
    - 白细胞增多、中性粒细胞增多、淋巴细胞增多提示感染
- 淋巴结大小很重要
  - 通常,无症状患者出现小而圆的质硬淋巴结无临床意义
  - 通常,淋巴结直径>1cm 有异常
    - 滑车上淋巴结直径>0.5cm 和腹股沟淋巴结>1.5cm 有临床意义
- 淋巴结疼痛通常与炎症或出血有关
- 淋巴结肿大超过 1 个月可能有临床意义
- 位置可以提示下列疾病
  - 颈部:传染性单核细胞增多症
  - 后颈部:弓形体病
  - 腮腺、腋下、滑车:HIV 感染
  - 颈部和腋窝:猫抓病
  - 腹股沟:性传播性疾病
  - 锁骨上:恶性,尤其是老年患者

- 质地
  - 质软:炎症
  - 波动:化脓性感染(经常是细菌或真菌)
  - 粘连成片:结核、性病淋巴肉芽肿、癌症
  - 固定质硬:恶性,包括淋巴瘤或转移癌

治疗

- 无其他症状的局部淋巴结肿大需要随访
  - 持续性淋巴结肿大超过 3 周或 4 周,需要进一步检查
- 全身淋巴结肿大需要病因学研究

预后

- 良性可逆性病变,对患者生存无影响
- 可能与其他疾病相关,如自身免疫性疾病或恶性疾病

镜下特征

组织学特征

- 大量增大的滤泡,大小和形状不一,偶尔融合
  - 淋巴结内,反应性滤泡在皮质区常常显著,较少累及髓质
- 反应性滤泡中央有生发中心,周边有界清的套区围绕
- 生发中心细胞组成
  - B 系:主要是中心细胞和中心母细胞
    - 免疫母细胞和浆细胞少见
  - T 淋巴细胞:主要是滤泡辅助 T 细胞
  - 组织细胞和滤泡树突细胞(FDC)
- 中心母细胞
  - 大小为小淋巴细胞的 3~4 倍,核仁 1~3 个,位于周边
  - 核大,空泡状,常见核分裂象和宽的环形胞质
- 中心细胞
  - 小至中等大小,有核裂,核深染,核仁小或无核仁
- T 淋巴细胞
  - 小而圆的深染淋巴细胞
  - 免疫组织化学染色示 CD3 高表达
    - 辅助 T 细胞(Th)CD4(+),CD10(+)
    - 细胞毒性 T 细胞 CD8(+)
- 滤泡树突细胞
  - 少数(约 1%)有两个相邻的矩形细胞核
  - 有长胞质突起,免疫组织化学可用 CD21、CD23 或 CD35 显示
- 组织细胞
  - 卵圆形或扭曲空泡核,胞质淡染或粉色
  - 有些组织细胞胞质丰富、淡染,吞噬核碎片
    - 所谓的可染小体巨噬细胞,当其显著时呈星空现象
  - 组织细胞表达 CD68 或 CD163
- 生发中心:常有暗区和明区(即有极向)
  - 暗区含有许多中心母细胞和核分裂象
  - 明区主要含有中心细胞和滤泡树突细胞
- 套区:由一圈围绕生发中心的小的初始(未受到抗原刺激)B 淋巴细胞组成
- 在有些病例中可以检测到微生物

○ 常用可以检测微生物的组织化学染色
- 抗酸染色、过碘酸希夫染色、吉姆萨染色、六亚甲基四胺银染色、革兰氏染色和 Warthin-Starry（WS）银染色

主要模式/损伤类型

● 淋巴组织,滤泡

主要细胞/病变类型

● 淋巴结肿大

辅助检查

免疫组织化学

● 生发中心和套区 B 细胞,表达全 B 细胞抗原和多克隆免疫球蛋白
● 中心细胞和中心母细胞 CD10（+）,BCL6（+）,BCL2（-）

流式细胞术

● 多克隆 B 细胞;CD10（+）,CD23（+/-）,T 细胞抗原（-）

PCR

● PCR 检查没有 *IGH* 基因单克隆性重排
● 无 t（14;18）（q32;q21）或 *IGH-BCL2* 融合

基因学检查

● 罕见病例旺炽增生伴染色体数量和结构异常,需要进一步明确

鉴别诊断

滤泡性淋巴瘤

● 淋巴结被大量滤泡替代
  ○ 滤泡大小和形状一致,常常紧密排列（"背靠背"）
● 生发中心细胞的形态相对单一
● 肿瘤性滤泡经常缺乏套区
● 少见或无吞噬核碎片的巨噬细胞
● 相对于 RFH,核分裂象少见,增殖活性低（Ki-67）
● 免疫组织化学非常有帮助
  ○ 滤泡性淋巴瘤（FL）细胞常表达单表型表面免疫球蛋白（sIg）和 BCL2
  ○ 有些 FL 病例缺乏 sIg,这是异常的,支持淋巴瘤诊断
  ○ 由于儿童型 FL 的肿瘤细胞 BCL2（-）,其诊断更具有挑战性
● 分子和细胞遗传学检查对诊断 FL 也有帮助
  ○ 大部分 FL 有 *IGH* 基因单克隆性重排
  ○ 80%~90%的 FL 有 t（14;18）（q32;q21）或 *IGH-BCL2* 融合

非典型滤泡增生

● 该术语用于可疑 FL 的滤泡性病变
● 随着免疫组织化学和分子检测的应用,目前该诊断已不常用
  ○ 问题是常常缺乏用于辅助检查的新鲜组织

生发中心进行性转化

● 通常伴有 RFH
● 结节直径比 RLH 大 3~4 倍
● 结节内大部分淋巴细胞小,核圆至椭圆形,染色质深染
● 可能会见到残存的中心细胞和中心母细胞
  ○ 反应性中心细胞和中心母细胞 BCL6（+）/BCL2（-）

结节性淋巴细胞为主型霍奇金淋巴瘤

● 结节常常比反应性滤泡大很多
  ○ 小淋巴细胞为主,大部分是反应性 B 细胞
  ○ 散在大淋巴细胞为主型（LP）细胞
    - LP 细胞 CD20（+）,CD45（+）,BCL2（-）

富于淋巴细胞型经典型霍奇金淋巴瘤

● 结节变异型可与结节性淋巴细胞为主型霍奇金淋巴瘤十分相似
● 肿瘤细胞 CD15（+）,CD30（+）,CD20（-/+）,PAX5（弱+）,CD45（-）
● 在肿瘤性结节内,经常可以观察到小的反应性生发中心

参考文献

1. Mohseni S et al: Peripheral lymphadenopathy: approach and diagnostic tools. Iran J Med Sci. 39(2 Suppl):158-70, 2014
2. Ingolfsdottir M et al: Evaluation of cervical lymphadenopathy in children: advantages and drawbacks of diagnostic methods. Dan Med J. 60(8):A4667, 2013
3. Sevilla DW et al: Cytogenetic abnormalities in reactive lymphoid hyperplasia: byproducts of the germinal centre reaction or indicators of lymphoma? Hematol Oncol. 29(2):81-90, 2011
4. Weiss LM et al: Immunoglobulin light chain immunohistochemistry revisited, with emphasis on reactive follicular hyperplasia versus follicular lymphoma. Appl Immunohistochem Mol Morphol. 18(3):199-205, 2010
5. Lin P et al: The activation profile of tumour-associated reactive T-cells differs in the nodular and diffuse patterns of lymphocyte predominant Hodgkin's disease. Histopathology. 44(6):561-9, 2004
6. Chang CC et al: Follicular hyperplasia, follicular lysis, and progressive transformation of germinal centers. A sequential spectrum of morphologic evolution in lymphoid hyperplasia. Am J Clin Pathol. 120(3):322-6, 2003
7. Twist CJ et al: Assessment of lymphadenopathy in children. Pediatr Clin North Am. 49(5):1009-25, 2002
8. Nguyen PL et al: Progressive transformation of germinal centers and nodular lymphocyte predominance Hodgkin's disease: a comparative immunohistochemical study. Am J Surg Pathol. 23(1):27-33, 1999
9. Osborne BM et al: Clinical implications of nodal reactive follicular hyperplasia in the elderly patient with enlarged lymph nodes. Mod Pathol. 4(1):24-30, 1991
10. van der Valk P et al: The histology of reactive lymph nodes. Am J Surg Pathol. 11(11):866-82, 1987
11. Nathwani BN et al: Morphologic criteria for the differentiation of follicular lymphoma from florid reactive follicular hyperplasia: a study of 80 cases. Cancer. 48(8):1794-806, 1981

生发中心的极向

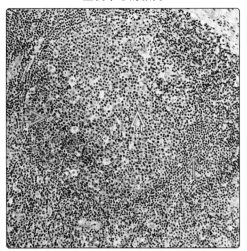

生发中心的极向

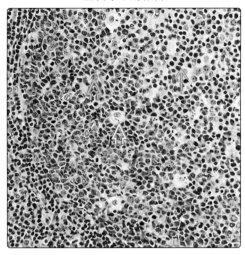

（左）低倍镜图示增生淋巴滤泡的生发中心暗区➡和明区➡的极向分布。套区➡界清。这些特点是反应性病变的特征,但是需要优良的组织学切片。（右）高倍镜图示增生的生发中心暗区含有许多中心母细胞➡和一些散在吞噬核碎片的巨噬细胞➡。相比较,明区有大量的小中心细胞➡

淋巴滤泡

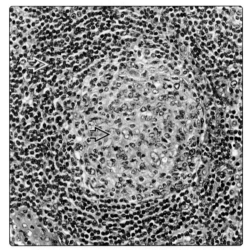

生发中心的暗区

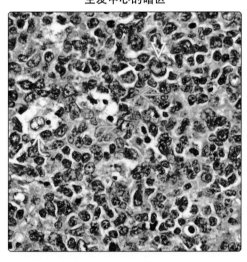

（左）低倍镜图示增生淋巴滤泡的生发中心➡被界清且扩大的套区围绕➡。生发中心由小的中心细胞和大的中心母细胞组成。套区由小而圆的淋巴细胞组成。（右）高倍镜图示反应性生发中心的暗区由大量中心母细胞➡和极少的中心细胞➡及散在的吞噬核碎片的巨噬细胞➡混合组成,偶尔有滤泡树突细胞➡

生发中心融合

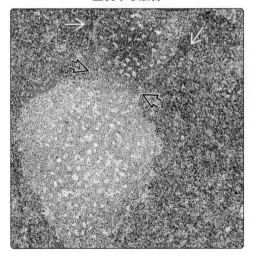

反应性淋巴滤泡

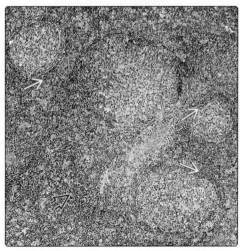

（左）2 个伴有显著星空现象的增生淋巴滤泡出现融合➡。滤泡均有极向并有界清的套区围绕➡。（右）本例 RFH 中,4 个大小不一的增生滤泡虽然有些拥挤,但是有界清的套区围绕➡,而且可以见到明显的滤泡间区➡

CD20 在淋巴滤泡的表达

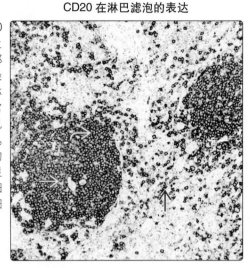

CD10 在反应性生发中心的表达

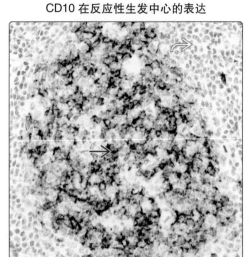

(左)全 B 细胞标志物 CD20 免疫组织化学染色显示生发中心➡和套区➡的大部分淋巴细胞。这个免疫染色显示生发中心和套区淋巴细胞的染色相似。正常情况下,在滤泡间区可以见到散在的 B 淋巴细胞➡。
(右)生发中心细胞标志物 CD10 免疫组织化学染色显示生发中心内的大部分细胞阳性➡,而套区的淋巴细胞阴性➡

BCL6 在反应性淋巴滤泡的表达

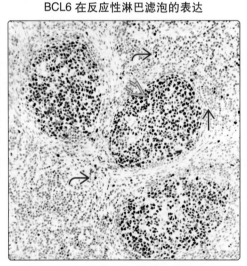

Ki-67 在反应性生发中心的表达

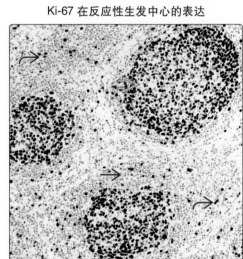

(左)免疫组织化学染色显示 BCL6 在反应性生发中心内的中心细胞和中心母细胞表达➡,套区淋巴细胞阴性➡。很少或散在的滤泡间淋巴细胞 BCL6 阳性➡。
(右)增殖标志物 Ki-67 在反应性滤泡中显示高增殖率(约 100% 淋巴细胞)➡。在套区➡或滤泡间区➡只有少数淋巴细胞表达 Ki-67

CD3 在反应性滤泡的表达

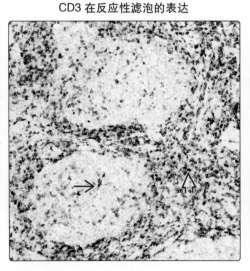

BCL2 在反应性滤泡的表达

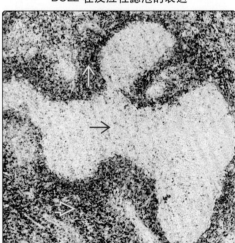

(左)免疫组织化学染色显示生发中心内散在小淋巴细胞表达全 T 细胞标志物 CD3➡。滤泡间区见大量 CD3(+)细胞➡。(右)反应性生发中心内大部分淋巴细胞不表达 BCL2➡,而套区 B 和 T 细胞➡及滤泡间区 T 细胞➡阳性。相比而言,滤泡性淋巴瘤的肿瘤性滤泡常常表达 BCL2

κ 轻链免疫组织化学表达

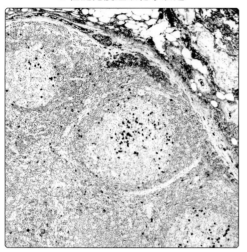

λ 轻链免疫组织化学表达

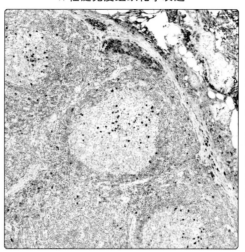

(左)免疫组织化学染色显示在反应性淋巴滤泡和滤泡间区有散在浆细胞表达 κ 轻链,当检测到相似数量的浆细胞表达 λ 时提示多克隆性增生。(右)免疫组织化学染色显示 λ 轻链在反应性淋巴滤泡和滤泡间区有散在浆细胞表达,相比较,当相似数量的浆细胞表达 κ 时也提示为多克隆性增生

滤泡性淋巴瘤的肿瘤性滤泡

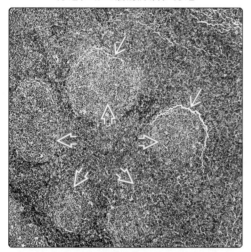

滤泡性淋巴瘤的肿瘤性滤泡

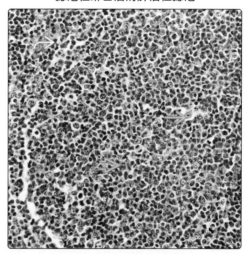

(左)此例低级别滤泡性淋巴瘤中,低倍镜图示肿瘤性滤泡紧密排列➡。人工裂隙可见➡,而且部分围绕 2 个滤泡。与 RFH 相比,滤泡性淋巴瘤的肿瘤性滤泡缺乏完好的套区。(右)高倍镜图示 I 级滤泡性淋巴瘤的肿瘤性滤泡为单一形态的小中心细胞➡伴有极少的吞噬可染小体的巨噬细胞➡。套区➡的轮廓欠分明

生发中心进行性转化

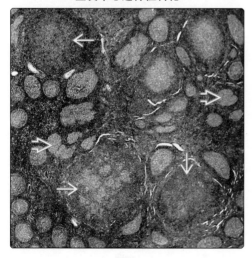

生发中心进行性转化:BCL2

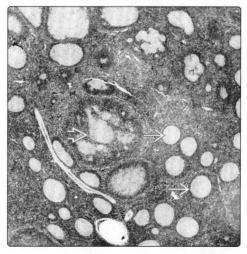

(左)此例生发中心进行性转化病例中,有 3 个进行性转化的滤泡➡。这些结节比正常增生滤泡➡大 3~4 倍,由反应性生发中心组成并有小淋巴细胞侵入和破坏其结构。(右)生发中心进行性转化➡伴有 BCL2(−)的生发中心和 BCL2(+)的小淋巴细胞。在此区域还可见典型的 BCL2(−)的反应性滤泡生发中心➡

要　点

病因学/发病机制

- T 细胞反应为主,常见于病毒和药物相关的淋巴结肿大
- 各种环境污染物和化学制剂可以引起副皮质区增生

临床特征

- 局部或系统性淋巴结肿大
- 可有全身症状
- 鉴别病因的重要因素
  - 淋巴结的大小、部位和质地
  - 患者的年龄和淋巴结肿大的病程
- 自限性和可逆性病变,不影响患者生存

镜下特征

- 总体淋巴结的结构保存
- 副皮质区明显扩大
  - 源于多种混合性细胞增生
    - 小淋巴细胞

- 组织细胞
- 免疫母细胞
- 免疫母细胞体积大,核仁显著
  - 可以类似霍奇金-里-施细胞
  - CD30(+),CD45(+),CD15(-)
- 嗜酸性粒细胞可以很明显

辅助检查

- 成熟 T 细胞免疫表型
- *IGH*、*TRG* 或 *PKM* 基因多克隆性重排

主要鉴别诊断

- 皮病性淋巴结炎
- 药物反应
- Kikuchi-Fujimoto 淋巴结炎(组织细胞性坏死性淋巴结炎)
- 间变性大细胞淋巴瘤
- 髓系肉瘤
- 霍奇金淋巴瘤

RPH

RPH:混合性细胞成分

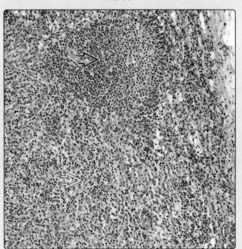
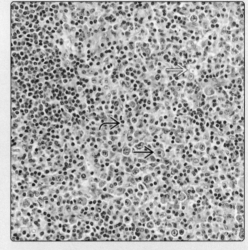

(左)低倍镜图示淋巴结反应性副皮质区增生(RPH)及滤泡间区➡明显扩大。可见残留滤泡➡。(右)中倍镜图示扩大的副皮质区由混合性小淋巴细胞➡、免疫母细胞➡和组织细胞➡组成。这些组织学改变提示细胞介导或 T 细胞免疫反应,但是对于病因学而言无特异性

RPH:免疫母细胞

CD30(+)免疫母细胞

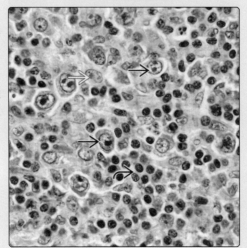
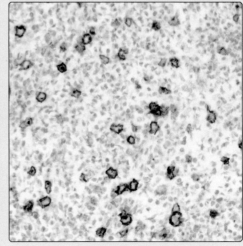

(左)增生的副皮质区混有小淋巴细胞➡、组织细胞➡和含有明显核仁的大的免疫母细胞➡。(右)淋巴结 RPH 的 CD30 免疫组织化学染色,显示免疫母细胞表达 CD30,呈胞膜和胞质高尔基区表达

术语

缩写

- 反应性副皮质区增生(reactive paracortical hyperplasia,RPH)

同义词

- 弥漫性副皮质区淋巴组织增生
- 滤泡间区增生,T 区增生

定义

- RPH 是良性反应,主要在淋巴结的副皮质区;显示 T 细胞免疫反应
  - 也可以发生在结外淋巴组织
  - 经常伴随着滤泡反应性增生

病因学/发病机制

环境暴露

- 各种环境污染和化学制剂可以引起副皮质区增生
- 治疗制剂(药物)是重要的原因
  - 苯妥英(苯妥英钠)和其他抗癫痫药物
- 疫苗接种
  - 牛痘
  - 麻疹(活疫苗、减毒活疫苗)
  - 通常在接种 1~3 周后

感染原

- 病毒感染是 RPH 的常见原因
  - EB 病毒(EBV)
  - 巨细胞病毒(CMV)
  - 单纯疱疹病毒(HSV)(1 型或 2 型)
- 坏死常见于病毒感染

临床特征

表现

- 局部或系统性淋巴结肿大
- 可有全身症状
  - 发热、疲乏、体重减轻
- 实验室检查可有异常
  - 白细胞增多,淋巴细胞增多
- 与病因学相关的线索
  - 患者的年龄、病程和部位
  - 淋巴结的大小和质地

治疗

- 局部淋巴结肿大无其他症状的可以随访
  - 如果 3~4 周无缓解需要进一步检查
- 全身淋巴结肿大需要引起关注
  - 建议立即进行病因学检查

预后

- 自限性和可逆性病变,不影响患者生存
  - 部分依赖于潜在的致病因素
- 可能与其他疾病相关,如自身免疫性疾病和恶性肿瘤

影像学

X 线

- 局部或全身淋巴结肿大

大体特征

一般特征

- 淋巴结轻至中度肿大
  - 无肿块;淋巴结通常不粘连
- 切面质软,灰白色
- 局部可坏死

镜下特征

组织学特征

- 淋巴结结构紊乱,但总体仍保留
- 副皮质区因混合性细胞增生而明显扩大
  - 这些混合性细胞是
    - 小淋巴细胞
    - 免疫母细胞
    - 组织细胞
  - 在低倍镜下扫描时显示斑驳或虫蚀状的模式
- 免疫母细胞体积大,核空泡状,核仁居中
  - 核仁嗜碱色,常呈梯形
  - 核仁常有细足附着于核膜,呈"蜘蛛腿"状
  - 可以类似里-施细胞和霍奇金细胞(RS+H)
  - 可能大量、成片分布,类似大细胞淋巴瘤
- 嗜酸性粒细胞可以显著增多
  - 尤其在过敏反应的病例,如药物反应
- 高内皮静脉常见
- 其他淋巴结成分常见,所谓混合性生长模式
  - 反应性滤泡
  - 淋巴窦内单核样 B 细胞增生
  - 浆细胞样树突细胞结节

主要模式/损伤类型

- 淋巴组织,滤泡间区

主要细胞/病变类型

- 淋巴结肿大

辅助检查

免疫组织化学

- 小淋巴细胞常常是成熟 T 细胞
  - 全 T 细胞抗原 CD3、CD5、CD7、CD43 阳性
  - 部分 CD4(+),部分 CD8(+)
- 免疫母细胞可以是 T 系或者 B 系
  - CD30(+),CD45(+),CD15(−)
- EBV 相关的病例中有病毒感染的证据
  - EBV 编码的小 RNA 或 EBV 潜伏膜蛋白阳性

流式细胞术

- 大量表型成熟的 T 细胞

- 少量多克隆性 B 细胞

原位杂交

- 在病毒引起的病例中发现病毒感染证据

PCR

- *IGH* 或 *TCR* 基因多克隆性重排

鉴别诊断

皮病性淋巴结炎

- 副皮质区分布,结节性模式
- 交指状树突细胞增多
  - S100(+)
- 很少或大量朗格汉斯细胞
  - CD1a(+) 和 langerin(CD207)(+)

病毒引起的 RPH

- 组织学同 RPH,非特殊型
- 常见灶状坏死
- CMV 和 HSV 感染可见病毒包涵体
- 常见病毒:EBV、CMV 和 HSV

药物反应

- 可以表现为 RPH 或 RPH 和滤泡增生混合的模式
- 嗜酸性粒细胞经常存在
- 可能起病急,临床表现似淋巴瘤
- 停药后,淋巴结肿大常常消退

接种疫苗反应

- 接种疫苗 1~3 周后,局部淋巴结肿大
- 组织学显示典型的 RPH±滤泡增生

Kikuchi-Fujimoto 淋巴结炎(组织细胞性坏死性淋巴结炎)

- 与 RPH 相似的副皮质区增生模式
- 增殖期有许多单核细胞
- 坏死和黄瘤期
  - 无中性粒细胞

间变性大细胞淋巴瘤

- 大部分病例的淋巴结结构被破坏
- 肿瘤细胞显示细胞异型性和沿淋巴窦分布
  - 标志性细胞呈马蹄形
- 全 T 细胞抗原异常丢失
- 通常表达细胞毒标志物 GzB 和 TIA1
- ALK1 在有 *ALK* 重排的病例中表达
- *TCR* 基因单克隆性重排

外周 T 细胞淋巴瘤,非特指型

- 淋巴结结构完全破坏
- 异型淋巴细胞±嗜酸性粒细胞或浆细胞
- 全 T 细胞抗原异常丢失
- *PKM* 或 *TCR* 基因单克隆性重排

髓系肉瘤

- 淋巴结结构完全破坏
- 部分病例中可见嗜酸性中幼粒细胞(约 50%)
- 髓系相关抗原阳性:Lys、MPO、CD43 和 CD11c
  - 部分病例表达 CD34 和 TdT(未成熟)或 CD15(成熟)

结节性淋巴细胞为主型霍奇金淋巴瘤

- 淋巴结结构被模糊的结节替代
- 大量小淋巴细胞和组织细胞,与 RPH 相似
- 大的肿瘤性淋巴细胞为主细胞

经典型霍奇金淋巴瘤

- 可以有类似 RPH 的副皮质区生长模式
- 淋巴结结构常被替代
- 大的肿瘤性 RS+H 细胞
  - CD15(+),CD30(+),PAX5(弱+),CD45RB/LCA(−)

富于 T 细胞/组织细胞的大 B 细胞淋巴瘤

- 淋巴结结构常被替代
- 散在大的肿瘤细胞与大量反应性淋巴细胞和组织细胞混合组成
- 大的肿瘤细胞属于 B 细胞系

弥漫大 B 细胞淋巴瘤,非特指型

- 成片的大细胞代替淋巴结结构
  - 偶尔可以是副皮质区增生模式
- 单表型性表面免疫球蛋白(sIg)
- *IGH* 基因单克隆性重排

诊断依据

病理学精要

- 淋巴结结构完整
- 副皮质区增生模式
- 低倍镜下呈虫蚀状外观
- 大细胞是免疫母细胞
- 嗜酸性粒细胞提示过敏反应(如药物反应)
- 辅助检查结果不支持淋巴瘤

参考文献

1. Weiss LM et al: Benign lymphadenopathies. Mod Pathol. 26 Suppl 1:S88-96, 2013
2. Pilichowska ME et al: Histiocytic necrotizing lymphadenitis (Kikuchi-Fujimoto disease): lesional cells exhibit an immature dendritic cell phenotype. Am J Clin Pathol. 131(2):174-82, 2009
3. Medeiros LJ et al: Reactive lymphoid hyperplasia. In Ioachim H et al: Ioachim's Lymph Node Pathology. 4th ed. Philadelphia: Lippincott Williams & Wilkins. 172-80, 2008
4. Kojima M et al: Clinical implication of dermatopathic lymphadenopathy among Japanese: a report of 19 cases. Int J Surg Pathol. 12(2):127-32, 2004
5. Kojima M et al: Autoimmune disease-associated lymphadenopathy with histological appearance of T-zone dysplasia with hyperplastic follicles. A clinicopathological analysis of nine cases. Pathol Res Pract. 197(4):237-44, 2001
6. Abbondazo SL et al: Dilantin-associated lymphadenopathy. Spectrum of histopathologic patterns. Am J Surg Pathol. 19(6):675-86, 1995
7. Dorfman RF et al: Lymphadenopathy simulating the malignant lymphomas. Hum Pathol. 5(5):519-50, 1974

皮病性淋巴结炎

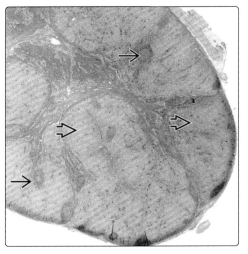

交指状树突细胞

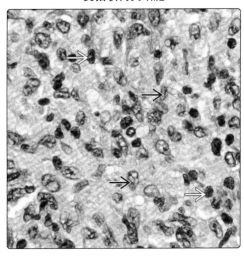

（左）皮病性淋巴结炎的受累淋巴结，副皮质区明显扩大且淡染➡，并被残存的淋巴滤泡➡围绕。（右）皮病性淋巴结炎，副皮质区扩大，内有大量的交指状树突细胞，核呈折叠状➡，胞质丰富、嗜酸性。有散在小淋巴细胞➡

交指状树突细胞：S100（+）

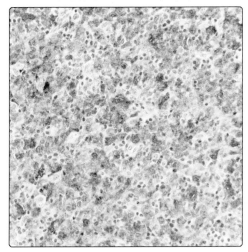

HSV 引起的副皮质区增生

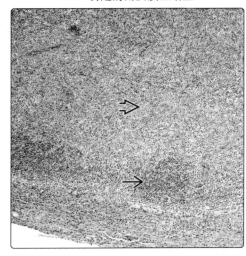

（左）皮病性淋巴结炎病例中免疫组织化学 S100 染色标记交指状树突细胞和朗格汉斯细胞，小淋巴细胞 S100 阴性。（右）本例淋巴结显示副皮质区明显扩大➡，增生源于 HSV 引起的感染，可见残存的滤泡➡。本例 HSV 通过原位杂交（ISH）检测证实

单纯疱疹病毒性淋巴结炎

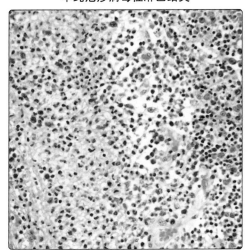

HSV 原位杂交阳性

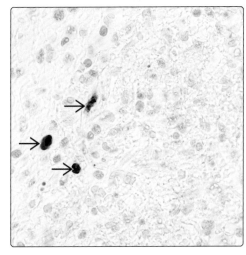

（左）高倍镜显示由 HSV 感染引起的 RPH。这个视野显示 HSV 感染引起的淋巴结穿凿性的小坏死灶，未见到病毒包涵体，但是原位杂交（ISH）检测到 HSV。（右）HSV ISH 检测显示 RPH。阳性细胞核➡位于坏死区

（左）药物相关 RPH 的淋巴结显示副皮质区明显扩大 ➡️，可见散在残存的反应性滤泡 ➡️。炎性病变延伸到淋巴结被膜外 ➡️。（右）药物相关 RPH 的淋巴结显示小淋巴细胞 ➡️ 和大淋巴细胞 ➡️ 混合性增生，可见散在嗜酸性粒细胞 ➡️

药物相关 RPH

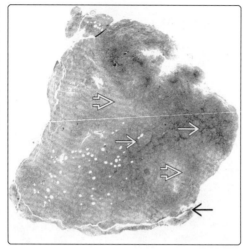

药物相关 RPH 中的嗜酸性粒细胞

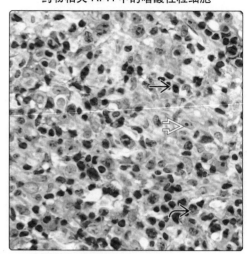

（左）药物相关 RPH 的淋巴结免疫组织化学 CD3 染色显示副皮质区大部分细胞是 T 细胞。（右）药物相关 RPH 的淋巴结免疫组织化学 CD20 染色显示副皮质区有相对较少的 B 细胞 ➡️。大部分 B 细胞位于反应性淋巴滤泡中 ➡️

RPH：T 细胞

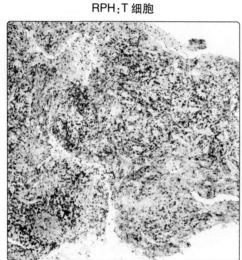

RPH：B 细胞

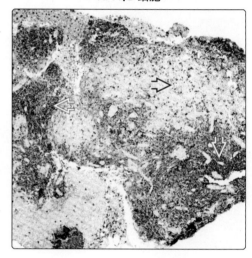

（左）低倍镜下传染性单核细胞增多症患者的淋巴结显示明显的 RPH ➡️。明显的淋巴窦 ➡️ 表明淋巴结结构没有全部破坏。（右）高倍镜下传染性单核细胞增多症患者的淋巴结副皮质区显示免疫母细胞 ➡️ 和小淋巴细胞 ➡️ 混合性增生

传染性单核细胞增多症

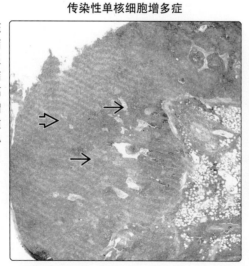

传染性单核细胞增多症：免疫母细胞

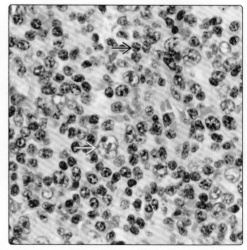

Kikuchi-Fujimoto 淋巴结炎

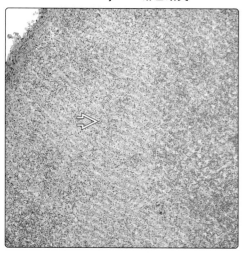

Kikuchi-Fujimoto 淋巴结炎

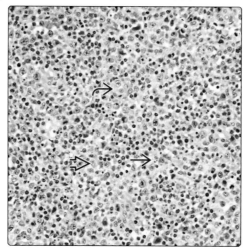

（左）淋巴结增殖期 Kikuchi-Fujimoto 淋巴结炎，特征是副皮质区扩大➡。淡染的部分原因是由于有大量胞质丰富的组织细胞。（右）Kikuchi-Fujimoto 淋巴结炎的副皮质区显示大量组织细胞➡，胞核折叠状，胞质丰富，并混有小淋巴细胞、免疫母细胞➡、凋亡小体➡和细胞碎片

Kikuchi-Fujimoto 淋巴结炎坏死期

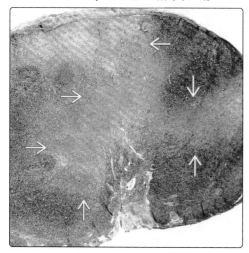

Kikuchi-Fujimoto 淋巴结炎坏死期

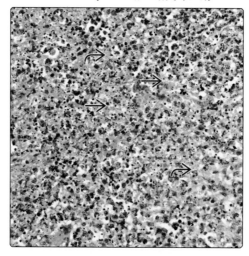

（左）淋巴结 Kikuchi-Fujimoto 淋巴结炎坏死期。副皮质区因坏死而扩大➡，由许多凋亡细胞和核碎片勾勒出轮廓。（右）淋巴结 Kikuchi-Fujimoto 淋巴结炎坏死期。副皮质区被大量坏死细胞、凋亡小体和核碎片➡所取代。注意无中性粒细胞

ALCL

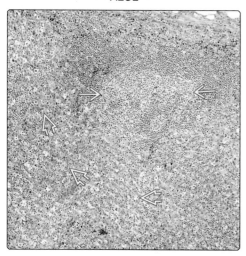

ALCL：标志性细胞

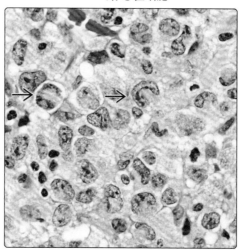

（左）间变性大细胞淋巴瘤（ALCL）累及的淋巴结显示淋巴结结构几乎全部破坏，滤泡间区有成片的淋巴瘤细胞➡。可见残余的滤泡➡。（右）ALCL 累及的淋巴结显示多量大细胞。所谓的标志性细胞➡呈现马蹄状核和嗜酸性胞质

ALCL：CD30

ALCL：ALK1

（左）免疫组织化学 CD30 染色示 ALCL 大部分肿瘤细胞均一地强表达在胞膜➡和高尔基（Golgi）区➡。（右）免疫组织化学 ALK1 染色示 ALCL 肿瘤细胞核➡和胞质➡强阳性，提示 t(2;5)(p23;q35)

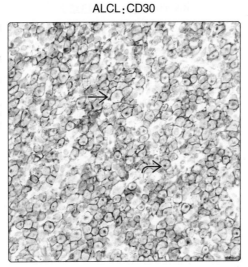
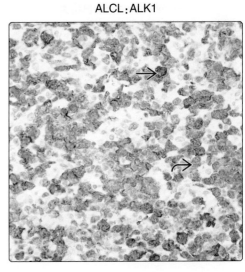

NLPHL

NLPHL：淋巴细胞为主细胞

（左）结节性淋巴细胞为主型霍奇金淋巴瘤（NLPHL）淋巴结，低倍镜图示模糊的结节➡，此为 NLPHL 的特征。淋巴结结构被模糊的结节替代。（右）高倍镜图示散在大的肿瘤性淋巴细胞为主细胞➡，混有大量小淋巴细胞和组织细胞➡

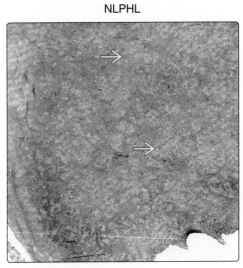
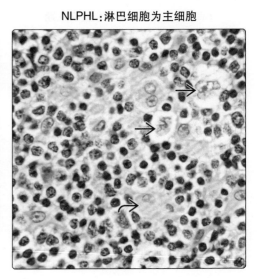

NSHL

NSHL：RS+H 细胞

（左）淋巴结结节硬化型霍奇金淋巴瘤（NSHL），低倍镜图示厚的纤维带围绕着富于细胞的结节➡，结节内含有陷窝细胞➡。（右）高倍镜图示散在的 RS+H 细胞（单核变异型）➡，混有大量小淋巴细胞

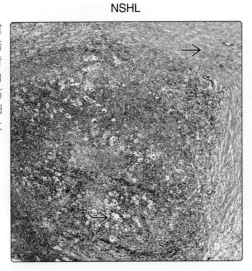
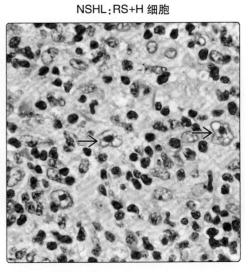

NSHL：CD30

NSHL：CD15

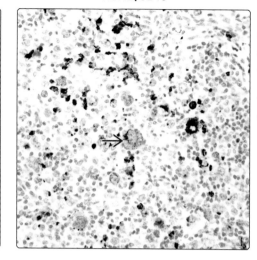

（左）免疫组织化学 CD30 染色示 NSHL 中 RS＋H 细胞强阳性➡。（右）免疫组织化学 CD15 染色示 NSHL 中高表达的 RS＋H 细胞➡。相比较，RPH 内的免疫母细胞 CD15(－)

DLBCL：部分累及

DLBCL

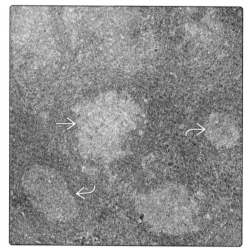

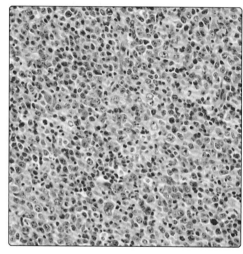

（左）弥漫大 B 细胞淋巴瘤（DLBCL）累及部分淋巴结，导致副皮质区扩大➡，类似副皮质区增生。可见残留的淋巴滤泡➡。（右）DL-BCL 累及的淋巴结。淋巴结结构被成片的大的肿瘤细胞替代，肿瘤细胞核不规则、空泡状，核仁显著，有少到中等量胞质

DLBCL：CD20

DLBCL：CD30

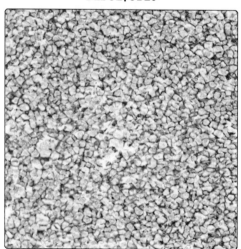

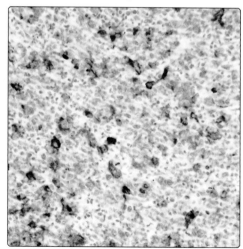

（左）免疫组织化学 CD20 染色示 DLBCL 肿瘤细胞强而均一的膜阳性。（右）免疫组织化学 CD30 染色示 DLBCL 中肿瘤细胞胞质和胞膜不同程度地表达 CD30

第二章
淋巴结感染性疾病

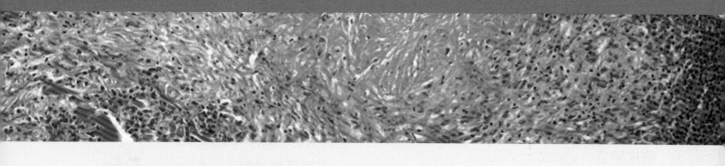

要　点

术语

- 肉芽肿性炎的特点
  - 巨噬细胞及其衍生细胞(上皮样细胞)和炎症细胞聚集形成
  - 由 T 细胞介导的、针对无法吸收的异物所产生的免疫反应
- 慢性肉芽肿性淋巴结炎的特点
  - 肉芽肿性炎累及淋巴结

病因学/发病机制

- 感染是最常见病因
- 自身免疫性疾病或异物

临床特征

- 常见颈部淋巴结肿大

镜下特征

- 干酪样或非干酪样坏死
- 干酪样肉芽肿
  - 中央为嗜酸性、凝固性坏死
  - 周边同心圆样围绕的上皮样细胞、朗汉斯巨细胞、淋巴细胞和成纤维细胞
- 非干酪样肉芽肿
  - 无或仅有少许坏死
  - 常见原因为自身免疫性疾病
- 异物类型
  - 常由无活性物质引起,如滑石粉、缝线、脂质

辅助检查

- 特殊染色:抗酸染色、六胺银染色、革兰氏染色、吉姆萨染色
- 分枝杆菌抗原检测及分型
- PCR 检测分离传染性病原体

主要鉴别诊断

- 结核分枝杆菌性淋巴结炎
- 非典型分枝杆菌性淋巴结炎
- 真菌性淋巴结炎
- 结节病

慢性肉芽肿性淋巴结炎

(左)大量坏死性肉芽肿:中央坏死,周边围绕上皮样组织细胞及炎症细胞。(右)图示单个肉芽肿的高倍镜形态。中央见坏死伴有炎症细胞,周边上皮样组织细胞围绕

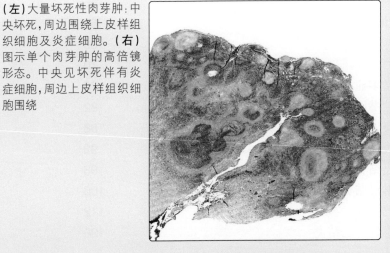

伴有中央坏死的小肉芽肿

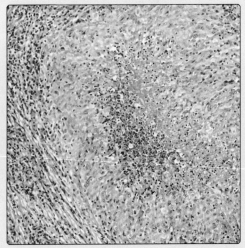

肉芽肿伴有广泛坏死

(左)图示肉芽肿,中心有更广泛的干酪样坏死,周围上皮样组织细胞围绕。(右)示意图显示慢性肉芽肿性炎的形成过程

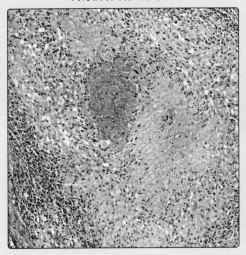

肉芽肿形成示意图

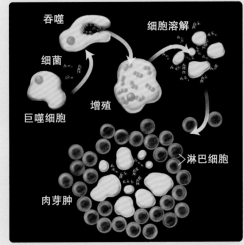

吞噬

细菌

巨噬细胞

增殖

细胞溶解

淋巴细胞

肉芽肿

术语

缩写

- 慢性肉芽肿性淋巴结炎(chronic granulomatous lymphadenitis,CGL)

同义词

- 淋巴结慢性肉芽肿性炎

定义

- 肉芽肿性炎是一种特殊类型的炎症反应
  - 以巨噬细胞及其衍生细胞(上皮样细胞)聚集为特征
  - 由感染性或非感染性病原物引起
  - 由 T 细胞介导的、针对无法吸收的异物所产生的免疫反应
- CGL 具有以下特征
  - 活化巨噬细胞和炎症细胞在淋巴结内聚集形成肉芽肿
    - 无法吸收的病原物质在组织内沉积的结果
  - 常与坏死或急性炎症相关

病因学/发病机制

感染原

- 常由多种感染原引起,包括
  - 分枝杆菌、细菌、病毒、真菌和寄生虫
    - 衣原体、螺旋体
- 感染性 CGL 可根据病原分为三类
  - 常见病原微生物感染导致
    - 结核分枝杆菌最常见
  - 常规方法不易分离,但可通过分子学方法鉴定的病原微生物感染导致
  - 高度怀疑,但尚未确定的病原微生物感染导致
- 分子诊断技术的进步使更多病原微生物得以鉴定
  - 此前,这些感染的病因不清

其他原因

- 可导致 CGL 的其他原因包括
  - 异物或其他刺激物/抗原
  - 自身免疫性疾病/机制
    - 结节病
    - 肉芽肿可发生在淋巴瘤患者
    - 肉芽肿可发生在非淋巴造血系统肿瘤的引流区淋巴结

发病机制

- 多种因素相互作用的结果
  - 组织中存在的病原体(如,细菌)吸引循环系统中的单核巨噬细胞
  - 单核巨噬细胞吞噬细菌
    - 细菌在巨噬细胞内增殖
  - 巨噬细胞处理细菌并呈递抗原给活化的辅助性 T 细胞
  - 活化的巨噬细胞和辅助性 T 细胞通过释放细胞因子和趋化因子来溶解细胞
  - 巨噬细胞衍生为上皮样细胞或融合形成多核巨细胞
  - 巨噬细胞和炎症细胞包绕细菌和细胞碎片形成肉芽肿

临床特征

流行病学

- 年龄
  - 可发生在任何年龄段
- 性别
  - 无明显性别倾向

部位

- 哪组淋巴结受累部分取决于
  - 致病因素
  - 首次进入身体的方式
- 颈部淋巴结最常见
- 任何淋巴结/组均可受累

表现

- 局部或全身淋巴结肿大
- 可伴有系统性症状

实验室检查

- 微生物培养与生化鉴定
- 血清学检测有助于
  - 鉴定感染原
  - 确定接触病原微生物的时间
- 聚合酶链反应(PCR)检测感染原具有高灵敏度
  - 过去一些原因不明的疾病,现在已经确定了感染原

治疗

- 试验性使用抗生素;治疗用药取决于病因的确定
- 抗结核治疗
- 外科处理

预后

- 取决于特定的病因及相应的治疗
- 良性临床过程,预后较好

影像学

一般特征

- 界限清晰的淋巴结
  - 数量增多和/或体积增大
- CT 扫描是评价淋巴结病变的首选
- 普通 X 线或 CT 扫描可显示淋巴结融合
  - 有或无中央坏死

大体特征

一般特征

- 切面可见结节(如果肉芽肿较大)

- 黄色区域对应于坏死灶

镜下特征

组织学特征

- 可归类为免疫型或异物型
  ○ 两种类型均由细胞免疫反应造成
- 免疫型
  ○ 由不溶性颗粒引起(如细菌)
  ○ 干酪样和非干酪样肉芽肿
  ○ 干酪样肉芽肿
    - 中央嗜酸性凝固性坏死
    - 周边由上皮样细胞、朗汉斯巨细胞、淋巴细胞和成纤维细胞呈同心圆状包绕
    - 可通过特殊染色鉴别病原微生物
    - 结核分枝杆菌是干酪样肉芽肿最常见的原因
  ○ 非干酪样肉芽肿
    - 由上皮样细胞、朗汉斯巨细胞、淋巴细胞和组织细胞组成
  ○ 寄生虫引起的肉芽肿内可见嗜酸性粒细胞
  ○ 真菌引起的肉芽肿中常见急性炎症细胞
- 异物型
  ○ 多由无活性物质引起,如滑石粉、缝线、脂质
  ○ 由上皮样组织细胞、朗汉斯巨细胞和淋巴细胞组成的肉芽肿环绕异物
    - 通常不发生干酪样坏死
  ○ 使用偏振光常可发现异物

细胞学特征

- 针吸细胞学涂片可识别上皮样组织细胞和炎症细胞
- 部分病例可见肉芽肿
- 涂片上可进行特殊染色以鉴别病原体

辅助检查

免疫组织化学

- 免疫组织化学显示多量组织细胞及以 T 淋巴细胞为主的炎症细胞
- 分枝杆菌抗原可用单克隆抗体检测和分型

PCR

- 高度敏感,在一些之前原因不明的疾病中发现了感染原

特殊染色

- 抗酸杆菌可用 Ziehl-Neelsen、Kinyoun 冷染法或 Fite-Faraco 等抗酸染色显示
- 真菌类可用 PAS 或六胺银染色显示
- 革兰氏阳性或阴性杆菌可通过革兰氏染色鉴别
- 寄生虫可通过吉姆萨染色识别

鉴别诊断

结核分枝杆菌性淋巴结炎

- 在发达国家的发病率下降
  ○ HIV 阳性患者的发病率有所增加
- 常见于不发达国家和发达国家的移民
- 常见于颈部、锁骨上淋巴结
- 胸片异常,结核菌素试验(+)
- 组织学特点
  ○ 干酪样肉芽肿
  ○ 坏死区常发现抗酸杆菌
  ○ 抗酸染色阳性,但不敏感
- 结核分枝杆菌培养可靠,但生长缓慢,需要数周
- PCR 是较可靠、快速诊断的替代方法

非典型分枝杆菌性淋巴结炎

- 存在多种非结核或非典型分枝杆菌
  ○ 最常见的包括
    - 海洋分枝杆菌、偶然分枝杆菌、堪萨斯分枝杆菌
    - 瘰病分枝杆菌、鸟分枝杆菌
- 海洋分枝杆菌与游泳池的使用有关
- 堪萨斯分枝杆菌常引起儿童颈部淋巴结感染
  ○ 毛细胞白血病患者的发病率增加
- 瘰病分枝杆菌引起儿童颈部淋巴结炎(淋巴结核,瘰病)
- 鸟分枝杆菌多见于 HIV 阳性患者
  ○ 组织细胞较多,但典型肉芽肿少见
  ○ 干酪样坏死不常见
- 大部分非典型分枝杆菌性淋巴结炎是肉芽肿性炎
  ○ 与结核分枝杆菌性淋巴结炎相比,病变更容易出现化脓性
  ○ 与结核分枝杆菌性淋巴结炎相比,干酪性坏死发生少或不发生

真菌性淋巴结炎

- 许多真菌能感染淋巴结并引起肉芽肿性炎
  ○ 常见病原菌包括
    - 荚膜组织胞浆菌、皮炎芽生菌、巴西副球霉菌
    - 粗球孢子菌、申克孢子丝菌、新型隐球菌
    - 曲霉菌、毛霉菌和念珠菌多见于免疫缺陷患者
  ○ 组织胞浆菌病最常见
    - 美国中部特有
    - 双相型真菌:体温下表现为窄基的芽孢酵母型
  ○ 组织学特点
    - 肉芽肿常伴有急性炎症
    - 以孢子的形式存在于组织细胞和多核巨细胞的胞质内
    - 六胺银染色可显示病原菌

结节病

- 非裔美国人较白人或亚洲人更常见
- 病因不明的系统性自身免疫性疾病
- 血钙、血丙种球蛋白和血管紧张素转换酶升高
- 结节病抗原(Kveim)试验(+)
- 通常累及淋巴结和肺,但任何部位都可受累
- 组织学特点
  ○ 非坏死性/非干酪样肉芽肿

慢性肉芽肿性淋巴结炎病因分型		
亚型	病原体	疾病
组 1	分枝杆菌	结核病、麻风病
	衣原体	性病性淋巴肉芽肿
	螺旋体	梅毒
	真菌	荚膜组织胞浆菌性淋巴结炎、念珠菌病、曲霉菌病
	其他细菌	布鲁氏菌病、放线菌病
	寄生虫	弓形体病、黑热病
组 2	汉赛巴尔通体、Whipple 养障体	猫抓病、Whipple 病
组 3	未知	结节病、克罗恩病
组 1＝公认的病原体；组 2＝难以从形态上识别但可用分子方法检测的病原体。		

Whipple 病

- 发热、多发性关节炎、腹泻、体重减轻和淋巴结肿大
- 组织细胞松散聚集或形成结节病样肉芽肿结构
  - 最常累及消化道和腹腔淋巴结
- 由 Whipple 养障体引起
  - 杆状菌，PAS(＋)
  - 可通过电镜或 PCR 鉴定

淋巴结非分枝杆菌感染

- 多种细菌感染可引起肉芽肿性淋巴结炎
- 病原体包括如
  - 汉赛巴尔通体，一种引起猫抓病的革兰氏阴性杆菌
    - 肉芽肿发生在感染后期
    - 常伴有脓肿
  - L1、L2 和 L3 型衣原体引起性病性淋巴肉芽肿
    - 典型者累及腹股沟淋巴结
    - 肉芽肿发生在感染后期
    - 常伴有化脓
  - 牛布鲁氏菌、羊布鲁氏菌或猪布鲁氏菌
    - 与食用未经高温消毒的牛乳或乳酪有关
    - 淋巴结呈肉芽肿性炎症，常伴有脓肿
  - 土拉热弗朗西丝菌（Francisella tularensis）
    - 有兔子接触史
    - 淋巴结病变明显
    - 淋巴结呈肉芽肿性炎症，常伴有化脓
  - 梅毒
    - 可有慢性肉芽肿性炎，但不常见
    - 典型的非干酪样肉芽肿
    - Warthin-Starry（WS）银染色可识别梅毒螺旋体
    - 血清学检测梅毒螺旋体抗体
  - 麻风病
    - 淋巴结典型病变表现为大的组织细胞聚集（"麻风"细胞）
    - 没有形成良好的肉芽肿结构
  - 假结核耶尔森菌或小肠结肠炎耶尔森菌
    - 引起肠系膜淋巴结炎
    - 肉芽肿性炎，常伴有化脓
    - 出现类似阑尾炎的症状

克罗恩病

- 累及多个系统，尤其胃肠道
- 病因不明；可能与细菌感染有关
- 透壁性炎症，常见淋巴细胞聚集和非干酪样肉芽肿
  - 肠周淋巴结也可有肉芽肿累及

异物性肉芽肿

- 异物可以引起慢性肉芽肿性淋巴结炎
  - 缝线、脂质、滑石粉
  - 不同的矿物质（如铍）；通常累及肺

诊断依据

临床相关病理特征

- 多种原因
- 需进行必要的微生物培养
- PCR 可替代培养来查找病原体

参考文献

1.　Bortoletto P et al: Chronic Granulomatous Disease: A Large, Single-center US Experience. Pediatr Infect Dis J. 34(10):1110-4, 2015
2.　Asano S: Granulomatous lymphadenitis. J Clin Exp Hematop. 52(1):1-16, 2012
3.　Aubry MC: Necrotizing granulomatous inflammation: what does it mean if your special stains are negative? Mod Pathol. 25 Suppl 1:S31-8, 2012
4.　Ahmed NY et al: A histopathological study of chronic granulomatous lymphadenitis. Saudi Med J. 28(10):1609-11, 2007
5.　Darnal HK et al: The profile of lymphadenopathy in adults and children. Med J Malaysia. 60(5):590-8, 2005
6.　Moore SW et al: Diagnostic aspects of cervical lymphadenopathy in children in the developing world: a study of 1,877 surgical specimens. Pediatr Surg Int. 19(4):240-4, 2003

淋巴结坏死性肉芽肿

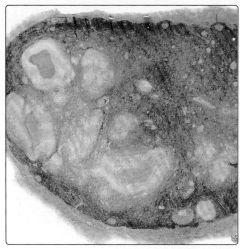

干酪样肉芽肿

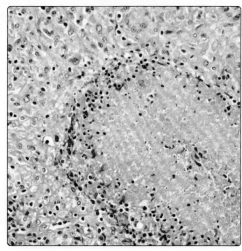

(左) 低倍镜下淋巴结呈广泛的慢性坏死性肉芽肿性炎。病变具体原因尚不清楚,但很可能是感染。(右) 高倍镜下淋巴结内的坏死性肉芽肿。肉芽肿中央为坏死,周围上皮样组织细胞和炎症细胞围绕

粗球孢子菌感染

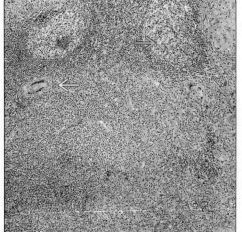

粗球孢子菌引起的肉芽肿

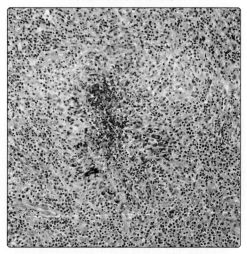

(左) 低倍镜图示粗球孢子菌感染引起的 CGL。该区域见大量嗜酸性粒细胞,偶见多核巨细胞➡和反应性淋巴滤泡➡。(右) 高倍镜图示粗球孢子菌感染性 CGL,肉芽肿中央可见坏死,周围有多量嗜酸性粒细胞

巨细胞性肉芽肿

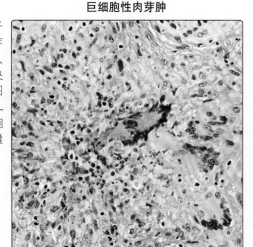

多核巨细胞内的粗球孢子菌包囊

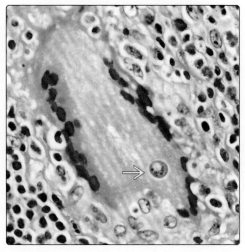

(左) 低倍镜图示粗球孢子菌感染引起的 CGL。肉芽肿由多量上皮样组织细胞、多核巨细胞和局灶性中央坏死组成。(右) 高倍镜图示粗球孢子菌感染性 CGL 累及淋巴结。多核巨细胞胞质内见粗球孢子菌包囊➡

分枝杆菌感染的淋巴结

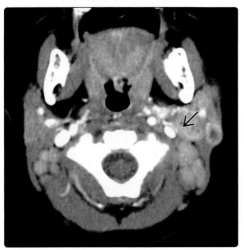

结核分枝杆菌感染导致广泛坏死

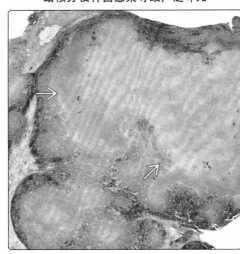

（左）一例儿童鸟分枝杆菌感染者，CT 扫描图示淋巴结肿大伴小面积中央坏死➡️，周边无明显炎症反应。（右）图示结核分枝杆菌感染性 CGL。注意广泛坏死➡️，因其外观像乳酪，又称干酪样坏死

结核分枝杆菌感染

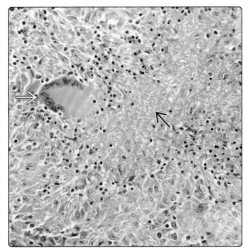

抗酸染色示结核分枝杆菌

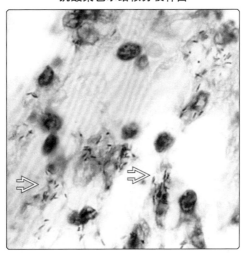

（左）图示结核分枝杆菌感染性 CGL。大量上皮样组织细胞、一个朗汉斯巨细胞➡️和中央坏死➡️。（右）抗酸染色突显成簇的分枝杆菌➡️。取自一例皮肤感染分枝杆菌的患者（Courtesy R. Feldman，CDC Public Health Image Library，#112327.）

结核分枝杆菌形态

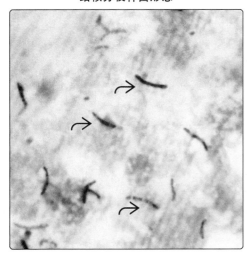

扫描电镜：偶然分枝杆菌

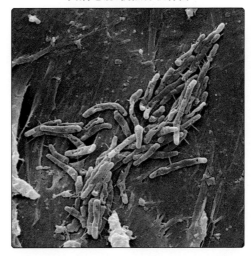

（左）Ziehl-Neelsen 抗酸染色图示结核分枝杆菌➡️。（Courtesy G. Kubica，CDC Public Health Image Library，#5789.）（右）扫描电镜示偶然分枝杆菌的部分超微结构细节，呈杆状（Courtesy M. Williams & J. Carr，CDC Public Health Image Library，#11033.）

荚膜组织胞浆菌感染

荚膜组织胞浆菌

(左) HE 染色图示荚膜组织胞浆菌感染性 CGL。肉芽肿➡由上皮样组织细胞组成，无坏死，可见多核巨细胞⊟。(右) 吉姆萨染色示荚膜组织胞浆菌感染引起的淋巴结 CGL，芽孢酵母型真菌呈蓝黑色

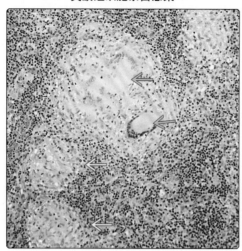

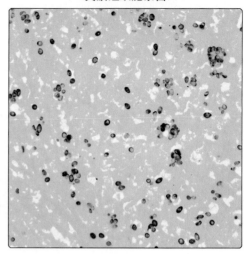

肺组织胞浆菌

猫抓病

(左) 图示一例肺组织胞浆菌病相关的慢性肉芽肿性炎。(Courtesy M. Hicklin, CDC Public Health Image Library, #3141.) (右) 增强CT 示双侧颈部淋巴结反应性增生➡，最大者为右侧颈内静脉二腹肌淋巴结➡，患儿近期有被猫咬伤舌头的病史

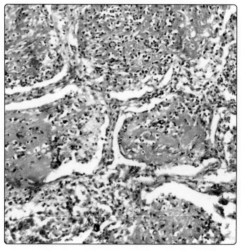

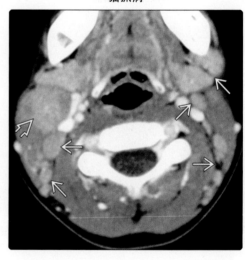

猫抓病中的肉芽肿

汉赛巴尔通体

(左) HE 染色图示猫抓病患者的淋巴结呈肉芽肿性炎，中央见坏死和中性粒细胞聚集。(右) WS 银染色示猫抓病患者的淋巴结内可见成簇的多形性杆菌➡，符合汉赛巴尔通体

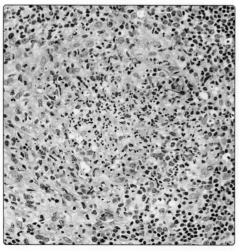

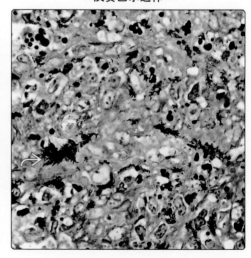

淋巴结脂质性肉芽肿

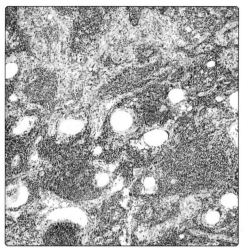

脂质性肉芽肿高倍镜形态

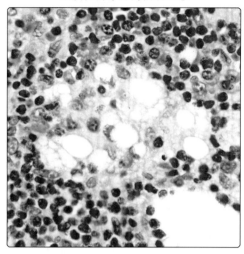

(左)低倍镜图示腹部淋巴结内见多量脂质性肉芽肿累及。脂质性肉芽肿常见于成人腹部淋巴结。脂质作为异物引起慢性肉芽肿性炎。(右)高倍镜图示脂质性肉芽肿由脂滴、组织细胞和淋巴细胞组成

淋巴结结节病

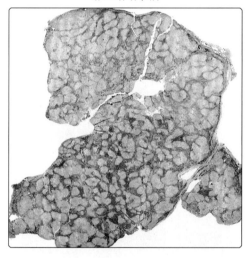

结节病的非干酪样肉芽肿

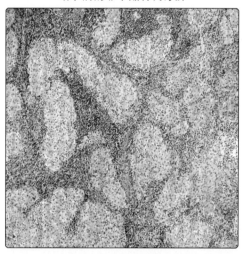

(左)图示结节病累及的淋巴结。注意淋巴结实质几乎完全被大量肉芽肿所取代。(右)图示结节病累及的淋巴结内可见大量无坏死的肉芽肿结构,这一特征有助于鉴别结节病与慢性感染性肉芽肿性炎

脾内的结节病样肉芽肿

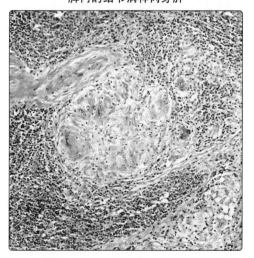

骨髓中的结节病样肉芽肿

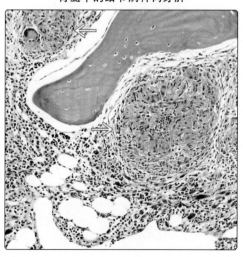

(左)图示一例经典型霍奇金淋巴瘤患者的脾,可见结节病样肉芽肿,而脾内没有淋巴瘤的证据。(右)图示一例浆细胞骨髓瘤患者的骨髓,可见两个结节病样肉芽肿➡

25

要　点

术语

- 由细菌、真菌或某些病毒感染引起的急性淋巴结炎

病因学/发病机制

- 常见细菌:葡萄球菌和链球菌

临床特征

- 局部引流淋巴结的化脓性炎,如牙周脓肿、上呼吸道感染、阑尾炎或伤口感染
- 发热、乏力和白细胞升高
- 不同程度淋巴结肿大

镜下特征

- 淋巴结实质内中性粒细胞浸润,形成微脓肿
- 细菌可呈游离状态或被吞噬

- 可存在真菌菌丝或病毒包涵体

辅助检查

- 革兰氏染色有助于鉴别细菌的存在和类型
- 细菌学检查,包括涂片和培养对于明确病因是必须的
- 细菌培养、药物敏感试验及血清学检测都是必不可少的

主要鉴别诊断

- 猫抓病性淋巴结炎
  - 有猫接触史
- 性病性淋巴肉芽肿
  - 坏死性肉芽肿;中央坏死伴有中性粒细胞聚集
- 经典型霍奇金淋巴瘤伴有坏死
  - Reed-Sternberg 细胞(RS 细胞)和霍奇金细胞可被坏死掩盖
- 间变性大细胞淋巴瘤伴有丰富的中性粒细胞浸润
  - 坏死和急性炎症可以很显著

放线菌性淋巴结炎 | "硫磺样颗粒"

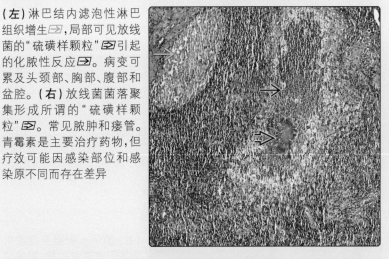
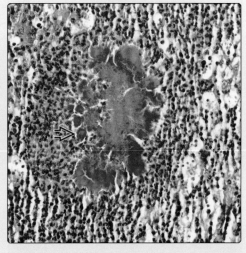

(左)淋巴结内滤泡性淋巴组织增生➡️,局部可见放线菌的"硫磺样颗粒"➡️引起的化脓性反应➡️。病变可累及头颈部、胸部、腹部和盆腔。(右)放线菌菌落聚集形成所谓的"硫磺样颗粒"➡️。常见脓肿和瘘管。青霉素是主要治疗药物,但疗效可能因感染部位和感染原不同而存在差异

化脓性淋巴结炎 | 革兰氏阳性细菌

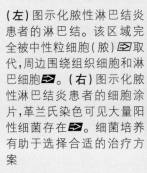
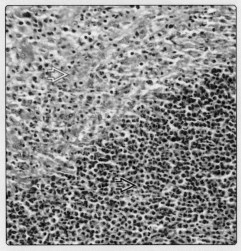
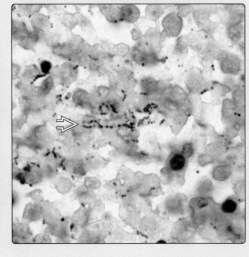

(左)图示化脓性淋巴结炎患者的淋巴结。该区域完全被中性粒细胞(脓)➡️取代,周边围绕组织细胞和淋巴细胞➡️。(右)图示化脓性淋巴结炎患者的细胞涂片,革兰氏染色可见大量阳性细菌存在➡️。细菌培养有助于选择合适的治疗方案

术语

同义词

- 急性淋巴结炎

定义

- 通常由细菌、真菌或一些病毒感染导致的急性淋巴结炎

病因学/发病机制

感染原

- 常见细菌:葡萄球菌和链球菌
- 非结核分枝杆菌
- 各种真菌
- 也可发生于卡介苗接种后

临床特征

流行病学

- 发病率
  - 化脓性淋巴结炎在发达国家并不常见
    - 归功于有效的抗生素治疗
- 年龄
  - 常见于儿童

部位

- 化脓性感染区域引流的局部淋巴结
  - 牙周脓肿、上呼吸道感染、阑尾炎或伤口感染
  - 更常见于浅表淋巴结,尤其是腋窝和腹股沟淋巴结

表现

- 不同程度淋巴结肿大
- 质软、有压痛,表面皮肤红肿
- 偶尔可形成脓肿或窦道
- 发热、乏力和白细胞升高

治疗

- 观察
- 抗生素和/或外科引流

预后

- 自限性;感染偶可播散

镜下特征

组织学特征

- 淋巴结结构有保留
- 淋巴窦扩张
  - 大量中性粒细胞和巨噬细胞(窦卡他)
- 淋巴结实质内中性粒细胞浸润,形成微脓肿
- 细菌可游离或被吞噬
- 可存在真菌菌丝或病毒包涵体
- 淋巴结周围炎

  - 炎症累及淋巴结周围纤维脂肪组织
- 后期阶段
  - 急性炎症过程消退
  - 吞噬了细胞碎片的巨噬细胞成为主体

辅助检查

组织化学

- 革兰氏染色有助于鉴别细菌种类
- 细菌学检查对明确病因是必不可少的
  - 无菌操作下取得化脓区新鲜组织
    - 需立即送至微生物实验室
    - 需氧菌和厌氧菌培养及药物敏感试验必不可少

鉴别诊断

猫抓病性淋巴结炎

- 有猫接触史,单侧淋巴结肿大
- 坏死性肉芽肿,中央坏死伴有中性粒细胞浸润
- WS 银染色可见成簇的多形性杆菌
- 汉赛巴尔通体,革兰氏阴性杆菌
- 对抗汉赛巴尔通体抗体有免疫反应

性病性淋巴肉芽肿

- 生殖器和生殖器外病变
- 腹股沟、肛周和盆腔淋巴结
- 星状脓肿,中央坏死伴有中性粒细胞聚集
- 巨噬细胞内可见空泡及空泡内沙眼衣原体
- 补体结合试验或聚合酶链反应(PCR)阳性

经典型霍奇金淋巴瘤伴有坏死

- 坏死和急性炎症可以很突出
- RS 细胞、霍奇金细胞、陷窝细胞可被坏死掩盖
- 肿瘤细胞 CD15(+),CD30(+),CD45(−)

间变性大细胞淋巴瘤伴有丰富的中性粒细胞或嗜酸性粒细胞浸润

- 淋巴结结构部分或全部消失
- 间变性大细胞具有多形、环状核,核仁突出
- CD30(+),ALK(+),T 细胞标记(+)

梗死性淋巴瘤

- 可见淋巴瘤细胞残影,炎症细胞通常较少或者没有

参考文献

1. Boyanova L et al: Actinomycosis: a frequently forgotten disease. Future Microbiol. 10(4):613-28, 2015
2. Worley ML et al: Suppurative cervical lymphadenitis in infancy: microbiology and sociology. Clin Pediatr (Phila). 54(7):629-34, 2015
3. Kojima M et al: Immunohistological findings of suppurative granulomas of Yersinia enterocolitica appendicitis: a report of two cases. Pathol Res Pract. 203(2):115-9, 2007
4. Lamps LW et al: The role of Yersinia enterocolitica and Yersinia pseudotuberculosis in granulomatous appendicitis: a histologic and molecular study. Am J Surg Pathol. 25(4):508-15, 2001
5. Naqvi SH et al: Generalized suppurative lymphadenitis with typhoidal salmonellosis. Pediatr Infect Dis J. 7(12):882-3, 1988
6. Barton LL et al: Childhood cervical lymphadenitis: a reappraisal. J Pediatr. 84(6):846-52, 1974

猫抓病性淋巴结炎

WS 银染色

(左)HE 染色图示猫抓病性淋巴结炎,可见中央坏死◧、中性粒细胞及淋巴细胞聚集形成的微脓肿。需 WS 银染色或免疫组织化学检测明确诊断。(右)WS 银染色图示猫抓病性淋巴结炎病变中见簇状多形性杆菌◧,符合汉赛巴尔通体。免疫组织化学检测更为敏感

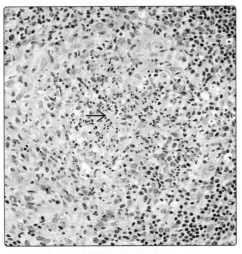

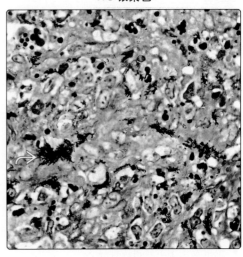

化脓性肉芽肿

腹部淋巴结病变

(左)淋巴结内见大量肉芽肿,中央有粒细胞聚集,形成化脓性肉芽肿性炎◧。尽管具体病因尚不确定,但阑尾和腹部淋巴结具有相似特征,提示小肠结肠炎耶尔森(Yersinia)菌感染。(右)腹部淋巴结内见化脓性肉芽肿,上皮样组织细胞◧围绕大量中性粒细胞◧,可疑小肠结肠炎耶尔森菌感染

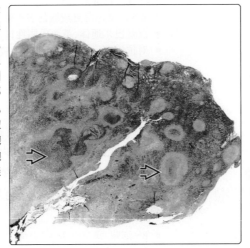

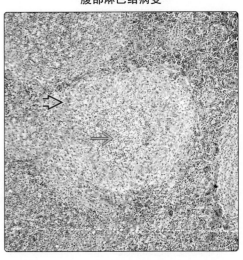

土拉菌病性淋巴结炎

坏死性淋巴结炎

(左)图示淋巴结内淋巴滤泡增生◧,肉芽肿性炎◧围绕液化性坏死◧。由革兰氏阴性的土拉热弗朗西丝菌通过感染兔子传播。(右)图示土拉热弗朗西丝菌引起的坏死性肉芽肿。可用缓冲炭酵母提取物培养基来分离细菌,或通过血清学检查确诊

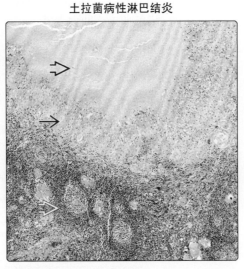

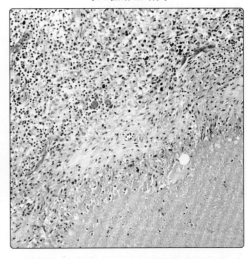

梗死性淋巴结

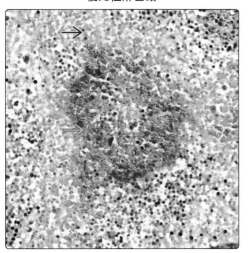

梗死性淋巴结内的葡萄球菌

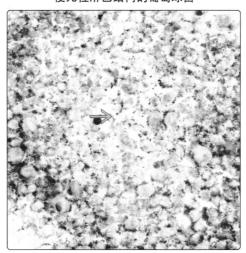

（左）HE 染色图示下肢缺血性坏疽患者的梗死性淋巴结。残影细胞➡️提示梗死。细胞中可见病原菌➡️。
（右）革兰氏染色图示梗死性淋巴结炎内存在大量球菌➡️，经鉴定为葡萄球菌。建议通过微生物培养和药物敏感试验来选择恰当的治疗。常见细菌为耐甲氧西林葡萄球菌

经典型霍奇金淋巴瘤

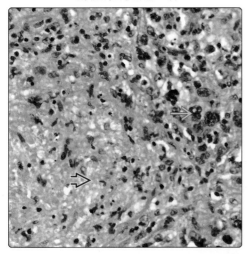

间变性大细胞淋巴瘤

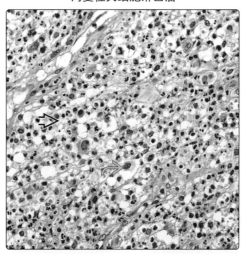

（左）图示经典型霍奇金淋巴瘤累及淋巴结，可见霍奇金细胞➡️和伴有中性粒细胞的坏死➡️，这可能会与炎症或感染混淆。免疫组织化学 CD30 有助于诊断。
（右）间变性大细胞淋巴瘤伴有丰富的中性粒细胞浸润，大量中性粒细胞➡️可能会掩盖大的肿瘤细胞➡️。诊断这类间变性大细胞淋巴瘤要有高度警惕性

梗死性淋巴瘤

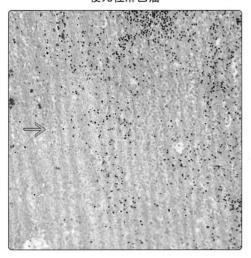

梗死性淋巴瘤的 CD20 染色

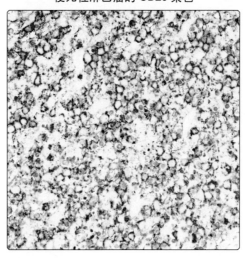

（左）HE 染色图示恶性淋巴瘤累及的淋巴结内见梗死。梗死导致的坏死➡️不同于感染性坏死。此区域可见多量残影细胞。（右）CD20 免疫组化染色图示恶性淋巴瘤累及的淋巴结内出现梗死，坏死灶内可见 CD20 阳性的淋巴瘤细胞。而在感染性坏死中，坏死细胞及碎片 CD20 阴性

病因学/发病机制

- 结核分枝杆菌(MTB):通过与感染者密切接触而传播
  - 经吸入感染,肺是首先感染部位
    - 宿主免疫系统可杀灭病原体
    - 或肺部持续性感染
  - 约 5%~10% 的患者进展为具有传染性的活动性感染

临床特征

- 结核仍在全世界范围内流行
  - 世界上高达 1/3 的人口曾经感染过 MTB
  - 最常见于不发达国家
- 感染结核的高危人群
  - 免疫抑制者[如人类免疫缺陷病毒感染/获得性免疫缺陷综合征(HIV/AIDS)患者]
  - 营养不良、老人、糖尿病患者、长期吸烟者
  - 长期使用类固醇、TNF-α 抑制剂治疗者
  - 医护人员

- 儿童和成人的淋巴结肿大不同
  - 儿童:原发感染和淋巴结肿大发生在感染后 6 个月内
  - 成人:MTB 代表之前感染的再激活

镜下特征

- 肉芽肿,典型表现为中央坏死(干酪样)
- 上皮样细胞、朗汉斯巨细胞、淋巴细胞和浆细胞呈同心圆层状排列
- 愈合阶段可出现纤维化、玻璃样变、钙化
- 在淋巴结活检标本中,可通过形态学鉴别病原体
  - Ziehl-Neelsen 抗酸染色、Kinyoun 抗酸染色、Fite-Faraco 抗酸染色
- 确诊可通过组织学、培养或分子检测方法

主要鉴别诊断

- 鸟分枝杆菌性淋巴结炎
- 荚膜组织胞浆菌性淋巴结炎
- 结节病

MTB:胸部 CT 扫描

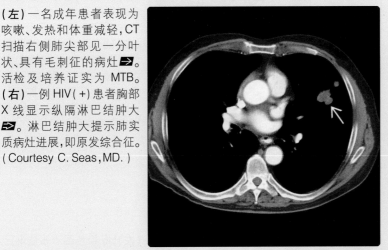

纵隔淋巴结肿大

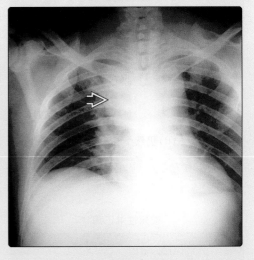

(左)一名成年患者表现为咳嗽、发热和体重减轻,CT 扫描右侧肺尖部见一分叶状、具有毛刺征的病灶➡。活检及培养证实为 MTB。(右)一例 HIV(+)患者胸部 X 线显示纵隔淋巴结肿大➡。淋巴结肿大提示肺实质病灶进展,即原发综合征。(Courtesy C. Seas,MD.)

MTB 累及淋巴结

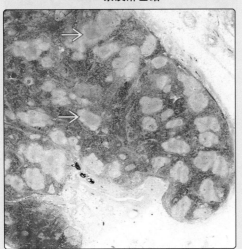

MTB:干酪样坏死

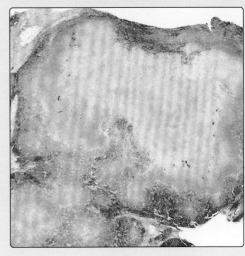

(左)图示 MTB 累及的淋巴结。多量边界清晰的肉芽肿几乎完全破坏了淋巴结结构。部分肉芽肿中央可见干酪样坏死➡。(右)图示结核病累及的淋巴结。广泛的干酪样坏死几乎完全取代淋巴结。周围可见一薄层慢性炎症细胞浸润

术语

定义

- 结核分枝杆菌(*Mycobacterium tuberculosis*,MTB)感染淋巴结

病因学/发病机制

感染原

- MTB:通过与感染者密切接触吸入传播
  - 肺:首次感染部位
    - 宿主免疫系统(巨噬细胞)吞噬并消灭病原体
    - 或者,局限于肺部的持续感染
      - 称为潜伏感染
    - 约 5%～10%的患者进展为具有传染性的活动性感染
      - 在树突细胞和巨噬细胞中增殖
      - 最初,病原体被携带至纵隔淋巴结
      - 感染播散至肺外器官

相关病史

- 在较早的几个世纪里被称为"消耗性"疾病
- Robert Koch 于 1882 年确定该疾病的病原体
- 1943 年首次研发出抗结核药

临床特征

流行病学

- 发病率
  - 结核病(TB)仍然是世界性的流行病
    - 世界上有 1/3 的人口曾经感染过 MTB
      - 每年新增约 900 万例
      - 每年约 150 万人死亡
      - 约 20 亿人处于 MTB 感染的潜伏状态
  - 结核病最常见于不发达国家
    - 南非、印度、中国、俄罗斯的感染死亡人数最多
  - 在发达国家,20 世纪期间结核病的发病率降低,直到出现以下情况
    - HIV/AIDS 流行
      - 多数为肺外结核病例,CD4 计数≤100 细胞/μL
    - 出现耐药菌
    - 来自不发达国家的移民或前往不发达国家旅游的人口增加
  - 其他结核病易感人群
    - 营养不良、老年人、糖尿病患者、长期吸烟者
    - 长期使用类固醇、TNF-α 抑制剂治疗者
    - 医护人员
  - 在美国,20%的结核病例发生于肺外
    - 约 1/3 的患者出现淋巴结炎
    - 淋巴结炎是肺外结核的最常见形式
- 年龄
  - 结核病曾经在儿童中常见
  - 目前,主要是不发达国家儿童被感染
  - 在发达国家,结核病的发病高峰年龄是 20～40 岁
- 性别
  - 男:女 = 1:2
- 种族
  - 亚太岛国居民易感

表现

- 高达 1/3 的患者有结核病病史或家族史
- 播散性 MTB 感染患者可出现多种症状/体征
  - 我们这里重点关注结核分枝杆菌性淋巴结炎
- 儿童和成人的淋巴结肿大不同
  - 儿童:原发感染和淋巴结肿大发生在感染后 6 个月内
  - 成人:结核病代表之前感染的再激活
- 多个淋巴结受累是典型表现
  - 90%的病例累及头颈部浅表淋巴结
    - 颈前和颈后淋巴结(最常见)
    - ±锁骨上、下颌下、耳前、颏下淋巴结
    - 颈部淋巴结无痛性、进行性肿大
- 其他淋巴结:腋窝、腹股沟、肠系膜、纵隔和肌间淋巴结
  - 气管/气管旁受累可导致气道受压
- 少见情况下,患者出现孤立性腹腔内淋巴结肿大
  - 门静脉周围、胰周和肠系膜淋巴结
- 5%的病例出现全身淋巴结肿大和肝脾大
- 体格检查
  - 淋巴结固定、质韧、游离、无触痛
  - 可因继发性细菌感染而肿胀和触痛
- 10%的患者有溃疡和/或窦道形成

实验室检查

- 皮肤结核菌素试验(TST)
  - 将纯化的结核蛋白注入真皮
    - 介导Ⅳ型迟发性超敏反应
    - 48～72 小时后观察皮肤
  - 90%的结核性淋巴结炎患者阳性
  - 免疫缺陷患者可能出现假阴性
    - 例如 HIV/AIDS 患者
- γ 干扰素释放试验(IGRA)
  - 评估血液中 T 细胞体外对两种特异性抗原释放 γ 干扰素的反应
    - 活动性结核病患者敏感性:75%～90%
    - 对 MTB 高度特异
    - 以下患者可阴性
      - 曾经接种卡介苗
      - 对非结核分枝杆菌致敏
    - 无法区分潜伏性和活动性结核
  - 两项广泛研究的试验
    - 酶联免疫斑点试验(ELISpot)
    - 酶联免疫吸附试验(ELISA)
  - 潜伏感染的诊断
    - ELISA 敏感度与结核菌素试验(TST)相似

– ELISpot 更敏感
- 直接染色
  - 石炭酸品红染色(Ziehl-Neelsen 染色、Kinyoun 染色)显示抗酸杆菌(AFB)
    – AFB 在蓝色或绿色背景下呈亮红色,背景取决于复染颜色
    – 须在油镜下进行评估
    – 因视野面积有限,评估耗时
  - 荧光染色(金胺 O±罗丹明)
    – 评估速度较快,切片可在 25 倍物镜下扫视
    – 确认可能需要 40 倍物镜下观察
    – 暗视野下的杆菌呈亮黄色(金胺 O)或橙红色(罗丹明)
- 微生物培养
  - Löwenstein-Jensen(LJ)培养基
    – 不太敏感
    – 仅推荐用于显色研究和生化测试
  - Middlebrook 7H10 和 7H11 琼脂培养基用于分离和药物敏感试验
  - 自动辐射探测系统:BACTEC 460(BD Diagnostic Systems;Sparks,MD;USA)
  - 自动非辐射探测系统
    – MGIT 960(BD Diagnostic Systems)
    – MB/BacT 系统(bioMérieux)
    – BACTEC MYCO/F 溶血培养瓶(BD Diagnostic Systems)
    – ESP 培养系统 II(TREK Diagnostic Systems)
- 气-液和高效液相色谱
  - 用于微生物培养的确认
- 分子检测
  - 使用
    – 分离菌培养的确认
    – 分离菌的鉴定
    – 直接检测
    – DNA 指纹分析
    – 菌株分型
  - 获美国 FDA 批准的两种扩增方法
    – Amplicor MTB PCR 检测(Roche Diagnostics)
    – Amplified MTB 直接检测(Gen-Probe Incorporated)
  - 已经开发出自制 PCR,包括实时 PCR 检测
    – 需进一步验证后推广
  - DNA 测序可快速、准确地进行鉴定
  - 菌株分型可用于检测耐药性

治疗

- 外科方法
  - 适合少数患者
  - 适应证:抗菌化学药物治疗失败,有压迫症状
  - 首选切除活检,切取活检可能导致窦道形成
- 药物治疗
  - 所有患者均需接受抗结核药物治疗
  - 需要联合治疗
    – MTB 自发突变率高,易导致耐药性
  - 可在培养确认前开始治疗
    – 尤其是病理特征可疑或是高危人群时
  - 成人:口服异烟肼、利福平、吡嗪酰胺和乙胺丁醇 6 个月
  - 儿童:口服异烟肼、利福平和吡嗪酰胺 2 个月后,再加 2 个月的异烟肼和利福平
  - 纵隔淋巴结受累与肺结核治疗方案相同

预后

- 抗菌化学药物治疗通常可以治愈
  - 复发率约 3%~4%
- 约 30% 的患者在治疗初期出现下述症状
  - 淋巴结体积反而增大
  - 可出现新增大淋巴结
  - 机制是分枝杆菌被杀死后的免疫反应
  - 须与复发相区别
- HIV 阳性患者进行抗逆转录病毒治疗时
  - 可出现免疫重建炎症反应,伴有淋巴结病变进一步恶化
- 5%~30% 的患者治疗结束后仍可能残存可触及的淋巴结
- 出现以下情况通常不需要再次治疗
  - 培养阴性
  - 治疗过程规范

免疫功能正常患者

- 经血行播散初次感染的部位,可再次发病
- 可感染扁桃体、腺样体和 Waldeyer 环
- 因吞入感染 MTB 的牛奶或痰可发生腹部感染

免疫抑制的患者

- HIV 感染者最常见
- 潜伏感染再激活
- 作为系统性感染,粟粒性播散的部分病变
  - 分枝杆菌负荷比免疫正常的患者更大

影像学

X 线

- 80% 的儿童和 20% 的成人肺部可见近期或活动性肺结核表现

磁共振

- 散在、结节状、融合的肿块;坏死;软组织水肿

CT

- 团块状结节,伴有周边强化的低密度淋巴结,多房

同位素扫描

- 感染淋巴结显示"热"结节

大体特征

一般特征

- 淋巴结切面有独特的大体表现

○ 乳白色斑块对应干酪样坏死区
○ 白石灰样区域对应于钙化区

镜下特征

组织学特征

- 伴有干酪样坏死的慢性肉芽肿性炎
- 肉芽肿
  ○ 典型者中央坏死
  ○ 同心圆样排列的上皮样细胞
  ○ 朗汉斯巨细胞
    - 丰富的嗜酸性胞质和周边排列的细胞核
  ○ 淋巴细胞和浆细胞
  ○ 通常缺乏粒细胞
  ○ 成纤维细胞围绕肉芽肿周边
- 反应性淋巴滤泡常出现在未受累淋巴结
  ○ 坏死可累及淋巴滤泡
- 愈合期可出现纤维化、玻璃样变、钙化
- 抗酸杆菌(AFB)可通过以下染色显示
  ○ Ziehl-Neelsen、Kinyoun 冷染法、Fite-Faraco 染色
  ○ 荧光显微镜观察金胺 O 或罗丹明染色
- 检测的杆菌数量可不同
  ○ 干酪样坏死区最容易发现抗酸杆菌
  ○ 常常很少,数量取决于
    - 疾病阶段、既往治疗
    - 培养阳性的病例也可能无法查见杆菌
- 抗酸杆菌(AFB)的检出量与肉芽肿的数量相反
  ○ 巨细胞胞质中偶见

细胞学特征

- 大量坏死物
- 典型的干酪性上皮样肉芽肿和巨细胞
- 非特异性上皮样细胞

免疫组织化学

- 上皮样组织细胞 CD68(+),Lys(+)
- 大部分淋巴细胞是 T 细胞:CD3(+)
- 多形性浆细胞;少数 B 细胞

流式细胞术

- 具有正常免疫表型的多形性 B 细胞和 T 细胞

细针穿刺的作用

- 用于评估外周淋巴结的灵敏、特异、安全和低成本的方法
- 固定的涂片用于细胞学检查;风干的涂片做抗酸染色
- 样本应送去做培养和 PCR 检测(如果可能)
- 细针穿刺(FNA)结合 PCR 检测,与淋巴结活检一样,可以确诊病例
- 细针穿刺在以下情况更有效
  ○ 涂片抗酸染色(AFB)阳性;淋巴结有波动感

○ 其他部位存在 TB 病变
- 肉芽肿伴坏死(对 TB 更具特异性)在活检标本中更常见

鉴别诊断

鸟分枝杆菌性淋巴结炎

- 常见于艾滋病和其他免疫缺陷患者
- 组织细胞片状排列;很少或无干酪样坏死
- 肉芽肿边界不清(非栅栏样),不规则形或锯齿状,或结节病样
- 中性粒细胞常位于坏死区的中央
- 多量抗酸杆菌(AFB),轻度纤维化或钙化

荚膜组织胞浆菌性淋巴结炎

- 可有广泛坏死;±多量中性粒细胞
- 常见钙化
- GMS 银染色显示荚膜组织胞浆菌

结节病性淋巴结炎

- 肉芽肿分散,伴纤维化,微小坏死,浆细胞可见
- 特殊染色无可识别的病原体

组织细胞性坏死性淋巴结炎(Kikuchi-Fujimoto 淋巴结炎)

- 坏死区;无中性粒细胞
- 组织细胞和 T 淋巴细胞片状排列
- 浆样树突细胞增生
  ○ CD123(+),TCL1(+)

猫抓病性淋巴结炎

- 星状肉芽肿,伴中央坏死
- 坏死区域见中性粒细胞
- 通过银染色或免疫组织化学可显示汉赛巴尔通体

参考文献

1. Kurz SG et al: Drug-resistant tuberculosis: challenges and progress. Infect Dis Clin North Am. 30(2):509-22, 2016
2. Fogel N: Tuberculosis: a disease without boundaries. Tuberculosis (Edinb). 95(5):527-31, 2015
3. Horsburgh CR Jr et al: Treatment of tuberculosis. N Engl J Med. 373(22):2149-60, 2015
4. Chatterjee D et al: Tuberculosis revisited: cytological perspective. Diagn Cytopathol. 42(11):993-1001, 2014
5. Handa U et al: Nodal tuberculosis revisited: a review. J Infect Dev Ctries. 6(1):6-12, 2012
6. Lalvani A: Diagnosing tuberculosis infection in the 21st century: new tools to tackle an old enemy. Chest. 131(6):1898-906, 2007
7. Pahwa R et al: Assessment of possible tuberculous lymphadenopathy by PCR compared to non-molecular methods. J Med Microbiol. 54(Pt 9):873-8, 2005
8. Polesky A et al: Peripheral tuberculous lymphadenitis: epidemiology, diagnosis, treatment, and outcome. Medicine (Baltimore). 84(6):350-62, 2005
9. Pinder SE et al: Mycobacterial cervical lymphadenitis in children: can histological assessment help differentiate infections caused by non-tuberculous mycobacteria from Mycobacterium tuberculosis? Histopathology. 22(1):59-64, 1993

MTB 累及淋巴结

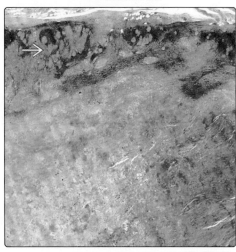

MTB：朗汉斯巨细胞

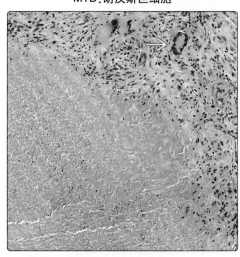

(左)图示结核病累及淋巴结。广泛的干酪样坏死取代淋巴结原有结构。可见边界清晰的肉芽肿➡。
(右)图示结核累及淋巴结。肉芽肿性炎伴有广泛干酪样坏死,无细胞轮廓或核碎片(左)。上皮样细胞、朗汉斯巨细胞➡、淋巴细胞、浆细胞和成纤维细胞呈同心圆排列(右)

MTB：抗酸杆菌

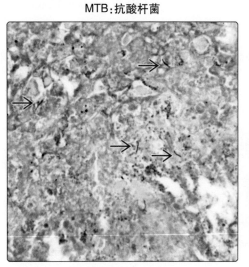

组织细胞内的抗酸杆菌

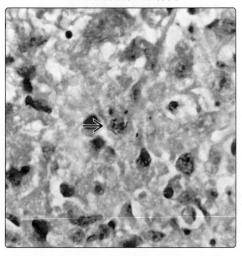

(左)Ziehl-Neelsens 抗酸染色图示结核病累及淋巴结,显示纤细、针状、微弯、鲜红色杆菌➡,符合 MTB。
(右)Ziehl-Neelsens 抗酸染色图示结核病累及淋巴结,显示纤细、针状、微弯、鲜红色杆菌➡

朗汉斯巨细胞和肉芽肿

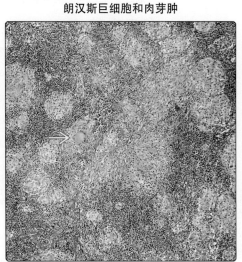

朗汉斯巨细胞

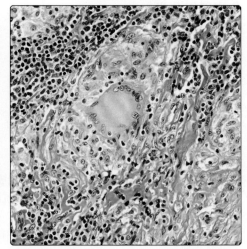

(左)HE 染色图示结核病累及淋巴结。无干酪样坏死的上皮样肉芽肿有融合。此图像可能与结节病混淆。注意朗汉斯巨细胞➡。
(右)HE 染色图示结核病累及淋巴结。巨细胞胞质嗜酸性,多个细胞核在周边环形排列(朗汉斯巨细胞)

多量上皮样肉芽肿

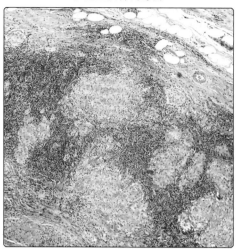

肉芽肿及炎症细胞

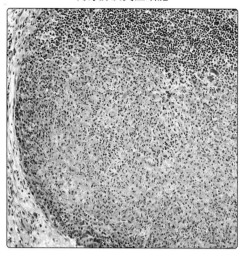

(左)图示结核病累及淋巴结。大量肉芽肿破坏淋巴结结构。上皮样细胞胞质丰富、嗜酸性。(右)图示结核病累及淋巴结。活检组织内见由上皮样细胞和炎症细胞组成的巨大肉芽肿

肉芽肿和硬化

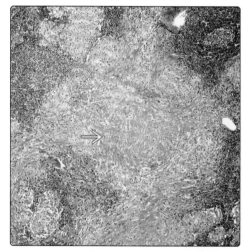

广泛坏死

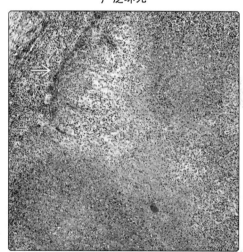

(左)图示结核病累及淋巴结,可见广泛融合的非干酪样坏死的上皮样肉芽肿,中央致密硬化➡。(右)图示结核病累及淋巴结。活检标本显示大片坏死。注意慢性炎症细胞浸润和血管增生➡

组织细胞和坏死

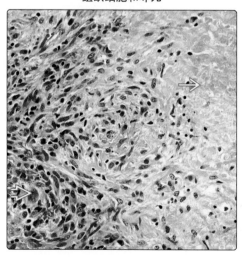

肉芽肿内的纤维素样坏死

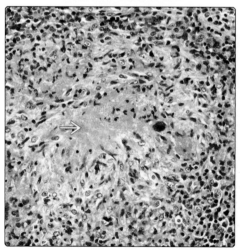

(左)图示结核病累及淋巴结。活检标本中部分显示广泛坏死➡。坏死周边见明显的组织细胞浸润,伴有浆细胞➡浸润。(右)图示结核病累及淋巴结。上皮样肉芽肿内见纤维蛋白样(纤维素样)坏死➡,属于嗜酸性坏死。这种特殊类型的坏死主要发生在非干酪样结核和结节病中

淋巴结细针穿刺

淋巴结细针穿刺：朗汉斯巨细胞

(左)图示淋巴结细针穿刺细胞学。淋巴细胞➡背景中见胞质灰蓝色的上皮样组织细胞➡。(右)图示 MTB 感染淋巴结的细针穿刺细胞学。可见朗汉斯巨细胞➡,胞质丰富,有多个细胞核排列在周边

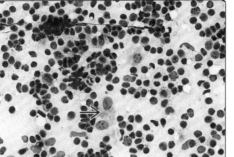

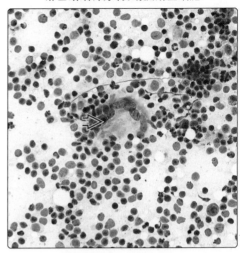

淋巴结细针穿刺：上皮样肉芽肿

痰中 MTB：荧光染色

(左)图示 MTB 感染淋巴结的细针穿刺细胞学。非干酪性上皮样肉芽肿由成簇的上皮样组织细胞和散在的淋巴细胞组成。(右)由吖啶橙复染的荧光金胺染色显示痰涂片中的 MTB。紫外光显微镜下,杆菌发出黄色荧光(Courtesy R. W. Smithwick,CDC Public Health Image Library,#2190.)

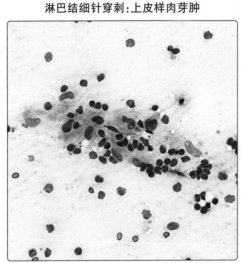

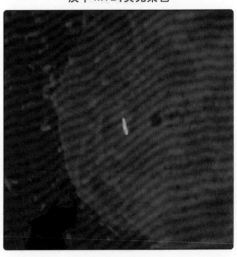

MTB：电镜照片

扫描电镜照片

(左)薄切片透射电镜图示 MTB。(CDC Public Health Image Library, #8433.)。(右)扫描电镜图示 MTB。细菌长 2~4μm,宽 0.2~0.5μm(Courtesy J. Carr,CDC Public Health Image Library,#9997.)

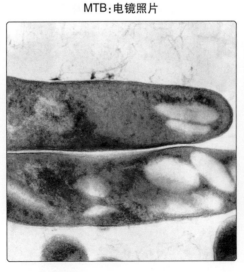

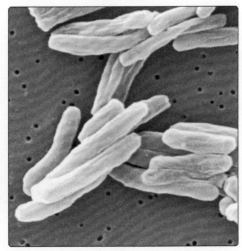

鸟分枝杆菌（MAI）

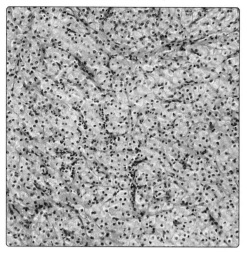

MAI：Ziehl-Neelsen 染色

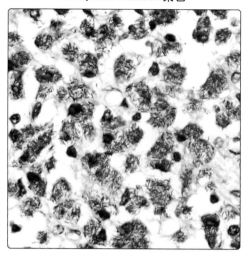

（左）鸟分枝杆菌（MAI）引起组织细胞增生，呈弥漫性或形成界限欠清的肉芽肿。（右）图示 HIV 患者 MAI 感染淋巴结。Ziehl-Neelsen 染色显示大量抗酸杆菌。相反，MTB 感染通常仅见少量 MTB

荚膜组织胞浆菌：肉芽肿

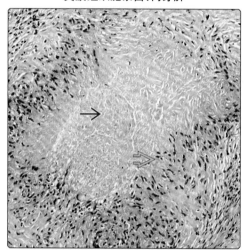

荚膜组织胞浆菌：GMS 染色

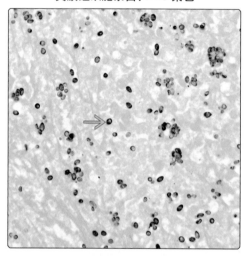

（左）感染荚膜组织胞浆菌的淋巴结表现为坏死性肉芽肿➡，周围组织细胞呈栅栏状排列➡。（右）GMS 染色显示大量荚膜组织胞浆菌的芽孢酵母➡

结节病：肉芽肿

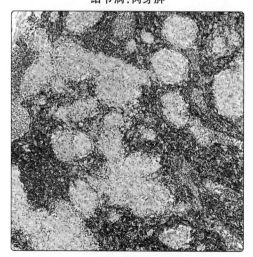

结节病：上皮样组织细胞

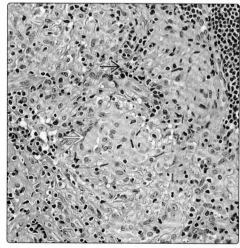

（左）图示结节病累及淋巴结。上皮样组织细胞形成多量致密的非坏死性肉芽肿。（右）结节病患者的淋巴结内见致密、非坏死性肉芽肿，偶尔伴有多核巨细胞➡和少量成熟的小淋巴细胞➡

要　点

病因学/发病机制

- 鸟分枝杆菌复合菌(MAC)(占儿童病例的 80%)
- 瘰疬分枝杆菌,玛尔摩分枝杆菌,嗜血分枝杆菌
- 在当今抗逆转录病毒(ART)治疗时代,除艾滋病患者外,成人罕见发病
- 确诊需非结核分枝杆菌培养阳性或特征性组织学改变,但同时需排除结核分枝杆菌感染

临床特征

- 颈前淋巴结最常见
- 通过直接接种(创伤、手术或注射)发生软组织或皮肤感染
- 免疫功能低下患者可发生全身性播散

镜下特征

- 淋巴结结构部分或完全破坏
- 片状组织细胞增生聚集,细胞胞质丰富、淡染呈泡沫状
- 可伴有急性炎症细胞浸润
- 通常没有肉芽肿、坏死、钙化和纤维化

辅助检查

- 抗酸染色显示组织细胞内见大量抗酸菌
- 推荐使用荧光技术
- 确诊需菌培养
- 阴性涂片不能排除非结核分枝杆菌
- 用高效液相色谱法或基因型分析法进行菌型鉴定

主要鉴别诊断

- 结核分枝杆菌性淋巴结炎
- 分枝杆菌性梭形细胞假瘤
- 真菌性淋巴结炎
- 组织细胞性坏死性淋巴结炎(Kikuchi-Fujimoto 病)
- 结节病

分枝杆菌性淋巴结炎

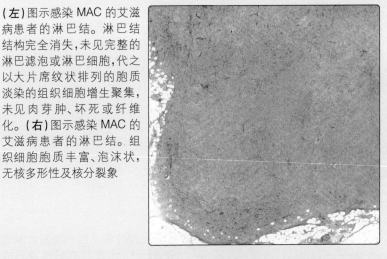

分枝杆菌:泡沫状组织细胞

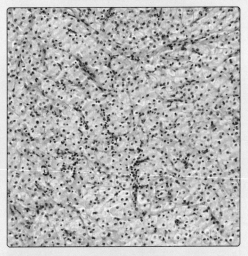

(左)图示感染 MAC 的艾滋病患者的淋巴结。淋巴结结构完全消失,未见完整的淋巴滤泡或淋巴细胞,代之以大片席纹状排列的胞质淡染的组织细胞增生聚集,未见肉芽肿、坏死或纤维化。(右)图示感染 MAC 的艾滋病患者的淋巴结。组织细胞胞质丰富、泡沫状,无核多形性及核分裂象

Ziehl-Neelsen 抗酸染色

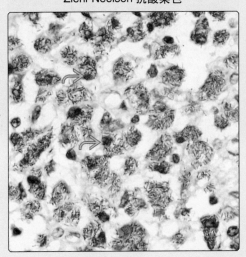

龟分枝杆菌

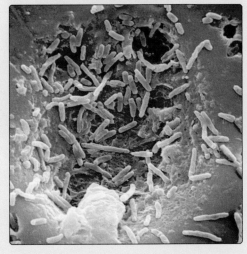

(左)Ziehl-Neelsen 抗酸染色图示感染 MAC 的艾滋病患者的淋巴结,淋巴结内的组织细胞胞质内见大量非结核分枝杆菌➚(Courtesy E. Ewing, Jr. , MD, CDC.)。(右)扫描电镜图示龟分枝杆菌(Courtesy J. Carr, CDC.)

第4节 非典型分枝杆菌性淋巴结炎

术语

缩写

- 非典型分枝杆菌(atypical mycobacteria, AM)

同义词

- 非结核分枝杆菌(首选名称)
- 其他不同于结核分枝杆菌的分枝杆菌

定义

- 由非结核分枝杆菌感染引起的淋巴结炎

病因学/发病机制

环境暴露

- 非结核分枝杆菌广泛分布于土壤、水中
- 没有动物与人、人与人之间传播的证据
- 推测人类可能从环境中获得感染

感染原

- 已鉴定出约160种分枝杆菌
  - 不包括结核分枝杆菌和麻风分枝杆菌
- 鸟-胞内分枝杆菌复合菌(*Mycobacterium avium-intracellulare complex*, MAC)是最常见的与淋巴结炎有关的微生物
  - 以往称为鸟-胞内分枝杆菌,但它们只是复合菌中的一种,当更多菌种被发现时,就重新命名为鸟-胞内分枝杆菌复合菌
- 瘰疬分枝杆菌、偶然分枝杆菌、龟分枝杆菌、脓肿分枝杆菌、堪萨斯分枝杆菌也可发生,但少见
- 可为无症状感染或出现症状性疾病

发病机制

- 非特异性免疫
  - 完整的皮肤屏障
  - 胃的pH
  - 白介素-8(IL-8)、IL-12、趋化因子配体5(CCL5)
  - 天然抗性相关巨噬细胞蛋白
  - 巨噬细胞最先吞噬分枝杆菌
- 特异性免疫
  - 在感染后的数周内逐渐发展
  - 由CD4阳性的T淋巴细胞介导
  - 同时还有IL-2、干扰素(IFN)-γ、肿瘤坏死因子(TNF)-γ参与
  - IFN-γ激活中性粒细胞和巨噬细胞,以杀伤细胞内的分枝杆菌
- 宿主免疫缺陷易引起播散性感染
  - HIV感染患者的CD4阳性T淋巴细胞减少
    - CD4阳性T淋巴细胞$<0.05\times10^9$/L时,易导致播散性感染
  - 特异性突变导致IFN-γ受体缺陷及IFN-γ产生减少

临床特征

流行病学

- 发病率
  - 患病率为0.1~2/10万人
  - 美国非结核分枝杆菌肺部感染的发病率逐年上升
  - MAC是最常见的致病菌
  - 其他菌型的感染也被发现
  - 大部分成人为无症状感染者,通过皮试可被确诊
  - 区分无症状感染还是确诊疾病需要结合临床
    - 无症状感染是指在没有临床表现的情况下从未受污染的样本中分离出活的病原体
    - 确诊疾病是指存在可提示致病过程的额外的症状或体征
    - 目前诊断标准已确立,以指导治疗
  - 目前无法预防感染

部位

- 人体任何部位都可能感染非结核分枝杆菌

临床表现

- 肺
  - 最常见的发病部位
  - 免疫功能正常的患者
    - 吸烟或有肺疾病的男性患者常累及肺上叶,类似结核病
    - 不吸烟、瘦弱、有骨骼畸形的老年女性表现为结节性支气管扩张伴咳嗽
    - 部分过敏性肺炎与热浴缸和药浴有关,表现为呼吸困难、咳嗽和发热
    - 堪萨斯分枝杆菌、蟾分枝杆菌、玛尔摩分枝杆菌、MAC均可形成结核病样病变
    - 免疫功能正常的成年人主要表现为肺部孤立性病灶
  - 免疫功能缺陷的患者[HIV(+)]
    - 呼吸道分泌物中常可以分离出非结核分枝杆菌
    - 易表现为肺外或播散性疾病
    - 堪萨斯分枝杆菌只可引起肺部感染,而不导致全身性播散
- 淋巴结
  - 表现为一个或多个区域淋巴结的无痛性肿大
  - 颈前淋巴结最常受累
    - 其中下颌下淋巴结、下颚淋巴结和耳前淋巴结最常见
  - 腮腺淋巴结、耳后淋巴结、纵隔淋巴结也可受累
  - 最常见于1~5岁的儿童
    - 80%培养阳性的儿童病例中可以分离出MAC
    - 也可见其他菌:瘰疬分枝杆菌、玛尔摩分枝杆菌、嗜血分枝杆菌
  - 无全身症状,惰性疾病
  - 95%的患者表现为单侧淋巴结肿大
  - 感染途径可能是口咽部的淋巴管引流
  - 淋巴结常肿大,并可迅速软化和破裂
  - 可出现皮肤的窦道,病程较长
  - 可发生自发性消退

- ○ 在当今抗逆转录病毒(ART)治疗时代,除艾滋病患者外,成人罕见发病
  - 在过去,MAC 感染性疾病在艾滋病患者中主要表现为全身播散性感染
  - 随着抗逆转录病毒治疗的出现,淋巴结炎可作为免疫重建综合征的一部分表现
- ○ 诊断非典型分枝杆菌淋巴结炎需要非结核分枝菌培养阳性或特征性的组织学改变
- ○ 由于结核分枝杆菌与非结核分枝杆菌的蛋白存在交叉反应,大多数患者的结核菌素皮肤试验有<10mm 的硬结反应

- **皮肤和软组织**
  - ○ MAC 感染
    - 通过直接接触感染(创伤、手术或注射)
    - 溃疡、脓肿伴窦道形成,随后结痂伴红斑斑块形成
    - 有感染原接触史可能对诊断有帮助
    - 治疗需局部切除(或外科清创术)加化疗
  - ○ Buruli 溃疡
    - 致病菌是溃疡分枝杆菌
    - 主要见于热带和亚热带地区:西非、中非、中南美洲和东南亚
    - 患者开始表现为单发的无痛性皮下结节或丘疹
    - 逐渐发展为边界不清的溃疡
    - 一般 4~6 个月会自愈
    - 愈合后可伴大片瘢痕形成
    - 但也可以发生播散感染,包括骨髓炎,特别是<15 岁的患者
    - 治疗需要外科扩大切除
  - ○ 海洋分枝杆菌感染
    - 自然界广泛分布
    - 可由鱼鳞划伤或鱼咬伤、皮肤创伤、接触海洋分枝杆菌污染的水源而感染
    - 表现为局限于一个肢体皮肤的感染
    - 感染也可扩散至深部组织,最终导致瘢痕
    - 感染也可扩散至局部的淋巴结
  - ○ 快速生长的非结核分枝杆菌
    - 生存在污水、管道水系统中
    - 抗菌剂和消毒剂对其无效
    - 免疫功能正常患者:表现为穿透伤、手术后的局限性病变
      □ 偶然分枝杆菌是其致病菌
    - 免疫功能低下患者:表现为穿透伤、术后多脏器损伤
      □ 龟分枝杆菌或脓肿分枝杆菌是其致病菌

- **骨骼肌肉系统**
  - ○ 大多数患者免疫功能正常
  - ○ 腱鞘、滑囊、骨和关节常受累
  - ○ 手和腕关节是最常见的受累部位
  - ○ 少数患者可出现化脓、滑膜坏死及骨髓炎
  - ○ 临床病程较长
  - ○ 常见致病菌为堪萨斯分枝杆菌和海洋分枝杆菌
  - ○ 而龟分枝杆菌及嗜血分枝杆菌只出现在免疫功能低下的患者中

- **播散性**
  - ○ 主要发生在免疫功能低下的患者中

- ○ >95% 艾滋病患者的 MAC 感染会发生全身性播散
- ○ 大部分患者体内 CD4 阳性 T 淋巴细胞<0.05×10^9/L
- ○ 临床表现为发热、盗汗、体重减轻、乏力、腹泻、腹痛
- ○ 贫血及碱性磷酸酶升高
  - 依据从血液、骨髓、组织或体液中分离出 MAC 可确诊

实验室检查

- **一般检查**
  - ○ 标本处理
    - 可从任何病变部位采集标本
    - 但要避免周围环境中分枝杆菌的污染,尤其是自来水中分枝杆菌的污染
    - 标本采集和处理的时间延长会增加细菌过度生长的风险
    - 从身体非消毒部位取得的标本务必要进行处理和消毒
  - ○ 呼吸道标本
    - 收集 3 份不同日期的清晨痰标本
    - 如果不能获得痰标本,则可能需要行支气管镜检查或肺活检
  - ○ 体液、脓液及组织标本
    - 推荐无菌方式采集标本,如:针吸或手术组织活检
    - 不推荐使用棉签刮取

- **涂片镜检**
  - ○ 推荐荧光染色技术
  - ○ 抗酸染色(Ziehl-Neelsen,Fite-Faraco 或 Kinyoun)欠敏感
  - ○ 敏感性和特异性比培养稍差
  - ○ 涂片阴性并不能完全排除非结核分枝杆菌的感染,尤其是快速生长的非结核分枝杆菌
  - ○ 涂片中的细菌数量可反映患者体内的菌量负荷
  - ○ 环境中分枝杆菌的污染常不会出现涂片阳性

- **培养**
  - ○ 液体培养基
    - 可获得较多的非结核分枝杆菌
    - 比固体培养基更迅速
    - 常采用 BACTEC(Becton Dickinson;Sparks,MD,USA)和非辐射分枝杆菌生长指示管(Becton Dickinson)
  - ○ 固体培养基
    - 可观察菌落形态、生长速度及菌落的数量
    - 多用于药物敏感性检测
    - 但生长缓慢
    - 一般是在液体培养基污染时用作备份
    - Lowenstein-Jensen 培养基
    - Middlebrook 7H10 和 7H11 琼脂
  - ○ 双相培养基
    - 采用 Septi-Chek 系统(Becton Dickinson)
    - 可培养大部分非结核分枝杆菌
  - ○ 细菌培养对诊断至关重要
  - ○ 对营养要求苛刻的非结核分枝杆菌的培养需要特定的培养基
  - ○ 大多数培养基的最适温度为 28~37℃
  - ○ 欲获得最大的菌落收获率需同时用两种培养基在两种孵育温度下进行培养
  - ○ 大多数非结核分枝杆菌培养需 2~3 周

- **表型检测**
  - 生长速度及颜色可以用于
    - 初步分类
    - 指导选择合适的培养基和培养温度
  - 常规生化分析
    - 无法鉴定许多新发现的菌型
- **高效液相色谱法**
  - 对细菌细胞壁中分枝菌酸进行分析
  - 优点
    - 可快速、可靠地检测多种慢性非结核分枝杆菌
    - 利用 BACTEC7H12B 培养基中的原代菌直接分析（Becton Dickinson）
    - 可直接在抗酸杆菌涂片阳性的标本中识别出 MAC
  - 缺点
    - 难以识别出一些新的菌型
- **DNA 探针**
  - 吖啶酯标记的 DNA 探针（AccuProbe；Gen-Probe，Inc，San Diego，CA，USA）
    - 特异性针对鸟分枝杆菌、胞内分枝杆菌、堪萨斯分枝杆菌及戈登分枝杆菌
    - 基于生物释放靶 16S rRNA 的技术
    - 可在数小时内完成检测
    - 特异性为 100%，敏感性为 85% ~ 100%
- **DNA 序列分析**
  - 分析 16S 核糖体 DNA 可变区序列
  - 应用自动系统：MicroSeq 500 16S rDNA Bacterial Sequencing Kit（PE Applied Biosystems，Foster City，CA，USA）
  - 局限性
    - 新分类的菌型可能含有高度相似的 16S rRNA 基因序列
    - 没有建立基于核苷酸序列变异的准确菌型定义
    - 因此，是否报告为"最密切相关"的菌型取决于未知菌型和数据库之间的序列差异

临床治疗

- **外科手术**
  - 治疗单纯非典型分枝杆菌性淋巴结炎
    - 早期完整手术切除可防止病变扩散和后期因病变处瘢痕形成而导致的外观变形
    - 95% 的儿童颈部淋巴结病可被治愈
    - 不建议切开引流，因为这样做可导致窦道形成
- **药物治疗**
  - 如果出现以下几种情况，建议化疗
    - 病变形成开放性窦道、邻近面神经分支，此时手术风险较大
    - 术后复发的淋巴结炎
    - 不能完全切除所有病变组织
  - MAC 感染
    - 初始治疗为阿奇霉素、克拉霉素、利福平或利福平和乙胺丁醇
    - 可联合环丙沙星和氧氟沙星，严重患者可使用阿米卡星
  - 堪萨斯分枝杆菌感染
    - 首选异烟肼、利福平、乙胺丁醇

- 也可选用克拉霉素、甲氧苄啶磺胺甲噁唑、阿米卡星
  - 艾滋病患者重建免疫系统需要抗逆转录病毒治疗

大体特征

一般特征

- 淋巴结体积中度肿大

镜下特征

组织学特征

- 淋巴结结构部分或完全消失
- 大片状组织细胞增生聚集，胞质淡染、丰富、泡沫状，核小
  - 无核多形性及核分裂象
- 多核巨细胞罕见
- 可伴有急性炎症（化脓性）
- 很少有淋巴滤泡
- 淋巴细胞数量减少
- 常无肉芽肿、坏死、钙化及纤维化
- 抗酸染色显示组织细胞胞质内大量抗酸杆菌
- 艾滋病患者感染非结核分枝杆菌时，可没有炎症反应或仅有轻度的炎症反应
- 艾滋病患者体内的 MAC 数量高于医源性免疫功能低下的患者

细胞学特征

- 瑞氏-吉姆萨（Wright-Giemsa）染色不能显示胞质内的非结核分枝杆菌
- 抗酸染色可在涂片或印片上进行

鉴别诊断

结核性淋巴结炎

- 肉芽肿形成，典型者中央可见干酪样坏死
- 周边见上皮样细胞、朗汉斯巨细胞同心圆样排列
- 抗酸染色可用于鉴别病原体
  - 常可见少量抗酸杆菌
  - 主要在干酪样坏死灶内查见
- 金胺罗丹明荧光染色也可用于抗酸杆菌的检测

分枝杆菌性梭形细胞假瘤

- 罕见，多为年轻男性
- 患者常有免疫抑制病史，尤其是艾滋病患者
- 梭形细胞束状或席纹状排列，胞质嗜酸性、颗粒状
- 抗酸染色显示梭形细胞和上皮样细胞内存在大量阳性杆菌

真菌性淋巴结炎

- 早期急性期：中性粒细胞、组织细胞、嗜酸性粒细胞浸润
- 肉芽肿期
- PAS 或 GMS 染色显示大量病原菌

结节病

- 肉芽肿性病变

第 4 节　非典型分枝杆菌性淋巴结炎

非结核分枝杆菌的 Runyon 分类

分组	生长速度	色素产生	致人类疾病菌型
Ⅰ组(光照产色菌)	在培养基上生长缓慢(>7 天)	光照后颜色变化	堪萨斯分枝杆菌 海洋分枝杆菌
Ⅱ组(暗产色菌)	生长缓慢	在光照或黑暗中都可产生色素团	戈登分枝杆菌 瘰疬分枝杆菌
Ⅲ组(非产色菌)	生长缓慢	在光照或黑暗中都无色素产生	鸟分枝杆菌复合群 鸟分枝杆菌 胞内分枝杆菌 嵌合分枝杆菌
Ⅳ组(快速生长的分枝杆菌)	3~5 天内生长	不产生色素	偶然分枝杆菌复合群 偶然分枝杆菌 外来分枝杆菌

引起淋巴结炎的非结核分枝杆菌类型

菌型	特点
鸟分枝杆菌复合群	世界范围内广泛分布,是美国最常见的非结核分枝杆菌病原体
玛尔摩分枝杆菌	英国,北欧(尤其是斯堪的纳维亚半岛)
瘰疬分枝杆菌	世界范围内广泛分布,美国以前常见,现在则少见
脓肿分枝杆菌	少见
龟分枝杆菌	
偶然分枝杆菌	
日内瓦分枝杆菌	对营养要求苛刻的病原菌
嗜血分枝杆菌	对营养要求苛刻的病原菌
堪萨斯分枝杆菌	少见
苏尔加分枝杆菌	少见

- 肉芽肿排列紧密,仅见少量淋巴细胞
- 坏死不常见
- 抗酸染色和真菌染色均阴性

组织细胞性坏死性淋巴结炎

- 坏死区内见多量核碎片
- 无中性粒细胞浸润,无肉芽肿形成
- 组织细胞核可呈新月形改变
- 特殊染色未检测出病原微生物

与关节假体有关的淋巴结病

- 关节假体植入病史对诊断有帮助
- 淋巴结内无坏死,抗酸染色阴性

诊断依据

临床相关病理特征

- 非典型分枝杆菌性疾病的定义是:患者体内检测出非结核分枝杆菌,并出现相应的临床症状和体征
- 诊断非典型分枝杆菌淋巴结炎需要
  - 非典型分枝杆菌培养阳性,或
  - 有典型组织学改变,并排除结核分枝杆菌的感染
- 临床医生与实验室人员的沟通有助于建立正确的隔离流程及实验安全

参考文献

1. Porvaznik I et al: Non-tuberculous mycobacteria: classification, diagnostics, and therapy. 944:19-25, 2017
2. Ringshausen FC et al: Prevalence of nontuberculous mycobacterial pulmonary disease, Germany, 2009-2014. Emerg Infect Dis. 22(6):1102-5, 2016
3. Kim YN et al: Clinical usefulness of PCR for differential diagnosis of tuberculosis and nontuberculous mycobacterial infection in paraffin-embedded lung tissues. J Mol Diagn. 17(5):597-604, 2015
4. Mediavilla-Gradolph MC et al: Use of MALDI-TOF MS for identification of nontuberculous mycobacterium species isolated from clinical specimens. Biomed Res Int. 2015:854078, 2015
5. Mirsaeidi M et al: Nontuberculous mycobacteria: epidemiologic, mycobacteriologic, and clinical aspects. Biomed Res Int. 2015:523697, 2015
6. Elston D: Nontuberculous mycobacterial skin infections: recognition and management. Am J Clin Dermatol. 10(5):281-5, 2009
7. Piersimoni C et al: Extrapulmonary infections associated with nontuberculous mycobacteria in immunocompetent persons. Emerg Infect Dis. 15(9):1351-8; quiz 1544, 2009
8. Jarzembowski JA et al: Nontuberculous mycobacterial infections. Arch Pathol Lab Med. 132(8):1333-41, 2008
9. Evans MJ et al: Atypical mycobacterial lymphadenitis in childhood--a clinicopathological study of 17 cases. J Clin Pathol. 51(12):925-7, 1998

分枝杆菌感染的组织细胞

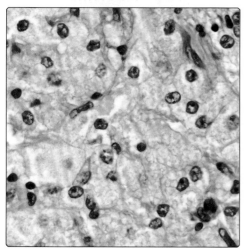

淋巴结抗酸杆菌染色

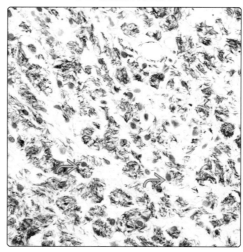

(左)MAC 感染的艾滋病患者的淋巴结高倍镜(油镜)下改变,组织细胞胞质丰富、呈泡沫状改变,细胞核小、淡染。(右)MAC 感染的艾滋病患者的淋巴结抗酸杆菌染色,组织细胞胞质内见大量抗酸杆菌➢。在被感染的艾滋病患者中常见大量 MAC,抗酸染色显示为红色杆菌

六胺银染色

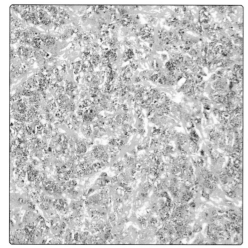

淋巴结内的分枝杆菌

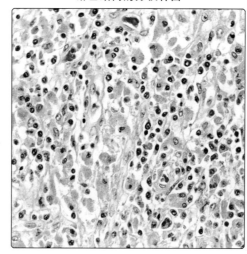

(左)MAC 感染的艾滋病患者的淋巴结,六胺银染色显示组织细胞内有大量黑色杆菌。(右)MAC 感染的艾滋病患者的淋巴结,表现为结构完全消失,代之为大量胞质丰富的组织细胞增生聚集,但无肉芽肿及坏死(Courtesy E. Ewing, Jr., MD,CDC.)

结核分枝杆菌性坏死

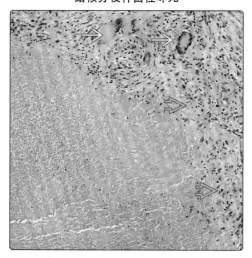

结核分枝杆菌性淋巴结病

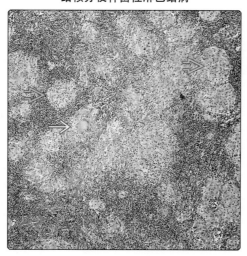

(左)淋巴结结核表现为肉芽肿性炎及大片状干酪样坏死,周边上皮样细胞➢、朗汉斯巨细胞➡、淋巴细胞、浆细胞及成纤维细胞呈同心圆样排列。(右)淋巴结结核主要表现为肉芽肿性炎,可见上皮样细胞➢、朗汉斯巨细胞➡、淋巴细胞、浆细胞及成纤维细胞呈同心圆样排列。图片视野中未见干酪样坏死

43

梭形细胞假瘤

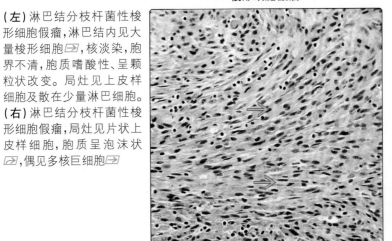

梭形细胞假瘤中的组织细胞

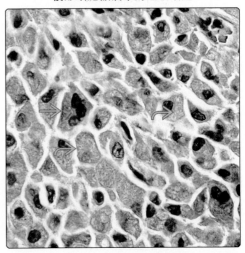

(左)淋巴结分枝杆菌性梭形细胞假瘤,淋巴结内见大量梭形细胞➡,核淡染,胞界不清,胞质嗜酸性、呈颗粒状改变。局灶见上皮样细胞及散在少量淋巴细胞。
(右)淋巴结分枝杆菌性梭形细胞假瘤,局灶见片状上皮样细胞,胞质呈泡沫状➡,偶见多核巨细胞➡

梭形细胞假瘤:抗酸染色

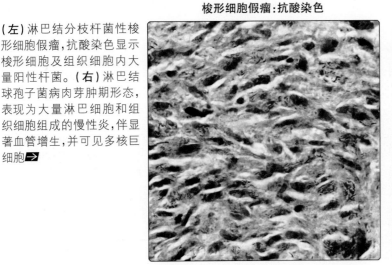

淋巴结球孢子菌病

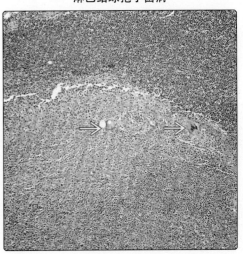

(左)淋巴结分枝杆菌性梭形细胞假瘤,抗酸染色显示梭形细胞及组织细胞内大量阳性杆菌。(右)淋巴结球孢子菌病肉芽肿期形态,表现为大量淋巴细胞和组织细胞组成的慢性炎,伴显著血管增生,并可见多核巨细胞➡

球孢子菌的内生孢子

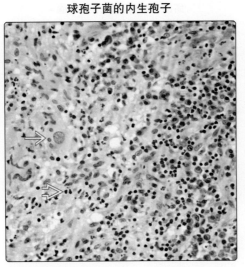

结节病的肉芽肿

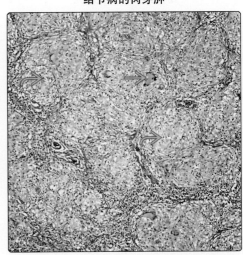

(左)淋巴结球孢子菌病肉芽肿期形态,显示混合性淋巴细胞、浆细胞、组织细胞浸润。可见胞浆内的内生孢子➡,局灶见中性粒细胞浸润➡。(右)结节病的肉芽肿➡以上皮样细胞聚集为特征,可见散在多核巨细胞➡

结节病的巨细胞

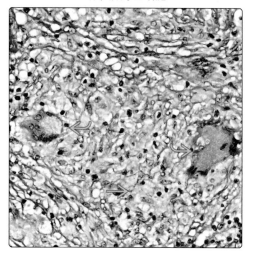

组织细胞性坏死性淋巴结炎

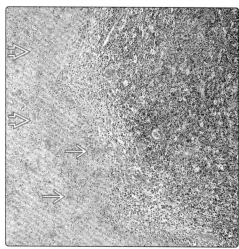

（左）高倍镜下见肉芽肿中大量上皮样细胞⇒及2个多核巨细胞⇗。（右）组织细胞性坏死性淋巴结炎，淋巴结结构消失，广泛坏死⇒。坏死区血管内见血栓形成⇒

组织细胞性坏死性淋巴结炎：核碎裂

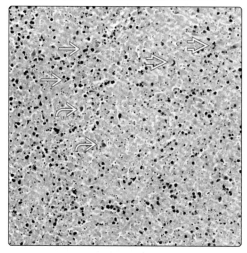

关节假体有关的淋巴结病

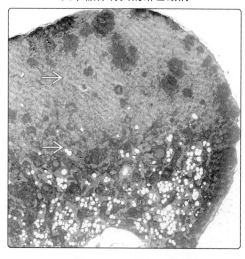

（左）组织细胞性坏死性淋巴结炎坏死区内的核碎片（核碎裂）⇒。组织细胞胞质丰富、淡染，核呈新月形⇒。无中性粒细胞及嗜酸性粒细胞浸润。可见散在嗜酸性纤维素样物沉积⇒。（右）图示一位股骨假体植入并多次修整患者的淋巴结改变。淋巴窦显著扩张⇒，充满成片的、大的泡沫样组织细胞

关节假体异物

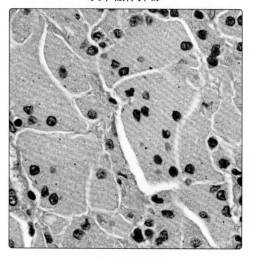

偏振光下的淋巴结改变

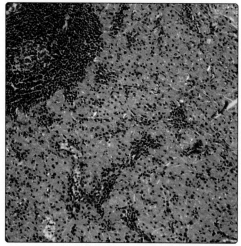

（左）高倍镜下，关节假体有关的淋巴结病变显示大量组织细胞增生，细胞核淡染，胞质丰富、呈泡沫状。这实际上是对假体碎片的异物反应。（右）关节假体有关的淋巴结病变，偏振光下显示组织细胞内的双折光性小颗粒

要　点

病因学/发病机制

- 具有独特肿瘤样外观,原因尚不清楚

临床特征

- 罕见,主要见于年轻男性
- 免疫抑制病史,尤其 HIV 感染
- 抗 MAI 药物有效,尤其对免疫抑制可以逆转者
- 最常见于淋巴结
- 其他部位:脾、皮肤、骨髓、肺和脑

影像学

- 淋巴结肿大

镜下特征

- 梭形细胞呈束状或席纹状排列
  - 胞质嗜酸性和颗粒状
- 胞质特征相似的上皮样组织细胞簇
- 瑞氏-吉姆萨(Wright-Giemsa)染色印片中

- 胞质内 MAI 杆菌轮廓阴性
- 抗酸染色常显示大量病原菌
  - MAI 位于梭形细胞和上皮样细胞内
- 梭形细胞和上皮样细胞的免疫表型
  - CD68(+),Lys(+),Vim(+)
  - CD31(−),CD34(−)
- 排列成短束状或席纹状

辅助检查

- 细菌培养对确诊很重要
  - 传统培养基:罗氏(Löwenstein-Jensen)培养基
  - 液体培养基,如 BACTEC(大约需要 2 周生长)
- PCR 有助于诊断及分类

主要鉴别诊断

- 卡波西肉瘤
- 淋巴结炎性假瘤
- 栅栏状肌成纤维细胞瘤

分枝杆菌性梭形细胞假瘤

束状和席纹状排列

(左)分枝杆菌性梭形细胞假瘤累及淋巴结。低倍镜下淋巴结结构消失。(右)高倍镜下梭形细胞排列成束状或席纹状

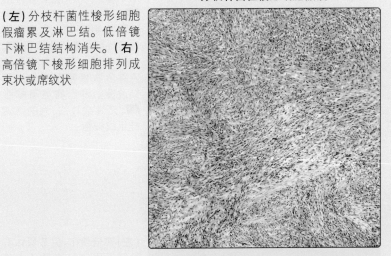
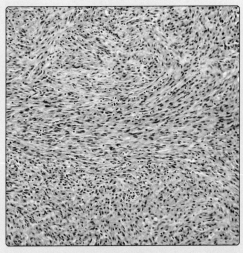

具有颗粒状胞质的梭形细胞

抗酸染色(+)

(左)分枝杆菌性梭形细胞假瘤累及淋巴结。油镜下,梭形细胞成束状排列,细胞核淡染,胞界不清,胞质嗜酸性、颗粒状。注意淡染的细胞核与胞质内的嗜酸性颗粒。(右)Ziehl-Neelsen抗酸染色显示淋巴结内的梭形细胞胞质中有大量抗酸杆菌➡,形态符合 MAI

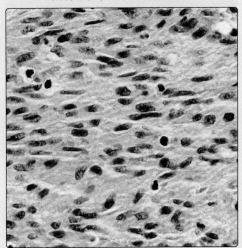
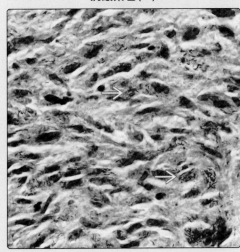

术语

缩写

- 鸟-胞内分枝杆菌(*Mycobacterium avium-intracellulare*,MAI)

定义

- 感染 MAI 的长梭形细胞形成肿瘤样病变

病因学/发病机制

感染原

- MAI
- 独特的肿瘤样外观,原因尚不清楚

临床特征

流行病学

- 发病率
  - 罕见,文献报道约 25 例
  - 发生在免疫抑制患者
    - 尤其是艾滋病(AIDS)患者
- 年龄
  - 以年轻患者为主
- 性别
  - 主要发生于男性

部位

- 最常见于淋巴结
- 其他部位:脾、皮肤、骨髓、肺、脑

实验室检查

- 病原体的培养对于明确诊断很重要
- 传统培养基
  - 罗氏(Löwenstein-Jensen)培养基
  - Middlebrook 琼脂培养基
  - 病原菌生长缓慢
- 液体培养基(大约需要 2 周生长)
  - BACTEC
  - 分枝杆菌生长指示管

预后

- 抗 MAI 药物有效,尤其对免疫抑制因素可以逆转者

镜下特征

组织学特征

- 长梭形细胞(组织细胞)增生并破坏淋巴结结构
  - 排列成短束状或席纹状结构
- 组织细胞核淡染,胞质嗜酸性、颗粒状
- 无或偶见核分裂象
- 抗酸染色(Ziehl-Neelsen)显示细胞内有大量杆菌

细胞学特征

- 瑞氏-吉姆萨(Wright-Giemsa)染色印片中
  - 组织细胞淡染
  - 胞质内 MAI 杆菌轮廓阴性

免疫组织化学

- 梭形细胞和组织细胞均
  - CD68(+),Lys(+),
  - α-糜蛋白酶(chymotrypsin,+),Vim(+)
  - CD31(−),CD34(−)

辅助检查

PCR

- 有助于确定 MAI 的存在和分类

鉴别诊断

卡波西肉瘤

- 也可发生在 HIV(+)患者(皮肤、淋巴结)
- 组织学特征
  - 梭形细胞束状排列
  - 裂隙样结构伴红细胞外渗
  - 胞质内见嗜酸性包涵体
- 免疫组织化学
  - HHV8(+),CD31(+),CD34(+)

淋巴结炎性假瘤

- 患者可有发热、盗汗
- 贫血、高丙种球蛋白血症
- 局部或全身性淋巴结肿大
- 组织学特征
  - 主要累及淋巴结门部、小梁和被膜
  - 组织细胞和梭形成纤维细胞
  - 多量淋巴细胞、浆细胞和中性粒细胞
  - 扁平内皮细胞的血管增生
  - 罕见核分裂象,无细胞异型性,无坏死
- 免疫组织化学
  - Vim(+),组织细胞标志物[(+/−),常局灶阳]
  - FXⅢA(−),CD34(−)

栅栏状肌成纤维细胞瘤

- 常表现为腹股沟区的孤立性、无痛性肿块
- 组织学特征
  - 栅栏状排列的细长梭形细胞
  - 胶原(石棉样纤维)呈星芒状沉积
  - 可见出血灶,核分裂象罕见
- 免疫组织化学
  - SMA(+),myosin(+),Vim(+)
- *CTNNB1*(β-catenin)突变常见

参考文献

1. Franco M et al: Pulmonary mycobacterial spindle cell pseudotumor in a lung transplant patient: progression without therapy and response to therapy. Transpl Infect Dis. 17(3):424-8, 2015
2. Ohara K et al: Nontuberculous mycobacteria-associated spindle cell pseudotumor of the nasal cavity: a case report. Pathol Int. 63(5):266-71, 2013
3. Shiomi T et al: Mycobacterial spindle cell pseudotumor of the skin. J Cutan Pathol. 34(4):346-51, 2007
4. Logani S et al: Spindle cell tumors associated with mycobacteria in lymph nodes of HIV-positive patients: 'Kaposi sarcoma with mycobacteria' and 'mycobacterial pseudotumor'. Am J Surg Pathol. 23(6):656-61, 1999
5. Morrison A et al: Mycobacterial spindle cell pseudotumor of the brain: a case report and review of the literature. Am J Surg Pathol. 23(10):1294-9, 1999
6. Wolf DA et al: Mycobacterial pseudotumors of lymph node. A report of two cases diagnosed at the time of intraoperative consultation using touch imprint preparations. Arch Pathol Lab Med. 119(9):811-4, 1995

上皮样组织细胞

泡沫样胞质

(左)图示淋巴结内分枝杆菌性梭形细胞假瘤,广泛分布的梭形细胞,可见上皮样组织细胞巢➡及散在的淋巴细胞。(右)局部区域可见成片胞质泡沫状的上皮样组织细胞。偶见多核巨细胞➡。这些是有用的诊断线索

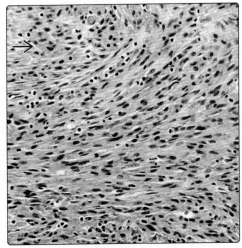
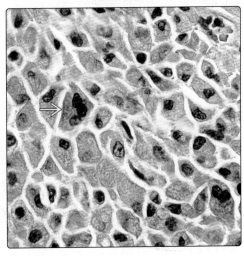

卡波西肉瘤

嗜酸性小体

(左)图示卡波西肉瘤侵犯淋巴结。异型梭形细胞呈束状增生,裂隙样间隙内见多量红细胞外渗➡。(右)卡波西肉瘤侵犯淋巴结,图示异型肥胖的梭形细胞,具有裂隙样间隙,内可见外渗的红细胞。此外,胞质内见多量嗜酸性小体➡。这些嗜酸性小体 PAS 染色阳性(未显示)有助于诊断

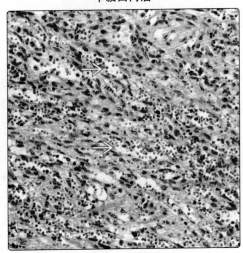
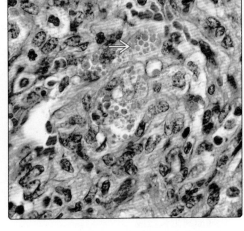

卡波西肉瘤:CD34(+)

卡波西肉瘤:HHV8(+)

(左)CD34 染色显示卡波西肉瘤中的脉管结构。(右)图示感染 HHV8 的卡波西肉瘤细胞围绕淋巴滤泡

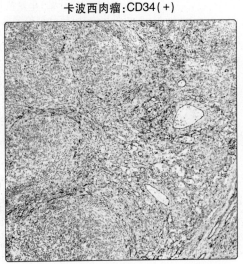
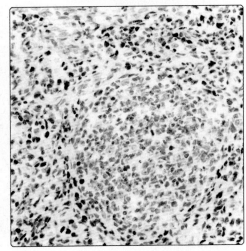

炎性假瘤

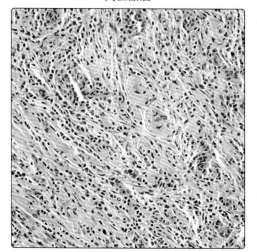

炎症背景

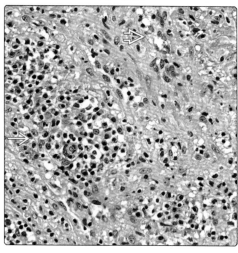

（左）图示炎性假瘤累及淋巴结，低倍镜下，多样性的炎症背景中，梭形成纤维细胞增生呈旋涡状排列。可见血管。（右）高倍镜示梭形细胞、组织细胞、多量浆细胞➡️及小淋巴细胞。细胞无异型性及核分裂象。可见被覆内皮细胞的血管➡️增生

硬化

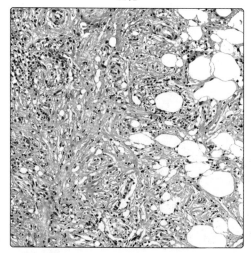

栅栏状肌成纤维细胞瘤

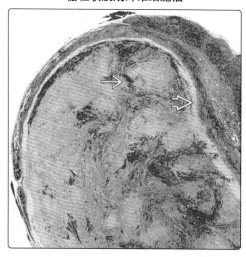

（左）炎性假瘤累及淋巴结，此区域见明显的硬化，并延伸至周边脂肪组织。注意多样性的炎症背景。（右）图示栅栏状肌成纤维细胞瘤几乎完全取代淋巴结。肿瘤边界清楚，可见栅栏状细长梭形细胞和出血灶➡️。被挤压的正常淋巴结实质周边见纤维性假包膜➡️

梭形细胞

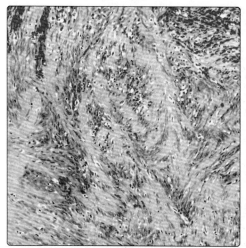

石棉样纤维

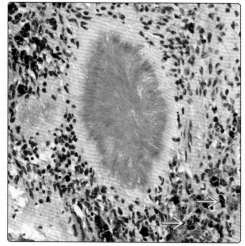

（左）淋巴结内栅栏状肌成纤维细胞瘤。高倍镜下梭形细胞狭长，核淡染，呈栅栏状排列。可见片状分布的新鲜出血，细胞无异型性及核分裂象。（右）淋巴结内栅栏状肌成纤维细胞瘤，"石棉样纤维"胶原聚集成巨大玫瑰花样，周边围绕梭形细胞。巨噬细胞胞质内大量含铁血黄素，提示陈旧性出血➡️

要　点

术语

- 由汉赛巴尔通体感染引起的炎性坏死

病因学/发病机制

- 汉赛巴尔通体是引起猫抓病最常见的病原体;少数情况下也可由五日热巴尔通体感染引起
- 大部分患者免疫功能正常
- 90%的患者有猫接触史

临床特征

- 原发皮损表现为猫抓部位直径 0.5~1cm 的红斑、丘疹
- 在免疫功能正常的患者中,猫抓病具有自限性,病变仅局限于淋巴结
- 在免疫功能低下的患者中,猫抓病可进展为严重的全身性疾病,甚至导致死亡

镜下特征

- 淋巴滤泡增生,生发中心扩大
- 早期病变表现为被膜下窦内嗜酸性坏死伴中性粒细胞浸润
- 随着病情进展,开始出现星状坏死性微脓肿和肉芽肿

辅助检查

- 免疫组织化学比 Warthin-Starry(WS)银染色更容易识别巴尔通体
- 血清学检测是一种比较实用的检测方法,但有一定的不足
- 巴尔通体 DNA 的 PCR 检测可用于临床标本,包括固定的石蜡包埋组织

主要鉴别诊断

- 结核性淋巴结炎
- 霉菌性淋巴结炎
- 性病淋巴肉芽肿
- 组织细胞性坏死性淋巴结炎

(左)猫抓病患者淋巴结早期改变,显示滤泡增生➡和滤泡间小灶性坏死➡。(右)猫抓病早期改变以嗜酸性坏死➡和核碎裂➡为特征,在坏死区域内更容易查见巴尔通体

猫抓病:早期病变

猫抓病:嗜酸性坏死

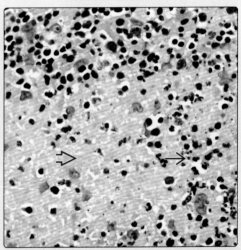

(左)进展期猫抓病表现为星状肉芽肿➡伴中央坏死➡。此阶段不易查见巴尔通体。可见淋巴滤泡增生➡。(右)淋巴结生发中心扩大,并见大量可染小体巨噬细胞➡,滤泡间簇状分布胞质粉染的单核样细胞➡

猫抓病:进展期病变

生发中心

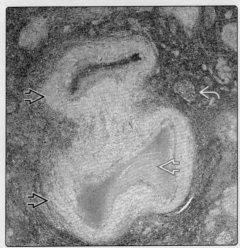

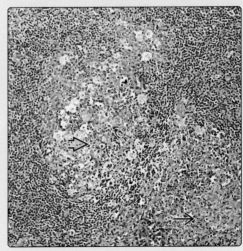

术语

缩写

- 猫抓病(cat-scratch disease,CSD)

同义词

- 帕里诺眼-腺综合征

定义

- 由汉赛巴尔通体感染引起的坏死性炎

病因学/发病机制

感染原

- 汉赛巴尔通体是引起猫抓病最常见的病原体
  - 少数情况下也可由五日热巴尔通体感染引起
  - 患者通常免疫功能正常
- 汉赛巴尔通体是 1993 年开始采用的名字
  - 早期的名字是猫抓阿菲波菌、亨塞尔罗卡利马氏体菌
  - 巴尔通体是一种小型、弯曲、活动的革兰氏阴性杆菌,氧化酶阴性
  - 培养较难,可能需要 2~6 周才能生长成菌落
    - 全身性疾病的患者培养成功率较高,而局限于淋巴结内的患者培养成功率较低
- 90%的患者有猫接触史
  - 约 60%患者发病前有猫抓伤史
- 带跳蚤的健康猫是汉赛巴尔通体的宿主
- 肉芽肿的形成是由于组织细胞的活化和积聚
  - 这被认为是继发于 γ 干扰素介导的 TH1 细胞反应

临床特征

流行病学

- 发病率
  - 汉赛巴尔通体在世界各地均有分布
  - 在美国,每年约 22 000 人被诊断为猫抓病
  - 本病有季节性,大多数病例发生在 7 月至次年 1 月之间

表现

- 可为局限性,也可为全身性
  - 大多数患者病变较轻伴乏力、全身疼痛;约 2/3 的患者有发热
- 原发皮损表现为直径 0.5~1cm 的红斑、丘疹
  - 在猫抓伤处
  - 最初是丘疹,之后进展为水疱,水疱渗液并逐渐干燥
- 上肢最容易受累,其次是颈部和面部
- 感染后 1~3 周出现局部淋巴结肿大
  - 皮肤红斑伴淋巴结触痛

  - 85%患者表现为单个或局部区域的淋巴结肿大,但也可是多发的淋巴结肿大
- 帕里诺综合征包括结膜炎和耳前淋巴结肿大

实验室检查

- 轻度白细胞增多±嗜酸性粒细胞增多
- 可从临床标本中分离和培养出巴尔通体
- 由于缺乏标准化且存在疾病播散的风险,已不再进行皮肤皮内试验

自然病程

- 在免疫功能正常的患者中,猫抓病具有自限性过程,病变局限于淋巴结
  - 如果不进行治疗,病程通常持续 2~4 个月
- 在免疫功能低下的患者中,猫抓病可进展为严重的全身性疾病,甚至导致死亡
  - 在这类患者中,易出现多器官的受累

治疗

- 取决于患者的临床表现及免疫状态
  - 猫抓病经常对治疗无反应
  - 一些研究显示,抗生素治疗并不能改变疾病的进程

预后

- 猫抓病是一种自限性疾病,预后很好

大体特征

一般特征

- 淋巴结肿大、融合,可与周围软组织或皮肤粘连
- 可见坏死灶或微脓肿

镜下特征

组织学特征

- 淋巴结早期改变
  - 淋巴滤泡增生,生发中心见大量可染小体巨噬细胞
  - 被膜下窦内见嗜酸性坏死伴中性粒细胞浸润或核碎裂
  - 淋巴窦内斑片状单核样细胞增生
  - 淋巴窦扩张,窦内见淋巴细胞、组织细胞、免疫母细胞增生
- 淋巴结进行性改变
  - 坏死伴小脓肿及中性粒细胞浸润
    - 病变起初发生在被膜下窦,逐渐进展到皮质和髓质
- 淋巴结进展期改变
  - 猫抓病典型的病变星状坏死性肉芽肿
  - 脓肿周边有上皮样细胞围绕
    - 上皮样细胞包括罕见的多核朗汉斯巨细胞

- WS 银染色法有助于检测巴尔通体
  - 淋巴结早期病变中,巴尔通体的检出概率最高
- 皮肤病变
  - 很少活检

辅助检查

组织化学染色

- WS 银染色
  - 反应性:阳性
- 巴尔通体呈斑片状分布
  - 病变区域可能未检出巴尔通体,但在其他区域观察到呈簇状分布的巴尔通体
- Brown-Hopps 革兰氏染色也可用于巴尔通体的检测

免疫组织化学染色

- 抗汉赛巴尔通体的单克隆抗体可用于石蜡包埋的组织
  - 对巴尔通体的检测有特异性
  - 巴尔通体在坏死区域呈簇状分布;而在巨噬细胞内则较少

PCR

- 巴尔通体 DNA 的 PCR 检测可用于多种临床标本,包括固定的石蜡包埋组织
  - 对汉赛巴尔通体 16~23S rRNA 进行扩增
    - 敏感性为 45%~75%;特异性接近 100%

血清学检测

- 较实用的诊断方法,但有其缺点
  - 间接荧光法检测血清 IgG 的灵敏度为 20%~90%
  - 酶联免疫吸附试验敏感性较低
  - 与五日热巴尔通体存在交叉反应,与其他菌属的交叉反应较少,如:柯克斯体属
  - IgM 抗体提示近期(<3 个月)感染
    - 在疾病早期可能无法检测到
    - 检测到的抗体可持续存在 1 年以上
    - IgM 滴度(1∶32~1∶128)明显低于 IgG(1∶256~1∶2 048)

电子显微镜

- 细胞内和/或细胞外均有巴尔通体
  - 存在于内皮细胞和巨噬细胞,及细胞外的坏死区域内

鉴别诊断

结核性淋巴结炎

- 患者可表现为双侧淋巴结肿大及肺部症状
- 干酪样坏死,通常无核碎裂及组织坏死碎片
- 抗酸染色显示无或少量杆菌
- 细菌培养或 DNA 检测可用于检测结核分枝杆菌

真菌性淋巴结炎

- 致病菌包括新型隐球菌、念珠菌、荚膜组织胞浆菌和曲霉菌
  - 真菌培养可明确诊断
- 坏死性肉芽肿性炎
  - 常规 HE 切片中可见真菌孢子和菌丝
  - 六胺银染色显示真菌孢子或菌丝
  - PAS 染色可很好地显示念珠菌属的真菌

性病淋巴肉芽肿

- 有与性传播疾病患者接触的病史;通常表现为腹股沟淋巴结肿大
- 组织学与猫抓病相似,包括星状坏死性微脓肿和肉芽肿
- 与猫抓病的鉴别依赖于血清学检测

组织细胞性坏死性淋巴结炎

- 淋巴结被膜下副皮质区楔形坏死
- 斑片状坏死和大量核碎片
- 可见小血管内血栓及特征性"C"形组织细胞
- 常伴淋巴滤泡增生
- 无中性粒细胞和浆细胞浸润
- 无上皮样组织细胞
- 早期增生阶段表现为大量组织细胞增生,与淋巴瘤相似

化脓性淋巴结炎

- 各种细菌引起的急性炎性坏死

土拉菌病

- 一种由革兰氏阴性球菌(土拉热弗朗西丝菌)引起的人兽共患病
- 皮肤溃疡和淋巴结肿大是最常见的急性期表现
- 有饲养动物或猫咬伤史
  - 通过吸入或皮肤擦伤而感染
- 淋巴结肿大,首先表现为局灶性坏死,逐渐进展为坏死性肉芽肿
- 通过血清学或 DNA(PCR)检测可确诊
  - 可对福尔马林固定组织进行 PCR 检测

诊断依据

临床相关病理特征

- 90%患者有猫接触史

病理学精要

- 滤泡增生,生发中心有大量可染小体巨噬细胞
- 晚期改变包括星状坏死性微脓肿和肉芽肿
- 免疫组织化学比 WS 银染色法更容易识别汉赛巴尔通体
- 早期查见汉赛巴尔通体的概率远高于晚期病变

猫抓病与杆菌性血管瘤病的鉴别要点

	猫抓病	杆菌性血管瘤病
临床特征		
皮肤病变	50%患者在接触感染部位出现单个红斑丘疹	多个隆起性紫红色丘疹
淋巴结病变	感染后1~3周出现局部淋巴结肿大;通常为腋窝、滑车上淋巴结;头颈部和腹股沟区淋巴结较少见	免疫抑制患者的淋巴结可肿大;局部淋巴结肿大与猫抓有关
系统性症状	发热;帕里诺眼-腺综合征少见;很少累及肝、脾、中枢神经系统和视网膜	战壕热与五日热巴尔通体相关;表现为菌血症、不明原因发热和脾大;也可表现为心内膜炎和肝紫癜
易感人群	免疫功能正常	免疫功能低下、HIV(+)或流浪者
病因学	最常见为汉赛巴尔通体,五日热巴尔通体少见	汉赛巴尔通体、五日热巴尔通体
传播媒介	猫虱	人虱
宿主	家猫	可能是人类,这是唯一已知的宿主
免疫机制和发病机制	γ干扰素介导的辅助性T细胞反应导致巨噬细胞募集	巴尔通体效应蛋白A(BepA)与血管出芽有关
大体改变	淋巴结广泛化脓性微脓肿	散在分布的结节
组织学特征		
皮肤或黏膜	结膜溃疡性肉芽肿	真皮深层或浅层结节样病变
淋巴结	早期病变:被膜下窦出现嗜酸性坏死;晚期病变呈星状微脓肿和肉芽肿	血管结节随机分布;最初较小,可逐渐融合形成肿块
血管特点	淋巴滤泡间小而成熟的血管,内皮细胞扁平	内皮细胞肥胖的小血管或大血管
特殊染色		
WS银染色	早期坏死病灶中可见大量巴尔通体;晚期肉芽肿病灶中细胞外罕见巴尔通体	内皮细胞和血管周围可见大量巴尔通体
免疫组织化学	散在少量巴尔通体,主要出现在坏死区	内皮细胞和血管周围可见大量巴尔通体
血清学检测	根据不同抗体的灵敏度和特异性选择间接荧光法和酶联免疫吸附试验	抗体反应差;间接荧光法和酶联免疫吸附试验大多呈阴性
杆菌培养和分离	6%的病例可分离出巴尔通体	大约40%的病例可培养和分离出巴尔通体
组织学鉴别诊断	性病淋巴肉芽肿、结核病或真菌感染	卡波西肉瘤、淋巴窦血管转化、秘鲁疣、血管肉瘤
自然病程	自限性疾病,一般病程2~6个月	若发生全身性播散,病程则较长
治疗	观察,对抗生素治疗反应较差	对红霉素、阿奇霉素、多西环素等有显著反应

参考文献

1. Chang CC et al: Disseminated cat-scratch disease: case report and review of the literature. Paediatr Int Child Health. 1-3, 2016

2. Jabcuga CE et al: Broadening the morphologic spectrum of Bartonella henselae lymphadenitis: Analysis of 100 molecularly characterized cases. Am J Surg Pathol. 40(3):342-7, 2016

3. Bezek S et al: State of the globe: time to revisit kikuchi fujimoto disease. J Glob Infect Dis. 6(4):139-40, 2014

4. Dumas G et al: Kikuchi-fujimoto disease: retrospective study of 91 cases and review of the literature. Medicine (Baltimore). 93(24):372-82, 2014

5. Rakesh P et al: Kikuchi-fujimoto disease: clinical and laboratory characteristics and outcome. J Glob Infect Dis. 6(4):147-50, 2014

6. Supari D et al: Kikuchi-fujimoto disease: a study of 24 cases. Indian J Otolaryngol Head Neck Surg. 66(1):69-73, 2014

7. Florin TA et al: Beyond cat scratch disease: widening spectrum of Bartonella henselae infection. Pediatrics. 121(5):e1413-25, 2008

8. McCool TL et al: Discovery and analysis of Bartonella henselae antigens for use in clinical serologic assays. Diagn Microbiol Infect Dis. 60(1):17-23, 2008

9. Cheuk W et al: Confirmation of diagnosis of cat scratch disease by immunohistochemistry. Am J Surg Pathol. 30(2):274-5, 2006

10. Agan BK et al: Laboratory diagnosis of Bartonella infections. Clin Lab Med. 22(4):937-62, 2002

11. Barka NE et al: EIA for detection of Rochalimaea henselae-reactive IgG, IgM, and IgA antibodies in patients with suspected cat-scratch disease. J Infect Dis. 167(6):1503-4, 1993

12. Jackson LA et al: Cat scratch disease in the United States: an analysis of three national databases. Am J Public Health. 83(12):1707-11, 1993

13. English CK et al: Cat-scratch disease. Isolation and culture of the bacterial agent. JAMA. 259(9):1347-52, 1988

14. Margileth AM et al: Systemic cat scratch disease: report of 23 patients with prolonged or recurrent severe bacterial infection. J Infect Dis. 155(3):390-402, 1987

15. Osborne BM et al: Ultrastructural observations in cat scratch disease. Am J Clin Pathol. 87(6):739-44, 1987

16. Carithers HA: Cat-scratch disease. An overview based on a study of 1,200 patients. Am J Dis Child. 139(11):1124-33, 1985

17. Wear DJ et al: Cat scratch disease bacilli in the conjunctiva of patients with Parinaud's oculoglandular syndrome. Ophthalmology. 92(9):1282-7, 1985

CT 扫描

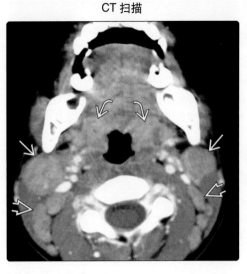

淋巴窦扩张

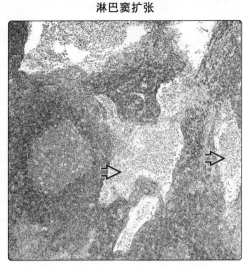

(左)一位被猫咬伤舌头的猫抓病患者,CT 显示双侧颈内静脉二腹肌➡、脊柱旁淋巴结肿大➡和扁桃体肿大➡。虽已检测出巴尔通体感染,但未查见典型的猫抓病影像学改变(Courtesy R. Harnsberger, MD.)。(右)淋巴窦扩张➡,窦内免疫母细胞、中性粒细胞和组织细胞增生聚集,窦旁见一个反应性生发中心

WS 银染色

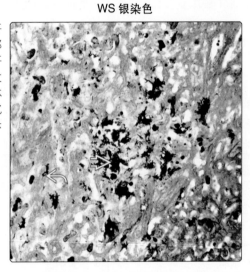

抗巴尔通体抗体的免疫组织化学染色

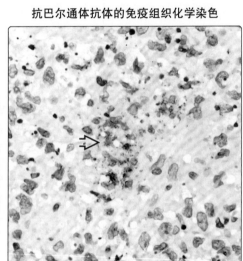

(左)WS 银染色显示大量杆菌,部分呈"L"形➡,大部分呈簇状分布➡。这些杆菌更易在早期病变中被发现。(右)抗汉赛巴尔通体单克隆抗体的免疫组织化学染色(苏木精复染),显示坏死区有成簇的杆菌➡

结核:肉芽肿

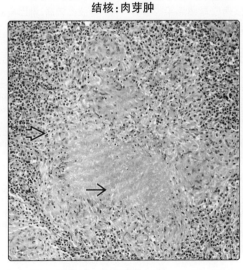

结核:干酪样肉芽肿

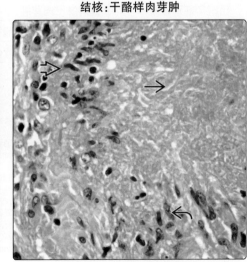

(左)图示结核分枝杆菌的肉芽肿反应。肉芽肿内有粉红色、颗粒状的干酪样坏死➡,周围组织细胞围绕➡。(右)图示干酪样肉芽肿性炎。干酪样坏死➡呈粉红色、颗粒状,无核碎片。坏死区周围有组织细胞➡,部分组织细胞呈上皮样形态➡

性病淋巴肉芽肿

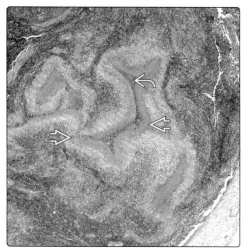

坏死性星状肉芽肿

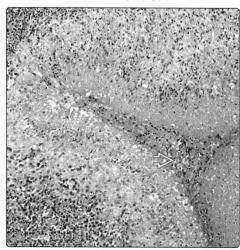

（左）在本例性病淋巴肉芽肿中，可见中央坏死➡️的星状肉芽肿➡️。此种形态学改变与晚期猫抓病类似。确诊需结合临床病史、血清学和 PCR 检查。（右）在本例性病淋巴肉芽肿中，可见星状肉芽肿伴中央坏死和中性粒细胞核碎裂➡️，此形态与猫抓病难以区分

组织细胞性坏死性淋巴结炎

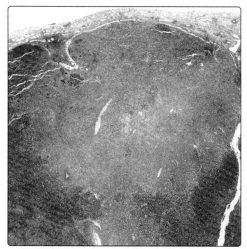

组织细胞性坏死性淋巴结炎：坏死

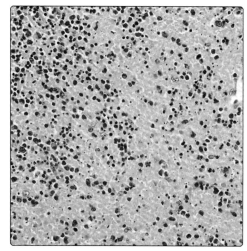

（左）组织细胞性坏死性淋巴结炎的淋巴结呈楔形、广泛坏死。（右）图示组织细胞性坏死性淋巴结炎的坏死期。可见广泛的纤维素样物和随机分布的非中性粒细胞核碎裂。而猫抓病则表现为星状肉芽肿和中央坏死

组织细胞性坏死性淋巴结炎：核碎裂

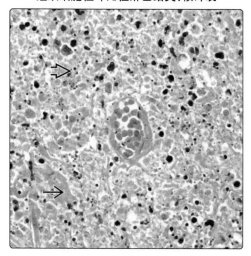

土拉菌病的肉芽肿

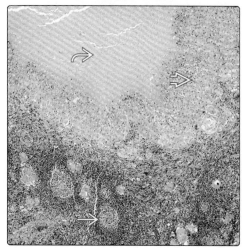

（左）图示组织细胞性坏死性淋巴结炎。丰富的淋巴细胞核碎裂➡️和嗜酸性背景➡️。无中性粒细胞或嗜酸性粒细胞浸润。（右）皮肤溃疡和淋巴结病变或单纯淋巴结病变是土拉菌病与猫抓病相同之处。中心坏死性➡️肉芽肿伴上皮样细胞围绕➡️，周边淋巴滤泡增生➡️（Courtesy M. Scott, MD.）

要　点

术语

- 由汉赛巴尔通体感染导致的小血管结节性增生

病因学/发病机制

- 引起该病的常见病原体为汉赛巴尔通体和五日热巴尔通体
- 汉赛巴尔通体经跳蚤导致猫之间的传染,猫是主要的宿主

临床特征

- 大部分患者免疫功能低下,如艾滋病患者
- 皮肤常有单发或多发(数百处)病变
  - 红色或紫色隆起的丘疹、结节
- 淋巴结的病变可为局部的或局限于创伤区域内
- 杆菌可以从标本中培养出来,如血液、组织或细胞

镜下特征

- 血管有不同程度的分化
- 在血管内皮细胞及巨噬细胞内可找到杆菌

辅助检查

- WS 银染色或吉姆萨染色可查见菌团
- 汉赛巴尔通体特异性单克隆抗体也可用于检测
- 应用巴尔通体的特异性引物进行 PCR 检测
- FⅧRAg、CD34、CD31 标记血管内皮细胞
- 由于方法及抗原制备的不同,血清学的检测结果也不同
- 由于免疫抑制,患者的血清学免疫检查效果可能不佳

主要鉴别诊断

- 卡波西肉瘤
- 淋巴窦血管转化

淋巴结杆菌性血管瘤病

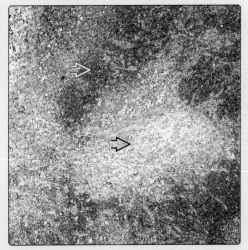

血管结节

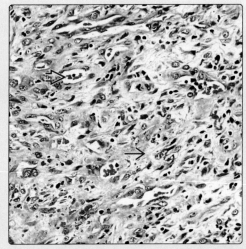

(左)淋巴结杆菌性血管瘤病,镜下见淡染的血管结节 ➡分割淋巴组织➡。(右)血管结节的多数薄壁小血管腔内见红细胞➡,周围有水肿样间质➡

WS 银染色

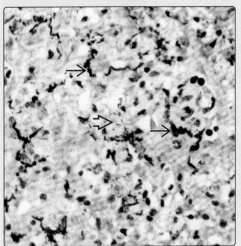

抗汉赛巴尔通体抗体的免疫组织化学染色

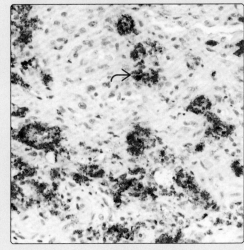

(左)WS 银染色显示成簇分布➡及单个散在的杆菌➡。(右)抗巴尔通体单克隆抗体免疫组织化学染色显示组织细胞和内皮细胞中成簇的杆菌➡

术语

缩写

- 杆菌性血管瘤病(bacillary angiomatosis,BA)

同义词

- 上皮样血管瘤病

定义

- 由汉赛巴尔通体(*Bartonella henselae*)感染导致的小血管结节性增生

病因学/发病机制

感染原

- 汉赛巴尔通体是引起杆菌性血管瘤病最常见的病原体
  - 汉赛巴尔通体是一种小型、弯曲、活动的革兰氏阴性杆菌,氧化酶阴性
  - 培养较难,可能需要2~6周才能生长成菌落
    - 需要富含 CO_2 的环境及营养丰富的培养基
    - 全身性疾病的患者培养成功率较高,而局限性疾病的患者培养成功率较低
    - 在40%的杆菌性血管瘤病和6%的猫抓病患者中可检出此杆菌
- 五日热巴尔通体是战壕热的病原体,也能引起杆菌性血管瘤病
- 巴尔通体通过内吞作用进入血管内皮细胞
  - 产生包含巴尔通体的囊泡或通过脂质体介导进行内吞
  - 细胞表面细菌相关复合物被包裹后形成脂质体
- 巴尔通体的效应蛋白 A-BepA 和 VirB/VirD4-Ⅳ型分泌系统与血管出芽有关
- 汉赛巴尔通体是1993年开始采用的名字
  - 旧名:亨塞尔罗卡利马氏体菌

易感人群

- HIV 患者感染汉赛巴尔通体可表现为杆菌性血管瘤病
  - HIV 阳性的同性恋患者、静脉注射吸毒者和输血受者是高危人群
  - 罕见情况下,其他原因导致的免疫抑制患者也可发生杆菌性血管瘤病
- 免疫功能正常的患者感染汉赛巴尔通体后则导致猫抓病

发病机制

- 猫是汉赛巴尔通体的主要宿主
  - 通过猫蚤在猫与猫之间传播
  - 多达1/2的猫体内有汉赛巴尔通体的抗体
- 汉赛巴尔通体定植于红细胞内,引起猫的菌血症
- 汉赛巴尔通体通过被感染的猫咬伤或抓伤传播给人
- 少数情况下五日热巴尔通体也可引起杆菌性血管瘤病
  - 五日热巴尔通体常引起战壕热
    - 战壕热的特征是反复和周期性发热、全身不适、骨痛及脾大
    - 处于大量人虱(体虱)环境中的流浪者,更容易感染五日热巴尔通体

临床特征

流行病学

- 发病率
  - 患者大部分是 HIV 感染的免疫缺陷者
    - 少数情况下也可发生在其他类型的免疫抑制患者中
    - 罕见发生在免疫功能正常的人群中
  - 男性多见,发病年龄为31~56岁
    - 很大程度上,这与 HIV 阳性的男性比例高有关

表现

- 虽然猫是主要的宿主,但是猫接触史不是必须的
  - 受感染的患者常可无猫接触史
- 皮肤杆菌性血管瘤病也可同时累及其他部位
  - 黏膜、淋巴结、软组织、脾、肝和骨
- 皮肤病变:单发或多发(常数百灶)红色或紫色,隆起的丘疹、结节
  - 最早出现在躯干及四肢
- 常引起淋巴结病变的是汉赛巴尔通体而不是五日热巴尔通体
  - 淋巴结的病变可能是局部的或局限于创伤区域内
- 即使没有合并皮肤病变,也可发生皮外受累

实验室检查

- 血液检查无特殊改变
- 病原体可以从临床标本(如血液、组织或细胞)中培养出来

治疗

- 红霉素或多西环素对多数杆菌性血管瘤病患者有效
- 肝脾受累患者可用甲氧苄啶磺胺甲噁唑、庆大霉素、环丙沙星和利福平

预后

- 大部分皮肤病变可自愈
- 对于多器官受累的患者,若能早期诊断、及时治疗,则预后较好
- 但未能及时识别的进展性病变则可能是致命的

镜下特征

组织学特征

- 杆菌性血管瘤病常发生在皮肤病变引流区的淋巴结内
  - 可见由大小、形状不一的血管构成的结节
    - 血管结节可融合形成大的肿块
  - 血管显示不同程度的分化
    - 圆形、大的、不规则或膨胀的小实性巢,几乎看不到管腔
  - 内皮细胞核增大,有单个或多个小核仁
  - 核分裂象可见,3~5个/HPF

- 血管周有大量的强嗜酸性间质样物质围绕
  - 这些嗜酸性物质是大量聚集的菌体
  - 间质局限水肿、散在梭形细胞和炎症细胞浸润
- 皮肤
  - 病变可累及真皮浅层到深层及皮下组织
  - 新生血管呈分叶状改变
- 也可发生肝/脾紫癜
  - 在免疫功能低下的患者,肝、脾窦间隙大量充血呈囊性改变

辅助检查

组织化学染色

- WS 银染色显示成簇分布及单个散在的杆菌
  - 杆菌存在于内皮细胞和组织细胞内
    - WS 银染色复杂,染色过程中应避免拟似菌体黏蛋白样物质造成的背景染色
  - 血管周围可见成簇的杆菌

免疫组织化学染色

- FⅧRAg(+),ULEX-1(+)
  - 标记内皮细胞
- 大部分病例 CD31(+),CD34(+)
- 在福尔马林固定石蜡包埋的切片中,可以用汉赛巴尔通体的单克隆抗体将组织中的杆菌检测出来

PCR

- 应用针对巴尔通体 DNA 的引物
- 进行汉赛巴尔通体 16S rRNA 基因、柠檬酸合成酶 *gltA* 或 *htrA* 基因的扩增
  - 敏感性为 45%~75%,特异性接近 100%

血清学检测

- 由于方法及抗原制备的不同,血清学的检测结果也不同
- 由于免疫抑制,杆菌性血管瘤病患者的血清抗体检测效果往往不好
  - 研究表明,通过免疫荧光染色,2% 患者可查见抗汉赛巴尔通体抗体
    - 25% 患者可查见抗五日热巴尔通体抗体
- 正常人群中,抗巴尔通体抗体的检出率约为 5%
- 而战壕热患者体内的抗体滴度则明显增高

电子显微镜

- 细胞内和细胞外的寄生菌
  - 直径为 0.2~0.3μm,多形性明显,有三层结构

鉴别诊断

卡波西肉瘤

- 临床表现及易感人群与杆菌性血管瘤病相似
- 病变最初发生在淋巴结被膜下,并逐渐沿纤维小梁和血管浸润
- 血管有不同程度的分化

- 裂隙状、管腔形成不良、不规则扩张的血管
- 梭形肿瘤细胞,呈束状排列,并见红细胞外渗
- 还可见
  - 浆细胞浸润和含铁血黄素沉积
  - 嗜酸性透明小体
- 病变中的中性粒细胞比杆菌性血管瘤病少

淋巴窦血管转化

- 淋巴结结构存在,淋巴窦扩张
- 淋巴窦血管化,管腔扩张、充血,内衬扁平内皮细胞
  - 无炎症细胞浸润

HIV 相关淋巴结病的血管增生

- 滤泡间小血管增生及显著增生的生发中心
- 大量成熟厚壁小血管增生,被覆内皮细胞体积小

血管肉瘤

- 血管呈相互吻合沟通、浸润性生长
- 内皮细胞呈复层
- 核异型性明显,核分裂象多见

上皮样血管内皮瘤

- 组织学上有类似杆菌性血管瘤病的实性生长模式,但在淋巴结内罕见
- 肿瘤细胞胞质透明,而杆菌性血管瘤病的内皮细胞胞质淡染

皮肤化脓性肉芽肿

- 真皮浅层或深层或皮下见分叶状增生的小血管
  - 衣领状增生在化脓性肉芽肿中更常见
- 内皮细胞扁平,无异型性
- 中性粒细胞主要分布在真皮浅层,而杆菌性血管瘤病则是浸润皮肤全层

秘鲁疣(维鲁加佩鲁纳,卡里翁病)

- 流行于南美安第斯山脉一带,由杆菌状巴尔通体感染引起的地方病
  - 最初表现为急性溶血性贫血伴红细胞内细菌和高热(奥罗亚热)
  - 存活的急性期患者经恢复后进入秘鲁疣(出疹)期;四肢皮肤大量斑点和丘疹
- 血管结节的形态与杆菌性血管瘤病相同

诊断依据

临床相关病理特征

- 通常发生在免疫抑制的患者
- 及时检出病原体,以尽快使用抗生素治疗

病理学精要

- 不同分化阶段的血管增生,内皮细胞核增大
- 炎症细胞背景
- 免疫组织化学或 PCR 法检出病原体则可确诊

淋巴结杆菌性血管瘤病的鉴别诊断

	杆菌性血管瘤病	卡波西肉瘤	淋巴窦血管转化	HIV 相关淋巴结病的血管增生	血管肉瘤
易感人群					
	HIV（+），免疫抑制	HIV（+），老年人，地方性	无特殊	HIV（+）	老年人，有淋巴水肿病史
组织学					
肿瘤性结节分布方式	结节位于滤泡间	从被膜下开始，逐渐向纤维间隔内延伸	窦性分布	滤泡间区	破坏性生长，杂乱分布
生长方式	圆形、卵圆形或不规则血管	梭形肿瘤细胞，实性生长	圆形、裂隙状或丛状血管增生，管腔内充血	小而成熟的血管	不规则血管，相互吻合
细胞特点	内皮细胞肥胖，胞质淡染	细胞内有腔隙，核卵圆形、排列拥挤；有异型性和核分裂象	内皮细胞体积小，核扁平或肥胖	内皮细胞体积小	内皮细胞向腔内突起；细胞多形性，有不典型核分裂象
背景特点	血管周围水肿，中性粒细胞、红细胞外渗	含铁血黄素沉积，浆细胞和组织细胞浸润	少量间质，无炎症细胞浸润	滤泡增生，生发中心显著扩大，终末期淋巴细胞显著减少	淋巴结结构消失，较多吞噬含铁血黄素的巨噬细胞增生
特殊染色					
	WS 银染色、免疫组织化学染色显示血管周围簇状的杆菌	CD34（+），CD31（+）；HHV8（+），铁染色（+）	CD34（+），CD31（+）	CD34（+），CD31（+），生发中心核心蛋白P24（+）	CD34（+），CD31（+）
病因学					
	汉赛巴尔通体或五日热巴尔通体	HHV-8	病因不明，可能与肿瘤引流途径上的淋巴管阻塞有关	HIV 感染	放疗、淋巴水肿、接触某些化学物质
确诊关键					
	巴尔通体培养阳性；部分病例血清学阳性；PCR（+）	免疫组织化学检测HHV8（+）	窦性分布	HIV（+），显著增生扩大的生发中心	破坏性生长，浸润淋巴结周围软组织

参考文献

1. Rodriguez O et al: Successful treatment of bacillary angiomatosis with oral doxycycline in an HIV-infected child with skin lesions mimicking Kaposi sarcoma. JAAD Case Rep. 2(1):77-9, 2016
2. Chaudhry AR et al: Bartonella henselae infection-associated vasculitis and crescentic glomerulonephritis leading to renal allograft loss. Transpl Infect Dis. 17(3):411-7, 2015
3. Angelakis E et al: Pathogenicity and treatment of Bartonella infections. Int J Antimicrob Agents. 44(1):16-25, 2014
4. Mejía F et al: Bacillary angiomatosis. Am J Trop Med Hyg. 91(3):439, 2014
5. Scheidegger F et al: Distinct activities of Bartonella henselae type IV secretion effector proteins modulate capillary-like sprout formation. Cell Microbiol. 11(7):1088-101, 2009
6. Florin TA et al: Beyond cat scratch disease: widening spectrum of Bartonella henselae infection. Pediatrics. 121(5):e1413-25, 2008
7. McCool TL et al: Discovery and analysis of Bartonella henselae antigens for use in clinical serologic assays. Diagn Microbiol Infect Dis. 60(1):17-23, 2008
8. Raoult D: From Cat scratch disease to Bartonella henselae infection. Clin Infect Dis. 45(12):1541-2, 2007
9. Cheuk W et al: Confirmation of diagnosis of cat scratch disease by immunohistochemistry. Am J Surg Pathol. 30(2):274-5, 2006
10. Agan BK et al: Laboratory diagnosis of Bartonella infections. Clin Lab Med. 22(4):937-62, 2002
11. Jacomo V et al: Natural history of Bartonella infections (an exception to Koch's postulate). Clin Diagn Lab Immunol. 9(1):8-18, 2002
12. Karem KL et al: Bartonella henselae, B. quintana, and B. bacilliformis: historical pathogens of emerging significance. Microbes Infect. 2(10):1193-205, 2000
13. Nosal JM: Bacillary angiomatosis, cat-scratch disease, and bartonellosis: what's the connection? Int J Dermatol. 36(6):405-11, 1997
14. Tsang WY et al: Giemsa stain for histological diagnosis of bacillary angiomatosis. Histopathology. 21(3):299, 1992
15. Chan JK et al: Histopathology of bacillary angiomatosis of lymph node. Am J Surg Pathol. 15(5):430-7, 1991
16. Garcia FU et al: Bartonella bacilliformis stimulates endothelial cells in vitro and is angiogenic in vivo. Am J Pathol. 136(5):1125-35, 1990
17. Perkocha LA et al: Clinical and pathological features of bacillary peliosis hepatis in association with human immunodeficiency virus infection. N Engl J Med. 323(23):1581-6, 1990
18. Relman DA et al: The agent of bacillary angiomatosis. An approach to the identification of uncultured pathogens. N Engl J Med. 323(23):1573-80, 1990
19. LeBoit PE et al: Bacillary angiomatosis. The histopathology and differential diagnosis of a pseudoneoplastic infection in patients with human immunodeficiency virus disease. Am J Surg Pathol. 13(11):909-20, 1989

中型小静脉　　　　　　　　　内皮细胞增生成实性

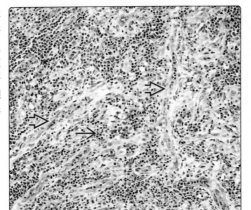

（左）杆菌性血管瘤病的淋巴结。可见分化良好、中等大小的血管➡️，周围有明显的炎症细胞浸润➡️和散在的小血管➡️。（右）图示杆菌性血管瘤病中，内皮细胞增生呈实性生长➡️，管腔形成不良➡️

核碎裂　　　　　　　　　皮肤杆菌性血管瘤病

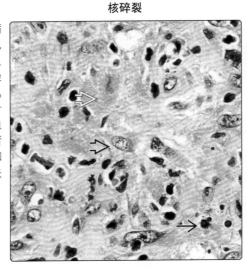

（左）本例杆菌性血管瘤病中，内皮细胞肥胖➡️，可见核碎裂➡️。细胞间颗粒状、略嗜碱性物质➡️与特殊染色上杆菌的存在有关。（右）一位 CD4 淋巴细胞计数低的 HIV 患者杆菌性血管瘤病的皮损表现。患者接受抗逆转录病毒治疗和多西环素治疗后，病灶消失（Courtesy C. Seas, MD.）

淋巴结卡波西肉瘤　　　　　HHV8 免疫组织化学染色

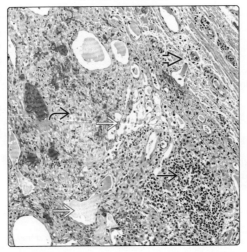

（左）淋巴结卡波西肉瘤，图示血管增生由被膜下➡️延伸至淋巴结实质内，病变旁残留少量淋巴组织➡️。肿瘤由实性区域➡️和扩张充血的血管组成➡️。（右）HHV8 免疫组织化学显示梭形细胞核阳性➡️，支持卡波西肉瘤的诊断

淋巴窦血管转化

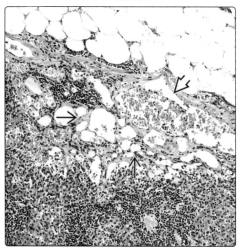

扩张的毛细血管

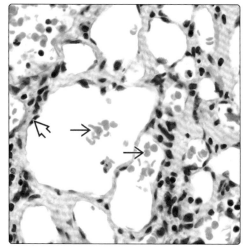

（左）淋巴结淋巴窦血管转化➡，最常发生于被膜下窦➡。（右图）这些淋巴窦看起来似毛细血管，内含红细胞➡，衬覆扁平内皮细胞➡

HIV 阳性患者淋巴结的滤泡间区

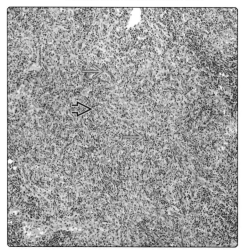

HIV 阳性患者的淋巴结内血管增生

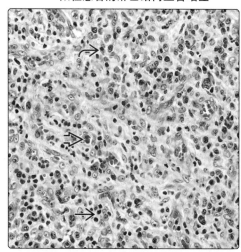

（左）HIV 阳性患者淋巴结，低倍镜示滤泡间区增宽➡、小血管增生➡。（右）高倍镜示分化良好的小血管增生➡，血管周围围绕小淋巴细胞➡和浆细胞➡

血管肉瘤

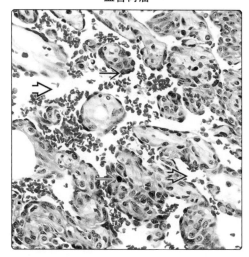

秘鲁疣（维鲁加佩鲁纳）

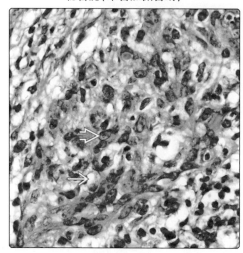

（左）血管肉瘤的特征是相互吻合沟通的血管增生➡，血管内衬非典型内皮细胞➡，并常见核分裂象➡。（右）秘鲁疣是流行于安第斯山脉一带的一种地方病，由杆菌巴尔通体感染引起。图示内皮细胞肥胖➡，呈实性增生，细胞内见原始管腔形成➡。（Courtesy J. Arias-Stella，MD.）

要　点

术语

- 性病淋巴肉芽肿(LGV)
- 沙眼衣原体 L1、L2 和 L3 血清型引起的性传播疾病

病因学/发病机制

- 革兰氏阴性胞内菌
- LGV 主要诱导淋巴增殖反应,从原发部位扩展至引流淋巴结
- LGV 主要在原发感染部位诱导淋巴增殖反应

临床特征

- 感染部位为阴茎皮肤或外阴、阴道及直肠黏膜
- 接触后 1~8 周淋巴结逐渐肿大
- 女性体内的淋巴结病变可导致慢性盆腔淋巴管炎
- 沙眼衣原体可以在 McCoy 或 HeLa 细胞系中分离和生长

- 首选治疗方法为应用多西环素治疗 3 周
- 病变初期为无痛性疱疹样糜烂或浅溃疡

镜下特征

- 星状化脓性肉芽肿

辅助检查

- PCR 可从尿液等各种临床标本中扩增出衣原体 DNA
- 效价高于 1∶256 有意义

主要鉴别诊断

- 猫抓病性淋巴结炎
- 土拉菌病性淋巴结炎
- 化脓性淋巴结炎
- 结核性淋巴结炎

LGV

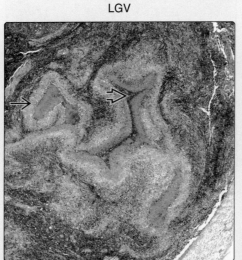

LGV:化脓性坏死

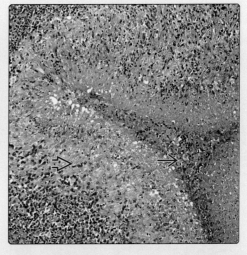

(左)淋巴结 LGV,低倍镜示星状肉芽肿伴有中央坏死 ➡,周围环绕栅栏状组织细胞 ➡ (Courtesy J. Arias-Stella, MD.)。(右) LGV,高倍镜示肉芽肿中心的坏死伴有中性粒细胞浸润 ➡,周边见组织细胞 ➡

LGV:栅栏样组织细胞

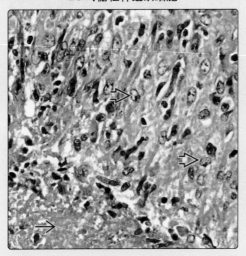

LGV 结外坏死

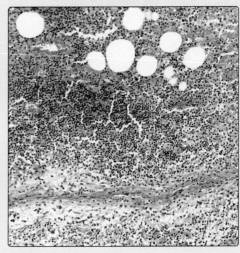

(左) LGV 坏死性肉芽肿边缘。组织细胞栅栏状排列,细胞核空泡状 ➡,胞质淡粉染。坏死呈颗粒状无定形物质 ➡。(右) 由于临床窦道形成,HE 显示慢性炎症细胞浸润淋巴结外脂肪组织

术语

缩写

- 性病淋巴肉芽肿性淋巴结炎［lymphogranuloma venereum（LGV）lymphadenitis］

同义词

- Nicolas-Favre 病
- 热带腹股沟淋巴结炎

定义

- 由沙眼衣原体导致的性传播性淋巴结炎

病因学/发病机制

感染原

- 沙眼衣原体 L1~L3 血清型
  - 细胞内寄生的病原微生物,革兰氏阴性
  - 已知约 18 个沙眼衣原体血清型
    - A、B、C 血清型与地方性流行性结膜炎相关
    - D~K 血清型与尿道炎、轻度泌尿生殖道感染或结膜炎相关
    - L1~L3 血清型与性传播性 LGV 相关
  - 沙眼衣原体有 2 个发育阶段
    - 小的原体通过内吞作用进入细胞
    - 网状体较大,是复制及代谢活跃的形式
    - 网状体在体内以二分裂的方式进行繁殖
  - LGV 主要在感染的原发部位诱导淋巴细胞反应
    - 然后扩展到引流区域的淋巴结
    - 衣原体被根除后,原发部位的炎症仍可存在
    - L1~L3 血清型可在巨噬细胞中复制
    - 相反,A~K 血清型常停留在感染初始部位,并在黏膜上皮细胞内进行复制

临床特征

流行病学

- 发病率
  - LGV 分布在世界各地:历史上以热带和亚热带地区多见
  - HIV(+)与 LGV 感染风险密切相关
    - 约 80% LGV 患者 HIV(+)
      □ 一些新诊断患者为 HIV 感染者
    - 与男同性恋患者中的危险性行为有关

表现

- 病变部位包括阴茎皮肤或阴道、外阴、直肠黏膜
  - 约 10% 的生殖器溃疡由 LGV 引起
    - 需要与梅毒、2 型单纯疱疹及软下疳鉴别
- 1~2 周潜伏期后感染部位开始出现病损
  - 病变最初为无痛性疱疹样糜烂或浅溃疡

- 初期病变可无瘢痕愈合,因而在疾病发展过程中可能会被忽视或忘记
- 女性初期病变常发生在宫颈且常被忽视
  - 20%~40%未经治疗的女性患者可导致盆腔炎及其并发症
- 感染 1~8 周后,淋巴结肿大伴压痛
  - 男性患者淋巴结炎的发病率为女性的 20 倍
    - 男性生殖器引流至腹股沟淋巴结,宫颈引流至盆腔深部或肛周淋巴结
    - 当增大的腹股沟和大腿的淋巴结突出腹股沟韧带时出现沟槽征
    - 淋巴结化脓性炎可累及周围组织,并导致慢性窦道形成
  - 女性体内的淋巴结炎可导致慢性盆腔淋巴管炎
- 60%的患者可出现系统性临床症状
  - 例如发热、肌肉疼痛、头痛
- 除生殖器外,也可累及滑膜、心、肺及中枢神经系统
- 男同性恋患者可导致直肠炎
  - 最近在西欧和北美国家的男同性恋中暴发
  - 伴瘘管及狭窄的结直肠炎常见
- 晚期并发症包括腹股沟淋巴结瘢痕、象皮病;不孕、瘘管和狭窄
- 约 30%的 LGV 患者无症状

实验室检查

- 沙眼衣原体可在 McCoy 或 HeLa 细胞系中分离和生长
  - 约 30%从淋巴结抽吸物中检出
  - 生殖器溃疡中的检出率低
    - 胞质内包涵体在 2~3 天内出现,可通过免疫荧光抗体证实
  - 衣原体培养通常只能在大型医院进行

治疗

- 首选治疗方法为连续 3 周应用多西环素,阿奇霉素也有效
- 治疗可使疾病痊愈,并阻止进一步的组织损伤

预后

- 早期治疗效果好;疾病进展可形成瘘管和瘢痕
  - 未经治疗的感染可以持续存在并导致感染的传播

镜下特征

组织学特征

- 早期病变
  - 小灶坏死伴中性粒细胞聚集
- 进展期病变
  - 特征性组织细胞,胞质内见小泡或融合性泡
    - 泡直径可达 40μm
    - 沙眼衣原体直径为 0.2~2.0μm
    - 沙眼衣原体在泡外周(网状体)较大,在中央(原体)小
    - 常规 HE 染色可见沙眼衣原体

- 病原微生物的细胞内定位可满足增强细胞免疫的疫苗策略的需求
  - 坏死灶周围可见淋巴细胞和浆细胞
  - 被膜下窦及小梁旁窦可见簇状单核样 B 细胞
  - 坏死灶融合呈星状
    - 中央坏死,混有破碎的中性粒细胞
    - 周边围绕栅栏状排列的上皮样细胞,偶见巨细胞
- 化脓性病变可形成窦道或被厚胶原纤维包裹
  - 受累血管内膜增厚,并最终闭塞
- 晚期病变包括淋巴结被膜及周围软组织的胶原蛋白纤维化

细胞学特征

- 可通过免疫荧光法检验淋巴结抽吸液中是否存在包涵体
  - 并非敏感的检测方法

辅助检查

组织化学

- 吉姆萨染色法可突显出泡内的浅蓝色病原体
- WS 银染色法可突显出泡内黑色的小圆形病原体
- Brown-Hopp 革兰氏染色法可将病原体染成红色至紫色

PCR

- PCR 可从各种临床标本(包括尿液)中扩增出衣原体 DNA
  - 扩增 16S 核糖体基因片段并测序
    - 可鉴别微生物类型
    - 敏感性为 85%,特异性为 95%

血清学检测

- 可使用补体结合、微量免疫荧光或反向免疫电泳
  - 补体结合滴度大于 1:256 为有效
  - 血清学检测不能确定血清型
    - 因此,阳性试验须结合临床症状
- Frei 试验:接种卵黄囊中灭活的衣原体,诱发皮肤迟发型超敏反应
  - 阳性试验表明曾接触过衣原体抗原
    - 反应可持续数年
    - 该试验方法已被淘汰

电子显微镜

- 可识别巨噬细胞泡内的原体和网状体
  - 病原体直径为 $0.2 \sim 1.9 \mu m$,可与糖原空泡混合

鉴别诊断

猫抓病性淋巴结炎

- 形态上与 LGV 淋巴结炎化脓期病变难以区分

- 猫抓伤的病史对诊断很重要
  - 血清学、免疫组织化学和 PCR 可能是鉴别这些感染的必要手段
- WS 银染色突显出 L 型细菌,不同于 LGV 液泡内椭圆形的衣原体

土拉菌病性淋巴结炎

- 形态与 LGV 类似
- 临床病史、性生活史、部位、环境、血清学和 PCR 检测对诊断有帮助

化脓性淋巴结炎

- 任何数量的细菌感染淋巴结
- 急性炎症、坏死和/或脓肿
- 革兰氏染色和培养可用来鉴定病因

结核性淋巴结炎

- 坏死呈干酪样,而非星状
- 通常不存在急性炎症(中性粒细胞)
- 抗酸染色和培养有助于确定病因

诊断依据

临床相关病理特征

- 性传播疾病

病理学精要

- 星状化脓性肉芽肿性炎
  - 巨噬细胞泡内可见沙眼衣原体

参考文献

1. Leon SR et al: High prevalence of Chlamydia trachomatis and Neisseria gonorrhoeae infections in anal and pharyngeal sites among a community-based sample of men who have sex with men and transgender women in Lima, Peru. BMJ Open. 6(1):e008245, 2016

2. Ceovic R et al: Lymphogranuloma venereum: diagnostic and treatment challenges. Infect Drug Resist. 8:39-47, 2015

3. Geisler WM et al: Azithromycin versus doxycycline for urogenital Chlamydia trachomatis infection. N Engl J Med. 373(26):2512-21, 2015

4. Lanjouw E et al: Background review for the '2015 European guideline on the management of Chlamydia trachomatis infections'. Int J STD AIDS. ePub, 2015

5. Karunakaran KP et al: Development of a Chlamydia trachomatis T cell vaccine. Hum Vaccin. 6(8):676-80, 2010

6. Moncada J et al: Evaluation of self-collected glans and rectal swabs from men who have sex with men for detection of Chlamydia trachomatis and Neisseria gonorrhoeae by use of nucleic acid amplification tests. J Clin Microbiol. 47(6):1657-62, 2009

7. Morré SA et al: Molecular diagnosis of lymphogranuloma venereum: PCR-based restriction fragment length polymorphism and real-time PCR. J Clin Microbiol. 43(10):5412-3; author reply 5412-3, 2005

8. Hadfield TL et al: Demonstration of Chlamydia trachomatis in inguinal lymphadenitis of lymphogranuloma venereum: a light microscopy, electron microscopy and polymerase chain reaction study. Mod Pathol. 8(9):924-9, 1995

LGV 化脓性坏死

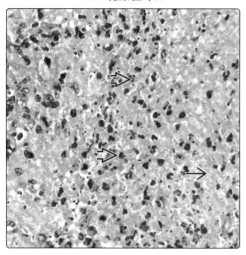

沙眼衣原体细胞学

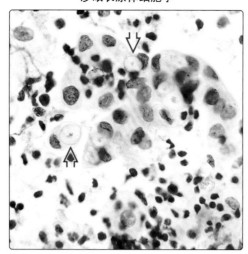

（左）高倍镜下 LGV 坏死性肉芽肿中心可见核碎片、中性粒细胞➋及颗粒状坏死➡。（右）宫颈巴氏染色显示上皮细胞内可见可疑沙眼衣原体感染的泡➋。这些泡与 LGV 组织细胞中的泡相似。宫颈感染病例中可查见沙眼衣原体血清型 D～K；而 LGV 病例中可查见血清型 L1～L3（Courtesy N. Quintanilla, MD.）

猫抓病中的坏死

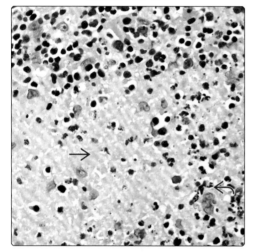

猫抓病中 L 型细菌

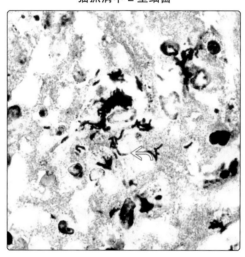

（左）HE 染色示猫抓病坏死性肉芽肿中颗粒状坏死➡及核碎裂➋混合存在。（右）WS 银染色示猫抓病淋巴结变中孤立或簇状分布的 L 型细菌➋。WS 银染色可突显出 LGV 组织细胞泡中的椭圆形病原微生物

结核病坏死性肉芽肿

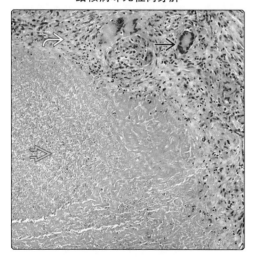

结核病肉芽肿

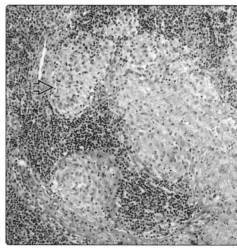

（左）不伴有中性粒细胞浸润的广泛凝固性坏死➋。坏死周边围绕上皮样细胞➋和核排列为花环状的多核朗汉斯巨细胞➋。（右）由粉染的上皮样细胞组成界限清楚的肉芽肿➋。这些肉芽肿中未见坏死

病因学/发病机制

- Whipple 养障体(*Tropheryma whipplei*)是一种与放线菌相关的革兰氏阳性杆菌
  - 位于细胞内,被组织内巨噬细胞吞噬
  - 系统性疾病;影响多个器官系统
- 最早发现于土壤及污水中;未发现动物宿主

临床特征

- Whipple 病极其罕见
  - 文献报道约 1 000 例;每年约 30 例
  - 主要见于中年白种人
    - 男性>女性
  - 农民和有土壤或动物暴露职业的人群患病风险最高
- 表现
  - 游走性关节疼痛
  - 腹泻、消化吸收不良综合征、腹痛、体重减轻
  - 中枢神经系统症状、心内膜炎

- 肠系膜及主动脉旁淋巴结显著肿大
- 实验室检查:应用 PCR 检测细菌特异性的 16S rRNA 序列
- 在使用抗生素以前,这种疾病是致命的
  - 大部分经过治疗的患者预后很好

镜下特征

- 组织细胞/巨噬细胞中含有未被消化的细菌或残留的细菌壁
  - DPAS(+),抗酸(−)

辅助检查

- 免疫组织化学:Whipple 养障体特异性抗体
- 电子显微镜术:杆状芽孢杆菌属,直径为 50~500nm,有三层细胞壁

主要鉴别诊断

- 结核分枝杆菌感染
- 溶酶体贮积症
- 吸收不良综合征

淋巴结 Whipple 病

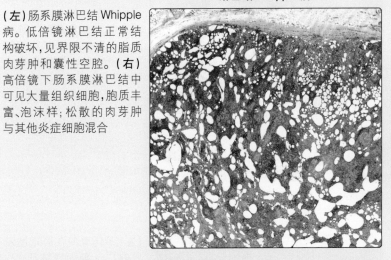

Whipple 病:组织细胞

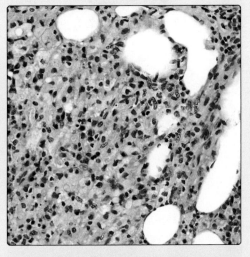

(左)肠系膜淋巴结 Whipple 病。低倍镜淋巴结正常结构破坏,见界限不清的脂质肉芽肿和囊性空腔。(右)高倍镜下肠系膜淋巴结中可见大量组织细胞,胞质丰富、泡沫样;松散的肉芽肿与其他炎症细胞混合

Whipple 病:泡沫样组织细胞

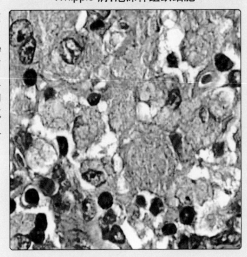

Whipple 病:DPAS(+)

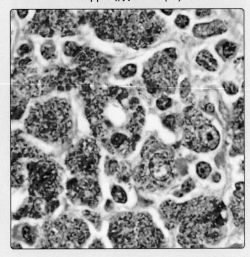

(左)泡沫样组织细胞胞质内含有丰富的嗜双色物质,这些物质因含有 Whipple 养障体细菌及其残留物而呈浅蓝色。(右)泡沫样组织细胞胞质内含有丰富的 DPAS(+)物质,与未经消化的 Whipple 养障体细菌及残留物有关

术语

同义词

- 肠道脂肪代谢障碍

定义

- 由 Whipple 养障体感染引起的系统性疾病

来历

- 由 George H. Whipple 于 1907 年首次描述

病因学/发病机制

感染原

- Whipple 养障体是一种与放线菌相关的革兰氏阳性菌
  - 最早于土壤及污水中发现,未发现动物宿主
- Whipple 养障体为胞内寄生菌
  - 首先被组织巨噬细胞吞噬并留在其中
  - 也可寄生在肠上皮细胞和内皮细胞中
  - 该生物对宿主细胞无明显的细胞毒性作用
- Whipple 养障体的全身性感染可累及多器官

宿主免疫缺陷可能为发病机制之一

- 细菌可能诱发免疫下调
- 人类宿主对细菌明显缺乏炎症反应
  - Whipple 养障体在感染部位大量聚集

临床特征

流行病学

- 发病率
  - Whipple 病极其罕见
    - 文献报道约 1 000 例
    - 发病率每年约 30 例
  - 农民和有土壤或动物职业暴露的人发病率最高
  - 人类仍然是唯一已知的该病宿主
  - 没有人传人的证据
    - 疫情暴发情况尚未报道
- 年龄
  - 中老年人;平均年龄为 40 岁
- 性别
  - 男:女=约(8~9):1
- 种族
  - 北美和西欧

表现

- 常呈游走性关节疼痛
  - 大关节比小关节更常受累
  - 类风湿因子阴性
  - 可先于胃肠道症状出现
- 体重减轻
- 腹泻、消化吸收不良综合征、腹痛

- 中枢神经系统症状
  - 认知功能异常和痴呆
  - 口齿不清或眼-咀嚼肌节律性运动
  - 头痛、癫痫(局部发作或全身性发作)
  - 小脑性共济失调、精神变化
- 心内膜炎
  - 细菌培养呈阴性
- 明显的肠系膜淋巴结及主动脉旁淋巴结肿大
  - 外周淋巴结肿大可发生在疾病早期

实验室检查

- 尚未实现病原体的无细胞培养
- 使用编码独特细菌 16s rRNA 的 DNA 通用引物进行 PCR 是标准检测手段
  - 可检测到新鲜组织或甲醛固定组织中的 Whipple 养障体
  - 检测多种组织类型:脑脊液、玻璃体液、心瓣膜、关节液
  - 可用于监测治疗效果
- 贫血;红细胞沉降率升高
- 血清中胡萝卜素及白蛋白水平降低
- 其他实验室检查虽然不特异,但是有必要进行,以排除其他疾病,包括
  - 甲状腺功能亢进、结缔组织病
  - 炎症性肠病伴游走性关节疾病
  - 艾滋病

治疗

- 药物
  - 抗生素
    - 静脉注射头孢曲松或青霉素以使脑脊液中的药物浓度高,然后口服甲氧苄啶磺胺甲噁唑(TMP-SMX)。
    - 其次是口服复方新诺明或 TMP-SMX 1~2 年
    - 对于磺胺类过敏患者,替代的维持治疗方法是多西环素(口服,每天 2 次,每次 100mg)联合羟氯喹
    - 治疗是基于对小范围患者群体的观察和个人经验
  - 加用重组人 γ 干扰素可能有效

预后

- 在出现抗生素之前,Whipple 病是致命的疾病
- 大多数患者在充分治疗后预后良好
- 17%~35%的患者可复发
- 抗生素的使用不能阻遏中枢神经系统受累

影像学

X 线

- 胃肠道检查
  - 胃镜:肠腔扩张±十二指肠和空肠黏膜皱襞突出
  - 钡剂灌肠:近端回肠扩张,胃黏膜结节状增厚,结肠水肿
  - 非特异性改变;也可在其他疾病中发现,如乳糜泻和淋巴瘤等
- CT 和磁共振:腹膜后和纵隔淋巴结肿大
- 神经成像(CT 和磁共振):常无特异性
  - 萎缩、脑积水、对比增强的肿块、环形强化的病灶

○ 白质改变提示有脱髓鞘

镜下特征

组织学特征

- 淋巴结
  - ○ 正常淋巴结结构破坏,界限不清的脂质肉芽肿形成
  - ○ 常出现囊性空腔
  - ○ 可有巨细胞;通常无坏死
  - ○ 可发生相关的单克隆 B 细胞增殖或淋巴瘤
- 小肠
  - ○ 黏膜下泡沫样组织细胞中包含黏蛋白及 PAS(+)物质
    - 抗淀粉酶的 PAS(+)物质(DPAS)
    - 革兰氏染色(+),Gomori 银染色(+),抗酸染色(-)
  - ○ 混合性中性粒细胞、嗜酸性粒细胞及淋巴细胞等炎症细胞浸润
  - ○ 可见肠绒毛缩短
- 中枢神经系统
  - ○ 中脑导水管灰质、下丘脑、海马、基底节、小脑和大脑皮质
  - ○ DPAS(+)的巨噬细胞周围可见体积较大的反应性星形细胞环绕
  - ○ 病变可累及白质,伴有脱髓鞘和神经元死亡
- 心脏瓣膜
  - ○ 泡沫样巨噬细胞,伴有轻度炎症
  - ○ 纤维化,无钙化
  - ○ 赘生物

主要模式/损伤类型

- 组织细胞/巨噬细胞增生,内含未被消化的细菌或细菌壁残留物

主要细胞/病变类型

- 具有泡沫样胞质的体积大的多角形组织细胞和巨噬细胞(嗜双色性,灰粉色)
  - ○ 胞质 DPAS(+)

辅助检查

免疫组织化学

- Whipple 养障体特异性抗体
- 组织细胞:CD68(+),其他组织细胞抗原(+)

电子显微镜

- 细菌呈杆状,直径为 50~500nm,菌壁有三层

鉴别诊断

鸟分枝杆菌感染

- 肉芽肿常边界不清、不规则或呈匐行,伴有多少不等的浆细胞和中性粒细胞浸润
- PAS(+),抗酸染色(+)

结核分枝杆菌感染

- 干酪样肉芽肿,见朗汉斯巨细胞

- PAS(-),抗酸染色(+)

溶酶体贮积症,PAS(+)

- Fabry 病
  - ○ 细胞内半乳糖神经酰胺(三己糖酰基鞘氨醇)和二半乳糖神经酰胺累积
  - ○ 皮肤、肾小球、肾小管上皮、血管、角膜上皮、心肌和神经节细胞均可受累
- 戈谢病
  - ○ 组织细胞胞质丰富,呈细纤维状,浅灰蓝色,有皱褶或呈皱纹纸样

胃肠吸收不良综合征相关疾病

- β-脂蛋白缺乏症
  - ○ 顶端绒毛胞质中有明显的脂肪空泡
  - ○ 脂肪染色可显示出脂质空泡
- 丙种球蛋白缺乏症
  - ○ 固有层内无浆细胞
- 双糖酶(乳糖酶)缺乏症
  - ○ 血清酶测定
- 小肠淋巴管扩张症
  - ○ 固有层和肠腔内富含蛋白质的液体引起淋巴管扩张,导致蛋白质丢失性肠病

诊断依据

病理学精要

- 由 Whipple 养障体引起的系统性疾病
- 组织细胞/巨噬细胞内含有未被消化的细菌或细菌壁残留物
  - ○ DPAS(+),免疫组织化学用抗 Whipple 养障体抗体
  - ○ PCR:DNA 编码的细菌特异性 16S rRNA 序列
- 淋巴结结构破坏,边界不清的脂质肉芽肿增生

参考文献

1. García-Álvarez L et al: High prevalence of asymptomatic carriers of Tropheryma whipplei in different populations from the North of Spain. Enferm Infecc Microbiol Clin. 34(6):340-5, 2016
2. Marth T et al: Tropheryma whipplei infection and Whipple's disease. Lancet Infect Dis. 16(3):e13-22, 2016
3. Günther U et al: Gastrointestinal diagnosis of classical Whipple disease: clinical, endoscopic, and histopathologic features in 191 patients. Medicine (Baltimore). 94(15):e714, 2015
4. Marth T: Systematic review: Whipple's disease (Tropheryma whipplei infection) and its unmasking by tumour necrosis factor inhibitors. Aliment Pharmacol Ther. 41(8):709-24, 2015
5. Arnold CA et al: Whipple disease a century after the initial description: increased recognition of unusual presentations, autoimmune comorbidities, and therapy effects. Am J Surg Pathol. 36(7):1066-73, 2012
6. Buckle MJ et al: Neurologically presenting Whipple disease: case report and review of the literature. J Clin Pathol. 61(10):1140-1, 2008
7. Fenollar F et al: Whipple's disease. N Engl J Med. 356(1):55-66, 2007
8. Moreillon P et al: Infective endocarditis. Lancet. 363(9403):139-49, 2004
9. Gerard A et al: Neurologic presentation of Whipple disease: report of 12 cases and review of the literature. Medicine (Baltimore). 81(6):443-57, 2002
10. Walter R et al: Bone marrow involvement in Whipple's disease: rarely reported, but really rare? Br J Haematol. 112(3):677-9, 2001
11. Gillen CD et al: Extraintestinal lymphoma in association with Whipple's disease. Gut. 34(11):1627-9, 1993

Whipple 病：十二指肠

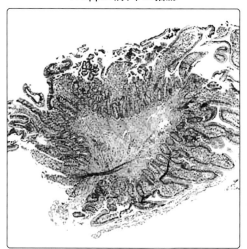

Whipple 病：组织细胞

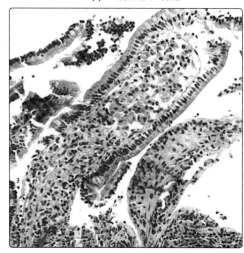

（左）Whipple 病患者十二指肠内镜活检标本，低倍镜显示绒毛结构保持良好。（右）高倍镜下固有层内见多量组织细胞，胞质泡沫状，呈浅蓝色。DPAS（+）（未显示）

Whipple 病：GMS

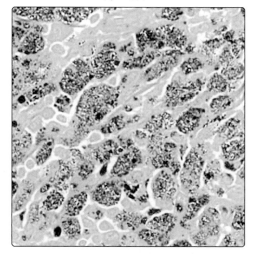

Whipple 养障体

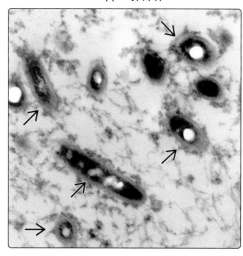

（左）GMS 染色示 Whipple 养障体菌壁呈阳性。（右）电镜下显示特征性的 Whipple 养障体（50～500nm）三层菌壁➡

鸟分枝杆菌

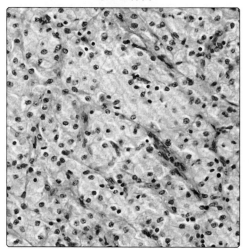

鸟分枝杆菌：抗酸染色（+）

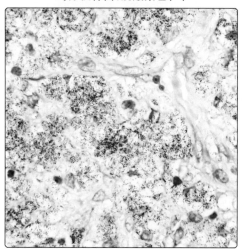

（左）HE 染色示淋巴结内多量泡沫样组织细胞增生，其内见大量抗酸杆菌，与鸟分枝杆菌感染一致（Courtesy of M. Garcia, MD.）。（右）抗酸染色示大量阳性杆菌，符合鸟分枝杆菌感染（Courtesy M. Garcia, MD.）

要　点

术语

- 梅毒螺旋体感染诱发全身性感染过程中引起的淋巴结炎

病因学/发病机制

- 梅毒螺旋体引发梅毒
  ○ 梅毒螺旋体是一种运动活泼的革兰氏阴性螺旋菌
  ○ 人类是已知的唯一自然宿主
- 两种传播途径
  ○ 性传播
  ○ 母婴传播

临床特征

- 分三期
  ○ 一期梅毒
    - 发生于直接接触感染灶后
    - 感染部位皮肤丘疹进展成为硬下疳(溃疡)
    - 感染约 1 周后,受累区域淋巴结肿大
  ○ 二期梅毒

- 硬下疳愈合后 4~10 周
- 50%~70%的患者出现斑丘疹
- 约 80%~90%的患者出现全身无痛性淋巴结肿大
  ○ 三期梅毒:三种表现形式
    - 牙龈、心血管、神经
- 青霉素 G 是治疗各期梅毒的首选药物

镜下特征

- 血管增生伴内皮细胞肿胀
  ○ 常见静脉炎及动脉内膜炎
  ○ 常在血管壁内发现螺旋体
- 被膜炎及被膜周围炎
- 浆细胞增多;淋巴滤泡增生

主要鉴别诊断

- 单纯疱疹病毒性淋巴结炎
- 性病淋巴肉芽肿
- 坏死性肉芽肿性淋巴结炎
- 风湿性关节炎

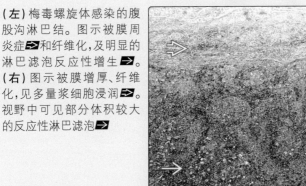

梅毒性淋巴结炎

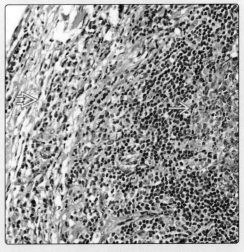

梅毒性淋巴结炎:被膜

(左)梅毒螺旋体感染的腹股沟淋巴结。图示被膜周炎症➡和纤维化,及明显的淋巴滤泡反应性增生➡。
(右)图示被膜增厚、纤维化,见多量浆细胞浸润➡。视野中可见部分体积较大的反应性淋巴滤泡➡

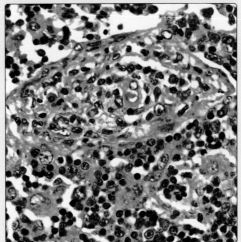

梅毒性淋巴结炎:血管炎

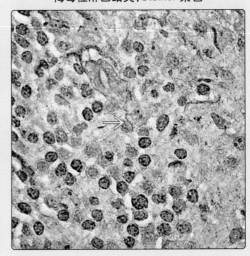

梅毒性淋巴结炎:Steiner 染色

(左)高倍镜下被膜周围血管壁内见浆细胞为主的炎症细胞浸润。浆细胞可表达多表型免疫球蛋白轻链。
(右)Steiner(银)染色可将少量螺旋体突显出来。该图中仅见 1 根螺旋体➡

术语

同义词

- 梅毒性淋巴结:syphilitic lymphadenitis,luetic lymphadenitis

定义

- 梅毒引起的淋巴结炎
- 梅毒:梅毒螺旋体感染引起的全身性炎症

病因学/发病机制

感染原

- 梅毒螺旋体是一种革兰氏阴性螺旋体
- 已知至少四个亚种
  - 梅毒螺旋体苍白亚种:引起梅毒
  - 梅毒螺旋体细长亚种:引起雅司病
  - 梅毒螺旋体品他亚种:引起品他病
  - 梅毒螺旋体地方亚种:引起地方性梅毒或非性病性梅毒
- 梅毒螺旋体
  - 细长,螺旋状,长 $5\sim15\mu m$,厚 $0.2\mu m$
  - 能运动,革兰氏阴性
  - 不能在体外培养

传播途径

- 两种
  - 性传播
  - 母婴传播
- 人类是已知的唯一自然宿主

历史方面

- 梅毒是 15 世纪欧洲流行的传染病
  - 对于其起源仍有争议
  - 抗生素治疗后感染率显著降低
  - 20 年后男同性恋患者可复发
    - 约 50%患者 HIV(+)

临床特征

表现

- 一期梅毒
  - 发生于直接接触感染病灶后
  - 接触部位皮肤最初形成丘疹
    - 随后发展成硬下疳(溃疡)
      □ $0.5\sim2.0cm$
      □ 无痛、质硬、有弹性
      □ 4~6 周后痊愈
  - 感染约 1 周后出现区域性(通常为腹股沟)淋巴结肿大
    - 单侧或双侧;通常呈非化脓性无痛性肿大
    - 淋巴结肿大可持续数月
  - 肛门或口腔感染也常见
- 二期梅毒
  - 发生于硬下疳痊愈后 4~10 周
  - 咽喉痛、发热、体重减轻、乏力、厌食
  - 50%~70%的患者出现斑丘疹
    - 局灶或全身
    - 皮肤病变具有传染性
  - 约 80%~90%的患者出现全身无痛性淋巴结肿大
  - 其他少见的临床表现
    - 约 10%发生扁平湿疣
    - 约 10%发生肝炎,通常为亚临床型
    - 免疫复合物性肾小球肾炎
  - 约 3 个月后消退
    - 潜伏期不具有传染性
- 三期梅毒
  - 发生在二期梅毒后 15~30 年
  - 抗生素使用前很常见
    - 目前在工业化国家非常罕见
  - 三种主要表现形式
    - 梅毒树胶肿
      □ 可发生在任何部位,以皮肤和骨多见
      □ 闭塞性动脉内膜炎导致中心坏死性肉芽肿形成
      □ 具有很强的破坏性
    - 心血管疾病
      □ 主动脉瓣或升主动脉
      □ 主动脉瓣反流或主动脉扩张
      □ 主动脉滋养血管受累
    - 神经系统疾病
      □ 脑膜血管局灶性动脉炎
      □ 皮质神经元减少性麻痹性痴呆
      □ 脊椎后根及脊髓后索脊髓痨

实验室检查

- 两种血清学检测方法
  - 非梅毒螺旋体血清学试验
    - 快速血浆反应素和性病研究实验室抗体测试
      □ 有助于感染的筛查
      □ 定量:对监测治疗反应有益
      □ 假阳性:妊娠、自身免疫病
    - 检测针对心磷脂-卵磷脂-胆固醇抗原复合物的 IgG 和 IgM 抗体
  - 梅毒螺旋体血清学试验
    - 梅毒螺旋体颗粒凝集试验
    - 荧光梅毒螺旋体抗体吸收试验
    - 约 2 周后第一次检测呈阳性
    - IgG/IgM 酶免疫测定

治疗

- 选择、风险、并发症
  - 评估其他性传播疾病
- 青霉素 G 可用于各期梅毒
  - 如果对青霉素过敏,可用多西环素或头孢曲松

预后

- 抗生素可根除梅毒螺旋体感染

镜下特征

组织学特征

- 被膜和被膜周围炎症及纤维化

- ○ 可见多量浆细胞
- 血管内皮细胞肿胀,±静脉炎及动脉内膜炎
- 滤泡间区扩大,见多量免疫母细胞
- 淋巴结髓质中浆细胞弥漫成片
- 常见淋巴滤泡增生
- ±非干酪性上皮样肉芽肿;±凝固性坏死
- 银染色可显示出梅毒螺旋体
  - ○ 常在血管壁内发现
  - ○ 梅毒螺旋体太细,革兰氏染色难以发现

辅助检查

免疫组织化学

- 抗梅毒螺旋体特异性抗体

流式细胞术

- 无单克隆性 B 细胞及异常的 T 细胞

PCR

- 无单克隆 B 细胞及 T 细胞增生

鉴别诊断

单纯疱疹病毒性淋巴结炎

- 1 型或 2 型单纯疱疹病毒(HSV)感染
  - ○ 亲神经性 DNA 病毒;可终身感染(常处于潜伏期)
- 常由于直接接触病变而被感染
  - ○ 接吻、性接触
- 皮肤病变最常见
  - ○ 双侧簇集性水疱;常自愈,但可复发
  - ○ 感染约 7 天后出现局部淋巴结肿大
    - 腹股沟淋巴结最常见
    - 免疫母细胞增多,副皮质区扩大
    - 可见单核样 B 细胞,淋巴滤泡增生
    - 灶状坏死及急性炎,可见病毒包涵体
      - □ 嗜酸性,核内,染色质位于周边(Cowdry A 型)
    - 免疫组织化学或原位杂交检测 HSV 1/2
  - ○ 通过 PCR 或病毒培养确诊

性病淋巴肉芽肿

- 沙眼衣原体感染引起的性传播疾病
  - ○ 血清型 L1、L2、L3 可导致性病淋巴肉芽肿
  - ○ 可通过 PCR 确诊
- 男同性恋患者可引起生殖器感染及直肠炎
  - ○ 巴氏涂片可见上皮样细胞胞质内空泡
- 发热、肌痛、头痛
- 感染 1~8 周出现局部淋巴结肿大
  - ○ 腹股沟或股骨区域
  - ○ 早期病变:坏死灶周边围绕淋巴细胞及浆细胞
  - ○ 晚期病变:星状微脓肿
  - ○ Giemsa 或 WS 银染色可突显出沙眼衣原体

坏死性肉芽肿性淋巴结炎

- 导致淋巴结坏死的其他微生物

- 梅毒引起淋巴结坏死比结核分枝杆菌引起的坏死少见
- 通过形态或培养鉴别病原微生物至关重要

类风湿性关节炎

- 类风湿性关节炎和梅毒性淋巴结炎特征相同
  - ○ 淋巴细胞和浆细胞浸润被膜
  - ○ 副皮质区和髓质浆细胞增多
  - ○ 血管及淋巴滤泡增生
- 类风湿性关节炎通常无血管炎及血管周围炎
- WS 银染色或 PCR 检测不到病原微生物

系统性红斑狼疮性淋巴结病

- 系统性红斑狼疮和梅毒性淋巴结炎有共同特征
  - ○ 淋巴滤泡增生,副皮质区免疫母细胞、浆细胞及血管增生
  - ○ 系统性红斑狼疮无血管炎,常见苏木精小体(急性期)

炎性假瘤

- 炎性假瘤的形态学特征与梅毒性淋巴结炎类似
  - ○ 被膜纤维化,浆细胞增多,血管增生,淋巴滤泡增生
- 淋巴结炎性假瘤有多种致病因素,为排除性诊断
  - ○ 必须除外梅毒感染
- 组织学:炎性假瘤常发生于淋巴结门部,可延伸至小梁和被膜
  - ○ 梭形细胞漩涡状或束状排列
  - ○ 多种炎症细胞浸润

滤泡性淋巴瘤

- 梅毒性淋巴结炎中淋巴滤泡数量多且突出
- 梅毒性淋巴结炎中淋巴滤泡呈反应性增生
  - ○ 有可染小体巨噬细胞和有丝分裂的星空现象
  - ○ 滤泡形态多样;BCL2(−)

参考文献

1. Nyatsanza F et al: Syphilis: presentations in general medicine. Clin Med (Lond). 16(2):184-8, 2016
2. US Preventive Services Task Force (USPSTF) et al: Screening for syphilis Infection in nonpregnant adults and adolescents: US Preventive Services Task Force recommendation statement. JAMA. 315(21):2321-7, 2016
3. Flamm A et al: Histologic features of secondary syphilis: A multicenter retrospective review. J Am Acad Dermatol. 73(6):1025-30, 2015
4. Petrich A et al: Fluorescence in situ hybridization for the identification of Treponema pallidum in tissue sections. Int J Med Microbiol. 305(7):709-18, 2015
5. Strieder LR et al: Oral syphilis: report of three cases and characterization of the inflammatory cells. Ann Diagn Pathol. 19(2):76-80, 2015
6. Yuan Y et al: Clinical and pathologic diagnosis and different diagnosis of syphilis cervical lymphadenitis. Int J Clin Exp Pathol. 8(10):13635-8, 2015
7. Ikenberg K et al: Oropharyngeal lesions and cervical lymphadenopathy: syphilis is a differential diagnosis that is still relevant. J Clin Pathol. 63(8):731-6, 2010
8. Montes-Moreno S et al: Primary luetic lymphadenopathy simulating sarcoma-like inflammatory pseudotumour of the lymph node. Histopathology. 56(5):656-8, 2010
9. van Crevel R et al: Syphilis presenting as isolated cervical lymphadenopathy: two related cases. J Infect. 58(1):76-8, 2009
10. Moore SW et al: Diagnostic aspects of cervical lymphadenopathy in children in the developing world: a study of 1,877 surgical specimens. Pediatr Surg Int. 19(4):240-4, 2003
11. Choi YJ et al: Syphilitic lymphadenitis: immunofluorescent identification of spirochetes from imprints. Am J Surg Pathol. 3(6):553-5, 1979

梅毒:反应性淋巴滤泡

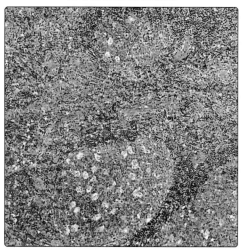

梅毒:增生的血管内皮细胞

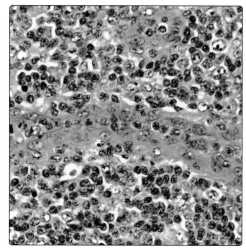

(左)图示淋巴滤泡增生,副皮质区扩大。淋巴滤泡呈反应性增生伴星空现象。副皮质区血管增多,部分血管内皮细胞增生。(右)图示血管内皮细胞显著增生导致部分管腔闭塞

梅毒性淋巴结炎:血管炎

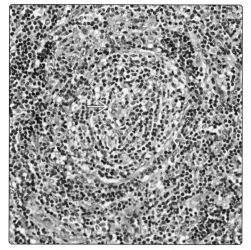

梅毒性淋巴结炎:浆细胞增生

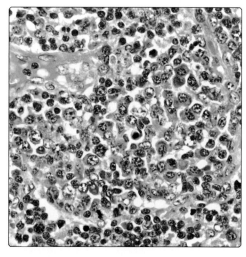

(左)梅毒性淋巴结炎中常见动脉炎及静脉炎。图示血管腔➡因浆细胞和小淋巴细胞浸润而被挤压。(右)高倍镜示髓质内明显浆细胞浸润。浆细胞成熟,无细胞异型性,表达多表型免疫球蛋白轻链

梅毒性淋巴结炎:淋巴结被膜纤维化

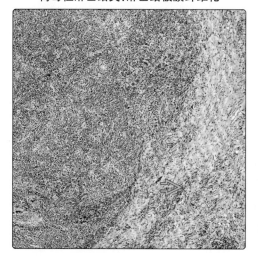

梅毒:炎症细胞浸润被膜

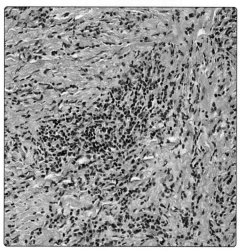

(左)低倍镜下可见淋巴结被膜明显增厚、纤维化及炎症细胞浸润🔲。(右)高倍镜下可见纤维化的淋巴结被膜内存在多量淋巴细胞和浆细胞浸润

皮肤:二期梅毒

皮肤:梅毒混合性炎症细胞浸润

(左)HIV(+)男同性恋患者皮肤广泛皮疹,活检提示梅毒感染。低倍镜图示真皮层炎症细胞带状浸润。(右)高倍镜图示真皮浅层混合性淋巴细胞、组织细胞和浆细胞浸润;表皮很少受累

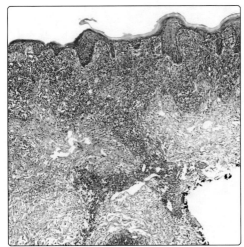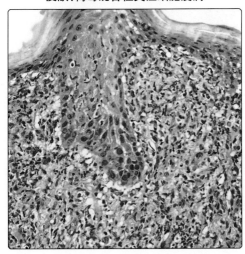

皮肤梅毒:梅毒螺旋体

疱疹性淋巴结炎:血管炎

(左)免疫组织化学染色,油镜下二期梅毒皮肤病变,图示表皮内存在多量梅毒螺旋体。(右)HSV 感染的淋巴结。该视野可见血管炎,多量中性粒细胞浸润

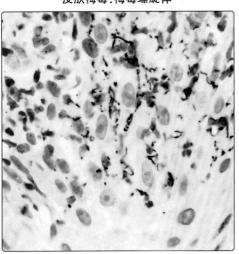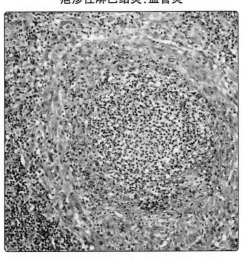

HSV 性淋巴结炎:病毒包涵体

疱疹性淋巴结炎:HSV 1/2

(左)细胞内含有嗜酸性核内病毒包涵体➡,也被称为 Cowdry A 型包涵体。背景中可见坏死和急性炎症(油镜下)。(右)HSV 1/2 型免疫组织化学显示多量核阳性细胞,支持病毒感染

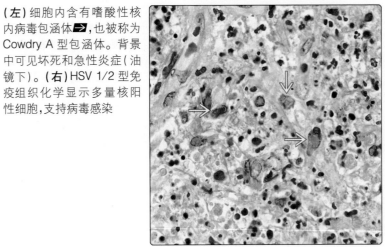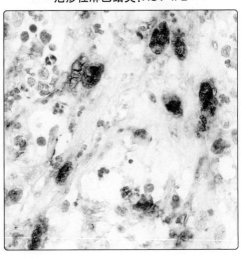

性病淋巴肉芽肿

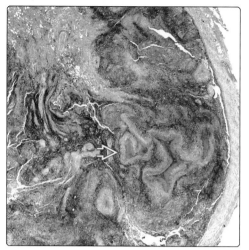

性病淋巴肉芽肿性淋巴结炎

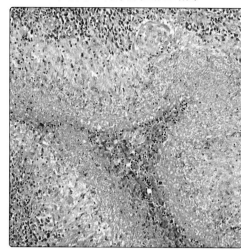

（左）低倍镜图示腹股沟淋巴结星状微脓肿➡；这是性病淋巴肉芽肿的常见表现。**（右）**高倍镜图示星状微脓肿。栅栏状组织细胞环绕中央坏死区，外周伴淋巴细胞和浆细胞浸润

类风湿性关节炎性淋巴结病

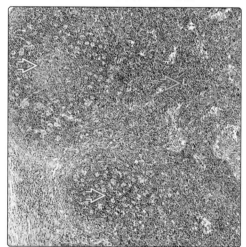

类风湿性关节炎：反应性淋巴滤泡

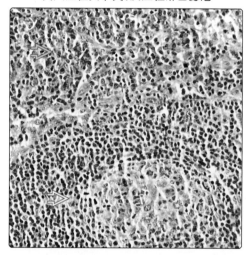

（左）淋巴结淋巴滤泡明显增生➡，浆细胞增多➡。图示淋巴滤泡体积大，并见星空现象。**（右）**高倍镜下可见一个反应性淋巴滤泡呈退行性改变➡，伴多量成熟浆细胞浸润➡

系统性红斑狼疮—淋巴结

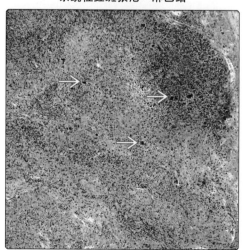

系统性红斑狼疮：苏木精小体

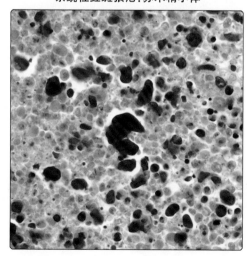

（左）该患者系统性红斑狼疮病情控制不良，迅速发展为淋巴结病，活检怀疑淋巴瘤。图示广泛凝固性坏死及多量苏木精小体➡。**（右）**油镜下，坏死背景中可见多量苏木精小体。苏木精小体是由受损细胞的核物质分解形成，常与自身抗体结合

要 点

病因学/发病机制

- EB 病毒(EBV)感染
- EBV 是一种 γ-疱疹病毒,全世界约 90% 的人感染 EBV
- 传染性单核细胞增多症(IM)是急性炎症的结果
  - 常发生在初次接触病毒之后

临床特征

- 疲乏、发热、渗出性咽炎
- 因颈前后淋巴结肿大而引起颈部肿胀
- 疾病常呈自限性
  - EBV 很少致命;致死病例与患者免疫缺陷有关

镜下特征

- 淋巴结结构破坏
- 淋巴滤泡及滤泡间区增生
- 滤泡间区可见免疫母细胞,小到中等大小的淋巴细胞和浆

细胞
- 原位杂交检测 EBV 编码的 RNA 可突显出被感染的细胞
- 免疫母细胞 CD30(+),CD45(+)

辅助检查

- 血液和淋巴器官中增殖的淋巴细胞(血液中称 Downey 细胞)以 CD3(+) 和 CD8(+) 的 T 细胞为主
- 嗜异凝集试验(又称单点试验)成本低廉且易于操作
- 抗 EB 病毒衣壳抗原 IgM 升高和 EBV 核抗原抗体缺失提示急性感染

主要鉴别诊断

- 慢性活动性 EBV 感染
- 其他类型的病毒性淋巴结炎
- 外周 T 细胞淋巴瘤,非特指型
- 经典型霍奇金淋巴瘤
- 间变性大细胞淋巴瘤

淋巴滤泡和滤泡间区增生

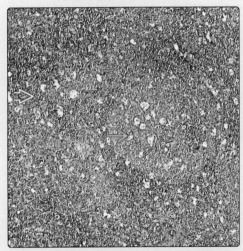

扁桃体 IM

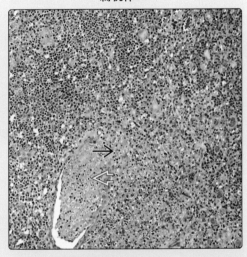

(左)发生在淋巴结的 IM 显示淋巴滤泡➡️和滤泡间区➡️增生。淋巴滤泡和滤泡间区的组成几乎无差别,均存在星空现象。(右)被 EBV 感染的扁桃体。淋巴组织显著增生,可见多量可染小体巨噬细胞,并伴核碎片➡️和炎性渗出➡️

淋巴结 IM

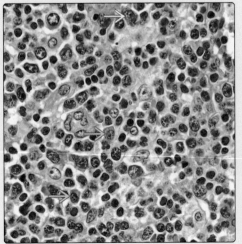

霍奇金样细胞

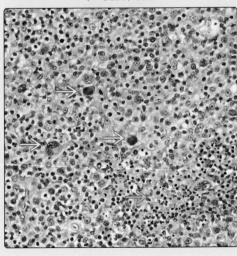

(左)图示 EBV 淋巴结炎。可见体积小到大的淋巴细胞、嗜酸性粒细胞和浆细胞➡️。具有显著核仁➡️的大细胞为免疫母细胞。(右)在一例 EBV(+) 淋巴结炎病例中,显著淋巴组织增殖和点灶坏死➡️的背景里可见霍奇金样细胞➡️。这些大细胞 CD45(+),CD15(−)

术语

缩写

- 传染性单核细胞增多症(infectious mononucleosis,IM)

同义词

- EBV 淋巴结炎;Pfeiffer 病;腺热病

定义

- 由 EBV 感染引起的急性淋巴结炎
  - 需要与慢性 EBV(+)的 B 系、T 系和 NK 系淋巴组织增生鉴别

病因学/发病机制

感染因子

- EBV 是一种 γ-疱疹病毒,全世界约 90%的人感染此病毒
  - 经口接触传播为主要的传播途径
- 初次感染时,病毒感染扁桃体上皮和扁桃体 B 淋巴细胞
  - 最初为体液免疫
  - 随后为细胞免疫
    - CD8(+)T 细胞数量增多以控制 EBV 感染的 B 细胞
    - 细胞毒性 T 细胞可特异性对抗早期 EBV 溶解蛋白
  - CD4(+)T 细胞和自然杀伤(NK)细胞在控制 EBV 感染过程中也发挥重要作用
    - CD4(+)T 细胞主要作用是直接对抗潜伏期抗原

临床特征

流行病学

- 年龄
  - 在美国,多发生在免疫正常的青少年和年轻人
    - 发展中国家发病年龄更小
- 性别
  - 无显著差异

表现

- 疲乏、发热、渗出性咽峡炎、淋巴结肿大
  - 单核细胞增多综合征也和巨细胞病毒及弓形体病有关
- 大部分青年人初次感染 EBV 后可发展为 IM
  - 可在深吻时传播,可能与病毒载量大有关
- 初次感染的儿童常无症状
  - 可能与病毒载量低有关
  - 大多数儿童病例的传播机制并不明确
- 颈前后淋巴结肿大导致颈部肿胀
- 感染后 3~6 个月为恢复期
  - CD8(+)T 细胞降至正常水平

实验室检查

- 外周血不典型淋巴细胞(Downey 细胞)增多

- 嗜异凝集试验(又称单点试验)成本低廉且易于操作
  - 急性炎症、自身免疫性疾病、某些恶性肿瘤可出现假阳性
  - 儿童可出现假阴性
- 免疫荧光法检测 EBV 特异性抗体
  - 抗病毒衣壳抗原 IgM(VCA)升高和 EBV 核抗原(EBNA)抗体缺乏提示急性感染
  - 60%~80%的急性期患者中 EBV 早期抗原(EA)呈阳性
    - 但是,在约 20%的健康人也可阳性,并持续存在数年
      □ 所以它不能用于急性炎症的判定
- 抗 EBV VCA IgG 提示既往感染
- 血液 EBV DNA 病毒载量是诊断和监测 EBV 感染的最佳方法
  - 有助于监测免疫功能低下患者的感染

治疗

- 选择、风险、并发症
  - 对绝大多数患者,疾病自愈后仅需观察即可
  - 抗病毒药物阿昔洛韦或伐昔洛韦似乎并不能缩短病程
  - 类固醇对气道阻塞、自身免疫性贫血或血小板减少症有效
  - 感染可并发脾破裂或肝炎

预后

- 常呈自限性;EBV 感染一般不引起死亡;但对免疫缺陷者可致命
  - <1%的患者可发展成为噬血细胞综合征或脾破裂
  - 慢性活动性 EBV 感染少见
- 感染年龄小及有症状者继发 EBV 相关淋巴瘤的风险较高

镜下特征

组织学特征

- 淋巴结正常结构被破坏
  - 滤泡间区增生为主,滤泡也可增生
  - 有时生发中心明显伴多量可染小体巨噬细胞,并见多量核分裂象
    - 低倍镜下可见星空现象
  - 滤泡间区可见免疫母细胞,小到中等大小的淋巴细胞和浆细胞
  - 免疫母细胞可呈双核,与 Reed-Sternberg 和霍奇金细胞(RS+H)类似
  - 大的免疫母细胞有时呈片状分布,或呈霍奇金样细胞
    - 这些细胞有时可能会被误诊为淋巴瘤

辅助检查

免疫组织化学

- 大部分淋巴细胞为 CD3(+),CD8(+)的反应性 T 细胞
- 免疫母细胞 CD30(+),CD45(+)
- 部分已感染细胞可表达 EBV 潜伏膜蛋白 1(LMP-1)

原位杂交

- 很多已感染细胞中存在 EBV 编码的 RNA

鉴别诊断

慢性活动性 EBV(CAEBV)感染

- 急性 IM 的晚期并发症
  - 亚洲国家 70 多年前已发现
  - 南美洲也有病例报道
    - 皮肤病变包括水痘疱疮样淋巴组织增生性疾病
  - 患者免疫功能正常
  - 持续发热、淋巴结肿大、肝脾大
  - 血液中 EBV DNA 显著升高
  - IgG VCA 滴度显著升高
    - IgM VCA 呈阴性
- 疾病可进展,并可致命
  - 死亡相关因素
    - 噬血细胞综合征
    - 转化为 T 或 NK 细胞淋巴瘤
      - 当前建议的术语:儿童系统性 EBV(+)T 细胞淋巴瘤
    - 多器官衰竭:心脏、消化道、肺
  - 干细胞移植是发生淋巴瘤转化的患者的最佳选择
  - 无效果
    - 阿昔洛韦或更昔洛韦
    - 免疫增强剂:干扰素
    - 化疗:环磷酰胺、柔红霉素、长春新碱、泼尼松(CHOP)

其他类型的病毒性淋巴结炎

- 与淋巴结巨细胞病毒感染或早期 HIV 感染的形态特征类似
- 确诊需要临床症状和血清学检测
- 免疫组织化学对诊断 CMV 和 HIV(p24)感染有帮助

外周 T 细胞淋巴瘤,非特指型

- 其嗜酸性粒细胞和组织细胞混合浸润的背景与 EBV 淋巴结炎类似
- 肿瘤性淋巴细胞常有不典型性
  - 通常 CD4 阳性多于 CD8 阳性,CD30 阴性
- 免疫组织化学显示 T 细胞异常表达
- 大多数病例存在单克隆 T 细胞受体重排

经典型霍奇金淋巴瘤

- 混合性炎症细胞浸润背景,以小淋巴细胞浸润为主,偶见 RS+H 细胞
  - 并不存在 EBV 淋巴结炎中可见的小到大的细胞浸润谱系

- 免疫母细胞通常 CD30(弱+),CD45(+),CD15(−)
- RS 细胞 CD30(+),CD15(+),CD45(−)

间变性大细胞淋巴瘤

- 大细胞常成片分布,CD30(强+)
- 肿瘤细胞片状分布或窦内生长
- 大部分细胞体积大,通常核仁明显,标志性细胞数量不等
- 小细胞变异型间变性大细胞淋巴瘤可与反应性淋巴组织病变相混淆
  - 高度怀疑淋巴瘤时,CD30 和 ALK 免疫组织化学可辅助诊断
- 大部分间变性大细胞淋巴瘤 ALK(+)

诊断依据

临床相关病理特征

- 临床综合征
- 主要发生于青少年,但老年人或任何年龄的免疫功能不全的患者均可发病

病理学精要

- 滤泡间区和淋巴滤泡明显增生,并伴星空现象
- 可见体积小到大的淋巴细胞和免疫母细胞
  - 相比之下,霍奇金淋巴瘤以成熟小细胞为主,偶见不典型大细胞
- 正常结构可被肿瘤组织完全取代,但常残留部分正常结构
- 可能存在噬血现象
- 免疫母细胞 CD45(+),CD30(+)
  - 真正的 RS 细胞 CD45(−),CD30(+),CD15(+)
- T 淋巴细胞主要为 CD8(+)细胞毒性 T 细胞

参考文献

1. Takada A et al: Infectious mononucleosis lymphadenitis resembling Kikuchi's disease: Cytological, histopathological, and immunohistological findings. J Clin Exp Hematop. 56(3):176-178, 2017
2. Dunmire SK et al: Infectious mononucleosis. Curr Top Microbiol Immunol. 390(Pt 1):211-40, 2015
3. Lennon P et al: Infectious mononucleosis. BMJ. 350:h1825, 2015
4. Okano M: Recent concise viewpoints of chronic active Epstein-Barr virus infection. Curr Pediatr Rev. 11(1):5-9, 2015
5. Taylor GS et al: The immunology of Epstein-Barr virus-induced disease. Annu Rev Immunol. 33:787-821, 2015
6. Louissaint A Jr et al: Infectious mononucleosis mimicking lymphoma: distinguishing morphological and immunophenotypic features. Mod Pathol. 25(8):1149-59, 2012
7. Hurt C et al: Diagnostic evaluation of mononucleosis-like illnesses. Am J Med. 120(10):911, 2007
8. Imashuku S: Systemic type Epstein-Barr virus-related lymphoproliferative diseases in children and young adults: challenges for pediatric hemato-oncologists and infectious disease specialists. Pediatr Hematol Oncol. 24(8):563-8, 2007
9. Klein E et al: Epstein-Barr virus infection in humans: from harmless to life endangering virus-lymphocyte interactions. Oncogene. 26(9):1297-305, 2007

IM:CD8

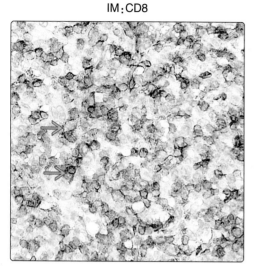

IM:TIA1

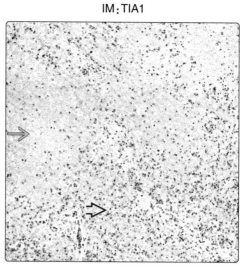

(左)EBV 淋巴结炎 CD8 免疫组织化学染色提示浸润灶大部分淋巴细胞表达 CD8 ➡,与细胞毒性 T 细胞表达模式一致。(右)T 细胞胞质内抗原 1(TIA1)免疫组织化学显示细胞间区淋巴细胞显著增生 ➡。增生的生发中心内仅有少量细胞毒性 T 细胞 ➡

IM:CD20

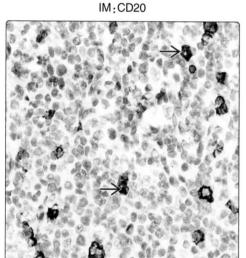

IM:Ki-67

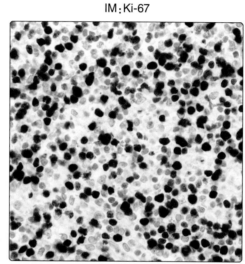

(左)EBV 淋巴结炎 CD20 免疫组织化学染色显示散在阳性的 B 细胞 ➡。(右)EBV 淋巴结炎 Ki-67 免疫组织化学染色显示多量细胞增殖。EBV 感染中细胞高增殖活性要警惕淋巴组织增殖性疾病的发生

IM:LMP1

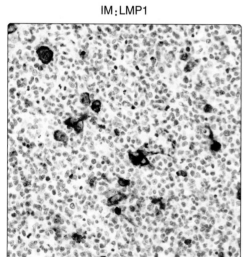

IM:EBER

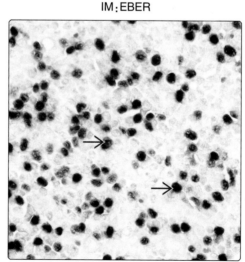

(左)EBV 潜伏膜蛋白 1(LMP1)免疫组织化学染色,EBV 感染的细胞呈阳性。与 EBV 编码的小 RNA(EBER)相比,LMP1 阳性细胞数量较少且不敏感。(右)IM 患者的 EBER 原位杂交可以显示出大量 EBV 感染的细胞 ➡。几乎所有被病毒感染的细胞均能产生大量的 EBER

受累骨髓

骨髓：EBER

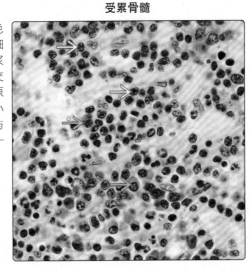

(左) IM 患者骨髓 HE 染色间质内可见大量小淋巴细胞➡️和浆细胞➡️(淋巴浆细胞浸润)浸润。原位杂交可证实 EBV 感染。(右)原位杂交显示散在分布的小淋巴细胞 EBER 阳性➡️,与 EBV 感染的系统性反应一致

CAEBV 感染

CAEBV 感染：淋巴滤泡增生

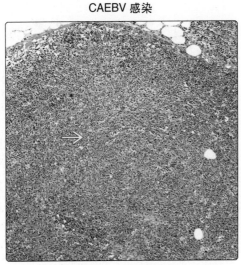

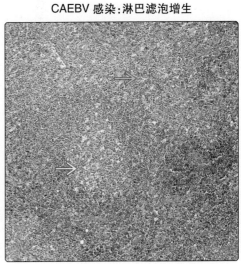

(左) 60 岁男性,全身淋巴结肿大伴肝脾大 1 年,淋巴结滤泡间区➡️增生。血清 EBV 阳性,支持 CAEBV 感染。(右) 60 岁男性,全身淋巴结肿大,淋巴结淋巴滤泡➡️和滤泡间区增生➡️。血清学 EBV 阳性支持 EBV 感染

CAEBV 感染：滤泡间区增生

CAEBV 感染：EBER

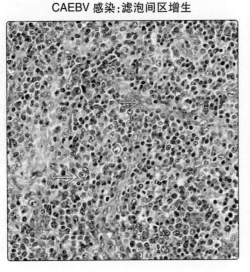

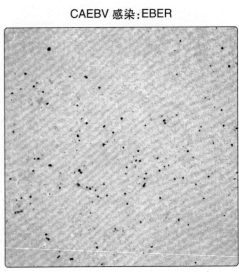

(左)高倍镜下 CAEBV 感染病例显示滤泡间区多种炎症细胞浸润➡️伴血管增生。值得注意的是,高内皮微静脉内皮细胞➡️明显,但并不突出。(右) CAEBV 感染患者淋巴结中散在小到中等大小的 EBER 阳性细胞。患者有全身淋巴结肿大和肝脾大病史

HIV 感染:淋巴细胞减少

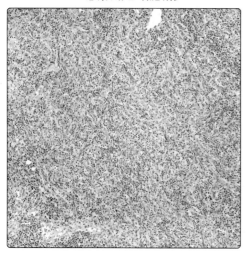

HIV 感染:P24 蛋白

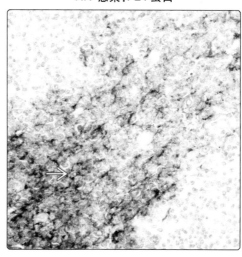

(左)HIV(+)患者淋巴结滤泡间区淋巴细胞减少,血管增生。淋巴细胞形态多样,血管较小。(右)HIV 感染患者淋巴结抗 P24 染色。抗 P24 染色可显示滤泡树突细胞➡并可证明为 HIV 淋巴结炎

骨髓中霍奇金细胞

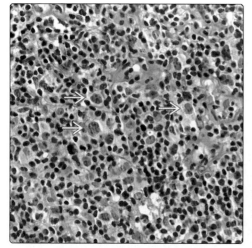

骨髓中 RS 细胞

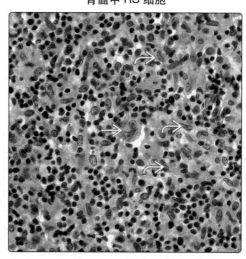

(左)经典型霍奇金淋巴瘤的反应性小淋巴细胞和浆细胞背景中可见霍奇金细胞➡。免疫组织化学染色是确诊经典型霍奇金淋巴瘤的关键方法。(右)经典型霍奇金淋巴瘤中多核 RS 细胞可见明显核仁➡。背景中可见小淋巴细胞和组织细胞➡

经典型霍奇金淋巴瘤:CD30

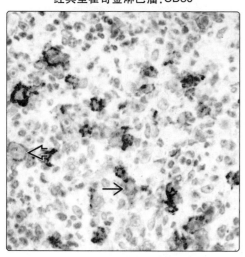

经典型霍奇金淋巴瘤:CD45

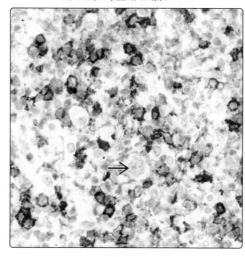

(左)经典型霍奇金淋巴瘤多核 RS 细胞➡和单核霍奇金细胞➡CD30(+)。(右)经典型霍奇金淋巴瘤多核 RS 细胞➡CD45(-),而 EBV 淋巴结炎中的大细胞或免疫母细胞表达 CD45

要　点

病因学/发病机制

- 荚膜组织胞浆菌
  - 荚膜组织胞浆菌荚膜变种
    - 全世界范围内最常见
- 双相型真菌
  - 菌丝型生活在土壤中
  - 酵母型生活在人类宿主中
- 美国荚膜组织胞浆菌的流行地区
  - 俄亥俄州和密西西比河谷
  - 比艾滋病流行的地域分布范围更广
- 接触土壤通常是感染的第一步
- 免疫抑制是主要危险因素
  - 恶性肿瘤和相关的癌症治疗
  - 自身免疫病,尤其是类风湿性关节炎
  - TNF-α 抑制剂治疗

临床特征

- 感染时通常无症状

- 有症状的感染具有多种形式
  - 在免疫正常的宿主体内表现为肺疾病
  - 在免疫缺陷的宿主体内表现为急性播散性疾病

镜下特征

- 淋巴结受累是播散性疾病的一部分
- 慢性肉芽肿±急性炎症伴坏死
- GMS 和 PAS 染色阳性

辅助检查

- 培养对于确定感染原至关重要
- 通过 DNA 杂交探针测定法进行确认

主要鉴别诊断

- 其他真菌感染
- 结核性淋巴结炎
- 结节病
- 组织细胞性坏死性淋巴结炎

荚膜组织胞浆菌性淋巴结炎

酵母型荚膜组织胞浆菌

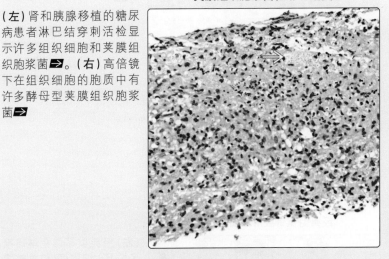
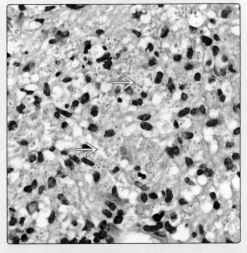

(左)肾和胰腺移植的糖尿病患者淋巴结穿刺活检显示许多组织细胞和荚膜组织胞浆菌➡。(右)高倍镜下在组织细胞的胞质中有许多酵母型荚膜组织胞浆菌➡

荚膜组织胞浆菌:CD68

荚膜组织胞浆菌:PAS/真菌染色

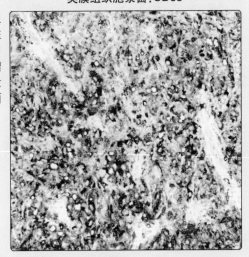
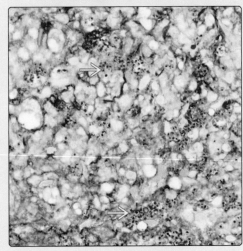

(左)免疫组织化学染色显示淋巴结内大量 CD68 阳性的组织细胞增生。(右)PAS 染色显示淋巴结中增生的组织细胞内含有大量的酵母型荚膜组织胞浆菌➡

术语

同义词

- 达林病
  - Samuel Darling 于 1906 年描述(在巴拿马)
- 由组织细胞、疟原虫和荚膜三个术语衍生而来
  - 名字不准确(仅在组织细胞的细胞内生长是正确的)
  - 达林错误地认为该病原体与疟原虫相似,并具有荚膜

定义

- 荚膜组织胞浆菌感染引起的淋巴结炎症

病因学/发病机制

感染原

- 荚膜组织胞浆菌(三个变种)
  - 荚膜变种:最常见,全世界遍布
  - 杜波变种:西非常见
  - 腊肠变种:马类动物易感

荚膜组织胞浆菌荚膜变种

- 双相型真菌
  - 在土壤中以菌丝型生存
    - 菌丝型产生大孢子菌(大的无性孢子)
  - 酵母型存在于人类宿主体内
    - 小型分生孢子没有荚膜(小的无性孢子)
    - 通过体温诱导从大孢子菌转变为小型分生孢子
- 接触土壤中的菌体通常是人类感染的第一步
  - 土壤破坏和建筑拆除/修复增加了暴露风险
  - 土壤中鸟类和蝙蝠的排泄物促进真菌生长
  - 将气溶胶(含孢子)吸入肺部
  - 美国的流行地区包括俄亥俄州和密西西比河谷
    - 该流行地区的人口中超过 80% 有暴露
  - 其他流行地区包括中美洲、部分南美洲地区
  - 欧洲罕见
  - HIV 流行后,感染的地域差异更大
- 免疫功能低下是症状性感染的主要危险因素
  - 艾滋病和其他免疫缺陷综合征
  - 恶性肿瘤和/或癌症疗法
  - 器官或造血干细胞移植

临床特征

表现

- 在免疫正常的人中,感染通常是无症状的
  - 微生物在肺中生长,然后进行血源性传播
  - 细胞免疫可在 2~3 周内控制感染
- 症状性感染可以有多种形式
  - 局限性肺炎;通常症状轻微
  - 大量接触可引起弥漫性肺疾病
  - 在免疫力正常的人群中表现为慢性疾病

- 急性传播性疾病,可能会致命
  - 免疫功能低下的患者
    - 艾滋病、原发性免疫缺陷病
  - 非常年轻和非常老的患者
- 慢性肺病与先前存在的肺气肿一起发生,并导致
  - 空洞
  - 支气管胸膜瘘
  - 气胸
- 组织胞浆菌病的其他临床表现
  - 脑膜炎、心包炎、心内膜炎
  - 伴有梗阻症状的纤维纵隔炎
  - 肾上腺受累、风湿综合征
- 免疫抑制可导致感染重新激活
  - 移植后、霍奇金淋巴瘤

实验室检查

- 培养
  - 在沙宝路葡萄糖琼脂上进行培养
    - 生长需要 4~6 周时间
  - 真菌生长为大的棉状菌丝菌落,具有明显的跨壁菌丝
  - 培养多个标本以提高检测的敏感性
  - 通过裂解离心(隔离管)法培养血液
  - 肺活检或支气管镜检查标本在急性肺病中可呈阳性
    - 通常在暴露于大量病原体后
  - 可以通过 DNA 杂交探针测定法确认鉴定
- 多糖抗原
  - 播散性和广泛性急性肺病多糖抗原阳性
  - 酶免疫测定法检测尿、血清、脑脊液或支气管肺泡灌洗液
  - 其他地方性霉菌可引起假阳性结果
  - 尿液检测比血清检测更灵敏
  - 尿滴度随治疗下降,治愈后消失;用于跟踪疾病的进程
- 血清学检查
  - 补体结合(CF)试验,包括酵母和菌丝抗原;使用免疫扩散(ID)试验
  - ID 检测更具特异性;背景血清阳性率 ID 可达 0.5%,CF 可达 4.0%
  - 滴度在 2~6 周内转为阳性
  - 假阳性可能出现在许多疾病中
    - 淋巴瘤、结核病、结节病
    - 芽生菌病、球孢子菌病、副球孢子菌病
  - 免疫抑制患者的抗体滴度较低,因此可能不准确
  - 由于既往感染,抗体滴度可能呈阳性
  - 自限感染后抗体滴度下降,但慢性病患者抗体滴度仍然很高

治疗

- 两性霉素 B 和/或唑类药物用于治疗播散性、慢性和部分急性肺部疾病

影像学

影像学所见

- 肺

○ 慢性肺疾病中呈弥漫性、纤维性浸润、空洞
○ 胸片和 CT 扫描显示淋巴结肿大
- 脑
  ○ CT 和 MRI 扫描显示脑损伤
- 腹部 CT 扫描
  ○ 肝大、脾大、淋巴结肿大
  ○ 播散性疾病中肾上腺增大

镜下特征

组织学特征

- 慢性肉芽肿性炎症
  ○ 由上皮样细胞和多核巨细胞组成的肉芽肿
  ○ ±片状组织细胞
  ○ 艾滋病患者的肉芽肿反应可能不明显
- 通常是急性炎症和坏死
- 胞质内小的、圆形的、不着色的空泡
  ○ 表现为圆形或椭圆形酵母形态；直径为 2~4μm
  ○ 窄颈出芽生长
  ○ 艾滋病时往往很多

细胞学特征

- 外周血涂片瑞氏染色可显示急性播散性感染的微生物

辅助检查

组织化学

- GMS 和 PAS 染色阳性

鉴别诊断

其他真菌感染

- 组织学结果可能非常相似
- 对该菌的认识至关重要
  ○ 培养和形态学

结核性淋巴结炎

- 肉芽肿伴中央凝固性坏死
- 上皮样细胞同心圆样排列；朗汉斯巨细胞
- 常无急性炎症
- Ziehl-Neelsen、Kinyoun 和 Fite-Faraco 染色显示抗酸杆菌（AFB）
- 金胺-罗丹明荧光染色证实抗酸杆菌（AFB）

结节病

- 大量背靠背、明显的肉芽肿
  ○ 坏死仅局灶性；不融合
- 散在的朗汉斯多核巨细胞
- 真菌染色阴性

朗格汉斯细胞组织细胞增生症

- 荚膜组织胞浆菌感染可引起多发性溶骨性病变，并类似朗

格汉斯细胞组织细胞增生症（LCH）
- LCH 的组织细胞与荚膜组织胞浆菌感染不同
  ○ 具有独特的细胞学特征
  ○ 免疫组织化学：CD1a(+)，CD207(+)，S100(+)

组织细胞性坏死性淋巴结炎

- 颈部淋巴结肿大最常见
- 斑片状皮质旁坏死和凋亡
- 组织细胞有丰富的浅染的胞质和周边分布的扁平的新月形细胞核
- 无中性粒细胞或嗜酸性粒细胞
- 真菌染色阴性
- 免疫组织化学：CD68(+)组织细胞和 CD123(+)浆样树突细胞增多

梗死性淋巴结

- 通常是淋巴瘤累及的结果
  ○ 坏死可能是因为血管闭塞
  ○ 坏死淋巴瘤细胞的轮廓保存（"鬼影细胞"）
- 免疫组织化学可显示片状分布的 B 或 T 细胞

诊断依据

病理学精要

- 慢性肉芽肿和急性炎症
- GMS 或 PAS 染色鉴别酵母形态

相关临床病史

- 疫区旅行史
- 免疫抑制病史

参考文献

1. Benedict K et al: Epidemiology of histoplasmosis outbreaks, United States, 1938-2013. Emerg Infect Dis. 22(3):370-8, 2016
2. Kaur N et al: Cholecystitis associated with heterotopic pancreas, pseudopyloric metaplasia, and adenomyomatous hyperplasia: a rare combination. J Lab Physicians. 8(2):126-8, 2016
3. Mathews DM et al: Histoplasma capsulatum infection with extensive lytic bone lesions mimicking LCH. J Trop Pediatr. ePub, 2016
4. Wheat LJ et al: Histoplasmosis. Infect Dis Clin North Am. 30(1):207-27, 2016
5. Woods JP: Revisiting old friends: Developments in understanding Histoplasma capsulatum pathogenesis. J Microbiol. 54(3):265-76, 2016
6. Bahr NC et al: Histoplasmosis infections worldwide: thinking outside of the Ohio River valley. Curr Trop Med Rep. 2(2):70-80, 2015
7. Assi M et al: Histoplasmosis after solid organ transplant. Clin Infect Dis. 57(11):1542-9, 2013
8. Olson TC et al: Histoplasmosis infection in patients with rheumatoid arthritis, 1998-2009. BMC Infect Dis. 11:145, 2011
9. Hage CA et al: Recognition, diagnosis, and treatment of histoplasmosis complicating tumor necrosis factor blocker therapy. Clin Infect Dis. 50(1):85-92, 2010
10. Kauffman CA: Histoplasmosis. Clin Chest Med. 30(2):217-25, v, 2009
11. Wengenack NL et al: Fungal molecular diagnostics. Clin Chest Med. 30(2):391-408, viii, 2009
12. Wheat LJ et al: Histoplasmosis. Infect Dis Clin North Am. 17(1):1-19, vii, 2003

培养中的荚膜组织胞浆菌

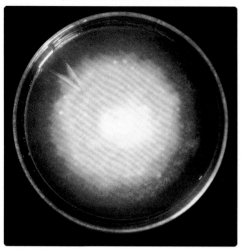

荚膜组织胞浆菌:大分生孢子

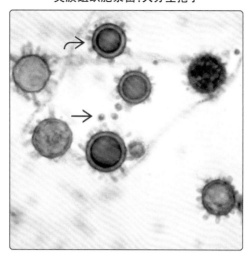

(左)荚膜组织胞浆菌的沙氏葡萄糖琼脂平板培养物显示出典型的霉菌菌落的模糊外观 (Courtesy CDC Public Health Image Library,#290.) (右)荚膜组织胞浆菌的无性孢子(分生孢子)含大分生孢子➡和小分生孢子➡ (Courtesy CDC Public Health Image Library,#299.)

坏死

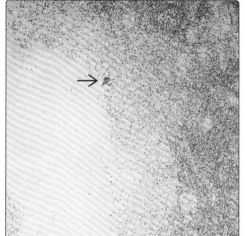

肉芽肿

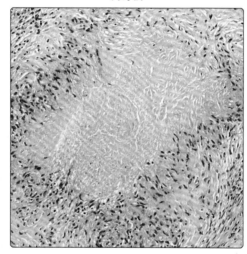

(左)荚膜组织胞浆菌性淋巴结炎的淋巴结表现为肉芽肿性炎伴广泛坏死。坏死区周围可见组织细胞和淋巴细胞浸润,也可见散在分布的多核巨细胞➡。(右)荚膜组织胞浆菌性淋巴结炎淋巴结表现为肉芽肿,中央有干酪样坏死,周围有明显的组织细胞围绕

巨细胞

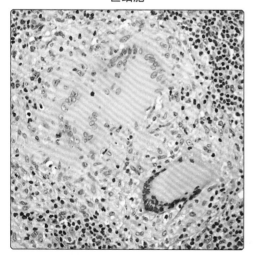

GMS 染色

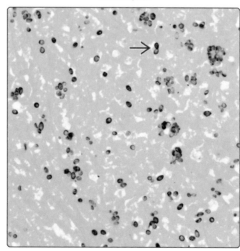

(左)荚膜组织胞浆菌性淋巴结炎的淋巴结有明显的肉芽肿结构。它们由组织细胞和大量巨细胞组成,巨细胞有大量周边分布的细胞核。组织细胞胞质内可见空泡。(右)荚膜组织胞浆菌性淋巴结炎的 GMS 染色显示直径为 2~4μm 的圆形和椭圆形酵母型菌体。注意窄颈出芽生长➡

骨髓感染荚膜组织胞浆菌

骨髓中的酵母型荚膜组织胞浆菌

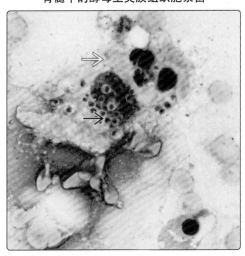

(左) 细胞丰富的骨髓显示三系造血及巨核细胞簇➡。仔细观察可见到组织细胞➡,胞质中有荚膜组织胞浆菌。(右) 骨髓印片高倍镜下可见一个组织细胞,胞质丰富➡,内有大量酵母型荚膜组织胞浆菌➡

脾荚膜组织胞浆菌感染

脾内见酵母型的荚膜组织胞浆菌

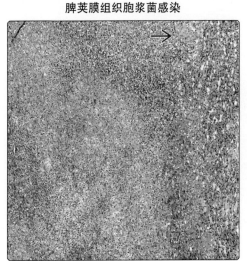

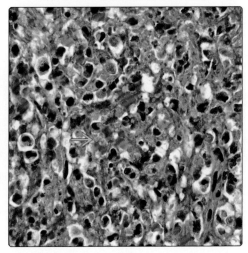

(左) 脾 HE 染色显示正常结构消失,组织细胞浸润,红髓充血,局灶见肉芽肿➡。(右) HE 染色显示脾组织细胞内许多小的、圆形空泡,胞质内有大量酵母型的荚膜组织胞浆菌➡

结核分枝杆菌:干酪样坏死

结核分枝杆菌:抗酸染色

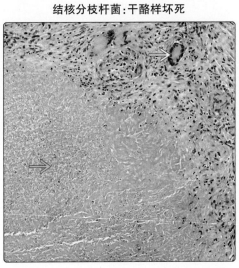

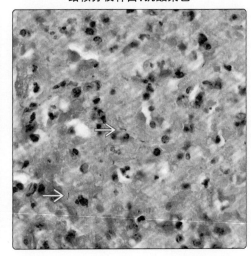

(左) 结核分枝杆菌感染引起的坏死性肉芽肿性淋巴结炎,表现为干酪样坏死➡,周围上皮样细胞、朗汉斯巨细胞➡、淋巴细胞、浆细胞和成纤维细胞增生。坏死区没有细胞轮廓或核碎片。(右) Ziehl-Neelsen 抗酸染色显示结核性淋巴结炎的细长、稍微弯的鲜红色杆菌➡

组织细胞性坏死性淋巴结炎：淋巴结

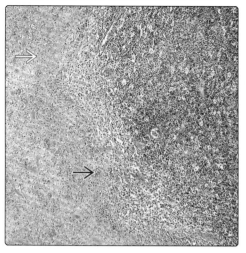

组织细胞性坏死性淋巴结炎：坏死

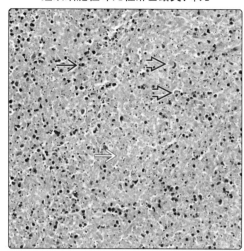

（左）组织细胞性坏死性淋巴结炎，低倍镜图示淋巴结结构消失伴广泛坏死➡️。坏死区内及周围组织内可见血管栓塞➡️。（右）组织细胞性坏死性淋巴结炎，高倍镜图示坏死的核碎片➡️，组织细胞胞质丰富、淡染，有的细胞核呈新月形➡️。无中性粒细胞或嗜酸性粒细胞浸润。可见分散的嗜酸性纤维素沉积➡️

结节病肿大淋巴结

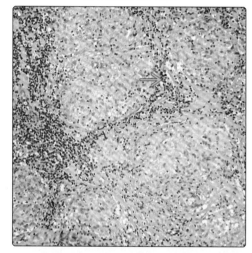

结节病肿大淋巴结：巨细胞

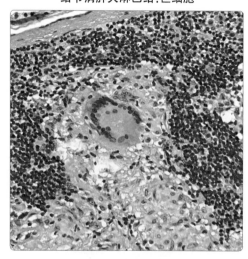

（左）图示结节病累及的淋巴结表现为大量肉芽肿，背靠背密集分布。肉芽肿由上皮样细胞组成，无坏死，周围环绕着一层薄薄的淋巴细胞➡️。（右）图示结节病累及的淋巴结，见朗汉斯多核巨细胞，细胞核在周边排列。注意邻近的组织细胞增生形成肉芽肿，周围围绕着淋巴细胞

淋巴结淋巴瘤发生的梗死

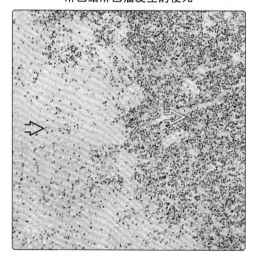

淋巴瘤细胞坏死

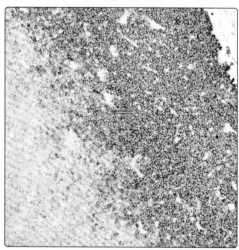

（左）图示弥漫性大 B 细胞淋巴瘤破坏淋巴结结构，肿瘤细胞有不同程度的坏死。许多细胞完全坏死，呈嗜酸性➡️，类似感染性坏死，也可见坏死的淋巴瘤细胞残影➡️。（右）免疫组织化学染色有助于识别坏死的淋巴瘤细胞。图示坏死的淋巴瘤细胞 CD20 阳性➡️

要　点

病因学／发病机制

- 新型隐球菌感染
- 大多数病例与免疫抑制有关
  - \>80%的病例患有艾滋病

临床特征

- 一般预后不良，与免疫抑制程度有关
- 常累及中枢神经系统和呼吸道

镜下特征

- 新型隐球菌
  - 单个酵母菌的窄颈出芽生长
  - 有 $3\sim5\mu m$ 厚的黏多糖荚膜，HE 上有透亮的同心圆结构
  - 在 PAS、GMS、黏蛋白胭脂红染色及 Fontana-Masson 染色中真菌较为明显

- 组织反应
  - 散在或融合的非干酪样肉芽肿
  - 由纤维包裹的胶状液体构成的囊腔
  - 显著免疫缺陷患者的反应通常较轻或极弱
- 细胞学检查
  - 淋巴结针吸细胞学检查有助于诊断
  - 支气管肺泡灌洗对肺部疾病诊断具有重要价值
  - 脑脊液涂片显示直径 $5\sim20\mu m$ 的球形、微囊化的酵母细胞

辅助检查

- 真菌培养对于鉴定至关重要
- 血清和其他体液中的真菌抗原

主要鉴别诊断

- 结核性淋巴结炎
- 荚膜组织胞浆菌性淋巴结炎

新型隐球菌的电镜照片

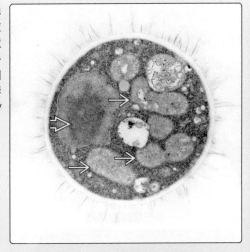

扫描电镜照片

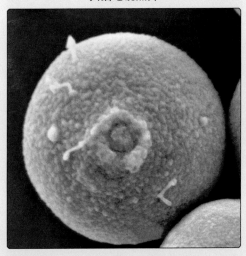

(左) 透射电镜显示新型隐球菌酵母的细胞核➡、线粒体➡和包裹细胞壁的钉状荚膜(比例尺：1μm) (Courtesy X. Lin, PhD.) (右) 扫描电镜显示新型隐球菌酵母的出芽生长 (Courtesy X. Lin, PhD.)

骨髓中的新型隐球菌

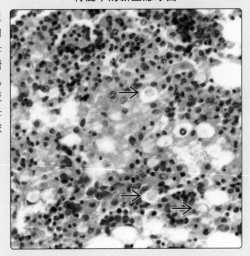

骨髓黏液卡红染色

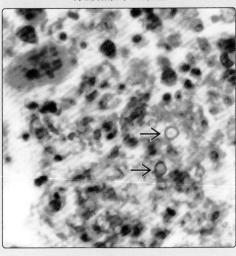

(左) 骨髓活检标本显示组织细胞浸润，见散在分布的透亮的、同心圆形态的酵母型真菌，有一层厚的黏多糖荚膜，为新型隐球菌➡。 (右) 骨髓活检标本的黏液卡红染色显示红色的酵母型真菌➡，支持为新型隐球菌

术语

定义

- 淋巴结新型隐球菌感染

病因学/发病机制

新型隐球菌感染

- 腐生真菌
- 每年报告的死亡人数约为 50 万人
- 新型隐球菌遍布全世界
  - 常见于鸟巢、鸽子粪便和桉树中
    - DNA 酶的高表达使真菌在禽类排泄物中得以存活
- 通过气溶胶传播到肺
  - 感染从肺部扩散到区域淋巴结；继而扩散至全身
    - 真菌在组织细胞内传播
- 感染患者中潜在的免疫抑制非常常见
  - >80%的患者患艾滋病
    - 所有艾滋病患者中有 7%~15%被感染
  - 发达国家的感染率较以前降低
    - 随着抗逆转录病毒疗法的出现
- 其他患者风险组包括
  - 医源性免疫抑制
    - 器官移植、免疫抑制疗法
  - 恶性肿瘤、结缔组织病、妊娠
- 细胞免疫对控制感染至关重要

临床特征

表现

- 受累器官
  - 常见：中枢神经系统（CNS）和呼吸系统
    - 脑膜炎、肺炎或肺结节
  - 其他：皮肤、前列腺、眼、骨骼、尿路、血液

实验室检查

- 培养
  - 固体琼脂平板在 72 小时内生长菌落
    - 如果患者接受系统性抗真菌治疗，可能需要 1 周时间
  - 黏液特征的菌落
  - 显微镜下，可见大小不等的（4~10μm）的球形酵母被厚厚的多糖荚膜包裹
  - 可通过 DNA 杂交试验进行确定
- 血清和其他体液中的真菌抗原可通过乳胶凝集、酶免疫分析等方法检测
- 毒力与多糖荚膜、黑色素，以及漆酶、脱氧核糖核酸酶、脂肪酶和蛋白酶等酶的产生有关
  - 黑色素和漆酶保护真菌免受氧化损伤；有助于抵抗两性霉素

治疗

- 轻中度肺疾病

  - 唑类（氟康唑和伊曲康唑）或两性霉素
- 免疫低下宿主的严重疾病、中枢神经系统疾病
  - 两性霉素（HIV 阳性患者联合氟胞嘧啶），然后是氟康唑
- 新型隐球菌抗原检查和早期抗真菌药物应用可以降低脑膜脑炎发病率

预后

- 一般较差；与免疫抑制程度有关

影像学

X 线所见

- 孤立性或多发性肺结节、浸润、空洞和实变
- 胸腔积液、肺门淋巴结肿大、支气管内病变和肺不张

镜下特征

组织学特征

- 梭菌形态
  - 单个酵母菌有窄颈出芽现象
  - PAS 和黏液卡红染色荚膜呈红色
  - 有 3~5μm 厚的黏多糖荚膜，HE 上有透亮的同心圆结构
  - GMS 和 Fontana-Masson 染色细胞壁呈黑色
- 组织反应
  - 非干酪样慢性肉芽肿性炎
    - 淋巴细胞、上皮样细胞和多核巨细胞
  - 由变性酵母菌释放的胶状液体聚集形成的囊性结构
  - 无荚膜的菌株往往会引起更显著的肉芽肿反应
  - 巨噬细胞和具有 Th1 和 Th17 的 CD4 T 细胞对宿主的保护性免疫反应

细胞学特征

- 淋巴结或其他部位的细针穿刺活检可查到菌体
- 支气管肺泡灌洗对肺部疾病的诊断具有重要价值
- 印度墨水涂片可见直径为 5~20μm 的球形微囊化酵母细胞

鉴别诊断

结核性淋巴结炎

- 典型的肉芽肿和中心干酪样坏死
- Ziehl-Neelsen、Kinyoun 和 Fite-Faraco 等抗酸染色阳性

荚膜组织胞浆菌性淋巴结炎

- 菌体形态略大于新型芽孢杆菌；无荚膜

参考文献

1. Almeida F et al: Virulence-associated enzymes of Cryptococcus neoformans. Eukaryot Cell. 14(12):1173-85, 2015
2. Kaplan JE et al: Cryptococcal antigen screening and early antifungal treatment to prevent cryptococcal meningitis: a review of the literature. J Acquir Immune Defic Syndr. 68 Suppl 3:S331-9, 2015
3. Zhang M et al: Dancing cheek to cheek: Cryptococcus neoformans and phagocytes. Springerplus. 4:410, 2015
4. Chayakulkeeree M et al: Cryptococcosis. Infect Dis Clin North Am. 20(3):507-44, v-vi, 2006

新型隐球菌的平板培养

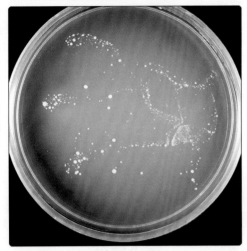

新型隐球菌酵母

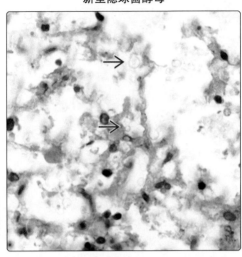

(左)37℃下平板培养显示生长的新型隐球菌呈黏液样外观。有些菌株缺少荚膜,缺乏黏液样外观(Courtesy W. Kaplan,CDC Public Health Image Library.)
(右)尸检病例淋巴结 HE 染色显示球形的酵母型新型隐球菌➡。图片中的组织有明显的自溶改变

黏液卡红染色

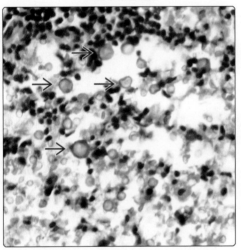

心肌内的新型隐球菌

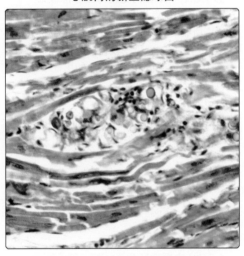

(左)尸检病例淋巴结的黏液卡红染色显示许多酵母型的真菌,形态符合新型隐球菌。图示红色多糖是菌体厚荚膜的一部分➡。
(右)尸检病例心脏组织进行黏液卡红染色,显示心肌内红色的酵母型新型隐球菌

新型隐球菌肺炎的 CT 扫描图像

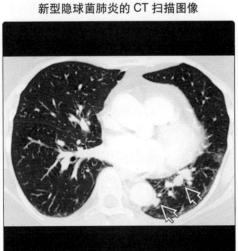

肺内新型隐球菌的 GMS 染色

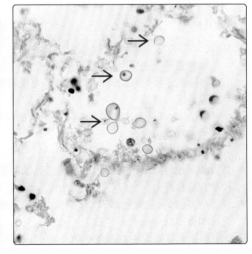

(左)肺部 CT 扫描显示,由于新型隐球菌感染(隐球菌性肺炎),左肺内有多个结节➡。(右)GMS 染色显示肺泡腔内的酵母型真菌,形态符合新型隐球菌,菌体的胞壁被染成了黑色➡

新型隐球菌性淋巴结炎

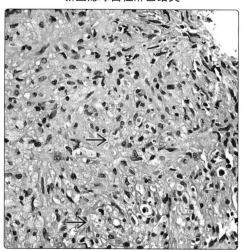

新型隐球菌性淋巴结炎的 GMS 染色

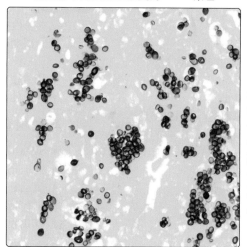

（左）慢性淋巴细胞性白血病患者应用环磷酰胺联合利妥昔单抗治疗后,腹膜后淋巴结呈肉芽肿性炎。一些组织细胞的胞质呈空泡状➡,但没有发现菌体。GMS 染色可突显酵母,而血清学检查示新型隐球菌阳性。（右）GMS 突显多簇状聚集的小酵母。血清学检查示新型隐球菌阳性。无荚膜的菌株更易引起肉芽肿性炎

支气管肺泡灌洗液中的新型隐球菌

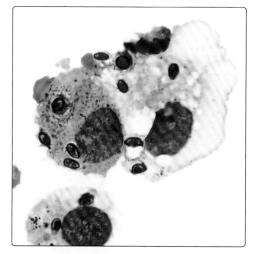

新型隐球菌的墨水涂片

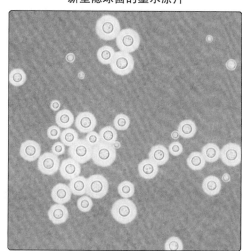

（左）支气管肺泡灌洗标本的瑞氏-吉姆萨染色显示组织细胞内有大量菌体,位于组织细胞胞质内,形态符合新型隐球菌。（右）新型隐球菌的浅色印度墨水染色显示菌体周围有厚厚的荚膜。（Courtesy L. Haley, CDC Public Health Image Library.）

脑磁共振图像

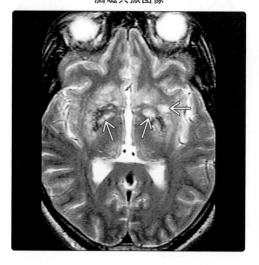

脑新型隐球菌假性囊肿

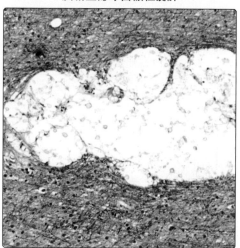

（左）HIV 阳性的新型隐球菌感染患者,脑 T2 加权影像显示多个异常高信号区➡,证实为新型隐球菌胶状假性囊肿。（右）坚牢蓝染色显示脑白质内有新型隐球菌胶状假性囊肿。凝胶状物质中可见许多酵母型菌体,形态符合新型隐球菌

要　点

病因学/发病机制

- 弓形体病是世界范围内常见的寄生虫病
- 猫是有性生殖阶段的最终宿主
- 含有滋养体的卵囊随粪便排出
- 人类从受污染的土壤或未煮熟的肉中感染卵囊

临床特征

- 大多数患者病程为自限性
- 儿童和年轻人(65%)最常受到感染
- 单侧淋巴结肿大,通常为颈后淋巴结
- 一般为机会性感染
- 在免疫功能正常的人中,感染是自限性的

镜下特征

- 诊断三联征
  - 旺炽性反应性滤泡增生
  - 窦内单核样 B 细胞增生
  - 副皮质区上皮样细胞
    - 长入生发中心
- 无多核巨细胞;无坏死
- 大量的上皮样细胞分布于滤泡间和副皮质区

辅助检查

- Sabin-Feldman 染色试验
- 前 3 个月 IgM 筛查抗体试验呈阳性
- 酶免疫分析显示弓形体特异性抗体阳性
- 抗弓形体免疫组织化学显示寄生虫的存在
- PCR 可检测弓形体基因组

主要鉴别诊断

- HIV 淋巴结炎
- 皮病性淋巴结炎
- 利什曼病淋巴结炎

弓形体性淋巴结炎

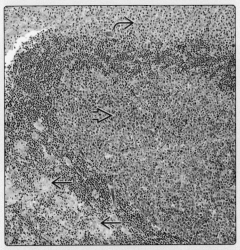

弓形体:可染小体

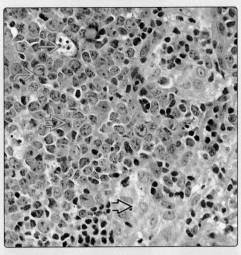

(左)图示弓形体性淋巴结炎,淋巴滤泡体积增大,生发中心反应性增生➡️,见成簇的组织细胞➡️和单核样细胞➡️。(右)增大的反应性生发中心➡️内有大的中心母细胞➡️和散在的可染小体巨噬细胞➡️。图中显示小簇组织细胞长入生发中心➡️

弓形体假囊

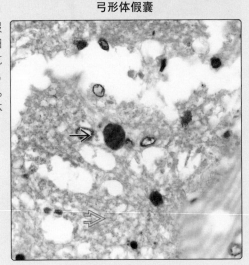

弓形体免疫组织化学

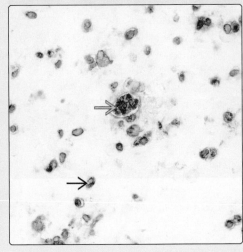

(左)图示含有滋养体的假囊➡️和背景内的脑实质细胞➡️。(右)用抗弓形体抗体进行免疫组织化学染色,显示含有滋养体的假囊➡️。背景中可见散在的滋养体➡️

术语

同义词

- 弓形体性淋巴结炎
- 腺弓形体病
- Piringer-Kuchinka 淋巴结病

定义

- 弓形体感染引起的淋巴结炎

病因学/发病机制

弓形体感染

- 弓形体可以感染多种细胞
- 猫是弓形体有性生殖阶段的终宿主
- 人和动物是中间宿主
  - 人通过食用未煮熟的肉感染弓形体卵囊
- 在人和动物中,卵囊被消化酶降解
  - 滋养体被释放到肠道中
    - 虫体被巨噬细胞吞噬
    - 通过淋巴管和血管传播到其他器官
- 在免疫功能正常的患者中,速殖子通常在宿主体内增殖成为包囊
  - 感染得到控制
  - CD40 激活巨噬细胞自噬杀灭寄生虫
- 在免疫功能低下患者中,速殖子广泛传播,引起急性感染

临床特征

流行病学

- 发病率
  - 弓形体病是世界范围内一种常见的寄生虫病
    - 在温暖潮湿的气候中更为普遍
  - 一般是机会性感染
    - 患者常有潜在的免疫缺陷病
  - 在美国,弓形体病是最常见的寄生虫感染
    - 50%的美国人有弓形体血清抗体,这是慢性感染的证据
  - 弓形体可由母体经胎盘传播给胎儿
    - 妊娠早期感染对胎儿的潜在损害最大
    - 血清阳性的母亲有死产的风险
  - 极少数情况下,弓形体感染可以通过移植器官传播
  - 活动性感染可能是早期感染重新激活的结果
    - 在癌症和糖尿病患者中较常见
- 年龄
  - 儿童和年轻人最常受到影响
- 性别
  - 没有性别差异

部位

- 通常累及淋巴结
  - 颈后淋巴结是特征性部位
    - 通常是单侧
  - 全身淋巴结都可能受累
  - 其他颈部、锁骨上、枕部、腮腺、乳房内区域淋巴结
  - 也可见全身性淋巴结肿大或肝脾大,但很少见

表现

- 免疫功能正常的人感染通常无症状
- 或症状较轻,表现为身体不适、发热、肌肉痛

实验室检查

- Sabin-Feldman 染色试验
  - 高灵敏度和特异性
    - 主要在实验室中使用
- 弓形体抗体可用酶免疫分析法或间接免疫荧光法检测
  - 世界卫生组织建议使用国际标准来校准检测
    - 抗体水平须以 1U/mL 为单位报告
    - 参考范围由制造商提供
  - 感染后几天内出现 IgM 抗体
  - IgG 抗体阳性出现在感染后 6~8 周
  - 血清学检查难以确诊
- 乳胶凝集试验和酶联免疫吸附试验较可靠
- PCR 可用于扩增弓形体 DNA

治疗

- 乙胺嘧啶/磺胺嘧啶

预后

- 在免疫功能正常的患者中,感染通常是自限性的
- 在免疫功能缺陷的患者中,急性传播的风险很大
  - 常表现为脑炎、脉络膜视网膜炎、肺炎和心脏受累
  - 严重时可因上述情况而死亡

镜下特征

组织学特征

- 淋巴结
  - 结构:保存
  - 包膜/被膜:很少受累
  - 淋巴窦:因单核样 B 细胞增生而扩张
    - 细胞体积大,边界清晰,胞质透亮,核小而深染
  - 滤泡:旺炽性反应性滤泡增生
    - 大量可染小体巨噬细胞
    - 生发中心边缘可以不规则,套区不明显
  - 滤泡间和副皮质区有大量上皮样细胞
    - 长入生发中心
    - 形成<25 个上皮样细胞的小团(微小肉芽肿)
  - 髓索中有浆细胞和免疫母细胞
  - 弓形体包囊和缓殖子很少见(1%的病例)
  - 无坏死
  - 无典型肉芽肿形成
  - 无多核巨细胞;无纤维化

细胞学特征

- 淋巴结细针穿刺活检可确诊
  - Diff-Quik 涂片显示多形性细胞群
    - 小淋巴细胞和大淋巴细胞

　　－ 上皮样细胞团（微小肉芽肿）
- 少见情况下可有弓形体包囊

辅助检查

免疫组织化学

- 弓形体抗体可以用来检测组织中的弓形体

PCR

- 弓形体基因组通过常规和嵌套式聚合酶链反应检测

电子显微镜

- 弓形体具有典型特征
  - 成对的细胞器，致密体
  - 圆锥形核在圆形末端
  - 双层薄膜

鉴别诊断

HIV 淋巴结炎

- HIV 感染的早期有与弓形体病相似的变化
- 旺炽性反应性滤泡增生
- 窦内和副皮质区单核样 B 细胞增生
- 上皮样细胞可有可无
- HIV p24 免疫组织化学染色阳性

利什曼病淋巴结炎

- 组织学表现与弓形体病非常相似
- 通常有多核巨细胞
- 组织细胞胞质内可见 Leishman-Donovan 小体

皮病性淋巴结炎

- 副皮质区分布
  - 有多量扭曲核的组织细胞
    - S100 蛋白（+），CD1a（部分+）
  - 黑色素颗粒

结节病

- 与弓形体病不同，具有典型的肉芽肿
- 常见多核巨细胞
- 单核样 B 细胞增生无或少见

系统性红斑狼疮性淋巴结病

- 副皮质区坏死；±苏木素小体
- 有系统性红斑狼疮的临床病史和血清学表现

传染性单核细胞增多症

- 副皮质区多形性淋巴细胞增生
- 大量免疫母细胞和灶状坏死
- 无上皮样细胞长入生发中心
- EB 病毒（EBV）感染阳性
  - EBER 原位杂交是 EBV 感染的敏感检查方法

非霍奇金淋巴瘤

- 许多非霍奇金淋巴瘤类型中可以出现上皮样细胞簇

- 外周 T 细胞淋巴瘤的淋巴上皮样变异型
  - 所谓的 Lennert 淋巴瘤
- 淋巴结结构破坏
- 单核样 B 细胞无增生或轻度增生
- T 细胞标志物异常表达
- 单克隆性 T 细胞受体重排

结节性淋巴细胞为主型霍奇金淋巴瘤

- 可见多量上皮样细胞
- 紧密的、境界不清的模糊大结节，缺乏套区
  - 结节中有滤泡树突细胞网
- 可见淋巴细胞为主型细胞（LP 细胞）
  - 亦称"爆米花细胞"或淋巴细胞和组织细胞（L&H 细胞）
  - CD20（+），PAX5（强+），CD45/LCA（+）

经典型霍奇金淋巴瘤

- 可见多量上皮样细胞
- 在混合细胞型霍奇金淋巴瘤中最常见
- 可见 RS 细胞和霍奇金细胞
  - CD15（+），CD30（+），CD45/LCA（−）

诊断依据

临床相关病理特征

- 持续性单侧淋巴结肿大
  - 常累及颈后淋巴结

病理学精要

- 组织学三联征是弓形体淋巴结炎的典型特征，与患者血清学表现相关
  - 淋巴结反应性滤泡增生
  - 显著的反应性滤泡增生
  - 窦内单核样 B 细胞增生
  - 副皮质区上皮样细胞长入生发中心

参考文献

1. Bowen LN et al: HIV-associated opportunistic CNS infections: pathophysiology, diagnosis and treatment. Nat Rev Neurol. 12(11):662-674, 2016
2. Dard C et al: Relevance of and new developments in serology for toxoplasmosis. Trends Parasitol. 32(6):492-506, 2016
3. Hou JH et al: Decline in ocular toxoplasmosis over 40 years at a tertiary referral practice in the United States. Ocul Immunol Inflamm. 1-7, 2016
4. Liu E et al: Identification of signaling pathways by which CD40 stimulates autophagy and antimicrobial activity against Toxoplasma gondii in macrophages. Infect Immun. 84(9):2616-26, 2016
5. Cañón-Franco WA et al: An overview of seventy years of research (1944-2014) on toxoplasmosis in Colombia, South America. Parasit Vectors. 7:427, 2014
6. Muniz-Feliciano L et al: Toxoplasma gondii-induced activation of EGFR prevents autophagy protein-mediated killing of the parasite. PLoS Pathog. 9(12):e1003809, 2013
7. Boothroyd JC: Toxoplasma gondii: 25 years and 25 major advances for the field. Int J Parasitol. 39(8):935-46, 2009
8. Eapen M et al: Evidence based criteria for the histopathological diagnosis of toxoplasmic lymphadenopathy. J Clin Pathol. 58(11):1143-6, 2005
9. Held TK et al: Diagnosis of toxoplasmosis in bone marrow transplant recipients: comparison of PCR-based results and immunohistochemistry. Bone Marrow Transplant. 25(12):1257-62, 2000

刚地弓形体：生活史

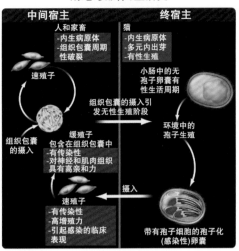

弓形体病：上皮样细胞

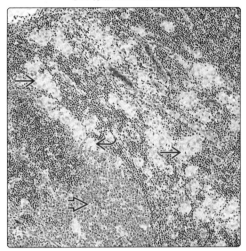

（左）图示刚地弓形体的生活史。感染阶段为速殖子、组织包囊中的缓殖子和孢子化卵囊中的子孢子。

（右）图示弓形体性淋巴结炎。淋巴结滤泡间区可见大量成簇的上皮样细胞➡，并见一簇上皮样细胞➡长入生发中心➡

弓形体病：微小肉芽肿

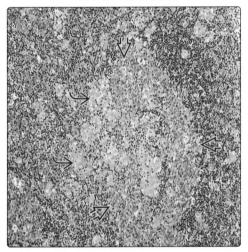

弓形体病：单核样 B 细胞

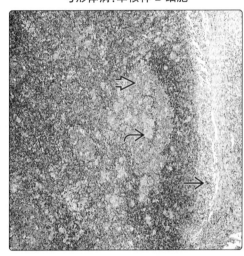

（左）弓形体性淋巴结炎病例中，生发中心➡内可见微小肉芽肿➡。（右）本例弓形体性淋巴结炎的组织学三联征表现为淋巴滤泡反应性增生➡、副皮质区上皮样细胞簇长入滤泡➡和单核样 B 细胞增生致使被膜下窦扩张➡

弓形体病：淋巴窦开放

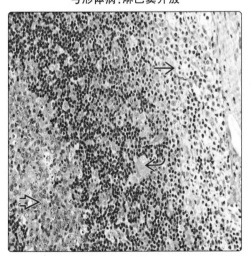

上皮样细胞

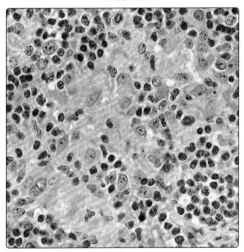

（左）高倍镜下，弓形体性淋巴结炎的淋巴结皮质区可见反应性增生的滤泡生发中心➡、上皮样细胞➡和单核样 B 细胞增生致使淋巴窦扩张➡。（右）HE 染色图示弓形体性淋巴结炎，上皮样细胞增生，而无肉芽肿形成

单核样 B 细胞

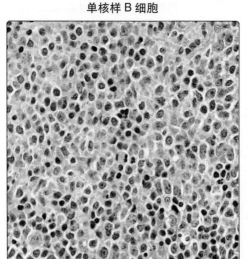

B 细胞和组织细胞

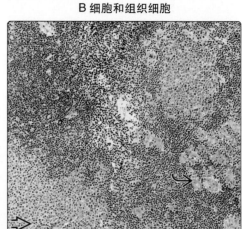

(左)弓形体性淋巴结炎,图示大量单核样 B 细胞。这些细胞单形,胞质较丰富、淡染;胞核呈椭圆形至不规则形、深染,位于中央。
(右)弓形体性淋巴结炎中可见单核样 B 细胞⤳和散在的上皮样细胞⇗

微小肉芽肿

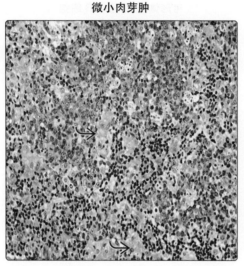

反应性生发中心

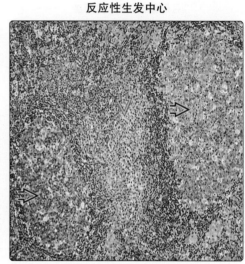

(左)图示弓形体性淋巴结炎的微小肉芽肿⇗。无多核巨细胞、坏死或干酪性病变。(右)单核样细胞⤳位于弓形体性淋巴结炎的两个大的反应性生发中心之间⇗

弓形体假性包囊

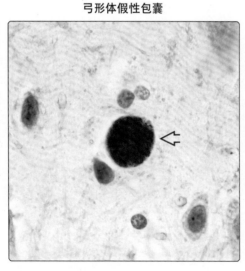

Lennert 淋巴瘤:上皮样细胞

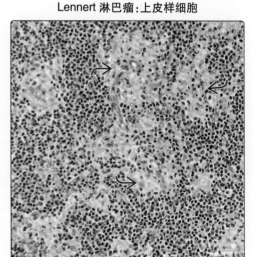

(左)抗弓形体免疫组织化学染色有助于检测弓形体感染。图示一名免疫抑制患者的脑部尸检,可见含有缓殖子的假性包囊⇦。
(右)本例外周 T 细胞淋巴瘤,淋巴上皮样亚型(Lennert 淋巴瘤)中可见上皮样细胞簇⇗。本例中的淋巴结结构破坏,缺少反应性滤泡增生

旺炽性滤泡增生

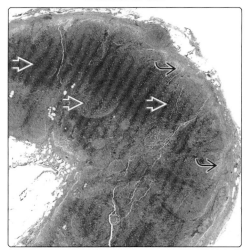

HIV 淋巴结炎

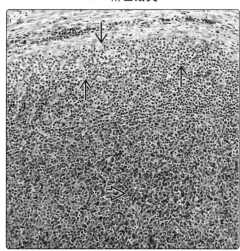

（左）低倍镜图示一例 HIV（+）患者的淋巴结活检标本。淋巴结旺炽性滤泡增生➡和单核样 B 细胞增生➡，具有与弓形体性淋巴结炎相同的特征。（右）高倍镜图示淋巴结被膜下窦➡内单核样 B 细胞增生。图中见一个反应性生发中心➡，周围的套区形成不良

HIV 感染：上皮样细胞

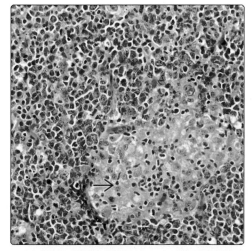

皮病性淋巴结炎

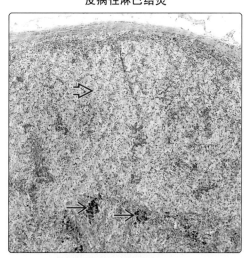

（左）图示一例 HIV（+）患者的淋巴结活检样本。生发中心内有成簇的上皮样细胞➡。HIV 淋巴结炎的病例可以表现出典型的弓形体性淋巴结炎的组织学三联征。（右）图示一例皮病性淋巴结炎，副皮质区明显扩大，组织细胞➡增生，见黑色素沉着➡

皮病性淋巴结炎

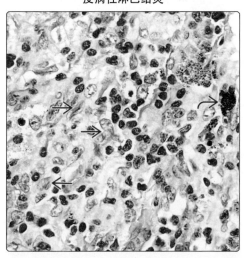

经典型霍奇金淋巴瘤

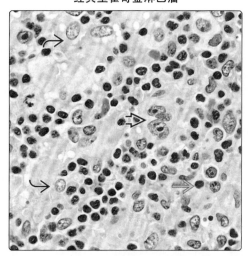

（左）图示皮病性淋巴结炎中，见交指状树突细胞和朗格汉斯细胞➡增生，细胞核扭曲，胞质丰富。可见黑色素沉着➡。（右）经典型霍奇金淋巴瘤累及淋巴结，见一个多分叶核的 RS 细胞➡，背景中可见大量上皮样细胞➡和小淋巴细胞➡

要 点

病因学/发病机制

- 两种:粗球孢子菌和波萨达斯球孢子菌(*Coccidioides posadasii*)
  - 粗球孢子菌分布于美国西南部
- 半干旱至干旱地区的地方病
  - 生长在温暖的沙质土壤中
  - 夏季炎热,冬季温和,年降雨量小于 50cm 的地区
- 高危因素包括
  - 职业性土壤暴露
  - 免疫功能低下
  - 妊娠
- 粗球孢子菌属双相型真菌
  - 菌丝型
  - 节孢子
  - 小球体的孢子型

临床特征

- 询问旅行史

- 60%的感染无症状

镜下特征

- 早期急性期:中性粒细胞、组织细胞、嗜酸性粒细胞
- 肉芽肿期
- 进展期表现为圆形球体(10~100μm)
  - 球体内的内生孢子的识别诊断
- 内部和外部的内生孢子(2~5um)

辅助检查

- 荧光增白剂(CFW)染色敏感
- GMS 和 PAS 染色可以显示球体
- 培养效果不定,取决于疾病的部位和阶段

主要鉴别诊断

- 结核性淋巴结炎
- 荚膜组织胞浆菌性淋巴结炎
- 结节病
- 组织细胞性坏死性淋巴结炎

粗球孢子菌:淋巴结

粗球孢子菌:淋巴结内的肉芽肿

(左)粗球孢子菌性淋巴结炎的肉芽肿期,低倍镜图示许多界限清楚的肉芽肿,中央坏死灶➡,周围组织细胞增生。(右)高倍镜图示肉芽肿中央为干酪样坏死,周围多层浅染的上皮样细胞增生

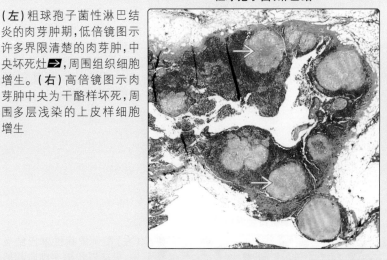
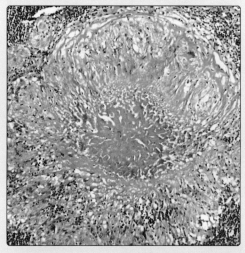

粗球孢子菌小球体:PAS 染色

粗球孢子菌小球体:荧光增白剂

(左)PAS 染色显示粗球孢子菌的厚壁球体,包含内生孢子。注意周围的中性粒细胞反应。(右)荧光增白剂染色显示小球体内含有内生孢子(Courtesy B. J. Harrington,MD.)

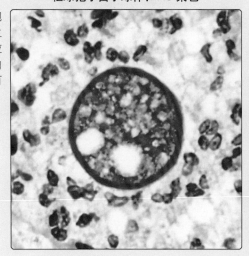
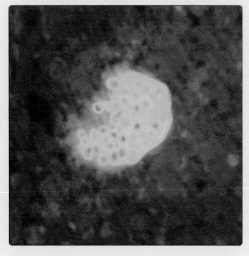

术语

定义

- 粗球孢子菌或波萨达斯球孢子菌感染引起的淋巴结炎症

病因学/发病机制

感染原

- 两种
  - 粗球孢子菌,主要存在于美国的加利福尼亚州
  - 波萨达斯球孢子菌,分布在其他地区

流行病学

- 半干旱至干旱地区特有的地方病
  - 美国西南部
  - 南美洲部分地区
- 菌体
  - 生长在温暖的沙质土壤中
  - 夏季炎热、冬季温和、年降雨量小于 50cm 的地区流行
  - 海拔 1.13km 以上的地方不能生长
  - 沙尘暴、地震和干旱之后可能会暴发疫情
- 高危因素包括
  - 职业性土壤暴露
    - 农民
    - 军人
    - 考古学家
  - 由于以下原因导致的免疫功能受损
    - 器官移植
    - 免疫抑制剂
    - 艾滋病
    - 恶性肿瘤
  - 妊娠
- 高风险传播人群
  - 菲律宾人
  - 非裔美国人
  - B 型血型的人
- 由于以下原因,美国的发病率迅速上升
  - 居住在疫区
  - 免疫缺陷患者的不断增多
  - 无人居住地区的新建建筑导致节孢子传播
- 因出行增加而在非流行区发现的病例
  - 询问旅行史
  - 应高度怀疑

发病机制

- 属双相型真菌
- 菌丝期
  - 在土壤中生长
  - 分枝状,分离菌丝
  - 可以在干燥的沙漠土壤中存活数年
  - 在降雨后繁殖,形成节孢子
- 节孢子
  - 由空的薄壁细胞(分离体)分隔

- 散播到空气中被人吸入
  - 在肺内转变为多核小球体
- 球体期
  - 形成厚囊壁
  - 分裂形成许多内孢子
  - 裂开并释放内孢子
    - 形成新的小球体
    - 通过血液传播到脑膜、骨骼、皮肤和软组织
- 细胞免疫对控制感染十分重要
- 60%的患者为无症状原发性肺部感染
- 感染过程通常是自限性的,没有后遗症
- 局部病变(球虫瘤)可能持续存在

报告注意事项

- 粗球孢子菌和波萨达斯球孢子菌被美国列为潜在的生物恐怖制剂
- 实验室必须在 7 日内向疾控中心报告检查结果

安全注意事项

- 实验室工作人员有意外暴露的风险
- 推荐使用生物安全等级为二级的实验方法和设施
- 在二级生物安全柜内进行临床材料的操作

临床特征

表现

- 一般情况
  - 各种症状和体征
    - 类似于社区获得性肺炎
  - 60%的患者没有症状
  - 感染通常是自限性感染,且容易误诊
  - <5%的有症状患者存在播散性疾病
- 急性肺炎
  - 在吸入节孢子后 1~3 周出现
  - 极度疲劳
  - 曾到疫区旅行的患者,肺叶有浸润性病变和淋巴结肿大时,要警惕该病
  - 5%~10%的病例有胸腔积液
  - 多形性红斑、结节性红斑、中毒性红斑(免疫介导)
- 弥漫性肺炎
  - 病因
    - 吸入大量节孢子
    - 血源性传播
    - 免疫功能缺陷
  - 重病、高热、呼吸困难、低氧血症
  - 可进展为急性呼吸窘迫综合征
- 慢性进行性肺炎
  - 少部分患者疾病持续时间超过 3 个月
  - 持续咳嗽、咳痰、咯血
  - 体重下降
  - 血清学检测呈阳性
- 肺结节和空洞
  - 可为原发性感染的首发表现
  - 可发生于免疫功能正常者病原体消除后

- ○ 1~2cm 的结节或空洞;可能会消散或增长
- ○ 通常无症状
- ○ 可出现咳嗽、胸痛和咯血
- ○ 靠近胸膜表面的空洞破裂可导致液气胸
- 肺外非中枢神经系统疾病
  - ○ 出现在<5%的免疫正常患者和高危人群中
  - ○ 累及皮肤、淋巴结、骨骼和关节
  - ○ 在肺部症状出现几个月后被确诊
  - ○ 可能需要手术切除
- 中枢神经系统疾病
  - ○ 肉芽肿性脑膜炎或球虫瘤
  - ○ 头痛、精神状态改变、神经功能缺陷
  - ○ 血清学检查对诊断至关重要

实验室检查

- 外周血
  - ○ 红细胞沉降率升高;±嗜酸性粒细胞增多症
- 胸腔积液
  - ○ 常是渗出性的;±嗜酸性粒细胞增多症
- 脑脊液(CSF)
  - ○ 白细胞增多,主要是淋巴细胞
  - ○ 蛋白质含量增多,血糖含量降低
- 光镜
  - ○ 进展期表现为圆形小球体(10~100μm)
    - 细胞内、外内生孢子(2~5μm)
    - 内生孢子是感染的诊断
      - □ 少数没有内部结构的小球体是诊断依据
    - 不成熟的小球体相似于芽孢菌
    - 无小球体的内生孢子(特别是在脑脊液中)可相似于荚膜组织胞浆菌、新型隐球菌、假丝酵母菌
    - 巨细胞或微脓肿中可见小球体
    - 干酪样、钙化或液化性病灶中不太可能发现小球体
  - ○ 菌丝型可见于
    - 陈旧性空洞性肺病变的边缘
    - 皮肤病变;中枢神经系统感染的脑脊液
  - ○ 没有小球体的菌丝型不能诊断
  - ○ 培养的分离物显示为细长、透明和分隔的菌丝
  - ○ 节孢子
    - 单细胞,桶形[(3~4)×(3~6)μm]
    - 从侧枝长出
    - 与薄壁的空分离体细胞交替出现
    - 成熟时释放
  - ○ CFW 荧光
    - 结合真菌细胞壁中的甲壳素和纤维素
    - 敏感而快速;可以给植物材料染色
    - 可用于组织、体液、呼吸道分泌物检测
  - ○ KOH 湿片法
    - 没有 CFW 那么敏感
  - ○ GMS 染色
    - 最敏感的组织病理学染色
    - 可能会使小球体内的内生孢子变得模糊
  - ○ PAS 染色
    - 真菌染色为红色
    - 可显示真菌形态

- ○ 乳酚棉蓝染色
  - 在从培养分离物中制备的载玻片上染色
- 培养
  - ○ 2~16 天内形成菌落
    - 初期白色至乳白色,有光泽,无毛,有韧性
    - 4~5 天后,形成具有丝状区域的离散同心环,其中包含
      - □ 节孢子(桶形,夹杂有鬼影细胞)
      - □ 也有报告称形成棕褐色、黄色、淡褐色至灰褐色的菌落
    - 老化后会出现木质感
  - ○ 各种标本中均可发现菌体
  - ○ 菌体在呼吸道标本中含量最高,血液中含量最低
  - ○ 由于真菌密度低,中枢神经系统通常为阴性
  - ○ 有可能存在混合菌群的标本应另外接种到选择性培养基上
  - ○ 培养基包含
    - BHI 琼脂
    - 马铃薯葡萄糖琼脂(PDA)或马铃薯片琼脂(PFA)
    - 沙氏葡萄糖琼脂(SDA)(选择性和非选择性)
    - 血琼脂
    - 巧克力琼脂
    - 缓冲炭-酵母提取物(选择性和非选择性)
    - Bordet-Gengou 和 Regan-Lowe 培养基(选择性和非选择性)
- 分子研究
  - ○ AccuProbe 核酸杂交试验(Gen-Probe,加利福尼亚州圣地亚哥,美国)用于确认分离株
  - ○ 有报道用于粗球孢子菌或波萨达斯球孢子菌属水平的鉴定
  - ○ 使用与真菌 rRNA 互补的化学荧光标记的单链 DNA 探针
  - ○ 尚无可用于外科组织的商品化试剂
- 血清学
  - ○ 体液免疫
    - 非保护性
    - 反映疾病负荷
    - 用于诊断和预测预后
    - 包括早期的 IgM 抗体和晚期的 IgG 抗体
  - ○ 血清学检查不是 100%敏感
  - ○ 免疫功能缺陷患者的反应较弱或缺乏
  - ○ 阳性结果对诊断可能有帮助
  - ○ 阴性结果不能排除疾病,特别是在病程早期
  - ○ 酶免疫分析(EIA)
    - 可以检测到 IgM 和 IgG
    - 最灵敏的方法
    - 阳性结果,特别是 IgM 的阳性结果,可能不太特异
    - 对荚膜组织胞浆菌和巴西副球孢子菌的交叉反应可产生假阳性
    - 如果在临床上与诊断不相符,则需要通过免疫扩散或补体结合试验进行确认
    - 定性;非定量
  - ○ 免疫扩散(IMDF)
    - 可以检测到 IgM 和 IgG
    - 要求保温培养期长达 4 天,以排除阴性结果
    - 可以改进为量化抗体滴度
    - 当补体结合试验不能用于具有抗补体活性的血清时很有用

○ 补体结合
- 灵敏度低于 EIA 和 IMDF 试验
- 对脑膜疾病的诊断必不可少
○ 理想情况下,应在可进行高容量试验的推荐实验室中操作
○ IgM
- 50%的人在第一周被检测到;90%的人在第三周被检测到
- 常用管状沉淀素法
- EIA 和胶乳凝集试验敏感性高但特异性较差
○ IgG
- 发病后 8~28 周进行补体结合检测
- 灵敏度较低
- 提示免疫反应的强度
- 在免疫功能缺陷的患者中可能不可靠
- 可能会在几年内保持阳性
- 定量滴度
- 可用序列样本评估免疫功能正常患者的治疗反应
- 滴度为 1∶2 或 1∶4 提示预后较好
- 滴度为 1∶16 或更高提示播散性疾病
- 来自患者的序列样本必须由同一实验室进行平行测试
- 细胞介导的免疫
○ 使用真菌特异性抗原进行细胞介导的细胞反应的皮肤试验
○ 目前在美国不可用

治疗

- 唑类药物
○ 慢性肺疾病
○ 慢性播散性疾病
○ 中枢神经系统疾病
- 两性霉素 B
○ 急性进展性或持续性肺炎

影像学

急性肺炎

- 肺叶、肺段或亚段性浸润
- 25%的病例出现肺门或气管旁淋巴结肿大

弥漫性肺炎

- 双侧弥漫性小的"毛茸茸"结节

慢性进展性肺炎

- 致密的单灶性或多灶性实变灶
- 空洞

肺结节和空洞

- 表现为硬币状的病变,可疑为肿瘤
- 破裂会导致气胸、胸腔积液

中枢神经系统

- 脑膜强化
- 脑梗死、脑积水

镜下特征

组织学特征

- 免疫功能正常者有两个炎症阶段
○ 早期急性期
- 菌体周围中性粒细胞、组织细胞,偶尔也有嗜酸性粒细胞浸润
○ 肉芽肿期
- 可见含有内孢子的小球体
- 散在或融合性肉芽肿;±干酪样坏死
- 淋巴细胞、浆细胞、上皮样细胞、大量多核巨细胞
- 菌体用 GMS 染色为黑色,用 PAS 染色为红色

细胞学特征

- 在细针穿刺涂片中可以识别出菌体
- 与组织切片中观察到的浸润细胞相似

鉴别诊断

结核性淋巴结炎

- 肉芽肿,典型的肉芽肿中央有干酪样坏死和朗汉斯巨细胞
- 证实有抗酸杆菌
○ Ziehl-Neelsen、Kinyoun 和 Fite-Faraco 染色
○ 金胺-罗丹明荧光染色

荚膜组织胞浆菌性淋巴结炎

- 菌体形态为圆形或椭圆形,直径为 2~4μm
○ 有窄颈出芽生长

结节病

- 大量肉芽肿,境界清楚,背靠背,坏死少或无
- 散在朗汉斯多核巨细胞

组织细胞性坏死性淋巴结炎

- 斑片状副皮质区坏死,无粒细胞浸润
- 大量核碎裂现象
- 大量的组织细胞,许多具有新月形细胞核(C 形组织细胞)

诊断依据

病理学精要

- 无小球体的内孢子(特别是在脑脊液中)可能与荚膜组织胞浆菌、新型隐球菌、念珠菌相似

参考文献

1. Stockamp NW et al: Coccidioidomycosis. Infect Dis Clin North Am. 30(1):229-46, 2016
2. Twarog M et al: Coccidioidomycosis: recent updates. Semin Respir Crit Care Med. 36(5):746-55, 2015
3. Brown J et al: Coccidioidomycosis: epidemiology. Clin Epidemiol. 5:185-97, 2013
4. Saubolle MA et al: Epidemiologic, clinical, and diagnostic aspects of coccidioidomycosis. J Clin Microbiol. 45(1):26-30, 2007
5. Saubolle MA: Laboratory aspects in the diagnosis of coccidioidomycosis. Ann N Y Acad Sci. 1111:301-14, 2007

粗球孢子菌性淋巴结炎:肉芽肿

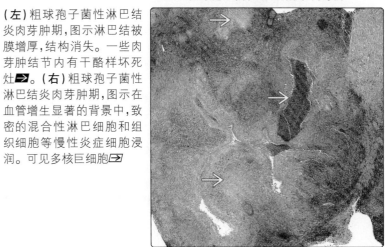

粗球孢子菌性淋巴结炎:巨细胞

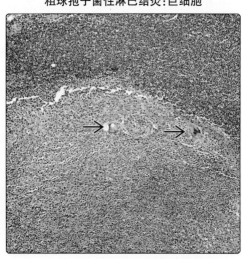

(左)粗球孢子菌性淋巴结炎肉芽肿期,图示淋巴结被膜增厚,结构消失。一些肉芽肿结节内有干酪样坏死灶➡。(右)粗球孢子菌性淋巴结炎肉芽肿期,图示在血管增生显著的背景中,致密的混合性淋巴细胞和组织细胞等慢性炎症细胞浸润。可见多核巨细胞➡

淋巴结的粗球孢子菌

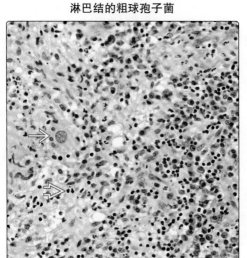

粗球孢子菌:干酪样坏死

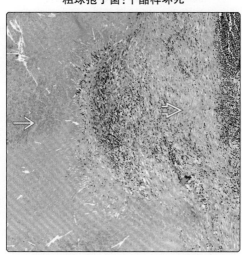

(左)粗球孢子菌感染的肉芽肿期,表现为混合性淋巴细胞、浆细胞和组织细胞浸润。可见包含内孢子的小球体➡和局灶性中性粒细胞反应➡。(右)粗球孢子菌性淋巴结炎肉芽肿期,图示广泛的干酪样坏死➡,伴有慢性炎症反应和纤维化➡

粗球孢子菌小球体

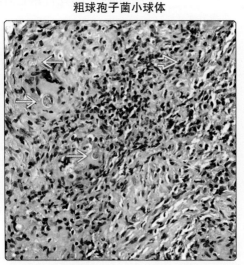

小球体伴中性粒细胞浸润

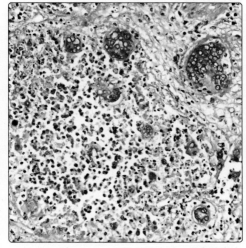

(左)粗球孢子菌性淋巴结炎肉芽肿期,在淋巴结组织细胞和巨细胞内可见小球体➡。病灶中见散在嗜酸性粒细胞➡浸润。该患者HIV阳性,表现为全身淋巴结肿大和系统性症状。(右)粗球孢子菌性淋巴结炎,图示多量PAS(+)的内孢子小球体,伴大量中性粒细胞浸润

粗球孢子菌感染:胸片

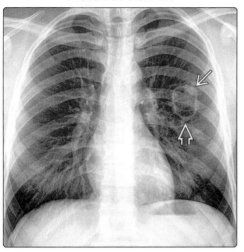

粗球孢子菌成熟小球体:PAS 染色

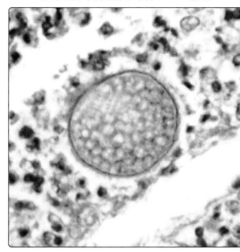

(左)一例患者在初次感染粗球孢子菌 7 个月后出现肺内空洞➡️,可见附壁结节➡️。(右)PAS 染色显示肺内有成熟小球体和内孢子,周围大量中性粒细胞浸润(Courtesy L. Georg, MD, CDC Public Health Image Library.)

粗球孢子菌感染:脑部 MR 扫描

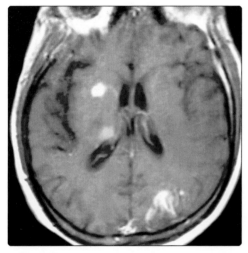

粗球孢子菌:椎骨感染

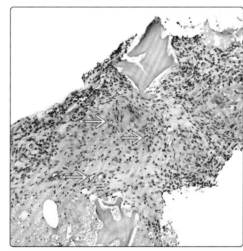

(左)T1WI C+MR 显示右侧基底节区、丘脑及左侧枕叶因感染粗球孢子菌而呈现明显高信号影。(右)椎骨穿刺活检标本,低倍镜图示骨和软组织内肉芽肿结构,并可以看到粗球孢子菌的球体➡️

粗球孢子菌:椎骨感染

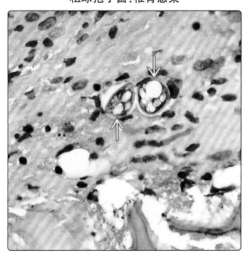

粗球孢子菌小球体:GMS 染色

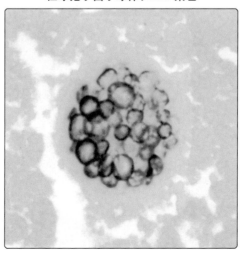

(左)椎骨穿刺活检,高倍镜图示两个小球体➡️,包含内孢子。(右)GMS 染色图示小球体内包含内孢子,可作为感染的诊断依据(Courtesy A. Husain,MD.)

粗球孢子菌:脾感染

粗球孢子菌:脾感染

(左)脾实质中多发肉芽肿➡。(右)在脾组织内的巨细胞胞质中含有粗球孢子菌的小球体➡

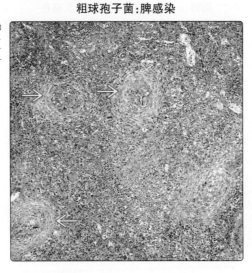
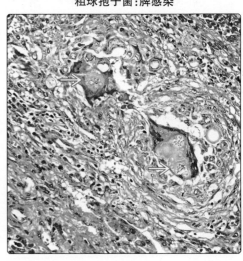

粗球孢子菌脾感染:PAS 染色

粗球孢子菌球体破裂:PAS 染色

(左)PAS 染色显示脾实质中多发肉芽肿,其内含有许多粗球孢子菌小球体。(右)PAS 染色突显粗球孢子菌小球体,图示球体壁破裂及内生孢子被释放出球体(Courtesy A. Husain,MD.)

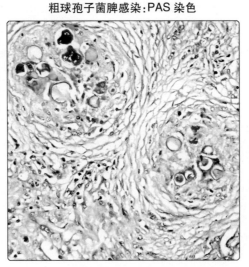
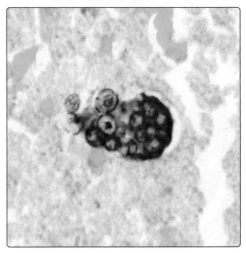

粗球孢子菌的培养

粗球孢子菌:节孢子

(左)沙氏葡萄糖琼脂培养出鹅卵状、灰白色到浅黄色的粗球孢子菌菌落(Courtesy L. Haley,MD,CDC Public Health Image Library.)(右)乳酸酚棉蓝染色显示载玻片上的菌丝被空的分离体细胞分隔➡(Courtesy D. Sutton,MD.)

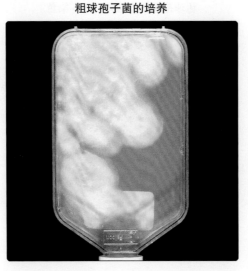
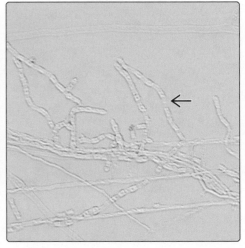

菌丝和小球体示意图

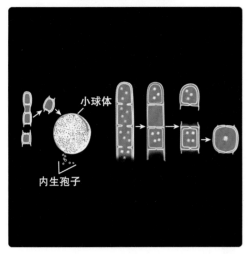

小球体

内生孢子

粗球孢子菌:节孢子

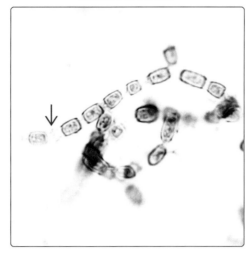

(左)土壤中的粗球孢子菌菌丝被空的分离体细胞分隔而形成节孢子。它们被机体吸入并转化成含有内孢子的小球体,而后者又形成新的小球体 s. (Courtesy Dr. E. Reiss, CDC Public Health Image Library.)(右)粗球孢子菌的菌丝期,图示管形的节孢子,中间有空的分离体细胞⊟分隔(Courtesy Dr. Hardin, CDC Public Health Image Library.)

粗球孢子菌菌丝:CFW 染色

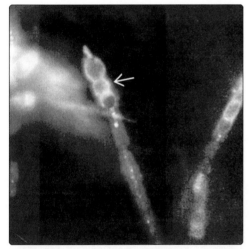

淋巴结结节病

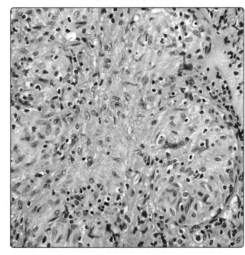

(左)取自脑室腹腔导管端部的粗球孢子菌菌丝,CFW 染色图示管状节孢子➡和空的分离体细胞(Courtesy L. Davis, MD.)(右)与粗球孢子菌感染不同,结节病的肉芽肿结构良好,质地较"硬",无坏死或急性炎症

淋巴结鸟分枝杆菌感染

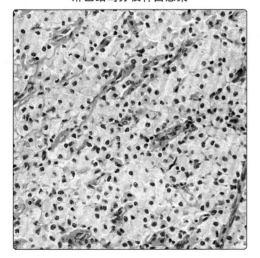

淋巴结鸟分枝杆菌感染:抗酸染色

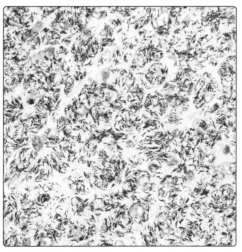

(左)淋巴结的鸟分枝杆菌胞内感染,HE 染色图示淋巴结实质内多量组织细胞增生,因感染了分枝杆菌而导致组织细胞胞浆变宽。(右)淋巴结的鸟分枝杆菌胞内感染,抗酸染色显示出组织细胞内的杆菌

要　点

术语

- 单纯疱疹病毒 1 型或 2 型(HSV 1 或 HSV 2)感染淋巴结

病因学/发病机制

- HSV 1 和 HSV 2 是嗜神经的 DNA 病毒
  - 二者大约有 40% 的序列为同源性的
- 多由直接接触导致感染
  - 病毒进入皮肤或黏膜表面,并在角质细胞内增殖
  - 病毒通过轴突逆向迁移至感觉神经节
    - HSV 作为潜伏感染的一部分存在于神经节内

临床特征

- HSV 感染血清流行率高
  - 在欧洲和美国,成人阳性率为 50%~85%
- 皮肤病变是感染最常见的首发症状
  - 双侧簇状的水疱或丘疹
  - HSV 1 多发生在腰部以上;HSV 2 多发生在腰部以下

- 生殖器疱疹感染
  - 多为区域性局限性淋巴结肿大
    - 感染后大约 7 天出现;可持续至 3 周
- 也可发生播散性疱疹病毒感染
  - 最常见于免疫抑制患者

镜下特征

- 滤泡间区/副皮质区常局灶受累
  - 低倍镜下呈凿孔状外观
- 被 HSV 感染的细胞可见多核及包涵体
  - 包涵体呈嗜酸性,位于核内
- 坏死和急、慢性炎症
- 常见单核样 B 细胞和淋巴滤泡增生

主要鉴别诊断

- 巨细胞病毒性淋巴结炎、猫抓病、HIV 相关淋巴结炎、分枝杆菌性淋巴结炎

单纯疱疹病毒性淋巴结炎

HSV:淋巴结炎副皮质区

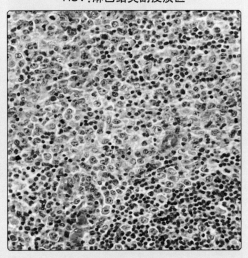

(左)患者 HSV 感染后出现腹股沟淋巴结持续性肿大,HE 染色低倍镜图示淋巴结被膜增厚,副皮质区明显扩大,其内见多种淋巴样细胞增生,可见多量免疫母细胞。(右)高倍镜图示淋巴结副皮质区增生扩大,其内可见多量大的中心母细胞和免疫母细胞,右下可见非副皮质区的小淋巴细胞

HSV:被膜下坏死

HSV:原位杂交

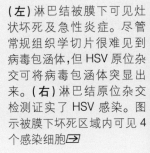

(左)淋巴结被膜下可见灶状坏死及急性炎症。尽管常规组织学切片很难见到病毒包涵体,但 HSV 原位杂交可将病毒包涵体突显出来。(右)淋巴结原位杂交检测证实了 HSV 感染。图示被膜下坏死区域内可见 4 个感染细胞 ⇨

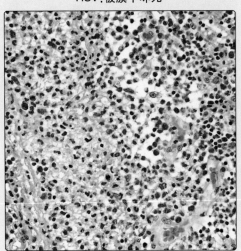

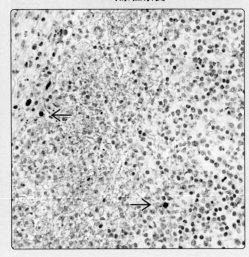

术语

同义词

- 单纯疱疹病毒性淋巴结炎
- 疱疹性淋巴结炎

定义

- HSV-1 或 HSV-2 感染淋巴结

病因学/发病机制

感染原

- 疱疹病毒科
- 亚科:α-疱疹病毒亚科
  - 属:单纯疱疹病毒属
    - 又名人类疱疹病毒 1 和 2(HHV 1 和 HHV 2)
- 嗜神经的 DNA 病毒
- HSV 1 和 HSV 2 大约 40% 的序列有同源性
- 多由直接接触导致感染
  - 唇或生殖器的活动性病变
- 病毒进入皮肤或黏膜表面,并在角质细胞内增殖
  - 有或无短暂的病毒血症
  - 潜伏期为 2~12 天
    - 大于 95% 的病例临床症状不明显
    - 约 5% 有症状
- 病毒通过轴突逆向迁移至感觉神经节
  - HSV 1:三叉神经节;HSV 2:骶神经节
  - HSV 作为潜伏感染的一部分存在于神经节内
  - 病毒以游离体形式(不整合到宿主 DNA)持续存在

临床特征

流行病学

- HSV 感染血清流行率高
  - 在欧洲和美国,成人血清阳性率为 50%~85%
- 恶性肿瘤患者有 HSV 再次激活的风险
  - 原因是肿瘤或治疗相关的免疫抑制
  - 慢性淋巴细胞性白血病(CLL)
    - 淋巴结肿大,临床上可类似 Richter 综合征

表现

- 皮肤病变是感染最常见的首发症状
  - 双侧簇状的水疱或丘疹
  - 病变可能疼痛伴灼热或瘙痒
  - HSV 1 多发生在腰部以上
  - HSV 2 多发生在腰部以下
  - 皮肤病变常常复发;见于约 40% 感染患者
    - 和发热、紫外光、创伤、免疫抑制等相关
- 生殖器疱疹感染
  - 多为 HSV 2,也可为 HSV 1
    - HSV 1 感染较轻微,罕见复发
  - 疼痛、瘙痒、灼热感、排尿困难

- 皮肤病变见于外阴部、臀部、大腿及肛周
  - 约 75% 的患者出现区域性淋巴结肿大
    - 最常见于腹股沟或股动脉区域
    - 性暴露感染后大约 7 天出现;可持续至 3 周
    - 淋巴结肿大多在皮肤病变之后出现,罕见情况下可早于皮肤病变出现
- 可出现全身淋巴结肿大或播散性疱疹病毒感染
  - 可见于播散性病毒感染的患者中
  - 更常见于免疫抑制患者

实验室检查

- 可通过擦拭皮肤或黏膜病变来检测 HSV
  - 病毒培养
  - 基于 PCR 的检测方法
  - 使用单克隆抗体的免疫荧光
- 可通过活检样本来检测 HSV
  - 活检通常在系统性感染的情况下进行
- 血清学检测
  - 检测 HSV 特异性的 IgG 抗体
    - 可采用酶联免疫吸附试验或免疫印迹

治疗

- 药物
  - 多种抗病毒药物可选用
    - 常用的药物有阿昔洛韦、伐昔洛韦和泛昔洛韦
      - 部分患者对一种或多种药物耐药
      - 膦甲酸是耐药患者的替代药物
    - 药物可改善症状或减少暴发,但不能治愈
- 疫苗
  - 生殖器疱疹无治疗性或预防性疫苗
  - 疫苗能减少 HSV 的复发,降低 HSV 感染患者的病毒量

预后

- 在免疫功能正常的患者,感染多消退
- HSV 感染的再激活会导致病变复发

镜下特征

组织学特征

- 可感染淋巴细胞、组织细胞、血管内皮细胞和上皮细胞
  - 被 HSV 感染的细胞出现多核、毛玻璃样核及核内包涵体
  - 常见 Cowdry A 型小体
    - 核内嗜酸性包涵体,核膜下染色质聚集
    - 由病毒颗粒和蛋白质构成
- 滤泡间区/副皮质区常见灶状坏死
  - 凿孔样外观
  - 坏死区见"鬼影细胞"、核碎片、中性粒细胞和病毒感染细胞
- 淋巴窦内常见单核样 B 细胞增生
  - 病毒可见于坏死周围的窦内
  - 被膜下窦内常见病毒包涵体
- 常见淋巴滤泡增生
- HSV 感染可能和淋巴瘤有关

○ 可在同一或不同解剖部位同时发生淋巴瘤

主要模式/损伤类型

- 淋巴组织,滤泡间区

主要细胞/病变类型

- 淋巴细胞

辅助检查

免疫组织化学

- 检测 HSV 的抗体对诊断有帮助
- 滤泡间区和坏死区以 T 细胞为主
  ○ CD8 阳性的 T 细胞增多

流式细胞术

- 混合性的 T 细胞和多表型 B 细胞

原位杂交

- 检测 HSV 1 或 HSV 2 的优选方法

PCR

- 无单克隆性 *IG* 及 *TCR* 基因重排
- 扩增到部分病毒基因组可以确认感染

鉴别诊断

巨细胞病毒性淋巴结炎

- 副皮质区增生,常见单核样 B 细胞增生
- 病毒常和坏死灶相关
- 被巨细胞病毒感染的细胞体积非常大
  ○ 病毒包涵体位于核内和胞质内
  ○ 细胞呈鹰眼样外观
- 应用免疫组织化学或原位杂交可检测到病毒

猫抓病

- 最常见于颈部或腋窝淋巴结
- 副皮质区坏死灶伴星状微脓肿形成
- 后期可出现肉芽肿
- 由汉赛尔通体(*Bartonella Henselae*)感染所致
  ○ 可通过特殊染色或免疫组织化学检测显示

HIV 淋巴结炎

- 早期病变组织学类似 HSV 和其他病毒感染
  ○ 副皮质区、单核样 B 细胞及滤泡增生
  ○ 不见病毒包涵体
- HIV 抗原的免疫组织化学染色有助于诊断

分枝杆菌性淋巴结炎

- 慢性肉芽肿性炎,伴或不伴坏死
- 结核分枝杆菌常引起显著的干酪样坏死
  ○ 抗酸染色有助于发现杆菌

○ 杆菌最常见于干酪样坏死灶内

组织细胞性坏死性淋巴结炎

- 副皮质区分布
- 病变早期可见多量组织细胞
- 晚期可见大量坏死
  ○ 无中性粒细胞
- 病因不明,可能是病毒感染

经典型霍奇金淋巴瘤

- HSV 感染中出现的免疫母细胞可能容易和 RS 细胞和霍奇金细胞相混淆
  ○ RS 细胞和霍奇金细胞具有独特的免疫表型
    – CD15(+),CD30(+),PAX5(+),MUM1/IRF4(+)
    – CD3(-),CD20(-/+),CD45(-)
- 经典型霍奇金淋巴瘤中常见多量嗜酸性粒细胞,而 HSV 感染时的嗜酸性粒细胞不常见

弥漫大 B 细胞淋巴瘤

- HSV 感染时淋巴结内可出现成片的免疫母细胞增生
  ○ 表面上可类似淋巴瘤
- 以下不支持为 HSV 感染
  ○ 大细胞 CD20(+),单表型胞质 Ig(+/-)
  ○ *IG* 基因单克隆性重排

诊断依据

病理学精要

- 副皮质区出现坏死灶,应注意寻找 HSV 感染的证据
  ○ 腹股沟淋巴结为可疑部位
  ○ 多核、毛玻璃样核及核内包涵体

相关临床病史

- 近期有病毒接触史
- 免疫缺陷

参考文献

1. Sauerbrei A: Optimal management of genital herpes: current perspectives. Infect Drug Resist. 9:129-41, 2016
2. Bowen DA et al: Infectious lymphadenitis in patients with chronic lymphocytic leukemia/small lymphocytic lymphoma: a rare, but important, complication. Leuk Lymphoma. 56(2):311-4, 2015
3. Fleming SA et al: Unusual initial presentation of herpes simplex virus as inguinal lymphadenopathy. Case Rep Pathol. 2015:573230, 2015
4. Arduino PG et al: Herpes simplex virus type 1 infection: overview on relevant clinico-pathological features. J Oral Pathol Med. 37(2):107-21, 2008
5. Cernik C et al: The treatment of herpes simplex infections: an evidence-based review. Arch Intern Med. 168(11):1137-44, 2008
6. Gattenlohner S et al: Concomitant Herpes simplex and Epstein-Barr virus lymphadenitis with simultaneous lymph node metastases of an occult squamous cell carcinoma in a patient with chronic lymphocytic leukemia. Leuk Lymphoma. 49(12):2390-2, 2008
7. Joseph L et al: Localized herpes simplex lymphadenitis mimicking large-cell (Richter's) transformation of chronic lymphocytic leukemia/small lymphocytic lymphoma. Am J Hematol. 68(4):287-91, 2001
8. Howat AJ et al: Generalized lymphadenopathy due to herpes simplex virus type I. Histopathology. 19(6):563-4, 1991
9. Miliauskas JR et al: Localized herpes simplex lymphadenitis: report of three cases and review of the literature. Histopathology. 19(4):355-60, 1991

CLL 和 HSV

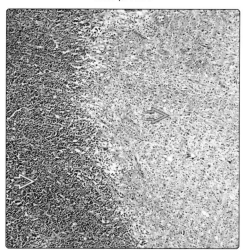

CLL 和 HSV:病毒感染

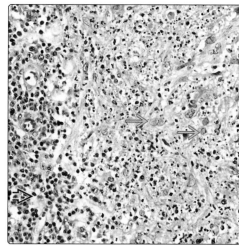

(左)淋巴结活检显示慢性淋巴细胞性白血病(CLL)➡️合并 HSV 感染➡️,HSV 感染区域可见大片坏死。(右)可见典型的 CLL 病变➡️,其余区域为坏死、急性炎症,部分细胞可见核内包涵体➡️

CLL:淋巴结刮片

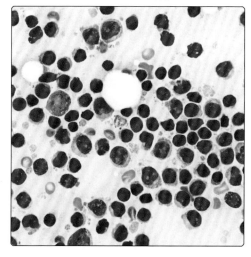

HSV:Cowdry A 型包涵体

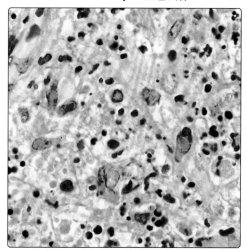

(左)淋巴结 CLL/小淋巴细胞性淋巴瘤(SLL)合并 HSV 感染,显示混合性淋巴细胞增生,为典型的 CLL,该视野内无 HSV 感染的证据。(右)多量细胞内可见嗜酸性核内包涵体(Cowdry A 型),背景见坏死,为典型的 HSV 感染,该视野内无 CLL 的改变

HSV:多核巨细胞

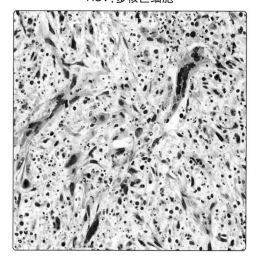

HSV:免疫组织化学染色

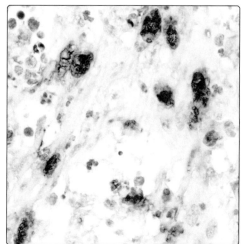

(左)淋巴结 CLL/SLL 合并 HSV 感染。HE 染色高倍镜下可见多量梭形细胞,其内可见核内包涵体,并可见一多核细胞,提示为病毒感染,该视野内无 CLL 病变。(右)淋巴结 CLL/SLL 合并 HSV 感染。HSV-1/2 免疫组织化学染色,可见多量阳性的梭形细胞,可能为血管内皮细胞

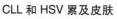

CLL 和 HSV 累及皮肤

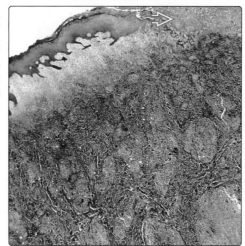

CLL 累及皮肤

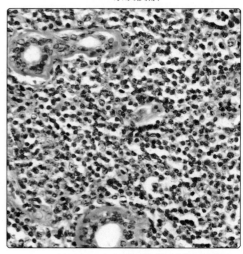

(左)CLL 累及皮肤,病变主要位于真皮。同时,表皮可见由 HSV 感染导致的溃疡 ➡。(右)CLL 和 HSV 累及皮肤,多量小的 CLL 细胞浸润真皮。该视野无 HSV 感染的证据

CLL、HSV 和皮肤溃疡

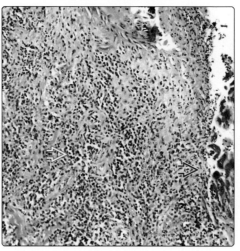

HSV 原位杂交

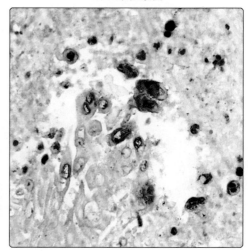

(左) CLL 和 HSV 累及皮肤,图示 CLL 区域 ➡ 及表皮溃疡 ➡。右下方多数表皮细胞核呈毛玻璃状,提示为 HSV 感染。(右) CLL 和 HSV 累及皮肤,HSV-DNA 原位杂交显示多量表皮细胞核阳性,证实为 HSV 感染

HSV:肛门病变

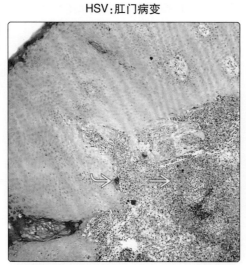

肛门上皮感染 HSV:HIV

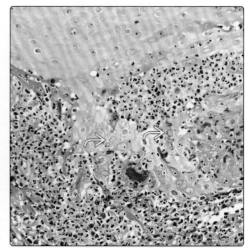

(左)一例 42 岁 HIV 阳性同性恋男性的肛门活检样本,可见显著的急性炎症 ➡,见一个巨细胞 ➡。(右)该图上皮细胞核内可见多个 HSV 包涵体(Cowdry A 型) ➡,伴显著的急性炎症

CMV 性淋巴结炎

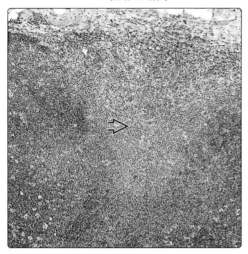

CMV 包涵体

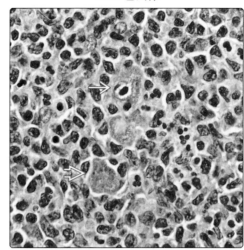

（左）淋巴结巨细胞病毒（CMV）感染，低倍镜图示明显的单核样 B 细胞增生➡️，其内可见病毒包涵体。（右）高倍镜图示两个 CMV 感染细胞，一个显示明显的核内及胞质内包涵体➡️，另一个仅有胞质内包涵体➡️

猫抓病

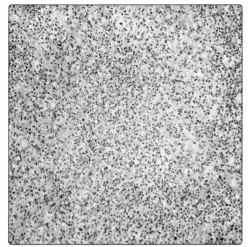

汉赛巴尔通体：WS 银染色

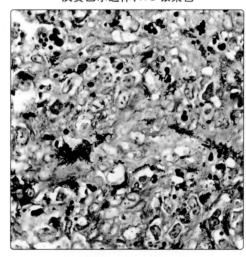

（左）一例青年男性淋巴结的慢性坏死性肉芽肿性炎。图示一个肉芽肿结构，中央为坏死和急性炎症。（右）WS 银染色显示病原体为汉赛巴尔通体，该图取自坏死性肉芽肿的中心

组织细胞性坏死性淋巴结炎

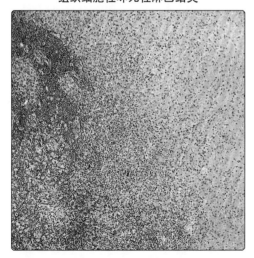

组织细胞性坏死性淋巴结炎：坏死

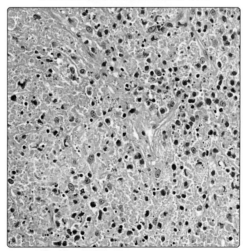

（左）一例青年男性颈部淋巴结呈组织细胞性坏死性淋巴结炎。低倍镜图示大部分区域为显著的坏死，左侧为残留的增生性淋巴组织。（右）高倍镜图示坏死灶内无中性粒细胞，这是组织细胞性坏死性淋巴结炎的典型特点。无病毒包涵体。患者症状自行消退

要　点

术语

- 巨细胞病毒(CMV)感染导致的淋巴结炎

病因学/发病机制

- 属于 β 型疱疹病毒家族
- 引起细胞学改变
- 传播途径
  - 通过唾液、呼吸道分泌物或性体液在人与人之间传播
  - 血液传播
- 免疫功能正常人群大多为初次感染
- 免疫功能低下人群为病毒的再次激活,可能为医源性或继发于基础疾病

临床特征

- 可通过血清学、病毒衣壳培养和抗原血症的检测诊断 CMV 感染

- 症状类似传染性单核细胞增多症,但较轻微
- 治疗:更昔洛韦
- 预后
  - 免疫功能正常患者呈自限性
  - 免疫低下患者可出现 CMV 肺炎,致死率高

镜下特征

- 淋巴滤泡、副皮质区和单核样 B 细胞增生
- 细胞成分混杂:大小不一的淋巴细胞、免疫母细胞和组织细胞
- 大细胞可见核内包涵体,多为单个,15μm
- 免疫组织化学或原位杂交检测具有高度的敏感性

主要鉴别诊断

- 传染性单核细胞增多症
- 其他病毒性淋巴结炎或药物超敏反应

CMV 感染淋巴组织增生

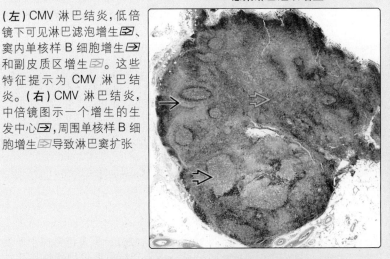

(左)CMV 淋巴结炎,低倍镜下可见淋巴滤泡增生➔、窦内单核样 B 细胞增生➔和副皮质区增生➪。这些特征提示为 CMV 淋巴结炎。(右)CMV 淋巴结炎,中倍镜图示一个增生的生发中心➔,周围单核样 B 细胞增生➪导致淋巴窦扩张

淋巴滤泡和单核样 B 细胞增生

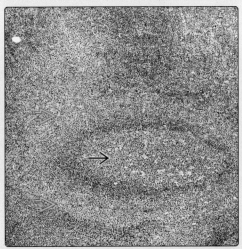

CMV:副皮质区增生

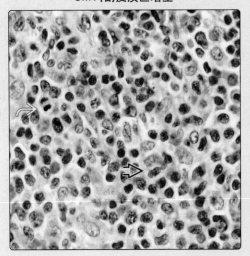

(左)CMV 淋巴结炎显示副皮质区增生,多种细胞增生➪,可见核分裂象➚。(右)高倍镜图示 CMV 感染的大细胞,可见明显的核内包涵体➔,周围有空晕,并可见多个小的胞质内包涵体

CMV:核内包涵体

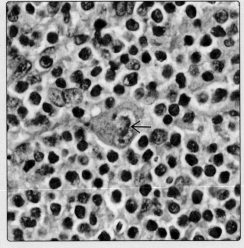

术语

缩写

- 巨细胞病毒性淋巴结炎(cytomegalovirus,CMV)

定义

- 由 CMV 感染导致的淋巴结炎

病因学/发病机制

CMV

- β 型疱疹病毒家族成员
  - 双链 DNA 病毒,由 162 个壳粒构成,周围有脂质膜包绕
- 裂解的病毒在体内和体外都能引起细胞学改变
- 裂解性(生产性)感染导致即早期、早期和晚期病毒蛋白的合成
- 可在骨髓的髓系祖细胞、巨核细胞、单核细胞及树突细胞内检测到病毒 DNA
- 病毒感染 T 细胞,而非 B 细胞
- CMV 常常感染内皮细胞
- 可通过多种途径传播
  - 通过唾液、呼吸道分泌物或性体液在人与人之间传播
  - 血液传播
  - 经胎盘途径
- 免疫学
  - 初次感染后机体会产生中和性抗体
  - 细胞免疫在控制 CMV 感染中发挥重要作用

免疫功能正常的宿主 CMV 感染

- 大多为初次感染

免疫功能低下的宿主 CMV 感染

- 病毒的再次激活,可能为医源性或继发于基础疾病
  - 实体器官或骨髓移植
  - 艾滋病

妊娠期 CMV 感染

- 母源性 CMV 初次感染
- CMV 的宫内传播,可能是初次感染,也可能是病毒的再次激活
  - 可能损伤中枢神经系统而致死

临床特征

流行病学

- 发病率
  - 通过检测血清学抗体发现 CMV 感染普遍存在
    - 在发达国家,见于 60%～80%的成人
    - 在发展中国家,大多数为 3 岁以下儿童
    - 90%以上为男同性恋者
  - 感染率受年龄、地域、文化、社会经济状况及育儿方式等多方面的影响

- 年龄
  - 先天性
    - 1%的新生儿存在 CMV 感染
  - 围生期感染通过
    - 分娩过程中母体宫颈阴道分泌物
    - 哺乳
  - 日托所幼儿
    - 病毒在儿童及日托所工作人员之间水平传播
  - 成人
    - 性传播
  - 免疫功能低下患者:任何年龄
  - 血液或组织暴露:任何年龄
- 性别
  - 男女无差异
- 种族
  - 无种族差异

表现

- 免疫功能正常的患者
  - 无症状或流感样症状
  - 症状类似传染性单核细胞增多症,但更轻微
    - 不明原因发热
    - 淋巴结肿大,常为颈部
    - 咽炎
    - 肝脾大
    - 血象:淋巴细胞增多,伴非典型淋巴细胞
  - CMV 的再次激活在危重症、免疫功能正常的患者中常见
    - 可能造成住院时间延长
- 免疫功能低下的患者
  - 器官移植的受者和免疫缺陷综合征的患者
  - 间质性肺炎
    - 呼吸道症状、发热、呼吸困难
    - 可危及生命
  - 消化道感染
    - 食管:吞咽困难
    - 上消化道:溃疡
    - 结肠:血性腹泻、发热及腹痛
  - CMV 视网膜炎
    - 常见于 CD4 细胞计数小于 50 个/μL 的 HIV 感染患者
    - 视力下降或受损、漂浮物及一侧视野的缺失
    - 如不治疗可发展为双侧性
  - 神经系统症状
    - CMV 脑炎
    - 吉兰-巴雷综合征
    - 其他外周神经病
  - CMV 肝炎
    - 通常为亚临床性
    - 不明原因的发热
    - 肝功能异常
    - 门静脉血栓(罕见)
  - 心包炎和心肌炎
  - 脊髓神经根病
  - 播散性 CMV 感染是艾滋病的诊断依据之一

- 先天性感染
  - 出生时
    - 胎龄小
    - 肝脾大
    - 皮肤瘀点和紫癜,黄疸
    - 神经系统受累:小头畸形、癫痫及喂养困难
  - 儿童期后遗症
    - 感觉神经性耳聋
    - 脉络膜视网膜炎
    - 小头畸形、癫痫、瘫痪
    - 智力缺陷

实验室检查

- 血清学
  - 近期及急性 CMV 感染
    - 检测 CMV 特异性 IgM 抗体
    - 间隔大于 2~4 周采集的样本 CMV 特异性 IgG 抗体滴度至少增加 4 倍
  - 确认 CMV 既往感染
    - 如果存在既往感染,应该对有 CMV 再激活综合征风险的患者进行监测
    - 如果不存在既往感染,移植了 CMV 血清阳性的器官,应检测是否存在新的感染
- 早期抗原检测(壳瓶培养)
  - 方法
    - 将临床样本(如尿液、血液)离心,以增加病毒吸收
    - 用 CMV 特异性的单克隆抗体孵育单层感染细胞
  - 通常 2~3 天内可获得结果
    - 缩短了诊断时间
- CMV 抗原血症检测
  - 方法
    - 应用特异性的 pp65 低基质蛋白单克隆抗体检测外周血中 CMV 感染的白细胞
    - 报告结果为染色细胞数/计数细胞总数
  - 优点
    - 通常 24 小时内可获得结果
    - 抗原血症似乎与病毒血症相关
- 检测 CMV 的分子技术
  - 杂交捕获系统 CMV-DNA 检测
    - 使用针对 CMV 的 RNA 探针的信号放大方法
  - COBAS AMPLICOR 检测
    - 扩增 CMV 聚合酶基因 365 个碱基对区域的 PCR 分析方法
  - 基于核酸序列的扩增
    - 同时检测即早基因 *UL123*(*IE1*)及晚期基因的表达
  - 应用
    - 对器官移植患者来说,检测方法敏感且特异
    - 检测急性 CMV 感染不敏感
- 其他实验室检查结果
  - 嗜异抗体阴性
  - 血象:淋巴细胞绝对数增多,出现非典型淋巴细胞
    - CD4:CD8 比值倒置
    - 大颗粒淋巴细胞、自然杀伤(NK)细胞增多

- 病毒培养
  - 在培养细胞中 CMV 增殖缓慢
  - 阳性结果不能确认急性 CMV 感染
  - 敏感性有限

治疗

- 药物
  - 抗病毒药物有效
    - 更昔洛韦
    - 福斯卡韦
    - 巴更昔洛韦
    - 西多福韦
- 骨髓或实体器官移植患者的治疗
  - 预防
    - CMV 血清学阳性的患者
    - 接受 CMV 阳性供体的 CMV 阴性患者
  - 预防性治疗
    - 存在病毒复制的患者
- HIV 阳性或艾滋病患者
  - 抗逆转录病毒治疗可大大降低 CMV 感染的概率
- CMV 超免疫球蛋白预防性治疗 CMV 感染

预后

- 免疫功能正常的患者
  - 感染通常为自限性
- 免疫功能低下的患者
  - CMV 肺炎
    - 致死率高,特别是骨髓移植患者
    - 死亡率:使用更昔洛韦为 30%~60%,不使用为 85%
  - CMV 肝炎
  - 中枢神经系统:感染可导致神经功能障碍
  - 预后取决于基础疾病
- 先天性感染
  - 可导致听力、认知或运动功能受损

影像学

影像学所见

- CMV 间质性肺炎
  - 胸片或 CT 平扫可见病变

镜下特征

组织学特征

- 淋巴结呈混合性增生模式
  - 淋巴滤泡增生
    - 淋巴滤泡旺炽性增生,伴明显的星空现象
    - 在免疫功能低下或老年患者,淋巴滤泡增生可不明显
  - 副皮质区及滤泡间区增生
    - 弥漫性,伴或不伴斑驳样外观
    - 细胞成分混杂:大小不一的淋巴细胞、免疫母细胞及组织细胞

- 免疫母细胞可成片
- 血管增生
- 浆样(2 型)树突细胞簇
- 可出现灶状坏死
○ 单核样 B 细胞增生
- 位于扩张的淋巴窦内
- 可见中性粒细胞

细胞学特征

- 病毒感染淋巴细胞、单核细胞及内皮细胞
  ○ 被感染细胞形态可正常或出现特征性改变
  ○ 病毒包涵体常见于窦内皮细胞内
    - 周围常围绕急性炎症细胞
- 具有核内包涵体的大细胞
  ○ 常单个,15μm
  ○ 明显的嗜酸性包涵体,周围可见空晕
  ○ 鹰眼样外观
- CMV 感染细胞常可见胞质内包涵体
  ○ 2~4μm,嗜碱性,多个
- 免疫组织化学或原位杂交检测可显示所有被感染细胞
  ○ 部分被感染细胞形态学是正常的

其他部位 CMV 感染的形态学特征

- 胃肠道
  ○ CMV 感染内皮细胞、成纤维细胞及平滑肌细胞
  ○ 在结肠:常累及回盲部
  ○ 可引起血管炎、血栓形成,导致严重的坏死性病变
- 肝
  ○ 免疫功能正常的患者
    - 非典型淋巴细胞在窦内浸润为主
    - 坏死轻微
    - 核分裂象多少不一,可见小的上皮样肉芽肿
  ○ 免疫功能低下的患者
    - 常见微脓肿
    - 其他改变与免疫功能正常的患者相似
- 胎盘
  ○ 慢性绒毛膜炎,可见淋巴细胞及浆细胞浸润
  ○ 个别细胞内可见 CMV 包涵体(核内或胞质内)
- 肺
  ○ CMV 常感染内皮细胞及上皮细胞
  ○ 淋巴细胞浸润、水肿、肺泡上皮增生
  ○ 可出现出血性坏死
- 视网膜
  ○ 凝固性坏死,伴继发性脉络膜炎
  ○ 视网膜细胞内可见明显 CMV 包涵体(核内或胞质内)
- 脑
  ○ 感染神经元及胶质细胞
  ○ 感染细胞内常见 CMV 包涵体
- 肾
  ○ 病毒感染肾小球细胞、肾小管上皮细胞和肾小管周围毛细血管内皮细胞
  ○ 感染细胞内常见 CMV 包涵体;炎症浸润
- 皮肤

- ○ 病毒感染内皮细胞及成纤维细胞
  ○ 表皮细胞通常不受累
- 肾上腺
  ○ 多数感染细胞内可见 CMV 包涵体
    - 常伴坏死
    - 往往见于尸检病例
  ○ CMV 感染早期可刺激皮质醇的产生

辅助检查

免疫组织化学

- 与形态学寻找病毒包涵体相比,免疫组织化学能显示更多被病毒感染的细胞
- 被感染的淋巴细胞为 T 细胞,CD4 或 CD8 阳性
  ○ B 细胞通常 CMV(-)
- 被 CMV 感染的内皮细胞Ⅷ因子相关抗原(-)
- 有 CMV 包涵体的细胞可 CD15(+),CD45(-)

原位杂交

- 可替代免疫组织化学检测 CMV
- 流式细胞术免疫表型
  ○ 无单克隆性 B 细胞及异常表型的 T 细胞
- 分子检测
  ○ 无单克隆性 B 细胞及 T 细胞
  ○ 检测到 CMV 病毒

鉴别诊断

传染性单核细胞增多症(IM)

- 为 EB 病毒感染
- 在临床上,CMV 淋巴结炎可类似 IM
- 组织学上,CMV 淋巴结炎也可类似 IM
  ○ 弥漫性副皮质区/滤泡间区增生
    - 不同分化阶段的细胞增生,可见免疫母细胞
    - 免疫母细胞可成片
  ○ 可存在显著的滤泡增生
    - 边缘呈锯齿状或斑驳状,可见星空现象
    - 核分裂象增多
  ○ 被膜/结外侵犯
  ○ 早期 CMV 感染可见明显的单核样 B 细胞增生
- 以下几点可与 CMV 淋巴结炎鉴别
  ○ 血清嗜异抗体常阳性
  ○ 急性感染时血清 EBV-IgM 常阳性
  ○ 淋巴结 EB 病毒编码的 RNA(EBER)阳性
  ○ 淋巴结细胞内无病毒包涵体

其他病毒性或病毒样淋巴结炎

- 接种后淋巴组织增生:天花、麻疹
  ○ 弥漫性或结节状副皮质区增生
    - 免疫母细胞增生
    - 其他细胞:嗜酸性粒细胞、浆细胞
  ○ 淋巴滤泡增生通常不明显
  ○ 麻疹中可见多核(Warthin-Finkeldey)细胞

单纯疱疹病毒（HSV）

- 可出现类似传染性单核细胞增多症的改变
  - 可见"穿孔"坏死
    - 通常位于副皮质区
- 在淋巴结，HSV 感染淋巴细胞或内皮细胞
  - 坏死区域内或坏死周围的细胞内可见核内包涵体
  - 单核或多核细胞
  - 毛玻璃样核内包涵体,染色质聚集在核膜下（Cowdry A 型）
  - 无胞质内包涵体（不同于 CMV）
  - 抗 HSV 抗体阳性

HIV 淋巴结炎

- 早期
  - 旺炽性淋巴滤泡增生,伴淋巴滤泡溶解
  - 灶性出血
  - 窦内单核样 B 细胞增生
- 晚期
  - 滤泡间区血管增生伴多量浆细胞及组织细胞浸润
  - 淋巴细胞进行性减少
  - 出现机会性感染
  - 发生肿瘤（如淋巴瘤、卡波西肉瘤）
- HIV 淋巴结炎可合并 CMV 感染

组织细胞性坏死性淋巴结炎

- 副皮质区境界清楚的坏死灶
  - 核碎裂/凋亡、纤维蛋白沉积
  - 坏死区内无中性粒细胞
- 坏死区周围常见以下改变
  - 存活的淋巴组织内可见星空现象
  - 显著的浆样单核细胞增生
  - 可出现淋巴滤泡增生

药物相关性淋巴结病

- 抗癫痫药物非常常见
  - 苯妥英钠和卡马西平
- 服用药物与淋巴结病变之间通常存在时间关系
- 弥漫性副皮质区增生伴免疫母细胞增生
  - 嗜酸性粒细胞是诊断线索
  - 免疫母细胞可成片出现
- 无 CMV 感染的证据:形态学（无包涵体）、免疫组织化学/原位杂交

非霍奇金淋巴瘤

- CMV 淋巴结炎出现成片的免疫母细胞提示大细胞淋巴瘤的可能
- 诊断非霍奇金淋巴瘤（NHL）的线索
  - 大细胞通常不像良性的免疫母细胞
  - 无 CMV 包涵体
  - NHL 背景细胞通常不是多形性的
  - 免疫表型或分子检测为单克隆性

经典型霍奇金淋巴瘤

- CMV 感染的大细胞可能会被误认为 RS 细胞或霍奇金细胞
  - 类似霍奇金淋巴瘤,CMV 感染细胞可 CD15（+）、CD45（-）
- 诊断经典型霍奇金淋巴瘤的线索
  - RS 细胞及霍奇金细胞通常数量多（不同于 CMV 包涵体）
  - 细胞成分更混杂（嗜酸性粒细胞和浆细胞）
  - 无 CMV 包涵体
  - RS 细胞及霍奇金细胞 CD30（+）、PAX5（+）（不同于 CMV 感染细胞）

诊断依据

临床相关病理特征

- 免疫功能正常者:无症状或为急性自限性
  - 通常为初始感染
- 免疫功能低下者:可导致严重疾病
  - 通常为潜伏感染的病毒再次激活

病理学精要

- 混合性增生模式
  - 淋巴滤泡可显著增生
  - 副皮质区和滤泡间区弥漫性浸润
    - 细胞多形性,免疫母细胞增生
  - 淋巴窦扩张,其内单核样 B 细胞增生
  - 灶状坏死
- CMV 感染细胞的特点
  - 明显的单个核内包涵体
  - 小的多个胞质内包涵体
- 相比形态学观察,免疫组织化学检测 CMV 更敏感
- 检测 CMV 时,免疫组织化学和原位杂交方法可相互替代

参考文献

1. Solomon IH et al: Immunohistochemistry Is Rarely Justified for the Diagnosis of Viral Infections. Am J Clin Pathol. 147(1):96-104, 2017
2. Bozlak S et al: Cervical lymphadenopathies in children: A prospective clinical cohort study. Int J Pediatr Otorhinolaryngol. 82:81-7, 2016
3. Trevisan M et al: Human cytomegalovirus productively infects adrenocortical cells and induces an early cortisol response. J Cell Physiol. ;221(3):629-41, 2009
4. Valenzuela M et al: Strategies for prevention of cytomegalovirus infection in renal transplant patients. Transplant Proc. 41(6):2673-5, 2009
5. Fernández-Ruiz M et al: Cytomegalovirus myopericarditis and hepatitis in an immunocompetent adult: successful treatment with oral valganciclovir. Intern Med. 47(22):1963-6, 2008
6. Sun HY et al: Prevention of posttransplant cytomegalovirus disease and related outcomes with valganciclovir: a systematic review. Am J Transplant. 8(10):2111-8, 2008
7. Torres-Madriz G et al: Immunocompromised hosts: perspectives in the treatment and prophylaxis of cytomegalovirus disease in solid-organ transplant recipients. Clin Infect Dis. 47(5):702-11, 2008
8. Staras SA et al: Seroprevalence of cytomegalovirus infection in the United States, 1988-1994. Clin Infect Dis. 43(9):1143-51, 2006
9. Griffiths P: Cytomegalovirus infection of the central nervous system. Herpes. 11 Suppl 2:95A-104A, 2004
10. Barry SM et al: Cytopathology or immunopathology? The puzzle of cytomegalovirus pneumonitis revisited. Bone Marrow Transplant. 26(6):591-7, 2000
11. Eddleston M et al: Severe cytomegalovirus infection in immunocompetent patients. Clin Infect Dis. 24(1):52-6, 1997
12. Mutimer D: CMV infection of transplant recipients. J Hepatol. 25(2):259-69, 1996
13. Zaia JA et al: Cytomegalovirus infection in the bone marrow transplant recipient. Infect Dis Clin North Am. 9(4):879-900, 1995
14. Rushin JM et al: Cytomegalovirus-infected cells express Leu-M1 antigen. A potential source of diagnostic error. Am J Pathol. 136(5):989-95, 1990

反应性淋巴滤泡

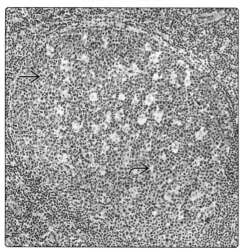

CMV 淋巴结炎中的坏死

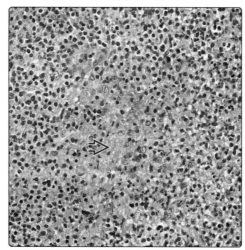

(左) CMV 淋巴结炎,显示一个显著增生的淋巴滤泡,极性存在,可见明区➫及暗区➡,星空现象明显。(右) CMV 淋巴结炎,可见灶状坏死➾,尤其常见于重症感染

CMV:被膜下窦

CMV:被膜下坏死

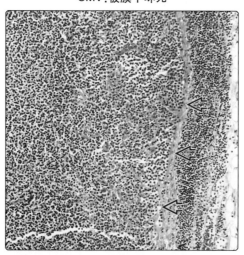

(左) CMV 淋巴结炎,显示两个大的反应性淋巴滤泡➾之间的被膜下窦➡扩张,窦内单核样 B 细胞增生。(右) CMV 淋巴结炎,被膜下可见坏死灶➾,坏死及炎症区域内常可找到病毒包涵体

免疫母细胞反应

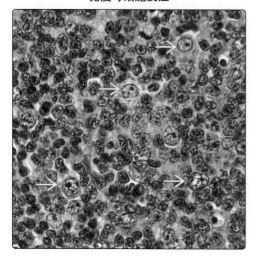

隐匿的 CMV 阳性细胞核

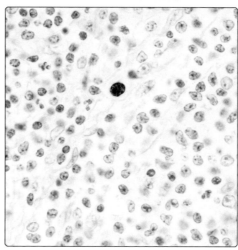

(左) 淋巴滤泡间区及副皮质区内可见多量免疫母细胞➡。(右) 一例 CMV 淋巴结炎,典型的病毒包涵体非常少。图示抗 CMV 抗体免疫组织化学染色可见一个细胞核阳性。这一病例也说明了与形态学观察相比,免疫组织化学 (或原位杂交) 检测 CMV 更敏感

CMV 胞质内包涵体

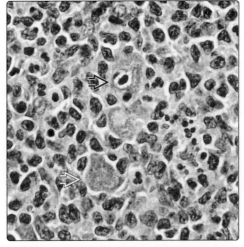

CMV 免疫组织化学染色

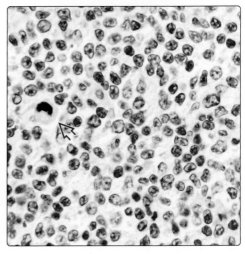

(左)图示淋巴窦内两个 CMV 感染的大细胞,伴单核样 B 细胞及粒细胞增生,一个细胞➡内可见一个明显的核内包涵体及多个胞质内包涵体,另一个细胞可见胞质内包涵体➡。(右)抗 CMV 抗体免疫组织化学染色突出显示了一个核内病毒包涵体➡,胞质内包涵体多为阴性

先天性免疫缺陷

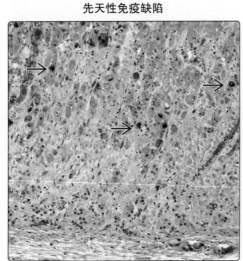

肾上腺内 CMV

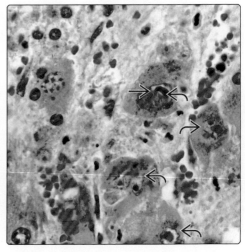

(左)一例先天性免疫缺陷儿童出现 CMV 播散性感染,尸检的肾上腺组织内可见坏死及多个大细胞,细胞内可见病毒包涵体➡。(右)肾上腺内 CMV,图示肾上腺皮质细胞内可见多个明显的核内包涵体➡及胞质内包涵体➡

水痘带状疱疹病毒中副皮质区增生

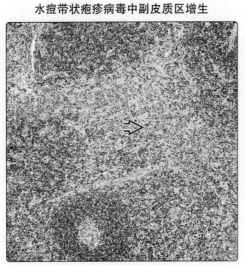

水痘带状疱疹病毒中免疫母细胞反应

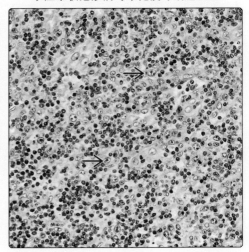

(左)一例感染水痘带状疱疹病毒患者的淋巴结,低倍镜图示滤泡间区➡增生伴血管增生。(右)高倍镜图示免疫母细胞➡明显增生,可疑为大 B 细胞淋巴瘤,但免疫母细胞不成片

传染性单核细胞增多症

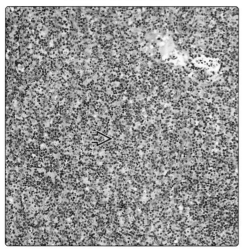

传染性单核细胞增多症淋巴结 EBER 染色

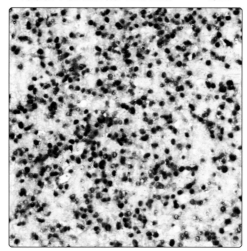

（左）EB 病毒感染引起的传染性单核细胞增多症累及淋巴结。图示滤泡间区明显扩大➡，其内增生细胞混杂，可见活化的淋巴细胞、免疫母细胞、组织细胞及散在嗜酸性粒细胞。（右）原位杂交 EBER 检测显示淋巴结内多量 EB 病毒感染细胞

单纯疱疹病毒性淋巴结炎

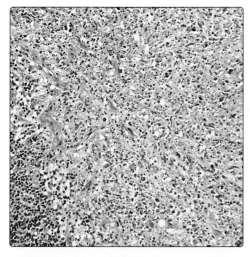

单纯疱疹病毒的病毒包涵体

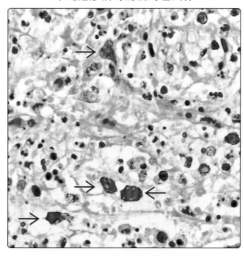

（左）单纯疱疹病毒性淋巴结炎显示"穿孔"坏死，左下方可见残留的淋巴组织。（右）多个细胞内可见 Cowdry A 型核内包涵体➡

药物超敏反应

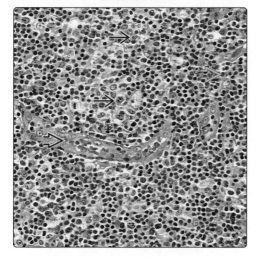

经典型霍奇金淋巴瘤

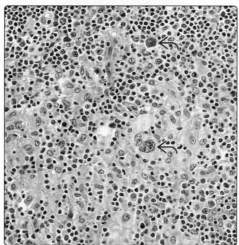

（左）药物超敏反应中副皮质区增生伴血管增生➡，以免疫母细胞➡、小淋巴细胞及浆细胞➡为主的混合性炎症细胞浸润。（右）经典型霍奇金淋巴瘤中的 RS 细胞及霍奇金细胞➡，核仁明显，类似 CMV 包涵体

术语

- 由 HIV 感染引起的淋巴结炎

病因学/发病机制

- HIV 嗜 $CD4^+$ 细胞、单核细胞和滤泡树突细胞

临床特征

- 截至 2013 年全球有 3500 万成人及儿童感染 HIV
- HIV 感染慢性期特征为免疫失调或免疫抑制
- 第 4 代 HIV 1/2 免疫分析阳性结果应通过抗体 HIV 1/2 分化免疫分析确认
- 尽早治疗以尽可能阻断 HIV 传播及降低 HIV 病毒载量
- HIV 患者发生非霍奇金及霍奇金淋巴瘤的风险增加

镜下特征

- 组织学改变可分为不同阶段

- 显著的淋巴滤泡增生（模式 A）
  - 淋巴滤泡不规则、套区变窄、淋巴滤泡溶解、出血
- 淋巴滤泡退化/复旧（模式 B）
  - 淋巴滤泡小、细胞少、透明变
- 淋巴细胞削减（模式 C）
  - 淋巴细胞显著减少，淋巴滤泡及副皮质区消失

主要鉴别诊断

- 其他病毒性淋巴结炎
  - 传染性单核细胞增多症，EBV(+)
- Castleman 病，透明血管型
- 艾滋病相关淋巴瘤
  - 非霍奇金淋巴瘤
  - 霍奇金淋巴瘤

HIV 感染的淋巴滤泡旺炽性增生

HIV 感染的淋巴滤泡溶解

（左）一例 HIV 患者的淋巴结，可见淋巴滤泡旺炽性增生，即模式 A，生发中心明显➡️，套区变薄➡️。（右）可见淋巴滤泡溶解，符合模式 B。淋巴滤泡结构部分破坏，多量小淋巴细胞浸润➡️伴血管增生➡️

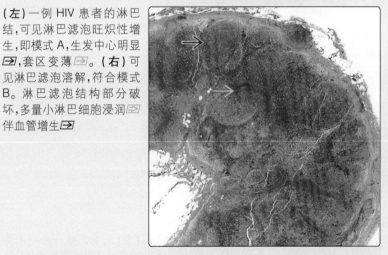
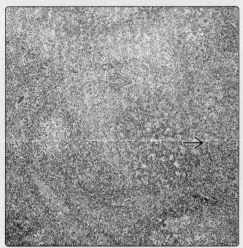

HIV 感染致淋巴细胞削减

P24 免疫组织化学

（左）一例 HIV 患者的淋巴结，血管增生，淋巴细胞减少，符合模式 C。（右）抗 P24 蛋白的免疫组织化学染色图示生发中心滤泡树突细胞➡️之间可见阳性着色（Courtesy C. Bacchi, MD.）

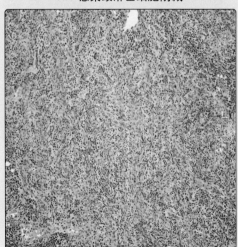
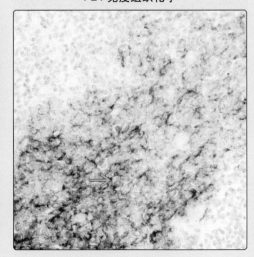

术语

同义词

- 艾滋病性淋巴结炎
- HIV 淋巴结病

定义

- 由 HIV 感染引起的淋巴结炎

病因学/发病机制

感染原

- 逆转录病毒,属于逆转录病毒科
  - 9 个基因
  - 核心为单链 RNA 二倍体
  - 逆转录成双链 DNA 整合到宿主基因组
    - 共价形成前病毒
  - 整合的前病毒可以长期潜伏下来或者进行病毒复制,产生大量的子代病毒
- HIV 嗜 CD4$^+$T 细胞、单核细胞和滤泡树突细胞
  - gp120 与 CD4 受体结合,继而与趋化因子 CR5 及 CXCR4 结合
    - 导致病毒和细胞膜融合,病毒复合物内化
- 大约 100 年前,HIV 1 在黑猩猩和人类之间经历了单向的跨物种传播
  - 病毒在人类中进化为 3 组:M(9 个亚型)、O 和 N
- 由包膜蛋白 gp120 和 gp41 组成具有 72 个外峰的二十面体结构
  - 对黏附及进入细胞至关重要
- 4 种核衣壳蛋白:P24、P17、P9 及 P7

HIV 淋巴结病的发病机制

- HIV 抗原密度高,炎症显著,淋巴细胞表达黏附分子
  - 导致淋巴细胞失能
- 暴露于高水平的细胞因子导致淋巴细胞死亡
- 长期炎症导致纤维化致使
  - T 细胞的成熟受阻
  - 循环中初始 CD4$^+$T 细胞减少
- 生发中心的滤泡树突细胞捕获 HIV

临床特征

流行病学

- 发病率
  - 截至 2013 年,全球有 3 500 万成人及儿童感染 HIV
  - 2013 年,全球有 210 万新发感染病例
  - 2013 年,艾滋病相关死亡人数为 150 万
- 年龄
  - 约 45% 全球新发感染病例为 15~24 岁
  - 2013 年,大约有 24 万儿童感染 HIV
  - 约 200 万儿童感染 HIV
- 性别
  - 无性别差异
- 种族
  - 撒哈拉以南非洲人占 HIV 感染总人数的 67%,占儿童感染人数的 90%
    - 人群中以异性传播为主
    - 占艾滋病相关死亡人数的 75%
  - 亚洲总体新发 HIV 感染呈下降趋势,艾滋病相关死亡呈上升趋势
    - 各国趋势差别较大
    - 娱乐性吸毒、性工作者和男性同性性行为是传播的主要因素
  - 东欧和中亚 HIV 感染者人数呈上升趋势
    - 新发感染的数量增长在放缓
  - 西欧和中欧呈稳定趋势
    - 异性传播是主要的传播方式
  - 加勒比盆地、南美洲和北美洲呈稳定趋势
    - 男性同性性行为是主要的传播方式,其次为异性传播
    - 经过治疗,存活着的 HIV 感染者的数量增加

表现

- HIV 感染急性(初始)期
  - 可类似流感或传染性单核细胞增多症,症状不特异
    - 发热、淋巴结肿大、皮疹、肌痛、关节痛、头痛、腹泻、口腔溃疡
    - 临床上,急性 HIV 感染的诊断具有挑战性
  - 常持续数周
  - 一过性 CD4 淋巴细胞减少期间可能发生机会性感染
    - 最常见的是口腔和食管念珠菌病
- HIV 感染慢性期以免疫功能失调和免疫功能抑制为特点
  - HIV 感染潜伏期常持续数年
  - 最终患者出现与低 CD4 计数相关的症状和异常
    - 多克隆高丙种球蛋白血症
    - 细胞因子(如 IL-6、TNF-α)和活化标志物(如 T 细胞上的 CD38)水平的改变
    - 机会性感染:结核分枝杆菌,耶氏肺孢子菌(旧称卡氏肺孢菌)
    - 肿瘤:淋巴瘤,卡波西肉瘤
- 大约 50% 的 HIV 患者出现无症状性淋巴结肿大
  - 淋巴结活检通常表现为滤泡增生

实验室检查

- HIV 感染急性(初始)期
  - 白细胞减少、血小板减少、血清转氨酶水平升高
  - 高滴度病毒血症;CD4 阳性 T 细胞和单核细胞感染
  - 第 4 代酶免疫测定,进行病毒载量确认
- HIV 感染慢性期
  - CD4 阳性细胞计数<0.2×10^9/L
  - 特异性机会性感染相关的改变
- 诊断急性感染的依据

- 病毒载量高
- 临床症状典型、HIV 血清学阴性或不确定患者中检测 P24 抗原
- 血清学检测
  - 基于检测血清中抗 HIV 抗原的 IgG
    - P24（核衣壳蛋白）在检测到病毒载量后约 7~10 天变为阳性
    - gp120 和 gp41，包膜蛋白
  - 疾病控制中心（CDC）的血清学阳性标准包括
    - 抗 gp120 的抗体加上抗 gp41 或 P24 的抗体
  - 抗 gp41 和 P24 抗原抗体是 HIV 感染后第一个可检测到的血清学指标
    - 大多数患者在感染后 6~12 周出现 IgG 抗体（95%患者为 6 个月）
    - 抗体终身存在
  - 结果报告形式为阳性、阴性或不确定
  - 阳性结果标准
    - 第 4 代 HIV 1/2 免疫分析阳性应通过抗体 HIV 1/2 分化免疫分析确认
    - RT PCR 病毒载量检测：病毒初始感染后 10~15 天检测到
  - HIV 血清学检测的准确性很高
    - CDC 的调查结果显示：敏感性为 99.3%，特异性为 99.7%
  - 快速检测可在护理站进行分析
    - 与标准血清学测试相比，诊断准确度高，成本低
    - 结果仅需几分钟

治疗

- 药物
  - 抗逆转录病毒疗法（ART）
    - 通过抑制病毒复制和增强免疫功能延长无病生存时间
    - 艾滋病病史、CD4 计数 $<0.35\times10^9$/L、孕妇、HIV 相关肾病
    - 诊断后尽早进行治疗以阻止 HIV 传播，并降低病毒载量
  - 患者停药后 2~4 周出现类似于 HIV 初始感染的症状
    - 发热、淋巴结肿大和皮疹；血浆病毒量升高和 CD4$^+$ 细胞计数下降

预后

- HIV 感染可能会持续数年，但如果没有抗逆转录病毒治疗，最终会致命
- HIV 患者的淋巴结在未经治疗的情况下组织学呈进展性改变，从淋巴滤泡增生到淋巴细胞减少
- HIV 患者的活检淋巴结改变，在一定程度上与预后相关
  - 淋巴滤泡增生或混合型增生的患者
    - 生存期更长
    - 机会性感染的发病率较低
  - 淋巴细胞削减的患者预后很差
- HIV 患者发生非霍奇金淋巴瘤和霍奇金淋巴瘤的风险增高

- ART 可降低非霍奇金淋巴瘤的发病风险，但不能降低霍奇金淋巴瘤的发病风险

大体特征

一般特征

- 淋巴滤泡增生型的淋巴结体积增大
- 淋巴细胞削减型的淋巴结体积缩小
  - 通常不进行活检

镜下特征

组织学特征

- 旺炽性（爆发性）淋巴滤泡增生（模式 A）
  - 皮质及髓质区显著的淋巴滤泡增生
    - 淋巴滤泡形状不规则（如匍行性）
    - 套区变薄
    - 淋巴滤泡溶解，常伴出血
    - 生发中心增生活跃
      □ 核分裂象、凋亡、可染小体巨噬细胞（星空现象）
  - 滤泡间区可见出血灶
  - 淋巴窦可扩张，其内单核样 B 细胞增生
  - 多核巨细胞（Warthin-Finkeldey 型）
    - 来源于滤泡树突细胞
  - 免疫组织化学：生发中心可见病毒抗原表达
  - 流式细胞术
    - 无单克隆性 B 细胞
- 混合型模式（模式 B）
  - 被认为是过渡期
  - 淋巴滤泡增生与淋巴滤泡退化/复旧混合存在
  - 滤泡间区浆细胞增多伴血管增生
- 淋巴滤泡退化/复旧
  - 萎缩"燃尽"的淋巴滤泡
  - 小的、耗尽的、通常透明变的淋巴滤泡
    - 滤泡间区血管增生明显（所谓的"棒棒糖"改变）
  - 滤泡间区可见
    - 淋巴细胞削减
    - 组织细胞及浆细胞增生
    - 血管增生
- 淋巴细胞削减（模式 C）
  - 正常结构破坏
    - 淋巴滤泡及副皮质区消失或界限不清
    - 淋巴结主要由髓索和淋巴窦构成
  - 淋巴细胞显著减少，以组织细胞和浆细胞为主
  - 被膜下和窦周纤维化
  - 此期常见机会性感染
- HIV 相关多形性淋巴组织增殖性疾病（PLD）
  - 形态及遗传学上类似器官移植后出现的相关疾病
  - 从不典型细胞增多到单形性弥漫性大 B 细胞淋巴瘤，在形态学上是一个连续的过程
  - 多数患者出现局限性结内或结外病变

- 结外部位:肺、腮腺及皮肤
- 病理学改变
  - 弥漫性模式
  - 细胞多形性
  - 灶性凝固性坏死
  - 免疫表型:B 细胞为主
  - 约75%的病例中出现单克隆性 B 细胞(通常为一小部分细胞)
- 病毒情况
  - 约40%出现单克隆性 EBV 感染
  - 约20%出现人类疱疹病毒 8 型(HHV 8)感染
- 无 *MYC*、*BCL6* 及 *TP53* 基因的异常
- 转化为 B 细胞淋巴瘤的风险不明

细胞学特征

- 淋巴结针吸细胞学有助于除外
  - 机会性感染
  - 肿瘤

辅助检查

免疫组织化学

- 生发中心内可见病毒抗原表达
  - CD4$^+$T 细胞减少;滤泡间区 CD8$^+$细胞毒性 T 细胞增多
- ART 对淋巴结形态学的影响
  - 病变基本可逆,但通常不会完全消失
  - 结构重建,淋巴滤泡结构恢复
  - CD4$^+$T 细胞增多;滤泡间区 CD8$^+$细胞毒性 T 细胞减少
  - 初始[CD45RA(+)]及记忆性[CD45RO(+)]T 细胞增多
  - 滤泡树突细胞病毒载量及 P24 表达降低,但持续存在
  - 如果停药,淋巴滤泡增生在 1~2 月内重现

鉴别诊断

总体上

- 需鉴别诊断的疾病很多,包括良性及恶性
- 疾病不同时期需鉴别不同的疾病

旺炽性淋巴滤泡增生

- 传染性单核细胞增多症[EBV(+)]
- 巨细胞病毒性淋巴结炎
- 弓形体性淋巴结炎
- 可通过血清学检查明确诊断

淋巴滤泡退化/复旧

- Castleman 病,透明血管型
  - 见于免疫功能正常人群
  - 通常累及单个淋巴结或一组淋巴结(单中心性)
    - 胸部常见
  - 无系统性症状或体征

- 淋巴滤泡具有特征性形态学改变
  - "棒棒糖"及"洋葱皮"改变
- 滤泡间区血管增生

淋巴细胞削减

- 淋巴结炎的晚期,伴纤维化
  - 多种病因
  - 病史及血清学对诊断至关重要

HIV 相关多形性淋巴组织增殖性疾病

- 艾滋病相关非霍奇金淋巴瘤
  - 通常单形性
  - 常为三期或四期病变
  - 大的单克隆性 B 细胞
  - 常存在 *MYC*、*BCL6* 及 *TP53* 基因的异常
- 艾滋病相关经典型霍奇金淋巴瘤
  - 出现 RS 细胞和霍奇金细胞
    - CD15(+),CD30(+),EBV(+),CD45(−)

诊断依据

病理学精要

- 旺炽性淋巴滤泡增生提示 HIV 感染可能
  - 旺炽性淋巴滤泡增生,套区变窄
  - 生发中心出血灶
  - 淋巴滤泡溶解,尤其和出血相关时

参考文献

1. Alex-Okoro J et al: The comparison of the pathological data of oropharyngeal masses between HIV and non-HIV patients. Acta Otolaryngol. 136(9):969-72, 2016

2. Nag D et al: Etiological study of lymphadenopathy in HIV-infected patients in a tertiary care hospital. J Cytol. 33(2):66-70, 2016

3. Reddy DL et al: Patterns of lymph node pathology; fine needle aspiration biopsy as an evaluation tool for lymphadenopathy: a retrospective descriptive study conducted at the largest hospital in Africa. PLoS One. 10(6):e0130148, 2015

4. Chadburn A et al: Lymphoid proliferations associated with human immunodeficiency virus infection. Arch Pathol Lab Med. 137(3):360-70, 2013

5. Branson BM et al: Detection of acute HIV infection: we can't close the window. J Infect Dis. 205(4):521-4, 2012

6. Davenport MP et al: Understanding the mechanisms and limitations of immune control of HIV. Immunol Rev. 216:164-75, 2007

7. de Paiva GR et al: Discovery of human immunodeficiency virus infection by immunohistochemistry on lymph node biopsies from patients with unexplained follicular hyperplasia. Am J Surg Pathol. 31(10):1534-8, 2007

8. Alòs L et al: Immunoarchitecture of lymphoid tissue in HIV-infection during antiretroviral therapy correlates with viral persistence. Mod Pathol. 18(1):127-36, 2005

9. Nador RG et al: Human immunodeficiency virus (HIV)-associated polymorphic lymphoproliferative disorders. Am J Surg Pathol. 27(3):293-302, 2003

10. Burke AP et al: Systemic lymphadenopathic histology in human immunodeficiency virus-1-seropositive drug addicts without apparent acquired immunodeficiency syndrome. Hum Pathol. 25(3):248-56, 1994

11. Chadburn A et al: Progressive lymph node histology and its prognostic value in patients with acquired immunodeficiency syndrome and AIDS-related complex. Hum Pathol. 20(6):579-87, 1989

12. Guidelines for the Use of Antiretroviral Agents in HIV-1-Infected Adults and Adolescents; Update on 3/23/2016

旺炽性淋巴滤泡增生

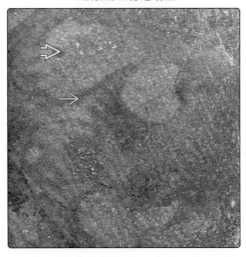

增生的生发中心

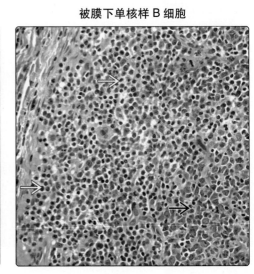

(左) 一例 HIV 患者的淋巴结,图示旺炽性反应性淋巴滤泡增生➡️,套区变窄➡️。
(右) 一例 HIV 患者的淋巴结显示旺炽性淋巴滤泡增生,图示一个生发中心➡️,周围缺乏套区➡️

可染小体巨噬细胞

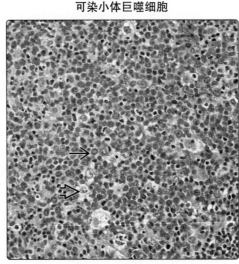

被膜下单核样 B 细胞

(左) 一例 HIV 患者的腹股沟淋巴结,旺炽性反应性淋巴滤泡增生,图示生发中心内见多量中心母细胞➡️,注意可染小体巨噬细胞的存在➡️。(右) 一例 HIV 患者的腹股沟淋巴结,淋巴滤泡增生及单核样 B 细胞增生。图示单核样 B 细胞位于被膜下窦➡️,并可见一个生发中心➡️

增生的滤泡:CD20

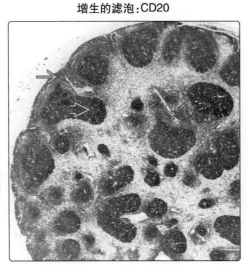

增生的滤泡:BCL2

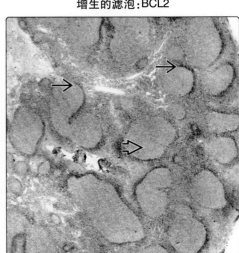

(左) 一例 HIV 患者的腹股沟淋巴结,旺炽性淋巴滤泡增生及单核样 B 细胞增生。CD20 染色图示淋巴滤泡内的 B 细胞➡️及被膜下窦内的单核样 B 细胞➡️。(右) 旺炽性淋巴滤泡增生,淋巴滤泡内的 B 细胞 BCL2 阴性➡️,支持为反应性淋巴滤泡增生,BCL2 显示了滤泡周围缩窄的套区➡️淋巴细胞

淋巴结部分退化/复旧

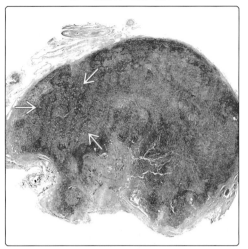

部分退化/复旧:CD20

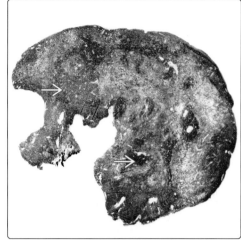

(左)一例 HIV 患者的淋巴结,显示为淋巴滤泡增生及部分退化/复旧的混合型模式。HE 染色图示多量扩大的及部分退化/复旧的淋巴滤泡,可见一个相当大的淋巴滤泡➡️。(右) CD20 染色显示淋巴滤泡内包含多量 B 细胞➡️

部分退化/复旧:CD3

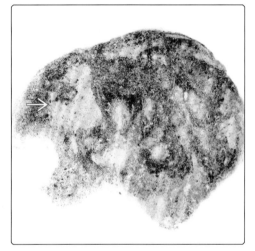

部分退化/复旧:CD21

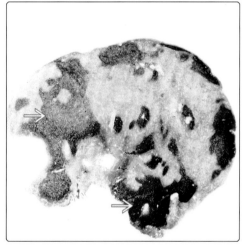

(左)一例 HIV 患者的淋巴结,显示为淋巴滤泡增生及部分退化/复旧的混合型模式。CD3 染色显示滤泡间为 T 细胞,大的淋巴滤泡内缺乏 T 细胞➡️。(右) CD21 染色显示扩大扭曲的滤泡树突细胞网➡️

部分退化/复旧:Ki-67

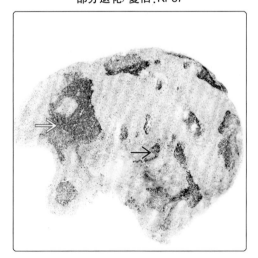

部分退化/复旧:BCL2

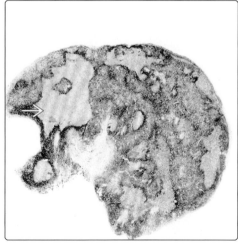

(左)一例 HIV 患者的淋巴结,显示为淋巴滤泡增生及部分退化/复旧的混合型模式。Ki-67 染色显示淋巴滤泡增殖指数高➡️,其余多量淋巴滤泡退化➡️。(右) BCL2 染色显示生发中心 B 细胞阴性,支持为反应性淋巴滤泡增生。可见一个特别大的淋巴滤泡➡️

滤泡退化/复旧

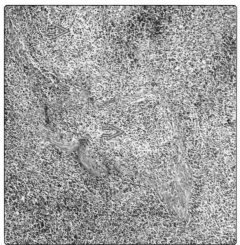

淋巴滤泡溶解：CD10

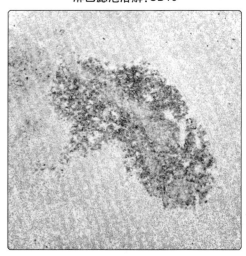

（左）一例 HIV 患者的淋巴结，HE 染色片显示淋巴滤泡退化/复旧，可见体积小的淋巴滤泡 ⇨，局部淋巴细胞减少，伴纤维带形成。（右）CD10 染色显示淋巴滤泡溶解，可见 CD10 阳性的生发中心被 CD10 阴性的套区细胞浸润破坏

融合的淋巴滤泡：CD20

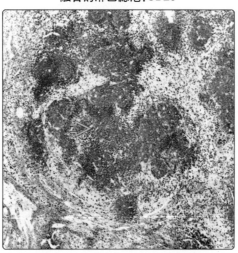

滤泡扭曲/变形：CD21

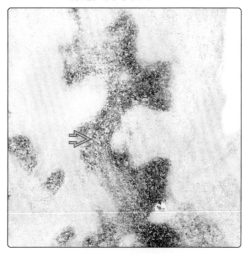

（左）一例 HIV 患者的淋巴结，显示滤泡增生及滤泡溶解，CD20 染色显示扭曲变形的淋巴滤泡内的 B 细胞 ⇨，部分淋巴滤泡融合。（右）CD21 染色显示不规则的滤泡树突细胞网 ⇨，这是滤泡退化/复旧的早期阶段

淋巴滤泡透明变

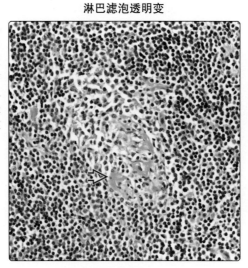

HIV 血管增生

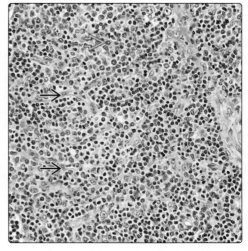

（左）一例 HIV 患者的淋巴结，显示滤泡退化/复旧，图示一个萎缩、燃尽、透明变的淋巴滤泡 ⇨。（右）显示滤泡退化/复旧，显著的血管增生 ⇨，多形性细胞浸润，可见多量浆细胞 ⇨ 及散在的免疫母细胞

HIV 浆细胞增多

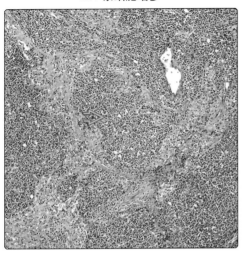

小的成熟浆细胞

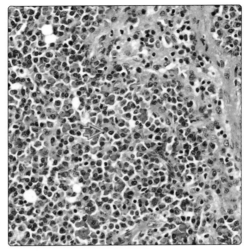

(左)淋巴结低倍镜图示 HIV 感染的模式 C,淋巴细胞削减,代之以多量浆细胞增生➡。(右)高倍镜图示多量体积小的、成熟的、分化良好的浆细胞➡。免疫组织化学显示浆细胞是多克隆性的

Warthin-Finkeldey 细胞

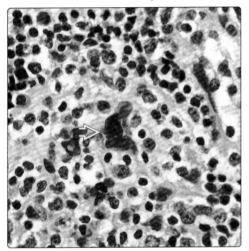

HIV 淋巴结炎:EBER(+)细胞

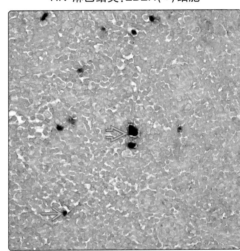

(左)一例 HIV 患者的淋巴结,HE 染色图示一个多核巨细胞(Warthin-Finkeldey 细胞)➡。(右)EBER 原位杂交染色图示散在的大细胞➡及小细胞➡阳性

HIV 的透射电镜图

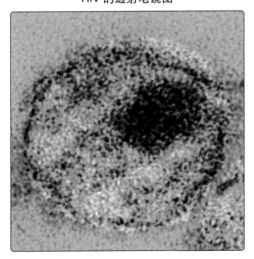

HIV 的 3D 图

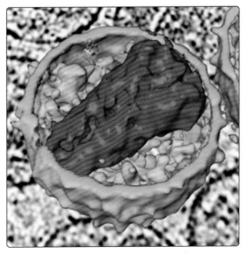

(左)HIV 的透射电镜图,中央的暗区为病毒的核心(Courtesy A. Harrison & P. Feorino,CDC Public Health Image Library,#10860.)。(右)HIV 的3D 图显示病毒的囊膜(蓝色)、囊膜与核心之间的致密物(黄色)及衣壳(红色)。(Courtesy J. Briggs,PhD.)

Castleman 病

透明血管型 Castleman 病

（左）淋巴结透明血管型 Castleman 病，可见多个淋巴滤泡，套区小淋巴细胞显著增生呈同心圆（洋葱皮）状➡，生发中心缩小、淋巴细胞减少⊟。（右）淋巴结透明血管型 Castleman 病，图示硬化的血管⊡穿插长入生发中心形成"棒棒糖"样外观

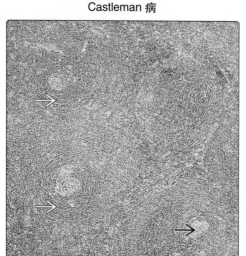
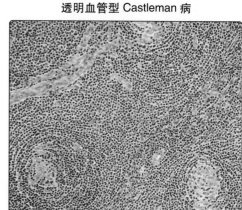

伯基特淋巴瘤：细胞学

伯基特淋巴瘤：组织学

（左）一例艾滋病患者淋巴结的伯基特淋巴瘤印片，可见中等大小的淋巴样细胞，胞质嗜碱性，其内可见明显的空泡。（右）一例艾滋病患者淋巴结的伯基特淋巴瘤组织学，片状单一性肿瘤细胞增生浸润，细胞体积中等，核圆形，可见多个小核仁，胞质嗜碱性，可见多量核分裂象⊟及凋亡小体⊡，呈"星空"样

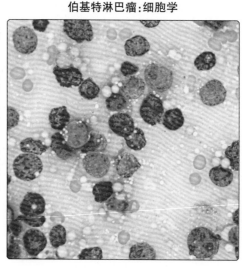
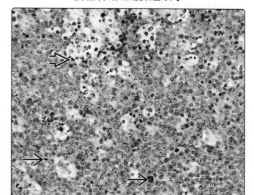

伯基特淋巴瘤：Ki-67

伯基特淋巴瘤：EBER

（左）一例艾滋病患者淋巴结的伯基特淋巴瘤，Ki-67 增殖指数近 100%，如此高的增殖指数是伯基特淋巴瘤的特征。（右）一例艾滋病患者淋巴结的伯基特淋巴瘤，EBER 原位杂交显示几乎所有肿瘤细胞均为阳性

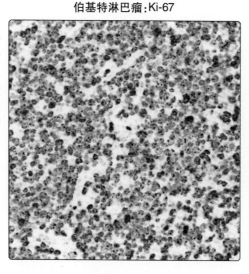
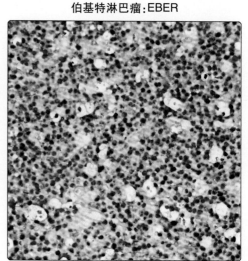

弥漫性大 B 细胞淋巴瘤

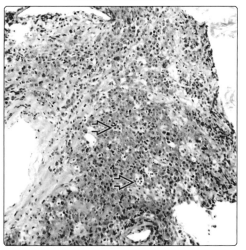

弥漫性大 B 细胞淋巴瘤：CD20

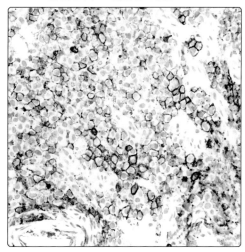

（左）一例艾滋病患者腹股沟肿物活检，诊断为弥漫性大 B 细胞淋巴瘤。肿瘤细胞弥漫增生浸润，细胞多形，体积大，胞质丰富、嗜碱性，可见星空现象➡️。（右）CD20 免疫组化染色图示肿瘤细胞阳性

HIV 中的霍奇金淋巴瘤

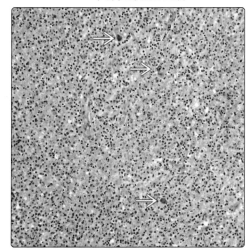

RS 细胞

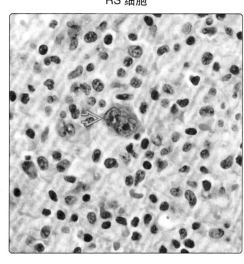

（左）一例 HIV 患者的腋窝淋巴结活检，诊断为经典型霍奇金淋巴瘤，混合细胞型。低倍镜图示弥漫性多形性反应性细胞增生浸润，其间散在 RS 细胞➡️。（右）图示一个双核的 RS 细胞➡️

RS 细胞：CD15

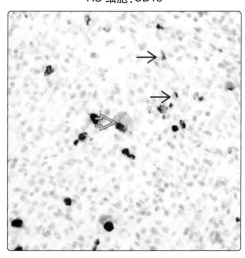

RS 细胞：LMP1

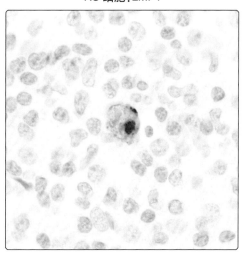

（左）一例 HIV 患者的腋窝淋巴结活检，诊断为经典型霍奇金淋巴瘤，混合细胞型。CD15 染色图示一个 RS 细胞阳性➡️。注意背景中散在的粒细胞 CD15 阳性➡️。（右）LMP1 染色图示一个 RS 细胞阳性

第三章
反应性淋巴结病变

基本概念

- 具有多种原因及发病机制的淋巴结炎症反应

病因学/发病机制

- 某些病例的感染原
  - 梅毒螺旋体
  - 韦罗尼氏假单胞菌或假单胞菌鹦鹉热衣原体

临床特征

- 年轻人,具有发热和全身症状
- 常为局限性,可累及多个淋巴结
- 外科切除通常有效

镜下特征

- 病变起初集中于淋巴结门、小梁及被膜
- 分为三个阶段
  - Ⅰ期:部分受累,炎症显著
  - Ⅱ期:较弥漫受累
  - Ⅲ期:致密的硬化,炎细胞少
- 多形性炎细胞浸润
  - 常有大量浆细胞
- 束状或漩涡状梭形细胞
- 静脉炎和血管增生常见
- 滤泡增生可以非常显著

辅助检查

- 梭形细胞对成纤维细胞性网状细胞(fibroblastic reticulum cells,FRC)和/或组织细胞标志物呈阳性反应
- 无 *ALK*、*ROS1* 或 *PDGRFB* 基因易位
- 无单克隆性抗原受体基因重排

主要鉴别诊断

- IgG4 相关性疾病
- 炎性肌成纤维细胞瘤
- 梅毒性淋巴结炎
- 卡波西肉瘤

淋巴结 IPT

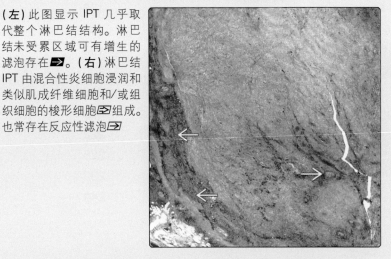

淋巴结 IPT:反应性滤泡

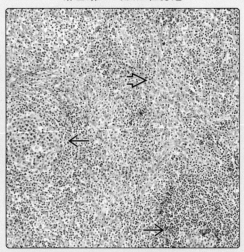

(左)此图显示 IPT 几乎取代整个淋巴结结构。淋巴结未受累区域可有增生的滤泡存在➡。(右)淋巴结 IPT 由混合性炎细胞浸润和类似肌成纤维细胞和/或组织细胞的梭形细胞➡组成。也常存在反应性滤泡➡

淋巴结 IPT:混合性浸润

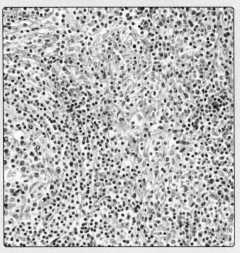

淋巴结 IPT:油镜放大

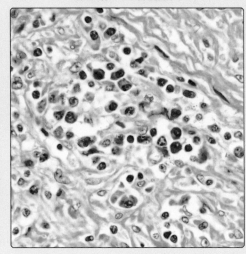

(左)累及淋巴结的 IPT 高倍放大图显示,多量小淋巴细胞、组织细胞、嗜酸性粒细胞及梭形细胞。(右)此淋巴结 IPT 的油镜(1 000倍)图显示,在纤维化背景上,混合性浆细胞、淋巴细胞、组织细胞和嗜酸性粒细胞浸润

术语

缩写

- 淋巴结(lymph node,LN),炎性假瘤(inflammatory pseudotumor,IPT)

同义词

- 浆细胞肉芽肿

定义

- 累及淋巴结的炎症反应,以下列改变为特征
  - 淋巴浆细胞浸润
  - 梭形细胞增生
  - 常有血管炎/静脉炎

病因学/发病机制

感染原

- 病因可能为多因素,但部分病例似与以下感染原有关
  - 梅毒螺旋体
  - 韦罗尼氏假单胞菌
  - 假单胞菌鹦鹉热衣原体
- 部分 IPT 病例与类风湿性关节炎相关
- 许多病例病因不清
- 与 EBV 感染关系不大

临床特征

表现

- 无性别倾向
- 年龄分布广泛;中位年龄为 40 岁
- 发热和/或全身症状
- 贫血,红细胞沉降率加快,高丙种球蛋白血症
- 病变可累及局部、较为局限,或累及几个淋巴结群
  - 颈部、腋窝、纵隔、腹膜后及腹股沟淋巴结

治疗

- 外科切除病变可治愈

预后

- 好,通常有自限性
  - 部分病例可复发

大体特征

一般特征

- 淋巴结增大,质韧,切面呈灰白色

镜下特征

组织学特征

- 细胞增生,最初以淋巴结纤维性网架为中心
  - 淋巴结门、小梁及被膜
- 分为三个不同阶段(由 Moran 等人提出)
  - I 期:部分受累,炎症显著
  - II 期:较弥漫受累

- III 期:致密的硬化,炎细胞少
- 多形性炎细胞浸润
  - 浆细胞常见,且可大量存在
  - 免疫母细胞、小淋巴细胞、组织细胞、中性粒细胞,偶有嗜酸性粒细胞
  - 组织细胞可呈梭形或圆形
- 梭形细胞呈束状或漩涡状
- 血管增生(小血管)
- 血管炎常见
- 滤泡增生可以非常显著
- 无坏死、核碎裂或梗死
- 无细胞异型性或异常核分裂象

辅助检查

免疫组织化学

- 浆细胞为多表型
- 梭形细胞具有成纤维细胞性网状细胞(fibroblastic reticulum cells,FRC)或组织细胞的免疫表型
- FRC 通常为
  - actin(+),desmin(+),vimentin(+)
  - CD34(-),S100(-),CD1a(-),ALK(-),多数情况下 CD68(-)
- 组织细胞 CD11c(+),CD68(+),CD163(+)

PCR

- 无 *IGH*、*TCRB*、*TCRG* 单克隆性重排的证据

基因学检查

- 无特异性或恒定存在的基因异常
- 无 *ALK* 基因相关的染色体易位

鉴别诊断

IgG4 相关性疾病

- 自身免疫介导的疾病,可累及多个部位
- 约 70% 的患者血浆 IgG4>135mg/dL
  - 部分病例血浆 IgG4 水平可在正常范围
- 多数病变存在不同比例的三种组织学特征
  - 密集的淋巴浆细胞浸润
  - 至少有灶状、席纹状排列的纤维化
  - 闭塞性静脉炎
- 受累淋巴结呈现五种模式
  - 反应性滤泡增生
  - 生发中心进行性转化
  - 副皮质区/滤泡间区增生
  - 多中心性 Castleman 病样
  - 炎性假瘤样
    - 这一类型最具 IgG4 相关性疾病的提示性
    - 与淋巴结 IPT 有重叠
- 免疫表型
  - 所有 IgG(+)浆细胞中,IgG4(+)浆细胞>40%
    - 浆细胞为多表型
  - 小淋巴细胞中,T 细胞多于 B 细胞
- 在旧的文献中,一些 IgG4 相关性疾病的病例似乎可能被认为是
  - 淋巴结或其他部位的 IPT
  - 非淋巴结部位的炎性肌成纤维细胞瘤

炎性肌成纤维细胞瘤

- 儿童和青少年
- 通常累及软组织部位
  - 腹部和盆腔常见
  - 淋巴结受累罕见
- 肌成纤维细胞性梭形细胞与炎细胞相关
- 约 60% 的病例 ALK1(+)，特别是在儿童病例中
  - *ALK* 表达的模式与易位伙伴相关
- 存在 *ALK*、*ROS1* 和 *PDGFRB* 染色体易位
- 多次复发(高达 80%)
- 转移限于 ALK1(−)病例
  - 转移率<5%

梅毒性淋巴结炎

- 由梅毒螺旋体感染所致
- 与高危性行为有关
- 腹股沟淋巴结通常受累
- 形态学表现类似 IPT
  - 被膜及其周围炎症
  - 浆细胞增多和纤维化
  - 静脉炎及动脉内膜炎
- 以下方式可辅助鉴定病原体
  - Warthin-Starry 染色；微生物培养
  - 免疫组织化学；PCR

分枝杆菌性梭形细胞假瘤

- 最常见于 HIV(+)患者(艾滋病)
- 与结外部位受累相比，淋巴结受累更常见
- 鸟分枝杆菌感染
  - 可用抗酸染色显示
- 梭形细胞是组织细胞
  - CD68(+)，CD163(+)，lys(+)

卡波西肉瘤

- 常有 HIV 感染史
- 4 个临床亚型
  - 散发性(经典性)、非洲性(地方性)、医源免疫抑制性、艾滋病相关性(流行性)
- 梭形细胞形成裂隙，内含红细胞
- 透明小体[PAS(+)]
- 梭形细胞几乎 100% HHV8(+)
- 梭形细胞 CD31(+)，CD34(+)，Ⅷ因子相关抗原(+)

滤泡树突状细胞肉瘤

- 梭形细胞肉瘤，常有与小淋巴细胞相关的核内假包涵体
- 束状、席纹状、漩涡状或片状排列
- 肿瘤细胞一个或更多的滤泡树突状细胞(FDC)标志物阳性
  - CD21，CD23，CD35，clusterin(聚集素蛋白)，fascin(肌成束蛋白)，EGFR
- 多数病例的生物学行为与低至中度恶性软组织肉瘤相似

炎性假瘤样滤泡树突状细胞肿瘤

- 罕见疾病类型，累及脾或肝
  - 偶可累及引流淋巴结
- 细胞呈梭形，并具有 FDC 免疫表型
- 梭形细胞 EBV RNA(EBER)阳性

转移性肉瘤样癌

- 梭形细胞外观，常与炎细胞相关
  - 粒细胞和坏死常见
- 细胞有异型性，可见核分裂象
- 角蛋白(+)，EMA(+)

转移性梭形细胞黑色素瘤

- 少部分病例呈显著的梭形细胞外观
- 细胞有异型性，可见核分裂象
- S100(+)，HMB45(+)，其他黑色素瘤标志物(+)

ALK 阳性的间变性大细胞淋巴瘤

- 儿童及年轻人
  - 有 B 症状，特别是发热
- 极少病例可有明显的梭形细胞外观
- 淋巴瘤细胞均匀一致的 CD30(+)，并且
  - T 细胞抗原(+)
  - 细胞毒性标志物(+)
  - *TCR* 基因单克隆性重排(+)
- 涉及 2p23 位点上的 *ALK* 的染色体易位

栅栏状肌成纤维细胞瘤

- 又名出血性梭形细胞肿瘤伴石棉样纤维
- 腹股沟淋巴结
  - 疼痛性肿块
- 罕见复发
- 外观温和的梭形细胞，细胞境界不清，核呈栅栏状排列
- 花环样胶原("石棉样纤维")
- 波形蛋白和肌动蛋白阳性(肌成纤维细胞)

参考文献

1. Okazaki K et al: Current concept of IgG4-related disease. Curr Top Microbiol Immunol. 401:1-17, 2017
2. Bookhout CE et al: Immunoglobulin G4-related lymphadenopathy. Surg Pathol Clin. 9(1):117-29, 2016
3. Ramotar H et al: The great mimicker: a rare case of head and neck inflammatory pseudotumour in the presence of human immunodeficiency virus. J Laryngol Otol. 130(1):107-10, 2016
4. Ge R et al: Clinicopathologic characteristics of inflammatory pseudotumor-like follicular dendritic cell sarcoma. Int J Clin Exp Pathol. 7(5):2421-9, 2014
5. Li XQ et al: Inflammatory pseudotumor-like follicular dendritic cell tumor of liver and spleen: granulomatous and eosinophil-rich variants mimicking inflammatory or infective lesions. Am J Surg Pathol. 38(5):646-53, 2014
6. Lovly CM et al: Inflammatory myofibroblastic tumors harbor multiple potentially actionable kinase fusions. Cancer Discov. 4(8):889-95, 2014
7. Montes-Moreno S et al: Primary luetic lymphadenopathy simulating sarcoma-like inflammatory pseudotumour of the lymph node. Histopathology. 56(5):656-8, 2010
8. Facchetti F et al: Nodal inflammatory pseudotumor caused by luetic infection. Am J Surg Pathol. 33(3):447-53, 2009
9. Cheuk W et al: Lymphadenopathy of IgG-related sclerosing disease. Am J Surg Pathol. 32(5):671-81, 2008
10. Coffin CM et al: Inflammatory myofibroblastic tumor: comparison of clinicopathologic, histologic, and immunohistochemical features including ALK expression in atypical and aggressive cases. Am J Surg Pathol. 31(4):509-20, 2007
11. Trevenzoli M et al: Inflammatory pseudotumor of lymph nodes. Ann Med Interne (Paris). 154(8):557-9, 2003
12. Moran CA et al: Inflammatory pseudotumor of lymph nodes: a study of 25 cases with emphasis on morphological heterogeneity. Hum Pathol. 28(3):332-8, 1997
13. Davis RE et al: Inflammatory pseudotumor of lymph nodes. Additional observations and evidence for an inflammatory etiology. Am J Surg Pathol. 15(8):744-56, 1991
14. Perrone T et al: Inflammatory pseudotumor of lymph nodes. A distinctive pattern of nodal reaction. Am J Surg Pathol. 12(5):351-61, 1988

淋巴结 IPT:硬化

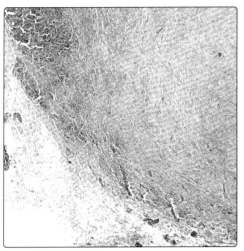

淋巴结 IPT:淋巴结周围硬化

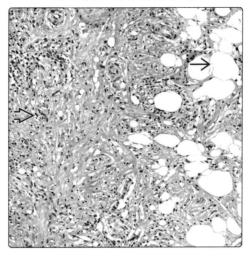

(左)累及淋巴结的 IPT,致密的硬化取代了大部分淋巴结实质。(右)像这一区域所显示,淋巴结 IPT 中的硬化⇲可延伸至被膜外,进入淋巴结周围脂肪组织➲

淋巴结 IPT:被膜周围炎症

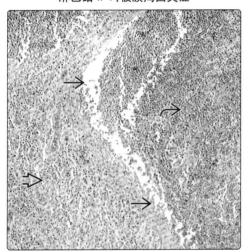

淋巴结 IPT:血管增生

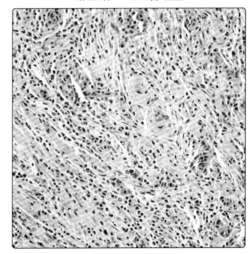

(左)这例淋巴结 IPT 以显著的被膜及被膜周受累为特点⇲,这一区域显示开放的被膜下窦➲及累及较少的实质⇲。(右)部分淋巴结 IPT 病例的特点是在梭形细胞、组织细胞及炎细胞的背景上见小血管增生

淋巴结 IPT:血管炎

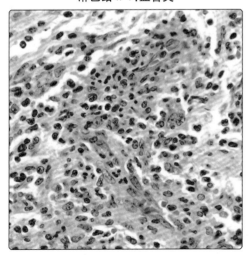

淋巴结 IPT:滤泡增生

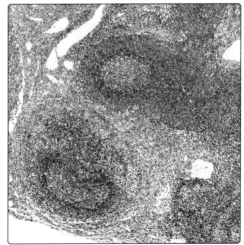

(左)在淋巴结 IPT 中常见小血管炎。血管炎最常见于淋巴结周围脂肪组织及被膜。(右)多数淋巴结 IPT 在未受累的实质中显示不同程度的滤泡增生。在梅毒感染所致的淋巴结 IPT 中,滤泡增生可以非常显著

淋巴结 IPT：髓质分布

淋巴结 IPT：席纹状模式

(左) 低倍镜显示，IPT 位于淋巴结门➡和髓质，并有少量被膜下皮质受累➡。
(右) 在这一区域，IPT 由小淋巴细胞、浆细胞和许多席纹状排列的梭形细胞组成。这些改变与 IgG4 相关性淋巴结病变有重叠

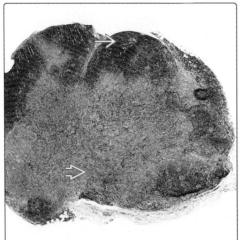

淋巴结 IPT：CD3

淋巴结 IPT：CD20

(左) 淋巴结 IPT 中的淋巴细胞为混合性 T 细胞和 B 细胞，通常以 T 细胞为主。此区域中的小 T 细胞可用 CD3 抗体显示。(右) 淋巴结 IPT 中的淋巴细胞为混合性 T 细胞和 B 细胞，B 细胞常常聚集成团，提示原始滤泡。这一区域中的 B 细胞可用 CD20 抗体显示

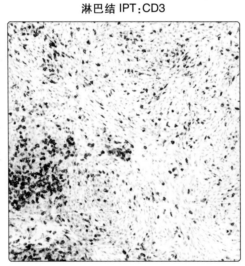
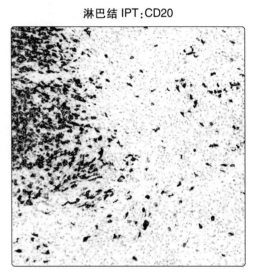

淋巴结 IPT：κ

淋巴结 IPT：λ

(左) 在淋巴结 IPT 病例中，通常有大量多克隆浆细胞。此图显示 κ(+) 的浆细胞。
(右) 在淋巴结 IPT 病例中，通常有大量多克隆浆细胞。此图显示 λ(+) 的浆细胞

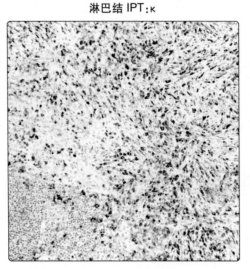
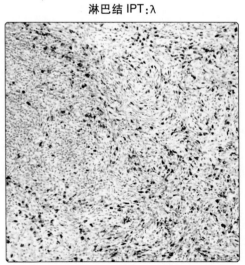

炎性肌成纤维细胞瘤

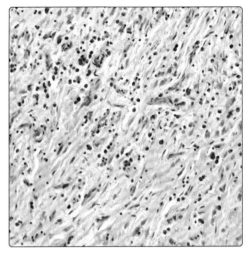

炎性肌成纤维细胞瘤：ALK

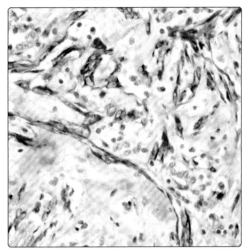

（左）一例儿童的炎性肌成纤维细胞瘤（IMT），累及肠系膜。肿瘤以细长的梭形细胞和灶性炎症为特点（Courtesy M. Lim, MD.）（右）这一例 IMT 细胞 ALK 强（+）。尽管 IMT 的形态学所见和 IPT 可能有重叠，但淋巴结 IPT 不表达 ALK（Courtesy M. Lim, MD.）

梅毒性淋巴结炎

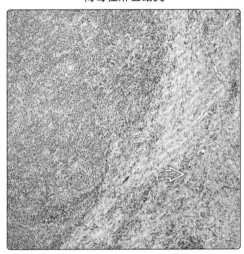

梅毒性淋巴结炎：IPT 样区域

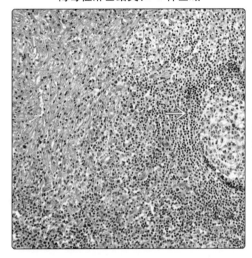

（左）梅毒患者的腹股沟淋巴结，可见显著的被膜及被膜周纤维化➡和炎症。淋巴结梅毒感染可诱导产生淋巴结 IPT 的形态学表现，并且是 IPT 的已知病因之一。（右）这一被梅毒螺旋体感染的淋巴结中，有些区域病变类似淋巴结 IPT。图示淋巴浆细胞浸润、梭形细胞增生和中度硬化，并见一个淋巴滤泡➡

梅毒性淋巴结炎：IPT 样硬化

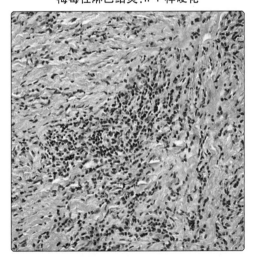

梅毒性淋巴结炎：螺旋体

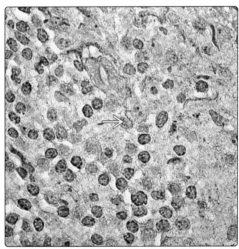

（左）与淋巴结 IPT 晚期病变相似，梅毒螺旋体感染淋巴结的其他区域，显示更为成熟的硬化。（右）Warthin-Starry 银染色显示，淋巴结内有与梅毒螺旋体一致的螺旋体➡。淋巴结、特别是腹股沟淋巴结 IPT 的病例，应该进行排除梅毒的检测

转移性卡波西肉瘤累及淋巴结

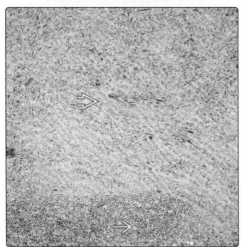

转移性卡波西肉瘤:玻璃样小体

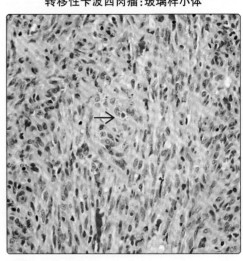

（左）淋巴结的转移性卡波西肉瘤,特点是梭形细胞增生和红细胞外渗➡取代淋巴结实质。残余淋巴组织出现在这一区域的下部➡。（右）淋巴结的转移性卡波西肉瘤显示,梭形细胞和胞质及细胞外的玻璃样小体➡。这些玻璃样小体是红细胞吸收和退化的结果

转移性卡波西肉瘤:血管

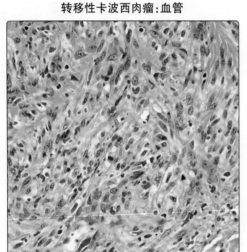

转移性卡波西肉瘤:HHV8(＋)

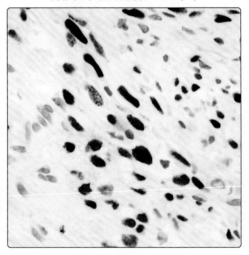

（左）取代淋巴结的转移性卡波西肉瘤,梭形细胞被裂隙分割,这些裂隙为内含红细胞的小血管。这一区域也显示红细胞外渗。（右）卡波西肉瘤 HHV8 阳性。此外,肿瘤细胞血管标志物为阳性,包括 CD34、CD31 和Ⅷ因子相关抗原(未显示)

FDC 肉瘤:梭形细胞增生模式

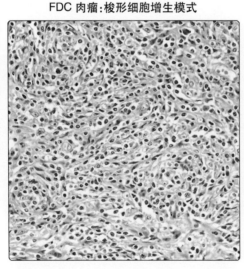

FDC 肉瘤:CD21(＋)

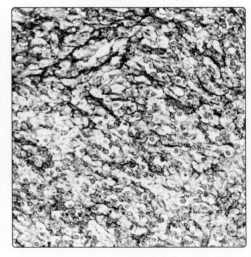

（左）滤泡树突状细胞(FDC)肉瘤,梭形细胞增生,细胞境界不清。注意 FDC 肉瘤含有特有的小淋巴细胞浸润。（右）这例 FDC 肉瘤 CD21 强阳性,其他常在 FDC 肉瘤中呈阳性的标志物还包括 CD23、CD35、clusterin、fascin 和 EGFR

FDC 肉瘤：EGFR(+)

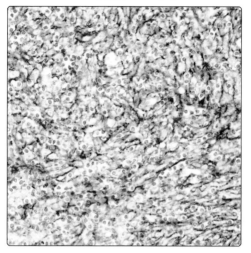

FDC 肉瘤：Fascin(+)

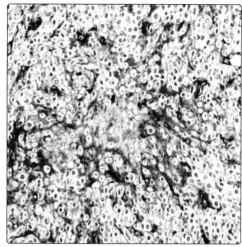

（左）滤泡树突状细胞（FDC）肉瘤 EGFR 常为阳性。有研究提示，EGFR 可能是 FDC 肉瘤最敏感的标志物，但它并不特异。（右）在这例 FDC 肉瘤中，部分肿瘤细胞 fascin 阳性。fascin 是一个对 FDC 肉瘤诊断有帮助、但并不特异的标志物

ALK 阳性的间变性大细胞淋巴瘤

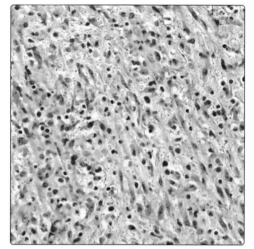

ALK 阳性的间变性大细胞淋巴瘤：粒酶 B

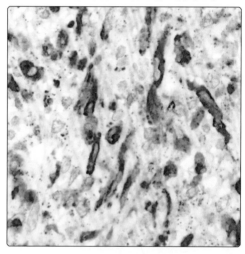

（左）具有梭形细胞成分的淋巴结 IPT 的鉴别诊断，包括 ALK 阳性的间变性大细胞淋巴瘤（ALCL），ALCL 具有梭形细胞成分和黏液样背景。（右）具有显著梭形细胞成分的 ALCL。肿瘤细胞细胞毒蛋白——粒酶 B 呈阳性，CD30 和 ALK 也呈阳性（未显示）

栅栏状肌成纤维细胞瘤

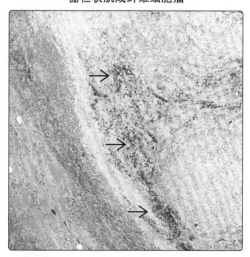

石棉样纤维

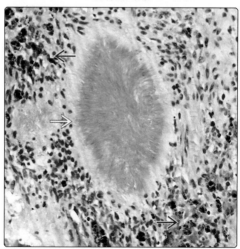

（左）累及腹股沟淋巴结的栅栏状肌成纤维细胞瘤（又名出血性梭形细胞肿瘤）的新鲜出血区➡️。肿瘤由纤维性假包膜包绕。（右）累及淋巴结的栅栏状肌成纤维细胞瘤，特征性巨细胞、花环状石棉样胶原纤维集聚➡️。同时出现与陈旧性出血相一致的充满含铁血黄素的巨噬细胞➡️

要 点

术语

- 生发中心进行性转化(progressive transformation of germinal centers)

临床特征

- 通常发生于年轻人
- 病因不清
- 男性患者多于女性
- 多数患者表现为局部无症状性淋巴结肿大
  - 颈部淋巴结约占 50%
- 部分患者表现为全身淋巴结肿大
- 可偶发于淋巴瘤患者
  - 以结节性淋巴细胞为主型霍奇金淋巴瘤(NLPHL)最为常见
  - 没有证据证明 PTGC 是 NLPHL 的前驱病变
  - 可同时、先于或紧随淋巴瘤之后发生
- PTGC 通常自发消退
  - 可复发
- PTGC 与 HIV 无相关性

镜下特征

- PTGC 特征如下
  - 滤泡增大(正常的 4~5 倍)
  - 生发中心增生
  - 套区细胞迁移入并破坏生发中心
  - 每个受累滤泡处于 PTGC 的不同阶段
- PTGC 与反应性滤泡增生相关
- 生发中心细胞:CD10(+),BCL6(+),BCL2(−)
- 套区细胞:IgD(+),BCL2(+),CD10(−),BCL6(−)
- 无单克隆性 B 细胞群的证据

主要鉴别诊断

- 结节性淋巴细胞为主型霍奇金淋巴瘤
- 富于淋巴细胞的经典型霍奇金淋巴瘤,结节型
- 滤泡性淋巴瘤,花样型
- HIV 相关性淋巴结病
- 反应性滤泡增生

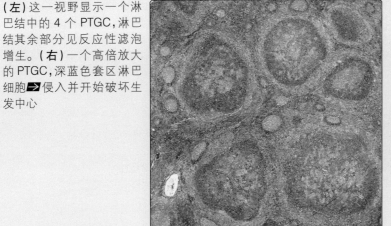

PTGC

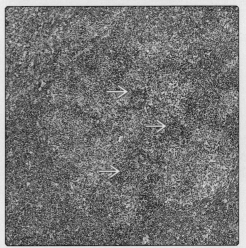

PTGC:生发中心破坏

(左)这一视野显示一个淋巴结中的 4 个 PTGC,淋巴结其余部分见反应性滤泡增生。(右)一个高倍放大的 PTGC,深蓝色套区淋巴细胞➜侵入并开始破坏生发中心

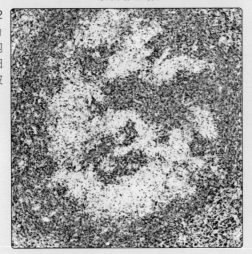

PTGC 累及淋巴结:BCL2

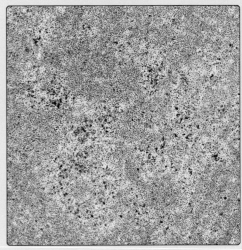

PTGC 累及淋巴结:CD10

(左)套区淋巴细胞 BCL2 阳性,而生发中心细胞则为阴性。(右)生发中心细胞 CD10 阳性,而套区淋巴细胞阴性。部分生发中心被迁入的套区淋巴细胞破坏

术语

缩写

- 生发中心进行性转化(PTGC)

同义词

- 进行性转化的生发中心
- 进行性转化的滤泡中心

定义

- 滤泡反应性增生,特征如下
  - 滤泡增大(正常滤泡的 4~5 倍)伴生发中心增生
  - 套区 B 细胞侵入,破坏生发中心
  - 典型表现是受累滤泡处于不同阶段

病因学/发病机制

未知

- 疑有病毒因素

临床特征

表现

- 可发生于任何年龄,但年轻人较常见
  - 中位年龄:28 岁
  - 约 20%的病例发生于儿童
- 男性患者多于女性
- 通常累及外周淋巴结
  - 最常累及颈部淋巴结(约 50%)
  - 其次累及腋窝及腹股沟淋巴结
- 淋巴结病变可以显著,进而需要活检
- PTGC 患者可有或无以下症状
  - 最常表现为无症状性局限性淋巴结肿大
  - 部分患者可发生全身淋巴结肿大
    - 表现为病毒样疾病的青少年
    - 具有自身免疫病的患者
  - PTGC 可偶发于淋巴瘤患者
    - 在初诊或治疗后发现 PTGC
    - PTGC 和淋巴瘤发生的间隔可达 10 年
    - 在极少数情况下,PTGC 可发生于淋巴瘤诊断之前
- 通常自发消退,但可以复发
  - 相同或不同淋巴结
  - 儿童较成人更易复发
- 与 HIV 感染无关

治疗

- 观察

预后

- 好

影像学

影像学表现

- 部分患者显示淋巴结病变
- 可急需 PET 扫描,某些病例的 SUV 值可能会升高

镜下特征

组织学特征

- PTGC 的滤泡通常较大
  - 是正常反应性次级滤泡的 4~5 倍
- 常呈灶状;仅累及淋巴结中的几个滤泡
- PTGC 的过程似乎分阶段进展
  - 起初,生发中心增生
    - 星空现象可以出现,但并不常见
  - 每个滤泡中 2~3 个生发中心融合
  - 套区 B 细胞侵入并破坏生发中心
  - 最终,生发中心消失
    - 中心母细胞和滤泡树突状细胞散在分布于小的套区 B 细胞中
- PTGC 受累滤泡似乎处于不同阶段(即异步性)
- 几乎总是伴随着滤泡增生
  - 时常存在滤泡间区增生
- PTGC 滤泡可以呈现 Castleman 样改变,但不常见
- PTGC 滤泡可被簇状上皮样细胞围绕
- 可与霍奇金淋巴瘤或非霍奇金淋巴瘤共存
  - 结节性淋巴细胞为主型霍奇金淋巴瘤(NLPHL)最为常见
    - 没有数据支持 PTGC 是 NLPHL 的前驱病变
  - 偶见其他类型淋巴瘤与 PTGC 相关
    - 经典型霍奇金淋巴瘤、浆细胞骨髓瘤
  - 可累及与淋巴瘤相同或不同的淋巴结
- 在全身性淋巴结肿大的 PTGC 病例中,组织学改变更为旺炽
  - 罕见与淋巴瘤相关

细胞学特征

- 小和大淋巴细胞成分混合存在
  - 小而圆的淋巴细胞是套区 B 细胞和反应性 T 细胞
  - 淋巴滤泡生发中心的中心细胞和中心母细胞
- 无 LP 细胞,无里-施或霍奇金(RS+H)细胞
- 无浆细胞、中性粒细胞或嗜酸性粒细胞

辅助检查

免疫组织化学

- 淋巴结保留 T 细胞和 B 细胞结构区
  - 显著的滤泡模式
- 在 PTGC 滤泡中
  - 生发中心
    - B 细胞抗原(+),CD10(+),BCL6(+),BCL2(-)
    - CD21(+)、CD23(+)的滤泡树突状细胞网被破坏

免疫组织化学			
抗体	反应性	染色模式	备注
CD20	阳性	细胞膜	GC B 细胞和侵入 GC 的套区 B 细胞
IgD	阳性	细胞膜	套区 B 细胞
BCL2	阳性	细胞质	套区 B 细胞，GC B 细胞阴性
BCL6	阳性	细胞核	GC B 细胞，套区 B 细胞阴性
CD3	阳性	细胞膜	PTGC 中量少，成熟小 T 细胞，可以同时表达 CD57
CD57	阳性	细胞膜	分布更为均一，偶可形成围绕 GC B 细胞的花环状
GC，生发中心；PTGC，生发中心进行性转化。			

- ○ 套区
  - B 细胞抗原(+)，IgD(+)，BCL2(+)
  - CD10(−)，BCL6(−)
- 在 PTGC 滤泡中，T 细胞相对较少

流式细胞术

- 无表型 B 细胞群的证据

基因学检查

- 无 *IGH* 基因单克隆性重排的证据
- 相似于正常生发中心，生发中心细胞显示体细胞突变

鉴别诊断

NLPHL

- 肿瘤性结节更多，且取代淋巴结结构
- 相比 PTGC 的结节，肿瘤性结节更不规则
- 存在 LP 细胞
  - ○ 细胞大，具有多叶核、透明胞质，且核仁不明显
  - ○ CD20(+)，CD45/LCA(+)，CD15(−)，CD30(−)
  - ○ BCL6(+)，BCL2(−)
  - ○ CD3(+)、CD57(+)的 T 细胞围绕 LP 细胞形成花环状

富于淋巴细胞性经典型霍奇金淋巴瘤，结节型

- 淋巴结结构被肿瘤性结节取代
- 在肿瘤性结节中常见残留生发中心
- 存在 RS+H 细胞
  - ○ 大细胞，通常有 1~2 个显著的核仁
  - ○ CD15(+/−)，CD30(+)，CD45/LCA(−)
  - ○ CD20(−/+；弱)，BCL2(+/−)

滤泡性淋巴瘤，花样型(floral variant)

- 许多背靠背的肿瘤性滤泡
- 滤泡细胞成分相对单一
  - ○ 中心细胞及中心母细胞混合存在
- 无 LP 细胞
- 单表型 Ig(+)，CD10(+)，BCL6(+)，BCL2(+)

HIV 相关性淋巴结病

- HIV 阳性的淋巴结病中，常见滤泡溶解
  - ○ 在感染早期阶段最常见
- 滤泡溶解表象上与 PTGC 相似，但

- ○ 滤泡通常不增大(不像 PTGC)
- ○ 受累滤泡常见出血
- ○ T 细胞侵入滤泡

反应性滤泡增生

- 滤泡较小，且大小相似
- 套区 B 细胞不侵入生发中心

诊断依据

临床相关病理特征

- 年轻患者；男性>女性
- 通常无症状；单一淋巴结增大
- 全身淋巴结肿大伴旺炽型 PTGC 也可发生
  - ○ 青少年
  - ○ 有自身免疫病的患者
- 少数病例与淋巴瘤相关
  - ○ NLPHL 最常见
  - ○ PTGC 可先于、同时或紧随淋巴瘤诊断之后发生

病理学精要

- 大而轮廓清晰的滤泡，套区增宽，并破坏生发中心
- 无 LP 或 RS+H 细胞
- 无单克隆性 B 细胞群的证据

参考文献

1. Özkan MC et al: Progressive transformation of germinal centers: single-center experience of 33 turkish patients. Clin Lymphoma Myeloma Leuk. 16 Suppl:S149-51, 2016
2. Hartmann S et al: Immunoarchitectural patterns of progressive transformation of germinal centers with and without nodular lymphocyte-predominant Hodgkin lymphoma. Hum Pathol. 46(11):1655-61, 2015
3. Miles RR et al: A pediatric translational perspective on the entity "progressive transformation of germinal centers (PTGC)". Pediatr Blood Cancer. 60(1):3-4, 2013
4. Kojima M et al: Progressive transformation of the germinal center of extranodal organs: a clinicopathological, immunohistochemical, and genotypic study of 14 cases. Pathol Res Pract. 206(4):235-40, 2010
5. Chang CC et al: Follicular hyperplasia, follicular lysis, and progressive transformation of germinal centers. A sequential spectrum of morphologic evolution in lymphoid hyperplasia. Am J Clin Pathol. 120(3):322-6, 2003
6. Kojima M et al: Progressive transformation of germinal centers: a clinicopathological study of 42 Japanese patients. Int J Surg Pathol. 11(2):101-7, 2003
7. Hicks J et al: Progressive transformation of germinal centers: review of histopathologic and clinical features. Int J Pediatr Otorhinolaryngol. 65(3):195-202, 2002
8. Bräuninger A et al: B-cell development in progressively transformed germinal centers: similarities and differences compared with classical germinal centers and lymphocyte-predominant Hodgkin disease. Blood. 97(3):714-9, 2001

PTGC 累及淋巴结

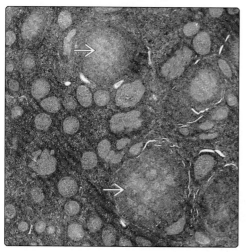

PTGC：增宽的套区

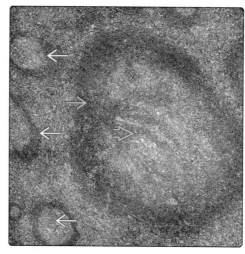

（左）淋巴结石蜡切片显示，PTGC 具有不同阶段转化的滤泡。两个最大的滤泡被 PTGC 累及➡，其体积明显大于反应性滤泡。PTGC 滤泡有明暗相间的斑驳样外观，正常生发中心具有的极向性消失。（右）在这一淋巴结中，PTGC 滤泡➡为正常反应性滤泡➡的 4~5 倍大。注意套区➡增宽，且 PTGC 滤泡的生发中心被破坏

PTGC 累及淋巴结：Castleman 样

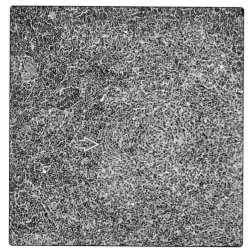

PTGC：滤泡中心

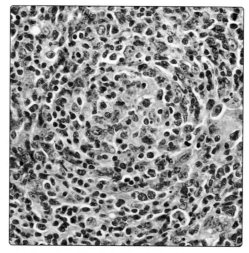

（左）在这一 PTGC 病例中，一些滤泡显示生发中心退化，呈透明血管型 Castleman 病样外观➡。（右）Castleman 病样改变的 PTGC。高倍视野的特征为生发中心内的淋巴细胞不同程度减少

PTGC 累及淋巴结：BCL2

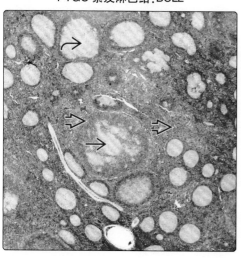

PTGC 累及淋巴结：BCL6

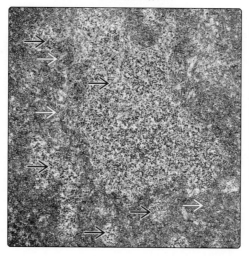

（左）被 PTGC 累及的淋巴结，中央大滤泡➡被 BCL2（+）的套区 B 细胞侵入➡。在大的 PTGC 滤泡、较小的 PTGC 滤泡及反应性滤泡➡中，生发中心 B 细胞 BCL2 均为阴性。（右）淋巴结中心的大 PTGC 滤泡。此视野中，生发中心细胞［BCL6(+)］➡被套区细胞［BCL6(−)］➡侵入并破坏

NLPHL 累及淋巴结(低倍)

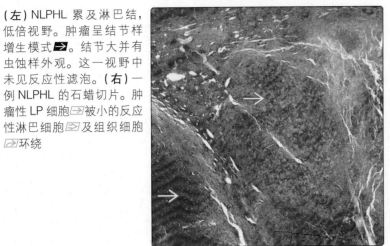

NLPHL 累及淋巴结(高倍)

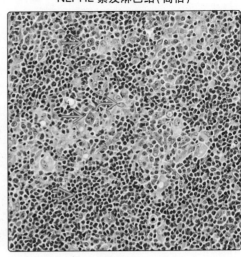

(左) NLPHL 累及淋巴结,低倍视野。肿瘤呈结节样增生模式➡。结节大并有虫蚀样外观。这一视野中未见反应性滤泡。(右)一例 NLPHL 的石蜡切片。肿瘤性 LP 细胞➡被小的反应性淋巴细胞➡及组织细胞➡环绕

NLPHL 累及淋巴结:CD20

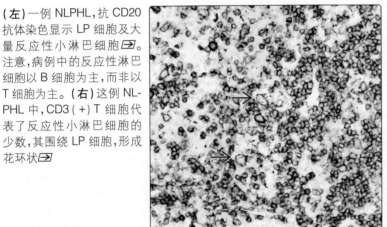

NLPHL 累及淋巴结:CD3

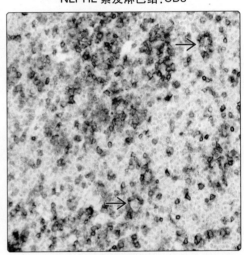

(左)一例 NLPHL,抗 CD20 抗体染色显示 LP 细胞及大量反应性小淋巴细胞➡。注意,病例中的反应性淋巴细胞以 B 细胞为主,而非以 T 细胞为主。(右)这例 NLPHL 中,CD3(+)T 细胞代表了反应性小淋巴细胞的少数,其围绕 LP 细胞,形成花环状➡

反应性滤泡增生

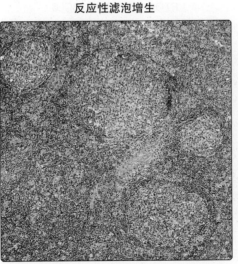

反应性滤泡增生:BCL2

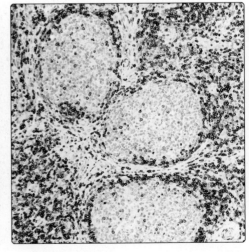

(左)反应性滤泡增生所累及的淋巴结,图示 4 个反应性滤泡。相比于 PTGC 滤泡,反应性滤泡的体积要小得多,且生发中心有极向性、套区较薄。(右)淋巴结反应性滤泡增生,BCL2 免疫组织化学染色。BCL2 染色显示套区 B 细胞和滤泡间 T 细胞。生发中心 T 细胞 BCL2 阳性,而生发中心 B 细胞则为阴性

花样型 FL

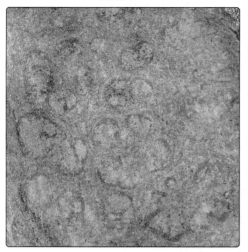

花样型 FL

(左)花样型滤泡性淋巴瘤(FL)受累淋巴结的石蜡切片。肿瘤性滤泡背靠背排列。(右)花样型 FL 受累淋巴结的石蜡切片。肿瘤细胞形态单一,主要由中心细胞组成,偶见中心母细胞。套区薄

花样型 FL:BCL6

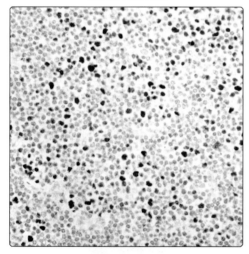

花样型 FL:CD10

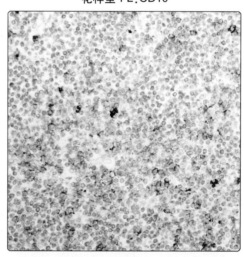

(左)BCL6 免疫组织化学染色显示花样型 FL 病例中的大量肿瘤细胞,证实这一肿瘤起源于生发中心。(右)CD10 免疫组织化学染色显示花样型 FL 病例中的大量肿瘤细胞,证实这一肿瘤起源于生发中心

滤泡溶解

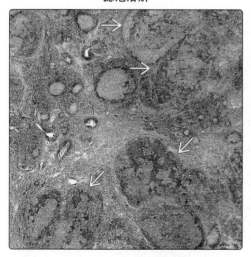

滤泡溶解

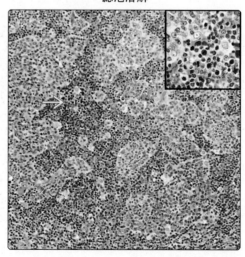

(左)这一淋巴结显示发育良好的滤泡溶解。注意受累的几个滤泡➡呈不同程度的溶解。此滤泡比 PTGC 中所见的要小。(右)高倍视野示滤泡溶解。注意破坏的生发中心细胞之间的淋巴样细胞大小不等,与出血相混合。右上角小图显示生发中心细胞与其他淋巴细胞➡之间的边界

145

要　点

基本概念

- 自限性淋巴结病,以下列情况为特征
  - 组织细胞和浆细胞样树突状细胞增生
  - 有大量核碎片的凋亡
  - 系统性症状及低热

病因学/发病机制

- 已提出的病因包括病毒性、感染性及自身免疫相关

临床特征

- 年轻患者,通常有自限性临床过程
- 没有针对菊池病(KFD)的特异性血清学检测
- 女性更为常见

镜下特征

- 分为三个阶段:增生期、坏死期、黄瘤期
- 增生期;被认为是早期
  - 浆细胞样树突状细胞和活化的淋巴细胞

- "C"形的组织细胞
- 坏死期
  - 副皮质区凝固性坏死
  - 大量核碎片和嗜酸性碎片
- 黄瘤期;被认为是晚期
  - 泡沫样胞质的组织细胞

辅助检查

- 多量 T 细胞:CD3(+),CD8(+)
  - 无异常的 CD8(+)T 细胞占优势
- 组织细胞:MPO(+),lysozyme(+),CD68(+)
- 浆细胞样树突状细胞:CD68(+),CD123(+),Tcl-1(+)

主要鉴别诊断

- 系统性红斑狼疮性淋巴结炎
- 单纯疱疹病毒性淋巴结炎
- 坏死性肉芽肿病变
- 猫抓病

KFD

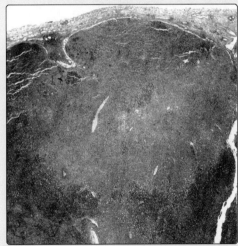

KFD:FDG-PET

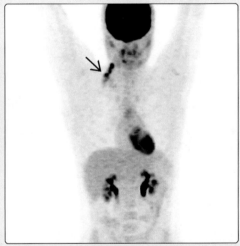

(左)KFD 累及的颈部淋巴结。副皮质区有局限性楔形坏死区,扩展到被膜。(右)KFD 的氟脱氧葡萄糖-正电子发射 X 线断层摄影术(FDG-PET)扫描图。这一影像图显示了右颈区域的 FDG 吸收区,提示可疑淋巴瘤➡

KFD:凋亡

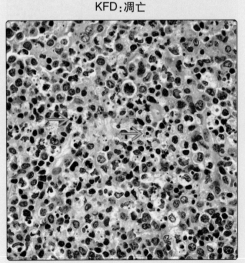

KFD:CD123

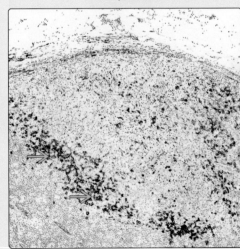

(左)KFD 增生期的受累淋巴结。存在许多凋亡细胞➡,提示病变正在向坏死期演变。(右)浆细胞样树突状细胞标志物 CD123 免疫组织化学染色,显示浆细胞样树突状细胞➡围绕楔形坏死区分布

术语

缩写

- 菊池病（Kikuchi-Fujimoto disease，KFD）

同义词

- 无粒细胞浸润的坏死性淋巴结炎
- 组织细胞性坏死性淋巴结炎
- 菊池-藤本淋巴结病

定义

- 自限性良性淋巴结病，特征如下
  - 组织细胞和浆细胞样单核细胞增生
  - 凋亡，有大量核碎片
  - 系统性症状，部分患者低热

病因学/发病机制

未知

- 有提出病因是病毒性、感染性或自身免疫性原因
- 遗传易感人群针对各种刺激产生的活性 T 细胞介导的反应
- 细胞因子介导机制
  - 白介素-6、干扰素-α、FAS 配体升高
- 可能与 KFD 有关的病毒，包括
  - EB 病毒（EBV）和人类疱疹病毒 6（HHV-6）
  - 仅在少部分患者中检测到，不太可能是病因

临床特征

流行病学

- 年龄
  - 年轻人；通常<30 岁（范围：2~75 岁）
- 性别
  - 女性更常见
    - 女：男 = 4：1
- 种族
  - KFD 在不同种族均有报告
    - 亚裔常见

部位

- 淋巴结肿大
  - 颈部淋巴结最常受累

表现

- 发热通常持续一周时间
  - 也可持续达一个月
- 上呼吸道症状
- 最常见的首发临床表现是
  - 淋巴结肿大伴疼痛，有触痛
  - 淋巴结肿大伴发热
- 不常见的临床表现
  - 体重减轻、夜间盗汗、恶心、呕吐

  - 全身淋巴结肿大
  - 关节痛
  - KFD 累及结外
  - 肝脾大

实验室检查

- 排除其他原因的坏死性淋巴结病
- 无 KFD 特异性检测
- 贫血
- 乳酸脱氢酶升高
- 外周血粒细胞减少、非典型淋巴细胞增多（50%）
- 红细胞沉降率加快
- 多克隆高丙种球蛋白血症
- 以下血清学检测阴性
  - EBV、巨细胞病毒、流行性感冒病毒、腺病毒
  - 弓形体、支原体、Q 热
- 以下实验室自身免疫性检测通常阴性
  - 抗核抗体、类风湿因子、抗双链 DNA 抗体
  - 罕见 KFD 病例可诊断为系统性红斑狼疮

自然病程

- 通常通过淋巴结活检确诊
  - 通常需要切除活检，因为 KFD 病变可能分布不均匀
    - 评估淋巴结结构对于确诊非常有帮助
- 通常在 1~4 个月内自发消退
- 少部分患者（约 3%）可复发

治疗

- 无需特殊治疗
- 抗炎药物

预后

- 好

影像学

CT 所见

- 优选 CT
- KFD 累及的颈部淋巴结倾向位于颈后三角
- 淋巴结聚集呈簇状
  - 最大径<4cm
  - 淋巴结坏死，不强化
- 任何淋巴结群都可被 KFD 累及

大体特征

一般特征

- 淋巴结大小：0.5~4.0cm

镜下特征

组织学特征

- 淋巴结

- ○ 结构:部分或广泛受累
  - – 早期病变通常呈斑片状
- ○ KFD 首发于副皮质区及靠近被膜的区域
  - – 凋亡/坏死的程度在病例间各不相同
  - – 坏死区观察不到粒细胞
  - – 浆细胞通常缺乏或罕见
  - – 病变不扩展至淋巴结周围组织
  - – 在紧邻坏死的副皮质区有大量免疫母细胞
  - – 观察不到苏木精小体
- ○ 淋巴窦开放或受挤压
  - – 后期可被组织细胞或单核细胞样 B 细胞填充
- ○ 在未受累区域,淋巴滤泡增生
- ○ ±血管血栓
- ○ KFD 的三种组织学亚型
  - – 淋巴组织细胞期/增生期,被认为是早期阶段
  - – 坏死期
  - – 吞噬细胞/泡沫细胞期,被认为是晚期阶段
- ○ 淋巴结内可出现多于一个阶段的病变
- ○ 淋巴组织细胞期/增生期
  - – 组织细胞增生(包括"C"形组织细胞)
  - – 浆细胞样树突状细胞增加
  - – 存在小淋巴细胞和免疫母细胞
  - – 凋亡或坏死碎片较少
- ○ 坏死期
  - – 在边界清晰的坏死灶内有大量胞质内含嗜酸性碎片的凋亡细胞
  - – 组织细胞和浆细胞样树突状细胞出现凋亡
  - – 纤维蛋白性血栓可能会在血管中出现
- ○ 巨噬细胞/泡沫细胞期
  - – 大量含有吞噬碎片的组织细胞(泡沫样胞质)
  - – 组织细胞通常形成一个包围圈,围绕坏死区

细胞学特征

- 淋巴结印片可确诊
  - ○ 突显浆细胞样树突状细胞(pDC)的特征
  - ○ 印片通常好于细针抽吸(FNA)涂片
- KFD 中,CD123(+)pDC 的比例通常较高
  - ○ 对于 KFD 诊断很有价值的标志物
  - ○ 可用于区别反应性淋巴结病变和肿瘤

皮肤

- 最常位于面部或上半身
- 皮肤 KFD 大体可表现为
  - ○ 红斑样丘疹
  - ○ 硬结样病变或斑块
  - ○ 溃疡
- 皮肤的组织学所见
  - ○ 真皮淋巴组织细胞浸润,最为常见
  - ○ 表皮改变
    - – 坏死性角化细胞
    - – 非中性粒细胞性核碎片
    - – 基底空泡改变
  - ○ 真皮乳头水肿

辅助检查

免疫组织化学

- 组织细胞:CD4(+),CD68(+),溶菌酶(+),MPO(弱+)
- 浆细胞样树突状细胞:
  - ○ CD68(+),CD123(+),CD303(+)
  - ○ MPO(-),fascin(-)
- T 细胞主要为 CD8(+)
- 免疫母细胞 CD30(+)且为 CD8(+)T 系
- 在坏死区,B 细胞罕见或缺乏

流式细胞术

- 优势性 CD8(+)T 细胞无异常
- 罕见多表型 B 细胞
- 不足以确立 KFD 的诊断
  - ○ 有助于除外非霍奇金淋巴瘤

PCR

- 无 *IGH* 基因单克隆性重排的证据
- 无 *TRBV20OR9-2* 单克隆性重排的证据
- 无已知的染色体易位或基因突变

电镜

- KFD 常见组织细胞和免疫母细胞内包涵体,包括
  - ○ 胞质内小棒状体
  - ○ 网管状结构
    - – α 干扰素与网管状结构的存在有关
    - – α 干扰素在许多 KFD 组织细胞中出现

鉴别诊断

系统性红斑狼疮(SLE)性淋巴结炎

- 淋巴结受累模式与 KFD 相似
  - ○ 显著的灶状坏死和组织细胞浸润
  - ○ 退变的核碎片(苏木精小体)
  - ○ 可出现阿佐帕迪现象(Azzopardi phenomenon)
    - – 核物质退变,导致血管壁硬(壳)化
  - ○ 可有大量浆细胞
- 血清学检测抗核抗体和抗双链 DNA 抗体支持 SLE 诊断
- SLE 患者通常有其他系统性的疾病表现

单纯疱疹病毒性淋巴结炎

- 淋巴结副皮质区"凿孔样"病变可与 KFD 相似
  - ○ 坏死碎片和组织细胞浸润常常很显著
- 区别于 KFD 的单纯疱疹相关性淋巴结炎特点
  - ○ 病毒包涵体;Cowdry A 型及多核细胞
  - ○ 大量中性粒细胞
  - ○ 肿大淋巴结附近的皮肤和黏膜溃疡性病变

坏死性肉芽肿病变

- 结核、非典型分枝杆菌及真菌
  - ○ 坏死通常不限于淋巴结副皮质区

○ 上皮样细胞、巨细胞及肉芽肿形成
○ 通常有多量的中性粒细胞和浆细胞
○ 通过特殊染色有助于识别病原体

猫抓病

- 副皮质区坏死与 KFD 部分相似，但
  ○ 早期阶段有星状坏死伴大量中性粒细胞
  ○ 晚期呈肉芽肿性炎
  ○ 由汉赛巴尔通体引起
    – 利用 Warthin-Starry 染色可在一些病例中检测到

川崎病

- 最常见于小于 5 岁的儿童
- 地图样坏死，纤维蛋白样血栓
- 通常出现中性粒细胞浸润

弥漫大 B 细胞淋巴瘤（DLBCL）

- KFD 早期增生阶段可相似于 DLBCL
  ○ 成片的组织细胞和浆细胞样树突状细胞，可能会被误认为成片的大 B 细胞
  ○ 组织细胞 CD68(+)，CD123(+)，B 细胞抗原(−)
- 罕见的 DLBCL 病例可以表现为大量凋亡，并与 KFD 的增生期病变相似
  ○ B 细胞抗原(+)支持 DLBCL 的诊断
  ○ *IGH* 基因单克隆性重排

外周 T 细胞淋巴瘤（PTCL）

- KFD 增生/早期坏死阶段可能与 PTCL 相似
  ○ T 免疫母细胞及多数细胞 CD8(+)可能会被误认为是肿瘤性 T 细胞
- 不支持 PTCL 诊断的特征
  ○ 没有"C"形组织细胞和浆细胞样树突状细胞的增生
  ○ PTCL 通常 CD4(+)
  ○ PTCL 中的组织细胞 MPO(−)
  ○ KFD 中没有异常的 T 细胞免疫表型
  ○ KFD 中没有 *TCR* 基因单克隆性重排的证据

经典型霍奇金淋巴瘤（CHL）

- CHL 可发生副皮质区坏死，可与 KFD 相似
- 不支持 KFD 诊断的特征
  ○ 大量中性粒细胞、嗜酸性粒细胞和/或浆细胞
  ○ 霍奇金细胞和 RS 细胞
    – 通常位于坏死灶周围
    – CD15(+)，CD30(+)，PAX5(弱+)，CD45/LCA(−)

急性髓系白血病/髓系肉瘤

- 成片的肿瘤细胞，特别是单核细胞，可与早期 KFD 相似
- 不支持 KFD 的特征
  ○ 肿瘤细胞的核染色质不成熟
  ○ 免疫表型为髓系或单核系
    – CD13(+)，CD33(+)，CD34(+)，CD117(+)，HLA-DR(+)，CD123(−)

– CD68 对这一鉴别诊断没有帮助
- 多数急性髓系白血病患者年龄较大，且有系统性的疾病症状
  ○ 外周血和骨髓受累
  ○ 急性髓系白血病病史

诊断依据

临床相关病理特征

- 年轻患者
- 急性颈部淋巴结肿大，有触痛
- ±低热

病理学精要

- 共有三种且常有重叠的疾病型或三期
  ○ 淋巴组织细胞期/增生期
    – 突出的组织细胞和浆细胞样树突状细胞浸润，少见细胞凋亡
    – 此型 KFD 最常被误诊为非霍奇金淋巴瘤
  ○ 坏死期
    – 副皮质区坏死
    – 大量的凋亡，伴有嗜酸性碎片
    – 缺乏中性粒细胞
    – 丰富的 CD3(+)、CD8(+)T 细胞
  ○ 巨噬细胞/泡沫细胞期
    – 大量富含脂质的细胞或泡沫组织细胞围绕在坏死区周围
- SLE 可与 KFD 相似
  ○ 建议每一个诊断 KFD 的患者都考虑进行血清学检查

参考文献

1. Cuglievan B et al: Kikuchi-Fujimoto disease. Blood. 129(7):917, 2017
2. Salman-Monte TC et al: Lymphadenopathy syndrome in systemic lupus erythematosus: Is it Kikuchi-Fujimoto disease? Reumatol Clin. 13(1):55-56, 2017
3. Handa A et al: Multiple migratory recurrence of Kikuchi-Fujimoto disease. Pediatr Int. 58(12):1360-1362, 2016
4. Pepe F et al: Kikuchi-Fujimoto disease: a clinicopathologic update. Pathologica. 108(3):120-129, 2016
5. Tabata T et al: Characteristic distribution pattern of CD30-positive cytotoxic T cells aids diagnosis of Kikuchi-Fujimoto disease. Appl Immunohistochem Mol Morphol. ePub, 2016
6. Wei XJ et al: Aberrant phenotypes in Kikuchi's disease. Int J Clin Exp Pathol. 7(9):5557-63, 2014
7. Hutchinson CB et al: Kikuchi-Fujimoto disease. Arch Pathol Lab Med. 134(2):289-93, 2010
8. Khanna D et al: Necrotizing lymphadenitis in systemic lupus erythematosus: is it Kikuchi-Fujimoto disease? J Clin Rheumatol. 16(3):123-4, 2010
9. Pilichowska ME et al: Histiocytic necrotizing lymphadenitis (Kikuchi-Fujimoto disease): lesional cells exhibit an immature dendritic cell phenotype. Am J Clin Pathol. 131(2):174-82, 2009
10. Song JY et al: Clinical outcome and predictive factors of recurrence among patients with Kikuchi's disease. Int J Infect Dis. 13(3):322-6, 2009
11. Jun-Fen F et al: Kikuchi-Fujimoto disease manifesting as recurrent thrombocytopenia and Mobitz type II atrioventricular block in a 7-year-old girl: a case report and analysis of 138 Chinese childhood Kikuchi-Fujimoto cases with 10 years of follow-up in 97 patients. Acta Paediatr. 96(12):1844-7, 2007
12. Onciu M et al: Kikuchi-Fujimoto lymphadenitis. Adv Anat Pathol. 10(4):204-11, 2003
13. Medeiros LJ et al: Lupus lymphadenitis: report of a case with immunohistologic studies on frozen sections. Hum Pathol. 20(3):295-9, 1989
14. Dorfman RF et al: Kikuchi's histiocytic necrotizing lymphadenitis: an analysis of 108 cases with emphasis on differential diagnosis. Semin Diagn Pathol. 5(4):329-45, 1988

(左)KFD 累及淋巴结。HE 染色显示这一疾病的淋巴组织细胞/增生期,伴有大量组织细胞和浆细胞样树突状细胞,并有相对较少的细胞凋亡和核碎片。(右)KFD 淋巴组织细胞/增生期的高倍镜显示大量组织细胞,包括新月形或"C"形组织细胞➡及散在的凋亡细胞。没有中性粒细胞出现

KFD:增生期

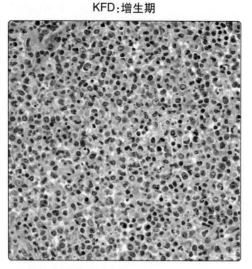

KFD:"C"形组织细胞

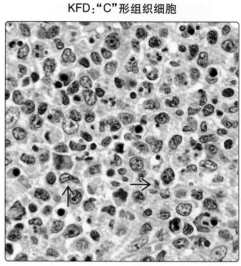

(左)KFD 累及淋巴结,淋巴组织细胞/增生期。大量的组织细胞和浆细胞样树突状细胞(又称为浆细胞样单核细胞)CD68(+)。(右)KFD 累及淋巴结,淋巴组织细胞/增生期。许多组织细胞和单核细胞 MPO 阳性

KFD:CD68

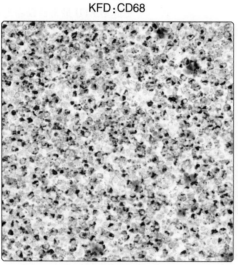

KFD:MPO

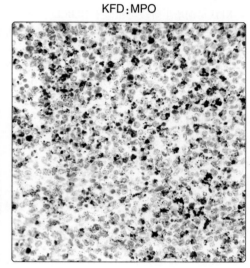

(左)KFD 累及淋巴结,淋巴组织细胞/增生期。存在散在 CD30(+)的免疫母细胞。(右)KFD 累及淋巴结,淋巴组织细胞/增生期。存在许多小到中等大小的 CD3(+)T 细胞

KFD:CD30

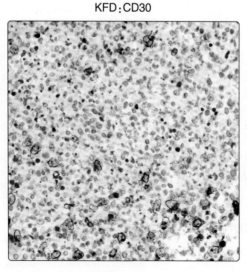

KFD:CD3

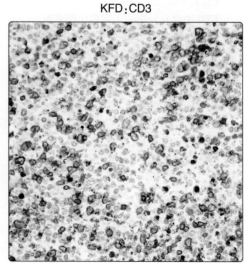

KFD：浆细胞样树突状细胞

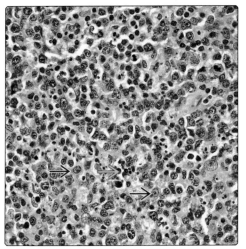

KFD：CD68

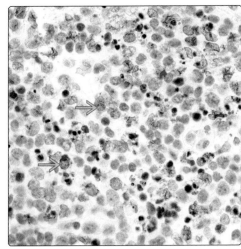

（左）KFD 累及淋巴结，同时具有增生期和坏死期的特征。可见与凋亡细胞➡️关联的组织细胞和浆细胞样树突状细胞➡️。（右）KFD 累及淋巴结。存在大量 CD68（+）浆细胞样树突状细胞➡️，这些细胞同时 CD123 及 CD303 阳性（未显示）

KFD：CD15

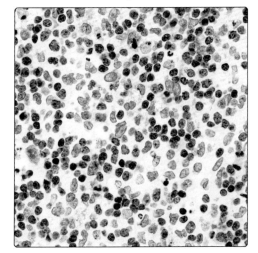

KFD：Ki-67

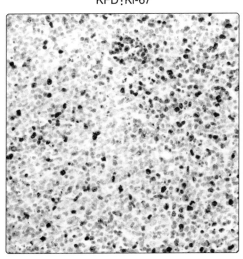

（左）KFD 累及淋巴结。组织细胞和浆细胞样单核细胞多数 CD15（−）。注意 CD15（+）粒细胞的缺乏。CD15（−）不支持经典型霍奇金淋巴瘤的诊断。（右）KFD 累及淋巴结。注意这一视野中，Ki-67（+）细胞数量提示增殖活性相对较高

KFD：CD3（+）

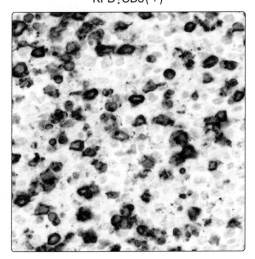

KFD：CD20

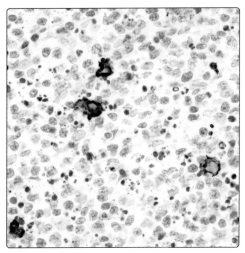

（左）这一 KFD 病例中的病变，大约 60% 的细胞 CD3 染色阳性。（右）这一 KFD 病例中，多数细胞 CD20 染色阴性，仅见散在 B 免疫母细胞阳性。大细胞 CD20、CD79α 或 PAX5 阴性，不太可能为 B 细胞淋巴瘤

KFD:免疫母细胞

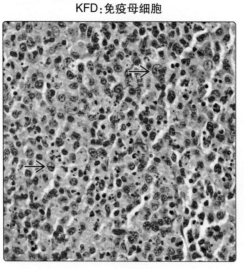

KFD:坏死期

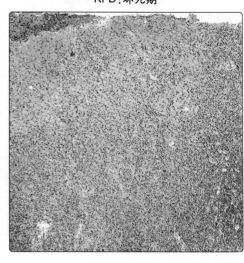

(左)KFD 的 HE 染色,伴有组织细胞和免疫母细胞➡增生的副皮质区扩张,有可能被误诊为淋巴瘤。(右)坏死期 KFD 累及颈部淋巴结,含有大量嗜酸性碎片的坏死区域。低倍视野显示存在有活性的淋巴细胞和组织细胞

KFD:纤维蛋白样沉积

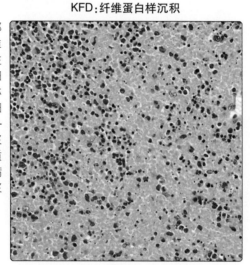

KFD:Tcl-1

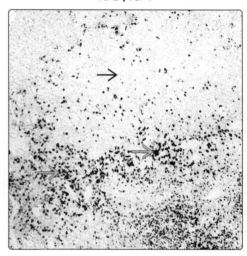

(左)坏死期 KFD 累及颈部淋巴结,坏死伴有广泛纤维蛋白沉积和凋亡细胞。注意这一区域缺乏中性粒细胞和浆细胞。(右)KFD 淋巴结的浆细胞样树突状细胞免疫组织化学标志物 Tcl-1 染色,围绕坏死区➡的浆细胞样树突状细胞➡胞质和胞核阳性。在这一疾病中总能发现数量不等的浆细胞样树突状细胞

KFD:坏死期 CD68

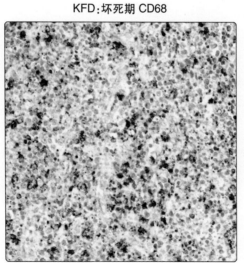

KFD:坏死期 CD3(+)

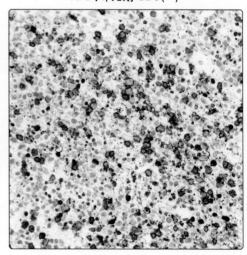

(左)坏死期 KFD 累及颈部淋巴结。这一区域中的组织细胞 CD68(+)。(右)坏死期 KFD 累及颈部淋巴结。这一区域见许多小到中等大小的 T 细胞 CD3(+)

KFD 坏死期：CD8（+）

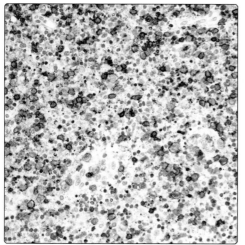

KFD 坏死期：CD4

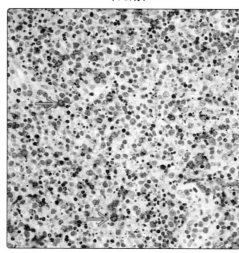

（左）坏死期 KFD 累及颈部淋巴结。坏死区多数 T 细胞为小到中等大小 CD8（+）的细胞毒性/抑制性 T 细胞。（右）坏死期 KFD 累及颈部淋巴结。抗 CD4 抗体染色显示相对较少的 CD4（+）T 细胞（强阳性）➡️及一部分组织细胞（弱阳性）。凋亡细胞非特异性着色

KFD 坏死期：CD20

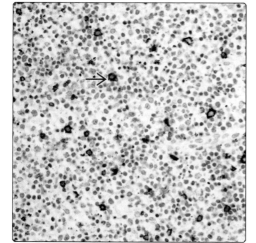

KFD 坏死期：CD30

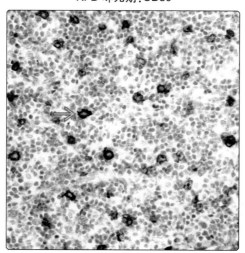

（左）坏死期 KFD 累及颈部淋巴结。坏死区 CD20（+）B 细胞➡️很少。（右）坏死期 KFD 累及颈部淋巴结。在坏死区及附近，可见散在 CD30（+）的免疫母细胞➡️。这些免疫母细胞是 T 系细胞（未显示）

KFD：副皮质区坏死

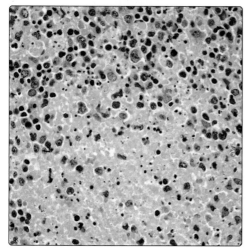

KFD：黄瘤期

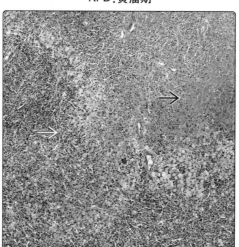

（左）KFD 累及淋巴结的 HE 染色。副皮质区中，组织细胞和活化的淋巴细胞围绕边缘不规则的坏死区。（右）KFD 累及淋巴结的坏死及巨噬细胞/黄瘤期。坏死区域➡️被大量泡沫细胞➡️围绕

KFD:泡沫细胞

KFD

(左)KFD 累及淋巴结的坏死期及巨噬细胞/黄瘤期。泡沫细胞➡占优势,也可观察到坏死➡。(右)KFD 累及淋巴结的坏死期及巨噬细胞/黄瘤期➡。此高倍视野显示邻近坏死区的泡沫细胞增生

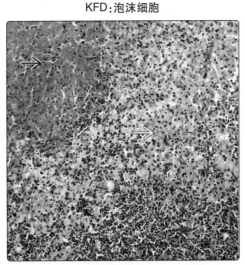

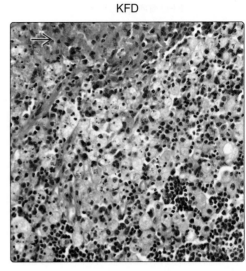

纵隔 KFD:CT 扫描

KFD:淋巴结被膜

(左)KFD 的 CT 扫描,纵隔右侧见均一强化的肿大淋巴结➡,可能疑诊淋巴瘤。最大的淋巴结大小约 2cm×1cm。(右)KFD 累及淋巴结。HE 染色显示,KFD 病变没有扩展到结外组织。KFD 坏死区外围的区域可有血管内血栓形成,但这一病变并不总是出现

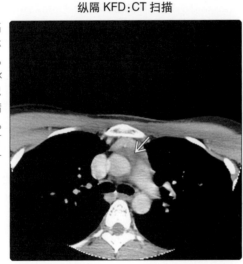

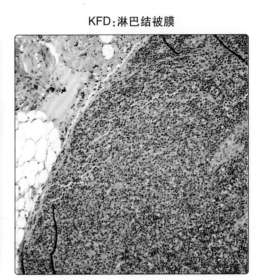

SLE

SLE:坏死

(左)SLE 性淋巴结炎。在这一视野左上角可见坏死区➡。坏死区由富含脂质的组织细胞➡围绕。其余部分的淋巴结,副皮质区因淋巴细胞和免疫母细胞增生而扩大。(右)SLE 性淋巴结炎。坏死区可见核碎片(粉尘样)和嗜碱性苏木精小体。苏木精小体不出现于 KFD,因而有助于鉴别诊断

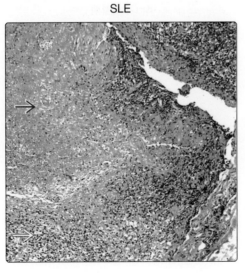

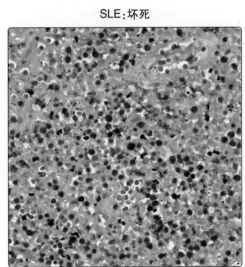

分枝杆菌结核

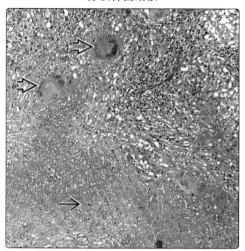

经典型霍奇金淋巴瘤

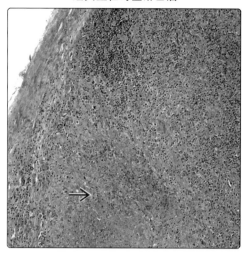

（左）淋巴结结核杆菌感染。注意干酪样坏死➡和多核巨细胞➡。（右）经典型霍奇金淋巴瘤累及淋巴结。注意副皮质区扩大，伴有坏死➡、组织细胞、淋巴细胞、嗜酸性粒细胞及浆细胞。出现散在大的霍奇金细胞和 RS 细胞，但此放大倍数下，病变显示困难

DLBCL

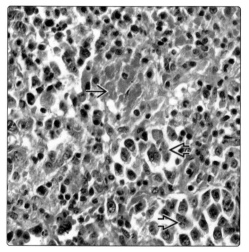

DLBCL：CD20

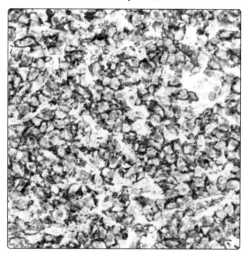

（左）DLBCL 累及淋巴结，伴有许多活细胞➡、凋亡细胞及纤维蛋白样坏死➡。坏死的程度与 KFD 增生期部分相似，但免疫组织化学检测很容易鉴别诊断。（右）DLBCL 累及淋巴结。所有的大细胞均 CD20（+）且 CD68（-）（未显示），支持 B 细胞淋巴瘤的诊断

髓系肉瘤

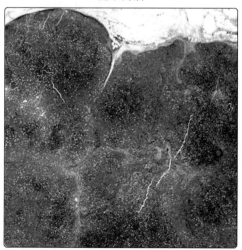

髓系肉瘤：嗜酸性粒细胞

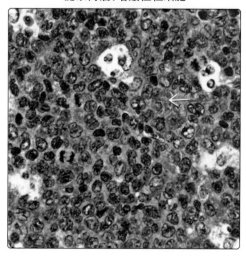

（左）髓系（粒细胞）肉瘤累及淋巴结。副皮质区被弥漫增生的、伴有星空现象的不成熟细胞取代。（右）髓系（粒细胞）肉瘤累及淋巴结。不成熟细胞具有髓单核细胞特征，且有多量核分裂象，也有散在的嗜酸性晚幼粒细胞存在➡

要　点

基本概念

- Rosai-Dorfman 病（RDD）和窦组织细胞增生伴巨大淋巴结病是同一术语。

病因学/发病机制

- 未知；组织学特征提示病毒感染

临床特征

- 多数患者自发消退
- 无需特殊治疗

大体特征

- 淋巴结增大，通常体积巨大
- 常伴有被膜纤维化

镜下特征

- 淋巴结淋巴窦扩张
- 伴有小淋巴细胞及浆细胞
- RDD 组织细胞具有下列特征
  - 丰富的嗜酸性胞质
  - 中位泡状核
  - 小而清晰的中位核仁
  - 伸入现象（淋巴细胞进入现象）
- 结外部位
  - 伸入现象常呈灶状或缺乏

辅助检查

- 免疫组织化学
  - S100(+)，CD1α(−)
- 约 1/3 的 RDD 病例 IgG4(+) 浆细胞增加
  - 可与 IgG4 相关性疾病有重叠
- 罕见的家族性病例中，有 SLC29A3 基因突变

主要鉴别诊断

- 朗格汉斯细胞组织细胞增生症
- 慢性肉芽肿性炎
- IgG4 相关性疾病
- 淋巴窦内转移性肿瘤
- 窦组织细胞增生

淋巴结 RDD

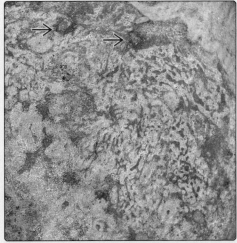

淋巴结 RDD：窦扩张

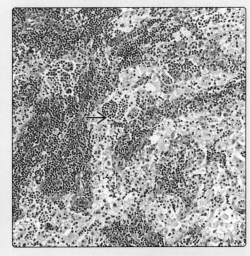

(左) 图示 RDD 累及淋巴结，淋巴结整体结构完整，且淋巴窦显著扩张，其内有大量组织细胞。RDD 组织细胞胞质丰富、嗜酸性，淋巴窦扩张、淡染。注意淋巴窦之间的反应性滤泡 ➡。
(右) 图示 RDD 累及淋巴结。这一视野显示扩张的淋巴窦和显著的伸入现象 ➡，后者在此放大倍数可见

淋巴结 RDD：伸入现象

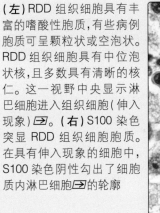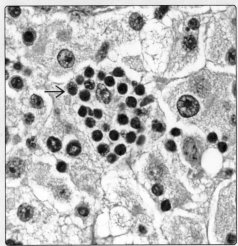

RDD 组织细胞：S100(+)

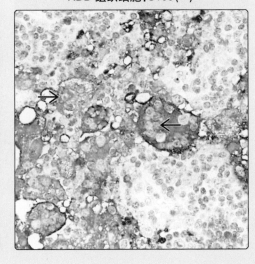

(左) RDD 组织细胞具有丰富的嗜酸性胞质，有些病例胞质可呈颗粒状或空泡状。RDD 组织细胞具有中位泡状核，且多数具有清晰的核仁。这一视野中央显示淋巴细胞进入组织细胞（伸入现象）➡。(右) S100 染色突显 RDD 组织细胞胞质。在具有伸入现象的细胞中，S100 染色阴性勾出了细胞质内淋巴细胞 ➡ 的轮廓

术语

缩写

- Rosai-Dorfman disease(RDD)

同义词

- 窦组织细胞增生伴巨大淋巴结病
- 淋巴结假瘤样脂质性组织细胞增生症 (histiocytose lipidique ganglionnaire pseudotumorale de Destombes)

定义

- 组织细胞的良性增生,伴有特征性细胞学特点
  - 组织细胞显示伸入现象(吞入淋巴细胞)
  - 组织细胞表达 S100 蛋白

病因学/发病机制

感染原

- 已观察到沙门菌感染和 RDD 组织学的相似性
  - 没有细菌培养及其他证据支持
  - 也有可能存在其他感染原
- 在部分软组织 RDD 病例中,报道有 SV40 多瘤病毒

遗传学

- 有报道称 RDD 发生在同卵双胎或同一家族中,提示遗传倾向
- 有罕见的家族性 RDD 报道
  - 费萨尔巴德(Faisalabad)组织细胞增生症
  - H 综合征
  - 色素性多毛症及非自身免疫性胰岛素依赖性糖尿病(PHID)综合征
  - 已发现 *SLC29A3* 基因突变

自身免疫

- 有提出自身免疫性病因学
  - 部分 RDD 患者同时患有自身免疫病
  - 与自身免疫性淋巴组织增生综合征相关

肿瘤相关 RDD

- RDD,特别是典型的灶状 RDD,可能与淋巴瘤相关,最为常见者包括
  - 结节性淋巴细胞为主型霍奇金淋巴瘤
  - 滤泡性淋巴瘤

与 IgG4 相关性疾病可能的关系

- 40%~50%的 RDD 患者 IgG4(+)浆细胞增多
- 约 15%的病例满足目前 IgG4 相关性疾病的诊断标准
  - 重叠的意义现今尚不清楚
  - IgG4(+)浆细胞的增加不具特异性
  - RDD 和 IgG4 似乎不太可能密切相关

特发性

- 多数 RDD 病例的病因学不清楚

临床特征

流行病学

- 发病率
  - 罕见;分布于世界各地
- 年龄
  - 范围广
    - 新生儿至约 75 岁;更常见于儿童
- 性别
  - 男:女 = 3:2
- 种族
  - 所有种族都受累

部位

- 淋巴结
- 约 20%的患者发生于淋巴结外部位
  - 头颈部常见
  - 其他常见部位
    - 皮肤、软组织、胃肠道
    - 骨、乳腺、硬脑膜
  - 几乎任何结外部位均可发生

表现

- 淋巴结肿大,通常没有任何症状
  - 常为局限性
  - 颈部淋巴结最常受累
  - 通常双侧肿大,体积巨大
- B 症状不常见,但可发生
  - 发热、夜间盗汗,可在淋巴结肿大之前发生
- 部分患者实验室检查异常
  - 常见多克隆高丙种球蛋白血症
  - 血中淋巴细胞 CD4:CD8比值降低
  - 溶血性贫血

治疗

- 多数 RDD 患者可自发消退
  - 通常无需特殊治疗
  - 在消退前,RDD 可持续几个月,罕见的情况下可持续几年
- 极少部分 RDD 病例具有侵袭性,需要治疗
  - 治疗方法:类固醇、放疗、化疗
    - 据报道,患者对类固醇反应迅速
    - 某些患者对利妥昔单抗(抗 CD20 单抗)有反应
    - 富于 IgG4(+)浆细胞的 RDD 可能对类固醇反应更好
  - 对具有阻塞/压迫类型症状的患者,可外科切除

预后

- 多数患者预后好
- 极少病例可以呈现侵袭性临床过程
  - 对于这些罕见病例,无有效的治疗方法
  - 可因下列因素而发生死亡
    - 伴有免疫失调
    - 肿块影响重要器官

影像学

影像学表现

- 淋巴结肿大

大体特征

一般特征

- 淋巴结肿大
  - 可体积巨大
  - 常伴有被膜纤维化

镜下特征

组织学特征

- 淋巴结
  - 淋巴结整体结构完整,但扭曲、变形
  - 淋巴窦明显扩张
    - 充满 RDD 组织细胞
    - 有小淋巴细胞和浆细胞
    - 不出现粒细胞,除非合并坏死和感染
- RDD 组织细胞有伸入现象
    - 吞入的细胞位于组织细胞胞质内
    - 小淋巴细胞、浆细胞或红细胞
    - 细胞被胞质内小泡包裹,呈光晕状
    - 被吞入细胞通常是活细胞
  - 淋巴窦间常有显著的浆细胞增生
  - 常见硬化(约75%的病例)
  - 常存在反应性滤泡
  - 嗜酸性粒细胞罕见或缺如,核分裂象不常见
  - 罕见的情况下,淋巴结可发生梗死
- 淋巴结外部位
  - 在某些区域可罕见 RDD 组织细胞
    - 可缺乏伸入现象
  - 常有大量小淋巴细胞及浆细胞
  - 纤维化可非常显著
- RDD 可能与霍奇金淋巴瘤或非霍奇金淋巴瘤相关
  - 在这种情况下,RDD 常呈小灶状
  - 偶然发现,对预后无影响

细胞学特征

- RDD 组织细胞具有下列特征
  - 体积大,胞质丰富、嗜酸性
    - 细胞界限清晰
  - 细胞核位于中央,常为圆形
    - 核仁清晰、中位
  - 伸入现象存在或缺如,组织细胞胞质中含有小淋巴细胞
    - 在细胞涂片中,看不到围绕淋巴细胞的光晕
    - 光晕是常规组织学制片过程中固定所造成的假象
- 有许多炎细胞
  - 早期病变:许多小淋巴细胞和免疫母细胞
  - 晚期病变:较多的浆细胞;胞质内小体(±Russell 小体)

主要模式/受损类型

- 淋巴窦

主要细胞/类型

- 组织细胞

辅助检查

免疫组织化学

- RDD 组织细胞
  - S100(+),CD1α(-),langerin/CD207(-)
  - 组织细胞的标志物:CD14(+),CD64(+),CD68(+),CD163(+)
    - CD15(+/-),CD4(-/+)
  - 黏附分子:CD11b(+),CD11c(+),CD18(+),CD31(+),CD103(+)
  - 天冬氨酸蛋白酶常阳性
    - cathepsin-D(+),cathepsin-E(+)
  - CD21(-),CD23(-),CD35(-)
  - B 细胞抗原(-),T 细胞抗原(-)
  - CD25(-),CD30(-),LMP1(-),Ki-67 低
  - 组织细胞胞质内的淋巴细胞(伸入现象),包括 B 细胞和 T 细胞
- 在部分软组织 RDD 病变中有病毒包涵体,提示 SV40 多瘤病毒感染
  - 组织细胞具有胞质或核内病毒样包涵体
  - 仅有一个研究报告这一发现,还需要进一步验证
- 浆细胞是多表型的
  - 约 1/3 的 RDD 病例,IgG4(+)浆细胞增多
    - 淋巴结外病变更常见
- 多克隆性 B 细胞和 T 细胞具有正常表型
  - 在部分 RDD 中,FOXP3(+)的 Treg 细胞增多

流式细胞术

- 多表型 B 细胞;正常 T 细胞

原位杂交

- EB 病毒(-)
- 人类疱疹病毒:HHV6(-),HHV8(-)

基因学检查

- X 连锁人类雄激素受体多态性分析
  - RDD 组织细胞是多克隆性的
- 无单克隆性 IG 和 TCR 基因重排证据
- 在罕见的家族性 RDD 中,SLC29A3 基因有突变
  - SLC29A3 基因位于染色体 10q22.1
    - 编码 hENT3(核苷转运蛋白)
    - SLC29A3 在小鼠中枢神经系统、内耳及上皮中有表达
- 无特征性细胞遗传学异常
- 有 BRAFV600E 和 MAP2K1 突变的罕见病例报道

电镜

- RDD 中三种组织细胞的类型
  - Ⅰ型:光滑的细胞边缘,胞质内脂质含量中等
  - Ⅱ型:复杂的胞质丝状伪足;最多见
  - Ⅲ型:体积大且有大量胞质内脂质和髓鞘样结构
- 伸入现象

鉴别诊断

朗格汉斯细胞组织细胞增生症（LCH）

- LCH 可仅限于淋巴窦，与 RDD 相似
- 嗜酸性粒细胞和坏死常见
- LCH 细胞的细胞核扭曲且伴有核沟
  - 比 RDD 细胞胞质少
  - 没有伸入现象
- 电镜下有 Birbeck 颗粒
- 免疫组织化学
  - S100(+)，CD1α(+)，langerin/CD207(+)
- LCH 细胞是单克隆性
- 有罕见的 LCH 和 RDD 共存的病例报道

慢性肉芽肿性炎

- 通常不限于淋巴窦
- 有相关的坏死和急慢性炎
- 上皮样组织细胞和多核巨细胞
  - 组织细胞与 RDD 组织细胞不同

IgG4 相关性疾病

- 淋巴结中可显示不同改变
  - 多中心性 Castleman 病样，滤泡增生
  - 滤泡间区扩大，生发中心进行性转化
  - 炎性假瘤样
- 淋巴结可有硬化，且 IgG4(+)浆细胞增多
  - 典型阈值：IgG4/IgG 比例为 40%，且每个高倍视野 IgG4 (+)浆细胞大于 100 个
- IgG4 相关性疾病与 RDD 有重叠
  - 部分 RDD 病例存在 IgG4(+)浆细胞增多及硬化
    - IgG4(+)浆细胞数量满足 IgG4 阈值
    - 在淋巴结外部位病变重叠更常见
    - IgG4 相关性疾病没有 S100(+)组织细胞及伸入现象

SLC29A3 谱系疾病

- 部分患者因 SLC29A3 突变而造成罕见的家族性综合征，故提出这一术语
- 费萨尔巴德（Faisalabad）组织细胞增生症
  - 常染色体隐性遗传，异常区域位于染色体 11q25
  - 儿童出现听神经性失聪和关节挛缩
    - 组织学上相似于 RDD 的组织细胞增生症
- H 综合征：儿童出现以下情况
  - 多毛性皮肤斑块，伴硬化及色素沉着
  - 肝大，心脏异常，听力缺失及性腺功能低下
  - 皮肤病变与 RDD 的组织学特征有许多共性
- PHID 综合征
  - 儿童表现为色素沉着性多毛症和胰岛素依赖性糖尿病
  - 皮肤病变与 RDD 的组织学特征有许多共性，包括伸入现象

转移性黑色素瘤及转移癌

- 转移到淋巴结的病例，通常累及淋巴窦
- 细胞具有异型性；核分裂象常见
- 免疫组织化学
  - 黑色素瘤：S100(+)，HMB45(+)，MART-1(+)
  - 癌：CK(+)，S100(-)

间变性大细胞淋巴瘤

- 可选择性累及淋巴窦，淋巴窦扩张
- 肿瘤细胞体积大，具有马蹄形核
- 免疫组织化学
  - CD30(+)，T 细胞抗原(+)，ALK(+/-)，S100(-)
- TCR 基因单克隆性重排(+)
- 高达 75% 的病例存在 t(2;5)(p23;q35)

组织细胞肉瘤

- 典型组织学改变为破坏淋巴结结构，而非淋巴窦
- 细胞异型性及核分裂象
- 肿瘤性组织细胞可以出现吞噬作用
  - 通常不显著，且无真正的伸入现象

经典型霍奇金淋巴瘤

- 罕见病例可仅局限于淋巴窦
- 出现 RS 细胞和霍奇金细胞
- 免疫组织化学
  - CD15(+/-)，CD30(+)，CD45/LCA(-)，S100(-)

弓形体性淋巴结炎

- 由刚地弓形体感染所致
- 组织学诊断三要素
  - 单核细胞样 B 细胞致使淋巴窦扩张
  - 滤泡增生
  - 上皮样组织细胞侵犯反应性生发中心

窦组织细胞增生

- 淋巴窦非特异性反应改变
- 组织细胞的细胞学表现与 RDD 组织细胞不同
  - 体积较小、胞质较少；无伸入现象

诊断依据

病理学精要

- 淋巴结
  - 病变分布于淋巴窦
  - 组织细胞体积大且胞质丰富
    - 伸入现象；S100(+)，CD1α(-)
- 结外部位伸入现象极少见或缺乏

参考文献

1. Emile JF et al: Revised classification of histiocytoses and neoplasms of the macrophage-dendritic cell lineages. Blood. 127(22):2672-81, 2016
2. Kroft SH: Rosai-Dorfman disease: Familiar yet enigmatic. Semin Diagn Pathol. 33(5):244-53, 2016
3. Dalia S et al: Rosai-Dorfman disease: tumor biology, clinical features, pathology, and treatment. Cancer Control. 21(4):322-7, 2014
4. Menon MP et al: A subset of Rosai-Dorfman disease cases show increased IgG4-positive plasma cells: another red herring or a true association with IgG4-related disease? Histopathology. 64(3):455-9, 2014
5. Molho-Pessach V et al: H syndrome: the first 79 patients. J Am Acad Dermatol. 70(1):80-8, 2014
6. Liu L et al: Relationship between Rosai-Dorfman disease and IgG4-related disease: study of 32 cases. Am J Clin Pathol. 140(3):395-402, 2013
7. Ip YT et al: Rosai-Dorfman disease-like changes in mesenteric lymph nodes secondary to Salmonella infection. Histopathology. 58(5):801-3, 2011
8. Foucar E et al: Sinus histiocytosis with massive lymphadenopathy (Rosai-Dorfman disease): review of the entity. Semin Diagn Pathol. 7(1):19-73, 1990

组织细胞伸入现象

窦内 RDD 组织细胞:S100(+)

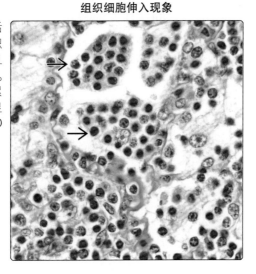

(左) RDD 累及淋巴结的活检。这一视野的 RDD 组织细胞胞质丰富、嗜酸性,且有明显的伸入现象 ➡。
(右) 石蜡切片显示 RDD 累及淋巴结。S100 染色突显淋巴窦内胞质丰富的 RDD 组织细胞

RDD:印片

纵隔 RDD

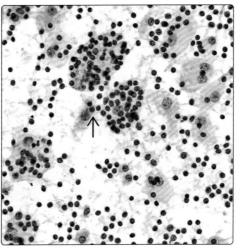
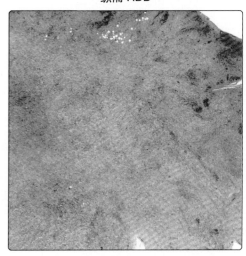

(左) 淋巴结印片显示 RDD。见大量的、具有伸入现象的 RDD 组织细胞 ➡ 和小淋巴细胞。(右) RDD 累及纵隔软组织。这一病例中,小淋巴细胞和浆细胞相对较少

纵隔软组织 RDD

RDD:极少的伸入现象

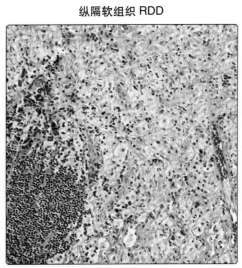
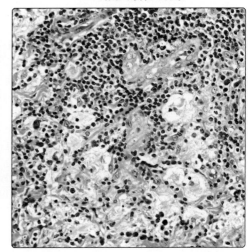

(左) RDD 累及纵隔软组织。这一视野中的 RDD 组织细胞没有伸入现象,且总体来讲,这一标本中的伸入现象极少。S100 染色证实诊断。(右) RDD 累及纵隔软组织。在小淋巴细胞集聚的区域,可发现 RDD 组织细胞。这一病例中伸入现象极少

RDD：鼻腔

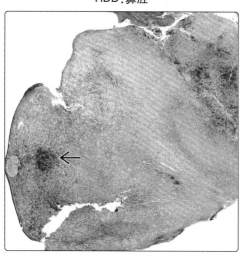

鼻腔中 RDD 组织细胞

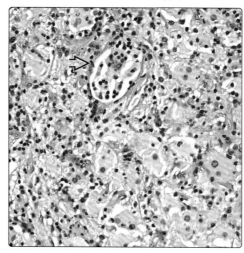

(左) RDD 累及鼻腔的活检标本。这一视野中，多数组织被 RDD 组织细胞所取代，也可见一簇反应性小淋巴细胞➡。(右) RDD 累及鼻腔的活检标本。这一视野中出现大量 RDD 组织细胞。同样可见伸入现象➡

鼻腔 RDD：S100(+)

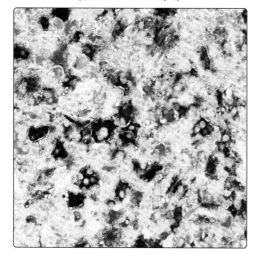

RDD：CD163(+)

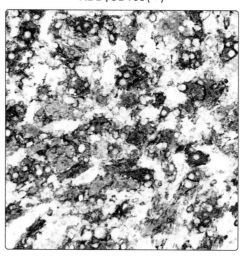

(左) RDD 累及鼻腔。视野中，大量的 RDD 组织细胞 S100(+)。棕色反应产物也反衬出 RDD 组织细胞胞质中的淋巴细胞。(右) 视野中，大量 RDD 组织细胞 CD163(+)。棕色反应产物也反衬出 RDD 组织细胞胞质中的淋巴细胞

脂肪组织 RDD

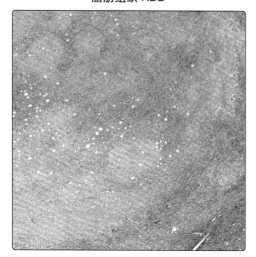

脂肪组织 RDD：灶状坏死

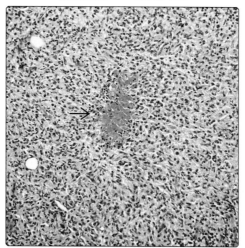

(左) RDD 累及腋下脂肪组织。淋巴结外部位的 RDD 不呈淋巴窦分布模式，且临床过程呈侵袭性。(右) RDD 累及腋下脂肪组织，可见一个小的坏死灶➡。RDD 中坏死并不常见，应该除外合并感染

淋巴结外 RDD

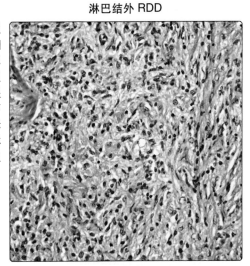

RDD 伴浆细胞

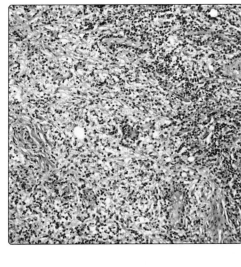

（左）RDD 累及腋下脂肪组织。可见小淋巴细胞、浆细胞和成纤维细胞。在淋巴结外病变中，辨别 RDD 组织细胞和伸入现象可能很困难。（右）RDD 累及腋下脂肪组织。这一视野显示丰富的淡染组织细胞、小淋巴细胞及浆细胞。这种组合是诊断 RDD 的一个线索

软组织 RDD 的伸入现象

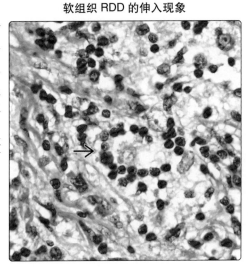

滤泡性淋巴瘤和局灶 RDD

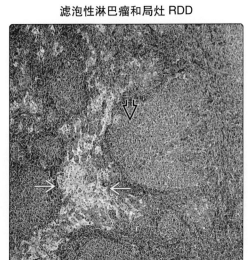

（左）活检 RDD 累及腋下脂肪组织。高倍视野显示组织细胞伸入现象➡。（右）低度恶性滤泡性淋巴瘤（FL）和局部 RDD 累及的淋巴结活检标本。肿瘤性滤泡➡部分围绕淋巴窦，窦内见 RDD 病灶➡。这一灶状 RDD 为偶然发现，其对治疗决策没有影响

FL 与 RDD：轻微的伸入现象

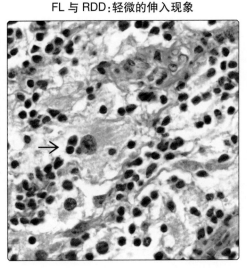

FL 和局灶 RDD：S100

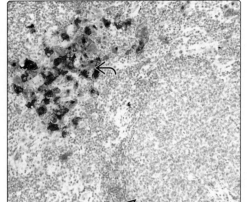

（左）低级别 FL 和灶状 RDD 累及的淋巴结活检标本。此为 RDD 病灶的高倍镜观察，虽有伸入现象，但病变并不明显➡。（右）低度恶性 FL 和灶状 RDD 累及的淋巴结中，S100 免疫组织化学染色突显淋巴窦➡内的 RDD 组织细胞。可见肿瘤性滤泡➡

LCH

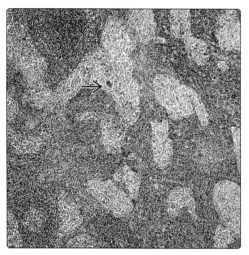

LCH：多核细胞

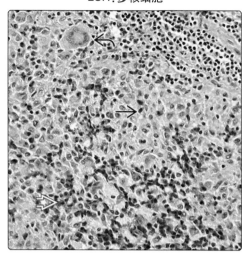

（左）朗格汉斯细胞组织细胞增生症（LCH）累及淋巴结的活检标本。病变位于淋巴窦，致淋巴窦扩张。此视野可见淋巴窦中的多核巨细胞➡。（右）此视野可见核折叠、胞质丰富的朗格汉斯细胞➡增生所致的淋巴窦扩张。这些细胞与大量的嗜酸性粒细胞➡和散在的多核巨细胞➡相关。嗜酸性粒细胞和多核巨细胞不是 RDD 特有的改变

淋巴结窦内的 LCH：CD1α（+）

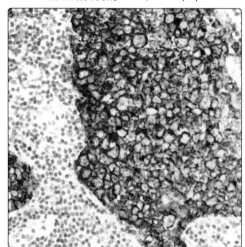

淋巴结窦内的 ALK 阳性的间变性大细胞淋巴瘤

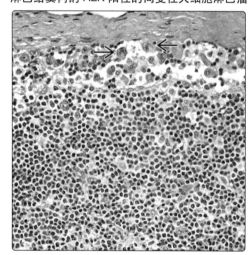

（左）LCH 累及淋巴结的活检标本。CD1α 染色突显大量 CD1α（+）的朗格汉斯细胞，支持 LCH 的诊断。（右）此视野中，ALK 阳性的间变性大细胞淋巴瘤➡已浸润到被膜下淋巴窦。与 RDD 不同，淋巴窦不扩张，且淋巴瘤细胞异型性明显

转移性腺癌

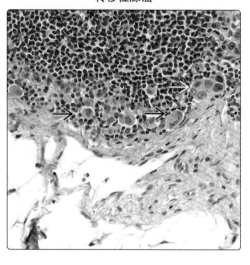

淋巴结窦组织细胞增生症

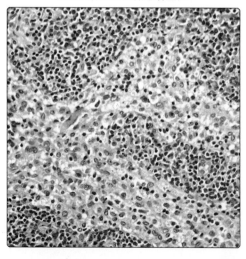

（左）淋巴结转移性肺腺癌。肿瘤细胞位于被膜下窦➡。与 RDD 不同，淋巴窦无扩张，且肿瘤细胞互相黏着➡并有异型性。（右）女性乳腺癌患者的腋窝淋巴结呈反应性增生。良性组织细胞增生致使淋巴窦中度扩张。组织细胞缺乏 RDD 组织细胞的丰富胞质

要点

基本概念

- 慢性炎症性疾病,侵犯皮下组织和局部淋巴结

病因学/发病机制

- 未知;疑有感染因素

临床特征

- 主要发生在亚洲年轻男性
- 头颈部
  ○ 无触痛的皮下包块
  ○ 局部淋巴结肿大
- 外周血嗜酸性粒细胞增多、血清 IgE 升高
- 良性临床经过;复发常见

镜下特征

- 皮肤
  ○ 典型病变部位为深部皮下组织
  ○ 反应性滤泡,具有显著的生发中心

○ 嗜酸性粒细胞增多及血管增生
- 淋巴结
  ○ 滤泡增生
  ○ 嗜酸性粒细胞增多,伴嗜酸性微脓肿
  ○ 间质和血管周硬化
- 滤泡增生,伴有结构良好的生发中心及套区

辅助检查

- 免疫组织化学和分子研究
  ○ 生发中心 IgE 沉积
  ○ 多表型 B 细胞和多表型 T 细胞

主要鉴别诊断

- 血管淋巴组织增生伴嗜酸性粒细胞浸润
- 朗格汉斯细胞组织细胞增生症
- 皮病性淋巴结病
- 寄生虫感染
- 药物反应

(左)KD 累及淋巴结(LN)及结外软组织。这一视野显示增生的淋巴滤泡⇗、显著的嗜酸性粒细胞和纤维化。(右)KD 累及淋巴结,滤泡间区⇗被淋巴细胞和嗜酸性粒细胞广泛取代。存在一个反应性滤泡➡

KD

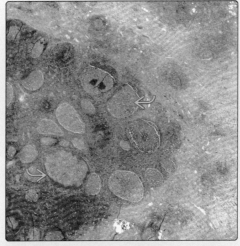

KD:淋巴结受累

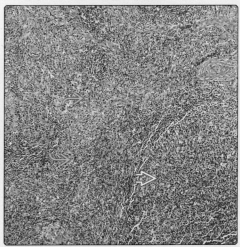

(左)横截面灰度超声显示,KD 患者腮腺表面界限清楚、实性、低回声、均质的肿块⇨。无坏死。注意另一个邻近结节⇨。在灰度影像后,应该利用多普勒评估血管分布。(右)能量多普勒超声显示,在肿块内有显著的血管分布。这是一个亚裔男性患者;活检证实了 KD 的诊断

KD:超声影像

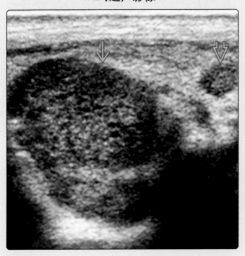

KD:能量多普勒影像

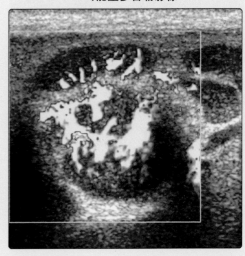

术语

缩写

- 木村病(Kimura disease,KD)

同义词

- 木村淋巴结病
- 嗜酸性淋巴肉芽肿
- 嗜酸性淋巴滤泡增生

定义

- 发病原因不明的罕见慢性炎性疾病
  - 通常发生于头颈部,且累及皮下组织和淋巴结
- 与血管淋巴组织增生伴嗜酸性粒细胞浸润无关
  - 在过去,这两种疾病曾经被认为是同一疾病

病因学/发病机制

感染原

- 病史及组织学所见提示感染因素
  - 没有鉴定出明确病原体

其他可能原因

- 过敏
- 自身免疫

临床特征

流行病学

- 年龄
  - 主要发生在成年男性
    - 发病年龄峰值是 30~40 岁
- 性别
  - 主要为男性
- 种族
  - 主要发生在亚裔人群
  - 以日本人 T. Kimura 的名字命名,1948 年报道

部位

- 通常发生于头颈部
- 累及深部皮下组织
  - 局部淋巴结
- 经常累及大涎腺
  - 腮腺
  - 下颌下腺

表现

- 头颈部无痛性肿块
  - 最常见于耳前区
- 极少数患者可出现全身淋巴结肿大
- 系统性症状不常见
- 高达 60% 的患者可发生肾病综合征

实验室检查

- 几乎均有外周血嗜酸性粒细胞增多
- 血清 IgE 水平升高
- 红细胞沉降率升高
- Th1 和 Th2 细胞因子之间不平衡
  - $TNF-\alpha$、IL-4、IL-5、IL-13 等增加

自然病程

- 起病隐匿
- 肿块缓慢增大
  - 从开始肿大发展到具有临床表现可能有几年的时间
  - 经常持续几年无变化

治疗

- 辅助治疗
  - 外科和放射治疗常效果最好
  - 外科切除和/或激素治疗的患者有较高的复发率
    - 外科切除的优点:治疗时间短,并可提供组织病理学诊断的组织

预后

- 惰性临床过程
- 切除后常见复发

影像学

一般特征

- 超声、CT 或 MR 有助于确定疾病的程度
- 已证实超声及 MR 结合具有很高的诊断价值
  - 超声和多普勒可显示低回声中心和富于血管的高回声边缘
  - 淋巴结增大,边界清晰

镜下特征

组织学特征

- 真皮深层及皮下淋巴样细胞浸润
  - 具有生发中心的淋巴滤泡形成
  - 伴有许多嗜酸性粒细胞、浆细胞及肥大细胞
    - 可以出现嗜酸性微脓肿
  - 血管增生
- 淋巴结整体结构虽保留,但有紊乱、扭曲
  - 增生滤泡具有完整的生发中心及套区
  - IgE 沉积于生发中心,形成透明的蛋白样物质
  - 嗜酸性粒细胞增多
    - 嗜酸性微脓肿及嗜酸性滤泡溶解
    - 累及淋巴结周围软组织
  - 坏死可有可无,通常不广泛
  - 滤泡间区血管增生
    - 内皮细胞缺乏胞质内空泡及立方形或多边形外观
      - 内皮细胞缺乏鞋钉样或墓碑样外观(见于血管淋巴组织增生伴嗜酸性粒细胞浸润)

○ 间质和血管周硬化

细胞学特征

- 细针穿刺术(FNA)显示存在伴嗜酸性粒细胞的多形性细胞群

辅助检查

免疫组织化学

- 免疫组织化学或免疫荧光可显示 IgE 沉积于生发中心
- 多表型 B 细胞及正常 T 细胞

基因学检查

- 无单克隆性基因重排的证据
- 无已知基因易位或癌基因异常
- 无明确的病原微生物

鉴别诊断

血管淋巴组织增生伴嗜酸性粒细胞浸润

- 又名
  ○ 上皮样血管瘤
    - 可能最为恰当
    - 被认为是良性血管肿瘤
  ○ 组织细胞样血管瘤
  ○ 炎症性血管瘤样结节
- 更常发生于
  ○ 高加索人,年轻至中年成人
- 表现为多发性丘疹或结节
  ○ 通常发生于头颈部
- 约 15% 的病例中,外周血嗜酸性粒细胞增多
- 下列组织学所见与 KD 不同
  ○ 局限于真皮浅层
  ○ 低倍镜下,病变处毛细血管或中等大小血管呈小叶状模式分布
  ○ 内皮细胞肥大,呈立方状或多边形
    - 突入闭塞的血管腔
- 约 33% 的患者可出现局部复发

朗格汉斯细胞组织细胞增生症

- 幼儿、青少年及年轻成人
- 可累及淋巴结或淋巴结外部位
  ○ 但不太可能累及深部皮下组织(与 KD 相反)
- 淋巴结
  ○ 通常累及淋巴窦,但淋巴窦与副皮质区都可受累
- 皮肤
  ○ 真皮浅层
- 典型朗格汉斯细胞的细胞学特征
  ○ 扭曲的细胞核,具有线状核沟、核膜薄
- 炎性背景:嗜酸性粒细胞、中性粒细胞、淋巴细胞及组织细胞
- 坏死及嗜酸性微脓肿常见
- 免疫组织化学:CD1α(+),S100(+),langerin(+)

皮病性淋巴结病

- 多数患者(但并非全部)有皮肤病
- 累及淋巴结,但没有结外病变
  ○ 腋窝及腹股沟淋巴结肿大最为常见
- 由于下列情况,副皮质区扩大
  ○ 指状突树突状细胞及朗格汉斯细胞增多
  ○ 散在浆细胞及嗜酸性粒细胞
  ○ 含铁血黄素、黑色素及脂质沉积

寄生虫感染

- 组织学所见与 KD 可能会有重叠
  ○ 反应性滤泡
  ○ 嗜酸性粒细胞增多及肉芽肿性炎
- 寄生虫残余体的鉴定有助于诊断

药物反应

- 药物治疗史常有帮助
- 在药物治疗开始后立即发病或之后发病
- 常见药物相关性发热和/或皮疹
- 全身或局部淋巴结肿大
  ○ 由于多种形态的细胞浸润,副皮质区扩大
  ○ 嗜酸性粒细胞显著增多
  ○ 可出现霍奇金样细胞和 RS 细胞
- 停用药物后消退

Castleman 病,透明血管型

- 最常累及外周淋巴结及纵隔
- 不常累及深部皮下组织(与 KD 不同)
- 生发中心淋巴细胞消减的大滤泡
  ○ 生发中心小、萎缩
  ○ 硬化性小动脉长入(透明血管或"棒棒糖"样病变)
  ○ 生发中心透明沉积物
  ○ 套区淋巴细胞同心圆样排列("洋葱皮")
- 滤泡间血管和间质增生
- 无嗜酸性粒细胞增多

旺炽性反应性滤泡增生,非特异性

- 具有反应性生发中心的大滤泡
  ○ 常见核分裂象、凋亡小体及可染小体巨噬细胞
- 无显著的嗜酸性粒细胞增多和血管增生

血管免疫母细胞性 T 细胞淋巴瘤

- 中老年患者
- 患者出现典型的系统性症状,并呈侵袭性临床过程
  ○ 几乎所有患者都出现全身淋巴结肿大
  ○ 常见肝脾肿大
  ○ 常见实验室检查异常
    - 多克隆高丙种球蛋白血症
    - 自身免疫现象
- 经常累及淋巴结、骨髓、脾、肝及皮肤
- 组织学所见
  ○ 副皮质区或全部淋巴结结构破坏

木村病与血管淋巴组织增生伴嗜酸性粒细胞增多的浸润的血管淋巴样增生鉴别诊断		
特征	木村病	血管淋巴组织增生伴嗜酸性粒细胞增多的血管淋巴样增生浸润
种族	亚洲人	高加索人
年龄	年轻人	年轻人至中年人
性别	主要为男性	主要为女性
临床表现	皮下肿块	丘疹或结节
部位	深部,头颈部	表浅,头颈部
数量	单个或多发	通常多发
表面被覆皮肤	通常正常	常见红斑
局部淋巴结肿大	常见	不常见
血嗜酸性粒细胞增多	常见	不常见(约 15%)
血清 IgE	通常升高	通常正常
淋巴样浸润	滤泡增生	较弥漫,偶尔形成滤泡
嗜酸性粒细胞	丰富	数量不等,从稀少到丰富
嗜酸性微脓肿	常见	罕见
血管增生	某种程度,通常薄壁	旺盛,厚壁
低倍镜下模式	不明显	小叶性
内皮细胞	扁平至矮立方	肥大,上皮样或组织细胞样
硬化	在所有阶段都显著	非突出特征
生物学行为	起病隐匿,惰性,持续	良性
复发	外科切除后常见复发	约 33% 可复发

- ○ 多种形态的细胞增生,包括淋巴细胞、组织细胞、嗜酸性粒细胞及浆细胞
- ○ 鹿角状高内皮静脉
- ○ 滤泡树突状细胞[CD21(+)]围绕血管
- 被认为是滤泡辅助性 T 细胞源性肿瘤
  - ○ T 细胞抗原(+)
  - ○ CD10(+),BCL-6(+),CXCL13(+),PD-1(+)
- 常见 EBV(+)B 细胞
- *TCRB* 或 *TCRG* 基因单克隆性重排

混合细胞型经典型霍奇金淋巴瘤

- 典型病例累及淋巴结
- 无邻近淋巴结病变时,淋巴结外受累非常罕见
- 霍奇金细胞和 RS 细胞
  - ○ CD15(+),CD30(+),pax-5(+弱),CD45/LCA(-)
- 小淋巴细胞、浆细胞、嗜酸性粒细胞及组织细胞的混合性细胞浸润

诊断依据

临床相关病理特征

- 外周血嗜酸性粒细胞增多,且血清 IgE 水平升高
- 器官分布
  - ○ 皮下组织和局部淋巴结
  - ○ 头颈部
  - ○ 外周血嗜酸性粒细胞增多,且血清 IgE 水平升高

病理学精要

- 反应性滤泡增生

- 生发中心 IgE 沉积
- 嗜酸性粒细胞增多

参考文献

1. Ye P et al: Comparison of local recurrence rate of three treatment modalities for Kimura disease. J Craniofac Surg. 27(1):170-4, 2016
2. Guo R et al: Angiolymphoid hyperplasia with eosinophilia. Arch Pathol Lab Med. 139(5):683-6, 2015
3. Kapoor NS et al: Kimura disease: diagnostic challenges and clinical management. Am J Otolaryngol. 33(2):259-62, 2012
4. Cham E et al: Epithelioid hemangioma (angiolymphoid hyperplasia with eosinophilia) arising on the extremities. J Cutan Pathol. 37(10):1045-52, 2010
5. Gopinathan A et al: Kimura's disease: imaging patterns on computed tomography. Clin Radiol. 64(10):994-9, 2009
6. Abuel-Haija M et al: Kimura disease. Arch Pathol Lab Med. 131(4):650-1, 2007
7. Chitapanarux I et al: Radiotherapy in Kimura's disease: a report of eight cases. J Med Assoc Thai. 90(5):1001-5, 2007
8. Iwai H et al: Kimura disease: diagnosis and prognostic factors. Otolaryngol Head Neck Surg. 137(2):306-11, 2007
9. Meningaud JP et al: Kimura's disease of the parotid region: report of 2 cases and review of the literature. J Oral Maxillofac Surg. 65(1):134-40, 2007
10. Ohta N et al: Serum concentrations of eosinophil cationic protein and eosinophils of patients with Kimura's disease. Allergol Int. 56(1):45-9, 2007
11. Takeishi M et al: Kimura disease: diagnostic imaging findings and surgical treatment. J Craniofac Surg. 18(5):1062-7, 2007
12. Chong WS et al: Kimura's disease and angiolymphoid hyperplasia with eosinophilia: two disease entities in the same patient: case report and review of the literature. Int J Dermatol. 45(2):139-45, 2006
13. Wang TF et al: Kimura's disease with generalized lymphadenopathy demonstrated by positron emission tomography scan. Intern Med. 45(12):775-8, 2006
14. Chen H et al: Kimura disease: a clinicopathologic study of 21 cases. Am J Surg Pathol. 28(4):505-13, 2004
15. Seregard S: Angiolymphoid hyperplasia with eosinophilia should not be confused with Kimura's disease. Acta Ophthalmol Scand. 79(1):91-3, 2001
16. Kini U et al: Cytodiagnosis of Kimura's disease. Indian J Pathol Microbiol. 41(4):473-7, 1998
17. Chun SI et al: Kimura's disease and angiolymphoid hyperplasia with eosinophilia: clinical and histopathologic differences. J Am Acad Dermatol. 27(6 Pt 1):954-8, 1992

KD：皮肤受累

KD：软组织受累

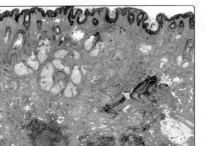

(左) KD 累及上唇真皮深层,可见中等密度的淋巴样细胞浸润。注意这一视野可见许多增生的淋巴滤泡 ➡。也有嗜酸性粒细胞,但是在此放大倍数下不易观察到。(右) KD 累及上唇,淋巴细胞、嗜酸性粒细胞围绕骨骼肌 ➡。嗜酸性粒细胞在此放大倍数不易被观察到

唇 KD：嗜酸性粒细胞增多

KD：皮下组织受累

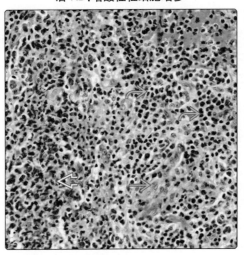
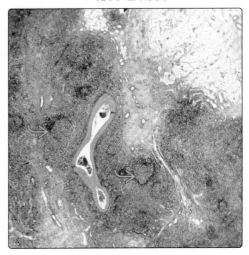

(左) KD 累及上唇病变的高倍视野。视野显示明显的嗜酸性粒细胞增多 ➡、血管增生 ➡ 及形成反应性生发中心的大量淋巴细胞 ➡。(右) 皮下组织活检中可见 KD 表现。病变位于真皮深部,且扩展到更深的脂肪组织。此放大倍数可见许多增生的滤泡 ➡

KD：嗜酸性脓肿

皮下 KD：嗜酸性粒细胞增多

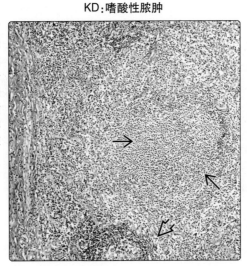
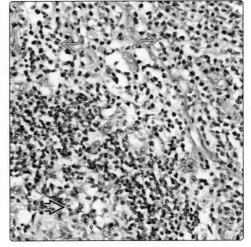

(左) 皮下组织病变活检可见 KD 表现。这一视野显示大量嗜酸性粒细胞形成的微脓肿 ➡。注意可见一个有生发中心的反应性淋巴滤泡 ➡。(右) 皮下组织活检显示一个大的反应性淋巴滤泡 ➡ 被大量嗜酸性粒细胞 ➡ 围绕

下颌区 KD

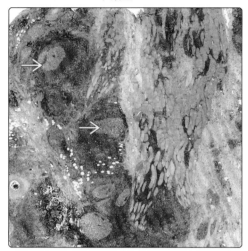

KD:反应性滤泡

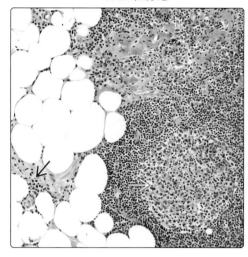

(左)45 岁男性下颌区活检标本显示,KD 仅累及骨骼肌,可见大的反应性滤泡 ⇒。嗜酸性粒细胞在此放大倍数可能不易观察。(右)下颌区活检标本显示,KD 累及脂肪组织。存在一个反应性生发中心 ⇒。在此放大倍数下,脂肪组织中的嗜酸性粒细胞 ⇒ 勉强可见

KD:组织细胞

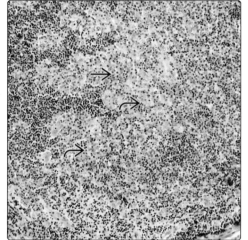

KD:嗜酸性粒细胞微脓肿

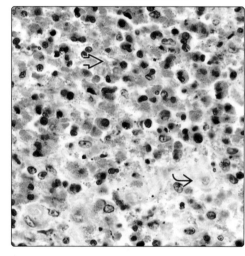

(左)KD 累及淋巴结,可见大量组织细胞 ⇒ 和嗜酸性粒细胞 ⇒ 取代淋巴结实质。反应性滤泡增生不是这个病例的主要特征。(右)KD 累及淋巴结,可见嗜酸性粒细胞微脓肿 ⇒。也可见散在组织细胞 ⇒

骨骼肌 KD

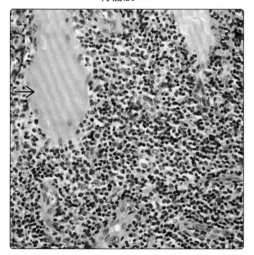

KD:细胞学特征

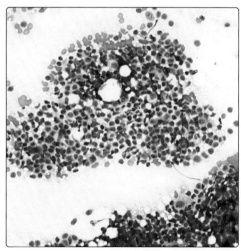

(左)45 岁男性 KD 患者的下颌区活检标本,见许多淋巴细胞和嗜酸性粒细胞浸润骨骼肌 ⇒。(右)KD 累及淋巴结的印片。结节样排列的细胞提示结节性或滤泡性模式。不同大小的淋巴细胞与嗜酸性粒细胞混合存在

KD：淋巴结受累

淋巴结 KD：嗜酸性粒细胞增多

（左）KD 累及淋巴结，可见一个增生的淋巴滤泡➡及明显的嗜酸性粒细胞增生➡。（右）KD 累及淋巴结，可见一个增生的淋巴滤泡➡及明显的嗜酸性粒细胞增生➡。这一视野中，嗜酸性粒细胞浸润滤泡（滤泡溶解）➡。

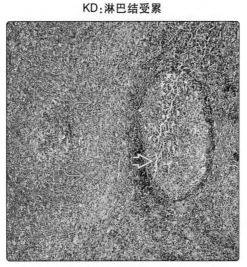
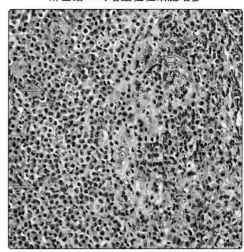

透明血管型 Castleman 病

透明血管型 Castleman 病：小血管

（左）透明血管型 Castleman 病（HV-CD），特征是生发中心压缩或萎缩➡、玻璃样变血管进入淋巴滤泡➡及滤泡间区间质血管化➡。（右）透明血管型 Castleman 病中，滤泡间区间质高度血管化，血管通常较小➡

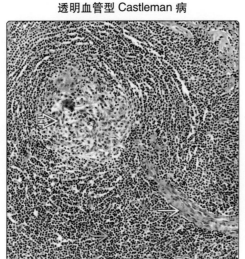
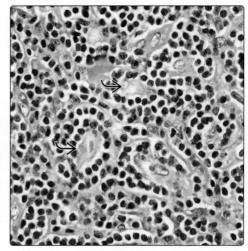

上皮样血管瘤

血管增生

（左）28 岁男性，唇部血管淋巴组织增生伴嗜酸性粒细胞浸润（上皮样血管瘤），可见大的反应性淋巴滤泡➡、血管增生➡及嗜酸性粒细胞➡累及软组织。（右）唇部血管淋巴组织增生伴嗜酸性粒细胞浸润（上皮样血管瘤）。可见血管增生➡、小淋巴细胞及嗜酸性粒细胞➡（Courtesy B. L. Kemp, MD.）

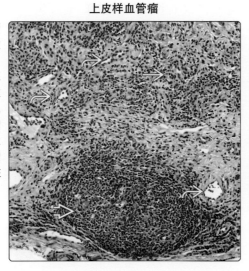
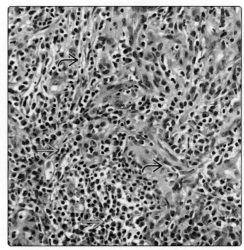

立方形内皮细胞

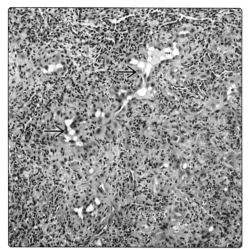

淋巴结朗格汉斯细胞组织细胞增生症

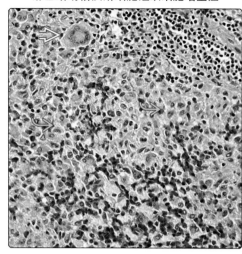

(左)唇部血管淋巴组织增生伴嗜酸性粒细胞浸润(上皮样血管瘤)。血管内皮突出,呈立方形,是这一病变的特征➡。(右)朗格汉斯细胞组织细胞增生症(LCH)累及淋巴结,可见大量的朗格汉斯细胞➡和一个多核巨细胞➡。LCH细胞核扭曲

LCH:嗜酸性脓肿

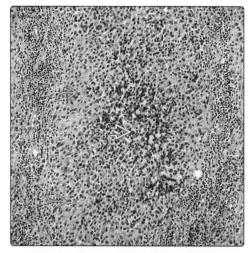

LCH:CD1α

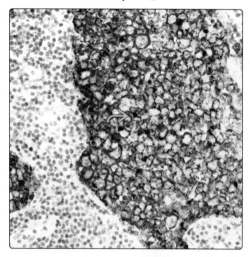

(左)朗格汉斯细胞组织细胞增生症(LCH)累及淋巴结。相似于KD,存在一个嗜酸性粒细胞脓肿➡。可以注意到围绕嗜酸性脓肿的朗格汉斯细胞➡。(右)LCH累及淋巴结。与S100蛋白(未显示)及langerin(未显示)一样,朗格汉斯细胞CD1α也强阳性➡

皮病性淋巴结病

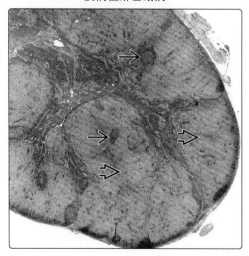

指状突树突状细胞

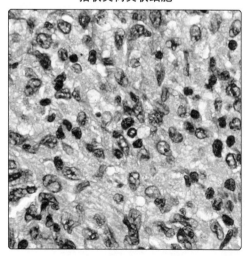

(左)皮病性淋巴结病受累的淋巴结。由于指状突树突状细胞及朗格汉斯细胞增生,副皮质区➡显著扩大。可以注意到散在的、具有生发中心的残存淋巴滤泡➡。(右)皮病性淋巴结病的高倍视野,可见大量指状突树突状细胞及少量朗格汉斯细胞增生,后者具有折叠核、核沟及丰富的淡染胞质

要　点

临床特征

- 年轻人
- 淋巴结肿大,局限性
- 手术切除通常能够治愈

镜下特征

- 滤泡扩大伴随生发中心萎缩(或退化)
- 每个滤泡中出现 2 个或更多的生发中心("孪生")
- 套区淋巴细胞同心圆样(洋葱皮样外观)
- 透明血管(棒棒糖样)长入滤泡
- 滤泡间区血管增生
- 浆细胞和免疫母细胞不丰富
- 滤泡间区常见浆细胞样树突状细胞
  - 血管周围可成簇出现

辅助检查

- 多表型 B 细胞和正常 T 细胞

- 生发中心内 FDC 细胞增多:CD21(+),CD23(+),CD35(+),和/或 EGFR(+)
- 浆细胞不常见,且是多表型的
- 滤泡间可出现 TdT(+)小淋巴细胞
- 无一致性的细胞遗传学异常或分子异常
- 没有单克隆性的证据
- 很多病例,人雄激素受体测定结果是单克隆性的
  - 提示基质细胞是单克隆性的

主要鉴别诊断

- 浆细胞型 Castleman 病(PC-CD),人单纯疱疹病毒 8 型(HHV8)(-)
- PC-CD,HHV8(+)
  - 通常为多中心性
- 胸腺瘤
- 血管免疫母细胞性 T 细胞淋巴瘤
- HIV 性淋巴结炎
- 不同类型淋巴瘤相关性 Castleman 病样改变

透明血管型 CD:CT 扫描

(左)CT 扫描示左侧脊柱旁有一 4.5cm 肿块➔。该患者的病变部位少见,但在其他方面均符合单中心性透明血管型 Castleman 病(HV-CD)。(右)图示套区扩大➔,围绕退化的生发中心(GCs)➔。同时滤泡间区可见明显的血管增生➔

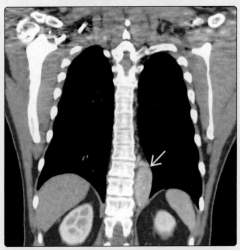

HV-CD:退化的 GC

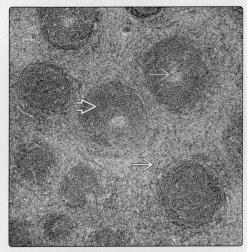

HV-CD:洋葱皮样外观

(左)图示一个退化的 GC ➔,周围套区➔呈同心圆状或洋葱皮样围绕。(右)CD21 免疫组化染色显示一个小的 GC 中有多量滤泡树突状细胞➔

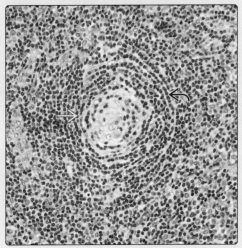

HV-CD:CD21

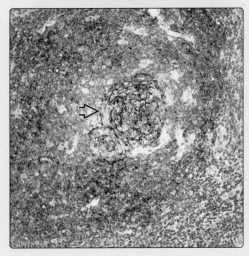

术语

缩写

- 单中心性透明血管型 Castleman 病（hyaline cascular variant Castleman disease，HV-CD）

同义词

- 血管滤泡性淋巴结增生
- 血管瘤样淋巴错构瘤
- 巨大淋巴结增生

定义

- 不明病因累及淋巴结的典型单中心性和反应性淋巴细胞增生

病因学/发病机制

不明确

- 可能的发病机制
  - 血管内皮生长因子的失调控
  - 滤泡树突状细胞（FDC）发育不良可能是前驱因素

临床特征

流行病学

- 发病率
  - 罕见
- 年龄
  - 年轻人；中位年龄：40~50 岁
- 性别分布
  - 没有性别倾向

表现

- 患者常表现为局部肿块
  - 常为偶然发现的肿块
- 与肿大淋巴结压迫邻近组织有关的症状罕见
- 淋巴结肿大，局限性
  - 最常累及纵隔或胸部淋巴结
  - 其他部位：颈部和腹膜后淋巴结
  - 结外部位受累罕见
- 患者可继发淀粉样变性

治疗

- 手术治疗
  - 手术切除肿大的淋巴结
- 辅助治疗
  - 通常没有必要
  - 放射治疗已被用来减轻压迫症状

预后

- 手术切除通常能够治愈；复发不常见
- 与 HV-CD 相关的恶性肿瘤
  - FDC 肉瘤最常见
  - 血管肿瘤
  - 继发性肿瘤往往是低度恶性的，但也有转移报道

影像学

影像学表现

- 肿大的淋巴结或一组淋巴结，但任何部位均可受累

镜下特征

组织学特征

- 被膜下窦闭塞
- 滤泡中出现 2 个或更多的生发中心（"孪生"）
- 滤泡扩大伴随生发中心萎缩（或退化）
  - 生发中心主要由 FDC 组成
  - FDC 常增生；可发育异常
- 许多滤泡表现出所谓的"棒棒糖"样的特征
  - 套区淋巴细胞同心圆样（"洋葱皮"样外观）
  - 硬化的血管放射状长入生发中心
- 滤泡间区或基质成分也很重要
  - 高内皮静脉数量增多伴随管壁透明变性
  - 可表现为基质成分为主，伴仅有少许透明血管的滤泡
- 簇状浆细胞样树突状细胞可以很突出
  - 很常见，但不特异
- 浆细胞和免疫母细胞在 HV-CD 中不丰富
  - 更常见于浆细胞型 Castleman 病

辅助检查

免疫组织化学

- 人疱疹病毒 8 型（HHV8）阴性
- 多表型 B 细胞和 T 细胞
- 在退化的生发中心中 FDC 细胞增多，常为 CD21（+），CD23（+），CD35（+），EGFR（+）
  - 发育不良的 FDC 细胞常不同程度地表达 FDC 标志物
- 浆细胞不常见，且是多表型的
- 浆细胞样树突状细胞簇：CD123（+），TCL1（+）
- 滤泡间可出现 TdT（+）小淋巴细胞
  - 罕见情况下这些细胞很多，并且类似于 T 淋巴母细胞性淋巴瘤

流式细胞术

- 免疫表型正常的多表型 B 细胞和 T 细胞

PCR

- 没有 IGH 或 TCR 基因单克隆重排的证据
- 人雄激素受体测定结果
  - 许多 HV-CD 病例是单克隆性的
    - 提示基质细胞是单克隆性的

基因学检查

- 罕见病例报道存在染色体易位或其他克隆性异常

　　○ 未发现恒定的细胞遗传学异常
- 在一例病例中，Del（12q13-15）导致 *HMGA2* 基因内基因重排

鉴别诊断

浆细胞型 Castleman 病，HHV8（−）

- 浆细胞型 Castleman 病（PC-CD）占局限性（单中心性）Castleman 病病例的 10%～20%
- 任何淋巴结组都可能受累
　　○ 纵隔受累较 HV-CD 少见
- 淋巴结结构保留
- 滤泡间区有片状浆细胞
- 不同程度的淋巴滤泡增生，伴局灶、较少的透明血管病变
- 淋巴结窦未闭塞

浆细胞型 Castleman 病，HHV8（＋）

- 大多数患者表现为多中心性疾病
- 与 HIV 感染高度相关
- 常见全身症状和实验室异常
- 组织学上与 HHV8（−）的 PC-CD 相似，但是
　　○ 通常有更大的血管和细胞削减
- HHV8（＋）可鉴别这种 Castleman 病变型
　　○ 浆母细胞主要位于套区
- 与 HHV8（＋）浆母细胞淋巴瘤的风险增加有关

与 POEMS 综合征相关的浆细胞型 Castleman 病

- 类似于其他患者的 PC-CD
- 文献中显示与 HHV8 的关系不清楚
　　○ 一些研究报道了 POEMS 综合征（多发性神经病、器官肿大、内分泌障碍、单克隆性丙种球蛋白病和皮肤改变）患者血清中存在抗 HHV8 抗原的抗体

胸腺瘤

- 上皮性肿瘤
- 细胞角蛋白染色可突显出上皮细胞网络
- 淋巴细胞是未成熟的 T 细胞谱系【TdT（＋）】
- 不同于 HV-CD，胸腺瘤缺乏
　　○ 含透明血管的滤泡（"棒棒糖"病变）
　　○ 基质增生

血管免疫母细胞性 T 细胞淋巴瘤

- 滤泡增生仅存在于少数病例中（约 10%）
　　○ 燃尽的滤泡可类似于 HV-CD 的退化生发中心
- 不同于 HV-CD，血管免疫母细胞性 T 细胞淋巴瘤的特征为
　　○ 副皮质区的分布；常有许多嗜酸性粒细胞
　　○ 高内皮静脉增生
　　○ 胞质透明的不典型细胞
　　○ FDC 标记显示的增殖模式与 HV-CD 有很大不同

HIV 性淋巴结炎

- 在感染早期，有明显的反应性滤泡增生
- 在后期，可出现退化的生发中心和滤泡间区的血管增生
　　○ 当存在时，透明血管病变往往是局灶性的，并且发育不良
- 需要进行 HIV 血清学检测以确诊

Castleman 病样改变

- 部分 HV-CD 特征可与各种淋巴瘤类型有关联
　　○ 最常见淋巴瘤类型：霍奇金淋巴瘤、滤泡性淋巴瘤
- 可能与白细胞介素-6 失调有关
- 通常表现为局灶性透明血管病变和浆细胞增多
- 无明显临床意义

卡波西肉瘤

- 罕见与 HV-CD 相关，不同于 HIV（＋）患者的多中心性 Castleman 病
- 卡波西肉瘤增生的肿瘤性内皮细胞表现出细胞学上的异型性
- 抗 LANA1 抗体常规用于 HHV8 的检测

滤泡性淋巴瘤

- 大量滤泡取代淋巴结结构
- 透明血管病变少见
　　○ 存在时，表现为局灶性、发育不良
- 单表型 B 细胞群；CD10（＋），BCL6（＋）
- 单克隆性 *IGH* 基因重排，80%～90% 病例中存在 t（14；18）（q32；q21）/*IGR-BCL2* 基因重排

套细胞淋巴瘤，套区变异型

- 滤泡突出，伴淋巴细胞同心圆排列
- 通常无透明血管病变或间质血管增生
- 多表型 B 细胞群；CD5（＋），cyclin-D1（＋）
- *IGH* 基因单克隆重排，90%～95% 病例中存在 t（11；14）（q13；q32）/*CCND1-IGH* 基因重排

诊断依据

病理学精要

- 滤泡和滤泡间区（基质）的变化
　　○ 任何一种成分都可能占主导
- 滤泡间区血管增生

参考文献

1. Chan KL et al: Update and new approaches in the treatment of Castleman disease. J Blood Med. 7:145-58, 2016
2. Zhang L et al: Clinical spectrum and survival analysis of 145 cases of HIV-negative Castleman's disease: renal function is an important prognostic factor. Sci Rep. 6:23831, 2016
3. Dong Y et al: Clinical and laboratory characterization of 114 cases of Castleman disease patients from a single centre: paraneoplastic pemphigus is an unfavourable prognostic factor. Br J Haematol. 169(6):834-42, 2015
4. Bonekamp D et al: The great mimickers: Castleman disease. Semin Ultrasound CT MR. 35(3):263-71, 2014
5. Chang KC et al: Monoclonality and cytogenetic abnormalities in hyaline vascular Castleman disease. Mod Pathol. 27(6):823-31, 2014
6. Talat N et al: Castleman's disease: systematic analysis of 416 patients from the literature. Oncologist. 16(9):1316-24, 2011
7. Lin O et al: Angiomyoid and follicular dendritic cell proliferative lesions in Castleman's disease of hyaline-vascular type: a study of 10 cases. Am J Surg Pathol. 21(11):1295-306, 1997
8. Danon AD et al: Morpho-immunophenotypic diversity of Castleman's disease, hyaline-vascular type: with emphasis on a stroma-rich variant and a new pathogenetic hypothesis. Virchows Arch A Pathol Anat Histopathol. 423(5):369-82, 1993
9. Castleman B et al: Localized mediastinal lymphnode hyperplasia resembling thymoma. Cancer. 9(4):822-30, 1956

HV-CD

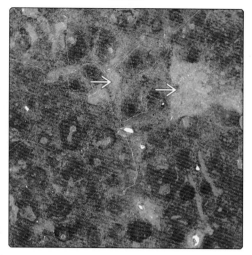

HV-CD:"孪生"

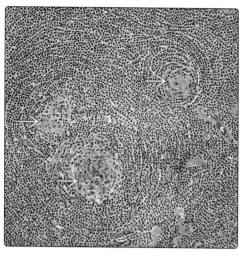

(左)淋巴结实质内可见明显增多的滤泡。滤泡位于皮质和髓质。有些区域见到纤维化➡️。(右)三个内卷的生发中心➡️被同心圆形分布的小淋巴细胞包绕。滤泡内存在多个生发中心,这种现象称为"孪生"

HV-CD:透明血管病变

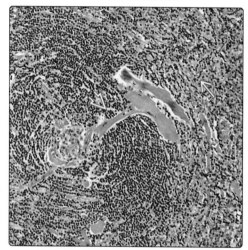

HV-CD:硬化的血管

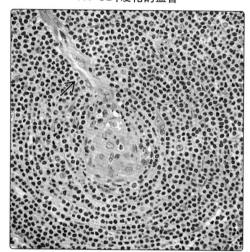

(左)图示透明血管病变,或"棒棒糖"状的 HV-CD 病变。可见一个透明变性的血管➡️从一个内卷的滤泡中放射状穿出,围绕扩大的套区。注意滤泡间区血管增加➡️。(右)图示 HV-CD 病例中的透明血管病变。可见淋巴细胞耗竭的生发中心被套区淋巴细胞层状包绕,一个硬化的血管从生发中心放射状穿出➡️

HV-CD:浆细胞样树突状细胞

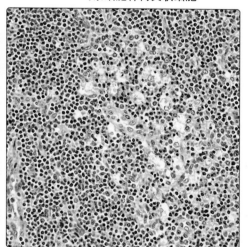

HV-CD:CD123

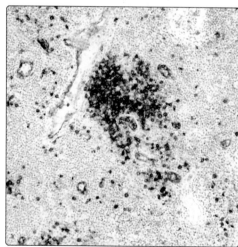

(左)HV-CD 型中紧密簇状排列的浆样树突状细胞很常见,但不具特异性。这些细胞往往位于滤泡间区的血管附近,并具有星空样外观。(右)CD123 的免疫组织化学染色突显出 HV-CD 中的浆样树突状细胞

HV-CD:"洋葱皮"

HV-CD:滤泡间区

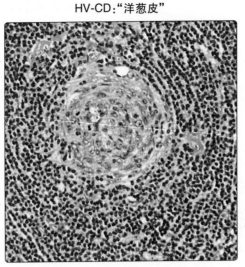

(左)图示一个萎缩的生发中心中,滤泡树突状细胞增生,淋巴细胞减少,生发中心周围套区小淋巴细胞呈同心圆状排列。(右)本例滤泡间区可见明显的浆细胞样树突状细胞☐(浆细胞样单核细胞)成簇状增生

HV-CD:基质增生

HV-CD:基质丰富

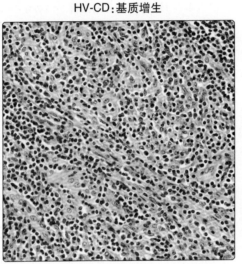

(左)HV-CD 中,血管和梭形细胞明显增生,与卡波西肉瘤表现相似,但内皮细胞没有异型性;核分裂象罕见。(右)这例 HV-CD 中,基质增生☐明显(基质丰富),滤泡闭锁➡

HV-CD:基质改变

HV-CD:滤泡间区 CD21

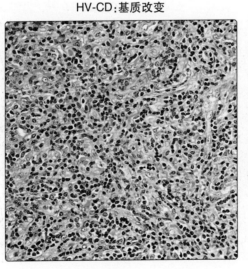
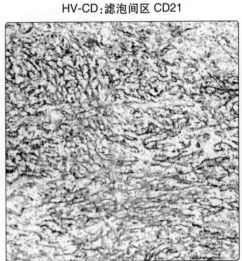

(左)图示高倍镜下的 HV-CD 变型。注意明显的基质变化。(右)一例 HV-CD 中 CD21 免疫染色,突显出滤泡间区丰富的滤泡树突状细胞增生。这例 HV-CD 有明显的滤泡间区改变,可称为基质丰富

PC-CD

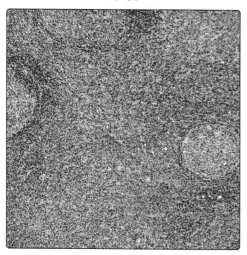

PC-CD：浆细胞增多症

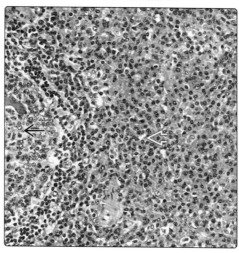

（左）图示 PC-CD。HV-CD 中滤泡是闭锁的，而 PC-CD 中的滤泡通常是增生的。浆细胞增生导致滤泡间区扩大。（右）图示高倍镜下的 PC-CD。滤泡➡中未见明显的滤泡树突状细胞增生。最显著的特点是滤泡间区存在片状成熟的浆细胞➡

胸腺瘤

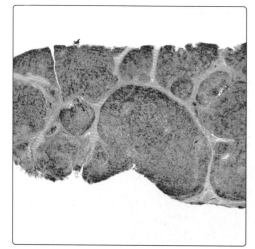

胸腺瘤：细胞角蛋白

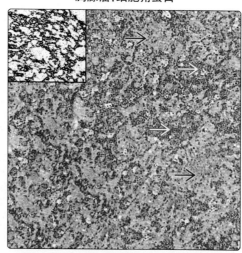

（左）图示胸腺瘤。纵隔肿块需要鉴别胸腺瘤与 HV-CD。在这一病例中见宽的纤维带分隔形成结节，这在胸腺瘤中更为常见。（右）图示胸腺瘤。增生的细胞为上皮来源➡，细胞核丰满，胞质量中等。细胞形成大的簇，中间穿插成熟的和未成熟的淋巴样细胞➡。肿瘤细胞细胞角蛋白（CK）染色呈阳性（插图）

FL

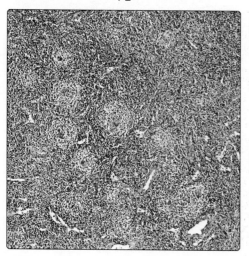

FL：中心细胞

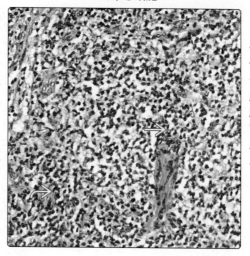

（左）图示滤泡性淋巴瘤（FL）。滤泡数量多且硬化。也可见滤泡间区血管增生。低倍镜下的这些特征类似于 HV-CD。（右）图示 FL。肿瘤性滤泡主要由中心细胞组成➡。穿过滤泡的血管没有透明变➡。此例中血管增生明显，但 FL 中基质增生并不常见

要点

基本概念

- 组织学上独特的淋巴结反应性改变
  - 滤泡间区浆细胞增生明显
  - 少部分滤泡出现萎缩(透明血管)改变
- HHV8(-),与多中心性 Castleman 病(CD)或 POEMS 综合征(周围神经病变、器官肿大、内分泌障碍、单克隆丙种球蛋白、皮肤病变)无关

病因学/发病机制

- 白细胞介素-6(IL-6)的失调可能参与发病

临床特征

- 10%~20%的病例为局部/单中心性 CD 病例
- 年龄范围广泛;中位年龄:21~40 岁
- 外周淋巴结最常受影响
- 10%~20%的患者有全身症状和/或实验室异常

- 有这些异常的报道病例可能是未识别的多中心性 CD
- 通常通过手术切除治愈

镜下特征

- 淋巴结结构保留
- 滤泡间区明显的浆细胞增生
- 生发中心增生,通常部分病例出现闭锁,类似于透明血管型 CD

辅助检查

- 没有 HHV8 感染或单克隆性证据

主要鉴别诊断

- HHV8(+)多中心性 CD
- 自身免疫性疾病
- 边缘区 B 细胞淋巴瘤
- 透明血管型 CD

淋巴结:单中心性 PC-CD

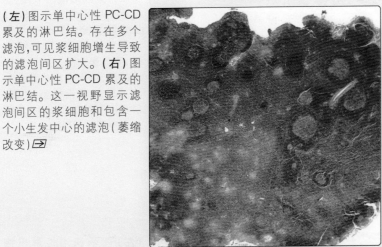

淋巴结:单中心性 PC-CD

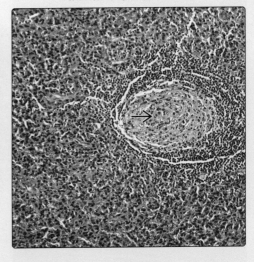

(左)图示单中心性 PC-CD 累及的淋巴结。存在多个滤泡,可见浆细胞增生导致的滤泡间区扩大。(右)图示单中心性 PC-CD 累及的淋巴结。这一视野显示滤泡间区的浆细胞和包含一个小生发中心的滤泡(萎缩改变)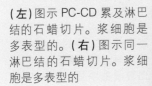

单中心性 PC-CD:κ

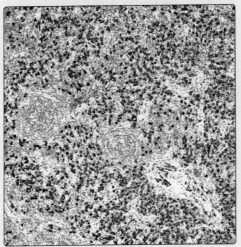

单中心性 PC-CD:λ

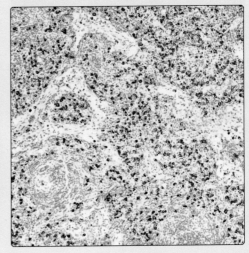

(左)图示 PC-CD 累及淋巴结的石蜡切片。浆细胞是多表型的。(右)图示同一淋巴结的石蜡切片。浆细胞是多表型的

术语

缩写

- 浆细胞型 Castleman 病(plasma cell variant Castleman disease,PC-CD)

同义词

- 单中心性 Castleman 病,浆细胞变型
- 血管滤泡淋巴结增生
- 血管瘤样淋巴错构瘤

定义

- 淋巴结组织学上独特的反应性改变
  - 滤泡间区浆细胞增生明显
  - 在部分病例中,少部分滤泡萎缩(透明血管)

病因学/发病机制

不明确

- 数据支持白细胞介素-6(IL-6)失调在发病机制中的作用
  - PC-CD 中淋巴细胞表达 IL-6
  - B 细胞表达 IL-6 受体(CD126)
    - 可能涉及自分泌或旁分泌机制
  - 在小鼠中,骨髓细胞强制表达 IL-6 所导致症状部分类似于 PC-CD
- 可能涉及免疫失调
- 没有 HHV8 感染的证据

临床特征

流行病学

- 发病率
  - 局部或单中心性 CD 病例占 10%~20%
- 年龄
  - 范围广泛;中位年龄:21~40 岁
- 性别
  - 没有性别差异

部位

- 外周淋巴结最常见
- 纵隔受累比透明血管型 CD(HV-CD)少得多

表现

- 大多数患者出现淋巴结肿大,无全身症状
- 文献报道 10%~20% 患者有全身症状
  - 发热,夜间盗汗,体重减轻,不适
  - 但是,这些患者中似乎多数 HHV8(+)
    - 因此,最好分类为 HHV8 相关和/或多中心性 CD
- 报道的小部分患者与 POEMS 综合征有关
  - POEMS:周围神经病变、器官肿大、内分泌障碍、单克隆丙种球蛋白、皮肤病变
  - 这些患者中部分 HHV8(+)

实验室检查

- 许多患者缺乏实验室异常

- 部分患者(10%~20%)可有血细胞减少
  - 贫血和血小板减少
- 血清 IL-6 水平可升高

治疗

- 手术方法
  - 通常通过切除治愈
  - 西妥昔单抗不适用于单中心性 PC-CD
    - 美国食品药品监督管理局(FDA)批准的针对 IL-6 的嵌合单克隆抗体

预后

- 好
- 小部分患者可能进展为多中心性 CD
  - 在初次活检时就可能是多中心性 CD
  - 西妥昔单抗可用于多中心性 CD

影像学

放射学表现

- 淋巴结病变
  - 常常在同一组淋巴结中见多发淋巴结肿大
- PET 扫描显示 FDG 摄取增加

大体特征

大小

- 淋巴结肿大,通常为中等大小

镜下特征

组织学特征

- 不像 HV-CD 那么明确
- 保留整体淋巴结结构
- 滤泡间区明显的浆细胞增生
  - 部分浆细胞可为双核
- 滤泡间区血管明显
- 通常淋巴窦明显
- 淋巴滤泡间有间隔
- 淋巴滤泡含有增生的生发中心,但少数生发中心常表现为萎缩
  - 类似于 HV-CD 中见到的滤泡
  - 因为这些滤泡,其他一些学者命名为混合型或过渡型
  - 闭锁滤泡通常存在,也是 PC-CD 表现谱的一部分
- 套区通常有良好的边界,并且可以增宽
  - 套区内缺乏或罕见浆母细胞

细胞学特征

- 浆细胞形态正常,无异型性
- 淋巴细胞形态多样
- 细针穿刺术难以确诊 PC-CD

辅助检查

免疫组织化学

- 滤泡间区浆细胞表达多表型 Ig 轻链

- 滤泡由多表型 B 细胞和 T 细胞组成
  - 生发中心 BCL2(−)
  - 闭锁滤泡内滤泡树突状细胞增多
    - CD21(+)，CD23(+)CD35(+)
- 罕见病例报道存在单表型浆细胞
  - 这些病例最有可能是 HHV8(+)和/或多中心性 CD

流式细胞术

- 多表型 B 细胞和正常 T 细胞
- 根据免疫表型难以给出特异性诊断

基因学检查

- 研究的案例很少
- 无特殊异常的报道
- 人雄激素受体测定(HUMARA)
  - 少数病例有单克隆模式

分子研究

- 大多数病例缺乏单克隆性 IGH 重排
  - 少数病例携带 IGH 重排
  - 回顾时可发现单克隆病例可能是 HHV8(+)和/或多中心 CD
- 没有特异的染色体易位

相关的淋巴肿瘤

- 少数 PC-CD 可与淋巴瘤相关
  - 经典型霍奇金淋巴瘤(HL)最常见
    - 混合细胞型
    - CD 改变会使大的 RS+H 细胞显示不清
  - 也可发生非霍奇金淋巴瘤
    - 弥漫大 B 细胞淋巴瘤
    - 套细胞淋巴瘤
    - 外周 T 细胞淋巴瘤

鉴别诊断

HHV8(+)多中心性 CD

- 临床上呈侵袭性，通常与 HIV 感染有关，罕见与 POEMS 综合征有关
- 受累淋巴结的生发中心和套区边界模糊不清
  - 套区的浆母细胞 HHV8(+)
    - 可以用特异性的潜伏期相关核抗原(LANA1)来显示
- 浆母细胞可能成簇存在，并且单表型 Igλ(+)，又称为微淋巴瘤

自身免疫病

- 类风湿关节炎可能是最好的例子
- 淋巴结表现为旺炽性滤泡间区浆细胞增生和滤泡增生
- 血清学检查，如检测抗 CCP 抗体，有助于明确诊断

边缘区淋巴瘤伴明显的浆细胞分化

- 在某些病例中，可见明显的滤泡增生和片状的浆细胞
- 淋巴结结构常被淋巴瘤取代

- 肿瘤性 B 细胞通常具有单核细胞样特征
- 单表型 Ig 表达；单克隆性 IGH 重排

浆细胞瘤

- 成片的浆细胞取代淋巴结结构
  - 浆细胞具有细胞异型性
  - 残留滤泡通常很小，并被增生的肿瘤细胞所取代
- 浆细胞为单形性和单表型

经典型 HL

- 在某些经典型 HL 病例中可出现明显的浆细胞增生
- 经典型 HL 中的 RS+H 细胞
  - CD15(+)，CD30(+)，PAX5(弱+)，CD45/LCA(−)

血管免疫母细胞性 T 细胞淋巴瘤

- 罕见的病例中，可见浆细胞增生明显和生发中心透明血管改变
- 淋巴结结构被取代
  - 多形细胞群，包括胞质淡染/透明的细胞
- 在许多病例中，T 细胞表达 CD10、BCL6、CXCL13 或 PD1
- 单克隆性 TCR 重排

透明血管型 Castleman 病

- 通常表现为单中心性肿块；通常在横膈上方
- 淋巴结表现为
  - 滤泡体积大，有明显的透明血管("棒棒糖"样)病变
  - 线性("洋葱皮"样)套区
  - 滤泡间区基质，无浆细胞增生
- 与 HHV8 感染无关
- 手术切除可以治愈

诊断依据

临床相关病理特征

- 单中心性/局部 PC-CD 患者
  - 与淋巴结肿大相关的各种临床表现
  - HHV8(−)，通常缺乏全身症状或实验室异常
- 一旦排除其他情况，单中心性 PC-CD 可能不是真正的疾病
  - 淋巴结中可能为非特异性反应性改变

参考文献

1. Chan KL et al: Update and new approaches in the treatment of Castleman disease. J Blood Med. 7:145-58, 2016
2. Fajgenbaum DC et al: Siltuximab: a targeted therapy for idiopathic multicentric Castleman disease. Immunotherapy. 8(1):17-26, 2016
3. Dong Y et al: Clinical and laboratory characterization of 114 cases of Castleman disease patients from a single centre: paraneoplastic pemphigus is an unfavourable prognostic factor. Br J Haematol. 169(6):834-42, 2015
4. Soumerai JD et al: Diagnosis and management of Castleman disease. Cancer Control. 21(4):266-78, 2014
5. Talat N et al: Castleman's disease: systematic analysis of 416 patients from the literature. Oncologist. 16(9):1316-24, 2011
6. Vasudev Rao T et al: Follicular dendritic cell hyperplasia in plasma cell variant of Castleman's disease with interfollicular Hodgkin's disease. Pathol Res Pract. 203(6):479-84, 2007
7. Larroche C et al: Castleman's disease and lymphoma: report of eight cases in HIV-negative patients and literature review. Am J Hematol. 69(2):119-26, 2002

淋巴结:单中心性 PC-CD

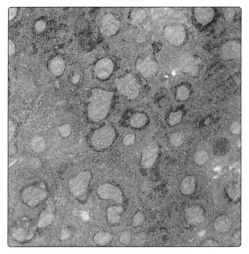

淋巴结:单中心性 PC-CD

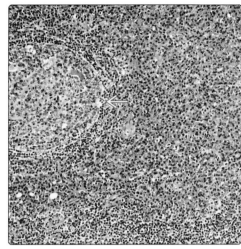

（左）图示单中心性 PC-CD 累及淋巴结。淋巴结结构相对保留。滤泡间区明显浆细胞增生，围绕多量滤泡周围。可见少量淋巴窦。低倍镜下，PC-CD 的淋巴结与脾有一些相似之处，这是诊断的线索。（右）图示 PC-CD 累及淋巴结。浆细胞呈紫粉色。小淋巴滤泡也存在➡

单中心性 PC-CD:κ

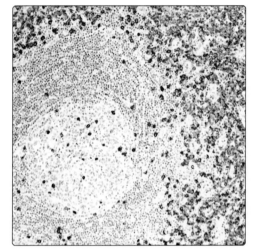

单中心性 PC-CD:λ

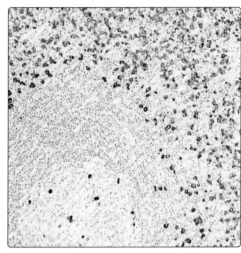

（左）图示单中心性 PC-CD 累及淋巴结。滤泡间区大量浆细胞，滤泡中心少数浆细胞，均表达胞质 Igκ 轻链。（右）图示单中心性 PC-CD 累及淋巴结。滤泡间区的浆细胞和滤泡中央的少数浆细胞均表达胞质 Igλ 轻链。此病例中，κ 多于 λ，但是比率支持多克隆性浆细胞

淋巴结:单中心性 HV-CD

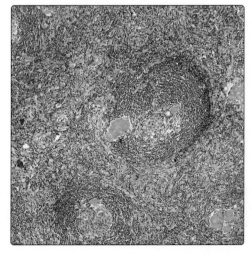

淋巴结:单中心性 HV-CD

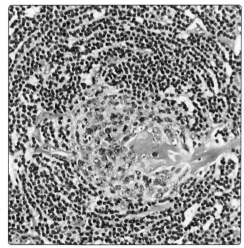

（左）图示一例透明血管型 CD（HV-CD），作为对比。滤泡体积大，有硬化性小动脉插入，可见小的生发中心和扩大的套区。滤泡间区也很明显。（右）图示 HV-CD 累及淋巴结。该滤泡显示透明血管或"棒棒糖"病变，套区呈现洋葱皮样外观

淋巴结:单中心性 PC-CD

淋巴结:单中心性 PC-CD

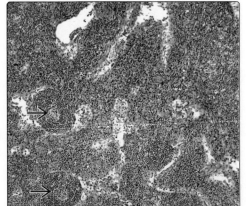

(左)图示单中心性 PC-CD 累及淋巴结。淋巴结结构基本保存,淋巴窦明显。浆细胞增生导致滤泡间区扩大。在此视野下,残余滤泡中可见小的或闭锁的生发中心➡️。(右)图示单中心性 PC-CD 累及淋巴结。可见一个有小生发中心的滤泡➡️,伴有滤泡间区浆细胞增生➡️

淋巴结:单中心性 PC-CD

淋巴结:单中心性 PC-CD

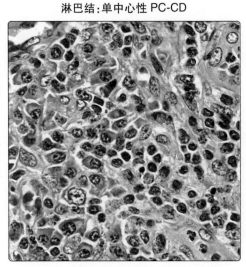

(左)图示单中心性 PC-CD 累及淋巴结。浆细胞在细胞学形态上较温和,无异型性。在 PC-CD 中,可有少数的双核浆细胞,但在此例中没有发现。在此视野下,血管增生也较明显。(右)图示单中心性 PC-CD 累及淋巴结。滤泡间区血管显著➡️。可见含有一个小生发中心的滤泡➡️

HHV8(+)多中心性 CD

HHV8(+)多中心性 CD:浆母细胞

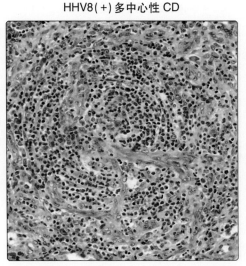
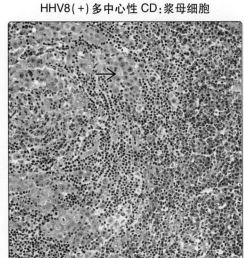

(左)图示 HIV(+)的艾滋病患者的人类疱疹病毒 8(HHV8)(+)多中心性浆细胞型 CD 累及的淋巴结。此视野显示了一个具有透明血管病变的滤泡:明显的、纤维化的血管和淋巴细胞削减。(右)图示 HIV(+)患者 HHV8(+)多中心性 CD 累及淋巴结。此视野中,可见到大的免疫母细胞/浆母细胞➡️,生发中心和套区边界模糊

HHV8(+)多中心性 CD:LANA1

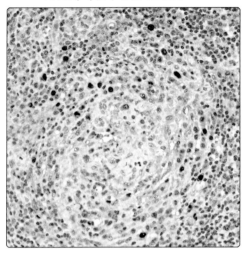

多中心性 CD HHV8(+):微小淋巴瘤

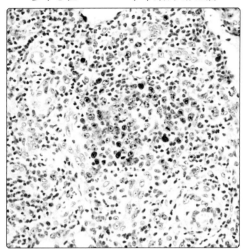

(左)图示 HIV(+)患者的多中心性 PC-CD 累及的淋巴结。LANA1 抗体染色突出显示了浆母细胞,散布于萎缩的淋巴滤泡套区。(右)图示 HIV(+)患者的 HHV8(+)多中心性浆细胞型 CD 累及淋巴结。LANA1 抗体染色突出显示了一簇浆母细胞,即所谓的微小淋巴瘤。这些浆母细胞通常表达 IgA 轻链

类风湿关节炎:淋巴结

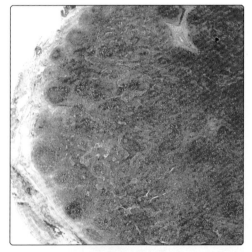

类风湿关节炎:浆细胞增生症

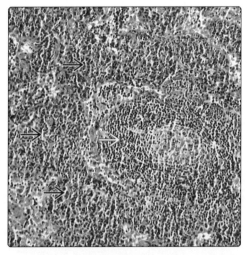

(左)图示活动性类风湿关节炎和淋巴结病患者的淋巴结。滤泡间区见大量成熟的浆细胞,类似于单中心性 PC-CD,HHV8(-)。(右)图示活动性类风湿关节炎和淋巴结病患者的淋巴结。滤泡间区可见大量细胞形态温和的浆细胞或成熟的浆细胞➡。还可见一个有小生发中心的滤泡➡

类风湿关节炎:萎缩的生发中心

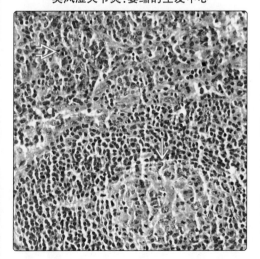

浆细胞瘤:淋巴结

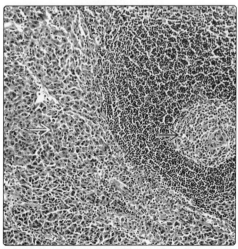

(左)图示活动性类风湿关节炎和淋巴结病患者的淋巴结。高倍镜下见浆细胞增多➡,并可见反应性滤泡,生发中心闭锁、萎缩➡。(右)图示浆细胞瘤累及的淋巴结。残留的生发中心➡周围围绕一圈套区/边缘带细胞。滤泡间区含有片状的肿瘤性浆细胞➡

基本概念

- 系统性淋巴增殖性疾病
  - 在免疫缺陷或免疫调节异常的患者中发生

病因学/发病机制

- 人类疱疹病毒 8 型(HHV8)感染常见,是重要的发病机制
  - 病毒具有多向性效应,包括编码 IL-6 同源物
- 部分多中心性 Castleman 病(MCD)病例为 HHV8(−)
  - 周围神经病变、器官肿大、内分泌障碍、单克隆丙种球蛋白、皮肤病变(POEMS)综合征
  - 血小板减少、全身性水肿、发热、骨髓纤维化、器官肿大(TAFRO)综合征

临床特征

- 均有淋巴结肿大;可累及任何淋巴结群
- 超过 90% 的患者有 B 症状

- 约 75% 的患者出现脾大;约 50% 的患者肝大
- MCD 患者常伴有其他肿瘤
  - 卡波西肉瘤、浆母细胞性淋巴瘤(PBL)

镜下特征

- 滤泡间区片状浆细胞增生
- 广泛的血管增生
- 套区与滤泡间区边界模糊
- HHV8(+)细胞存在于滤泡的套区
  - 浆母细胞或免疫母细胞

辅助检查

- HHV8 潜伏期相关核抗原 1(LANA1)免疫组织化学染色
- IGH 基因单克隆性重排

主要鉴别诊断

- 其他类型的 Castleman 病

HHV8(+)MCD

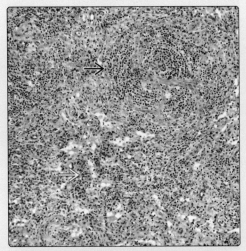

HIV(+)患者伴 HHV8(+)MCD

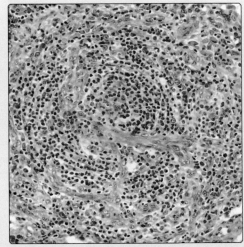

(左)显示 HIV(+)的艾滋病患者 MCD 累及的淋巴结。见一个具有透明血管特征的小滤泡➚。滤泡间区淋巴细胞削减,因此,淋巴结的基质网突出➡。(右)显示 HIV(+)的艾滋病患者 MCD 和 HHV8 累及淋巴结。高倍镜显示透明血管插入的滤泡

HHV8(+)MCD:浆母细胞

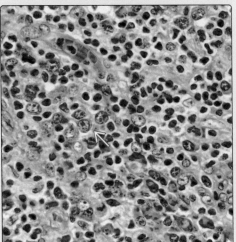

HHV8(+)MCD:HHV8

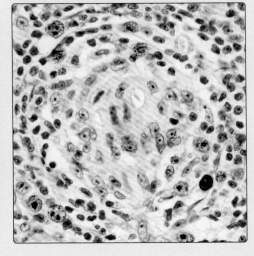

(左)HIV(+)的艾滋病患者 MCD 累及的淋巴结。视野中显示成熟的浆细胞和散在较大的浆母细胞➡。(右)HIV(+)的艾滋病患者 MCD 累及的淋巴结。HHV8 潜伏期相关核抗原 1(LANA1)特异性抗体显示套区内散布的浆母细胞阳性

术语

缩写

- 多中心性 Castleman 病(multicentric Castleman disease, MCD)

同义词

- 血管滤泡淋巴结增生
- 血管瘤样淋巴错构瘤
- 巨大淋巴结增生

定义

- 系统性淋巴增殖性疾病
  - 在免疫缺陷或免疫调节异常的患者中发生
  - 常与 HHV8 感染有关

病因学/发病机制

感染原

- HHV8 是非常常见的病因,特别是在 HIV(+)患者中
  - 卡波西肉瘤疱疹病毒
  - 在美国,γ-疱疹病毒的血清阳性率为 25%
  - 外周血单核细胞中病毒负荷与疾病的严重程度有关
  - HHV8 编码人类 IL-6 的同源物
  - 病毒 IL-6 刺激人类 IL-6 诱导的细胞通路
  - 人类 IL-6 是 B 细胞生长因子,调节 B 淋巴细胞向浆细胞的分化
    - 调节 T 细胞功能,诱导肝细胞产生 C 反应蛋白
    - 内源性致热原
  - 在 MCD 中衍生的 B 细胞过度表达 IL-6 受体 CD126
    - 淋巴结内的细胞表达高水平的 IL-6
      □ IL-6 可能参与 MCD 的发病机制
      □ 提示 IL-6 的旁分泌或自分泌机制
- 免疫缺陷或免疫失调/功能障碍
  - HIV 感染
    - 大多数 HIV(+)的 MCD 患者 HHV8(+)
  - Wiskott-Aldrich 综合征
  - 自身免疫性疾病或现象
    - 副肿瘤性天疱疮
    - 重症肌无力
      □ 由自身抗体引起的相关疾病
  - 周围神经病变、器官肿大、内分泌障碍、单克隆丙种球蛋白、皮肤病变(POEMS)综合征
    - 部分患者有 HHV8(+)的血清学证据
    - 所知甚少;与免疫失调有关
  - 血小板减少症、全身性水肿、发热、骨髓纤维化、器官肿大(TAFRO)综合征
    - 发生于 HHV8(-)和 HIV(-)患者

临床特征

流行病学

- 发病率

  - 最常发生于 HIV(+)艾滋病患者
    - 因此,发病率与艾滋病发病率有关
- 年龄
  - 年龄范围较广
- 性别
  - 男性患者更为多见(与艾滋病相关)

表现

- 淋巴结肿大常见
  - 外周、腹部或纵隔淋巴结肿大
  - 任何淋巴结群都可受累
- 超过 90% 的患者出现 B 症状
  - 发热、夜间盗汗、体重减轻
- 约 75% 的患者有脾大,约 50% 的患者出现肝大
- 部分患者出现水肿、浆膜腔积液、皮疹
- 小部分患者存在中枢神经系统异常
- 存在慢性感染者有较高的风险
  - Epstein-Barr 病毒(EBV)、丙型肝炎病毒、CMV

实验室检查

- 血清学检查异常
  - 在症状发作期间血清 IL-6 水平升高
  - 血沉和乳酸脱氢酶水平升高
  - 高丙种球蛋白血症
- 血液学检查
  - 血细胞减少:贫血和/或血小板减少

治疗

- MCD 患者已采用化疗和类固醇治疗
  - 对 HIV(+)或伴有 POEMS 综合征的 MCD 患者,效果不佳

预后

- 伴有 POEMS 综合征或 HIV 感染的患者预后较差
  - 患者通常在诊断后的几个月内死亡

常见的相关肿瘤

- PBL
  - HHV8(+)患者;通常也 EBV(+)
  - PBL 常累及淋巴结和脾;白血病罕见
  - 可以累及 HHV8 流行区的 HIV(-)患者
    - 非洲和地中海国家
- 卡波西肉瘤
  - 在 HIV(+)患者中更常见
- 原发渗出性淋巴瘤
  - 发生在 HHV8(+)患者
  - 通常与 EBV 共同感染
- 球血管瘤
  - 明显的皮肤肿瘤,高度提示 POEMS 综合征
- 各种淋巴瘤的发生率增加
  - 经典型霍奇金淋巴瘤(HL)
  - 弥漫大 B 细胞淋巴瘤
  - 套细胞淋巴瘤
  - 外周 T 细胞淋巴瘤

影像学

影像学表现

- 淋巴结肿大和肝脾大
- CT 扫描:静脉相中病变强化
- PET 扫描:50%~60% 的病灶 FDG 摄取增加
- 影像学的发现不具特异性
  - 确诊需要活检

镜下特征

组织学特征

- 淋巴结
  - 大多数 MCD 病例具有浆细胞型 Castleman 病(PC-CD)的特征
  - 透明血管的滤泡也常存在
    - 有学者将这些病例称为混合型 Castleman 病
    - 这些变化是 PC-CD 谱系的一部分
- 滤泡间区可见片状的多克隆性浆细胞
- 广泛的血管增生
- HHV8(+)MCD 的某些特征与 HHV8(-)浆细胞型不同
  - 更大程度的淋巴细胞削减
    - 特别是在 HIV(+)患者中
  - 套区与滤泡间区的边界模糊
  - MCD 中的浆细胞通常是不成熟的和不典型的(浆母细胞)
- HHV8(+)细胞体积可大可小,具有免疫母细胞或浆母细胞的特征
  - 通常位于套区
  - 这些细胞可以形成小结节或微小淋巴瘤
    - 在部分病例中可见
    - 在疾病的早期阶段,浆细胞是多克隆性的或单克隆性的
    - 在疾病的后期,浆细胞是单克隆性的
    - 通常表达单克隆性 Igλ
  - 具有明显浆母细胞的 HHV8(+)病例被称为浆母细胞型 Castleman 病
- MCD 累及骨髓
  - 形态温和的浆细胞增生常见
    - 可类似于浆细胞骨髓瘤
  - 在骨髓中可以检测到 HHV8(+)细胞
  - TAFRO 综合征中骨髓纤维化

细胞学特征

- MCD
  - 印片和涂片显示浆细胞、浆母细胞和淋巴细胞
- MCD 伴 PBL
  - 单克隆性浆母细胞增殖

辅助检查

免疫组织化学

- 可用潜伏期相关核抗原 1(LANA1)抗体染色检测 HHV8(+)细胞
- HHV8(+)细胞可以是小淋巴细胞、免疫母细胞或浆母细胞
  - 浆母细胞通常是多克隆性的,但可以是单克隆性的;IgM(+)
- 浆细胞通常是多克隆性的,但可以是单克隆性的
- 滤泡间区 T 细胞无异常
- 滤泡中可见 B 细胞和增生的 CD21(+)滤泡树突状细胞

基因学检查

- 部分病例中 IGH 基因单克隆性重排
  - 最常见于 EBV(+)或 HIV(+)病例,提示 HHV8(+)MCD
  - 预后意义尚不清楚,因为整体预后较差
  - 支持 HHV8(+)MCD 是淋巴增殖性疾病的概念
- T 细胞受体基因单克隆性重排罕见
- 没有已知的染色体易位

常规的细胞遗传学

- 已知信息很少
- 报道一例 MCD 伴有 t(7;14)(p22;q22)易位涉及到 IL6 位点

鉴别诊断

透明血管型 Castleman 病

- 常表现为局部肿块,除此之外无其他症状
  - 头和颈部、纵隔
  - 透明血管型 Castleman 病(HV-CD)受累的淋巴结可以很大
- 与 MCD 不同,HV-CD 中的淋巴滤泡表现为
  - 大滤泡,有突出的透明血管病变
    - B 细胞减少,滤泡树突状细胞增生
  - 套区宽,具有洋葱皮样外观
  - 无不典型性免疫母细胞或浆母细胞
  - 滤泡间区血管增生显著
  - HHV8(-),EBV(-),HIV(-)

浆细胞型 Castleman 病

- 通常累及单个淋巴结(或表现为局部肿块)
- 患者缺乏系统性疾病的症状或其他证据
- 缺乏 MCD 中典型的套区边界模糊
- HHV8(-),EBV(-),HIV(-)
- 没有单克隆性浆细胞的证据
- 没有 IGH 基因单克隆性重排的证据

淋巴瘤引起的淋巴结内 Castleman 样变化

- 通常是局灶性病变,无临床意义
- 可发生在非霍奇金淋巴瘤的病例中
  - 萎缩的滤泡可能类似于 HV-CD
  - 部分滤泡性淋巴瘤可有透明血管改变的肿瘤性滤泡
- 可发生在经典型霍奇金淋巴瘤
  - 混合细胞型最常见
  - RS 细胞和霍奇金细胞可显示不清
- 可发生于结节性淋巴细胞为主型霍奇金淋巴瘤
  - LP 细胞可显示不清

免疫组织化学			
抗体	反应	染色模式	评价
CD138	阳性	细胞膜	浆细胞或浆母细胞
CD20	阳性	细胞膜	套区和滤泡 B 细胞,浆细胞或浆母细胞阴性
HHV8	阳性	细胞核	套区免疫母或浆母细胞
IgM	阳性	细胞质	DLBCL 中滤泡周围的浆细胞和浆母细胞
IgA	阳性	细胞质	滤泡内浆细胞
IgG	阳性	细胞质	滤泡内浆细胞
HHV8,人类疱疹病毒 8;DLBCL,弥漫大 B 细胞淋巴瘤。			

- 发病机制不清;可能与 IL-6 失调有关

类风湿关节炎

- 活动性类风湿关节炎(RA)患者的淋巴结在组织学表现上可类似于 PC-CD
- 有助于区分 RA 和 MCD 的特征
  - 类风湿因子和其他实验室研究证实 RA
  - RA 中常无透明血管的滤泡
  - HHV8(-),EBV(-)
  - 浆细胞是多克隆性的
  - 没有 *IGH* 基因单克隆性重排的依据

血管免疫母细胞性 T 细胞淋巴瘤

- 滤泡通常表现为萎缩性改变,可类似于透明血管的滤泡
- 常见 EBV(+)
- 血管免疫母细胞性 T 细胞淋巴瘤区别于 MCD 的特征
  - 胞质透明的肿瘤性 T 细胞
  - 嗜酸性粒细胞存在,可以多量
  - 高内皮静脉网
  - 免疫组织化学和遗传学
    - T 细胞 CD10(+),BCL6(+),CXCL13(+)和 PD1(+)
    - 滤泡树突状细胞网中断
      □ CD21(+),CD23(+),CD35(+),clusterin(+)
    - T 细胞受体基因单克隆性重排
    - HHV8(-)

淋巴结的浆细胞瘤

- 患者通常缺乏在 MCD 中看到的全身异常
- 常累及头颈部淋巴结
- 部分 MCD 和浆细胞瘤中的浆细胞都是单克隆性的
- 浆细胞瘤区别于 MCD 的特征
  - 通常没有透明血管的滤泡
  - 浆细胞瘤中滤泡间区的血管较少
  - 成片的浆细胞取代淋巴结结构
  - HHV8(-),EBV(-)

诊断依据

临床相关病理特征

- 患者有全身症状和实验室检查异常
- 淋巴结肿大,±肝脾大,其他表现
- 与免疫缺陷或免疫失调有关
- 大多数 MCD 病例与 HHV8 感染有关

病理学精要

- HIV(+)患者的 MCD 与淋巴结中的 PC-CD 相似,除外
  - MCD 表现出更明显的淋巴细胞耗竭
  - MCD 中的滤泡与套区边界模糊
  - 大多数 MCD 病例在套区有 HHV8(+)细胞
- λ 限制性浆细胞可能形成结节或成片

参考文献

1. Chan KL et al: Update and new approaches in the treatment of Castleman disease. J Blood Med. 7:145-58, 2016
2. Ibrahim HA et al: Bone marrow manifestations in multicentric Castleman disease. Br J Haematol. 172(6):923-9, 2016
3. Iwaki N et al: Clinicopathologic analysis of TAFRO syndrome demonstrates a distinct subtype of HHV-8-negative multicentric Castleman disease. Am J Hematol. 91(2):220-6, 2016
4. Carbone A et al: KSHV-associated multicentric Castleman disease: A tangle of distinct entities requiring multitarget treatment strategies. Int J Cancer. 137(2):251-61, 2015
5. Casper C et al: Clinical characteristics and healthcare utilization of patients with multicentric Castleman disease. Br J Haematol. 168(1):82-93, 2015
6. Robinson D Jr et al: Clinical epidemiology and treatment patterns of patients with multicentric Castleman disease: results from two US treatment centres. Br J Haematol. 165(1):39-48, 2014
7. Barker R et al: FDG-PET/CT imaging in the management of HIV-associated multicentric Castleman's disease. Eur J Nucl Med Mol Imaging. 36(4):648-52, 2009
8. Naresh KN et al: Lymph nodes involved by multicentric Castleman disease among HIV-positive individuals are often involved by Kaposi sarcoma. Am J Surg Pathol. 32(7):1006-12, 2008
9. Amin HM et al: Dissolution of the lymphoid follicle is a feature of the HHV8+ variant of plasma cell Castleman's disease. Am J Surg Pathol. 27(1):91-100, 2003
10. Dupin N et al: HHV-8 is associated with a plasmablastic variant of Castleman disease that is linked to HHV-8-positive plasmablastic lymphoma. Blood. 95(4):1406-12, 2000
11. Mandler RN et al: Castleman's disease in POEMS syndrome with elevated interleukin-6. Cancer. 69(11):2697-703, 1992

HHV8(+)MCD：免疫母细胞

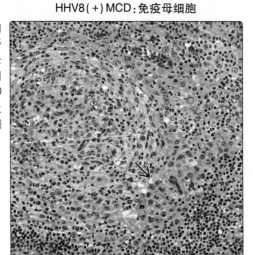

HHV8(+)MCD：HHV8

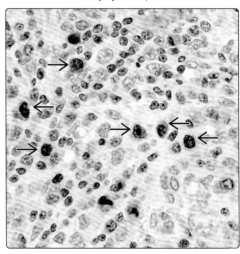

(左)图示 HHV8(+)患者的 MCD 受累淋巴结。该视野显示套区大簇状的免疫母细胞/浆母细胞➡。(右)图示 HHV8(+)患者的 MCD 受累淋巴结。可见 几个大的免疫母细胞和/或浆母细胞➡ HHV8(LANA1)(+)

HHV8(+)MCD：反应性滤泡

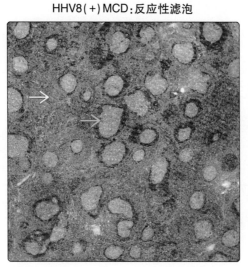

HHV8(+)MCD：中心母细胞

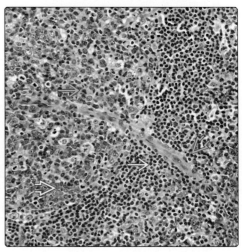

(左) HHV8(+) MCD 受累淋巴结。存在许多大小不一的套区保留的反应性滤泡➡。浆细胞增生致滤泡间区扩大➡。(右) HHV8(+) MCD 受累淋巴结。反应性滤泡中显示一个有多量中心母细胞➡和可染小体巨噬细胞的生发中心➡，周围残存的套区围绕➡。一个血管长入生发中心➡

HHV8(+)MCD：萎缩性改变

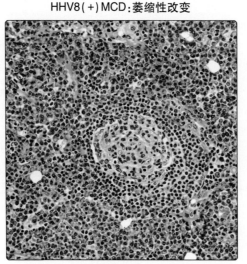

HHV8(+)MCD：λ

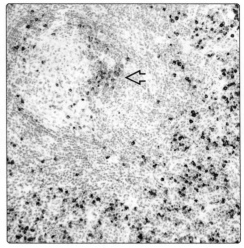

(左) HHV8(+) MCD 受累的淋巴结。可见一个小的残留的生发中心内卷(萎缩改变)，并见许多成熟的浆细胞包围。(右) HHV8(+) MCD 受累的淋巴结。大多数浆细胞是多克隆性的，但在生发中心附近存在一小簇浆细胞➡，其中大多数浆细胞 λ(+)。单克隆性的 λ(+)浆细胞可形成结节(所谓的微小淋巴瘤)

HHV8(+)MCD:κ

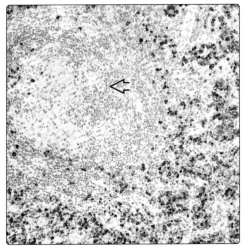

POEMS 中的 MCD

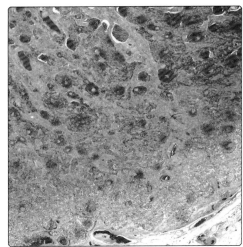

(左)图示 HHV8(+)MCD, 可见浆细胞(κ染色显示)基本为多克隆性的,但在生发中心附近可见一小簇 λ(+)(未显示)的浆细胞 ➡。(右)POEMS 综合征(周围神经病变、器官肿大、内分泌障碍、单克隆丙种球蛋白、皮肤病变)患者的 MCD 受累淋巴结。淋巴结结构基本保留,并整体具有耗尽的外观。淋巴滤泡较小,呈萎缩性改变

POEMS 中的 MCD:小滤泡

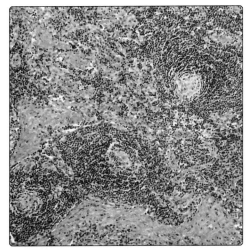

POEMS 中的 MCD:淋巴细胞削减

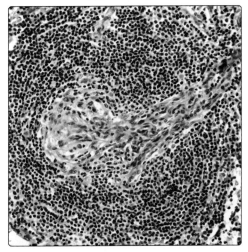

(左)POEMS 综合征患者的 MCD 受累淋巴结。视野中显示了 3 个萎缩的小滤泡。(右)POEMS 综合征患者的 MCD 受累淋巴结。这一视野显示一小滤泡,可见生发中心,伴淋巴细胞削减,血管突出(萎缩性改变)

HHV8(+)MCD 中的 PBL

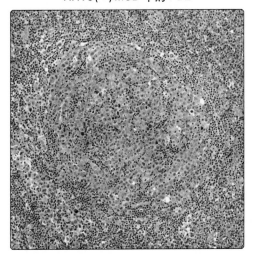

HHV8(+)MCD 中的 PBL:浆母细胞

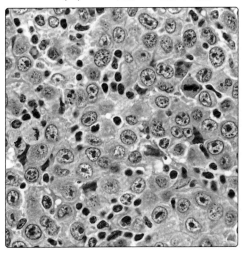

(左)HHV8(+)MCD 中 PBL 受累的淋巴结。该视野的淋巴瘤细胞局限于淋巴滤泡内。(右)淋巴结高倍放大显示 PBL 起源于 HHV8(+)MCD。淋巴瘤细胞具有浆母细胞特征,核大、偏心性,胞质丰富

HHV8(+)MCD 和卡波西肉瘤

HHV8(+)MCD 和卡波西肉瘤：出血

(左)图示 HIV(+)艾滋病患者的 HHV8(+)MCD 受累淋巴结。卡波西肉瘤病变也存在于该淋巴结中，主要累及淋巴结被膜、被膜下区和淋巴结周围组织 ➡。(右)图示艾滋病患者的 HHV8(+)MCD 受累淋巴结。高倍镜显示卡波西肉瘤具有明显的血管和多量出血

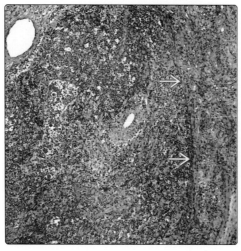
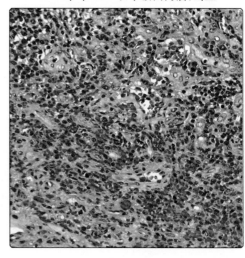

HV-CD

HV-CD：淋巴细胞削减

(左)HV-CD 受累的淋巴结,患者表现为孤立性肿块,没有免疫缺陷的证据。可见生发中心耗竭的大滤泡和明显的套区。滤泡间区显示血管增生。(右)图示 HV-CD 受累的淋巴结。生发中心淋巴细胞削减,套区宽,呈洋葱皮样外观

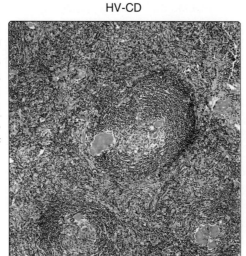
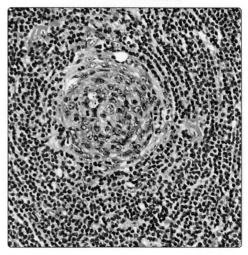

RA：淋巴结

RA：反应性滤泡

(左)图示 RA 患者的淋巴结。淋巴结结构保留。滤泡间区扩大,成片类似于浆细胞型 MCD 的浆细胞增生。(右)图示 RA 患者的淋巴结。视野中可见反应性滤泡,套区完整,滤泡间区扩大,浆细胞增生,与部分浆细胞型 MCD 病变相似

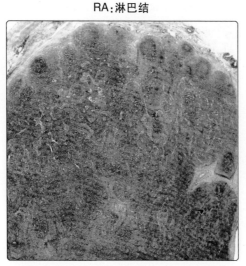
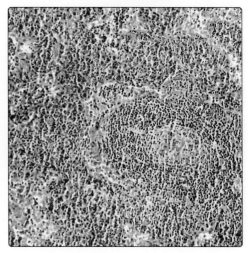

RA:可染小体

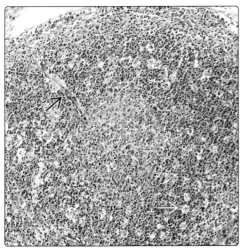

RA:滤泡间区

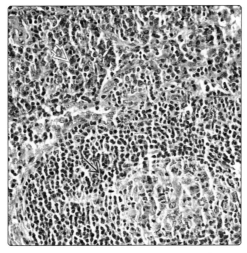

(左)图示 RA 患者的淋巴结。反应性滤泡靠近皮质,其内可见多量含可染小体的巨噬细胞➡和一个明显的放射状血管,管壁无明显玻璃样变性⊟。(右)图示高倍镜下 RA 患者的淋巴结。滤泡被套区包绕⊟,但套区无明显的洋葱皮样外观。滤泡间区扩大,成熟的浆细胞增生➡。血管明显

Castleman 样改变:淋巴结

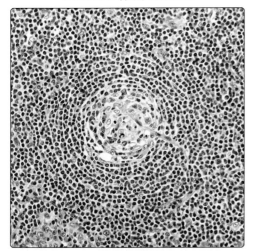

血管免疫母细胞性 T 细胞淋巴瘤

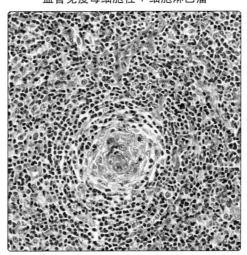

(左)图示口腔鳞状细胞癌患者的颈部反应性淋巴结。部分滤泡显示 Castleman 样改变。(右)图示血管免疫母细胞性 T 细胞淋巴瘤累及的淋巴结。生发中心萎缩,可见类似于 HV-CD 的滤泡

浆细胞瘤

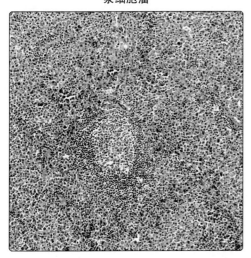

浆细胞瘤:非典型性浆细胞

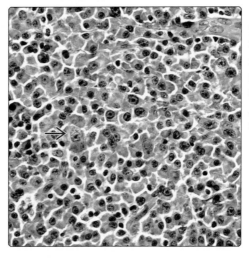

(左)图示浆细胞瘤累及的淋巴结。反应性滤泡没有萎缩性改变,被许多肿瘤性浆细胞包围。(右)图示浆细胞瘤累及的淋巴结。肿瘤性浆细胞大多体积较小、成熟;然而,也可见到具有未成熟染色质和突出核仁的大的不典型浆细胞⊟

要　点

基本概念

- 伴类风湿关节炎（RA）的淋巴结病

病因学/发病机制

- RA 涉及遗传易感性
  - 与 HLA-DR1 和 HLA-DR4 相关
- 吸烟是危险因素
- 感染因素可作为 RA 的抗原诱发物
- 淋巴结中有许多异常的淋巴细胞和巨噬细胞

临床特征

- 约 80% 的 RA 患者发生在 35~50 岁之间
- 约 75% 的 RA 患者发生淋巴结病
  - 局部或全身性
  - 在初次诊断时或临床过程中
- 与 RA 相关的淋巴结肿大可能会消退
- 类风湿因子：与 IgG 分子的 Fc 部分反应的免疫球蛋白
  - 大多数标准试验均可检测 IgM

- RA 患者患恶性淋巴瘤的风险增加

镜下特征

- 淋巴结内滤泡增生明显
  - 生发中心内星空现象
  - ±玻璃样嗜酸性沉积物
- 滤泡间区域显示明显的浆细胞增多症

辅助检查

- 多表型 B 细胞和浆细胞；正常 T 细胞
- 约 20% 的 RA 相关淋巴结中 EBER(+)
- *IGH* 或 T 细胞受体基因多克隆性重排

主要鉴别诊断

- 梅毒性淋巴结炎
- 单中心性 Castleman 病
- 其他自身免疫性疾病
- 浆细胞瘤

RA 淋巴结

RA 淋巴结：浆细胞增多症

(左) 图示未治疗的 RA 患者的淋巴结病。此图像显示了 2 个反应性滤泡 ➡，滤泡间区浆细胞明显增多 ➡，淋巴窦明显 ➡，与淋巴结的反应性过程相符。(右) 图示未治疗的 RA 患者的淋巴结病。这一视野显示淋巴窦间见大量浆细胞 ➡

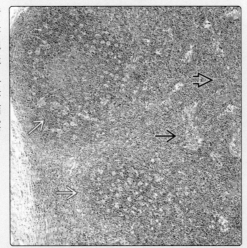
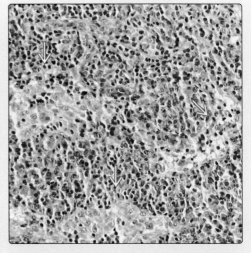

RA 淋巴结：星空现象

RA 淋巴结：滤泡中的 Ki-67

(左) 图示未治疗的 RA 患者的淋巴结病。可见 1 个滤泡，生发中心增生，见多量可染小体巨噬细胞，呈星空现象。(右) 图示未治疗的 RA 患者的淋巴结病。在 2 个反应性生发中心中 MIB-1 (Ki-67) 抗体染色突出显示了许多处于增殖的细胞 ➡

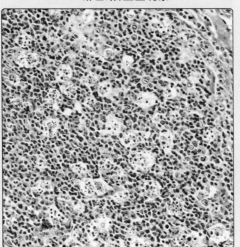
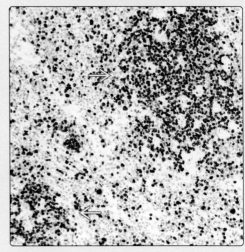

术语

定义

- 与类风湿关节炎相关的淋巴结病

病因学/发病机制

环境暴露

- 吸烟是危险因素
  - 增加患 RA 的风险

自身免疫病

- 感染因素可作为 RA 的抗原诱发物
- RA 涉及遗传易感性
  - 与 HLA-DR1 和 HLA-DR4 相关
  - 最近报道了染色体 10p15、12q13 和 22q13 位点
- 在关节中,RA 发病机制涉及
  - 巨噬细胞:浸润,与软骨侵蚀有关
    - 巨噬细胞表现出对炎症表型的极化
    - 释放炎症介质和细胞因子
  - 骨/软骨破坏也是由前列腺素、基质金属蛋白酶、RANKL 介导的
  - 活化的 CD4(+)辅助性 T 细胞
- 在淋巴结中,存在许多淋巴细胞和巨噬细胞的异常
  - 淋巴结固有淋巴样细胞具有炎症特征
  - CD8(+)IL-17A(+)T 细胞破坏细胞因子的产生
  - Tregs 能表达 CCR4 和 CCR6
  - CD23(+)和 CD21(+)B 细胞增加

临床特征

流行病学

- 发病率
  - RA 影响 0.8%的世界人口
- 年龄
  - 约 80%的 RA 患者发生于 35~50 岁
  - 任何年龄的患者均可受累
- 性别
  - 男:女 = 1:(3~5)

部位

- 淋巴结肿大最常见的部位:颈部、锁骨上、腋窝
  - 任何淋巴结都可能受累

表现

- RA 通常是隐匿起病
  - 10%患者为急性发作,伴发多关节迅速受累
- 初始症状可能是非特异性的
  - 疲劳、乏力、厌食症、发热、肌肉骨骼疼痛
- 关节受累往往伴随全身症状
  - 在大关节之前,手足小关节会受到影响
  - 通常是对称性的

- 约 75%的 RA 患者在疾病过程中的某一时间点会出现淋巴结肿大
  - 可以是局部的或系统性的
- Felty 综合征:RA、脾大和自身免疫性中性粒细胞减少
- 1987 年,美国风湿病协会提出 RA 的诊断标准
  - 在 7 项标准中有 4 项就支持 RA 的诊断
    - 晨僵
    - 3 个或 3 个以上关节出现关节炎
    - 手关节的关节炎
    - 对称性关节炎
    - 类风湿结节
    - 血清类风湿因子(RF)(+)
    - 典型的影像学改变

实验室检查

- RF
  - RF:与 IgG 分子 Fc 部分反应的免疫球蛋白
    - 大多数标准试验均可检测 IgM
  - 约 60%的 RA 患者血清中 RF 升高
  - 其他自身免疫病中 RF 可升高
    - 干燥综合征、系统性红斑狼疮
  - 在健康个体中,血清 RF 水平可为阳性
    - 约 5%;阳性倾向于随年龄增加而增加
- 抗环瓜氨酸肽抗体
  - 在 80%~85%的 RA 患者中呈阳性;比 RF 更敏感
  - 对 RA 的特异性(90%~96%)比 RF(50%~80%)更高

自然病程

- RA 是一种进展性疾病,在未经治疗的患者可能会致残
- 与 RA 相关的淋巴结肿大可能会消退

治疗

- 药物
  - 免疫调节剂
    - 常用甲氨蝶呤
    - 抗 TNF-α 和其他最近开发的生物疗法
  - 在过去更常见的治疗
    - 硫唑嘌呤
    - 金

预后

- RA 患者罹患恶性淋巴瘤的风险增加
  - 风险约为一般人群的 2 倍
  - 淋巴瘤的风险增加是由于 RA 本身
    - 血清 RF(+)患者风险最高
    - 可在随访 5 年后检测到
  - RA 患者的治疗也可增加淋巴瘤的风险
- RA 患者常发生的淋巴瘤类型
  - 弥漫大 B 细胞淋巴瘤(DLBC L)最常见
    - 在 RA 患者中占所有淋巴瘤的 60%~70%
  - 经典型霍奇金淋巴瘤(CHL)
    - 常见结节硬化型或混合细胞型的报道
  - 在 RA 患者中其他淋巴瘤类型也有报道

- 滤泡性淋巴瘤(FL)
- 套细胞淋巴瘤
- 边缘区淋巴瘤
- 外周 T 细胞淋巴瘤,非特指型
  - 在 RA 患者中部分 DLBCL 和 CHL 的病例存在 EB 病毒(EBV)感染的证据
    - 约 20% 的 DLBCL 患者为 EBV(+)

影像学

影像学表现

- 关节表现为近关节骨质减少和骨侵蚀,关节间隙变窄
- 多种影像学方法均可检测到淋巴结肿大

镜下特征

组织学特征

- 淋巴结皮质和髓质内均有明显的滤泡增生
  - 滤泡大小和形状不一
  - 在反应性生发中心内见星空模式
  - ±生发中心内玻璃样嗜酸性沉积物
    - 可广泛存在,并取代淋巴结实质
    - 可发生营养不良性钙化
    - PAS(+),刚果红(-)
  - 在固定不良的组织中,在滤泡周围见裂隙样假象
- 滤泡间区
  - 浆细胞增多,且往往病变明显
    - 无异型性的浆细胞聚集或片状分布
    - 浆细胞中 Ig 的胞质小球(Russell 小体)
  - 毛细血管内皮增生
- 淋巴窦和滤泡间区见中性粒细胞
- ±结节病样肉芽肿
- 免疫抑制治疗后,淋巴结经常出现
  - 滤泡增生减少
  - 滤泡间区扩大,副皮质区增生
- 金治疗后,淋巴结可能出现
  - 分布在整个实质内的非双折光性晶体结构
    - 游离在空隙或组织细胞胞质内
- RA 患者肺部可发生淋巴浆细胞浸润
  - 间质性或结节型模式
  - ±反应性生发中心
  - 小淋巴细胞和浆细胞聚集
  - 可与淀粉样蛋白有关
  - 类风湿结节可发生在肺,±淋巴浆细胞浸润

细胞学特征

- 关于 RA 相关性淋巴结病细针穿刺术表现的文献报道很少

辅助检查

免疫组织化学

- 淋巴滤泡
  - 多表型表面 Ig,全 B 细胞抗原(+)
  - CD10(+)、BCL6(+)、BCL2(-)
  - 滤泡中滤泡树突状细胞(FDCs)表达 CD21 和 CD23
    - 治疗后切除的淋巴结中可见 FDC 被破坏
- 滤泡间区
  - 浆细胞表达多表型胞质 Ig,CD138(+)
  - 混合性 T 细胞和 B 细胞
  - 可存在 CD30(+)免疫母细胞

流式细胞术

- 多表型 B 细胞和正常 T 细胞

原位杂交

- 约 20%RA 相关的淋巴结 EBER(+)
  - 见于反应性生发中心内或滤泡间区的散在细胞阳性

基因学检查

- 无 IGH 基因单克隆性重排的证据
- 无 TCR 基因单克隆性重排的证据

鉴别诊断

梅毒性淋巴结炎

- 有类似于 RA 相关性淋巴结病的滤泡增生和浆细胞增多
- 血管炎和血管周围炎是梅毒性淋巴结炎的典型改变
  - 典型病变出现在淋巴结被膜和周围组织内
- ±巨细胞和花环
- Warthin-Starry 银染色或免疫组织化学染色可用于螺旋体的鉴定
- 临床病史有助于诊断
  - 近期性活动和无关节疾病史有利于梅毒淋巴结肿大的诊断

单中心性 Castleman 病

- 浆细胞型 Castleman 病(PC-CD)显示明显的浆细胞增多和滤泡增生
  - 单中心性 PC-CD 中浆细胞增多症往往更加明显
  - ±滤泡中透明血管病变
- 临床病史有帮助
  - 关节疾病和血清 RF(+)支持 RA 相关性淋巴结病

多中心性 Castleman 病

- 多中心性 Castleman 病(MCD)患者的淋巴结可显示明显的浆细胞增多
- 无 RA 相关淋巴结肿大的 MCD 特征
  - 滤泡见透明血管病变
  - 套区边界模糊
  - 滤泡套区见浆母细胞
  - 人类疱疹病毒 8(HHV-8)(+)
  - 临床病史有帮助
    - 大多数 MCD 患者 HIV(+)
    - 小部分患者有 POEMS(周围神经病变、器官肿大、内分泌障碍、单克隆丙种球蛋白、皮肤病变)综合征

其他自身免疫病

- 淋巴结肿大可发生于其他自身免疫病
- 皮肌炎患者的淋巴结改变可与 RA 相关性淋巴结病存在重叠
  - ±浆细胞增多症和滤泡增生
- 系统性硬化症患者的淋巴结可见丰富的嗜酸性物质取代实质

滤泡性淋巴瘤

- 在 RA 相关性淋巴结病中,因存在突出的大量滤泡,故需与 FL 鉴别诊断
  - 裂隙样假象可存在于 FL 和 RA 相关性淋巴结病中
- RA 相关性淋巴结病中没有的 FL 特征
  - 滤泡背靠背取代淋巴结结构
  - 滤泡由单一的细胞组成
    - 星空现象通常不存在
  - 对 FL 的免疫表型和分子检测有助于诊断
    - 单表型表面 Ig(+),CD10(+),BCL6(+),BCL2(+)
    - *IGH* 基因单克隆性重排
    - *IGH-BCL2*/t(14;18)(q32;q21)
  - FL 携带单克隆性 *IGH* 基因重排

浆细胞瘤

- RA 相关性淋巴结病中,因存在广泛的浆细胞增多,故需与浆细胞瘤进行鉴别诊断
- 典型的浆细胞瘤取代淋巴结结构
- 对诊断浆细胞瘤有帮助的免疫表型和分子检测
  - 浆细胞中单表型胞质 Ig(+)
  - *IGH* 基因单克隆性重排

结外边缘区淋巴瘤

- 最常见于肺部
- 组织学特征可与 RA 相关的肺部病变紧密重叠
- 有助于诊断黏膜相关淋巴组织(MALT)淋巴瘤的免疫表型和分子检测
  - 浆细胞中单表型的表面 Ig(+),单表型胞质 Ig(+/−)
  - *IGH* 基因单克隆性重排
  - MALT 淋巴瘤相关的染色体易位

血管免疫母细胞性 T 细胞淋巴瘤

- RA 相关性淋巴结病中,因浆细胞增多和血管增生,故需与血管免疫母细胞性 T 细胞淋巴瘤(AITL)进行鉴别诊断
- 在 RA 相关性淋巴结病中通常不会观察到的 AITL 特征
  - 在大多数 AITL 病例中,没有滤泡或萎缩性小滤泡
  - 在副皮质区/滤泡间区存在较多种的细胞
    - 小的非典型淋巴细胞和有透明胞质的大细胞
    - 嗜酸性粒细胞、浆细胞、组织细胞
  - 通过免疫表型分析鉴定异常的 T 细胞群
    - T 细胞表达 CD10、BCL6、CXCL13 和/或 PD1
  - EBER 经常(+);*TCR* 基因单克隆性重排

经典型霍奇金淋巴瘤

- 因存在副皮质区扩大、浆细胞及 CD30(+)免疫母细胞,故需与 CHL 进行鉴别诊断
- 在 RA 相关性淋巴结病中不常见到的 CHL 特征
  - 混合炎症背景中含有嗜酸性粒细胞、中性粒细胞、组织细胞和浆细胞
  - 霍奇金细胞和 RS 细胞
    - CD15(+/−),CD30(+),pax-5(弱+),CD45/LCA(−)

诊断依据

临床相关病理特征

- 约 75% 的 RA 患者存在局限性或广泛性淋巴结肿大
- RA 相关性淋巴结病作为 RA 的初始表现的情况罕见
  - 临床病史通常可用于支持诊断
    - 关节症状和/或体征
    - 支持 RA 诊断的实验室检查

病理学精华

- 淋巴结的组织学表现对 RA 并不是特异性的
- 诊断最重要的组织学线索
  - 滤泡增生
  - 明显的滤泡间区浆细胞增多
- 最重要的鉴别诊断
  - 梅毒性淋巴结炎
  - PC-CD

参考文献

1. Rodríguez-Carrio J et al: Altered innate lymphoid cells subsets in human lymph node biopsies during the at risk and earliest phase of rheumatoid arthritis. Arthritis Rheumatol. 69(1):70-76, 2017
2. Chung IM et al: Rheumatoid arthritis: the stride from research to clinical practice. Int J Mol Sci. 17(6), 2016
3. Kuzin II et al: Increased numbers of CD23(+) CD21(hi) Bin-like B cells in human reactive and rheumatoid arthritis lymph nodes. Eur J Immunol. 46(7):1752-7, 2016
4. Udalova IA et al: Macrophage heterogeneity in the context of rheumatoid arthritis. Nat Rev Rheumatol. 12(8):472-85, 2016
5. van de Sande MG et al: Immunopathology of synovitis: from histology to molecular pathways. Rheumatology (Oxford). 55(4):599-606, 2016
6. Yadlapati S et al: Autoimmune/inflammatory arthritis associated lymphomas: who Is at risk? Biomed Res Int. 2016:8631061, 2016
7. Benaglio F et al: The draining lymph node in rheumatoid arthritis: current concepts and research perspectives. Biomed Res Int. 2015:420251, 2015
8. Li N et al: The abnormal expression of CCR4 and CCR6 on Tregs in rheumatoid arthritis. Int J Clin Exp Med. 8(9):15043-53, 2015
9. Barton A et al: Rheumatoid arthritis susceptibility loci at chromosomes 10p15, 12q13 and 22q13. Nat Genet. 40(10):1156-9, 2008
10. Goodson NJ et al: Rheumatoid factor, smoking, and disease severity: associations with mortality in rheumatoid arthritis. J Rheumatol. 35(6):945-9, 2008
11. Hoshida Y et al: Lymphoproliferative disorders in autoimmune diseases in Japan: analysis of clinicopathological features and Epstein-Barr virus infection. Int J Cancer. 108(3):443-9, 2004
12. Kvien TK: Epidemiology and burden of illness of rheumatoid arthritis. Pharmacoeconomics. 22(2 Suppl 1):1-12, 2004
13. Arnett FC et al: The American Rheumatism Association 1987 revised criteria for the classification of rheumatoid arthritis. Arthritis Rheum. 31(3):315-24, 1988
14. Nosanchuk JS et al: Follicular hyperplasia in lymph nodes from patients with rheumatoid arthritis. a clinicopathologic study. Cancer. 24(2):243-54, 1969

RA 淋巴结:CD20

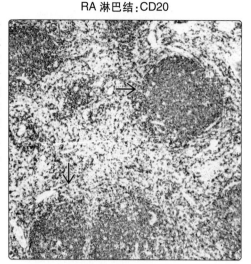

RA 淋巴结:CD3

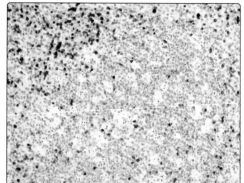

(左)图示未治疗的 RA 患者的淋巴结病。抗 CD20 抗体染色突出显示了许多反应性滤泡。视野中可见 6 个滤泡(部分或完整的)(标注其中 2 个➡)。(右)图示未治疗的 RA 患者的淋巴结病。抗 CD3 抗体染色突出显示了小的反应性 T 细胞。图中央反应性生发中心内的 B 细胞为 CD3(−)

免疫抑制中的 RA 淋巴结

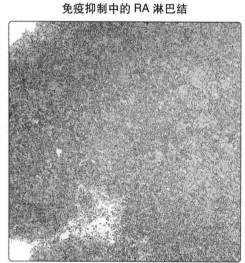

RA 淋巴结:弥漫浸润

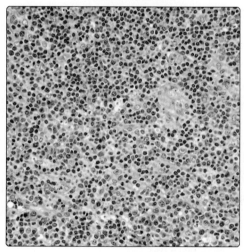

(左)图示免疫抑制治疗中 RA 患者的淋巴结,弥漫性淋巴浆细胞浸润。视野中没有见到淋巴滤泡。(右)图示免疫抑制治疗中 RA 患者的淋巴结,见弥漫性淋巴浆细胞浸润。在这个放大倍数下,可见到异质性的细胞群

RA 淋巴结:混合细胞增生

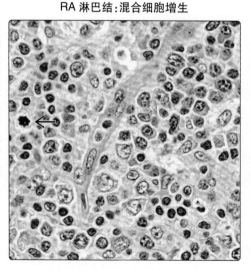

RA 淋巴结:局灶性坏死

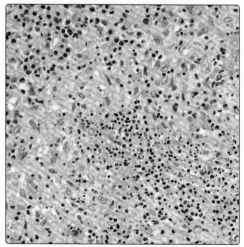

(左)图示免疫抑制治疗中 RA 患者的淋巴结,见弥漫性淋巴浆细胞浸润。注意其中的各种细胞类型,包括浆细胞、小淋巴细胞和免疫母细胞。核分裂象可见➡。(右)图示免疫抑制治疗中 RA 患者的淋巴结,可见弥漫性淋巴浆细胞浸润。可见局灶性坏死伴中性粒细胞浸润。在 RA 淋巴结可出现坏死灶

类风湿结节累及滑膜

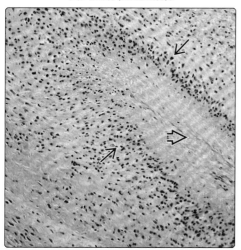

RA:炎性滑膜组织

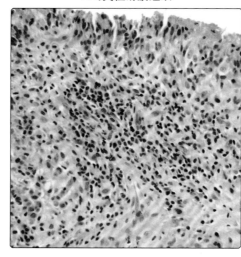

（左）图示接受关节置换的 RA 患者。关节滑膜组织显示类风湿结节。中央坏死➡，周围组织细胞栅栏状围绕➡。（右）图示接受关节置换的 RA 患者。关节滑膜组织内见淋巴细胞和浆细胞组成的慢性炎症浸润。视野上方为滑膜内面

肺内 RA 结节状聚集

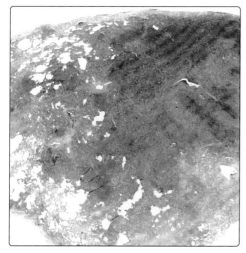

RA 累及肺:高倍镜

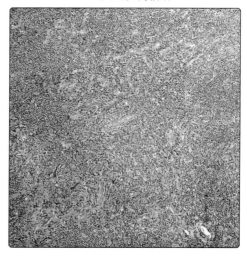

（左）图示 RA 患者的肺部淋巴浆细胞浸润。肺实质被不规则结节状聚集的小淋巴细胞（深蓝色）和浆细胞（紫色）取代。（右）图示 RA 患者的肺部淋巴浆细胞浸润。高倍镜下，可见混合性的小淋巴细胞和浆细胞

RA 累及肺:CD20

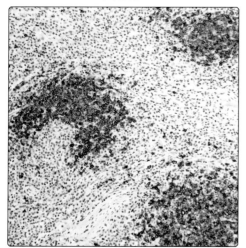

RA 累及肺:CD3

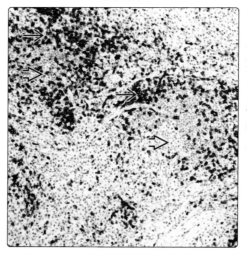

（左）图示 RA 患者的肺部淋巴浆细胞浸润。抗 CD20 抗体染色突出显示了与原始淋巴滤泡一致的 B 细胞。（右）图示 RA 患者的肺部淋巴浆细胞浸润。抗 CD3 抗体染色突出显示了小的 T 细胞➡围绕在淋巴滤泡➡周围

RA 累及肺:κ

RA 累及肺:λ

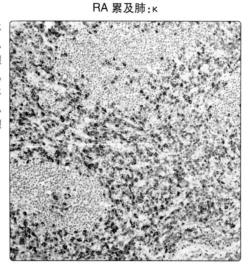
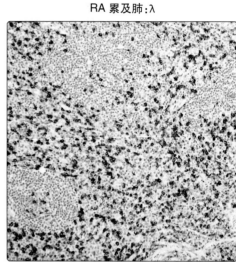

(左)图示 RA 患者的肺部淋巴浆细胞浸润。滤泡间见许多增生的浆细胞表达胞质 κ 轻链。滤泡是阴性的。
(右)图示 RA 患者的肺部淋巴浆细胞浸润。滤泡间见许多增生的浆细胞表达胞质 λ 轻链。滤泡是阴性的

梅毒性淋巴结病

被膜炎症

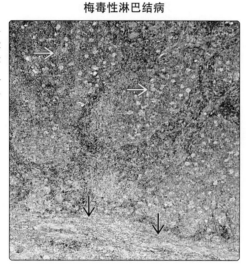
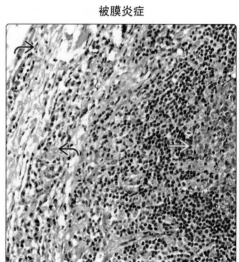

(左)图示明显的滤泡增生➡,被膜增厚,炎症细胞浸润和纤维化➡。(右)图示增生性滤泡的边缘➡,以及炎症和纤维化导致的淋巴结被膜增厚➡

梅毒性淋巴结病:血管炎

PC-CD

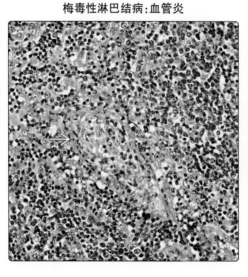
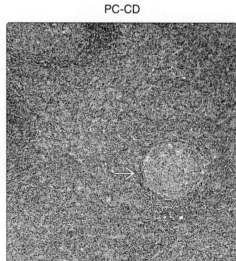

(左)一个血管➡被炎症细胞包围和浸润,此为血管炎的证据。视野中可见大量的小淋巴细胞和浆细胞。
(右)图示单中心性 PC-CD 累及淋巴结。可见淋巴细胞耗竭的小滤泡➡,周围片状成熟浆细胞增生

PC-CD：浆细胞

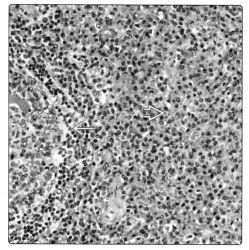

PC-CD：Russell 小体

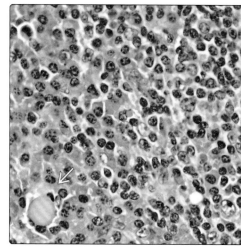

(左) 图示人类疱疹病毒 8 (HHV8) (−) 单中心性 PC-CD 累及淋巴结。显示淋巴滤泡➡和片状成熟浆细胞➡。(右) 图示 HHV8 (−) 单中心性 PC-CD 累及淋巴结。高倍镜下见大量没有异型性的浆细胞。显示一个充满免疫球蛋白 (称为 Russell 小体) 的浆细胞➡

多中心性 Castleman 病

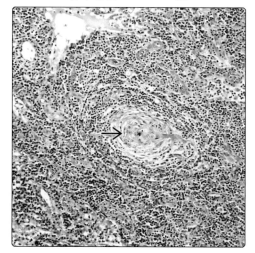

多中心性 Castleman 病：HHV8(+)

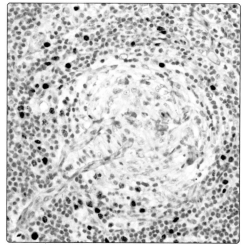

(左) 图示 HIV (+) 患者的 HHV8(+) 多中心性 Castleman 病累及的淋巴结。可见散在的透明血管滤泡➡。(右) 透明血管滤泡被散在 HHV8(+) 的套区所包围,支持多中心性 Castleman 病的诊断

浆细胞瘤累及淋巴结

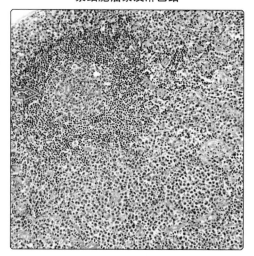

高分化浆细胞瘤

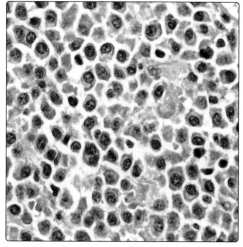

(左) 图示一个被浆细胞瘤完全取代的淋巴结。还可见一个残留的反应性滤泡➡。(右) 图示高倍镜下浆细胞瘤累及的淋巴结。浆细胞瘤细胞大多分化程度高

要　点

基本概念

- 多系统性慢性肉芽肿病
  - 排除性诊断

病因学/发病机制

- 未知,但与环境及职业暴露有关
- 主要组织相容性复合物评估显示,遗传学在其发病中可能发挥了一定的作用

临床特征

- 任何年龄;高峰为 20~39 岁
- 多系统受累
- 全身症状常见
- 症状与受累器官有关
  - 肺部:呼吸困难和咳嗽
  - 眼:角结膜炎、葡萄膜炎、视网膜血管炎
- 如果无症状,可能不需要治疗
- 预后取决于关键器官的累及

影像学

- 双侧肺门淋巴结肿大,多伴肺结节

大体

- 没有急性炎症或坏死的"硬"肉芽肿
- 与肉芽肿有关的灶性纤维化

辅助检查

- 血清血管紧张素转换酶(ACE)升高
- 红细胞沉降率常升高
- 支气管肺泡灌洗液 CD4:CD8 比值
  - CD4:CD8>4:1
  - 淋巴细胞百分比增高(>16%的细胞)

主要鉴别诊断

- 结核病
- 非典型分枝杆菌感染
- 真菌性淋巴结炎
- 结节病样肉芽肿合并恶性肿瘤

淋巴结内结节病

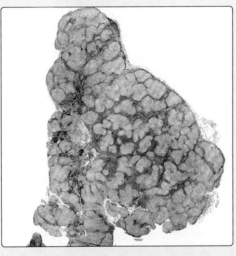

结节病胸部 X 线片

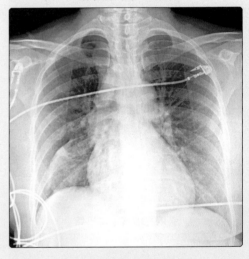

(左)淋巴结实质被多个肉芽肿严重破坏。(右)胸片显示双侧肺门淋巴结肿大。肺周围实质可见细线性和网状不透明影

透明变的结节病

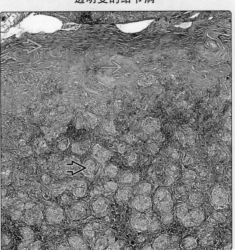

朗汉斯巨细胞

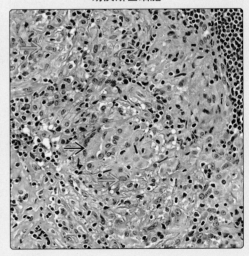

(左)图示结节病累及的淋巴结,可见被膜纤维化▷、硬化性肉芽肿⇨和大量同心圆样纤维化围绕的肉芽肿⊿。(右)肉芽肿由上皮样组织细胞⇦、小淋巴细胞▷[主要为 CD4(+)T 细胞]和偶见的朗汉斯巨细胞⇨组成

术语

定义

- 病因不明的多系统性肉芽肿病
- 排除性诊断

病因学/发病机制

确切的病因和发病机制不明

- 环境暴露
  - 无机颗粒、杀虫剂和发霉的环境
- 职业暴露
  - 消防员、金属工人、建筑材料的处理人员
- 主要组织相容性复合物评估显示遗传学可能起一定的作用
  - 与 HLA-A1、HLA-B8 和 HLA-DR3 呈正相关
  - 家族性病例和同卵双胎中发病率高
- 可能的感染因素
  - 结核分枝杆菌
  - 痤疮丙酸杆菌
- T 细胞异常
  - CD4(+)T 细胞和 CD4(+)及 CD25(+)的调节性 T 细胞增加
    - Th1 反应:分泌 γ 干扰素和白介素-2
  - CD1d 限制的自然杀伤细胞减少
  - TCR-$\alpha\beta$ 寡克隆性 T 细胞库
- 来源于巨噬细胞的上皮样组织细胞
  - 由慢性细胞因子刺激诱导
  - 吞噬活性弱,倾向于形成多核细胞
  - 杀菌能力增加

临床特征

流行病学

- 发病率
  - 10~20 人/10 万人
- 年龄
  - 所有年龄;高峰年龄为 20~39 岁
- 性别
  - 女性占优势
- 种族
  - 美国的终身风险是:非裔美国人为 2.4%,高加索人为 0.85%
  - 在非裔美国人中更有可能是慢性和致命的

表现

- 全身症状常见
  - 疲劳、不适、发热、夜间盗汗和体重减轻
- 与受累器官有关的症状
  - 肺部:呼吸困难和咳嗽
  - 心脏:心室功能丧失和猝死
  - 眼:角结膜炎、葡萄膜炎、视网膜血管炎
  - 皮肤:斑丘疹性皮疹、结节、斑块状病变
  - 结节性红斑
    - 疼痛,红色,下肢前表皮下病变
  - 肌肉骨骼:关节炎
  - 肾和电解质:钙代谢异常
    - 活化巨噬细胞在肾外生成骨化三醇
  - 神经系统:中枢和外周神经系统均可受累
    - 下丘脑垂体功能低下
    - 尿崩症
  - 其他器官:与受累器官相关的症状
    - 内分泌系统、生殖系统、胃肠道
- 洛夫格伦综合征(Lofgren syndrome):部分患者可发生
  - 结节性红斑,肺门淋巴结肿大,迁移性多关节痛,发热
- 约 50%的病例中,患者在初诊时无症状
  - 通过影像学检查偶然发现
  - 大多数儿童无症状

实验室检查

- 贫血、白细胞减少和血小板减少
  - 不常见,但可以观察到
- 红细胞沉降率常升高
- 高钙尿症和高钙血症
- 肝受累导致血清碱性磷酸酶水平升高
- 75%患者血清血管紧张素转换酶(ACE)升高;非特异性
- D-二聚体水平可增高
- 支气管肺泡灌洗
  - 流式细胞学免疫表型分析
    - 淋巴细胞百分比增加(>16%细胞)
    - CD4:CD8比值增加
    - CD3(+),CD56(+)细胞毒性 T 细胞减少

治疗

- 治疗的适应证
  - 大多数患者不需要治疗
    - 无症状的低分期患者有较高的自发缓解率
  - 肺结节病治疗的适应证
    - 症状恶化
    - 肺功能恶化
    - 影像学改变进展
  - 肺外结节病治疗的适应证
    - 眼部、神经系统、心脏或肾受累,或高钙血症需要治疗
- 治疗方式
  - 口服或吸入糖皮质激素
  - 其他治疗方式主要是试验性的
    - 免疫抑制剂和细胞毒性药物:甲氨蝶呤、环磷酰胺、环孢素
    - 肿瘤坏死因子-α 阻滞剂:英夫利昔单抗、依那西普
    - 非甾体抗炎药
  - 心脏和肺移植

预后

- 不一,取决于

- ○ 受累的器官和症状严重程度
- 约 60% 的肺受累病例可自发消退
- 突然发病并伴有结节性红斑时,预后更好
  - ○ 妇女,年龄<30 岁和低分期预后好
- 死亡率约为 5%

影像学

影像学表现

- 胸部 X 线片用于肺分期;不能评估疾病活动度或功能缺陷
  - ○ Ⅰ 期:双侧肺门淋巴结肿大
  - ○ Ⅱ 期:双侧肺门淋巴结肿大伴肺部网状不透明影
    - 不透明影发生率上肺区多于下肺区
  - ○ Ⅲ 期:肺部网状不透明影,伴肺门淋巴结缩小
  - ○ Ⅳ 期:肺部网状不透明影,肺萎缩
- CT
  - ○ 肺门和纵隔淋巴结肿大
  - ○ 支气管血管束呈串珠状或不规则增厚,支气管壁增厚
  - ○ 沿支气管、血管和胸膜下区域的结节
  - ○ 纤维化,伴肺结构变形
- 正电子发射计算机断层扫描(PET)
  - ○ 氟脱氧葡萄糖(FDG PET)
    - 无法区分结节病和恶性肿瘤
  - ○ 荧光分子层析成像(FMT PET)
    - 结节病为阴性
  - ○ 恶性肿瘤 FDG 和 FMT 检查结果均为阳性

大体特征

一般特征

- 淋巴结可以部分或完全被取代
  - ○ 切面通常硬、白色;可类似于转移癌
- 支气管周围或颈部淋巴结最常活检

镜下特征

组织学特征

- 小的肉芽肿破坏正常结构
- 由上皮样细胞组成的肉芽肿,伴有散在朗汉斯巨细胞和淋巴细胞
- 所谓的硬肉芽肿
  - ○ 形状规则,排列紧密,边界清
- 典型结节病性肉芽肿缺乏坏死
  - ○ 在一些肉芽肿中偶尔可以观察到中央纤维蛋白性坏死灶
- 绍曼小体、星状小体、Hamazaki-Wesenburg 包涵体
  - ○ 绍曼小体:圆形,含铁和钙的同心层
    - 约 50% 的结节病存在,但是非特异性的
    - 此外,约 50% 的病例与极化晶体有关
  - ○ 星状小体:星状结构,含有钙、磷、二氧化硅、铝
  - ○ Hamazaki-Wesenburg 包涵体:黄褐色,卵圆形,含有含铁血黄素或脂褐素的大溶酶体

- ○ 这些结构并非结节病特有的
- 局灶性纤维化可能与肉芽肿有关
  - ○ 肉芽肿周围间质或周围环状透明纤维化

细胞学特征

- 大量胞质丰富的组织细胞;与小淋巴细胞混合

辅助检查

组织化学

- AFB、GMS、PAS、Warthin-Starry 染色以排除感染性肉芽肿
  - ○ 结节病为阴性

免疫组织化学

- 上皮样组织细胞具有类似于巨噬细胞的免疫表型
  - ○ CD4(弱+),CD15(+/−),CD43(+),CD68(+),CD163(+)
- 主要是 T 淋巴细胞
  - ○ 肉芽肿内 CD4(+)T 细胞
  - ○ 肉芽肿周围 CD8(+)T 细胞

流式细胞术

- 肉芽肿中的淋巴细胞多为辅助性 T 细胞
  - ○ CD4∶CD8比值明显增加

基因学检查

- 没有 *IGH* 或 *TCR* 基因单克隆性重排证据

鉴别诊断

结核分枝杆菌

- 常累及颈部淋巴结
- 大肉芽肿伴干酪样坏死(典型图片)
  - ○ 小的上皮样肉芽肿使人联想到结节病
- 结节病的朗汉斯巨细胞较结核的巨细胞偏小,核偏少
- 抗酸染色、培养或 PCR 可帮助明确诊断
  - ○ 直接免疫荧光、PCR 或培养
    - 培养结果可能需要长达 30 天(结核分枝杆菌病原体生长缓慢)

非典型分枝杆菌感染

- 通常累及颈中部的外侧淋巴结
- 干酪样肉芽肿伴有化脓性改变
  - ○ 肉芽肿通常界限不清,形状不规则或蛇形(非盘状的)
  - ○ 朗汉斯巨细胞;不同数量的浆细胞和中性粒细胞
- 免疫抑制患者可能出现梭形细胞假瘤
  - ○ 最常见于 HIV 感染患者
- 抗酸染色、培养或 PCR 以确定诊断

真菌性淋巴结炎

- 部分真菌的类型取决于地理位置
  - ○ 美国东南部组织胞浆菌病

支气管肺泡灌洗液 T 细胞亚群的流式细胞术免疫表型分析		
T 细胞亚群	结节病（均值/占总淋巴细胞的百分比%）	过敏性肺炎（均值/占总淋巴细胞的百分比%）
CD3（+）淋巴细胞	94（80～99）	94（74～99）
CD3（+），CD4（+）T 细胞	77（20～93）	31（13～62）
CD3（+），CD8（+）T 细胞	15（2～79）	63（33～84）
CD4∶CD8比值	5.5（0.28～44）	0.5（0.16～1.9）
CD3（+），CD56/CD16（+）T 细胞	3（0～19）	11（3～38）

结节病诊断三联征
描述
1）支气管肺泡灌洗液 CD4∶CD8>4∶1
2）支气管肺泡灌洗液淋巴细胞百分比>16%
3）经支气管活检显示非干酪性肉芽肿
结节病诊断三联征对于区分结节病与其他间质性肺疾病具有 100%的阳性预测值（PPV），对于区分结节病与所有其他疾病有 81%的 PPV。支气管肺泡灌洗液中 CD4∶CD8比值<1，可除外肺结节病的诊断。

- ○ 美国西南部的球孢子菌病
- 其他可引起淋巴结肿大和慢性肉芽肿性炎症的常见真菌类型
  - ○ 芽孢杆菌病、副球孢子菌病、曲霉菌病、隐球菌病、毛霉菌和念珠菌病

麻风病

- 麻风病可累及淋巴结
- 大的、淡染的、圆形的组织细胞（所谓的麻风细胞）
- 通常没有肉芽肿或坏死
- 诊断需要病原学证据
  - ○ Wade-Fite（韦德-菲特）和 Fite-Faraco（费特-法拉克）染色；PCR

经典型霍奇金淋巴瘤

- 罕见情况下，可出现许多肉芽肿
  - ○ 肉芽肿几乎可以掩盖里-施和霍奇金（RS+H）细胞
  - ○ RS+H 细胞：CD15（+/-），CD30（+），pax-5（弱+），CD45/LCA（-）
- 易累及纵隔淋巴结
  - ○ 结节病累及支气管周围淋巴结更多见
- 一些数据表明，霍奇金淋巴瘤伴有结节病样肉芽肿的患者预后优于不伴有结节病样肉芽肿的患者

结节病样肉芽肿患者合并恶性肿瘤

- 患者无结节病的临床或实验室证据
- 肉芽肿组织学上与结节病相似
  - ○ 肉芽肿可与恶性肿瘤直接相关
- 可与霍奇金和非霍奇金淋巴瘤、骨髓瘤和癌（罕见）一起发生

非霍奇金淋巴瘤

- 罕见情况下，可出现许多肉芽肿

- ○ 通常肿瘤细胞很容易识别
- ○ 辅助检查支持诊断
  - 存在单克隆性 B 或 T 细胞
- 病因不明

诊断依据

临床相关病理特征

- 符合的临床和影像学表现
- 流式细胞学分析，支气管肺泡灌洗液 CD4∶CD8比值升高
- 排除性诊断

病理学精要

- 肉芽肿性淋巴结炎，无急性炎症或坏死
- 肉芽肿由上皮样细胞组成，伴有散在朗汉斯巨细胞和淋巴细胞

参考文献

1. Rotsinger JE et al: Molecular analysis of sarcoidosis granulomas reveals antimicrobial targets. Am J Respir Cell Mol Biol. 55(1):128-34, 2016
2. Celada LJ et al: The etiologic role of infectious antigens in sarcoidosis pathogenesis. Clin Chest Med. 36(4):561-8, 2015
3. Kiess AP et al: Sarcoid in cancer patients: clinical characteristics and associated disease status. Sarcoidosis Vasc Diffuse Lung Dis. 32(3):200-7, 2015
4. de Kleijn WP et al: Fatigue in sarcoidosis: a systematic review. Curr Opin Pulm Med. 15(5):494-506, 2009
5. Iannuzzi MC et al: Sarcoidosis. N Engl J Med. 357(21):2153-65, 2007
6. Kaira K et al: Diagnostic usefulness of fluorine-18-alpha-methyltyrosine positron emission tomography in combination with 18F-fluorodeoxyglucose in sarcoidosis patients. Chest. 131(4):1019-27, 2007
7. Korosec P et al: Expansion of pulmonary CD8+CD56+ natural killer T-cells in hypersensitivity pneumonitis. Chest. 132(4):1291-7, 2007
8. Winterbauer RH et al: Bronchoalveolar lavage cell populations in the diagnosis of sarcoidosis. Chest. 104(2):352-61, 1993

结节病的纤维蛋白样坏死

星状小体

(左)结节病中常无坏死,但可有少量的纤维蛋白样坏死➡。(右)高倍镜显示一个朗汉斯巨细胞➡胞质内含有星状小体➡

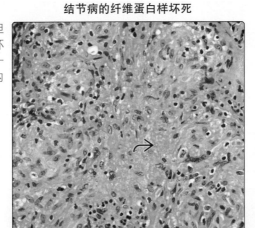
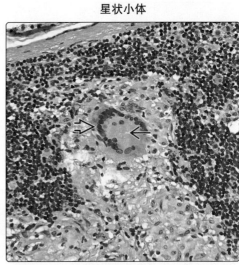

绍曼小体

双折射晶体

(左)结节病累及的淋巴结,显示多核巨细胞含有嗜碱性同心圆结构➡,又被称为绍曼(贝壳)小体,可见于约50%的病例中。此外,有透明的晶体➡。(右)结节病累及的淋巴结,在偏振光下示绍曼小体不是双折射性的➡;然而,有双折射的晶体存在➡。这些晶体发生在约50%的有绍曼小体的病例中

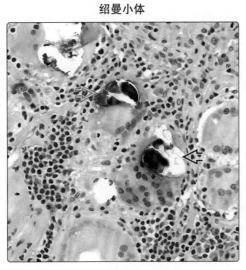
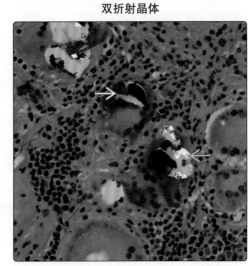

结节病中 CD68(+)

结节病中 CD3(+)

(左)在结节病中,上皮样组织细胞强表达 CD68 ➡。(右)CD3 免疫组织化学染色显示散在小淋巴细胞位于肉芽肿周围➡,少数位于肉芽肿内➡

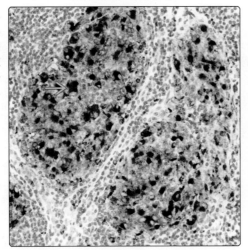
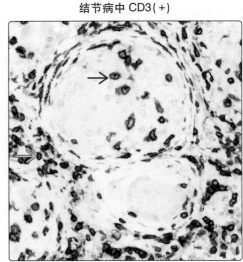

结节病中 CD43(+)

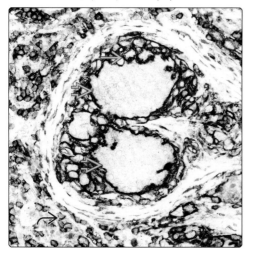

流式细胞术免疫表型分析

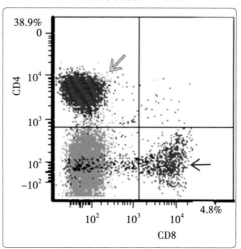

(左)CD43 免疫组织化学染色显示结节病的肉芽肿中的上皮样组织细胞➡和多核巨细胞➡。CD43 染色还突出显示了小 T 淋巴细胞➡。(右)这个分布图显示了结节病的淋巴结细胞悬液的流式细胞术免疫表型分析。相比 CD8➡,CD4 有明显的过表达➡(CD4:CD8>4:1)

RS+H 细胞

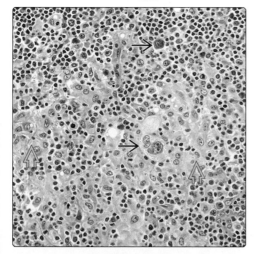

霍奇金淋巴瘤中 CD30(+)

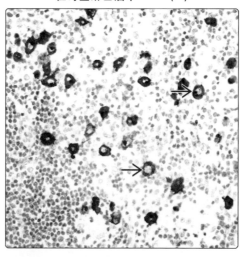

(左)图示经典型霍奇金淋巴瘤。在高倍镜下,可以看到具有樱桃红色核仁的大的非典型细胞,符合 RS+H细胞➡。也可见到小的界限不清的肉芽肿➡。(右)图示经典型霍奇金淋巴瘤。RS+H 细胞 CD30 阳性➡。小淋巴细胞和组织细胞均是阴性

伯基特淋巴瘤中的肉芽肿

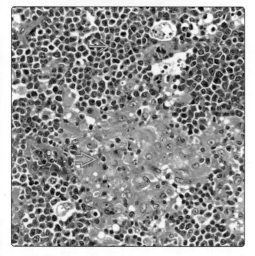

浆细胞骨髓瘤和肉芽肿

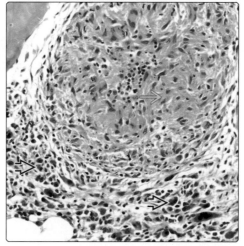

(左)HIV(-)患者的伯基特淋巴瘤➡累及淋巴结,可见界限不清的肉芽肿➡。(右)图示浆细胞骨髓瘤。由上皮样组织细胞➡和小淋巴细胞组成的肉芽肿,与结节病的肉芽肿相似。也存在非典型浆细胞➡

要 点

基本概念

- 副皮质区增生,特征为
  - 交指状树突状细胞(IDC)、朗格汉斯细胞(LC)和含黑色素的巨噬细胞
  - 黑色素颗粒(不定)
- 通常与皮肤病相关
  - 剥脱性或湿疹性皮炎
  - 部分患者没有皮肤疾病

病因学/发病机制

- T 细胞对 IDC 和 LC 处理和呈递的皮肤抗原的反应

临床特征

- 预后与皮肤病或其他相关系统性疾病有关
  - 对于 DLA 不需要特殊治疗

辅助检查

- 免疫组织化学
  - IDC 和 LC 为 S100(+)
  - 仅 LC 是 CD1a(+)和 Langerin/CD207(+)
  - 巨噬细胞 CD68(+);T 细胞 CD3(+)
- 电子显微镜
  - 仅在 LC 见 Birbeck 颗粒
- 流式细胞术免疫表型分析和 *TCR* 基因重排分析
  - 用于除外 T 细胞克隆性增生和蕈样霉菌病(MF)/Sezary 综合征(SS)早期累及
  - 多克隆性增生的模式支持反应性过程

主要鉴别诊断

- 朗格汉斯细胞组织细胞增生症
- 经典型霍奇金淋巴瘤
- MF/SS
- 单核细胞肉瘤

DLA

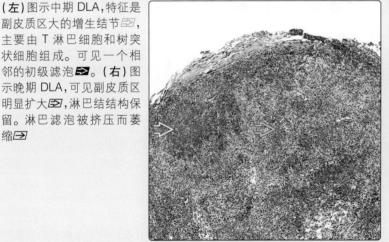

DLA:晚期

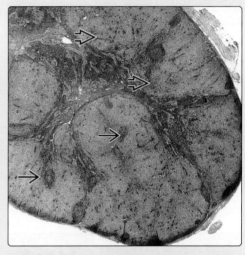

(左)图示中期 DLA,特征是副皮质区大的增生结节➡,主要由 T 淋巴细胞和树突状细胞组成。可见一个相邻的初级滤泡➡。(右)图示晚期 DLA,可见副皮质区明显扩大➡,淋巴结结构保留。淋巴滤泡被挤压而萎缩➡

DLA:吞噬黑色素

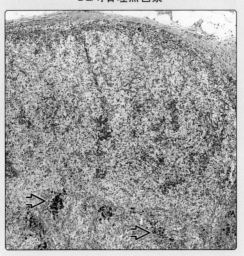

DLA:含黑色素的组织细胞

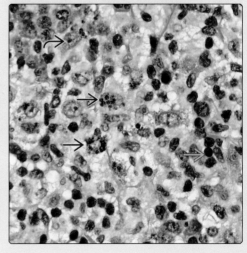

(左)在某些 DLA 病例中,可以看到明显的含有黑色素的巨噬细胞,并形成簇➡。(右)扩大的副皮质区由含有黑色素的巨噬细胞➡朗格汉斯细胞(LCs)➡,指状突树突状细胞(IDCs)和反应性 T 细胞➡组成

术语

缩写

- 皮病性淋巴结病（dermatopathic lymphadenopathy, DLA）

同义词

- 皮病性淋巴结炎
- Pautrier 脂黑色素性网状细胞增生症

定义

- 反应性淋巴结病变，表现为副皮质区增生，包括
  - 指状突树突状细胞（IDC）、朗格汉斯细胞（LC）和含黑色素的组织细胞

病因学/发病机制

疾病相关性

- 通常与慢性皮肤病有关
  - 良性或恶性

T 细胞对皮肤抗原处理的反应

- 皮肤抗原由 LC 和 IDC 处理和呈递
- LC 是皮肤内特殊的树突状细胞
  - 激活后，LC 迁移到淋巴结
- IDC 是淋巴结副皮质区特殊的树突状细胞
- LC 和 IDC 均来源于骨髓前体细胞

临床特征

流行病学

- 年龄
  - 任何年龄，但中老年人常见
- 性别
  - 男性更为常见

表现

- 淋巴结肿大；通常为浅表淋巴结
  - 最常见于腋窝或腹股沟淋巴结
  - 系统性淋巴结肿大不太常见
- 可与任何一种慢性炎症性皮肤病相关
  - 通常是全身性皮炎，特别是剥脱性皮炎和湿疹性皮炎
    - 中毒性休克综合征、天疱疮、银屑病、神经性皮炎、湿疹、老年性萎缩
  - 皮肤状况可能先于淋巴结肿大数月至数年发生
  - 轻度至中度皮病改变也可发生在没有皮肤病的患者
    - 约 10% 的患者没有皮肤病
- DLA 常与 MF/SS 有关
  - 约 75% 的 MF/SS 患者存在淋巴结肿大

实验室检查

- 红细胞沉降率增加
- 嗜酸性粒细胞增多症
- 在一些患者中可以检测到与皮肤状况有关的自身免疫抗体

治疗

- 目前尚无指南用于指导 DLA 患者的适当治疗
  - 良性 DLA 不需要特殊的治疗
  - 如果是淋巴瘤相关的 DLA，则需要对淋巴瘤进行适当的诊断和分期
    - 针对淋巴瘤的治疗

预后

- 良性 DLA 中，预后与基础的皮肤病或全身疾病有关

大体特征

一般特征

- 淋巴结肿大
- 一些极端的病例中，因为黑色素颗粒成簇，可能观察到黑色的外周线

镜下特征

组织学特征

- 在早期病变和完全发展的 DLA 之间存在连续性
  - 早期/轻度
    - 副皮质区 IDC、LC 和巨噬细胞聚集
    - 部分巨噬细胞胞质中含有黑色素
    - 滤泡增生
    - 淋巴结结构通常保存
  - 中期/中度
    - 由 IDC、LC 和巨噬细胞增生导致副皮质区持续性扩大
    - 淋巴滤泡受压，萎缩
  - 晚期/重度
    - 副皮质区结节性或融合性扩大，IDC、LC 和巨噬细胞进一步聚集
    - 萎缩/压缩的滤泡
    - 可存在明显的浆细胞、嗜酸性粒细胞和免疫母细胞
- 血管增生通常是轻微的
- 通过组织学标准难以区分 DLA 与 DLA 伴随早期 MF/SS 累及
  - MF/SS 的淋巴结受累可能是微小的
  - 在 DLA 中可能见到小的脑回样淋巴细胞
    - 与 MF/SS 或良性皮肤病有关

细胞学特征

- 在副皮质中存在 IDC 和 LC 簇
  - 光镜下，IDC 和 LC 在形态上难以鉴别
    - 带有线性核沟的伸长扭曲核（扭曲毛巾样外观）
- 巨噬细胞含有数量不等的色素
  - 主要是黑色素，但含铁血黄素也可以存在
  - 组织细胞胞质可有脂滴
- 缺乏或罕见可染小体巨噬细胞

辅助检查

免疫组织化学

- IDC、LC 和部分巨噬细胞表达 S100

- 只有 LC 是 CD1a(+)和 Langerin/CD207(+)
- IDC 和 LC 是 CD4[弱(+)]、CD68[(+)不定],而 IDC 可以表达 Fascin
- LC 可见不同程度的溶菌酶(+)
- IDC 和 LC 为 CD21(-),CD35(-),CD123(-),CD163(-)和 TCL1(+)
- 巨噬细胞 CD68(+)
- 小淋巴细胞表达 T 细胞抗原
- 免疫母细胞为 CD30(+)
- 如果怀疑 MF/SS 累及,评估 CD3、CD4、CD7 和 CD8 可能有助于诊断
  - T 细胞标志物将突出显示 MF/SS 细胞,并可能显示出异常的免疫表型

基因学检查

- 如果怀疑 MF/SS,评估 T 细胞受体(TRB,TRG)基因重排可能有帮助
  - 无 TRB 或 TRG 基因单克隆性重排可排除 MF/SS
- 用 TRB 或 TRG 重排分析检测 MF/SS,比形态学更敏感

电子显微镜

- Birbeck 颗粒存在于 LC 的胞质中,而不是 IDC
- LC 和 IDC 都有不规则的核轮廓和指状胞质凸起

细胞化学

- Fontana 银:黑色素
- 普鲁士蓝:含铁血黄素
- 油红 O:脂质

鉴别诊断

朗格汉斯细胞组织细胞增生症

- 早期倾向淋巴窦受累
- 淋巴结部分或全部破坏,累及范围更广泛
- LC 通常与嗜酸性粒细胞和/或坏死相关
- LC 为 CD1a(+),Langerin/CD207(+)和 S100(+)
- 电子显微镜显示 Birbeck 颗粒
- 患者可以有内脏受累(不像 DLA 患者)

经典型霍奇金淋巴瘤

- 滤泡间模式可能类似于副皮质区增生
- RS+H 细胞始终存在
- RS+H 细胞通常为 CD15(+/-),CD30(+),pax-5(弱+),CD20(-/+),CD45/LCA(-)

MF/SS

- 早期淋巴结受累与 DLA 几乎相同
  - 副皮质区只有间质分布或小簇状的脑回样淋巴细胞
- 流式细胞术免疫表型分析往往更敏感
  - CD2、CD3、CD4、CD5 或 CD7 的表达异常
  - CD26 表达减少或缺失
  - TCR Vβ 克隆性分析是有帮助的

- TRB 和/或 TRG 基因重排分析有助于识别微小的或早期 MF/SS
  - TCR 基因单克隆重排鉴定

单核细胞肉瘤

- 白血病细胞导致的副皮质区扩大伴滤泡保留
- 母细胞性/不成熟单核细胞体积中等至大,核膜较薄,胞质边界清楚
- CD34(+/-),CD43(+),CD68(+),CD117(+),溶菌酶(+),MPO 通常(-)
- 患者通常有骨髓和全身疾病(与 DLA 不同)

转移性恶性黑色素瘤

- 在旺炽性增生的 DLA 病例中,黑色素颗粒和 S100(+)可提示黑色素瘤的可能性
- DLA 缺乏转移性黑色瘤的细胞核的非典型性和增多的核分裂象

其他色素的淋巴结

- 纹身引流区;黑色颜料
- 输血后含铁血黄素沉着症
- 局部创伤或手术后引流;含铁血黄素
- 炭末色素

诊断依据

临床相关病理特征

- 常与皮肤病相关
  - 尤其是广泛性和剥脱性皮炎

病理学精要

- 大体上肿大的淋巴结;有时色素沉着
- 副皮质区增生伴有
  - IDC、LC 和含有黑色素和脂质空泡的巨噬细胞
- DLA 的组织学特征不排除 MF/SS 的早期累及
- 克隆性评估可能有助于诊断
  - 流式细胞术免疫表型分析可能显示 T 淋巴细胞异常
  - TCR 基因多克隆重排支持反应性过程

参考文献

1. Tan CL et al: Expression of melanocytic markers in melanophages across platforms: A potential diagnostic pitfall. Histopathology. ePub, 2016
2. Nakayama S et al: Dermatopathic lymphadenopathy with increased IgG4-positive plasma cells. Medicine (Baltimore). 94(22):e866, 2015
3. Rocco N et al: Axillary masses in a woman with a history of breast cancer: dermatopathic lymphadenopathy. Int J Surg. 12 Suppl 2:S40-3, 2014
4. Lee WJ et al: Dermatopathic lymphadenitis with generalized erythroderma in a patient with epstein-barr virus-associated hemophagocytic lymphohistiocytosis. Am J Dermatopathol. 32(4):357-61, 2010
5. Edelweiss M et al: Lymph node involvement by Langerhans cell histiocytosis: a clinicopathologic and immunohistochemical study of 20 cases. Hum Pathol. 38(10):1463-9, 2007
6. Winter LK et al: Dermatopathic lymphadenitis of the head and neck. J Cutan Pathol. 34(2):195-7, 2007
7. Assaf C et al: Early TCR-beta and TCR-gamma PCR detection of T-cell clonality indicates minimal tumor disease in lymph nodes of cutaneous T-cell lymphoma: diagnostic and prognostic implications. Blood. 105(2):503-10, 2005

LC

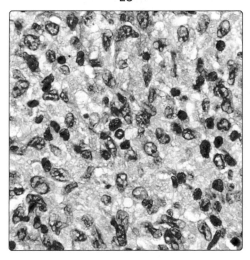

LC:细胞学

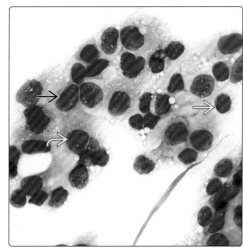

(左)LC 和 IDC 有伸长的细胞核,部分有核沟和空泡状染色质。光镜下 LC 和 IDC 在形态上难以区分。(右)DLA 的印片显示大量 LC ➡、IDC、巨噬细胞 ➡ 和小淋巴细胞 ➡。部分巨噬细胞胞质内含有脂质

DLA:S100

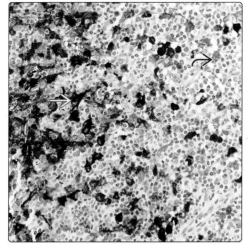

DLA:CD1a

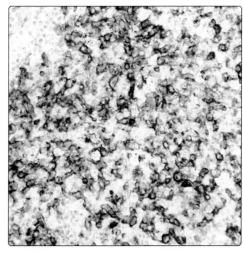

(左)S100 免疫染色突出显示 LC ➡、IDC 和部分巨噬细胞 ➡。这是一例中等程度的 DLA 病例。(右)一例进展期 DLA 病例中,CD1a 免疫染色突出显示出多量 LC。IDC 和巨噬细胞 CD1a 阴性

DLA:CD68

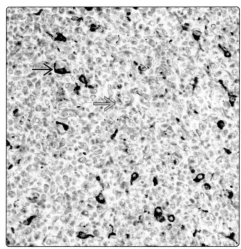

LCH

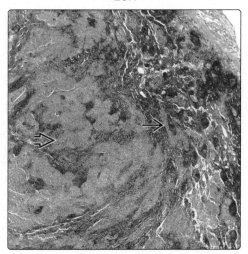

(左)DLA 病例 CD68 免疫染色突出显示巨噬细胞 ➡。LC 和 IDC 的 CD68 染色为弱阳性 ➡ 或阴性。(右)图示低倍镜下的朗格汉斯细胞组织细胞增生症(LCH)累及淋巴结,可见淋巴窦扩张 ➡ 或窦性生长模式 ➡,表现为淡染的簇状分布的组织细胞

LCH：窦

LCH：嗜酸性粒细胞

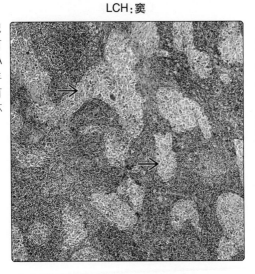

(左)此例 LCH 显示出淋巴窦明显扩张➡。窦内含有许多大的 LC。(右)与 DLA 相比,LCH 中的 LC 具有丰富的嗜酸性胞质➡,常伴有大量嗜酸性粒细胞➡或坏死(未显示)

经典型霍奇金淋巴瘤：滤泡间区

霍奇金细胞

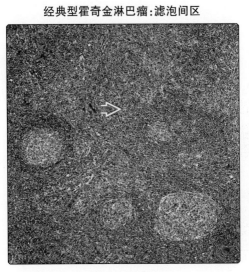

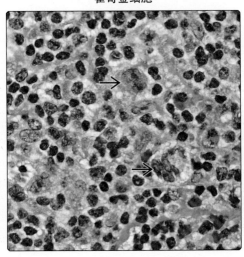

(左)混合细胞型经典型霍奇金淋巴瘤显示滤泡间区扩大➡,类似于 DLA 的副皮质区扩大。(右)图示高倍镜下霍奇金淋巴瘤的滤泡间区,在扩大的滤泡间区内有霍奇金细胞➡,体积明显大于 DLA 的 LC 或 IDC

Pautrier 微脓肿

MF：CD3

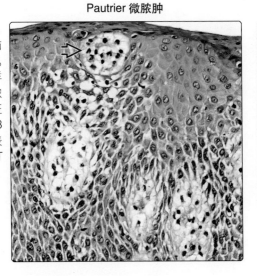

(左)MF 患者的皮肤活检,显示角化不全和非典型脑回样淋巴细胞浸润表皮。表皮中存在不典型淋巴样细胞聚集(Pautrier 微脓肿),这是 MF 的典型特征➡。(右)MF 病例中,CD3 免疫染色显示表皮内(嗜表皮)➡及真皮内➡大量 T 淋巴细胞

淋巴结中的 MF

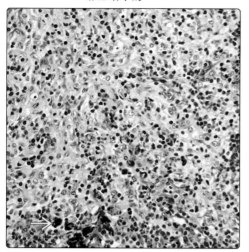

MF:脑回样淋巴细胞

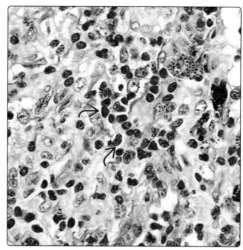

(左)MF 患者的淋巴结活检标本,在组织学上病变难以与 DLA 鉴别,包括组织细胞内存在黑色素➡这一特点。(右)在这个淋巴结中除了 DLA 改变外,也存在小簇状的非典型脑回样淋巴细胞➡,应高度怀疑为 MF

MF:流式细胞术免疫表型分析

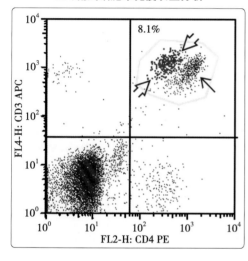

MF:CD26 丢失

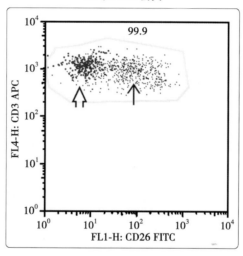

(左)流式细胞术免疫表型分析显示,MF 早期累及淋巴结细针穿刺术标本。CD4:CD8 比值增高。对比正常 CD4(+)T 细胞➡(蓝色),部分 CD4 T 细胞弱表达 CD4➡(红色)。(右)图示 MF 累及淋巴结的细针穿刺术标本。CD3(+)/弱 CD4(+)T 细胞(红色)CD26 表达完全缺失➡,而正常 T 细胞 CD26➡(蓝色)正常表达

MF:CD3 弱表达

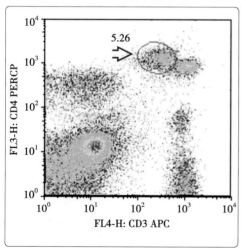

MF:克隆性评估

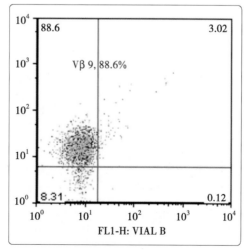

(左)MF 早期累及淋巴结的细针穿刺术标本,流式细胞术免疫表型分析,显示出一个异常的 T 细胞群体,即 CD3(弱+)和 CD4(强+)➡。(右)MF 累及淋巴结的细针穿刺术标本,流式细胞术 Vβ 分析显示 CD4(弱+)和 CD3(强+)的 T 细胞优先表达 Vβ 9(88.6% 细胞),提示 T 细胞为克隆性

要　点

病因学/发病机制

- NK 细胞或细胞毒性 T 细胞缺陷
  - 遗传性/主要原因
  - 获得性/次要原因
    - 感染,癌症相关
- 最终结果是细胞因子风暴
  - 巨噬细胞和 T 细胞过度激活

临床特征

- 表现
  - 发热、中枢神经系统症状
  - 易激惹和面色苍白
- 体检发现
  - 面色苍白和/或皮疹
  - 淋巴结肿大、脾大、肝大
  - 胸腔积液、腹水
- 实验室检查
  - 血细胞减少,常为全细胞减少

- 血清铁蛋白升高
- 肝功能异常
- 低纤维蛋白原血症、高甘油三酯血症

镜下特征

- 组织细胞形态温和,显示吞噬活性
- 淋巴结、脾、肝、骨髓

诊断依据

- 诊断需要满足下列八项临床和实验室标准中的五项
  - 发热
  - 脾大
  - 血细胞减少
  - 高甘油三酯血症和/或低纤维蛋白原血症
  - 血清铁蛋白>500μg/L
  - 噬血细胞增生症
  - NK 细胞活性低或缺乏
  - 可溶性 CD25(sIL-2 受体)>2 400U/mL
- HLH 也通过分子检测确诊

皮肤γ/δ T 细胞淋巴瘤

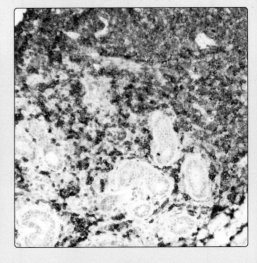

T 细胞受体γ(+)

(左)原发性皮肤γ/δT 细胞淋巴瘤患者表现为多发性皮肤病变,实验室检查证实为 HLH。(右)本例原发性皮肤γ/δT 细胞淋巴瘤细胞显示 TCR γ强表达,支持诊断

T 细胞淋巴瘤相关性 HLH

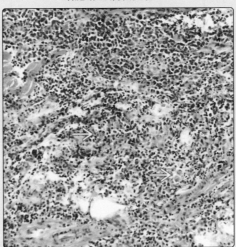

噬血现象

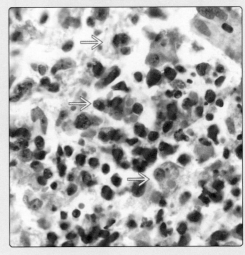

(左)HLH 患者,图示原发性皮肤γ/δT 细胞淋巴瘤累及真皮。即使低倍镜下,也可以观察到噬血细胞病灶➡。(右)高倍显示原发性皮肤γ/δT 细胞淋巴瘤,其中组织细胞胞质内吞噬红细胞➡

术语

缩写

- 噬血细胞性淋巴组织细胞增多症（hemophagocytic lympho-histiocytosis，HLH）

同义词

- 噬血细胞综合征
- 噬红细胞性淋巴组织细胞增生症
- 病毒相关性噬血细胞综合征

定义

- 细胞因子失调，或由于遗传或继发原因
  - 导致巨噬细胞和 T 淋巴细胞过度激活
    - 引起全身症状和器官损伤

病因学/发病机制

遗传学/主要缺陷

- 导致自然杀伤细胞（NK）和细胞毒性 T 细胞活性降低
  - 穿孔素（*PRF1*）基因突变
    - 定位于染色体 10q21-22
    - 导致 NK 细胞或 CD8 阳性 T 细胞中穿孔素减少或缺失
  - Griscelli 综合征 *MUNC13-4* 缺陷
    - 缺乏控制 NK 细胞和细胞毒性 T 细胞分泌溶解颗粒的 rab27a 蛋白
  - Chediak-Higashi 综合征 *LYST* 基因缺陷
    - 细胞毒性 T 淋巴细胞相关抗原 4 的缺陷
  - 突触融合蛋白基因突变
    - NK 细胞在遇到易感靶点时不能脱颗粒
  - X-连锁淋巴组织增生性疾病（XLP）
    - *SH2D1A* 基因突变
    - T 细胞信号转导缺陷
    - 引发强烈的细胞毒性反应
    - 抗 EBV 感染 B 淋巴细胞的 T 细胞溶解缺陷
  - 半胱氨酸天冬氨酸蛋白酶 3 凋亡缺陷；T 细胞聚集

获得性/继发性缺陷

- 感染因素可能与 HLH 有关；机制尚不清楚
  - 病毒
    - EBV（最常见）、CMV、细小病毒 B19、单纯疱疹病毒
    - 水痘-带状疱疹病毒、麻疹病毒、HHV-8、HIV
    - 腺病毒、呼吸道合胞病毒、副流感病毒、肠病毒
  - 细菌
    - 铜绿假单胞菌、葡萄球菌、链球菌
    - 大肠埃希菌和流产布鲁氏菌
    - 分枝杆菌：结核分枝杆菌
  - 寄生虫
    - 利什曼原虫，疟原虫
  - 真菌
    - 荚膜组织胞浆菌、马尔尼菲青霉菌、曲霉菌
    - 隐球菌脑膜炎、组织胞浆病、播散性贝氏孢子菌感染
- HLH 相关的自身免疫病

- 系统性红斑狼疮、类风湿关节炎
- Still 病、结节性多动脉炎、结节病
- 混合性结缔组织病、系统性硬化、舍格伦综合征
- HLH 相关的恶性肿瘤
  - T 细胞和 NK 细胞淋巴瘤
  - 急性髓系白血病和骨髓增生异常综合征
  - 急性淋巴母细胞性白血病/淋巴瘤（B 或 T 系）
  - B 细胞淋巴瘤、癌症
    - 例如，亚洲变异型血管内弥漫大 B 细胞淋巴瘤
- 移植后

遗传性和获得性 HLH 的常见病因

- 不适的免疫反应由下列因素引起
  - 细胞因子产生过量（细胞因子风暴）
    - γ 干扰素，TNF-α 和颗粒细胞巨噬细胞集落刺激因子
    - 白细胞介素-1（IL-1）和白细胞介素-6（IL-6）
    - 与巨噬细胞活化有关
    - 免疫原性细胞凋亡不足
  - 由于遗传缺陷或继发性原因导致 T 细胞增殖和/或活化
  - 引起组织损伤

临床特征

流行病学

- 发病率
  - 儿童每年发病率为 1.2 人/100 万人
    - 每 5 万新生儿中有 1 例
  - 成人发病率不详
- 年龄
  - 家族性疾病常会影响婴儿
    - 出生至 18 个月最常见（70%~80%）
    - 罕见的家族病例会影响青少年和成年人
  - 获得性疾病可发生于任何年龄
- 性别
  - 无性别差异
- 种族
  - 无种族差异

表现

- 发热
  - 发热≥7 天，甚至高热达 38.5℃
- 易激惹和面色苍白，与血细胞减少或凝血障碍有关
- 脾大
  - 脾在肋缘以下>3cm 处可触及
- 中枢神经系统（CNS）症状
  - 癫痫、共济失调、偏瘫、精神状态改变、易激惹
- 皮疹
  - 鳞状和蜡状病变；头皮和耳后皮疹
- 淋巴结肿大
- 肝大、黄疸
- 胸腔积液
- 腹水

实验室检查

- 血细胞减少，常为全血细胞减少

- ○ 血红蛋白<90g/L
- ○ 血小板<100×10^9/L
- ○ 中性粒细胞绝对数<1×10^9/L
- 铁蛋白升高
  - ○ >500μg/L
  - ○ 糖基化铁蛋白<总铁蛋白的 20%
  - ○ 与病程平行
    - – 可用于监测疾病活动
  - ○ 诊断 HLH 特异性为 80%
- 低纤维蛋白原血症
  - ○ 纤维蛋白原<1.5g/L,或低于正常年龄值>3 标准差(SD)
- 高甘油三酯血症
  - ○ 空腹甘油三酯≥2.0mmol/L,或高于正常年龄值>3SD
- 肝功能异常
  - ○ 高胆红素血症,低血红蛋白血症
  - ○ 谷草转氨酶(AST)和谷丙转氨酶(ALT)升高
- 血清乳酸脱氢酶(LDH)升高
- NK 细胞活性缺陷;NK 细胞数量足够
  - ○ 细胞毒活性降低
    - – 以外周血单个核细胞为效应细胞,以异硫氰酸荧光素标记的 K562 细胞为靶细胞
    - – 通过流式细胞仪检测
  - ○ 可以区分 HLH 亚型
- 循环可溶性白介素受体 2(sIL-2R)增加
- 分子诊断
  - ○ 基因突变分析

治疗

- 美国组织细胞增生症协会推荐的 HLH-2004 方案
  - ○ 使用地塞米松、依托泊苷和环孢素 8 周
    - – 治愈的非家族性 HLH 患者不需要继续治疗
    - – 患有持续性非家族疾病或家族性疾病的儿童继续使用环孢素治疗,加上依托泊苷和地塞米松冲击,直到干细胞移植
  - ○ 鞘内甲氨蝶呤治疗持续性脑脊液异常或进行性中枢神经系统症状
- 干细胞移植治疗患者
  - ○ 家族性 HLH
  - ○ 患有持续性非家族疾病的儿童和成年人

预后

- 参考 HLH-2004 协议
  - ○ 经过验证的家族病例,3 年生存率为 51%
  - ○ 所有 HLH 患者,3 年生存率为 55%
- 干细胞移植
  - ○ 匹配移植:长期无病率约 70%

HLH 巨噬细胞激活综合征的特殊形式

- 发生与自身免疫病相关,特别是
  - ○ 幼年发病的系统性类风湿关节炎
  - ○ 成人发生的 Still 病
  - ○ 系统性红斑狼疮
- 临床和实验室特征
  - – 与 HLH 有许多共同特性

- – NK 细胞功能缺陷和穿孔素低表达
- – 临床体征和症状与 HLH 相似
- – 骨髓、脾、淋巴结存在噬血细胞
- – 铁蛋白水平高
  - ○ 不同于 HLH 的特征
    - – 血细胞减少没有那么严重
    - – 心脏损害更严重
    - – 凝血障碍更明显
    - – C 反应蛋白水平特别高
- 治疗
  - ○ 首选环孢素和类固醇
  - ○ 如果没有反应,使用 HLH-2004 方案

影像学

一般特征

- 没有特定的影像学模式可用于诊断 HLH
- CT 或超声检查结果
  - ○ 腹水、胸腔积液
  - ○ 胆囊壁增厚
  - ○ 淋巴结肿大
- 应用 MR 评估中枢神经系统累及

镜下特征

组织学特征

- 淋巴结、肝、脾、骨髓
- 小的成熟组织细胞增生
  - ○ 组织细胞显示吞噬活性
  - ○ 淋巴细胞增生;主要是 T 细胞
  - ○ 组织浸润与细胞损伤
- 可能存在 HLH 的潜在病因
  - ○ 淋巴瘤
  - ○ 感染原
    - – EBV 或 CMV 相关性 HLH;淋巴结可显示传染性单核细胞增多症的改变
    - – HIV 相关 HLH;会出现 HIV 性淋巴结肿大
    - – 分枝杆菌感染可表现为慢性肉芽肿性炎症

细胞学特征

- 组织细胞形态成熟,细胞学改变良善
  - ○ 泡状核,胞质丰富
- 组织细胞吞噬
  - ○ 红细胞(有核和无核)
  - ○ 血小板,有或无淋巴细胞和中性粒细胞

淋巴结

- 整体结构保留
  - ○ 常见出血灶
  - ○ 可出现灶性坏死
- 窦腔内的淡染组织细胞显示有吞噬现象
- 免疫组织化学
  - ○ 组织细胞 CD68(+),S100(+/-)和 CD1a(-)
  - ○ 淋巴细胞主要为 T 细胞

骨髓

- 组织细胞增多
  - 组织细胞通常在抽吸物涂片或印片上更易识别
    - 吞噬无核红细胞、血小板、中性粒细胞
  - 在某些情况下,组织细胞形态可以表现出轻微的不成熟和 Ki-67 活性增加
- T 细胞增多
- 造血细胞,特别是红细胞,可表现出发育不良的特征
  - 与急性骨髓损伤有关
  - 不要误解为骨髓增生异常

脾

- 脾大
- 红髓扩张,充满组织细胞;白髓通常保留
  - 多量吞噬细胞
- 可出现灶性坏死
- 可出现髓外造血.
- 脾中可能存在 HLH 的潜在病因

肝

- 门脉系统淋巴细胞及组织细胞浸润
- Kupffer 细胞增生,并有噬血现象
- 可有或无肝细胞损伤

皮肤受累

- 10%~60% 患者可发生
- 红斑和斑块
- T 细胞和组织细胞增多
- 通常不具有诊断性,而且很少有噬血细胞
- 排除可能与 HLH 相关的皮下脂膜炎样 T 细胞淋巴瘤

大脑

- 脑膜淋巴细胞及组织细胞浸润
- 局灶性蛛网膜下腔出血

辅助检查

基因学检查

- 确定 HLH 的主要病因至关重要

继发性因素检测

- 用特殊染色识别细菌或真菌
  - 需要进行病原菌培养
- 应用免疫组织化学或原位杂交检测病毒

鉴别诊断

Rosai-Dorfman 病

- 淋巴结或结外部位
- 患者可以出现
  - 发热、白细胞增多、贫血
  - 红细胞沉降率升高,多克隆高丙种球蛋白血症

- 组织细胞 S100(+)、CD68(+)、CD1a(-)
- 淋巴结
  - 淋巴窦明显扩张,窦内充满大的组织细胞
  - 组织细胞胞质丰富,细胞核圆形、泡状,中央核仁突出
  - 组织细胞胞质内含有完整的淋巴细胞(伸入,吞噬淋巴细胞现象)
  - 常有浆细胞增多;常可见 Russell 小体
- 结外部位
  - 伸入现象常为局灶性或缺乏
  - 纤维化通常伴随整个病程

组织细胞肉瘤

- 全身症状常见,可与 HLH 混淆
- 在淋巴结中,弥漫性浸润或累及淋巴窦
- 细胞形态上,组织细胞表现出恶性特征
  - 体积大,具有多形性
  - 胞质常丰富、嗜酸性
  - 核染色质呈泡状,核质比增高
  - 常出现核分裂象
  - 可显示噬血现象
  - 增殖指数(Ki-67)增加
- 免疫组织化学
  - CD68(+)、CD4(+)、S100(+/-)
  - CD1a(-)、B 细胞和 T 细胞抗原(-)

朗格汉斯细胞组织细胞增生症

- 朗格汉斯细胞胞质丰富、淡染、嗜酸性
- 核不规则形、拉长,有明显的核沟和褶皱
- 背景嗜酸性粒细胞增多;坏死常见
- 早期病变往往呈窦隙状,最终病变广泛取代淋巴结
- 朗格汉斯细胞无吞噬作用
- 免疫组织化学
  - langerin/CD207(+)、CD1a(+)、S100(+)、CD68(+/-)
  - CD4(-)、B 细胞和 T 细胞抗原(-)

淋巴结窦组织细胞增生症

- 常见的非特异性组织学表现
- 无临床意义
- 常无全身症状
- 与各种病因有关(良性或恶性)
- 组织学表现
  - 显著的窦扩张;内含增生的巨噬细胞
  - 常无吞噬细胞
  - 组织细胞和巨噬细胞 CD68(+);S100(灶+)

输血后淋巴结及其他器官

- 可显示吞噬红细胞现象
  - 常见于淋巴结和骨髓
- 患者往往缺乏其他 HLH 诊断的标准

假体引流淋巴结组织细胞增生症

- 良性组织细胞增多,充满窦和实质内
- 由于异物,组织细胞胞质可能表现为颗粒状

诊断标准
描述

家族性疾病或已知的遗传缺陷*

临床和实验室标准（满足八项标准中的五项）

1. 发热：峰值温度>38.5℃，持续时间≥7 天
2. 脾大：脾触诊左肋缘下>3cm
3. 涉及 2 个或 2 个以上系别的细胞减少
   血红蛋白<90g/L
   血小板<100×10⁹/L
   中性粒细胞绝对值<1×10⁹/L
4. 高甘油三酯血症和/或低纤维蛋白原血症
   空腹甘油三酯≥2.0mmol/L 或高于正常年龄值 3SD
   纤维蛋白原<1.5g/L 或低于正常年龄值的 3SD
5. 血清铁蛋白>500μg/L
6. 骨髓、脑脊液、脾或淋巴结中的噬血现象**
7. NK 细胞活性低或缺失
8. 可溶性 CD25（sIL-2R）>2 400U/ml

支持诊断证据：脑部症状，伴有中度红细胞增多，转氨酶、胆红素、乳酸脱氢酶升高

* 有分子诊断的 *HLH* 患者，不需要满足所有其他诊断标准。

** 在满足其他临床标准的情况下，不能在初始标本上证实有噬血现象，也不影响立即进行治疗。

- 偏振光可显示出异物的极化性

分枝杆菌感染

- 最常见于免疫功能低下的患者
- 细胞内鸟分枝杆菌，结核分枝杆菌，或麻风分枝杆菌
  - 肉芽肿通常界限不清，不规则，或锯齿状
  - 朗汉斯巨细胞常见
  - 坏死在结核分枝杆菌中很常见，通常呈干酪样
  - 多少不等的浆细胞和中性粒细胞
  - 抗酸染色显示有病原体

诊断依据

病理学精要

- 诊断 HLH 可以根据
  - 分子检测
  - 临床病理学评估
    - 需要满足八项 HLH 诊断标准中的五项
- HLH 常见于淋巴结、肝、脾、骨髓
  - 细胞学上，组织细胞通常形态温和
  - 淋巴细胞常增生，主要是小 T 细胞
  - 在骨髓
    - 有核细胞的吞噬作用对巨噬细胞的活化更为特异
    - 造血细胞可能表现出异常增生的特征
      - □ 不要误解为骨髓发育异常
- 病理学家必须对诊断保持警惕
  - 在初始标本中不显示噬血现象并不排除 HLH 的诊断
    - 必须满足其他临床标准

- 吞噬作用，对 HLH 的诊断并不特异

参考文献

1. Bin Q et al: Prognostic factors of early outcome in pediatric hemophagocytic lymphohistiocytosis: an analysis of 116 cases. Ann Hematol. ePub, 2016
2. Cattaneo C et al: Adult onset hemophagocytic lymphohistiocytosis prognosis is affected by underlying disease and coexisting viral infection: analysis of a single institution series of 35 patients. Hematol Oncol. ePub, 2016
3. Emile JF et al: Revised classification of histiocytoses and neoplasms of the macrophage-dendritic cell lineages. Blood. 127(22):2672-81, 2016
4. Tamamyan GN et al: Malignancy-associated hemophagocytic lymphohistiocytosis in adults: Relation to hemophagocytosis, characteristics, and outcomes. Cancer. ePub, 2016
5. Ho C et al: Marrow assessment for hemophagocytic lymphohistiocytosis demonstrates poor correlation with disease probability. Am J Clin Pathol. 141(1):62-71, 2014
6. Rosado FG et al: Hemophagocytic lymphohistiocytosis: an update on diagnosis and pathogenesis. Am J Clin Pathol. 139(6):713-27, 2013
7. Chen JH et al: Pathology of the liver in familial hemophagocytic lymphohistiocytosis. Am J Surg Pathol. 34(6):852-67, 2010
8. Chung HJ et al: Establishment of a reference interval for natural killer cell activity through flow cytometry and its clinical application in the diagnosis of hemophagocytic lymphohistiocytosis. Int J Lab Hematol. 32(2):239-47, 2010
9. Gupta AA et al: Experience with hemophagocytic lymphohistiocytosis/macrophage activation syndrome at a single institution. J Pediatr Hematol Oncol. 31(2):81-4, 2009
10. Suzuki N et al: Characteristics of hemophagocytic lymphohistiocytosis in neonates: a nationwide survey in Japan. J Pediatr. 155(2):235-8, 2009
11. Wood SM et al: Different NK cell activating receptors preferentially recruit Rab27a or Munc13-4 to perforin-containing granules for cytotoxicity. Blood. Epub ahead of print, 2009
12. Henter JI et al: HLH-2004: Diagnostic and therapeutic guidelines for hemophagocytic lymphohistiocytosis. Pediatr Blood Cancer. 48(2):124-31, 2007
13. Rouphael NG et al: Infections associated with haemophagocytic syndrome. Lancet Infect Dis. 7(12):814-22, 2007
14. Grom AA: Macrophage activation syndrome and reactive hemophagocytic lymphohistiocytosis: the same entities? Curr Opin Rheumatol. 15(5):587-90, 2003

HLH:窦组织细胞增生症

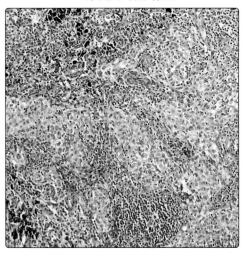

噬红细胞现象

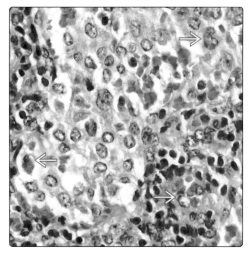

(左)图示 HLH 淋巴结活检标本,淋巴窦扩张,组织细胞明显增生。该区域亦可见色素性组织细胞。(右)图示 HLH 淋巴结活检标本,窦内组织细胞形态成熟,胞质丰富,胞核呈泡状。该区域还可以看到吞噬红细胞的现象➡,但在某些情况下,吞噬现象可能很难观察到

淋巴结明显的 HLH

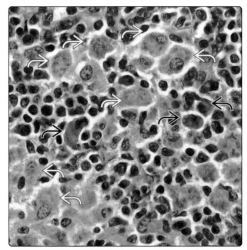

淋巴结窦内 HLH

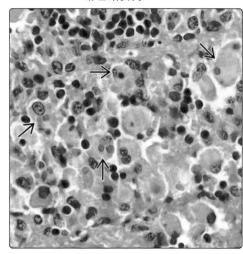

(左)图示 HLH 淋巴结活检标本。视野中,噬血现象(主要是吞噬红细胞)非常突出➡。同时浆细胞数量也增加,含有 Russell 小体➔。(右)HLH 显示淋巴窦扩张,见多量成熟的组织细胞/巨噬细胞,部分可见噬血现象,大部分表现为吞噬红细胞➡

骨髓 HLH:低倍镜

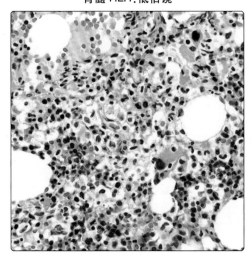

骨髓 HLH:高倍镜

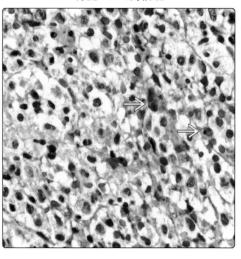

(左)骨髓活检显示,组织细胞增多,其中一些显示吞噬红细胞现象。这种情况下,HLH 可能是由 EBV 感染引起。(右)图示 HLH 累及的骨髓活检标本。视野中,许多良性组织细胞呈片状存在。此外,其间少数组织细胞➡表现出噬血现象

HLH 骨髓：CD68

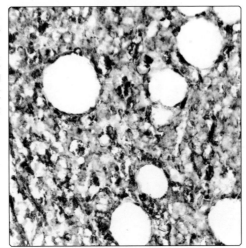

HLH 骨髓：EBER

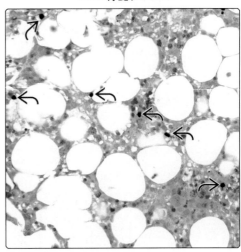

（左）骨髓活检标本可见大量组织细胞和 HLH。CD68 免疫组织化学研究显示骨髓中的组织细胞（和其他髓样细胞）。（右）HLH 累及的骨髓活检标本。EBER 原位杂交显示阳性细胞➡，提示本例 HLH 由 EBV 感染引起

骨髓中的噬红细胞

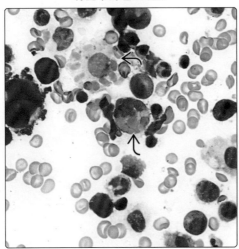

骨髓中的吞噬细胞

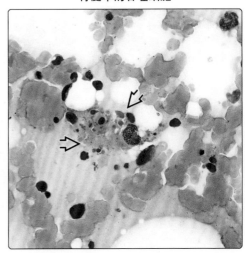

（左）骨髓穿刺涂片（瑞氏-吉姆萨染色）显示 HLH。组织细胞➡表现出明显的吞噬红细胞现象。本患者以发热及全血细胞减少就诊，进行了骨髓检查。（右）视野中，组织细胞吞噬了有核红细胞。有核红细胞➡的吞噬比无核红细胞的吞噬作用对巨噬细胞的激活更为特异

骨髓红细胞生成障碍

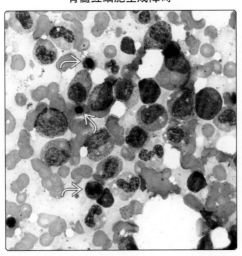

Rosai-Dorfman 病的淋巴结

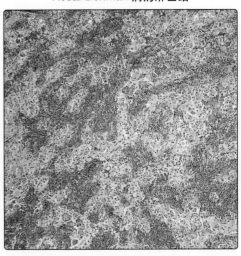

（左）图示 HLH 累及的骨髓穿刺涂片（瑞氏-吉姆萨染色）。HLH 患者的骨髓中可见红细胞生成障碍➡，这一发现不应被误解为骨髓发育不良。噬血细胞在这个区域没有出现。（右）图示 Rosai-Dorfman 病（RDD）累及的淋巴结。淋巴窦扩张，见大量的组织细胞

RDD 淋巴结的伸入现象

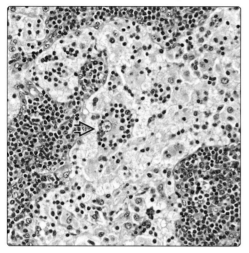

RDD 淋巴结的印片

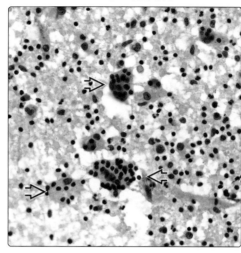

(左)图示 RDD 的淋巴结。组织细胞体积大,胞质丰富,细胞核位于细胞中央,核仁明显。淋巴窦内见伸入现象⊟,窦间有大量小淋巴细胞和浆细胞。(右)图示 RDD 的淋巴结。印片中通常可以更好地观察到伸入现象⊟

RDD 组织细胞中的 S100 (+)

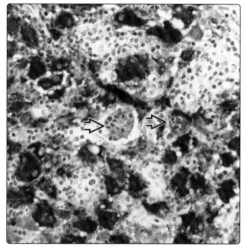

朗格汉斯细胞组织细胞增生症

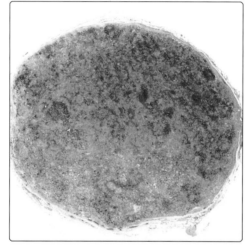

(左)图示 RDD 的淋巴结。组织细胞 S100 呈强阳性。免疫染色也反衬出组织细胞中伸入的淋巴细胞阴性⊟。(右)图示朗格汉斯细胞组织增生症(LCH)累及的淋巴结。大部分淋巴结结构被 LCH 所取代,但在该低倍下可以看到残留的淋巴滤泡

LCH 累及淋巴结

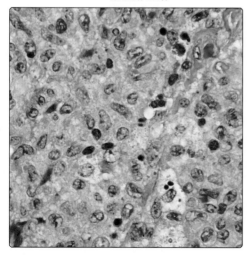

朗格汉斯细胞组织细胞 CD1a (+)

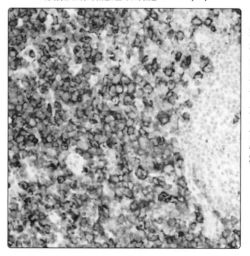

(左)图示 LCH 累及的淋巴结。朗格汉斯细胞的细胞核呈皱折或扭曲,胞质丰富、嗜酸性。嗜酸性粒细胞在 LCH 中很常见,核分裂象可以出现,但在 LCH 中通常不常见。(右)图示 LCH 累及的淋巴结。朗格汉斯细胞强表达 CD1a(如图)、S100 和 langerin/CD207

淋巴结组织细胞肉瘤

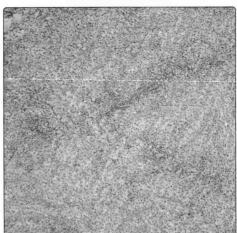

组织细胞肉瘤

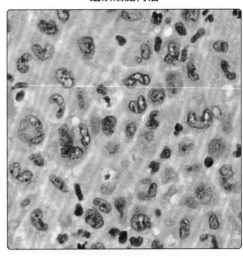

(左) 图示组织细胞肉瘤累及淋巴结。淋巴结结构被肿瘤取代。低倍镜下,由于肿瘤细胞胞质丰富而使肿瘤区呈淡染、嗜酸性外观。(右) 图示组织细胞肉瘤累及淋巴结。肿瘤性组织细胞的细胞核具有明显异型性,胞质丰富、嗜酸性

组织细胞肉瘤的印片

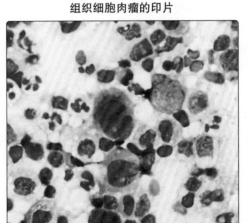

组织细胞肉瘤 CD68(+)

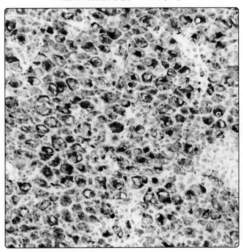

(左) 图示组织细胞肉瘤累及的淋巴结。印片显示组织细胞体积大,具有异型性,背景见小淋巴细胞和中性粒细胞。(右) 图示组织细胞肉瘤累及的淋巴结。肿瘤细胞强表达 CD68,表明细胞质中含有大量溶酶体,与组织细胞谱系一致

组织细胞肉瘤 CD4(+)

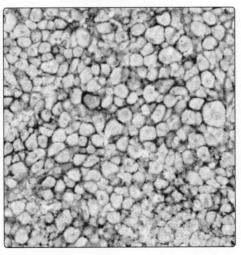

组织细胞肉瘤 S100(+) 表达情况不一

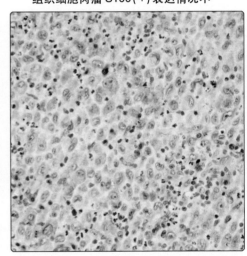

(左) 图示组织细胞肉瘤累及的淋巴结。肿瘤细胞强表达 CD4。(右) 图示组织细胞肉瘤累及的淋巴结。S100 表达情况不一,该例中,S100 弱表达,这在组织细胞肉瘤中很常见,与 LCH 不同

窦组织细胞增生症

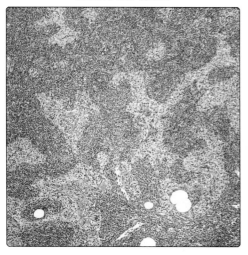

淋巴结窦组织细胞增生症

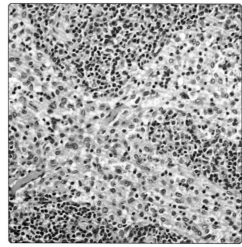

（左）图示良性淋巴结窦组织细胞增生症。此淋巴结是乳腺癌患者腋窝淋巴结清扫术的一部分。可见淋巴窦扩大，视野内淋巴结结构保留。（右）淋巴结窦组织细胞增生症。此淋巴结是乳腺癌患者腋窝淋巴结清扫术的一部分。窦扩张，良性组织细胞增生。没有证据显示有噬血细胞现象

假体附近良性淋巴结

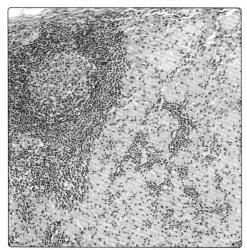

假体附近淋巴结

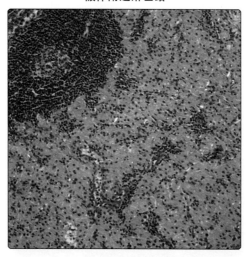

（左）图示一个假体区域的引流淋巴结。淋巴结实质和窦内组织细胞明显增多。无噬血细胞增生的证据。（右）图示一个假体区域的引流淋巴结。组织细胞内可见外源性物质，可使用偏振光显微镜协助观察

干酪样坏死：淋巴结内结核分枝杆菌

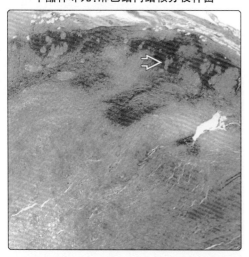

结核分枝杆菌肉芽肿

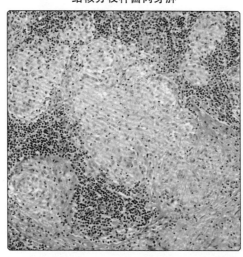

（左）结核分枝杆菌（MTB）感染的淋巴结，显示广泛干酪样坏死；包膜下可见肉芽肿➡。（右）MTB 感染的淋巴结，坏死周围可见肉芽肿，组织细胞无噬血现象

要　点

基本概念

- 关节假体部位脱落的金属碎屑和黏合物质引起的淋巴结病变

病因学/发病机制

- 置换后的髋关节和膝关节是最常见的部位
- 黏合材料主要包括聚乙烯,为双折射材料
- 二氧化钛在组织细胞内表现为黑色的灰尘样色素

临床特征

- 髋关节置换术后患者盆腔淋巴结肿大

大体特征

- 肿大淋巴结的切面呈深棕色或黑色

镜下特征

- 淋巴窦明显扩张,组织细胞增生
- 组织细胞呈多角形,胞质丰富,呈颗粒状或泡沫状
  - 可有黑色色素
- 常规染色中聚乙烯为透明的;偏振光检查显示为双折射
  - 0.5~50.0μm 细长针状或薄片
- 通常无急性炎症或坏死

主要鉴别诊断

- 非特异性窦组织细胞增生症
- 感染所致的组织细胞增生症
- 贮积症
- Rosai-Dorfman 病
- 淋巴结转移癌

关节假体相关的淋巴结肿大

双折射晶体

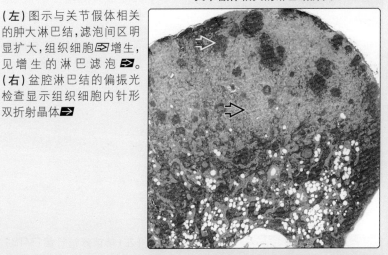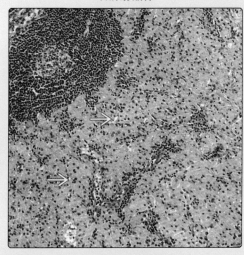

(左)图示与关节假体相关的肿大淋巴结,滤泡间区明显扩大,组织细胞⊟增生,见增生的淋巴滤泡➡。(右)盆腔淋巴结的偏振光检查显示组织细胞内针形双折射晶体➡

组织细胞内的黑色颗粒

双折射颗粒

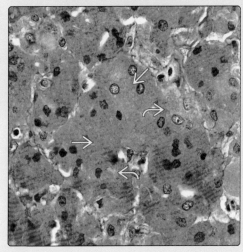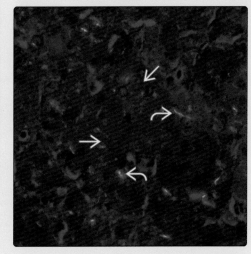

(左)HE 染色突显罕见的组织细胞胞质内黑色颗粒➡。偏振光下可见双折射的无染色区域➡。(右)双折射颗粒在光镜下是透明的➡,而 HE 染色切片上的色素区域使用偏振光则呈非双折射性➡

术语

定义

- 由关节假体部位流出的磨损金属碎片和黏合物质引起的淋巴结病变

病因学/发病机制

环境暴露

- 淋巴结病与使用金属假体替代大关节有关
  - 置换后的髋关节和膝关节是最常见的部位
- 在局部或远处淋巴结中可发现磨损的金属碎片
  - 罕见于骨髓、肝和脾
- 用于髋关节和膝关节置换的材料颗粒可能存在于淋巴结中
  - 材料包括不锈钢、钴、铬、钛、锆、镍、钡和陶瓷
    - 大多数现代关节假体由不锈钢或钴-铬合金制成
  - 黏合材料通常包括双折射的聚乙烯
    - 聚乙烯或陶瓷主要用于制造关节表面
    - 在假体松动或磨损的患者中,携带到远处器官的数量最高
    - 聚甲基丙烯酸甲酯用于固定假体
- 二氧化钛在组织细胞内表现为黑色的灰尘样色素
- 淋巴结中的反应可诱导各种细胞因子、TNF-α、IL-1β 和 IL-6 的表达
- 磨损碎片在关节周围组织中释放
  - 当磨损过度时,关节内发生局部异物巨细胞反应
  - 组织细胞通过将颗粒物质引流到区域淋巴结来清除碎片

临床特征

表现

- 有髋关节假体的患者可出现盆腔淋巴结增大
  - 常在患者接受手术时偶然发现
- 远离假体的解剖部位可能出现组织细胞反应
- 磨损碎片被释放至关节周围组织,引起组织细胞反应
  - 炎症反应使假体进一步磨损,有时会导致骨折

治疗

- 淋巴结切除证实了淋巴结病与假体相关的诊断
  - 不需要其他治疗

预后

- 与假体相关的淋巴结病是良性的,对生存无影响

大体特征

一般特征

- 淋巴结通常直径 1~2cm
- 淋巴结切面呈深棕色或黑色

镜下特征

组织学特征

- 淋巴窦受累,窦扩张,多角形组织细胞增生,胞质丰富、颗粒状或泡沫状
  - 偶有肉芽肿反应和/或坏死出现
  - 在常规染色切片上,金属以黑色非折射性 $0.5 \sim 2.0 \mu m$ 颗粒的形式出现
    - 罕见情况下,这些粒子可达 $100 \mu m$
  - 在常规染色中,聚乙烯呈透明状;偏振光检查呈双折射性
    - 偏振光检查显示双折射性的 $0.5 \sim 50 \mu m$ 细长针状物或薄片
  - 在淋巴结常规切片中通常不能发现用于黏合的聚甲基丙烯酸甲酯
    - 在组织处理过程中被二甲苯溶解
  - 组织细胞 PAS(+)

辅助检查

免疫组织化学

- 组织细胞
  - Lys(+),α1-抗胰蛋白酶(+),α1-抗凝乳蛋白酶(+),组织蛋白酶-D(+)
  - 细胞角蛋白(-),CD1a(-),S100(-)

电子显微镜

- 组织细胞中含丰富的溶酶体
- 能量色散 X 射线光谱分析(EDXEA)显示了钴-铬合金和钛的峰

鉴别诊断

窦组织细胞增生症

- 淋巴窦的非特异性良性组织细胞反应
- 组织细胞胞质粉染或透明

脂质相关性淋巴结炎

- 伴有胞内或胞外的空泡或空腔
- 空泡可大可小,融合成微囊

真菌性淋巴结炎

- 更常见于免疫抑制患者
- 组织细胞增多症可出现在淋巴结的任何区域
  - 无色素;没有极性物质
- 坏死、急性炎症和/或异物巨细胞
- 真菌染色(GMS,PAS);真菌培养对鉴定病原体有价值

分枝杆菌感染

- 结核分枝杆菌、鸟分枝杆菌和麻风分枝杆菌与组织细胞增生症相关

与关节假体有关的淋巴结病的诊断					
	与关节假体有关	细菌或真菌感染	贮积症	Rosai-Dorfman 病	Whipple 病
临床特征					
	成人有关节假体植入史	免疫抑制病史或接触传染性人群的暴露史	儿童表现为全身系统性疾病；成人表现为器官肿大	年轻患者伴有巨大淋巴结肿大	发热、腹泻、体重减轻、吸收不良
部位					
	手术部位附近；有时可见于距离较远的部位	外周淋巴结肿大	广泛性淋巴结肿大	颈部淋巴结，其他淋巴结区域不常见	肠系膜淋巴结肿大
组织病理学特征					
	滤泡间区扩大，淋巴窦扩张	滤泡间区扩大，或随机性扩张；肉芽肿及坏死	滤泡间区窦状或弥漫性结节样扩大	淋巴窦融合、扩张，伴浆细胞增多症	滤泡间区扩大及随机性扩张
细胞学特征					
	组织细胞体积大，胞质颗粒状或泡沫状，可见细小的深色色素	分枝杆菌感染中的泡沫样组织细胞；真菌感染中的酵母菌	泡沫样组织细胞；戈谢病中见"皱纹纸"	组织细胞体积大，有伸入现象，细胞核大，核仁明显	组织细胞体积中等大小，胞质呈泡沫状
特殊检查					
	偏振光下的针状晶体；用 X 射线光谱分析可检测出钴-铬合金或钛	分枝杆菌：抗酸染色；真菌：GMS、PAS 或黏氨酸染色	用 PAS（+）或电子显微镜检测贮积细胞器	免疫组织化学染色 S100（+），CD68（+），CD1a（−）	PAS（+），超微结构分析检测细胞内细菌

- 组织细胞增生症出现在副皮质区和淋巴窦内
  - 无色素；无极性物质
- 上皮样组织细胞、巨细胞、肉芽肿和坏死
- 抗酸杆菌染色；抗酸杆菌培养对鉴定病原体有价值

贮积症

- 许多不同的疾病均可引起淋巴结组织细胞增多
  - 淋巴结的任何区域均可受累

淋巴结转移癌

- 乳腺小叶癌可类似窦组织细胞增生症
  - 细胞质呈泡沫样，胞核淡染
- 前列腺癌、膀胱癌、宫颈癌转移到淋巴结

硅胶淋巴结病

- 常见于腋窝淋巴结；与乳房假体有关
- 窦组织细胞增生症伴细小或粗颗粒的空泡

Rosai-Dorfman 病

- 组织细胞体积大，具有丰富的细胞质和单个中央核
- 常出现伸入现象；S100（+）

Whipple 病

- 由惠普尔养障体（*Tropheryma whipplei*）感染引起
- 常累及肠系膜及腹部淋巴结
- 组织细胞胞质呈泡沫样；PAS（+），耐淀粉酶

- 常见囊性间隙、肉芽肿和上皮样组织细胞
- 免疫组织化学染色：特异性惠普尔养障体（*T. whipplei*）单克隆抗体
- 电子显微镜：杆状菌体有三层质膜
- PCR 分析非常敏感

诊断依据

临床相关病理特征

- 关节假体植入病史

病理学精要

- 窦组织细胞增生症，由带有暗色颗粒和双折射针状物质的多角形组织细胞增生所致

参考文献

1. Kretzer JP et al: Wear in total knee arthroplasty--just a question of polyethylene?: Metal ion release in total knee arthroplasty. Int Orthop. 38(2):335-40, 2014
2. Deheer PA: The case against first metatarsal phalangeal joint implant arthroplasty. Clin Podiatr Med Surg. 23(4):709-23, vi, 2006
3. Reinecke P et al: Postarthroplasty histiocytic lymphadenopathy in a patient with uterine carcinoma. Arch Gynecol Obstet. 269(3):217-8, 2004
4. Clark CR: A potential concern in total joint arthroplasty: systemic dissemination of wear debris. J Bone Joint Surg Am. 82(4):455-6, 2000
5. Baslé MF et al: Migration of metal and polyethylene particles from articular prostheses may generate lymphadenopathy with histiocytosis. J Biomed Mater Res. 30(2):157-63, 1996
6. Hicks DG et al: Granular histiocytosis of pelvic lymph nodes following total hip arthroplasty. The presence of wear debris, cytokine production, and immunologically activated macrophages. J Bone Joint Surg Am. 78(4):482-96, 1996

滤泡间区扩大

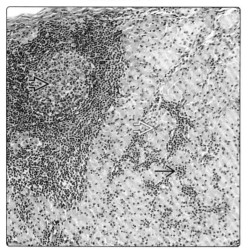

组织细胞和多核细胞

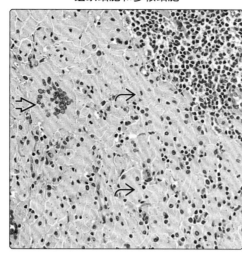

(左)与关节假体有关的淋巴结病。淋巴滤泡增生,生发中心➡明显,被片状组织细胞➡包绕,组织细胞胞质丰富,伴散在的反应性淋巴细胞和浆细胞➡浸润。(右)与关节假体有关的淋巴结病。滤泡间区片状组织细胞➡增生,偶尔可见多核巨细胞➡

大的组织细胞

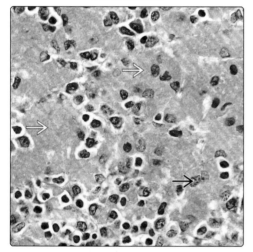

胞质丰富的组织细胞

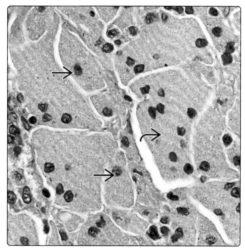

(左)一例与关节假体有关的淋巴结病,示组织细胞➡胞质丰富,泡状核➡位于中央或偏心。(右)与关节假体有关的淋巴结病。显示许多组织细胞增生,细胞胞质粉红色、颗粒状。一些组织细胞为单核➡,而另一些细胞则为多核➡

窦组织细胞增生症

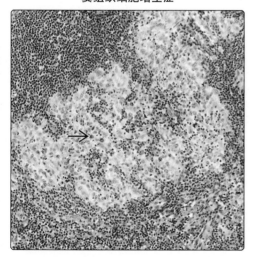

淋巴结中的炭末色素

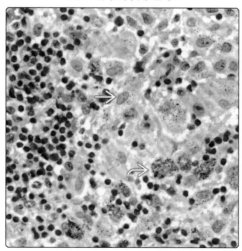

(左)图示肺门淋巴结内的窦组织细胞增生症,淋巴窦扩张,组织细胞➡胞质丰富。(右)高倍镜显示肺门淋巴结窦组织细胞增生症。组织细胞体积中等大小➡,同时可见暗色的炭末色素➡,在此部位很常见

脂质相关性淋巴结病

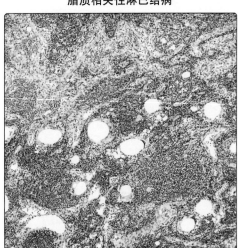

脂质相关性淋巴结病的微囊

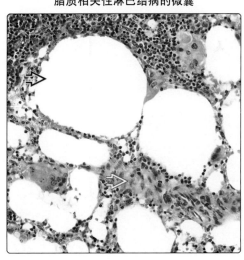

(左)图示门脉周围淋巴结的脂质相关性淋巴结病,可见窦组织细胞增生症和脂质空泡。(右)脂质小液泡融合成微囊➡,淋巴结中可见上皮样组织细胞➡

Tangier 病

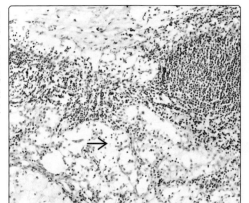

Tangier 病组织细胞

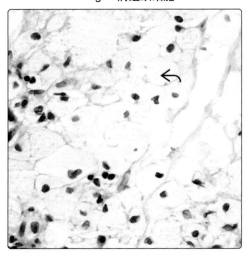

(左)淋巴结的 Tangier 病。胞质丰富、透明的组织细胞➡增生致滤泡间区扩大。(右)淋巴结的 Tangier 氏病。片状组织细胞增生,胞质呈泡沫状➡,这些特征是非特异性的,并引起了对贮积病诊断的怀疑

转移性小叶癌

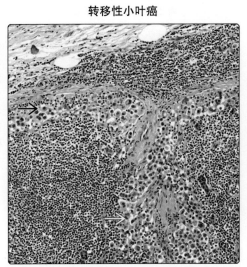

被膜下窦转移

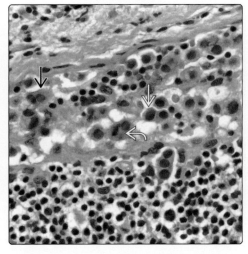

(左)淋巴结转移性乳腺小叶癌,呈窦状➡分布,被膜下窦和小梁旁窦扩张➡。(右)淋巴结转移性乳腺小叶癌,显示被膜下窦扩张。窦内见组织细胞➡和癌细胞,癌细胞学特征温和➡,形态与组织细胞相似,可见核分裂象➡

RDD

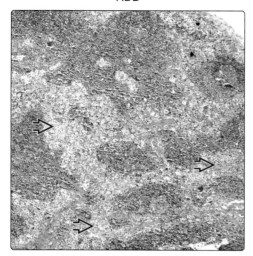

RDD 伸入现象

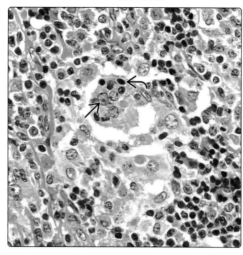

（左）低倍镜下 Rosai-Dorf-man 病（RDD）显示淋巴窦明显扩张➡️。（右）淋巴结中的 RDD，示一个大的组织细胞，有 3 个细胞核，染色质呈泡状，核仁明显➡️，并见几个完整的体积小的成熟淋巴细胞➡️包含在胞质中，这个过程称为伸入现象

RDD 中的 S100 蛋白

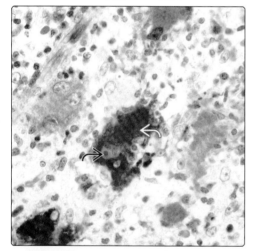

Whipple 病

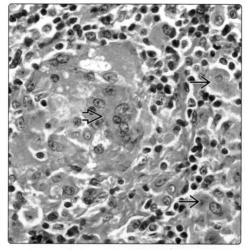

（左）RDD 的免疫组织化学染色显示组织细胞呈 S100 阳性➡️，细胞质中有完整的淋巴细胞➡️。（右）Whip-ple 病显示组织细胞➡️浸润，包括多核巨细胞➡️，间质内可见散在淋巴细胞和浆细胞

Whipple 病的空泡

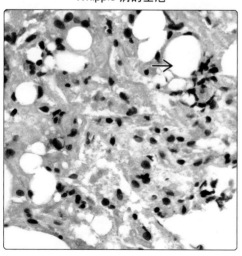

Whipple 病的 PAS 染色

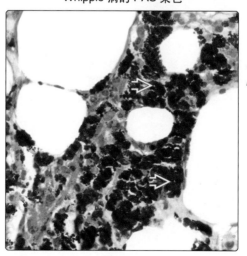

（左）Whipple 病表现为组织细胞混合有不同直径的大空泡➡️。（右）Whipple病 PAS 染色显示组织细胞➡️强阳性。PAS（+）的结构与退化的细菌结构相对应

要　点

基本概念

- 以内源性或外源性脂质积聚为特征的淋巴结病
- 会引起异物巨细胞反应和脂肪肉芽肿

病因学/发病机制

- 内源性
  - 糖尿病、高脂血症、肝胆疾病
- 外源性
  - 全肠外营养
  - 摄入矿物油
  - 用于放射学成像或治疗的脂质载体

临床特征

- 不需要特殊治疗
- 淋巴结、肝、脾和骨髓也可受累
- 对预后无影响

影像学

- ±淋巴结肿大；常为小至中等大小

镜下特征

- 整体淋巴结结构保存
- 组织细胞内可见大小不一的空泡，代表脂滴
- 可以融合，形成微囊
- 脂滴周围由组织细胞和多核巨细胞围绕

辅助检查

- 在冷冻切片中，苏丹黑和油红 O 染色可显示脂质球

主要鉴别诊断

- 硅胶淋巴结病
- Whipple 病
- 抗酸杆菌继发性淋巴结炎

正常淋巴系统造影照片

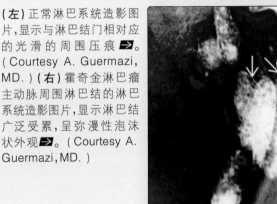

霍奇金淋巴瘤的淋巴系统造影照片

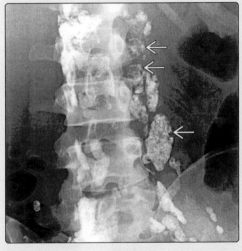

(左)正常淋巴系统造影图片，显示与淋巴结门相对应的光滑的周围压痕➡。(Courtesy A. Guermazi, MD.) (右)霍奇金淋巴瘤主动脉周围淋巴结的淋巴系统造影图片，显示淋巴结广泛受累，呈弥漫性泡沫状外观➡。(Courtesy A. Guermazi, MD.)

脂质相关性淋巴结病

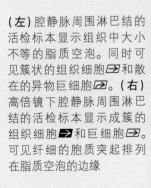

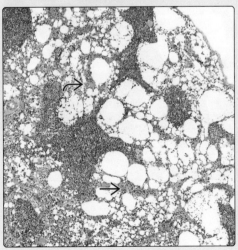

大小空泡

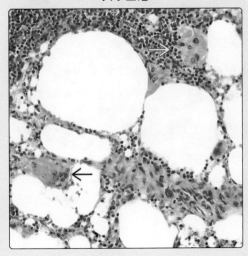

(左)腔静脉周围淋巴结的活检标本显示组织中大小不等的脂质空泡。同时可见簇状的组织细胞➡和散在的异物巨细胞➡。(右)高倍镜下腔静脉周围淋巴结的活检标本显示成簇的组织细胞➡和巨细胞➡。可见纤细的胞质突起排列在脂质空泡的边缘

术语

定义

- 以内源性或外源性脂质积聚为特征的淋巴结病
  - 可引起异物巨细胞反应和脂肪肉芽肿

病因学/发病机制

内源性病因学

- 糖尿病、高脂血症
- 肝胆疾病
  - 胆石症、慢性胆囊炎、黄色肉芽肿性胆囊炎
    - 影响引流胆道系统的淋巴结
- 淋巴结萎缩和脂肪异位
  - 与年龄相关的生理性萎缩、肥胖、放射治疗
- 其他
  - 血肿、胆固醇沉积、黄瘤性病变、黏液性肿瘤、脂肪栓塞、脂肪坏死

外源性因素

- 全肠外营养
  - 脂质成分在巨噬细胞中积累,导致
    - 脾大、肝大、淋巴结肿大
- 用于双下肢淋巴系统造影对比显像的脂质载体
  - 过去是对腹部和盆腔淋巴结进行评估和分期的标准检查(例如,淋巴管造影)
- 用于配置注射性缓释药物制剂的脂质载体
- 矿物油
  - 在工业化国家中可食入
  - 肠系膜、腹腔、肝门、主动脉旁、纵隔淋巴结

临床特征

部位

- 淋巴结
- 肝、脾、骨髓均可受累

治疗

- 不需要特殊治疗

预后

- 对预后无影响

影像学

影像学表现

- ±淋巴结肿大;通常体积小到中等大小

镜下特征

组织学特征

- 脂质沉积

- 脂质被组织细胞吞噬,呈多个小空泡状
  - 可融合,形成微囊
  - 更常见于被膜下窦和髓窦
  - 在石蜡包埋的组织切片中以空腔的形式出现
  - 在冷冻切片上可用油红 O 和苏丹黑染色显示
- 淋巴管造影相关特征
  - 有多次淋巴管造影病史的患者可能会出现淋巴结增生
  - 其他改变
    - 未发现纤维化或瘢痕
    - 形态变化可持续多年,因为脂质吸收往往是缓慢的
- 淋巴结被脂肪组织取代
  - 部分或全部淋巴结取代
  - 仅在外周有淋巴结细胞少量聚集或线状排列
- 矿物油
  - 脂滴小而分散
  - 周围是体积大的空泡组织细胞,胞质围绕脂质空泡伸展

鉴别诊断

硅胶淋巴结病

- 乳房植入物患者偶见腋窝淋巴结肿大
- 数量不等的窦状或弥漫性空泡
  - 位于胞外或被组织细胞吞噬;偶见多核细胞
  - 聚焦折光,但通常不偏光的透明材料

Whipple 病

- 惠普尔养障体感染
- 淋巴结被膜下窦中的组织细胞受累,与囊性间隙相关
  - 组织细胞胞质呈泡沫样,PAS(+);与退化的细菌一致
- 免疫组织化学、电子显微镜及 PCR 检测可明确显示细菌

抗酸杆菌继发性淋巴结炎

- 淋巴结表现为
  - 片状组织细胞,含有鸟分枝杆菌或其他非结核分枝杆菌
- 抗酸染色、培养和 PCR 检测有助于诊断

真菌性淋巴结炎

- 肉芽肿性炎症,±坏死
- GMS 银染、培养和 PCR 检测可以识别微生物体

参考文献

1. Kim JR et al: Usefulness of sonography for diagnosis of siliconomas mimicking metastatic lymphadenopathy on computed tomography. J Ultrasound Med. 34(1):167-9, 2015
2. Collado-Mesa F et al: Contralateral intramammary silicone lymphadenitis in a patient with an intact standard dual-lumen breast implant in the opposite reconstructed breast. J Radiol Case Rep. 7(11):24-31, 2013
3. Guermazi A et al: Lymphography: an old technique retains its usefulness. Radiographics. 23(6):1541-58; discussion 1559-60, 2003
4. Cruickshank B: Follicular (mineral oil) lipidosis: I. Epidemiologic studies of involvement of the spleen. Hum Pathol. 15(8):724-30, 1984

窦组织细胞增生症

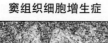

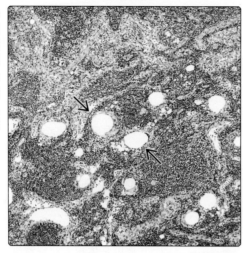

脂质空泡

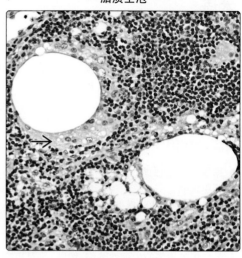

（左）门脉周围淋巴结活检标本显示散在的脂质空泡➡和开放的窦。组织细胞丰富,胞质淡染,在空泡周围聚集。（右）高倍镜显示界限分明的大小不一的脂质空泡被组织细胞包围➡,组织细胞核呈泡状、椭圆形,胞质浅粉红色

脂肪肉芽肿

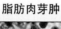

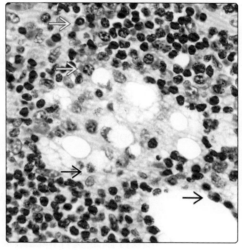

脾白髓的脂肪肉芽肿

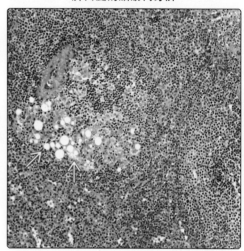

（左）油镜下门脉周围淋巴结标本显示脂肪肉芽肿,由聚集的组织细胞吞噬脂质和周围的脂质空泡组成。吞噬的脂质在组织细胞的胞质中呈泡沫状。还可见散在的嗜酸性粒细胞➡和浆细胞➡。（右）脾的石蜡切片（脾切除术标本）显示两个明显的白髓内结节伴脂肪肉芽肿➡

硅胶淋巴结病

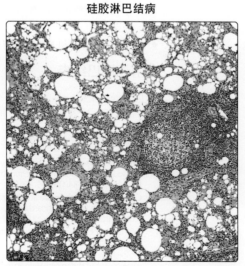

含硅空泡的组织细胞

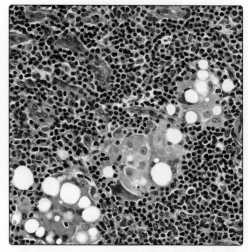

（左）图示乳腺假体植入患者肿大的腋窝淋巴结,见广泛的空泡改变。偶见透明、非双折射材料（未显示）。（右）乳腺假体植入患者腋窝淋巴结的切片显示,组织细胞胞质含有小到中等大小空泡。局部可见一种非双折射透明材料（未显示）

Whipple 淋巴结炎

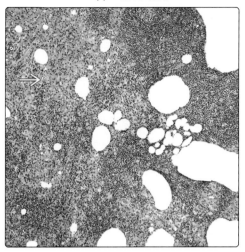

胞质内空泡

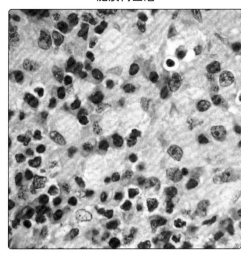

（左）图示网膜淋巴结 Whipple 病标本的组织学切片，片状分布的胞质淡染的组织细胞充满淋巴窦➡。注意大量大小不一、边界光滑的脂质空泡。（右）高倍镜显示片状分布的泡沫状组织细胞，胞质丰富，胞质内充满空泡

Whipple 淋巴结病的 PAS 染色

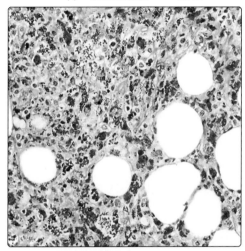

鸟分枝杆菌淋巴结炎

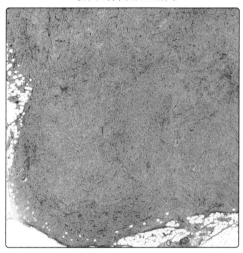

（左）网膜 Whipple 淋巴结炎标本的 PAS 染色显示许多组织细胞含有 PAS 阳性、耐二聚酶的黏多糖物质，代表退化的滋养芽胞杆菌（Tropheryma whipplei bacilli）。（右）艾滋病患者的淋巴结感染了鸟分枝杆菌。淋巴结结构完全被大片浅染的组织细胞所破坏。未见肉芽肿、坏死或纤维化

组织细胞胞质呈泡沫样

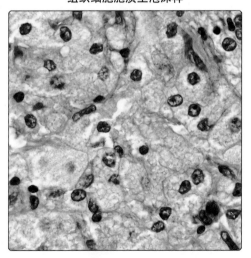

Ziehl-Neelsen 染色

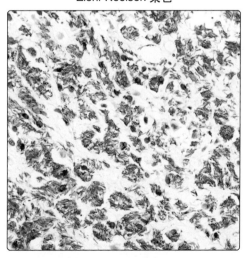

（左）艾滋病患者淋巴结的油镜放大显示鸟分枝杆菌感染。淋巴结被簇状的组织细胞所取代，细胞核小而单一，胞质呈泡沫样。（右）Ziehl-Neelsen（抗酸）染色显示组织细胞内有大量鸟分枝杆菌

要　点

基本概念

- 药物引起的过敏综合征(DIHS)
  - 又称有嗜酸性粒细胞增多和全身症状的药物反应(DRESS)
  - 是对药物的特异反应,包括 T 细胞/巨噬细胞活化和细胞因子的释放
- 诊断 DIHS/DRESS 的标准
  - 接触药物
  - 与药物相关的皮疹
  - 嗜酸性粒细胞增多和/或非典型淋巴细胞增生症
  - 至少一个内脏器官受累

病因学/发病机制

- 对 DIHS 的发病机制了解较少
  - 药物与未知宿主抗原之间可能的半抗原样反应
  - 发病与药物剂量或血清水平无关
- 抗惊厥药是最常见的相关药物

临床特征

- 通常在开始药物治疗后 1~8 周开始发作
- 发热、皮疹、淋巴结肿大可在高达 75% 的病例中出现
- 治疗
  - 立即停药
  - 在出现危及生命的症状时使用系统性皮质类固醇

镜下特征

- 急性发作期的 DIHS 患者的淋巴结表现为
  - 保留了整体结构(至少部分)
  - 多形性浸润引起的副皮质区扩大
    - 可见大量嗜酸性粒细胞和免疫母细胞
  - 通常出现滤泡增生

主要鉴别诊断

- 传染性单核细胞增多症
- 自身免疫病
- 血管免疫母细胞性 T 细胞淋巴瘤

药物引起的淋巴结病

药物引起的 LN:血管增生

(左) DIHS 患者的淋巴结(LN)显示明显的副皮质区增生,在皮质和被膜附近有一些残留的滤泡➡。(右) DIHS(卡马西平)患者的 LN 显示明显的血管增生➡和混合性细胞浸润,包括嗜酸性粒细胞➡

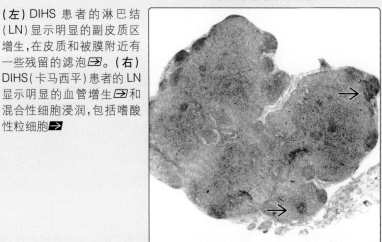
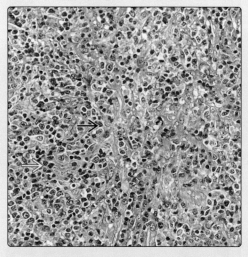

药物引起的 LN:混合细胞群

药物引起的 LN:霍奇金样细胞

(左) DIHS(苯妥英)患者的 LN 显示混合性细胞浸润,包括小淋巴细胞、免疫母细胞、组织细胞和散在的嗜酸性粒细胞➡。(右) DIHS 患者的 LN 高倍镜显示一霍奇金样细胞➡和相关的小或大淋巴细胞及组织细胞

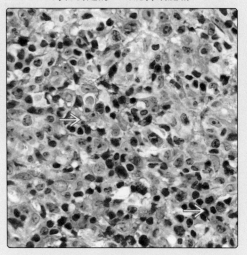
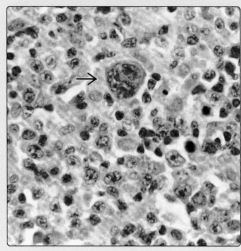

术语

同义词

- 药物引起的过敏综合征（drug-induced hypersensitivity syndrome，DIHS）
- 有嗜酸性粒细胞增多和全身症状的药物反应（drug reaction with eosinophilia and systemic symptoms，DRESS）
- 抗惊厥药物过敏综合征
- 苯妥英过敏综合征
- 苯妥英或卡马西平淋巴结病
- 假性淋巴瘤综合征

定义

- DIHS 是宿主对药物治疗的特异反应
  - 包括 T 细胞和巨噬细胞活化及细胞因子释放
- 诊断 DIHS 的标准包括
  - 可疑药物反应
  - 嗜酸性粒细胞增多和/或非典型淋巴细胞增生症
  - 至少两个器官系统（包括皮肤）衰竭
- 器官衰竭将 DIHS 与通常涉及皮肤的常见药物反应区分开来

病因学/发病机制

总体印象

- 其发病机制尚不清楚
  - 药物与未知宿主抗原之间可能的半抗原样反应
- 发病与药物剂量或血清水平无关
- 停药后症状消退
- 再次接触药物或药物交叉反应会导致复发

药物治疗

- 许多药物与 DIHS 有关
  - 抗癫痫药物最常见
    - 苯妥英、卡马西平、苯巴比妥、普里米酮、拉莫三嗪、加巴喷丁、乙磺酸胺
    - 苯妥英和卡马西平研究最为透彻，并可作为模型
  - 抗菌药物也可引起 DIHS
    - 二甲胺四环素、乙内酰胺、磺胺类药物、阿巴卡韦、奈韦拉平
  - 其他与 DIHS 相关的药物包括
    - 嘌呤醇、达普松、磺胺嘧啶、新美康唑、氟林酮
- 对于一些药物来说，其代谢物是引起 DIHS 的直接原因

免疫失调

- 许多与 DIHS 有关的药物已被证明能激活 T 细胞
  - 大多数 Thl 型 T 细胞，分泌 γ 干扰素
- 巨噬细胞在 DIHS 中似乎也被激活
  - 可以引起类似于低水平噬血细胞综合征的改变
    - 血清铁蛋白、甘油三酯和乳酸脱氢酶含量较高
- C 反应蛋白升高提示 IL-6 失调

- 细胞因子可能包括
  - γ 干扰素、肿瘤坏死因子
  - IL-5、IL-18

药物代谢受损的证据

- 表皮角化细胞、黏膜细胞和肝细胞是
  - 包括药物在内的外来生物的氧化和结合过程的主要部位
  - 主要组织相容性复合物依赖的 T 细胞介导的外来分子免疫位点
- 芳香胺类药物
  - 用细胞色素 P450 同工酶氧化成活性芳烃氧化物
  - 代谢物被环氧水解酶进一步代谢
    - 少数 DIHS 患者可能存在环氧水解酶缺陷
- 解毒能力的丧失可能导致反应性环氧中间体的积累，导致 DIHS

遗传因素

- DIHS 有家族遗传倾向
- 非裔美国人比白种人更常见
- 在患者亚群中已经报道了易感基因多态性
  - 可能影响药物代谢
  - 可能引起宿主 T 细胞或巨噬细胞活化

免疫缺陷可能的作用

- DIHS 在免疫功能低下的患者中更为常见
  - HIV 阳性患者发生 DIHS 的概率较高
- DIHS 患者可存在低丙种球蛋白血症和 B 细胞计数下降
- 已报道有病毒再激活
- 部分 DIHS 患者报道有维生素 D 缺乏
  - 维生素 D 通常在炎症和自身免疫反应中起保护作用

病毒可能的作用

- 人类疱疹病毒 6（HHV 6）在发生 DIHS 后 2~4 周再激活
  - 可能加剧 DIHS 的症状
- 已报道有 HHV 7 的再激活
- 病毒再激活被认为是与免疫缺陷有关的继发现象

延迟淋巴结病

- 部分 DIHS 患者在长期服药后出现淋巴结病
  - 药物诱导的免疫失调可能允许 B 细胞或 T 细胞克隆的出现
  - 不出现急性超敏反应

临床特征

流行病学

- 发病率
  - DIHS 的风险可能取决于具体的药物
    - 苯妥英、卡马西平、苯巴比妥的风险约为 1~10/1 万
    - 佐尼酰胺的风险可能相似
  - 对三种芳香胺：苯妥英、卡马西平和苯巴比妥具有 40%~

70% 的交叉反应
○ 丙戊酸很少涉及
○ 未见托吡酯、加巴喷丁或左乙拉西坦单药治疗的报道
- 年龄
○ 范围广；儿童到老年
 - 中位年龄：40～59 岁
- 性别
○ 没有明显的性别差异
○ 在一些研究中，男性略占优势

部位

- 外周淋巴结常受累
○ 颈部和腋窝淋巴结
- 其他部位：皮肤、骨髓、外周血、肝、心、肾

表现

- 急性发作是 DIHS 最常见的发作形式
○ 通常在首次药物治疗后 1～8 周发作
 - 罕见病例在开始药物治疗后一段时间才发病
 - 已致敏的患者可在 24 小时内发病
- 大多数（若不是全部）患者在起病时都有发热
- 皮疹在发病时常出现（约 75%）
○ 最初，大多数皮疹呈斑片状和黄斑丘疹状
 - 痒疹很常见
 - 通常先累及面部、上躯干和手臂
○ 约 70% 的患者出现眶周和面部水肿
 - 可发生全身水肿
○ 后续可以发生剥脱性红皮病
- 口咽黏膜常有红斑
- 高达 75% 的患者有局部或全身淋巴结病变
○ 常有触痛
- 30%～40% 的患者会出现低血压
○ 部分患者可有心功能不全的证据
- 肝炎很常见
○ 可能与肝大和脾大相关
○ 肝坏死是最常见的死亡原因
- 少部分患者可出现间质性肺炎、间质性肾炎和关节炎（约 20%）

实验室检查

- 常见血液学检查异常
○ 白细胞增多或减少
○ 外周血中见非典型淋巴细胞（"免疫细胞"）
○ 嗜酸性粒细胞很常见
○ 抗人球蛋白试验（Coombs 试验）阴性的溶血性贫血
- C 反应蛋白升高很常见
- 约 75% 的患者血清铁蛋白、糖化铁蛋白、甘油三酯水平升高
- 约 60% 的患者血清乳酸脱氢酶在平均水平
- >50% 的患者维生素 D 水平较低
- 低或高丙种球蛋白血症
- 肝炎患者肝功能检查指标可能升高

- 红细胞沉降率和补体水平通常正常

自然病程

- 一旦停药，通常会自行好转
- 流行病学研究评估了服用苯妥英患者的淋巴瘤风险
○ 在抗癫痫药物治疗的患者中，已有确诊淋巴瘤的报道
 - 弥漫大 B 细胞淋巴瘤（DLBCL）
 - 经典型霍奇金淋巴瘤
 - T 细胞淋巴瘤
○ 药物治疗与淋巴瘤的后续发展之间没有明确的联系
- 需要重新评估过去曾报道的接受药物治疗的患者的淋巴瘤
○ 许多病例在辅助检查可用之前就被报道了

治疗

- 需要立即停药
- 系统性皮质类固醇治疗可用于出现生命威胁症状的患者
- 症状缓解后，可使用不同药物，密切随访
- 替代药物可能导致 DIHS 复发
○ 芳香族类抗癫痫药之间可发生交叉反应
 - 如苯妥英和卡马西平
○ 丙戊酸钠被认为是首选的替代药物

预后

- 如果停药，预后较好
- 5%～10% 的 DIHS 病例是致命的
- 罕见患者可出现噬血细胞综合征

镜下特征

组织学特征

- 急性发作性 DIHS 患者的淋巴结（又称 1 型）
○ 体积中等或明显增大
○ 被膜和结外脂肪组织间有淋巴细胞浸润
○ 通常保留完整结构（或至少部分保留）
 - 常通过免疫组织化学染色突出显示
○ 混合性浸润致使副皮质区扩张
 - 大小不等的淋巴细胞、嗜酸性粒细胞
 - 免疫母细胞可以很多
  □ 可出现 Reed-Sternberg 样细胞
 - ±组织细胞和浆细胞
○ 血管增生常见
 - 可出现闭塞性血管炎
○ ±局灶坏死
○ 常出现滤泡增生
 - 不像副皮质区变化那么明显
 - 增生的生发中心可被破坏
○ 大量核分裂象
○ 在一些患者中可以观察到皮病性淋巴结病
 - 可能与皮肤损伤的存在有关
- 迟发性 DIHS 患者的淋巴结（又称 2 型）

- ○ 混合性细胞增生致使副皮质区扩张,嗜酸性粒细胞较少
- ○ 可出现大量免疫母细胞
- ○ 滤泡可萎缩或消失;坏死不常见
- 皮肤
  - ○ 海绵状变性和角化细胞坏死
  - ○ 接触性皮炎,真皮血管周围密集的淋巴细胞浸润
    - 小淋巴细胞和大淋巴细胞混合存在
    - 嗜酸性粒细胞对诊断有帮助
- 骨髓
  - ○ 嗜酸性粒细胞正常或增多
- 脾
  - ○ 脾的形态学特征与淋巴结相似
  - ○ 白髓内混合性淋巴细胞浸润,伴有
    - 嗜酸性粒细胞
    - 免疫母细胞,且可有大量免疫母细胞
- 肝
  - ○ 与过敏性肝炎一致
  - ○ 嗜酸性粒细胞,±肝细胞坏死和肉芽肿
- 心
  - ○ 散在淋巴细胞、组织细胞和嗜酸性粒细胞浸润
  - ○ ±小动脉性血管炎;坏死灶小,或无坏死

辅助检查

免疫组织化学

- 大量 T 细胞增生致使副皮质区扩大
  - ○ 免疫母细胞可以是 B 或 T 细胞谱系
    - CD30(+),CD45/LCA(+),CD15(-)
- 滤泡表达 B 细胞抗原,生发中心 BCL2(-)
- 浆细胞表达多克隆性 Ig 轻链
- EBV 通常阴性
  - ○ 如果阳性,一般在小淋巴细胞中,不是致病因素

流式细胞术

- T 细胞为主,免疫表型正常
- 多克隆性 B 细胞

基因学检查

- 使用 PCR 方法
  - ○ DIHS 皮损中± T 细胞受体基因单克隆性重排
- 没有免疫球蛋白基因单克隆性重排的证据

鉴别诊断

传染性单核细胞增多症

- 临床体征和症状不同
  - ○ 通常没有面部水肿或皮肤损害的证据
- 淋巴结标本中嗜酸性粒细胞较少
- 被证实存在 EBV 感染
  - ○ 与急性感染一致的血清学试验
  - ○ 原位杂交显示大量 EBV 编码小 RNA(EBER)阳性细胞

自身免疫病

- DIHS 和自身免疫病的临床表现非常相似
  - ○ 特别是成人 Still 病/类风湿关节炎
- 如果自身免疫病的血清学测试呈阳性,有助于诊断
- 通常发病与近期药物治疗无关

血管免疫母细胞性 T 细胞淋巴瘤

- 成人患者,通常是老年人
- 淋巴结病变通常是全身性的
- 常显示完全的淋巴结结构破坏
- T 细胞具有滤泡辅助性细胞免疫表型
  - ○ ±CD10、BCL6、CXCL13、PD1
- 滤泡树突状细胞网紊乱;常由高内皮血管围绕
- 原位杂交常显示 EBER 阳性
- T 细胞受体基因单克隆性重排

经典型霍奇金淋巴瘤

- 混合炎症背景和体积大的免疫母细胞可提示此诊断
- 霍奇金细胞和 RS 细胞呈
  - ○ CD30(+),CD15(+),pax-5(弱+),CD45/LCA(-)
  - ○ 部分病例 EBV(+)

ALK 阳性间变性大细胞淋巴瘤

- 年轻人更易发病;大多是男性
- 通常发病与药物治疗无关
- 在大多数病例中,淋巴结结构消失
- 在部分受累的病例中,淋巴窦首先受累
- CD30(+)细胞具有标志性细胞(hallmark cell)的特征,属于 T 细胞谱系
  - ○ ALK(+)
- T 细胞受体基因单克隆性重排

ALK 阴性间变性大细胞淋巴瘤

- 发生于任何年龄组
- 通常发病与药物治疗无关
- 形态学上类似于 ALK 阳性的间变性大细胞淋巴瘤
- T 细胞受体基因单克隆性重排

皮肤间变性大细胞淋巴瘤

- 皮肤结节,通常无淋巴结病变的证据
- 通常与药物治疗无关
- DIHS 和皮肤间变性大细胞淋巴瘤的皮损都可见多量嗜酸性粒细胞
- 真皮被 CD30(+)单克隆性的间变性 T 细胞所浸润取代

DLBCL

- 在 DIHS 中,大量的 B 免疫母细胞可使其与 DLBCL 鉴别不清
- 通常 DLBCL 中的背景不是混合性的(例如,无嗜酸性粒细胞)
- DLBCL 细胞表达单表型性 Ig 并携带 Ig 基因单克隆性重排

DIHS 的诊断标准	
Bocquet 等人的标准	欧洲严重皮肤不良反应登记处 (RegiSCAR) 标准
1. 药物相关性皮疹	1. 急性皮疹
2. 嗜酸性粒细胞≥1 500×10^9/L 或者不典型淋巴细胞增生	2. 可疑药物相关反应
3. 系统累及的特点	3. 住院治疗
淋巴结肿大,直径≥2cm 或	4. 发热>38℃
肝炎(血清转氨酶升高≥2 倍正常值),或	5. ≥2 个部位淋巴结肿大
间质性肾炎;或	6. ≥1 个内脏器官累及
间质性肺炎,或	7. 血细胞计数异常(仅需 1 次)
心肌炎	淋巴细胞增多症,嗜酸性粒细胞增多症或血小板减少症
Bocquet 系统中,诊断 DIHS 需要满足 3 条标准:第 1、2 条以及第 3 条中的至少 1 条。RegiSCAR 系统中,需要满足第 1 至 3 条以及第 4 至 7 条中至少 1 条	

Reviewed by Kin DH et al Comparison of diagnostic criteria and determination of prognostic factors for drug reaction with eosinophilia and systemic symptoms syndrome. Allergy Asthma Immunol Res. 6(3):216-21,2014.

常见 DIHS 相关的药物	
药物分类	药物
抗惊厥药	卡马西平、苯妥英、苯巴比妥、拉莫三嗪、丙戊酸
抗生素	氨苄西林、达普松、磺胺嘧啶、头孢噻肟、乙胺丁醇、异烟肼,利奈唑胺、甲硝唑、米诺环素、吡嗪酰胺、奎宁、利福平、链霉素、万古霉素、甲氧苄啶-磺胺甲噁唑
抗抑郁药	布罗匹、氟西汀
抗病毒药	阿巴卡韦、奈韦拉平、扎西他滨
抗高血压药	氨氯地平、卡托普利
生物制剂	依马替尼、依法利单抗
非甾体抗炎药	布洛芬、塞来昔布
其他药物	别嘌呤醇、米西利汀、雷尼替丁

参考文献

1. Adwan MH: Drug reaction with eosinophilia and systemic symptoms (DRESS) syndrome and the rheumatologist. Curr Rheumatol Rep. 19(1):3, 2017

2. Sato R et al: Pathological findings of lymphadenopathy in drug-induced hypersensitivity syndrome (DIHS)/drug reaction with eosinophilia and systemic syndrome (DRESS): similarities with angioimmunoblastic T-cell lymphoma. Eur J Dermatol. ePub, 2017

3. Hiransuthikul A et al: Drug-induced hypersensitivity syndrome/drug reaction with eosinophilia and systemic symptoms (DIHS/DRESS): 11 years retrospective study in Thailand. Allergol Int. 65(4):432-438, 2016

4. Johnson S et al: Human herpesvirus 6 (HHV-6B) lymphadenitis in DRESS syndrome: a lymphoma mimic. Histopathology. ePub, 2016

5. Shiohara T et al: Drug reaction with eosinophilia and systemic symptoms (DRESS): incidence, pathogenesis and management. Expert Opin Drug Saf. 1-9, 2016

6. Stephan F et al: Lamotrigine-induced hypersensitivity syndrome with histologic features of CD30+ lymphoma. Indian J Dermatol. 61(2):235, 2016

7. Avancini J et al: Drug reaction with eosinophilia and systemic symptoms/drug-induced hypersensitivity syndrome: clinical features of 27 patients. Clin Exp Dermatol. 40(8):851-9, 2015

8. Skowron F et al: Drug reaction with eosinophilia and systemic symptoms (DRESS): clinicopathological study of 45 cases. J Eur Acad Dermatol Venereol. 29(11):2199-205, 2015

9. Fernando SL: Drug-reaction eosinophilia and systemic symptoms and drug-induced hypersensitivity syndrome. Australas J Dermatol. 55(1):15-23, 2014

10. Kim DH et al: Comparison of diagnostic criteria and determination of prognostic factors for drug reaction with eosinophilia and systemic symptoms syndrome. Allergy Asthma Immunol Res. 6(3):216-21, 2014

11. Husain Z et al: DRESS syndrome: part II. Management and therapeutics. J Am Acad Dermatol. 68(5):709.e1-9; quiz 718-20, 2013

12. Husain Z et al: DRESS syndrome: part I. Clinical perspectives. J Am Acad Dermatol. 68(5):693.e1-14; quiz 706-8, 2013

13. Shiohara T et al: Drug-induced hypersensitivity syndrome: recent advances in the diagnosis, pathogenesis and management. Chem Immunol Allergy. 97:122-38, 2012

14. Ben m'rad M et al: Drug-induced hypersensitivity syndrome: clinical and biologic disease patterns in 24 patients. Medicine (Baltimore). 88(3):131-40, 2009

15. Krauss G: Current understanding of delayed anticonvulsant hypersensitivity reactions. Epilepsy Curr. 6(2):33-7, 2006

16. Roujeau JC: Clinical heterogeneity of drug hypersensitivity. Toxicology. 209(2):123-9, 2005

17. Kano Y et al: Association between anticonvulsant hypersensitivity syndrome and human herpesvirus 6 reactivation and hypogammaglobulinemia. Arch Dermatol. 140(2):183-8, 2004

18. Pirmohamed M et al: The danger hypothesis--potential role in idiosyncratic drug reactions. Toxicology. 181-182:55-63, 2002

19. Naisbitt DJ et al: Immunological principles of adverse drug reactions: the initiation and propagation of immune responses elicited by drug treatment. Drug Saf. 23(6):483-507, 2000

20. Abbondanzo SL et al: Dilantin-associated lymphadenopathy. Spectrum of histopathologic patterns. Am J Surg Pathol. 19(6):675-86, 1995

药物引起的 LN：增生性滤泡

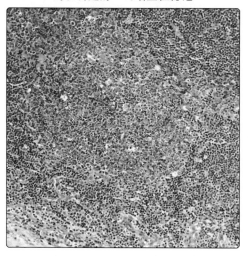

药物引起的 LN：CD20

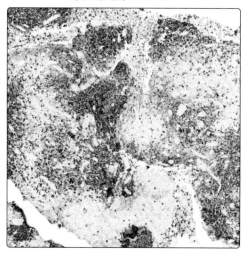

（左）图示 DIHS 患者（苯妥英钠）的 LN，可见反应性滤泡，生发中心和套区界限分明。可见明显的细胞凋亡和可染小体巨噬细胞。

（右）图示 DIHS 患者（苯妥英钠）LN 标本的免疫组织化学染色。抗 CD20 抗体染色突出显示滤泡中的 B 细胞

药物引起的 LN：CD3

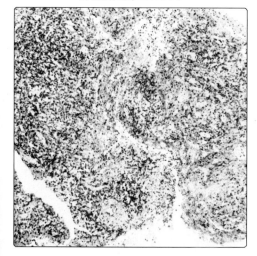

药物反应：非典型淋巴细胞

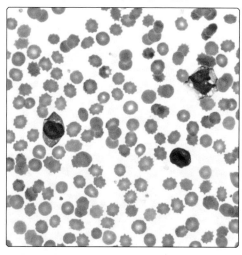

（左）图示 DIHS 患者（苯妥英钠）LN 标本的免疫组织化学染色。抗 CD3 抗体染色突出显示了滤泡间区/副皮质区的多量 T 细胞。

（右）图示一例 DIHS（苯妥英钠）患者外周血涂片的瑞氏染色。可见非典型淋巴细胞，多数细胞具有浆细胞样形态，胞质嗜碱性（"免疫细胞"）。全血细胞计数显示淋巴细胞绝对值增高：5.2×10^9/L

药物反应：骨髓中的嗜酸性粒细胞

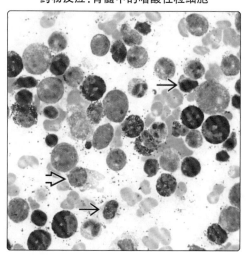

皮肤的药物反应

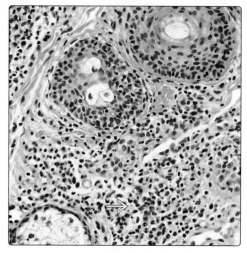

（左）DIHS（苯妥英）患者骨髓穿刺涂片瑞氏染色显示有小淋巴细胞➡和嗜酸性粒细胞，偶尔可见浆细胞➡。（右）继发于苯妥英的 DIHS 患者的皮肤活检标本，显示血管周围有小到中等大小的淋巴细胞和嗜酸性粒细胞➡

LN 的 IM

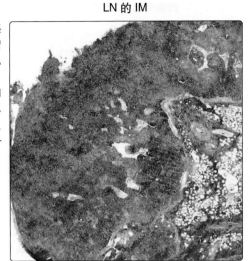

LN 的 IM：RS 样细胞

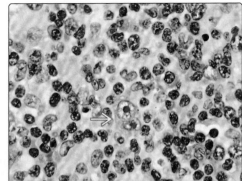

(左)低倍镜下观察 EBV 感染继发传染性单核细胞增多症(IM)的 LN 活检标本。LN 较小，但副皮质区扩大，淋巴窦扩张。(右)IM 的 LN 活检标本，显示小淋巴细胞、浆细胞样淋巴细胞、浆细胞、组织细胞和大的里-施(RS)样细胞➡

IM：EBER

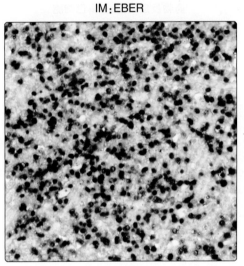

AITL：弥漫性浸润

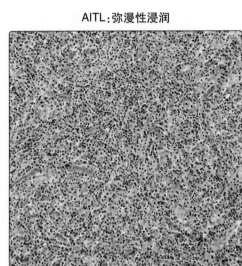

(左)图示 IM 所累及的 LN 活检标本中，应用原位杂交技术进行 EBER 检测，发现有许多大小不等的 EBER(+)细胞。(右)血管免疫母细胞性 T 细胞淋巴瘤(AITL)的 LN 活检，显示弥漫性和混合性细胞浸润，LN 结构破坏。血管增生旺盛，呈分支状

AITL：嗜酸性粒细胞

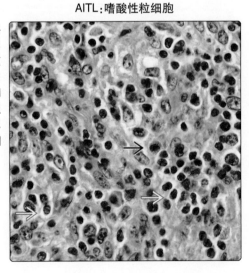

AITL：CD3

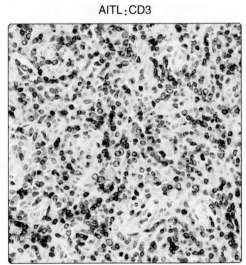

(左)AITL 的 LN 显示不典型的小到中等大小的淋巴细胞，多数淋巴细胞的胞质透明➡。还可见该区域内散在的嗜酸性粒细胞➡和血管增生。(右)免疫组织化学染色显示不典型淋巴细胞为 CD3(+)，提示 T 细胞来源

混合细胞型 HL

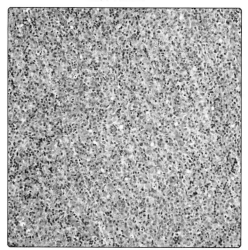

混合细胞型 HL：霍奇金细胞

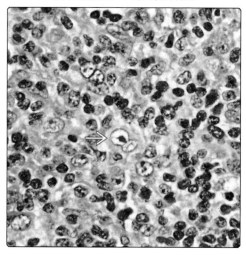

（左）图示混合细胞型霍奇金淋巴瘤（HL）的 LN 活检标本，视野内淋巴结结构完全消失。（右）图示混合细胞型 HL 累及 LN 的石蜡切片，可见大量组织细胞和分散的小淋巴细胞和嗜酸性粒细胞背景下有一个大的霍奇金（单个核）细胞变异体➡

淋巴窦内 ALK（+）ALCL

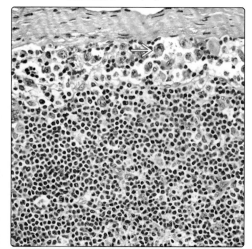

淋巴窦内 ALK（+）ALCL 细胞

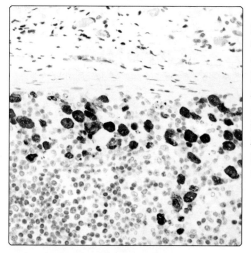

（左）ALK 阳性间变性大细胞淋巴瘤（ALCL）的 LN 活检标本，显示被膜下窦内见体积大的多形性淋巴瘤细胞➡浸润。（右）ALK 阳性 ALCL 累及 LN 的活检标本，显示被膜下窦内有大的多形性淋巴瘤细胞表达 ALK。ALK 在细胞核和细胞质中的表达模式提示 t（2；5）（p23；q35）

DLBCL 免疫母细胞变异型

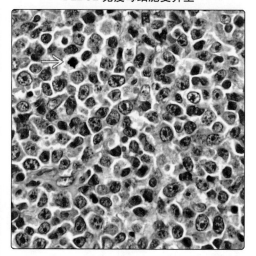

DLBCL 免疫母细胞变异型：CD20

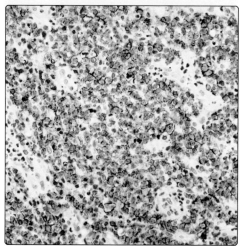

（左）免疫母细胞变异型 DLBCL 累及 LN 的活检标本，显示大细胞增生，每个细胞都有相对丰富的嗜酸性胞质、一个中央核和单个显著的核仁，核分裂象易见➡。（右）DLBCL 累及 LN 的免疫组织化学染色，显示肿瘤细胞一致性 CD20（+），支持 B 细胞来源

要　点

基本概念

- 具有特征性临床、病理学和血清学特征的免疫介导的综合征
  - 受累器官肿大或肿胀
  - IgG4(+)浆细胞持续增加
    - 占 IgG(+)浆细胞的比例>40%
  - 血清 IgG4 升高>135mg/dL

病因学/发病机制

- 组织中 CD4(+)细胞毒性 T 细胞增多可能是疾病的中心环节

临床特征

- 60%~90%的患者多部位受累
- 常见部位:胰腺、胆总管、大唾液腺、泪腺
- 淋巴结病变:纵隔、腹部、腋窝
- 大多数患者对糖皮质激素有反应
  - 复发常见

镜下特征

- 病理特征
  - 密集的淋巴浆细胞浸润
  - 至少有局灶性席纹状纤维化
  - 闭塞性静脉炎
- 并非所有解剖部位都具有所有特征
- 淋巴结病变表现为多种类型:Castleman 样、滤泡增生、炎性假瘤样

辅助检查

- IgG4(+)浆细胞增多,通常>50 个/HPF
- IgG4(+)/IgG(+)浆细胞>40%

主要鉴别诊断

- IgG4(+)细胞数量增加的非 IgG4 相关性疾病
- 炎性假瘤
- 炎性肌成纤维细胞瘤
- 多中心性 Castleman 病

IgG4 RD:PET/CT

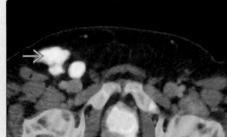

IgG4RD:滤泡增生

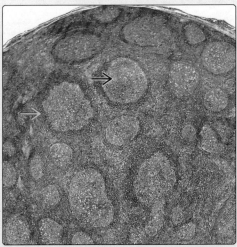

(左)IgG4 RD 累及的右腹股沟淋巴结,PET/CT 显示标准摄取值(SUV)高➡,达12.7。该图像提示此淋巴结高度疑为淋巴瘤累及。(右)IgG4 RD 患者淋巴结内见大量淋巴滤泡,生发中心明显➡,周围有明显的套区➡

IgG4 RD 的 LN:IgG(+)

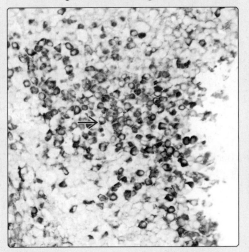

IgG4 RD 的 LN:IgG4(+)

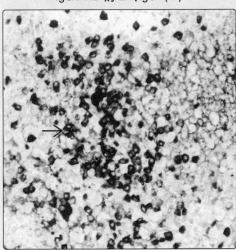

(左)IgG4 RD 所累及淋巴结,IgG 免疫组织化学染色显示滤泡间区有大量浆细胞➡。(右)IgG4 RD 累及的淋巴结,IgG4 免疫组织化学染色显示滤泡间区有大量浆细胞➡。并且在该淋巴结中,IgG4(+)浆细胞约占所有 IgG(+)浆细胞的80%。IgG4 RD 的诊断标准是>40% IgG(+)浆细胞表达 IgG4

术语

缩写

- IgG4 相关性疾病(IgG4-related disease,IgG4 RD)

同义词

- IgG4 相关性系统性疾病
- IgG4 相关性硬化性疾病
- Mikulicz 病(泪腺和主要唾液腺)
- 眼眶炎性假瘤
- Riedel 甲状腺炎
- 硬化性桥本甲状腺炎
- IgG4(Ⅰ型自身免疫性)胰腺炎
- 硬化性胆管炎(亚型)
- 特发性腹膜后纤维化(Ormond 病)

定义

- 具有临床、病理学和血清学特征的纤维炎症病变
  - 受累器官肿大或肿胀
    - 通常为多器官疾病
  - 血清 IgG4 升高>135mg/dL
    - 在大约 70% 的患者中检测到
    - 部分患者血清 IgG4 水平正常
- 主要的组织病理学特征
  - 密集的淋巴浆细胞浸润
  - 至少有局灶性席纹状纤维化
  - 闭塞性静脉炎
- 确切的病理诊断需要两个组织病理学特征
- IgG4(+)浆细胞持续增加,占 IgG(+)浆细胞的比例>40%
  - 这一标准被认为是次要的

病因学/发病机制

发病机制

- IgG4 在变应原耐受和对某些感染原的反应中起作用
- 虽然 IgG4 持续升高,但有证据表明 IgG4 抗体没有致病性
  - 可能代表了其他主要(尚未识别)机制的下调反应
- IgE 和 Th2 细胞因子升高提示过敏反应
- 组织中调节性 T 细胞(Treg)和 Treg 产生的细胞因子水平升高
  - 白细胞介素(IL)-10 和转化生长因子(TGF)-β
- 由 Th2 细胞因子、调节性 T 细胞和 IL-10 刺激产生的 IgG4
- 组织中 CD4(+)细胞毒性 T 细胞增多可能是疾病的关键
  - 除 IL-1、TGF-β 和 γ 干扰素外,还能产生粒酶 B 和穿孔素
    - 均为纤维化的介质
  - CD4(+)细胞毒性细胞表达 SLAMF7
- 伴发 CD4(+)滤泡辅助性 T 淋巴细胞增多,促进了生发中心的形成
  - 促进 IL-4,进而激发可产生 IgG4 的浆母细胞

临床特征

流行病学

- 平均年龄:58~68 岁(范围:42~79 岁)

- 男女比例相当

部位

- 60%~90% 的病例有多部位受累
- 淋巴结病变
  - 纵隔、腹部、腋窝
- 泪腺和眼眶
- 腮腺和下颌下腺
- 甲状腺
- 胰腺和胆总管
- 腹膜后

表现

- 单一或多器官受累
- 症状取决于受累器官
- 在疾病早期,患者通常没有症状
  - 体重减轻,并有多器官病变
- 淋巴结病变
  - 80% 的自身免疫性胰腺炎患者有无症状性淋巴结肿大
  - 常见淋巴结肿大的部位
    - 纵隔、腹腔、腋窝
- 眼眶疾病通常表现为眼球突出
  - 双侧病变比单侧常见
  - 炎性假瘤约占眼眶炎性病变的 25%
- 涎腺病变
  - 表现为大涎腺肿大或硬化性涎腺炎
  - 感染时形成所谓的 Mikulicz 综合征
    - 泪腺、腮腺或下颌下腺
- 胰腺:Ⅰ型(IgG4 相关性)自身免疫性胰腺炎
  - 具有 IgG4 RD 模式
  - 通常伴有胰腺肿块
    - 无痛性梗阻性黄疸
    - 由于担心癌症,患者通常接受 Whipple 手术
  - 占慢性胰腺炎患者的 2%
- IgG4 相关性硬化性胆管炎
  - 通常与Ⅰ型自身免疫性胰腺炎有关
  - 通常表现为胆总管狭窄
- 腹膜后纤维化
  - 腹主动脉软组织和/或腹膜后结节
  - 常见尿路梗阻性病变

实验室检查

- IgG4 升高>135mg/dL
  - 敏感性:约 90%
  - 特异性:约 80%
- IgG 和 IgE 水平升高
- 多克隆性高丙种球蛋白血症
- <10% 患者出现抗核抗体和类风湿因子
- 40% 患者的外周血嗜酸性粒细胞增多

治疗

- 对有症状的患者进行对症治疗
- 大多数患者对糖皮质激素有反应
  - 尤其是在纤维化初期
  - 对糖皮质激素的显著临床反应有时被用作诊断的依据

- 利妥昔单抗治疗皮质类固醇难治性患者
  ○ 可导致 B 淋巴细胞枯竭,但无法治愈
- 手术切除治疗纤维性眼眶疾病及部分胆道梗阻病例

预后

- 复发常见,主要是在皮质类固醇减量的时候
- 罹患上皮性恶性肿瘤和非霍奇金淋巴瘤的风险增加

影像学

CT 显示

- 胰腺增大,小叶结构消失,称为香肠状胰腺

大体特征

淋巴结

- 体积小,出现症状时 2~5cm

胰腺

- 形态正常或肿大

镜下特征

组织学特征

- 可寻找三个典型特征
  ○ 密集的淋巴浆细胞浸润
    - 多数炎性细胞为小淋巴细胞
    - 浆细胞增多症是非特异性的,因为它在许多反应性条件下都很常见
    - 偶尔可见生发中心形成
  ○ 至少有局灶性席纹状纤维化
    - 成纤维细胞和炎症细胞车辐状排列
    - 被认为是 IgG4 RD 最特征性的病变;但在许多器官中没有观察到
    - 不规则纤维化或硬化更为一致
  ○ 中型静脉闭塞性静脉炎
    - 密集的淋巴浆细胞浸润
      □ 在血管管腔和管壁内
      □ 弹力纤维染色可显示完全闭塞的血管
    - 可以部分闭塞
      □ 非闭塞性静脉炎可作为参考标准
    - 可以伴有动脉炎
    - 眼眶常见闭塞性静脉炎
      □ 在淋巴结中不常见
- 并非所有的解剖部位都有特征性改变
- 淋巴结肿大:有五种模式
  ○ 多中心性 Castleman 病样
  ○ 滤泡增生
  ○ 滤泡间区扩大
  ○ 生发中心进行性转化样
  ○ 炎性假瘤样
- 炎症扩散或破坏泪腺、唾液腺及胰腺的腺体结构
- 组织中不同程度的嗜酸性粒细胞增多
- 组织细胞散在分布

细胞学特征

- 混合性炎症细胞浸润,伴浆细胞和嗜酸性粒细胞增多

辅助检查

免疫组织化学

- 诊断标准
  ○ IgG4(+):IgG(+)浆细胞比率必须>40%
  ○ 均匀或不均匀分布的 IgG4(+)浆细胞
  ○ 建议在 IgG4(+)细胞数量最高的区域计数
- 多克隆性浆细胞
- 小淋巴细胞多为 T 细胞;散在 B 细胞可聚集分布

鉴别诊断

伴 IgG4(+)细胞数升高的非 IgG4 RD

- 炎症状况下偶尔有 IgG4(+)浸润
  ○ 原发性硬化性胆管炎
  ○ 抗中性粒细胞质抗体相关血管炎
  ○ 类风湿关节炎
  ○ 炎症性肠病
  ○ Rosai-Dorfman 病
- B 细胞占优势或 Ig 轻链限制的低度恶性淋巴瘤
  ○ 结外边缘区淋巴瘤
  ○ 滤泡性淋巴瘤
- 偶见 IgG4(+)浆细胞浸润的恶性肿瘤
  ○ 胰胆管癌

炎性假瘤

- 局部或多个淋巴结
  ○ 结外也可受累
    - 呼吸道、肺、眼眶、消化道、心
- 多种致病因素,包括细菌和自身免疫
- 淋巴结的纤维化沿包膜、小梁分布,最后延伸到整个实质
- 多形性炎症细胞浸润伴不同程度纤维化
  ○ 梭形细胞呈束状或车辐状
  ○ 可见大量浆细胞
  ○ 体积小的活化淋巴细胞
- 血管炎
- 梭形细胞形成纤维细胞网
  ○ actin、desmin 和 vimentin 阳性
- 在大约 20% 的淋巴结病例中 EBER(+)

炎性肌成纤维细胞瘤

- 更常见于儿童和青少年
- 腹部和骨盆通常受累
- 梭形肌成纤维细胞与炎症细胞混合存在
  ○ 小淋巴细胞和多形性浆细胞
- 60%的患儿肌成纤维细胞 ALK-1 阳性
  ○ 包含 ALK 基因的 2q23 的平衡易位
- 所有病例 SMA(+)
- 约 20%病例 CK(+)
- 可出现局部浸润和复发
- ALK(-)病例具有潜在转移性

IgG4 RD:诊断标准
病理特征
密集的淋巴浆细胞浸润
纤维化,尤其是席纹状纤维化
闭塞性静脉炎
免疫表型特征
IgG4(+)浆细胞数量增加,受累部位不同,浆细胞数量不同
IgG4(+)浆细胞数量平均>50 个/HPF
IgG4(+)/总 IgG(+)浆细胞>40%
与组织病理学相比,具有次要诊断意义
血清学发现
血清 IgG4 水平升高,>135mg/dL
三个病理标准中,符合两个就支持 *IgG4 RD* 的诊断,泪腺除外,符合其中一个标准就可诊断。

Modified from Deshpande etal Consensus statement of the pathology of IgG4-related disease. *Modern Pathology*. 2012;25:118-1192;and Khosroshahi A,et al. International Consensus Guidance Statement on the Management and Treatment of IgG4-Related Disease. *Arthritis and Rheumatism*. 2015;67:1688.

IgG4 RD:支持诊断的不同受累部位的 IgG4(+)浆细胞数量临界值		
部位	符合 2 个病理标准,尚需最少的 IgG4(+)浆细胞/HPF	符合 1 个病理标准,尚需最少的 IgG4(+)浆细胞/HP
淋巴结		
	>100	>50
头颈部		
泪腺	>100	>100
脑膜	>10	>10
唾液腺	>100	>100
皮肤		
	>200	>200
胸部		
肺:外科标本	>50	>50
肺:活检	>20	>20
胸膜	>50	
腹部和腹膜后		
主动脉	>50	>50
胆管:外科标本	>50	>50
胆管:活检	>10	>10
肾:外科标本	>30	>30
肾:活检	>10	>10
胰腺:外科标本	>50	>50
胰腺:活检	>10	>10
腹膜后	>30	>30
病理诊断标准:密集淋巴浆细胞浸润;纤维化(通常为席纹状);闭塞性静脉炎。在所有情况下,诊断 IgG4 相关性疾病,需要 IgG4(+)/IgG(+)>40%。		

Modified from Deshpande et al:Consensus statement of the pathology of IgG4-related disease. *Modern Pathology*. 2012;25:1181-1192.

○ <5%病例发生转移

多中心性 Castleman 病

- 系统性淋巴增生性疾病伴浆细胞增多
- 免疫缺陷或免疫失调
  ○ 常见于 HIV 感染者
- IL-6 水平高
- 滤泡血管增生，玻璃样变性
  ○ 与片状多克隆性浆细胞相关
  ○ 套区可见 HHV8（+）细胞
- 大量纤维化和嗜酸性粒细胞增多倾向于 IgG4 RD

肉芽肿性感染

- 坏死性或非坏死性肉芽肿
- 特殊染色和微生物培养是必要的

结节病

- 以肉芽肿为主的疾病
- 在 IgG4 RD 中罕见肉芽肿
  ○ 当存在肉芽肿时，提示 II 型自身免疫性胰腺炎

II 型自身免疫性胰腺炎

- 与 IgG4（I 型）自身免疫性胰腺炎不同
- 中性粒细胞浸润
- 偶见上皮细胞样肉芽肿
- 一些作者认为肉芽肿和中性粒细胞浸润可排除 IgG4 RD 的诊断
  ○ 这些特征可能倾向于诊断 Wegener 肉芽肿

胰腺癌或胆管癌

- 无痛性梗阻性黄疸
- IgG4 可升高，但很少>135mg/dL
- 组织病理学显示不典型腺体，结构被破坏
- 倾向癌的特征
  ○ 高胆红素和 CA19-9 水平
  ○ 缺乏席纹状纤维增生
  ○ IgG4（+）浆细胞呈片状增生
  ○ 经内镜逆行胰胆管造影所取的小活检组织与之难以鉴别

诊断依据

临床相关病理特征

- 纤维炎性疾病，通常累及一个以上器官
- 诊断需要结合临床、病理学和血清学检查综合评估
- 如果仅有病理特征，建议注明"组织学提示 IgG4 RD"
- 约 70%的患者 IgG4>135mg/dL

病理学精要

- 密集的淋巴浆细胞浸润
  ○ 不同程度的嗜酸性粒细胞增多
- 纤维化，尤其是席纹状纤维化
- 闭塞性静脉炎
  ○ 一些病例出现非闭塞性静脉炎
- IgG4（+）浆细胞增多，通常>50 个/HPF
  ○ 浆细胞 IgG4（+）/IgG（+）>40%

参考文献

1. Martínez-Valle F et al: IgG4-related disease: evidence from six recent cohorts. Autoimmun Rev. 16(2):168-172, 2017
2. Moriyama M et al: Th1/Th2 immune balance and other T helper subsets in IgG4-related disease. Curr Top Microbiol Immunol. 401:75-83, 2017
3. Rossi GM et al: Idiopathic retroperitoneal fibrosis and its overlap with IgG4-related disease. Intern Emerg Med. 12(3):287-299, 2017
4. Takano K et al: Recent advances in knowledge regarding the head and neck manifestations of IgG4-related disease. Auris Nasus Larynx. 44(1):7-17, 2017
5. Terasaki Y et al: Comparison of clinical and pathological features of lung lesions of systemic IgG4-related disease and idiopathic multicentric Castleman's disease. Histopathology. ePub, 2017
6. Umehara H et al: Current approach to the diagnosis of IgG4-related disease-combination of comprehensive diagnostic and organ-specific criteria. Mod Rheumatol. 1-30, 2017
7. Bennett AE et al: IgG4-related skin disease may have distinct systemic manifestations: a systematic review. Int J Dermatol. 55(11):1184-1195, 2016
8. Brito-Zerón P et al: Therapeutic approach to IgG4-related disease: a systematic review. Medicine (Baltimore). 95(26):e4002, 2016
9. Charrow A et al: Cutaneous manifestations of IgG4-related disease (RD): a systematic review. J Am Acad Dermatol. 75(1):197-202, 2016
10. Chuang TL et al: Gallium SPECT/CT in evaluation of IgG4-related disease: a case report and literature review. Medicine (Baltimore). 95(37):e4865, 2016
11. Culver EL et al: IgG4-related hepatobiliary disease: an overview. Nat Rev Gastroenterol Hepatol. 13(10):601-12, 2016
12. Hao M et al: Diagnostic value of serum IgG4 for IgG4-related disease: a PRISMA-compliant systematic review and meta-analysis. Medicine (Baltimore). 95(21):e3785, 2016
13. Karim F et al: IgG4-related disease: a systematic review of this unrecognized disease in pediatrics. Pediatr Rheumatol Online J. 14(1):18, 2016
14. Katabathina VS et al: Immunoglobulin G4-related disease: recent advances in pathogenesis and imaging findings. Radiol Clin North Am. 54(3):535-51, 2016
15. Kawano M et al: IgG4-related kidney disease and IgG4-related retroperitoneal fibrosis. Semin Liver Dis. 36(3):283-90, 2016
16. Kubo K et al: IgG4-related disease. Int J Rheum Dis. 19(8):747-62, 2016
17. Masaki Y et al: A multicenter phase II prospective clinical trial of glucocorticoid for patients with untreated IgG4-related disease. Mod Rheumatol. 1-6, 2016
18. Oles K et al: Characteristics, diagnosis and therapeutic strategies for IgG4-related orbital disease. Pharmacol Rep. 68(3):507-13, 2016
19. Sekiguchi H et al: IgG4-related disease: retrospective analysis of one hundred sixty-six patients. Arthritis Rheumatol. 68(9):2290-9, 2016
20. Wallace ZS et al: Predictors of disease relapse in IgG4-related disease following rituximab. Rheumatology (Oxford). 55(6):1000-8, 2016
21. Andrew NH et al: An analysis of IgG4-related disease (IgG4-RD) among idiopathic orbital inflammations and benign lymphoid hyperplasias using two consensus-based diagnostic criteria for IgG4-RD. Br J Ophthalmol. 99(3):376-81, 2015
22. Della-Torre E et al: Immunology of IgG4-related disease. Clin Exp Immunol. 181(2):191-206, 2015
23. Deng C et al: Histopathological diagnostic value of the IgG4+/IgG+ ratio of plasmacytic infiltration for IgG4-related diseases: a PRISMA-compliant systematic review and meta-analysis. Medicine (Baltimore). 94(9):e579, 2015
24. Goto H et al: Diagnostic criteria for IgG4-related ophthalmic disease. Jpn J Ophthalmol. 59(1):1-7, 2015
25. Islam AD et al: The changing faces of IgG4-related disease: clinical manifestations and pathogenesis. Autoimmun Rev. 14(10):914-22, 2015
26. Wallace ZS et al: IgG4-related disease: clinical and laboratory features in one hundred twenty-five patients. Arthritis Rheumatol. 67(9):2466-75, 2015
27. Asbun HJ et al: When to perform a pancreatoduodenectomy in the absence of positive histology? A consensus statement by the International Study Group of Pancreatic Surgery. Surgery. 155(5):887-92, 2014
28. Hara N et al: Retroperitoneal disorders associated with IgG4-related autoimmune pancreatitis. World J Gastroenterol. 20(44):16550-8, 2014
29. Umehara H et al: IgG4-related disease and its pathogenesis-cross-talk between innate and acquired immunity. Int Immunol. 26(11):585-95, 2014
30. Cheuk W et al: Lymphadenopathy of IgG4-related disease: an underdiagnosed and overdiagnosed entity. Semin Diagn Pathol. 29(4):226-34, 2012
31. Deshpande V et al: Consensus statement on the pathology of IgG4-related disease. Mod Pathol. 25(9):1181-92, 2012
32. Ferry JA et al: IgG4-related disease in the head and neck. Semin Diagn Pathol. 29(4):235-44, 2012
33. Sato Y et al: Systemic IgG4-related lymphadenopathy: a clinical and pathologic comparison to multicentric Castleman's disease. Mod Pathol. 22(4):589-99, 2009

腹膜后

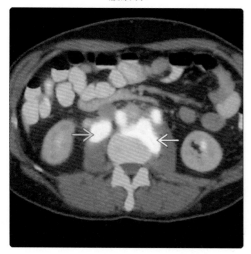

滤泡增生

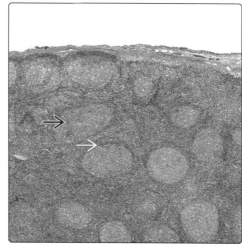

(左) PET 突出显示腹膜后软组织➡️与淋巴结病变相关➡️,均为高 SUV,疑似淋巴瘤。(右) IgG4 RD 患者的淋巴结中可见大量淋巴滤泡,生发中心明显➡️,滤泡周围有清晰的套区➡️

生发中心

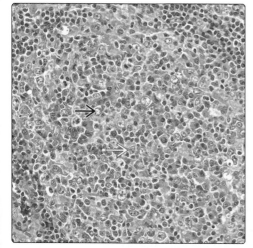

淋巴结:生发中心进行性转化

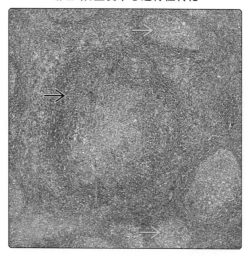

(左) 淋巴结增生的生发中心可见小的中心细胞和大的中心母细胞➡️与小的成熟浆细胞混合➡️。反应性生发中心中可见浆细胞的存在,应该怀疑 IgG4 RD 的诊断。(右) IgG4 RD 患者的淋巴结中可见一个很大的滤泡➡️,主要由小淋巴细胞组成,与生发中心进行性转化一致。作为比较,突出显示平均大小的淋巴滤泡➡️

淋巴结:炎性假瘤样形态

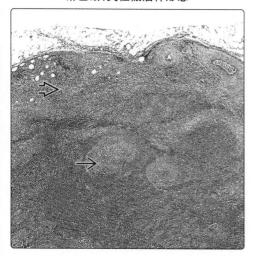

组织细胞簇

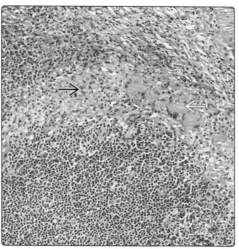

(左) IgG4 RD 患者的腹膜后淋巴结表现为滤泡增生➡️和密集的淋巴浆细胞浸润伴纤维化➡️,与炎性假瘤表现一致。(右) IgG4 RD 受累的淋巴结呈炎性假瘤样,表现为组织细胞浸润➡️,包括多核巨细胞➡️。这是 IgG4 RD 的一个不同寻常的特征,有时与 Ⅱ 型自身免疫性胰腺炎相关

IgG4 RD：泪腺

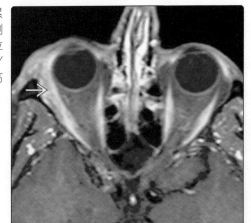

（左）MRI 显示 IgG4 RD 累及一个泪腺➡并向眶外侧和下方延伸。（右）一位 IgG4 RD 患者的眼眶 PET/CT 突出显示了右泪腺高 SUV 摄取量区域➡

泪腺：PET/CT

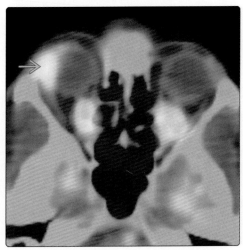

泪腺受累

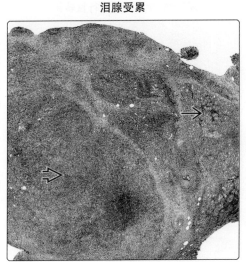

（左）图示 IgG4 RD 累及泪腺的全景图，可见残留的泪腺腺泡➡及被完全破坏的腺泡的所在位置➡。（右）IgG4 RD 浸润的泪腺，图示高倍镜下，主要由浆细胞➡组成的多形性细胞浸润

浆细胞

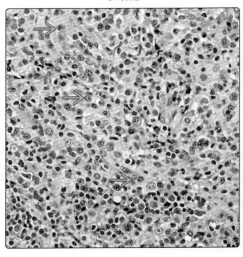

IgG（+）

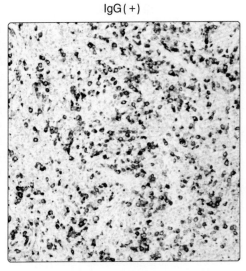

（左）一例 IgG4 RD 病例中，在泪腺被破坏的区域，每个高倍视野都有大量的浆细胞。（右）在一例 IgG4 RD 病例中，IgG4 免疫组织化学染色显示每个高倍视野中都有大量浆细胞，几乎占所有 IgG（+）浆细胞的 80%。当 >50% 的 IgG（+）浆细胞表达 IgG4 时，支持 IgG4 RD 的诊断

IgG4（+）

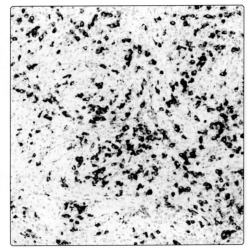

IgG4 RD：泪腺

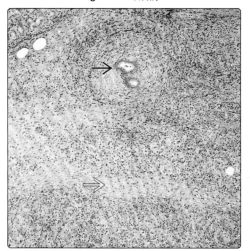

组织细胞浸润

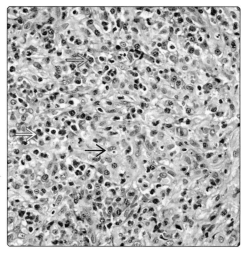

（左）图示 IgG4 RD 累及的泪腺切片，部分结构破坏，多形性细胞浸润，泪腺导管➡周围纤维化，还可观察到一条硬化带➡。（右）IgG4 RD 浸润的泪腺，高倍镜显示混合性浆细胞➡、嗜酸性粒细胞➡和大量组织细胞➡组成的多种细胞浸润

Igκ（+）

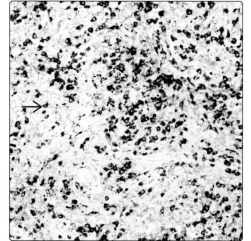

λ（+）

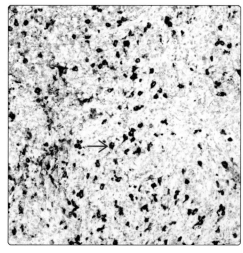

（左）Igκ 轻链的免疫组织化学染色显示大量浆细胞➡，略多于观察到的 λ 轻链细胞（未显示），支持多克隆性细胞浸润。（右）Ig λ 轻链的免疫组织化学染色显示大量浆细胞➡，略低于用 κ 轻链观察到的细胞（未显示），支持多克隆性细胞浸润

IgG4 RD 涎腺

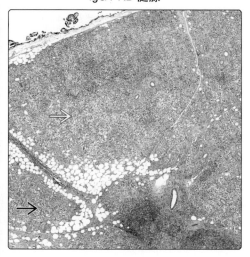

涎腺导管

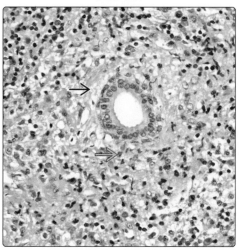

（左）Mikulicz 病患者的下颌下腺肿大，Mikulicz 病是唾液腺和泪腺中 IgG4 RD 之前的名称。小叶结构➡被保存下来，但因多种细胞浸润➡而扭曲。（右）IgG4 RD 患者的唾液腺，高倍镜显示其唾液腺的导管周围纤维化➡、混合性炎症细胞浸润➡

247

自身免疫性胰腺炎

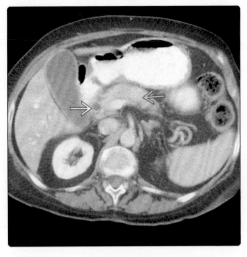

胰腺

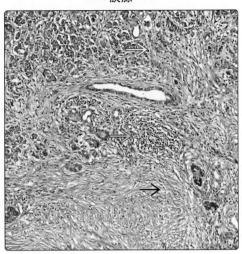

(左) 一例 IgG4 RD 患者的腹部 MRI，显示胰腺增大，分叶状结构缺失，称为"香肠状胰腺"➡。胰头的炎症反应导致胆总管扩张➡。(右) 胰腺的 IgG4 RD，又称为 I 型自身免疫性胰腺炎，显示了部分扭曲的胰腺腺泡➡的席纹状纤维化➡及淋巴浆细胞浸润➡

非闭塞性静脉炎

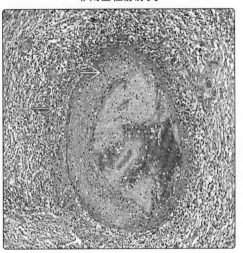

早期血栓形成

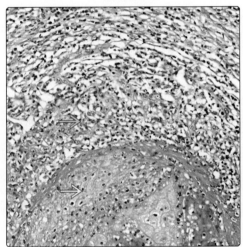

(左) 图示 IgG4 RD 中自身免疫性 (I 型) 胰腺炎，可见中等大小的静脉，管壁有密集的炎症细胞浸润➡，腔内有早期血栓形成➡，这与非闭塞性静脉炎一致，这一特征也有助于 IgG4 RD 的诊断。(右) 在一例 IgG4 RD 患者的胰腺中发现明显增厚的小静脉壁和密集的炎症细胞浸润➡。早期血栓形成➡可被认为是非闭塞性静脉炎

硬化性胆管炎

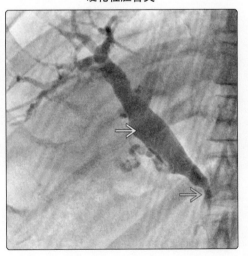

席纹状纤维化

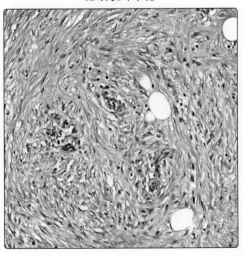

(左) 内镜逆行胆管造影显示 IgG4 硬化性胆管炎的胆总管远端明显狭窄➡，近端胆管扩张➡。这种特征通常与 IgG4 (I 型) 自身免疫性胰腺炎相关。(右) 一例 IgG4 硬化性胆管炎患者的胆总管切片，显示明显的纤维化，呈席纹状，炎症细胞极少。如果不怀疑或不与临床表现相结合考虑，则诊断困难

眼眶炎性假瘤

眼眶病变:多种细胞浸润

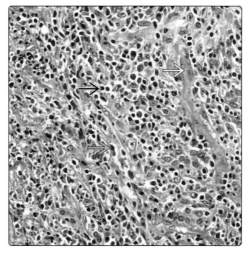

(左)图示一个眼眶炎性假瘤切片,可见眼眶内有多形性炎症细胞浸润➡️,部分被硬化的纤维组织包绕➡️或与硬化的纤维组织混合➡️存在。(右)眼眶炎性假瘤显示多形性细胞浸润,包括小淋巴细胞➡️、浆细胞➡️及组织细胞,血管增多➡️。这些特征类似于 IgG4 RD

炎性假瘤:静脉炎

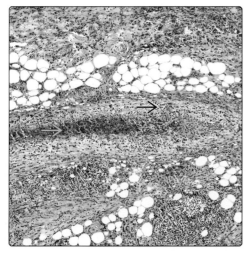

炎性假瘤:硬化

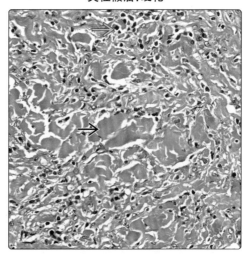

(左)本例炎性假瘤显示中等大小的静脉,血管壁➡️见大量炎症细胞浸润,并伴有血栓形成➡️。这些特征与 IgG4 RD 相似。(右)眼眶炎性假瘤显示一个明显硬化➡️伴少量炎症细胞➡️的区域,该区域特征与 IgG4 RD 相似

炎性假瘤:IgG(+)

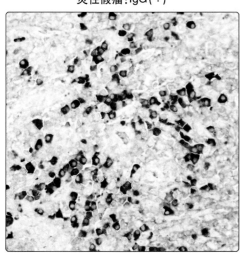

炎性假瘤:IgG4(+)

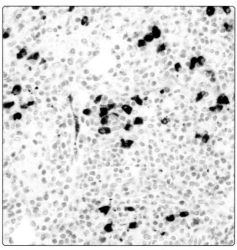

(左)眼眶炎性假瘤免疫球蛋白 G(IgG)重链免疫组织化学染色显示浆细胞数约为 100 个/HPF。(右)眼眶炎性假瘤的 IgG4 免疫组织化学染色显示,浆细胞数约为 15 个/HPF,占 IgG(+)浆细胞的 15%。支持 IgG4 RD 诊断的界值是 IgG4(+)浆细胞/IgG(+)浆细胞 > 40%

眼眶炎性假瘤

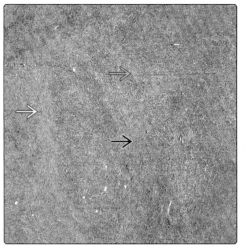

眼眶病变:多种细胞浸润

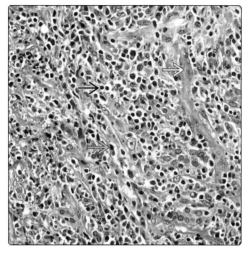

(左)图示一个眼眶炎性假瘤切片,可见眼眶内有多形性炎症细胞浸润➡️,部分被硬化的纤维组织包绕➡️或与硬化的纤维组织混合➡️存在。(右)眼眶炎性假瘤显示多形性细胞浸润,包括小淋巴细胞➡️、浆细胞➡️及组织细胞,血管增多➡️。这些特征类似于 IgG4 RD

炎性假瘤:静脉炎

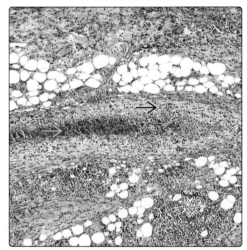

炎性假瘤:硬化

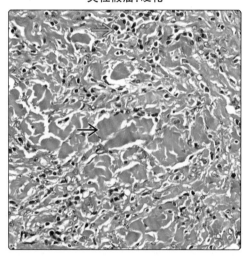

(左)本例炎性假瘤显示中等大小的静脉,血管壁➡️见大量炎症细胞浸润,并伴有血栓形成➡️。这些特征与 IgG4 RD 相似。(右)眼眶炎性假瘤显示一个明显硬化➡️伴少量炎症细胞➡️的区域,该区域特征与 IgG4 RD 相似

炎性假瘤:IgG(+)

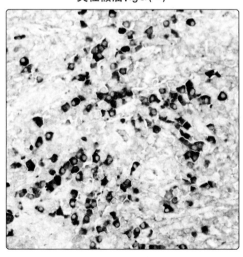

炎性假瘤:IgG4(+)

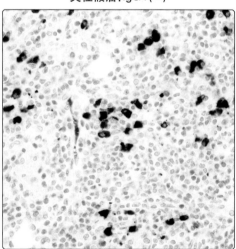

(左)眼眶炎性假瘤免疫球蛋白 G(IgG)重链免疫组织化学染色显示浆细胞数约为 100 个/HPF。(右)眼眶炎性假瘤的 IgG4 免疫组织化学染色显示,浆细胞数约为 15 个/HPF,占 IgG(+)浆细胞的 15%。支持 IgG4 RD 诊断的界值是 IgG4(+)浆细胞/IgG(+)浆细胞 > 40%

第四章

霍奇金淋巴瘤

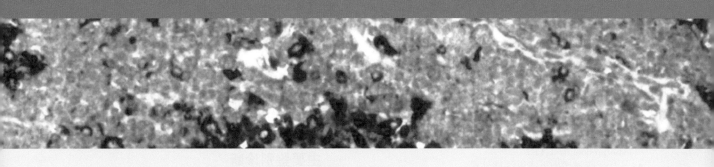

临床特征

- 发病高峰是 31~39 岁,但任何年龄段都可发生
- 患者通常为 Ⅰ 期或 Ⅱ 期,表现为结内病变
  - 颈部、腋窝或腹股沟淋巴结
- 进展缓慢,常常复发
- 3%~5% 的患者转化为大 B 细胞淋巴瘤
- 长期随访显示约 15% 的患者死于此疾病
- 死因多与治疗无效或继发第二种肿瘤相关

镜下特征

- 多为典型的结节状结构
- 大量小淋巴细胞和组织细胞中混有少数肿瘤细胞(lympho-cytic-predominant,LP)
- 混合性细胞增生形成虫蚀样外观
- 无坏死,无粗大的纤维条带
- 与不良预后相关的结构变异
  - LP 细胞位于 B 细胞结节之外
  - 富于 T 细胞的结节
  - 富于 T 细胞/组织细胞的大 B 细胞淋巴瘤(THRLBCL)

样细胞
  - 伴有小 B 细胞数量增多的弥漫性增生
- 未累及的淋巴结表现为淋巴滤泡反应性增生和/或生发中心进行性转化(PTGC)
- 大细胞淋巴瘤与结节性淋巴细胞为主型霍奇金淋巴瘤(NLPHL)共存或在其之后

辅助检查

- LP 细胞免疫表型:CD20(+)、CD45/LCA(+)、BCL6(+)、PAX5(+);CD30(-)、CD15(-)、EBV(-)、BCL2(-)
- 单细胞 PCR 显示 *IGH* 基因单克隆性重排
- 背景小淋巴细胞为 CD20(+)、CD22(+)、CD79a(+) 和 CD75(+)

主要鉴别诊断

- 富于淋巴细胞的经典型霍奇金淋巴瘤(LRCHL)
- THRLBCL
- PTGC
- 滤泡性淋巴瘤
- 结节硬化型霍奇金淋巴瘤(NSHL)

大体改变

膨胀性的结节

(左)图示淋巴结 NLPHL 的大体改变,在实质内形成大小不等的多个结节➡。(右)多个膨胀性结节➡破坏淋巴结结构,挤压滤泡间区➡,结节呈虫蚀样外观➡

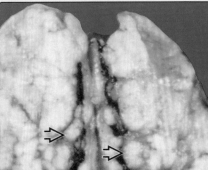
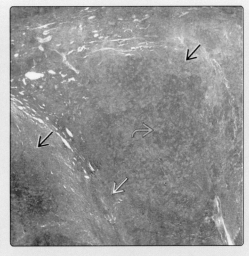

LP 细胞

CD20

(左)NLPHL 累及淋巴结,高倍镜图示大的肿瘤细胞,即 LP 细胞➡,核多叶似爆米花样。(右)CD20 免疫组织化学染色图示在许多小的反应性淋巴细胞➡中可见少数 CD20 阳性的 LP 细胞➡

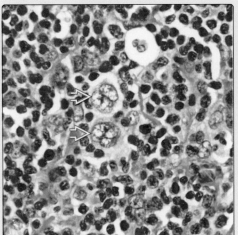
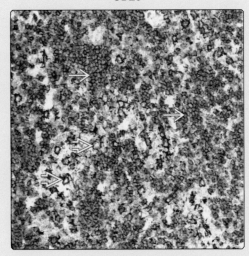

术语

缩写

- 结节性淋巴细胞为主型霍奇金淋巴瘤(nodular lymphocyte-predominant Hodgkin lymphoma,NLPHL)

同义词

- 结节性淋巴细胞为主型霍奇金病(REAL,1994)
- 淋巴细胞为主型霍奇金病(Rye,1966)
- 淋巴细胞和/或组织细胞为主型霍奇金病(Lukes and Butler,1966)
- 副肉芽肿(Jackson and Parker,1944)

定义

- 由肿瘤性大 B 细胞与炎症细胞构成的结节状增生
  - 背景为非肿瘤性小淋巴细胞和组织细胞增生浸润
    - 炎症细胞数量显著超过肿瘤性 LP 细胞
  - 肿瘤细胞被命名为 LP 细胞
    - 因其多分叶核及空泡状染色质,也被称为爆米花细胞
    - 之前被称为 L&H 细胞(淋巴细胞和/或组织细胞变异型 RS 细胞)
  - 肿瘤细胞通常局限于滤泡树突细胞网内
- 弥漫性 NLPHL
  - 名称来自 Lukes 和 Collins 分类,这类肿瘤罕见
  - 大部分病例重新分类后被归入
    - THRLBCL
      □ 有 NLPHL 病史,肿瘤完全呈弥漫性增生
      □ 需与原发性 THRLBCL 区别开
    - 伴有 THRLBCL 样结构的 NLPHL
    - 经典型霍奇金淋巴瘤(CHL)
  - 罕见情况下,弥漫性 NLPHL 可出现虫蚀样、富于 B 细胞的结构

病因学/发病机制

假设对应的正常细胞

- 处于生发中心母细胞分化阶段的生发中心 B 细胞

相关的病变

- NLPHL 与 PTGC 相关
  - NLPHL 与 PTGC 可同时累及同一枚淋巴结
  - PTGC 过去常常在为确定 NLPHL 分期而切除的淋巴结中检出
  - 然而,前瞻性研究发现 PTGC 患者并无发生 NLPHL 的风险

临床特征

流行病学

- 发病率
  - 占霍奇金淋巴瘤(HL)的 5%~6%

- 年龄
  - 中位年龄:35 岁
  - 可见于任何年龄
- 性别
  - 男性高发
    - 男:女≥2:1

部位

- 淋巴结
- 最常见的累及部位包括颈部、腋下或腹股沟淋巴结
  - 很少累及主动脉旁和回肠周围淋巴结
- 约 10%的病例出现肝和/或脾受累
- 约 7%的病例累及纵隔
- 骨髓受累罕见(约 2%)
  - 常提示伴有大 B 细胞淋巴瘤转化

表现

- 外周淋巴结肿大
  - 约 80%处于临床 I 期或 II 期
- B 症状较为少见(约 10%)

实验室检查

- 全血细胞计数正常;无白血病阶段
- 血清乳酸脱氢酶(LDH)或 β2 微球蛋白(β2-MG)水平很少升高

自然病程

- 临床经过呈惰性,常常复发
- 无复发生存曲线呈阶梯状
  - 无提示治愈的平台期
  - 出现早期和晚期(10 年以上)复发
  - 复发的风险与临床分期或治疗无关
  - 复发可表现为局限性病变,亦可为系统性(约 20%)病变
- 3%~5%的 NLPHL 可转化为大 B 细胞淋巴瘤
  - 大 B 细胞淋巴瘤常发生于 NLPHL 之后,但亦可与 NLPHL 并发或在 NLPHL 之前发生
    - 一部分转化病例与弥漫性大 B 细胞淋巴瘤(DLBCL)相似
    - 与原发性 DLBCL 相较而言,临床呈惰性
  - 另一部分病例与 THRLBCL 相似
- 长期随访结果显示约 15%的病例死于此肿瘤
  - 死因与治疗无效或继发第二种肿瘤相关
  - 约 4%的死亡病例出现第二种肿瘤
    - 急性白血病(2%)
    - 非霍奇金淋巴瘤(1%)
    - 实体瘤(1%)

治疗

- 选择、风险和合并症
  - 早期或局限性病变
    - 肿瘤累及区域的局部放疗
    - 有些人提倡用联合化疗取代放疗

- – 对儿童患者提倡观望
  - 进展期病变
    - – 联合化疗
      - □ ABVD：阿霉素、（多柔比星）、博来霉素、长春（花）碱、达卡巴嗪
    - – 近来的数据显示 CHOP 方案优于 ABVD
      - □ CHOP：环磷酰胺、羟基柔红霉素（阿霉素、多柔比星）、长春新碱（长春花碱）、泼尼松
- 药物
  - 推荐方案：ABVD
  - 常会使用利妥昔（抗 CD20）单抗
    - – 用于难治病例先期治疗的一部分

预后

- 10 年生存率超过 80%
  - 早期患者预后显著好于晚期患者
  - NLPHL 患者预后好于 CHL 患者
- 伴有 DLBCL 或 THRLBCL 转化预后较差
  - 骨髓受累与侵袭性临床表现相关
  - 如果大 B 细胞淋巴瘤病变局限且治疗及时，预后可能不受影响

影像学

X 线

- 外周淋巴结肿大
- NLPHL 病变 FDG-PET 值不高

大体特征

一般特征

- 切除的淋巴结常常体积较大，且为多结节状

镜下特征

组织学特征

- 淋巴结结构完全或部分破坏
  - 结节状或结节与弥漫性结构
  - 膨胀性生长的结节主要由小淋巴细胞与组织细胞构成
    - – 结节内反应性生发中心通常缺如
    - – 结节内中心细胞或中心母细胞基本缺如或罕见
  - 结节通常比反应性淋巴滤泡更大
- LP 细胞体积大，散在分布于炎症细胞中
  - 约占全部细胞的 1%
  - LP 细胞形态学变化多样
    - – 多分叶核的爆米花样细胞，染色质呈空泡状，有多个小核仁
    - – 多核或木乃伊样细胞
    - – LP 细胞亦可呈圆形而没有分叶
- 研究报道了多种结构特点，即 A-F
  - 经典的结节状结构最为常见（结构 A）

- 匍行样结节（结构 B）
  - – 不规则结节相互融合
- 伴有较多结外 LP 细胞（结构 C）
  - – LP 细胞位于 B 细胞结节之外
- 富于 T 细胞的结节（结构 D）
  - – 肿瘤结节内背景中小 B 细胞少见
- THRLBCL 样（结构 E）
  - – 通常存在至少一个典型的 NLPHL 结节状区域
  - – 弥漫性区域与原发性 THRLBCL 无法区别
  - – 大部分背景细胞为 T 细胞和组织细胞
  - – 缺乏滤泡树突细胞网
  - – 常伴有 B 症状，临床分期晚
- 弥漫性，富于 B 细胞，伴有虫蚀样外观（结构 F）
  - – 非常罕见（不足 5% 的病例）
  - – 背景细胞主要为 B 细胞
  - – 滤泡树突细胞网存在
- 结构变异 C-F 与复发风险呈正相关
- 组织细胞可呈上皮样和/或形成小型肉芽肿结构
- 以下常见于 CHL 的病变，在 NLPHL 中罕见
  - 嗜酸性粒细胞、中性粒细胞和浆细胞罕见
  - RS+H 细胞缺如或罕见
  - 坏死罕见，结节周围无纤维条带环绕
- NLPHL 患者残留或未受累的淋巴结改变
  - 常可见到反应性淋巴滤泡增生
  - PTGC 常见
- 复发 NLPHL
  - 小淋巴细胞缺如，组织细胞增多
  - 高达 40% 的患者在复发时出现纤维化
  - 可出现弥漫性区域，大细胞数量增多

细胞学特征

- 针吸细胞学样本难以明确 NLPHL 的诊断
  - 涂片中很难观察到结节状结构

NLPHL 伴有大细胞淋巴瘤转化

- 大细胞淋巴瘤可以与 NLPHL 并存或继发于 NLPHL
  - 大细胞可成片状增生，与原发的 DLBCL 类似
  - 大细胞也可成散在分布，与 THRLBCL 类似
  - 背景中 CD8 阳性 T 细胞或组织细胞增多
- 推荐诊断
  - NLPHL 伴有 THRLBCL 样转化
    - – 这一术语用于指肿瘤细胞弥漫性增生，而没有残留的结节状结构
- 在下列情况下，可做出 NLPHL 转化为 THRLBCL 的诊断
  - 只见到 THRLBCL 的弥漫性区域，同时
  - 晚期患者，包括
    - – 骨髓累及，和/或存在其他转化的依据，如
      - □ LDH 和 β2-MG 水平高
      - □ 溶骨性病变
  - NLPHL 出现骨髓累及，通常提示肿瘤转化
  - 广泛的肝受累常常也提示肿瘤转化

- 伴有 THRLBCL 样转化的 NLPHL 与局灶表现为 THRLBCL 的 NLPHL,两者预后显著不同

辅助检查

免疫组织化学

- LP 细胞
  - CD20(+)、CD22(+)、CD79a(+)、CD75(+)
  - PAX5(+)、OCT2(+)、BOB1(+)、PU.1(+)
  - CD40(+)、CD80(+)、CD86(+)
  - BCL6(+)、AID(+)、SWAP70(+)
  - CD45/LCA(+),Ki-67 染色显示高增殖指数
  - 约半数病例 EMA 和 MUM1(+)
  - 约 25% 的病例 IgD(+)
  - 伴有大细胞转化的病例通常不表达 MYC
  - 全 T 抗原(-)、BCL2(-)
  - CD15(-)、CD30(-)
    - 约 10% 的病例报道 LP 细胞 CD30(+)
    - NLPHL 背景中 CD30(+)反应性免疫母细胞常见
  - EBV-LMP1(-)
    - 来自发达国家的病例报道,罕见(<1%)LP 细胞 EBV(+)
- 背景炎症细胞成分
  - 小淋巴细胞,T、B 细胞混合存在
  - B 细胞
    - IgM(+)、IgD(+)
    - CD10(-)、BCL6(-)
  - T 细胞
    - CD2(+)、CD3(+)、CD5(+)、CD7(+)
  - 少量 CD3(+)滤泡辅助 T 细胞亚群
    - CD3(+)、CD4(+)、CD57(+)
    - CD10(+)、BCL6(+)、PD1(+)
    - 围绕 LP 细胞形成花环样结构,可见于约半数病例
  - 结节状结构内存在滤泡树突细胞网
    - CD21(+)、CD23(+)和/或 CD35(+)
  - 组织细胞
    - CD68(+)、CD163(+)
- 复发的 NLPHL
  - 背景小 B 细胞缺如
  - 滤泡树突细胞网减少或缺如

流式细胞术

- 多克隆性 B 细胞表型
- 成熟 T 细胞
  - 以 CD4 阳性 T 细胞或 CD8 阳性 T 细胞为主,各占一半病例
- 常规流式细胞术分析常常漏掉大的肿瘤细胞

原位杂交

- LP 细胞 EBER 阴性
  - 西方国家报道不到 1% 的 NLPHL 病例 EBER 阳性

PCR

- 单细胞 PCR 技术可检测到 IGH 或轻链基因单克隆性重排

- 应用标准 PCR 或 DNA 印迹法检测整个活检组织,通常检测不到单克隆性重排

基因学检查

- 通常存在 IGH 可变区体细胞突变
  - 提示存在持续突变
- 约半数病例存在 3q27/BCL6 基因重排
  - IGH 为最常见的伙伴基因
- 常存在复杂的核型异常

阵列比较基因组杂交

- 30%~60% 的病例存在染色体的缺失或获得
  - 常见的片段获得有:1、2q、3、4q、5q、6、8q、11q、12q 和 X
  - 缺失区域:17

鉴别诊断

LRCHL,结节性变异型

- 此型 CHL 以结节状结构为主,与 NLPHL 非常相似
- 结节状结构包含有萎缩或缺如的生发中心及明显的套区
- RS+H 细胞位于增大的淋巴滤泡的套区内
- 免疫表型
  - RS+H 细胞 CD15(+)、CD30(+)、EBV-LMP1(+/-)、CD45/LCA(-)

THRLBCL

- 主要见于老年人,罕见发生于儿童和青少年
- B 症状、分期晚、LDH 水平高
- 弥漫性生长方式
- 通常不伴有反应性滤泡增生或 PTGC
- 大的肿瘤细胞占整个标本中所有肿瘤细胞的不足 10%
- 免疫表型
  - 肿瘤性大细胞为 B 细胞源性
    - 全 B 细胞抗原(+)、CD45/LCA(+)、CD30(+/-)
    - CD10(+/-)、BCL2(+/-)、BCL6(+/-)
  - 背景反应性细胞是 T 细胞和组织细胞
    - T 细胞通常 CD8(+)、TIA1(+)
    - CD57(+)/BCL6(+)的 T 细胞通常缺如

PTGC

- 罕见出现明显的临床症状,如系统性淋巴结肿大
- 淋巴结结构保留
- 显著扩大的淋巴滤泡(通常是反应性淋巴滤泡的 3~4 倍)
- 套区细胞可广泛殖入淋巴滤泡
  - 可浸润并取代生发中心
- 扩大的淋巴滤泡内滤泡树突细胞网存在
- 无 LP 细胞
- CD4(+)、CD8(+)T 细胞增加(与 NLPHL 相似)

滤泡性淋巴瘤

- 发现时通常是临床IV期

免疫组织化学			
抗体	反应结果	着色部位	评论
CD45	阳性	胞膜	几乎恒定阳性
全 B 抗原			
CD20	阳性	胞膜	几乎恒定阳性
转录因子			
PAX5	阳性	细胞核	表达强于 CHL 的 RS+H 细胞
OCT2	阳性	细胞核	表达强于 CHL 的 RS+H 细胞
BOB1	阳性	细胞核	表达强于 CHL 的 RS+H 细胞
CHL 标志物			
CD30	阴性	胞膜和胞质	罕见阳性,背景反应性免疫母细胞可阳性
CD15	阴性	胞质	罕见阳性,见于部分病例
生发中心 B 细胞标志物			
BCL6	阳性	细胞核	
其他有用的标志物			
EMA	阳性	胞膜	50%的病例阳性
EBER	阴性	细胞核	通常是阴性,但极个别病例可阳性
EBV-LMP	阴性	胞质	通常是阴性,但极个别病例可阳性

CHL,经典型霍奇金淋巴瘤;RS+H 细胞,里-施细胞和/或霍奇金细胞。

- 与 NLPHL 中的滤泡样结节相比,肿瘤性滤泡通常较小
- 肿瘤细胞由中心细胞和中心母细胞构成
- 免疫表型
  - CD10(+)、BCL6(+)、BCL2(+)
  - 流式细胞术显示单克隆性 B 细胞,CD10(+)

结节硬化型霍奇金淋巴瘤

- 罕见情况下,NLPHL 可出现纤维化
  - 常见发生于腹股沟淋巴结的病例
- NLPHL 中的纤维化无双折光性/极性
- 免疫表型
  - RS+H 细胞 CD30(+)、CD15(+)、EBV-LMP1(+/−)、CD45/LCA(−)

反应性淋巴滤泡

- 淋巴结结构保留
- 生发中心结构清楚,有极向,套区清楚
- 小的和大的中心细胞及中心母细胞,细胞无异型性
- 可染小体巨噬细胞通常较丰富且明显
- 反应性淋巴滤泡通常体积较小

诊断依据

临床相关病理特征

- 临床生物学行为呈惰性,对化疗有反应,但常常复发

- 生存曲线显示早期和晚期复发,没有平台期
  - 提示 NLPHL 无法"治愈"

病理学精要

- 扩大的结节内,小淋巴细胞背景中检见 LP 细胞
  - 生长方式可完全呈结节状,亦可为结节和弥漫性生长混合
  - 结节比反应性淋巴滤泡大
    - 结节内大部分细胞为反应性 T 细胞和 B 细胞
    - 结节内可见到组织细胞和滤泡树突细胞网
    - LP 细胞占比不足 1%
- 3%~5%的病例可转化为大 B 细胞淋巴瘤

参考文献

1. Savage KJ et al: Nodular lymphocyte-predominant Hodgkin lymphoma. Semin Hematol. 53(3):190-202, 2016
2. Schuhmacher B et al: A strong host response and lack of MYC expression are characteristic for diffuse large B cell lymphoma transformed from nodular lymphocyte predominant Hodgkin lymphoma. Oncotarget. ePub, 2016
3. Hartmann S et al: Diffuse large B cell lymphoma derived from nodular lymphocyte predominant Hodgkin lymphoma presents with variable histopathology. BMC Cancer. 14:332, 2014
4. Xing KH et al: Advanced-stage nodular lymphocyte predominant Hodgkin lymphoma compared with classical Hodgkin lymphoma: a matched pair outcome analysis. Blood. 123(23):3567-73, 2014
5. Hartmann S et al: The prognostic impact of variant histology in nodular lymphocyte-predominant Hodgkin lymphoma: a report from the German Hodgkin Study Group (GHSG). Blood. 122(26):4246-52; quiz 4292, 2013

虫蚀样结构

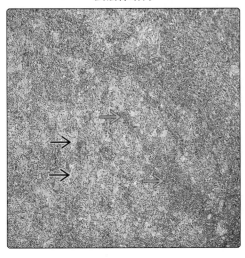

大细胞

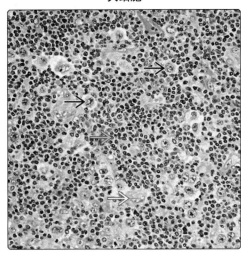

（左）低倍镜下,大的肿瘤结节呈虫蚀样结构,这是由于大细胞➡散在分布于小淋巴细胞➡背景中而形成的。（右）高倍镜图示 NLPHL 累及淋巴结。大的肿瘤性 LP 细胞➡散在分布于大量的小淋巴细胞➡及少数组织细胞➡构成的背景中

木乃伊细胞

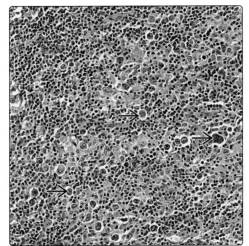

爆米花细胞

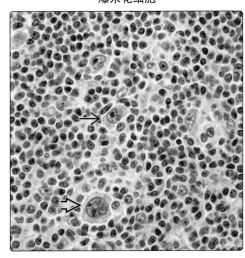

（左）NLPHL 中 LP 细胞形态多样,存在一个形态谱系,可呈木乃伊细胞➡,胞质固缩、核不规则。（右）NLPHL 累及淋巴结,LP 细胞形态多样,可呈爆米花细胞➡,也可有显著核仁➡,相似于 CHL 的 RS+H 细胞

肉芽肿

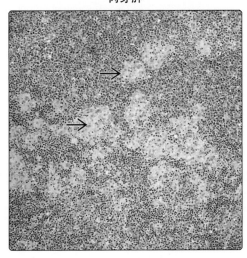

PTGC

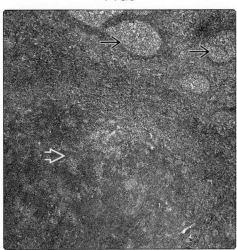

（左）成簇的组织细胞形成小型肉芽肿➡。这种结构在 NLPHL 中很常见。（右）图示淋巴滤泡增生➡,及特征性显著扩大的淋巴滤泡呈 PTGC ➡。PTGC 病变可与 NLPHL 伴发。PTGC 的滤泡内无异型的 LP 细胞

LP 细胞 CD20

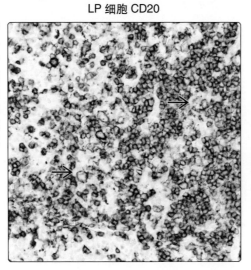

PAX5

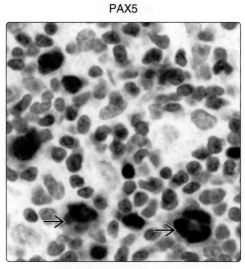

(左) 图示 LP 细胞 ⇨ 及背景中的小淋巴细胞均为 CD20 (+)。NLPHL 肿瘤背景淋巴细胞主要是小 B 细胞。(右) NLPHL 中 LP 细胞强表达 PAX5 ⇨。相比而言,CHL 的 RS + H 细胞 PAX5 呈弱阳性。请注意 LP 细胞核亦可呈多分叶状

CD3

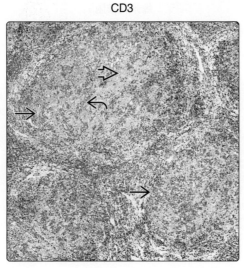

CD3 (+) 花环

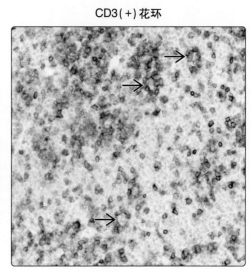

(左) NLPHL 累及淋巴结。CD3 免疫组织化学染色低倍镜图示肿瘤结节 ⇨ 内 CD3 (+) T 细胞 ⇨ 呈散在分布。大部分细胞 CD3 阴性 ⇨,提示为 B 细胞。(右) 高倍镜图示 CD3 (+) 小 T 细胞围绕 LP 细胞,形成所谓 "花环" 结构 ⇨。CD3 (+) 小 T 细胞围绕 LP 细胞形成的花环是 NLPHL 具有特征性的改变,但并不特异

CD57

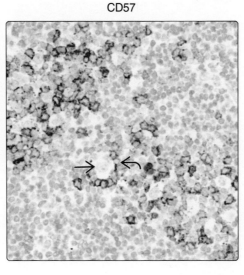

CD30

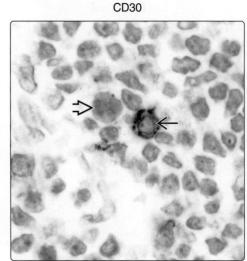

(左) CD57 免疫组织化学染色高倍镜图示 CD57 (+) 小 T 细胞 ⇨ 围绕 LP 细胞 ⇨ 形成花环。在显示 NLPHL 中花环结构时,CD3 比 CD57 更为敏感。(右) CD30 免疫组织化学染色高倍镜图示 NLPHL 的 LP 细胞 CD30 阴性 ⇨。NLPHL 滤泡间中等大小的免疫母细胞通常 CD30 (+) ⇨。反应性淋巴滤泡增生性病变中 CD30 (+) 的免疫母细胞也很常见

虫蚀样结构

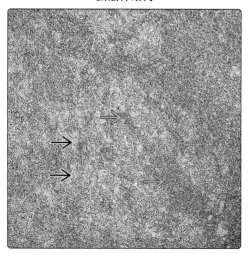

大细胞

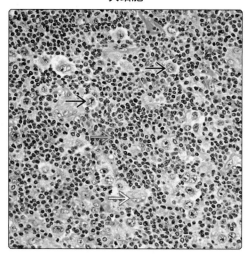

(左)低倍镜下,大的肿瘤结节呈虫蚀样结构,这是由于大细胞 ⊟ 散在分布于小淋巴细胞 ⊟ 背景中而形成的。(右)高倍镜图示 NLPHL 累及淋巴结。大的肿瘤性 LP 细胞 ⊟ 散在分布于大量的小淋巴细胞 ⊟ 及少数组织细胞 ➡ 构成的背景中

木乃伊细胞

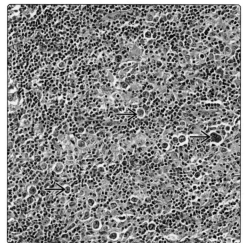

爆米花细胞

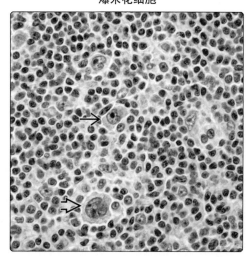

(左)NLPHL 中 LP 细胞形态多样,存在一个形态谱系,可呈木乃伊细胞 ⊟,胞质固缩、核不规则。(右)NLPHL 累及淋巴结,LP 细胞形态多样,可呈爆米花细胞 ⊟,也可有显著核仁 ⊟,相似于 CHL 的 RS+H 细胞

肉芽肿

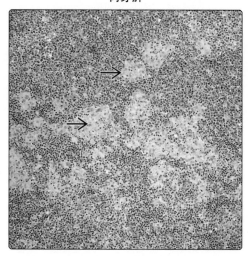

PTGC

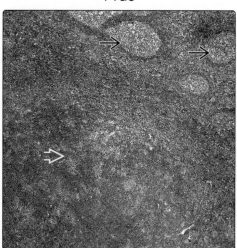

(左)成簇的组织细胞形成小型肉芽肿 ⊟。这种结构在 NLPHL 中很常见。(右)图示淋巴滤泡增生 ⊟,及特征性显著扩大的淋巴滤泡呈 PTGC ➡。PTGC 病变可与 NLPHL 伴发。PTGC 的滤泡内无异型的 LP 细胞

LP 细胞 CD20

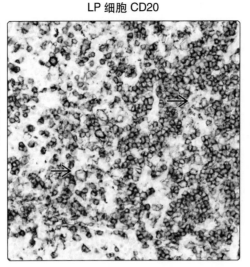

PAX5

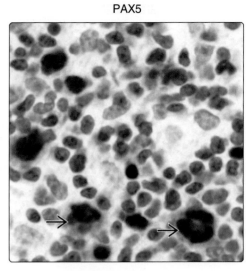

(左) 图示 LP 细胞➡及背景中的小淋巴细胞均为CD20(+)。NLPHL 肿瘤背景淋巴细胞主要是小 B 细胞。(右) NLPHL 中 LP 细胞强表达 PAX5➡。相比而言,CHL 的 RS+H 细胞PAX5 呈弱阳性。请注意LP 细胞核亦可呈多分叶状

CD3

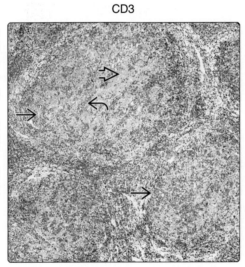

CD3(+)花环

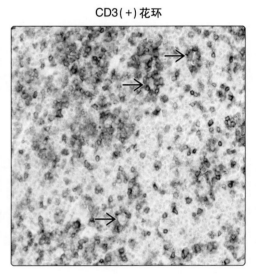

(左) NLPHL 累及淋巴结。CD3 免疫组织化学染色低倍镜图示肿瘤结节➡内CD3(+)T 细胞➡呈散在分布。大部分细胞 CD3 阴性➡,提示为 B 细胞。(右)高倍镜图示 CD3(+)小 T 细胞围绕 LP 细胞,形成所谓"花环"结构➡。CD3(+)小 T 细胞围绕 LP 细胞形成的花环是 NLPHL 具有特征性的改变,但并不特异

CD57

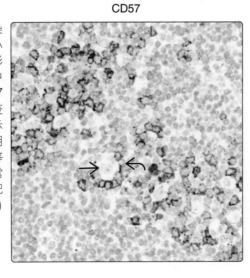

CD30

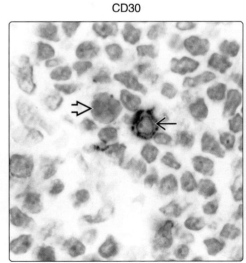

(左) CD57 免疫组织化学染色高倍镜图示 CD57(+)小T 细胞➡围绕 LP 细胞➡形成花环。在显示 NLPHL 中花环结构时,CD3 比 CD57更为敏感。(右)CD30 免疫组织化学染色高倍镜图示NLPHL 的 LP 细胞 CD30 阴性➡。NLPHL 滤泡间中等大小的免疫母细胞通常CD30(+)➡。反应性淋巴滤泡增生性病变中 CD30(+)的免疫母细胞也很常见

CD21

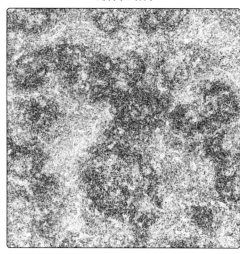

匐行性结构

（左）NLPHL 经典的结节状结构。CD21 免疫组织化学染色结果示结节内扩大的滤泡树突细胞网，这也是 NLPHL 最常见的结构。
（右）免疫组化 PAX5 染色示匐行性结构。部分结节的结构消失，表现为结节扭曲破坏或融合

富于 T 细胞型

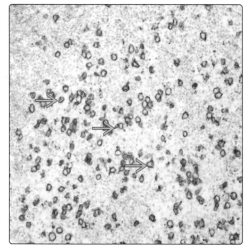

富于 T 细胞型的 CD3 (+)

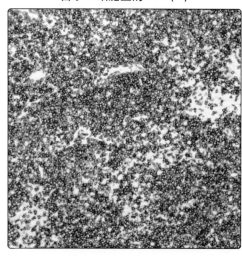

（左）图示 NLPHL，富于 T 细胞结节（结构 C）。CD20 免疫组化染色示结节内的 LP 细胞➡。大部分背景小淋巴细胞 CD20 阴性，提示为 T 细胞。（右）CD3 免疫组织化学染色图示 NLPHL 富于 T 细胞的结构。除了大的肿瘤细胞之外，大部分淋巴细胞 CD3 阳性。这种结构在 NLPHL 中并不常见

富于组织细胞型

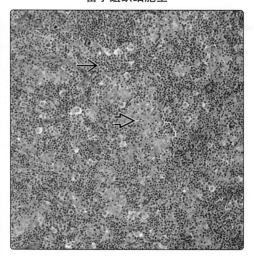

疏松的组织细胞灶

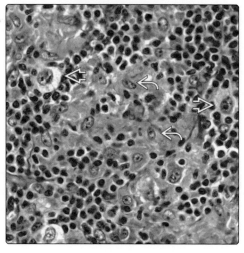

（左）图示 NLPHL，富于组织细胞型。低倍镜下，背景大部分细胞为组织细胞➡，与小淋巴细胞➡混合存在。（右）高倍镜下，组织细胞可形成疏松的小簇➡，见散在极少量 LP 细胞(约 1%)➡

DLBCL

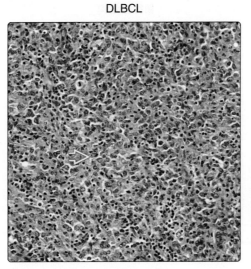

THRLBCL

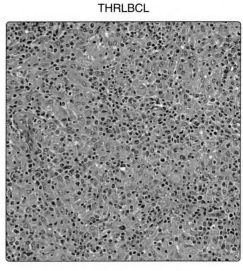

(左)图示继发于 NLPHL 的 DLBCL。大细胞成片增生➡,提示为转化。NLPHL 的诊断基于其他部位的淋巴结改变。(右)图示 NL-PHL 伴有 THRLBCL 样转化。这种模式见于 NLPHL 复发或多次化疗后。与典型的 NLPHL 相比,组织细胞更为丰富,淋巴细胞相对较少

THRLBCL:CD20

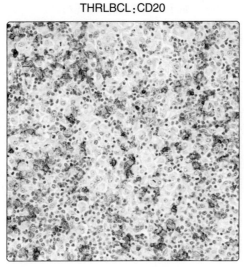

THRLBCL:骨髓

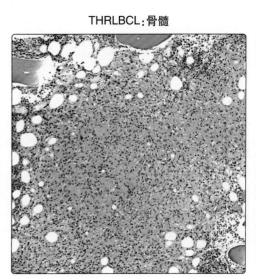

(左)图示 NLPHL 伴有 THRLBCL 样转化。免疫组织化学 CD20 染色示大的肿瘤细胞,背景中反应性小 B 细胞罕见。注意与经典的 NLPHL 相比,背景小 B 细胞显著缺乏。(右)图示 NL-PHL 伴有 THRLBCL 样转化累及骨髓。骨髓腔内均为弥漫性 THRLBCL 病变,此病例有 NLPHL 病史,符合 NLPHL 转化

THRLBCL:大细胞

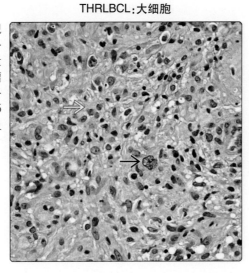

THRLBCL:PAX5

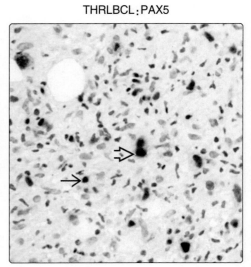

(左)NLPHL 患者骨髓出现 THRLBCL 样改变提示 NL-PHL 发生转化。图示大量组织细胞➡围绕大的肿瘤细胞➡。(右)骨髓内 THR-LBCL,免疫组织化学 PAX5 染色示大的肿瘤细胞➡及散在小 B 细胞➡均为阳性

LRCHL

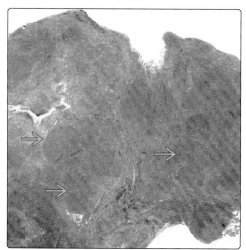

LRCHL：CD21

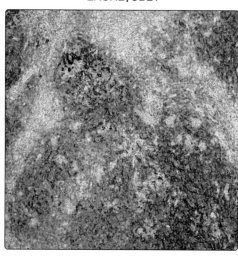

（左）结节性变异型 LRCHL 的淋巴结改变。HE 染色低倍镜图示多结节结构➡，与 NLPHL 相似。然而，淋巴结内未见虫蚀样结构。（右）免疫组化 CD21 染色示扩大的滤泡树突细胞网，与 NLPHL 相似

LRCHL：RS+H 细胞

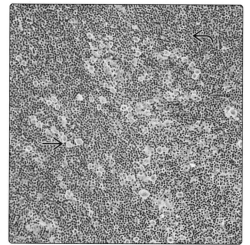

LRCHL：多分叶细胞核

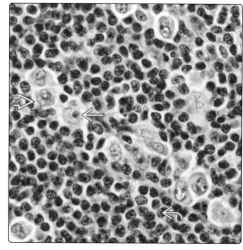

（左）LRCHL 累及淋巴结。低倍镜图示 RS+H 细胞➡散在分布于大量的小淋巴细胞➡中。组织细胞少见。（右）高倍镜图示 RS+H 细胞体积大，部分核大多分叶，染色质空泡状➡，部分核仁明显➡。背景主要由小淋巴细胞➡构成

LRCHL：CD30

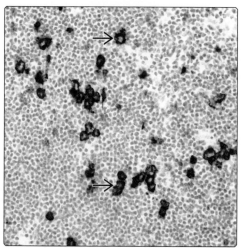

LRCHL：PAX5（+）

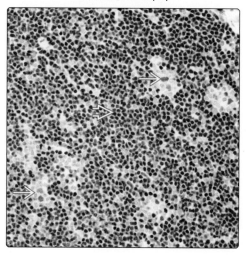

（左）LRCHL 累及淋巴结。免疫组织化学 CD30 染色示肿瘤细胞 CD30 强阳性➡，与其他 CHL 常见的 RS+H 细胞一样。（右）免疫组织化学 PAX5 染色示大量反应性小 B 细胞 PAX5 呈强阳性➡，而肿瘤性 RS+H 细胞 PAX5 弱阳性➡

LRCHL：CD45

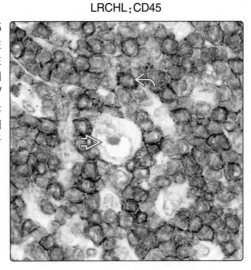

LRCHL：EBER(+)

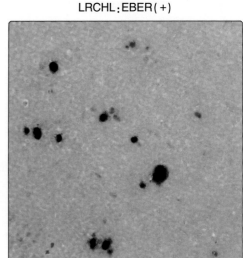

(左) 免疫组织化学 CD45 染色示 RS 细胞 CD45 阴性▷，而周围小淋巴细胞阳性▷。通常认为 CHL 肿瘤细胞 CD45 阴性。(右) EBV 编码 EBER 原位杂交检测示淋巴结 LRCHL 中 RS+H 细胞阳性。EBER 阳性见于 20%~40% 的 LRCHL 病例

THRLBCL：大细胞

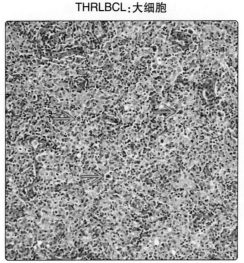

THRLBCL：淋巴结

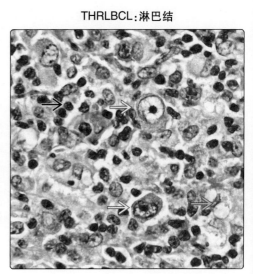

(左) 淋巴结 THRLBCL 低倍镜图示散在肿瘤性大细胞➡，符合 HL。视野中肿瘤细胞占比 <10%，大部分细胞为反应性背景细胞。(右) 高倍镜图示 THRLBCL 的肿瘤性大细胞➡散在分布于反应性小淋巴细胞➡和组织细胞➡背景中

THRLBCL：CD20

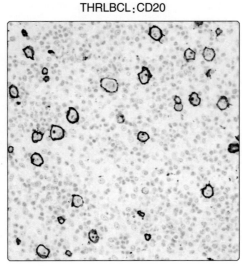

THRLBCL：CD3

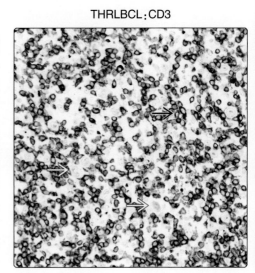

(左) THRLBCL 病例 CD20 免疫组织化学染色。图示散在的肿瘤性大细胞 CD20 阳性，而背景细胞大部分为阴性。(右) THRLBCL 病例 CD3 免疫组织化学染色。图示背景细胞中大量反应性小淋巴细胞 CD3 阳性▷，而肿瘤性大细胞 CD3 阴性➡

滤泡性淋巴瘤

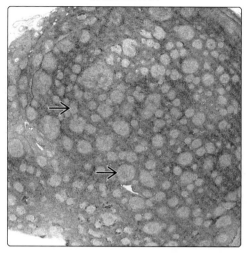

滤泡性淋巴瘤:中心细胞

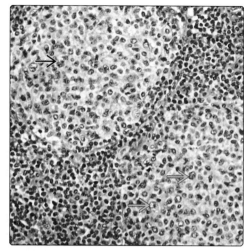

(左)低倍镜图示滤泡性淋巴瘤累及淋巴结。与 NL-PHL 的结节不同,滤泡性淋巴瘤的结节较小,结节轮廓更为清晰➡,且常常无套区。(右)高倍镜图示 2 个肿瘤性滤泡,主要由中心细胞➡构成,中心母细胞➡较罕见。滤泡性淋巴瘤中无明确 LP 细胞

滤泡性淋巴瘤:BCL2(+)

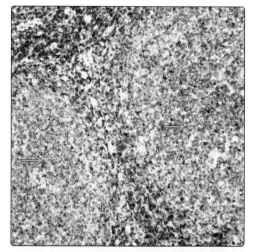

PTGC 和淋巴滤泡增生

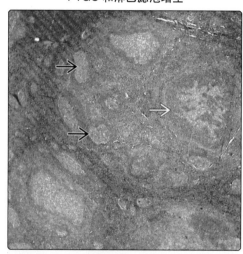

(左)免疫组织化学 BCL2 染色图示肿瘤性滤泡 BCL2 阳性➡。(右)图示 PTGC 显著扩大的滤泡,套区细胞进入生发中心➡,背景为反应性增生的淋巴滤泡,生发中心明显➡

PTGC:CD20(+)

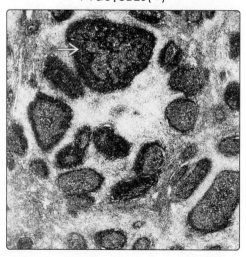

PTGC:BCL2(-)

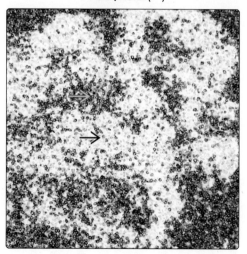

(左)免疫组织化学 CD20 染色图示淋巴结 PTGC,滤泡主要由 CD20 阳性➡的 B 细胞构成。同时,免疫组化染色也显示出转化的淋巴滤泡,大小差异明显。(右)免疫组织化学 BCL2 染色图示转化滤泡的反应性生发中心 B 细胞 BCL2 阴性➡,而套区细胞和 T 细胞 BCL2 阳性➡

要　点

基本概念

- 经典型霍奇金淋巴瘤(CHL)的罕见类型
  - RS+H 细胞
  - 背景中有多量反应性小淋巴细胞

临床特征

- 占 CHL 的 4%~5%
- 临床 I 期或 II 期,B 症状罕见
- 累及外周淋巴结
- LRCHL 患者生存情况与 CHL 其他类型相似
  - 早期复发后出现平台期(提示可治愈)

镜下特征

- RS+H 细胞和大量小淋巴细胞
  - 粒细胞和浆细胞罕见
- 结节性变异型较为常见
  - 淋巴结结构破坏,被模糊的结节所取代
- 结节由 RS+H 细胞和大量小淋巴细胞构成
- 弥漫性变异型,罕见
  - 弥漫性结构,细胞成分与结节性变异型相似

辅助检查

- 典型的 RS+H 细胞免疫表型,支持 CHL 的诊断
  - CD15(+/-)、CD30(+)、PAX5(弱+)、MUM1/IRF4(+)
  - CD20(-/+)、CD45/LCA(-)
- 背景小淋巴细胞为 B 细胞
- 结节性变异型内存在松散的滤泡树突细胞网

主要鉴别诊断

- 结节性淋巴细胞为主型霍奇金淋巴瘤(NLPHL)
- 混合细胞型霍奇金淋巴瘤
- 结节硬化型霍奇金淋巴瘤
- 富于 T 细胞/组织细胞的大 B 细胞淋巴瘤(THRLBCL)
- 小 B 细胞淋巴瘤

LRCHL

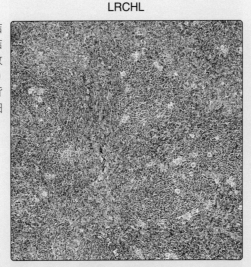

LRCHL:伴有 RS+H 细胞的结节

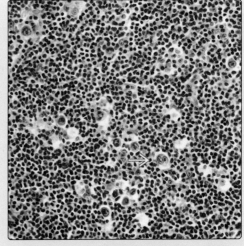

(左)低倍镜图示淋巴结 LRCHL 结节性变异型。结节由多量小淋巴细胞和散在 RS+H 细胞构成。(右)中倍镜图示小淋巴细胞背景中散在分布的 RS+H 细胞➡

LRCHL:RS+H 细胞

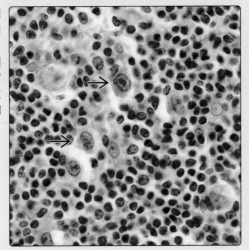

LRCHL:细针穿刺标本中的 RS 细胞

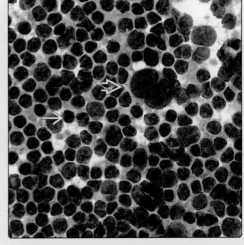

(左)高倍镜图示小淋巴细胞背景中具有明显核仁的 RS+H 细胞➡。(右)LRCHL 累及淋巴结针吸细胞学图示 RS 细胞➡和背景中小淋巴细胞➡。请注意背景中没有中性粒细胞和嗜酸性粒细胞

术语

缩写

- 富于淋巴细胞的经典型霍奇金淋巴瘤（lymphocyte-rich classic Hodgkin lymphoma，LRCHL）

同义词

- 滤泡性霍奇金病（淋巴瘤）

定义

- LRCHL：CHL 的亚型，由背景反应性小淋巴细胞和 RS+H 细胞构成
  - 粒细胞和浆细胞罕见
  - 两个变异型：结节性和弥漫性

病因学/发病机制

可能的细胞来源

- LRCHL 可能来源于反应性淋巴滤泡生发中心外层的 B 细胞
  - 反应性淋巴滤泡生发中心外层内的大细胞免疫表型与 RS+H 细胞相似
    - CD30（+）、B 细胞转录因子（+）
- PD1（+）和 CD57（+）的 T 细胞围绕大细胞形成花环

肿瘤形成

- RS+H 细胞起源于 B 细胞转录异常的缺陷性生发中心 B 细胞
  - RS+H 细胞不表达免疫球蛋白
    - *IGH* 基因启动子表观遗传学沉默
    - *IG* 基因启动子和增强子未能正常激活
  - 与 CHL 其他类型相比，LRCHL 中 RS+H 细胞的 B 细胞转录程序异常程度较轻
    - 介于 NLPHL 和 CHL 之间
- 包括 LRCHL 在内的大部分 CHL 病例的 RS+H 细胞 NF-κB 异常活化
  - c-Rel 核内聚集可能参与了 B 细胞的恶性转化
- RS+H 细胞调节机体反应
  - 通过表达和/或分泌趋化因子和表面配体
  - RS+H 细胞与反应性细胞相互作用促进肿瘤生长及引起局部和系统性症状

临床特征

流行病学

- 发病率
  - 占 CHL 的 4%~5%
- 年龄
  - 主要见于中年人（中位年龄：43 岁）
- 性别
  - 男：女约 2:1

表现

- 约 10% 的患者出现 B 症状
- 比例低于其他 CHL 亚型
- 约 70% 的患者临床 I 期或 II 期
- 常累及外周淋巴结
  - 特别是横膈以上区域的淋巴结
- 纵隔受累罕见
  - 见于约 15% 的病例，通常不形成巨大包块
- 内脏受累相对罕见
  - 结外受累部位有：肺（4%）、骨（3%）、骨髓（2%）和肝（2%）
- Waldeyer 环发生 CHL 并不常见，但此部位 CHL 常为 LRCHL

自然病程

- LRCHL 患者的生存情况与 CHL 其他类型相似
  - 早期复发后出现平台期

治疗

- 药物
  - 多种化疗药物可用于 LRCHL 患者的治疗，最常用的有
    - ABVD：多柔比星、博来霉素、长春（花）碱、达卡巴嗪，可联合或不联合使用利妥昔单抗
    - BEACOPP：博来霉素、依托泊苷、多柔比星、环磷酰胺、长春（花）碱、甲基苄肼、泼尼松
- 放射治疗（放疗）
  - 早期或中期病例
    - 扩大范围或受累区域局部放疗联合化疗
    - 早期局限性病变可采用单纯放疗
  - 进展期病变
    - 在化疗的基础上，采用局部放疗以缩小瘤块或针对残留病变

预后

- 采用现有的治疗方案，预后非常好
  - 完全缓解率达 95%；复发率为 17%
  - 然而，比较相同临床分期的患者，其预后并未明显优于其他 CHL 亚型
- 少数 LRCHL 患者预后差；致死原因有
  - 约 9% 的病例复发或进展；约 4% 继发第二种恶性肿瘤

影像学

X 线

- 外周淋巴结肿大
- PET/CT 可用于分期，也有助于评估疗效

镜下特征

组织学特征

- 结节性变异型
  - 淋巴结结构破坏，见大的、通常较模糊的结节增生
  - 结节由扩大的套区小淋巴细胞构成
    - 部分病例可出现缩小且常常偏心的生发中心
    - 可见到组织细胞，但较淋巴细胞少见
    - 结节内浆细胞罕见或缺如
    - 结节内无嗜酸性粒细胞和中性粒细胞

- ○ 结节内可见到松散的滤泡树突细胞网
  - 可通过滤泡树突细胞标志物如 CD21、CD23 和 CD35 显示
- ○ RS+H 细胞散在分布于小淋巴细胞间
  - 主要分布在增宽的套区
  - 大部分 RS+H 细胞形态典型
  - RS+H 细胞可相似于 NLPHL 中的 LP 细胞
- ○ 结节周围可检见嗜酸性粒细胞或中性粒细胞,但不常见
- 弥漫性变异型
  - ○ 与结节性变异型相比不常见
  - ○ 淋巴结结构破坏,细胞弥漫增生
  - ○ 细胞成分与结节性变异型相近

细胞学特征

- 细针穿刺细胞学涂片显示小淋巴细胞和 RS+H 细胞
  - ○ 可确诊 CHL
  - ○ 涂片难以明确是否为 LRCHL

辅助检查

免疫组织化学

- RS+H 细胞具有 CHL 典型表型
  - ○ CD15(+/-)、CD30(+)、PAX5(弱+)、MUM1/IRF4(+)、CD45/LCA(-)
- 背景小淋巴细胞表型为套区 B 细胞
  - ○ CD19(+)、CD20(+)、PAX5(+)、IgD(+)、IgM(+)
- LRCHL 特征介于 CHL 与 NLPHL 之间
  - ○ 与 NLPHL 中 LP 细胞更为接近的特征有
    - 50%~60%的病例表达 OCT1、OCT2 和 BOB1
    - 清楚的 PAX5(+/-);约 30%的病例 CD20(+);约 30% 的病例 BCL6(+)
  - ○ 与 CHL 典型表型更为接近的特征有
    - 核表达 Rel、RelB、p50 和 TRAF1,支持 NF-κB 持续活化
    - 约 40%的病例 EBV-LMP1(+)
  - ○ LRCHL 肿瘤微环境与 NLPHL 相似
    - 背景中多量小 B 淋巴细胞
    - 肿瘤结节内存在滤泡树突细胞网
    - T 细胞围绕 RS+H 细胞形成花环结构;常常是 PD-1 (+)、CD57(+)和/或 CD3(+)

流式细胞术

- 多克隆性正常表型的 B 细胞和 T 细胞

原位杂交

- 约 40%的病例 RS+H 细胞 EBV 编码小 RNA(EBER)(+)

PCR

- RS+H 细胞单细胞 PCR 检测显示 *IGH* 基因单克隆性重排

鉴别诊断

NLPHL

- NLPHL 和 LRCHL 彼此非常相似
  - ○ 两者的鉴别有赖于免疫组化检测

- NLPHL 的 LP 细胞通常
  - ○ CD45/LCA(+)、CD20(+)
  - ○ PAX5(+)、OCT2(+)、BOB1(+)
  - ○ J 链(+)、BCL6(+)、CD30(-)、CD15(-)、EBER(-)
- T 细胞常围绕 LP 细胞形成花环结构
  - ○ T 细胞具有滤泡辅助 T 细胞表型
    - CD3(+)、CD4(+)、CD57(+)、PD-1(+)

混合细胞型霍奇金淋巴瘤

- 弥漫性变异型 LRCHL 可与其相似
- 反应性细胞更为多样,包括浆细胞和嗜酸性粒细胞

结节硬化型霍奇金淋巴瘤

- 有些病例可见到清楚的套区结构,且其内可检见 RS+H 细胞
- 结节由粗大的有极性的纤维条带包绕

THRLBCL

- LRCHL 有时形态学可与其相似
- 背景细胞由大量的小 T 细胞和组织细胞组成
  - ○ 小 B 细胞通常缺如
- 肿瘤细胞 CD45/LCA(+)、CD20(+)、CD15(-)

小 B 细胞淋巴瘤(SLL)

- LRCHL 可与 SLL 非常相似
- SLL 中无 RS+H 细胞
- 免疫表型有助于两者的鉴别
  - ○ SLL 通常 Ig 是单克隆性的
  - ○ CD5、CD10、CD23、BCL6 和 Cyclin D1 有助于诊断分型

副皮质区免疫母细胞反应性增生

- 可与 LRCHL 弥漫性变异型相似
  - ○ 免疫母细胞 CD30(+)、CD45/LCA(+)、CD15(-)

参考文献

1. Ansell SM: Hodgkin lymphoma: 2016 update on diagnosis, risk-stratification, and management. Am J Hematol. 91(4):434-42, 2016
2. Cheng CL et al: T cell-rich lymphoid infiltrates with large B cells: a review of key entities and diagnostic approach. J Clin Pathol. ePub, 2016
3. Nam-Cha SH et al: Lymphocyte-rich classical Hodgkin's lymphoma: distinctive tumor and microenvironment markers. Mod Pathol. 22(8):1006-15, 2009
4. de Jong D et al: Lymphocyte-rich classical Hodgkin lymphoma (LRCHL): clinico-pathological characteristics and outcome of a rare entity. Ann Oncol. 17(1):141-5, 2006
5. Shimabukuro-Vornhagen A et al: Lymphocyte-rich classical Hodgkin's lymphoma: clinical presentation and treatment outcome in 100 patients treated within German Hodgkin's Study Group trials. J Clin Oncol. 23(24):5739-45, 2005. Erratum in: J Clin Oncol. 24(14):2220, 2006
6. Bräuninger A et al: Typing the histogenetic origin of the tumor cells of lymphocyte-rich classical Hodgkin's lymphoma in relation to tumor cells of classical and lymphocyte-predominance Hodgkin's lymphoma. Cancer Res. 63(7):1644-51, 2003
7. Anagnostopoulos I et al: European Task Force on Lymphoma project on lymphocyte predominance Hodgkin disease: histologic and immunohistologic analysis of submitted cases reveals 2 types of Hodgkin disease with a nodular growth pattern and abundant lymphocytes. Blood. 96(5):1889-99, 2000
8. Diehl V et al: Clinical presentation, course, and prognostic factors in lymphocyte-predominant Hodgkin's disease and lymphocyte-rich classical Hodgkin's disease: report from the European Task Force on Lymphoma Project on Lymphocyte-Predominant Hodgkin's Disease. J Clin Oncol. 17(3):776-83, 1999

LRCHL：反应性生发中心

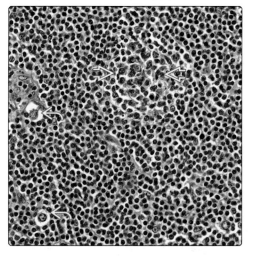

LRCHL：RS+H 细胞

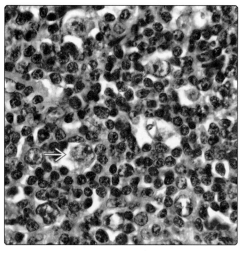

（左）LRCHL 结节性变异型累及淋巴结，低倍镜图示小的反应性生发中心➡和位于增宽的套区小淋巴细胞背景中散在的 RS+H 细胞➡。（右）高倍镜图示 RS+H 细胞➡，折叠核，类似于 NLPHL 中的 LP 细胞

LRCHL：印片中的 RS+H 细胞

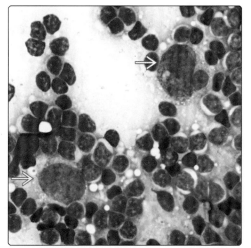

LRCHL：RS+H 细胞 CD15(+)

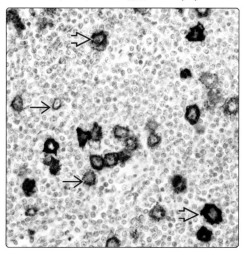

（左）LRCHL 累及淋巴结活检印片。图示富于小淋巴细胞的背景中可见到大的 RS+H 细胞➡。（右）淋巴结 LRCHL 结节性变异型。免疫组织化学 CD15 染色图示 RS+H 细胞➡阳性。请注意，背景中散在的组织细胞➡也可 CD15 阳性

LRCHL：RS+H 细胞 CD30(+)

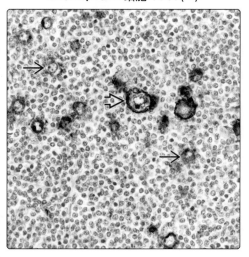

LRCHL：RS+H 细胞 CD45(-)

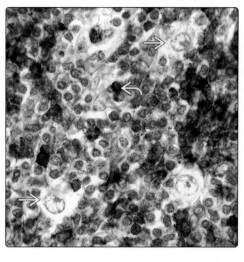

（左）免疫组织化学 CD30 染色图示 RS+H 细胞阳性➡。请注意，背景中散在的、活化的中等大小的免疫母细胞也可 CD30 阳性➡。（右）免疫组织化学 CD45/LCA 染色图示背景中大部分细胞阳性➡，而 RS+H 细胞阴性➡

LRCHL：反应性淋巴细胞 CD20（＋）

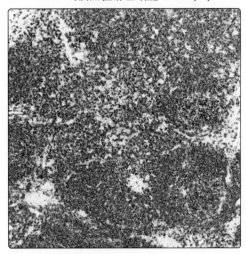

LRCHL：CD3＋细胞围绕 RS＋H 细胞的花环

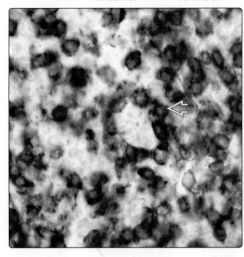

(左)淋巴结 LRCHL 结节性变异型。免疫组织化学 CD20 染色图示背景中大部分细胞为 B 细胞。LRCHL 背景细胞主要为套区 B 细胞。(右)免疫组织化学 CD3 染色高倍镜图示小 T 淋巴细胞围绕 RS＋H 细胞形成花环结构➡，与 NL-PHL 相似

LRCHL：CD57（＋）T 细胞花环

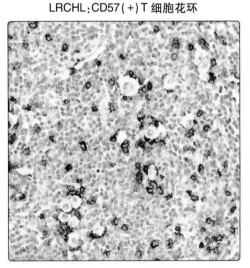

LRCHL：模糊的结节

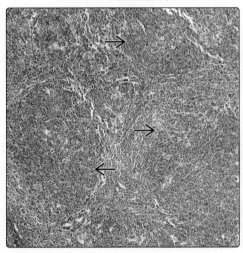

(左)淋巴结 LRCHL 结节性变异型。RS＋H 细胞周围围成花环的 T 细胞 CD57 阳性。(右)淋巴结 LRCHL 结节性变异型。图示部分模糊的结节结构➡

LRCHL：结节中 CD21（＋）的滤泡树突细胞

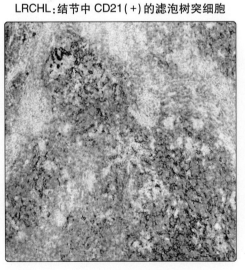

LRCHL：RS＋H 细胞 CD30（＋）

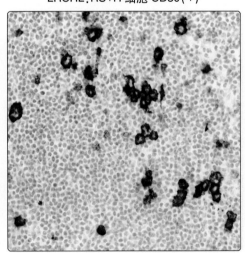

(左)淋巴结 LRCHL 结节性变异型。免疫组织化学 CD21 染色图示肿瘤结节内滤泡树突细胞网。(右)免疫组织化学 CD30 染色图示大的 RS＋H 细胞呈强阳性,背景中体积相对较小的免疫母细胞同样也是 CD30 阳性

LRCHL：RS+H 细胞 PAX5（+）

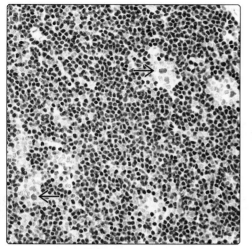

LRCHL：CD43（+）T 细胞花环

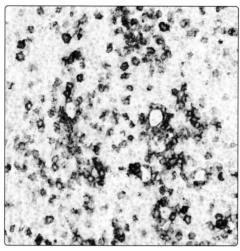

（左）淋巴结 LRCHL 结节性变异型。免疫组织化学 PAX5 染色图示背景中大量小淋巴细胞为 PAX5 阳性的 B 细胞，而散在的 RS+H 细胞 PAX5 表达较弱�，周围的 T 细胞花环则为阴性。（右）免疫组织化学 CD43 染色图示，CD43 强阳性的 T 细胞花环围绕 RS+H 细胞

LRCHL：LMP1（+）RS+H 细胞

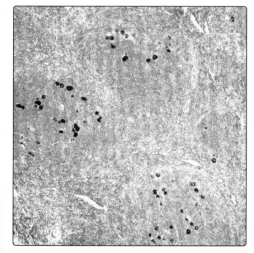

LRCHL：EBER（+）RS+H 细胞

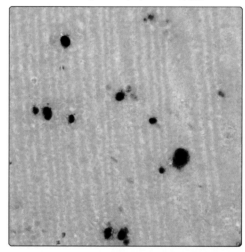

（左）淋巴结 LRCHL 结节性变异型。免疫组织化学 EBV 潜伏膜蛋白 1（LMP1）染色图示 RS+H 细胞强阳性。（右）EBER 原位杂交检测示结节内 RS+H 细胞 EBER 阳性

NLPHL

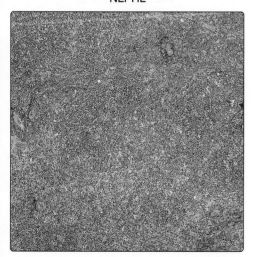

NLPHL：LP 细胞和小的淋巴细胞

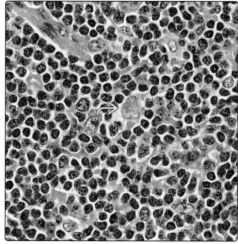

（左）NLPHL 累及淋巴结。低倍镜图示模糊的结节结构，与 LRCHL 结节性变异型相似。（右）高倍镜图示 LP 细胞通常体积大、多分叶核，与爆米花相似，核染色质呈空泡状，可见明显的小核仁➜。然而，LP 细胞偶尔也可相似于 RS+H 细胞，出现明显的嗜酸性核仁

NLPHL：CD20（+）小淋巴细胞

NLPHL：CD20（+）LP 细胞

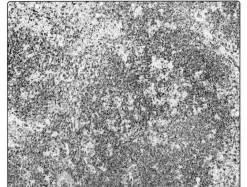
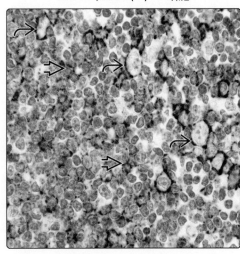

（左）NLPHL 累及淋巴结。免疫组织化学 CD20 染色可更好地显示结节结构。结节通常富于小 B 淋巴细胞。（右）免疫组织化学 CD20 染色示背景小淋巴细胞➡和 LP 细胞➦ CD20 阳性

NLPHL：CD30（-）LP 细胞

NLPHL：CD3（+）T 细胞花环

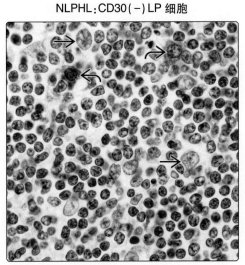
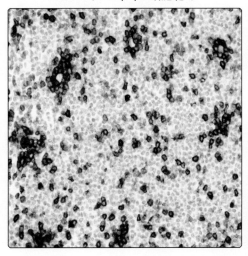

（左）NLPHL 累及淋巴结。免疫组织化学 CD30 染色示中等大小免疫母细胞阳性➦。请注意，LP 细胞 CD30 阴性➡。（右）免疫组织化学 CD3 染色示 CD3 阳性的 T 细胞围绕 LP 细胞形成花环结构

CLL／SLL：累及淋巴结

CLL／SLL：增殖中心

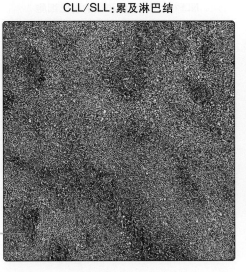
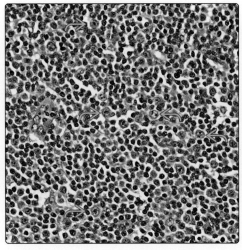

（左）慢性淋巴细胞性白血病/小淋巴细胞性淋巴瘤（CLL/SLL）累及淋巴结。低倍镜图示界限不清、大的增殖中心，可与 LRCHL 相似。但是，增殖中心内没有 RS+H 细胞。（右）高倍镜图示增殖中心由小淋巴细胞和散在体积较大、核圆形、核仁明显的副免疫母细胞构成➦。CLL/SLL 中没有 RS+H 细胞

THRLBCL

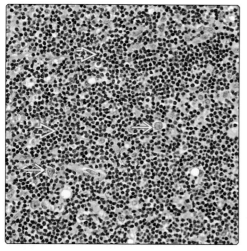

THRLBL：CD20（+）

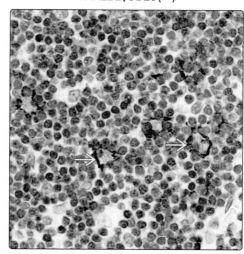

（左）THRLBCL 累及淋巴结。图示肿瘤呈弥漫性生长，可见散在分布的少量体积较大的肿瘤细胞➡，周围见小淋巴细胞➡和组织细胞。（右）免疫组织化学 CD20 染色图示肿瘤性大细胞强 CD20 阳性➡。大部分背景小淋巴细胞 CD20 阴性，提示为反应性小 T 细胞

自身免疫性淋巴增殖综合征

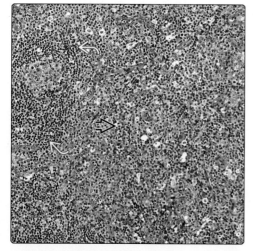

副皮质区增生

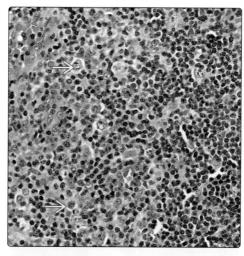

（左）图示自身免疫性淋巴增殖综合征（ALPS）。淋巴结副皮质区增宽➡，其内免疫母细胞增生，残存淋巴滤泡生发中心萎缩、套区清楚➡。（右）图示淋巴结副皮质区/滤泡间区免疫母细胞增生。散在分布的免疫母细胞形态可相似于 RS+H 细胞➡。免疫母细胞与 RS+H 细胞一样 CD30 阳性，但 CD15 阴性，且 CD45/LCA 阳性

结内边缘区细胞淋巴瘤

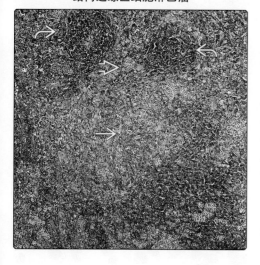

结内边缘区淋巴瘤殖入反应性增生的淋巴滤泡

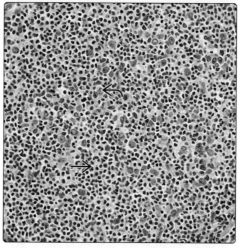

（左）图示结内边缘区淋巴瘤累及淋巴结。边缘区增宽➡，多量单核样 B 细胞增生，同时滤泡间区也增宽➡。可见到小的淋巴滤泡结构➡。（右）图示结内边缘区淋巴瘤累及淋巴结。大量胞质淡染/透亮的单核样 B 细胞➡殖入反应性生发中心内，其内混有散在分布大细胞➡的形态可相似于 LRCHL 的 RS+H 细胞，但这些细胞 CD20 和 CD45/LCA 均阳性

要　点

基本概念

- 结节硬化型是发达国家 CHL 最常见的类型,特征性表现为
  - 结节状结构
  - 胶原及硬化带有极性,至少见到一个完整包绕的结节
  - 肿瘤细胞主要为陷窝细胞(霍奇金细胞的一种),而 RS 细胞较少

病因学/发病机制

- RS+H 细胞起源于生发中心后 B 细胞
- RS+H 细胞是分化缺陷 B 细胞

临床特征

- 约占发达国家 CHL 的 70%
- 15~34 岁;纵隔或颈部淋巴结
- 目前化疗±放疗可以治愈多数患者

镜下特征

- 淋巴结结构破坏,代之以粗大胶原包绕的结节
- RS+H 细胞呈陷窝细胞形态
- 背景为混合性炎症细胞

辅助检查

- >95%病例肿瘤细胞 CD30(+),70%~80%病例 CD15(+)
- 约 90%病例 PAX5(弱+),约 20%病例 CD20 异质性表达
- 约 20%病例 EBV(+)、CD45/LCA(−)

主要鉴别诊断

- 原发性纵隔大 B 细胞淋巴瘤(PMLBCL)
- 弥漫大 B 细胞淋巴瘤(DLBCL)和 CHL 之间难以分类的 B 细胞淋巴瘤(灰区淋巴瘤)
- 富于淋巴细胞的经典型霍奇金淋巴瘤(LRCHL)
- 结节性淋巴细胞为主型霍奇金淋巴瘤(NLPHL)

肉眼改变

胶原带包绕结节

(左)肉眼图示为 NSHL 破坏部分淋巴结结构。见多个由粗大的胶原➡分隔包绕形成的结节结构➡。
(右)低倍镜图示 NSHL 病例中淋巴结结构被粗大胶原带➡包绕的肿瘤结节➡所取代

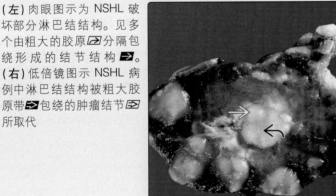
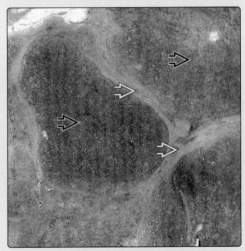

陷窝细胞

印片中的陷窝细胞

(左)NSHL 累及淋巴结,高倍镜图示多量体积大、胞质丰富的肿瘤细胞,也称为陷窝细胞或霍奇金细胞。
(右)NSHL 累及淋巴结活检印片,显示一个完整的肿瘤性大细胞➡,背景中多量小淋巴细胞和散在分布的嗜酸性粒细胞➡

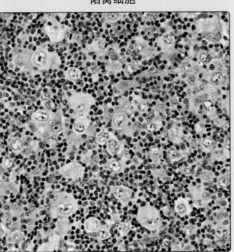
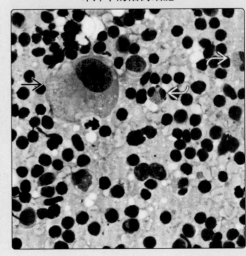

术语

缩写

- 结节硬化型霍奇金淋巴瘤（nodular sclerosis Hodgkin lymphoma，NSHL）

同义词

- 结节硬化型霍奇金病

定义

- CHL：肿瘤由 RS+H 细胞和背景中不同比例的混合性炎症细胞组成
- 结节硬化型：CHL 的一种，特征性表现为
  - 结节状结构
  - 胶原及硬化带有极性，至少见到一个完整包绕的结节
  - 肿瘤细胞主要为陷窝细胞（霍奇金细胞的一种），而 RS 细胞较少

病因学/发病机制

感染原

- 约 20% 的病例 RS+H 细胞 EBV 阳性
  - 表达 EBNA1 和潜伏膜蛋白 LMP1 和 LMP2a
    - LMP1 模拟活化的 CD40 受体
    - LMP2a 模拟 B 细胞受体

发病机制

- RS+H 起源于生发中心末期或早期的生发中心后 B 细胞，因其
  - 经历了 *IGH* 基因体细胞突变
  - 部分病例经历了缺陷的 *IGH* 基因突变
  - 不表达 B 细胞抗原受体
- RS+H 细胞失去正常 B 细胞的免疫表型，原因是
  - 调节 B 细胞基因表达的转录程序严重损坏
  - 转录因子不表达或低表达：OCT2、BOB1、PU.1 和早期 B 细胞因子（EBF）
    - 导致 RS+H 细胞 *IGH* 转录处于低水平
    - 表观遗传学沉默（*IGH* 基因启动子甲基化）加剧 *IGH* 转录的抑制
  - 早期 B 细胞发育转录因子如 PAX5、E2A 和 EBF 功能受损
    - RS+H 细胞表达 PAX5 和 E2A
    - NOTCH1、ABF1 和 ID2 异常过表达，抑制整个的 B 细胞发育
    - 还会导致 CD19、CD20 和 CD79a 的表达下调或缺失
- 整体而言，存在上述异常的细胞在生理情况下应发生凋亡
  - 然而，RS+H 细胞并未发生凋亡
    - 部分（约 20%）病例中，EBV 可能参与了阻止细胞凋亡
  - 形成抗凋亡机制后存活下来
    - 通过表达 X 连锁凋亡抑制因子（XIAP）来抑制凋亡

- 表达 FLICE 样抑制性蛋白
- BCL2 家族蛋白异常
- 防止 Fas 诱导的细胞死亡
- 信号通路调节异常
  - RS+H 细胞自身的基因异常基础之上，增加旁分泌和自分泌反馈回路
  - NF-κB 通路持续活化：经典的或替代途径
  - JAK/STAT 信号通路活化
- 微环境的作用
  - 反应性炎症细胞至少部分是由 RS+H 细胞所诱导
    - 保护 RS+H 细胞免于凋亡
    - 抑制 T 细胞和 NK 细胞攻击 RS+H 细胞
  - RS+H 细胞可产生多种分子
    - Th2 细胞因子、趋化因子、生长因子和它们的受体
    - IL-1、IL-10、TNF-α、TGF-β 和嗜酸性粒细胞趋化因子
    - 大部分细胞因子通过 JAK/STAT 通路发出信号
  - RS+H 细胞 IL-13 表达增加
    - 可能是有折光性的粗大胶原产生的原因

可能的细胞起源

- 发生于纵隔的病例可能来源于胸腺 B 细胞

临床特征

流行病学

- 发病率
  - 约占发达国家 CHL 的 70%
    - 不发达国家中相对少见
- 年龄
  - 高峰：15~34 岁
- 性别
  - 女性略多于男性
- 种族
  - 白人较非裔或拉丁裔美国人更为常见

部位

- 纵隔或颈部淋巴结

表现

- 约 80% 的患者出现纵隔受累
  - 约 50% 的患者出现巨大瘤块
- 约 40% 的患者出现 B 症状
- 绝大部分患者为临床 Ⅱ 期

治疗

- 目前化疗和/或放疗治疗可治愈大部分的患者
- 化疗+/-放疗
  - ABVD：阿霉素、（多柔比星）、博来霉素、长春（花）碱、达卡巴嗪
  - 早期 NSHL 病例可单纯化疗或减少疗程

预后

- 早期患者 5 年生存率大于 90%
- 预后与治疗相关
- 不良预后因素
  - 进展期
  - 巨大纵隔瘤块
  - 年纪偏大,常指>45 岁
  - 男性
- NSHL 组织学分级有一定预测价值,但不如临床因素重要
- 伴有多个不良预后因素的复发病例 5 年生存率为 56%
- 死亡主要与发生第二种恶性肿瘤、治疗的毒副作用及年龄偏大有关

影像学

一般特征

- 现有的影像技术分期淘汰了开腹探查

大体特征

一般特征

- 切面呈结节状,结节周围有纤维带包绕

镜下特征

组织学特征

- 淋巴结结构破坏,为粗大胶原包绕的肿瘤结节所取代
  - 被膜增厚
  - 将淋巴结分割成大小不等的结节
  - 陷窝细胞是因霍奇金细胞在甲醛固定组织切片中的收缩假象而形成的
    - 核出现分叶,但分叶小,核仁不如其他 CHL 亚型中的 RS+H 细胞那样显著
  - RS 细胞和陷窝细胞数量不一
    - 陷窝细胞可成簇聚集,并伴有坏死和组织细胞增生
- 背景炎症细胞成分
  - 常可见到多量嗜酸性粒细胞、组织细胞和/或中性粒细胞
    - 有时可出现嗜酸性脓肿

细胞学特征

- 针吸细胞学涂片可观察到炎症背景中的陷窝细胞
  - 细胞块可用于免疫表型检测

NSHL-合体细胞变异型

- 陷窝细胞成簇聚集
- 聚集的肿瘤细胞团有时与大细胞非霍奇金淋巴瘤或转移癌相似
- 有折光性的胶原带减少,偶见坏死

NSHL 的组织学分级

- 1989 年英国国立淋巴瘤研究组(BNLI)提出的分级系统

- 基于 RS+H 细胞数量、RS+H 细胞形态的间变性及纤维化的程度
  - NS-1 级:RS+H 细胞散在分布于富于小淋巴细胞的或混合性炎症细胞的背景中
  - NS-2 级:RS+H 细胞成簇聚集,或>25%的结节内肿瘤细胞多形性明显
  - 分级仅与进展期患者的预后相关
  - 通过当前的化疗治疗后,分级与预后无明显相关
- 2003 年德国淋巴瘤研究小组提出的分级系统
  - 与 BNLI 系统类似,但同时增加了组织内嗜酸性粒细胞的数量(>5%的细胞成分)
  - 结果不一致;对中晚期患者有预后意义

NSHL 累及结外

- 脾
  - 见于约 30% 的 NSHL 患者
  - 常表现为孤立或多发结节
  - 纤维包绕的肿瘤结节破坏脾结构
    - 早期病变分布于动脉周围或边缘区外围
    - 脾内的 NSHL 结节不一定有纤维条带包绕
- 肝
  - 见于约 10% 的 NSHL 患者,常常是在显微镜下观察到
    - 主要在行开腹探查明确分期所进行的楔形活检组织中被发现(这一方法已淘汰)
  - 肿瘤主要分布于肝门部或沿门静脉至小叶中央静脉分布
    - 常伴有相应的体征和生化指标异常
  - 有时表现为无 RS+H 细胞的炎症反应
- 骨髓(BM)
  - 见于 5%~10% 的 NSHL 患者,高达 70% 的患者在尸检中发现
  - CHL 分期时发现或出现了临床体征
    - CHL 累及 BM 常会出现全血细胞减少
    - 年轻患者、全血细胞计数正常、分期早,不太可能出现骨髓受累
    - 骨髓受累多见于年龄偏大并伴有全血细胞减少、B 症状或分期晚的患者
  - 肿瘤累及的程度不一,肿瘤细胞数量及间质反应不一
    - 嗜酸性粒细胞可非常显著,甚至形成微脓肿
    - 弥漫性间质纤维化和组织细胞增生,有时 RS+H 细胞反而不明显
- 胸腺
  - NSHL 是 CHL 中最常累及纵隔的亚型
  - 胸腺常被累及,可呈囊性
  - 有些病例可出现肉芽肿样炎症反应,使肿瘤细胞不甚明显

辅助检查

免疫组织化学

- >95%的病例肿瘤细胞 CD30(+),约 70%的病例 CD15(+)
  - 特征性胞膜阳性及高尔基体区点状阳性
- 约 90%的病例 PAX5(弱+),约 20%的病例 CD20(+)

- Ki-67(+)、P53(+)、MUM1/IRF4(+)
- CCL17(+)、FACIN(+/−)、BCL2(+/−)
- CD45/LCA(−)、EMA(−)、Ig(−)、clusterin(−)
- OCT2(−/+)、BOB1(−/+)、PU. 1(−)
- 约 20%病例 EBV(+)，表现为潜伏模式 Ⅱ 型
  - LMP1(+)、LMP2a(+)、EBNA1(+)、EBNA2(−)
- 高达 15%的病例 RS+H 细胞可出现 T 细胞抗原的异常表达
- 背景中 CD4 阳性 T 细胞可围绕 RS+H 细胞形成花环样结构
- 大量的研究结果提示背景中 CD68 阳性的组织细胞数量增多，与预后不良有关

流式细胞术

- 多克隆性正常表型的 B 细胞和 T 细胞
- CD4/CD8 比值常升高

原位杂交

- 约 20%病例 EBER(+)

基因学检查

- RS+H 细胞存在 *IGH* 基因单克隆性重排
- *IGH* 重排同时存在可变区的高频体细胞突变
  - 研究报道了极少数病例(约 2%)可出现 T 细胞受体基因单克隆性重排
    - 不太确定这些病例是否真的是 CHL
- *REL* 基因位于 2p16，*REL* 基因获得或扩增见于约 50%的 CHL 病例
  - 编码 NF-κB 的一个成分
- 10%~20%的病例存在 NF-κB 抑制因子 IκBα 失活突变
- 约 20%的病例存在 *PTPN1* 突变
  - 参与 JAK-STAT 通路激活
- 非整倍体或超四倍体
  - 更多见于 EBV 阴性病例
- 约 15%的病例可检测到涉及 *CIITA* 基因的染色体易位
  - *CIITA* 是主要组织相容性复合物(MHC) Class Ⅱ 的转录激活因子
  - 导致表面 MHC-Class Ⅱ 表达下调
    - 有助于免疫逃逸
- 9p24. 1 的 *PD-L1/PD-L2* 异常
  - 大部分病例表现为扩增或多倍体，进而导致表达上调(通过免疫组织化学检测)
- 尽管 P53 表达常见，但 *TP53* 突变并不常见

阵列比较基因组杂交

- 存在多个具有重现性的染色体异常
  - 2p、9q34 和 12q13 的获得
  - Xp21、6q23 和 13q22 的缺失
  - 4p16、4q23~24 和 9p23~24 的扩增

基因表达谱

- NSHL 与 PMLBCL 具有部分相同的基因特征
  - 约 1/3 的基因;NSHL 中 B 细胞相关基因表达下调

鉴别诊断

PMLBCL

- 淋巴结或软组织结构破坏
- 间质胶原沉积并围绕簇状及片状增生的肿瘤性大细胞
- 肿瘤细胞具有 B 细胞的免疫表型
  - CD19(+)、CD20(+)、CD22(+)、CD45/LCA(+)、CD79a(+)
    - CD30(+/−)且常较弱;MAL(+/−)
  - sIg(−)、CD10(−)、CD15(−)

介于 DLBCL 和 CHL 之间难以分类的 B 细胞淋巴瘤

- 也称为灰区淋巴瘤
- 男性多于女性,20~40 岁
- 形态学和/或免疫表型介于 DLBCL(常常是 PMLBCL)和 CHL 之间
- 免疫表型
  - CD45/LCA(+)、CD20(常常强+)、CD15(+)、CD30(+)

LRCHL

- 常常呈结节状生长,弥漫性生长较为罕见
- 结节主要由小淋巴细胞构成,表现为套区增宽
- RS+H 细胞主要位于结节内
  - 有些 RS+H 细胞形态与 NLPHL 的 LP 细胞相似
  - 背景细胞主要是小 B 细胞,缺乏嗜酸性粒细胞和中性粒细胞
- RS+H 细胞的免疫表型,与其他 CHL 亚型一样

NLPHL

- 淋巴结结构破坏,多个大的结节增生,结节内可检见 LP 细胞
- LP 细胞的免疫表型
  - CD20(+)、CD45/LCA(+)、CD79a(+)
  - PAX5(+)、OCT2(+)、BOB1(+)、EMA(+/−)
  - CD15(−)、EBV(−)、CD30(−/+)
- 背景细胞主要由小 B 细胞组成
- 小 T 细胞可围绕 LP 细胞形成花环样结构

淋巴细胞消减型霍奇金淋巴瘤(LDHL)

- CHL 的罕见亚型
- 组织学特征
  - 正常结构完全破坏
  - 缺乏非肿瘤性淋巴细胞
  - RS+H 细胞数量不一,通常呈奇异型
  - 伴或不伴纤细的、杂乱且无双折光性的纤维组织增生,无陷窝细胞

DLBCL,间变型

- 肿瘤细胞间变明显,部分细胞与 RS+H 细胞相似
- 免疫表型
  - CD20(+)、CD30(+)、CD45/LCA(+)
  - CD79a(+)、PAX5(+)、CD15(−)、EBV(−)

结节硬化型霍奇金淋巴瘤的鉴别诊断

	NSHL	MCHL	LDHL	LRCHL
各亚型占比	40%~70%	20%~25%	约1%	5%
临床特征				
男：女比	1:1	2:1	4:1	2:1
中位年龄	15~34岁	38岁	57岁	30~50岁
好发部位	纵隔和颈部淋巴结	外周淋巴结、脾	腹膜后和腹腔淋巴结、脾和骨髓	外周淋巴结
分期	Ⅱ期	Ⅲ或Ⅳ期	Ⅲ或Ⅳ期	Ⅰ或Ⅱ期
B症状	约40%	较其他亚型常见	较其他亚型常见	罕见
组织病理学特征				
结构	大量的胶原增生包绕肿瘤细胞结节	弥漫性生长	弥漫性纤维化和网状变异型	结节状生长为主,纤维化罕见
细胞学特征	陷窝细胞和木乃伊细胞	RS+H细胞常见,与混合性炎症细胞混杂存在	大量的RS+H细胞,炎症细胞和淋巴细胞均很少	RS+H细胞少见,分布在缩小的生发中心外围的边缘区和套区内
特殊标志物				
EBV相关性	10%~40%	70%	75%	40%

LDHL,淋巴细胞消减型霍奇金淋巴瘤;LRCHL,富于淋巴细胞的经典型霍奇金淋巴瘤;MCHL,混合细胞型霍奇金淋巴瘤;NSHL,结节硬化型霍奇金淋巴瘤;RS+H,里-施细胞和霍奇金细胞。

- 流式细胞术或分子检测存在B细胞单克隆性增生

ALK阳性间变性大细胞淋巴瘤

- 罕见情况下可出现纤维包绕的结节状结构
- 免疫表型
  - ALK(+)、CD30(+)表现为胞膜和核旁点状着色
  - T细胞抗原(+)、细胞毒性分子(+)、PAX5(-)
- 分子检测常提示为T细胞单克隆性增生

ALK阴性间变性大细胞淋巴瘤

- 组织学改变与ALK阳性间变性大细胞淋巴瘤类似
- 可累及外周淋巴结或结外部位
- 肿瘤细胞成片状增生,破坏正常结构
- 免疫表型
  - CD30(+)表现为胞膜和核旁点状着色
  - T细胞抗原(+),细胞毒性分子(+/-)
  - PAX5(-),ALK(-)
- 分子检测常提示为T细胞单克隆性增生

外周T细胞淋巴瘤,非特指型

- 正常结构完全破坏,常伴有较多反应性淋巴细胞和嗜酸性粒细胞
- 可出现多量高度异型性RS+H样细胞
- T细胞标志物(+)、CD15(-)、CD30(-/+)、PAX5(-)
- 分子检测常提示为T细胞单克隆性增生

转移癌

- 可表现为颈部淋巴结肿大
- 有时可呈结节状生长,并可见到RS+H样细胞
  - 可出现纤维化和炎症细胞反应
- CK(+)、CD15(-)、CD45/LCA(-)、PAX5(-)、EBV(-)
  - 鼻咽癌转移时通常EBV(+)

原发性骨髓纤维化

- 骨髓增殖性肿瘤常伴有*JAK2 V617F*突变
- 可出现混有多形性大细胞的纤维化而相似于CHL
- 确诊有赖于骨髓和血液学检查
  - 骨硬化、巨核细胞异型性及成白红细胞增多症,支持骨髓纤维化的诊断

参考文献

1. Ansell SM: Hodgkin lymphoma: 2016 update on diagnosis, risk-stratification, and management. Am J Hematol. 91(4):434-42, 2016
2. Mathas S et al: Hodgkin lymphoma: Pathology and biology. Semin Hematol. 53(3):139-47, 2016
3. Montgomery ND et al: Karyotypic abnormalities associated with Epstein-Barr virus status in classical Hodgkin lymphoma. Cancer Genet. 209(9):408-416, 2016
4. Roemer MG et al: PD-L1 and PD-L2 genetic alterations define classical Hodgkin lymphoma and predict outcome. J Clin Oncol. 34(23):2690-7, 2016
5. Sharma S et al: Nodular sclerosis classical Hodgkin lymphoma grade 2: A diagnostic challenge to the cytopathologists. Cancer. ePub, 2016
6. Bazzeh F et al: Comparing adult and pediatric Hodgkin lymphoma in the Surveillance, Epidemiology and End Results Program, 1988-2005: an analysis of 21 734 cases. Leuk Lymphoma. 51(12):2198-207, 2010
7. Schmitz R et al: Pathogenesis of classical and lymphocyte-predominant Hodgkin lymphoma. Annu Rev Pathol. 4:151-74, 2009

胸部 X 线片

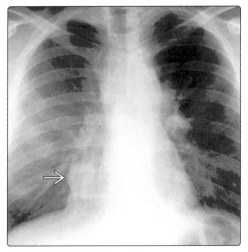

CT 片

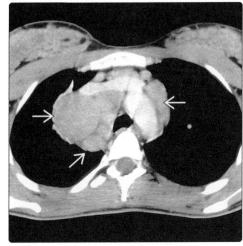

（左）NSHL 患者正前位 X 射线检查显示前上纵隔瘤块，与右心界限不清➡。（右）一位年轻女性 NSHL 患者 CT 检查，显示上纵隔巨大实性肿块➡。巨大淋巴结肿大或纵隔病变见于约 40% 的 NSHL 病例

NSHL-2 级：纤维化包绕的结节

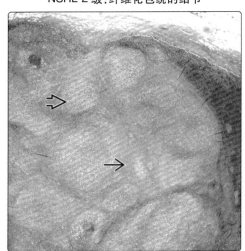

NSHL-2 级：陷窝细胞

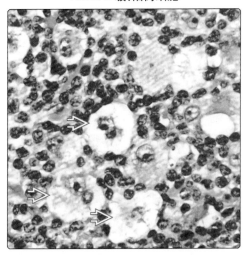

（左）NSHL-2 级累及淋巴结，低倍镜图示淋巴结正常结构破坏，被肿瘤结节所取代➡，结节周围可见致密的粗大胶原包绕➡。（右）高倍镜图示反应性背景中存在多量陷窝细胞➡。甲醛固定的组织切片，肿瘤细胞胞质收缩，使胞核犹如落在陷窝内，因而得名

纤维条带

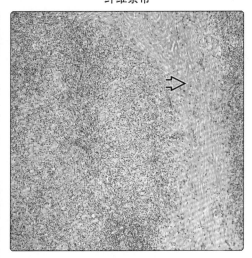

陷窝细胞

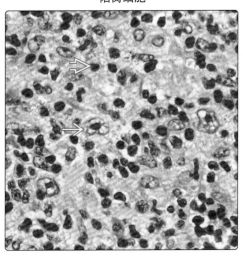

（左）伴有淋巴细胞缺乏的 NSHL，低倍镜图示与淋巴细胞消减型霍奇金淋巴瘤相似，但可见到粗大的胶原带➡有助于两者的鉴别。（右）高倍镜图示多量陷窝细胞➡，而背景中小淋巴细胞少见➡

合体细胞变异型

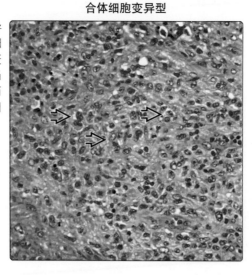

陷窝细胞 PAX5 (+)

(左) NSHL 合体细胞变异型,高倍镜图示肿瘤性大细胞片状增生⊡。(右) 免疫组织化学 PAX5 染色示陷窝细胞 PAX5 弱阳性⊡,而背景小 B 淋巴细胞呈强阳性⊟

陷窝细胞 CD30 (+)

合体细胞变异型:CD30 (+)

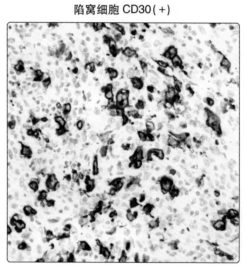

(左) 免疫组织化学 CD30 染色示陷窝细胞阳性,表现为胞膜阳性和核旁高尔基体区点状阳性。(右) NSHL 合体细胞变异型免疫组织化学 CD30 染色示片状增生的陷窝细胞 (或霍奇金细胞) 阳性⊡,表现为胞膜阳性和核旁高尔基体区点状阳性⊟

陷窝细胞 MUM1 (+)

陷窝细胞 EBER (+)

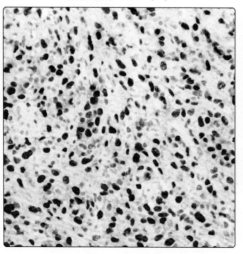
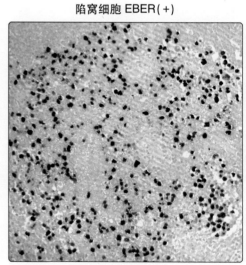

(左) 免疫组织化学 MUM1/IRF4 染色示陷窝细胞强阳性。大部分 CHL 肿瘤细胞 MUM1/IRF4 阳性。(右) 原位杂交检测 EBER 示肿瘤细胞阳性。约 20% 的 NSHL 为 EBER 阳性

脾累及

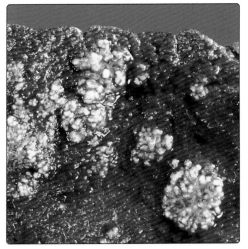

脾：大的肿瘤结节

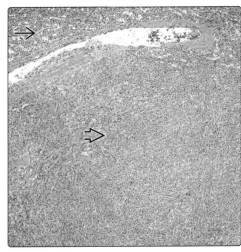

（左）NSHL 累及脾，肉眼图示脾多发占位性病变。每一肿块由多发小结节构成。（右）低倍镜图示大的肿瘤结节由陷窝细胞及背景混合性炎症细胞组成➡。不同亚型的 CHL 累及脾时组织病理改变通常类似。可见未被肿瘤破坏的残留脾组织➡

肝累及

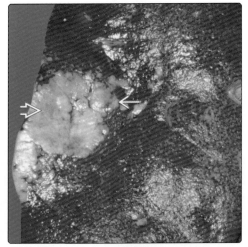

肝累及

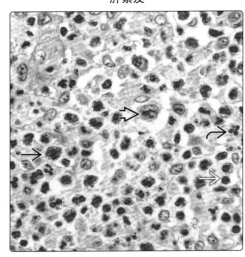

（左）NSHL 累及肝，肉眼图片来源于尸检。可见到一个明显的占位性病变➡，病变周围可观察到小结节样结构➡。（右）高倍镜图示肿瘤结节内见陷窝细胞➡，背景由嗜酸性粒细胞➡、中性粒细胞➡和小淋巴细胞➡等混合性炎症细胞构成。该视野中未见到正常肝组织

骨髓累及

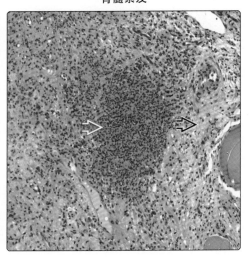

骨髓累及

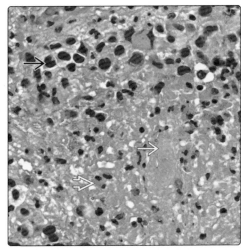

（左）NSHL 累及骨髓，低倍镜图示骨髓结构被破坏，间质纤维化➡伴嗜酸性脓肿形成➡。（右）高倍镜图示陷窝细胞➡，然而肿瘤细胞通常较为罕见或体积较小。此外，还可见到显著的嗜酸性粒细胞➡及小灶坏死➡

PMBL

PMBL：CD30（弱+）

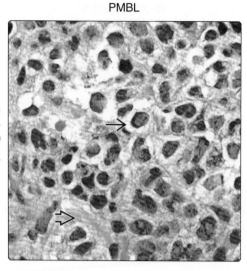

（左）原发性纵隔（胸腺）大B细胞淋巴瘤（PMBL）。图示肿瘤性大细胞片状增生，周围可见薄层纤维化➡，肿瘤细胞胞质收缩假象明显➡，与NSHL的陷窝细胞类似。（右）免疫组织化学CD30染色示肿瘤细胞CD30弱阳性，与NSHL呈强表达不同

难以分类的B细胞淋巴瘤（灰区淋巴瘤）

难以分类的B细胞淋巴瘤：CD79a

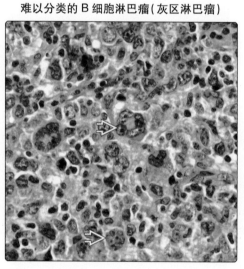
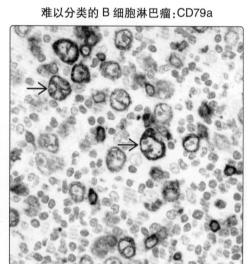

（左）介于DLBCL和CHL之间难以分类的B细胞淋巴瘤，也称为灰区淋巴瘤。高倍镜图示肿瘤细胞形态具有RS＋H样特点➡。（右）免疫组织化学CD79a染色示肿瘤性大细胞阳性➡。CD20表达模式与其一致。这种B细胞抗原的强表达在CHL中罕见

LRCHL

LRCHL：CD20

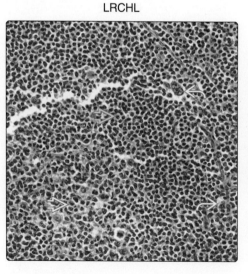
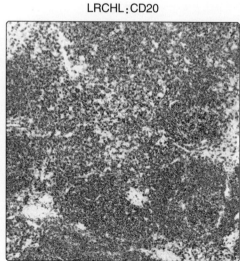

（左）LRCHL。RS＋H细胞➡散在分布于增宽的套区内➡，有生发中心残留➡。（右）免疫组织化学CD20染色示大部分背景细胞为小B淋巴细胞，而NSHL的背景细胞主要为T淋巴细胞

NLPHL：模糊的结节

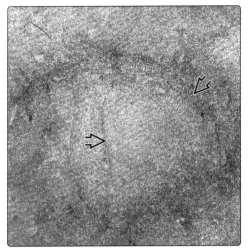

NLPHL：CD30(+)T 细胞花环

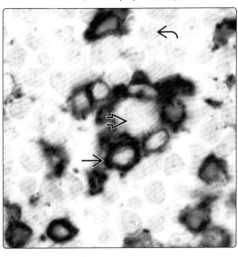

(左) NLPHL 低倍镜下显示模糊的结节状结构⊡。通常没有纤维化。(右) 免疫组织化学 CD3 染色示阳性 T 细胞⊐围绕 LP 细胞⊡形成的花环样结构,而背景中大部分淋巴细胞 CD3 阴性⊡,提示可能为 B 细胞

淋巴细胞消减型 HL：弥漫纤维化

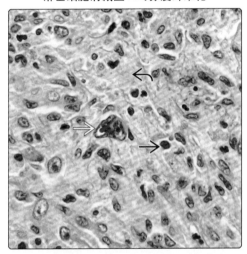

淋巴细胞消减型 HL：网状变异型

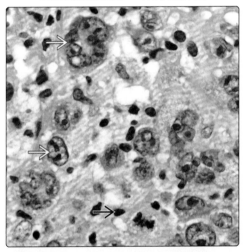

(左) 一例淋巴细胞消减型霍奇金淋巴瘤 (LDHL),即所谓的弥漫纤维化变异型,图示弥漫性的纤维化⊐。RS+H 细胞罕见⊒,背景中淋巴细胞⊐非常少见。这种纤维化是间质广泛纤维化,而不包绕形成肿瘤结节。(右) 一例淋巴细胞消减型 HL,即所谓的网状变异型,图示大量的 RS+H 细胞⊒,背景中仅见到少数小淋巴细胞⊐

ALK 阴性间变性大细胞淋巴瘤

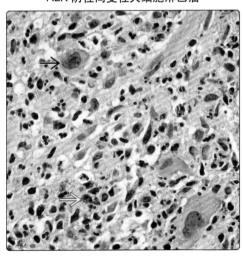

ALK 阴性间变性大细胞淋巴瘤：CD43(+)

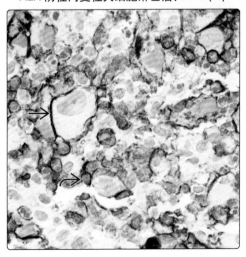

(左) ALK 阴性间变性大细胞淋巴瘤,图示散在的大细胞⊐和混合性炎症背景,可见到嗜酸性粒细胞⊒,这种形态与 CHL 非常相似。(右) 免疫组织化学 CD43 染色示肿瘤性大细胞阳性⊒,背景反应性小淋巴细胞亦为阳性⊐

要　点

基本概念

- 混合细胞型霍奇金淋巴瘤（mixed cellularity Hodgkin lymphoma）

病因学/发病机制

- 霍奇金淋巴瘤（HL）第二常见的类型
  - 占发达国家 HL 的 20%～25%
  - 资源匮乏的国家相对更为常见
- EBV 可能参与了肿瘤的发生
- 75% 的病例 RS+H 细胞 EBV 阳性
- HIV 感染人群发生 EBV 阳性 HL 风险升高
  - MCHL 在 HIV 感染人群中常见

临床特征

- 中位发病年龄 38 岁；男性多于女性
- 30%～40% 病例出现 B 症状
- 大部分患者临床 Ⅱ 期或 Ⅲ 期
  - 约 30% 累及脾
  - 约 25% 累及腹腔淋巴结
  - 约 10% 累及骨髓；约 5% 累及骨；约 3% 累及肝

镜下特征

- 淋巴结结构部分或完全破坏
- 诊断性 RS+H 细胞易观察到
- 背景为混合性炎症细胞
  - 可富于组织细胞或出现多量肉芽肿
- 少数病例表现为滤泡间或窦内生长方式

辅助检查

- 100% 病例肿瘤细胞 CD30(+)，约 80% 病例 CD15(+)
- 几乎所有病例 PAX5(弱+)，CD45/LCA(−)
- EBV 感染表现为潜伏模式 Ⅱ 型
- 单细胞分析显示 RS+H 细胞存在 *IGH* 基因单克隆性重排

主要鉴别诊断

- 外周 T 细胞淋巴瘤
- 富于 T 细胞/组织细胞的大 B 细胞淋巴瘤
- 富于淋巴细胞的经典型霍奇金淋巴瘤

（左）MCHL 累及淋巴结。低倍镜图示肿瘤累及副皮质区，副皮质区增宽，B 区结构保留。（右）高倍镜图示副皮质区正常结构破坏，RS+H 细胞➡散在分布于小淋巴细胞、上皮样细胞和嗜酸性粒细胞组成的炎症背景中

MCHL

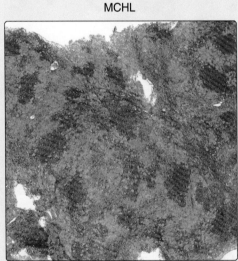

MCHL：RS+H 细胞

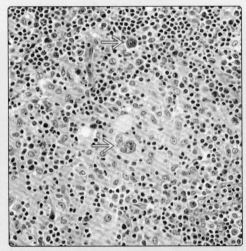

（左）MCHL 累及淋巴结。免疫组织化学 CD30 染色示多量 RS+H 细胞阳性。（右）EBV-EBER 原位杂交检测示 RS+H 细胞阳性

MCHL：CD30(+) RS+H 细胞

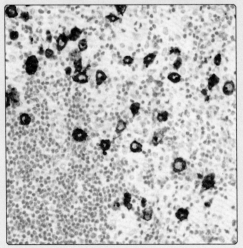

MCHL：EBER(+) RS+H 细胞

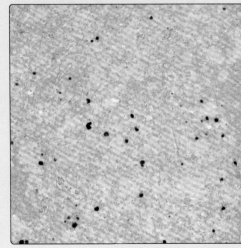

术语

缩写

- 混合细胞型霍奇金淋巴瘤(MCHL)

同义词

- 混合细胞型霍奇金病

定义

- CHL:肿瘤由 RS+H 细胞和背景中不同比例的混合性炎症细胞组成
- MCHL 肿瘤可弥漫性增生,亦可呈滤泡间区增生,无结节或纤维化

病因学/发病机制

感染原

- 约 75%的病例 RS+H 细胞 EBV 阳性
- HIV 感染者发生 EBV 阳性 MCHL 的风险升高

发病机制

- RS+H 起源于生发中心末期或早期的生发中心后 B 细胞,因其
  - 存在 IGH 基因单克隆性重排
  - IGH 基因可变区体细胞突变
    - 部分病例 IGH 基因突变缺陷
  - B 细胞抗原受体无功能或缺如
- RS+H 细胞失去正常 B 细胞的免疫表型,原因是
  - 调节 B 细胞基因表达的转录程序严重损坏
    - 转录因子不表达或低表达
      □ OCT2、BOB1、PU.1、PAX5、TCF3/E2A 和 EBF
    - 导致 RS+H 细胞 IGH 转录处于低水平
    - 表观遗传学沉默(IGH 基因启动子甲基化)加剧 IGH 转录的抑制
- 整体而言,存在上述异常的细胞在正常情况下应发生凋亡
- 形成抗凋亡机制后存活下来
  - 多个信号通路调节异常
  - 表达 EBV 核抗原 1(EBNA1)和潜伏膜蛋白 LMP1 和 LMP2a
    - LMP1 模拟活化的 CD40 受体
    - LMP2a 模拟 B 细胞受体
- 微环境在肿瘤细胞抗凋亡中的作用
  - 反应性炎症细胞至少部分是由 RS+H 细胞所诱导
  - RS+H 细胞可产生多种细胞因子、趋化因子和生长因子

临床特征

流行病学

- 发病率
  - 占发达国家 HL 的 20%~25%
  - 发展中国家 HL 最常见亚型
- 年龄
  - 中位年龄:38 岁
- 性别
  - 男:女为2:1

部位

- 淋巴结
  - 颈部或锁骨上淋巴结最为常见
- 纵隔受累较为罕见

表现

- 30%~40%的患者出现 B 症状
- 多数为临床 Ⅱ 期或 Ⅲ 期
- 30%~40%的患者处于肿瘤进展期
  - 约 30%累及脾
  - 约 25%累及腹腔淋巴结
  - 约 10%累及骨髓;约 5%累及骨;约 3%累及肝

治疗

- 化疗和/或放疗
  - 目前标准的化疗方案
    - 多柔比星、博来霉素、长春(花)碱、达卡巴嗪(ABVD)
- 早期预后评分好的病例
  - 肿瘤累及区域局部放疗+2~4 个疗程的 ABVD
- 早期预后评分差的病例
  - 肿瘤累及区域局部放疗+4~6 个疗程的 ABVD
- 进展期的病例
  - 6~8 个疗程的 ABVD

预后

- 临床和实验室检查结果与预后预测相关,并影响治疗方案的选择

影像学

一般特点

- 淋巴结肿大

镜下特征

组织学特征

- 淋巴结结构完全或部分破坏
- RS+H 细胞
  - 较容易检见典型的 RS+H 细胞
    - 双核的 RS 细胞,大的嗜酸性核仁和核旁空晕
    - H 细胞是单核细胞,大的嗜酸性核仁和核旁空晕
- 背景炎症细胞成分
  - 不同比例的小淋巴细胞、浆细胞、组织细胞、嗜酸性粒细胞和/或中性粒细胞
  - 组织细胞可单个散在分布,亦可聚集形成上皮样肉芽肿
- 可出现轻到中度的间质纤维化
  - 无胶原分割,淋巴结被膜无增厚
- 罕见情况下,CHL 可表现为滤泡间区生长方式

- ○ 肿瘤局限于淋巴结的滤泡间区
- ○ 常可见到明显的反应性淋巴滤泡
- ○ 大部分病例最好归入 MCHL
- 极少数情况下,CHL 病例可出现窦内生长方式
  - ○ 常伴有单核样 B 细胞增生
  - ○ 亦通常符合 MCHL

细胞学特征

- 针吸细胞学涂片可观察到炎症背景中的 RS+H 细胞
  - ○ 细胞块可用于免疫表型检测

辅助检查

免疫组织化学

- >95%的病例肿瘤细胞 CD30(+),70%~80%的病例 CD15(+)
  - ○ 特征性胞膜阳性及高尔基体区点状阳性
- 约 90%的病例 PAX5(弱+),约 20%的病例 CD20 异质性表达,10%~20%的病例 CD79a(+)
- Ki-67(+)、P53(+)、MUM1(+)
- CCL17(TARC)(+)、fascin(+/−)、BCL2(+/−)
- OCT2(−/+)、BOB1(−/+)、PU.1(−)
- CD45/LCA(−)、EMA(−)、clusterin(−)
- 约 75%病例 EBV(+),表现为潜伏模式 Ⅱ 型
  - ○ LMP1(+)、LMP2a(+)、EBNA1(+)、EBNA2(−)
- 约 15%的病例 RS+H 细胞可出现 T 细胞抗原的异常表达
- 背景小淋巴细胞主要为 CD4 阳性 T 细胞,小 B 细胞常常较少

流式细胞术

- 多克隆性正常表型的 B 细胞及 T 细胞
- CD4/CD8 比值常升高

原位杂交

- 约 75%病例 EBV-EBER(+)

基因学检查

- 单细胞分析技术显示 RS+H 细胞存在 IGH 基因单克隆性重排
- IGH 基因可变区存在体细胞突变
- 染色体 2p16 上的 REL 基因编码 NF-κB 成分
  - ○ 部分 HL 病例存在 2p16 的 REL 基因的获得与扩增
- 10%~20%的病例存在 NF-κB 抑制因子 IκBα 失活突变
- 非整倍体或超四倍体

阵列比较基因组杂交

- 存在重现性染色体异常
  - ○ 2p、9q34 和 12q13 的获得
  - ○ Xp21、6q23 和 13q22 的缺失
  - ○ 4p16、4q23~24 和 9p23~24 的扩增

鉴别诊断

外周 T 细胞淋巴瘤

- 外周 T 细胞淋巴瘤可与 MCHL 非常相似
  - ○ 异型淋巴细胞大小不一
  - ○ 异型性显著的大细胞可与 RS+H 细胞相似

- ○ 混合性炎症背景
- 免疫表型检测提示异常的 T 细胞表型
- 分子检测常提示为 T 细胞单克隆性增生

富于 T 细胞/组织细胞的大 B 细胞淋巴瘤

- 大细胞通常与 RS+H 细胞不同
- 背景细胞无嗜酸性粒细胞和中性粒细胞
- 免疫表型或分子检测显示单克隆性 B 细胞或 IGH 重排

富于淋巴细胞的经典型霍奇金淋巴瘤

- 约占全部 HL 的 5%
- 小淋巴细胞和组织细胞背景中散在 RS+H 细胞
- 与 MCHL 不同,粒细胞罕见或缺如

淋巴细胞消减型霍奇金淋巴瘤

- 占全部 HL 的不足 1%,常伴有 HIV 感染
- 淋巴结正常结构弥漫性破坏,小淋巴细胞明显减少
  - ○ 间变型 RS+H 细胞较丰富(网状变异型)
  - ○ 纤维化背景中散在极少数 RS+H 细胞(弥漫纤维化变异型)

结节硬化型霍奇金淋巴瘤

- 常出现纵隔肿块,见于约 80%的病例
- 粗大的有双折光性的胶原纤维将肿瘤分割成大小不等的结节
- 陷窝细胞,而经典的 RS+H 细胞相对较少

医源性免疫缺陷相关 CHL 样病变

- 发生于存在免疫性疾病和/或接受免疫抑制药物治疗的人群
  - ○ 器官移植;接受甲氨蝶呤治疗的患者
- 常发生于结外部位
- 停用免疫抑制治疗后可自行消退

传染性单核细胞增多症

- 发生于年轻人,起病急
- 外周血可检见异型淋巴细胞
- 血清 EBV 抗原和抗体阳性
- 淋巴结结构部分保留,滤泡间区增宽
- 可出现 RS 样细胞,且 CD30(+),但 CD15(−),CD45/LCA(+)

参考文献

1. Ansell SM: Hodgkin lymphoma: 2016 update on diagnosis, risk-stratification, and management. Am J Hematol. 91(4):434-42, 2016
2. Sherief LM et al: Hodgkin lymphoma in childhood: clinicopathological features and therapy outcome at 2 centers from a developing country. Medicine (Baltimore). 94(15):e670, 2015
3. Agostinelli C et al: Pathobiology of Hodgkin lymphoma. Mediterr J Hematol Infect Dis. 6(1):e2014040, 2014
4. Scott DW et al: The classical Hodgkin lymphoma tumor microenvironment: macrophages and gene expression-based modeling. Hematology Am Soc Hematol Educ Program. 2014(1):144-50, 2014
5. Birgersdotter A et al: Inflammation and tissue repair markers distinguish the nodular sclerosis and mixed cellularity subtypes of classical Hodgkin's lymphoma. Br J Cancer. 101(8):1393-401, 2009
6. Haque S et al: Three patients with both Hodgkin's lymphoma and Castleman's disease: Clinicopathologic correlations and lack of association with HHV-8. Indian J Med Paediatr Oncol. 30(2):76-9, 2009
7. Allemani C et al: Hodgkin disease survival in Europe and the U.S.: prognostic significance of morphologic groups. Cancer. 107(2):352-60, 2006
8. Zarate-Osorno A et al: Hodgkin's disease with coexistent Castleman-like histologic features. A report of three cases. Arch Pathol Lab Med. 118(3):270-4, 1994
9. Mohrmann RL et al: Hodgkin's disease occurring in monocytoid B-cell clusters. Am J Clin Pathol. 95(6):802-8, 1991

MCHL：上皮样肉芽肿

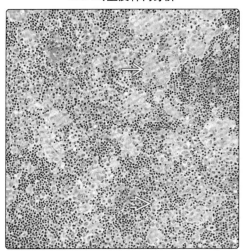

MCHL：RS+H 细胞及肉芽肿

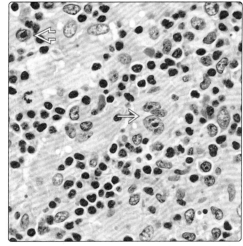

（左）MCHL 累及淋巴结，低倍镜图示肿瘤细胞背景中见大量的组织细胞➡，并可见肉芽肿形成➡。（右）高倍镜图示肿瘤背景可见多量肉芽肿结构，该视野中可见到一个 RS 细胞➡和一个 H 细胞➡

MCHL：CD15（+）RS+H 细胞

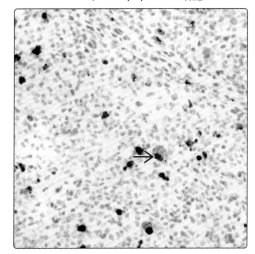

MCHL：CD68（+）背景组织细胞

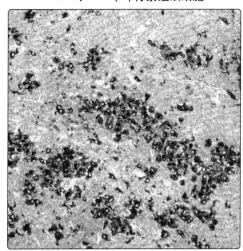

（左）MCHL 累及淋巴结，免疫组织化学 CD15 染色示散在的 RS+H 细胞阳性➡。（右）免疫组织化学 CD68 染色示背景中大量的组织细胞阳性

MCHL：累及脾白髓

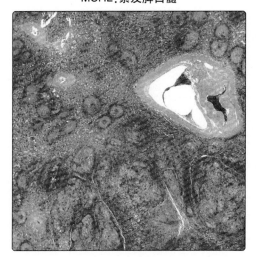

MCHL：印片中的 H 细胞

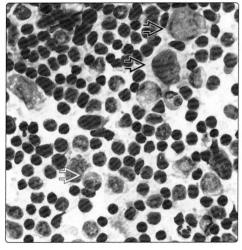

（左）MCHL 累及脾，低倍镜图示肿瘤主要位于增宽的白髓。（右）MCHL 累及淋巴结细胞学印片，图示小淋巴细胞、嗜酸性粒细胞➡和中性粒细胞构成的混合性炎症背景中散在分布的 H 细胞➡

（左）低倍镜图示 MCHL 累及淋巴结滤泡间区➡️，反应性淋巴滤泡常较明显➡️。即使在低倍镜下，亦可见到一个典型的 RS 细胞➡️。滤泡间的 HL 病变有时不明显，而被误诊为反应性增生。（右）中倍镜图示滤泡间区扩大，肿瘤细胞增生。该视野炎症背景中见到一个典型的 RS 细胞➡️和 H 细胞➡️

滤泡间 CHL

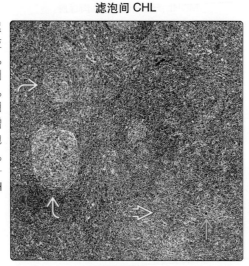

滤泡间 CHL：RS+H 细胞

（左）高倍镜图示滤泡间区可见到一个 RS 细胞➡️和一个 H 细胞➡️。大部分的滤泡间 HL 病例为混合细胞型 CHL。（右）免疫组织化学 CD15 染色示滤泡间 RS+H 细胞阳性。该视野中亦可见到一个反应性淋巴滤泡➡️

滤泡间 CHL：RS+H 细胞

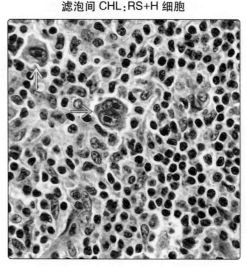

滤泡间 CHL：CD15（+）RS+H 细胞

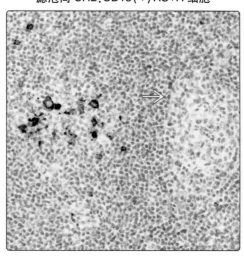

（左）免疫组织化学 CD30 染色示滤泡间 RS+H 细胞阳性。该视野中亦可见到一个反应性淋巴滤泡➡️。（右）PCR 技术检测 HL 中 A 型 EBV 的凝胶电泳图，预期的条带大小为 249bp➡️，第 1 和第 2 道分别是阴性和阳性对照，结果判读：第 4、5、7、8 道的 HL 病例 EBV 阳性，第 3 和第 6 道的 HL 病例 EBV 阴性

滤泡间 CHL：CD30（+）RS+H 细胞

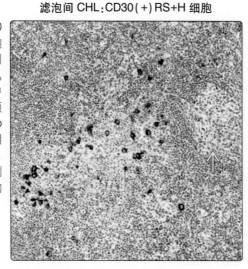

CHL 的 EBV PCR 结果

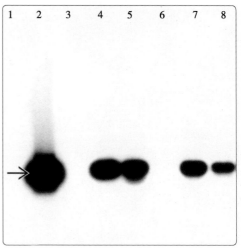

LDHL

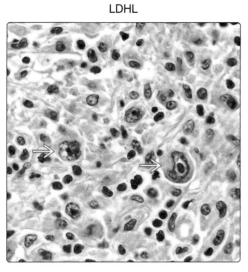

LDHL：CD30（+）RS+H 细胞

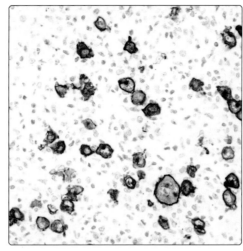

（左）腹腔淋巴结淋巴细胞消减型霍奇金淋巴瘤（LDHL）。图示 RS+H 细胞➡数目相对较多，并可出现间变的特点，而背景中仅见到散在少数小淋巴细胞。（右）免疫组织化学 CD30 染色示 RS+H 细胞阳性

ALK（−）ALCL

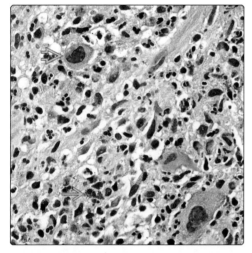

ALK（−）ALCL：CD43（+）

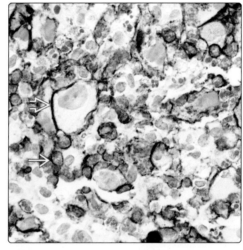

（左）ALK 阴性的间变性大细胞淋巴瘤（ALCL），图示大量的混合性炎症细胞➡和散在的肿瘤性大细胞➡，组织形态和 MCHL 有些相似。（右）免疫组织化学 CD43 染色示肿瘤性大细胞阳性➡，背景小淋巴细胞也阳性➡。需注意：HL 中 RS+H 细胞罕见情况下可异常表达 T 细胞抗原 CD43

IM

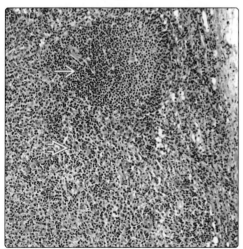

IM：免疫母细胞

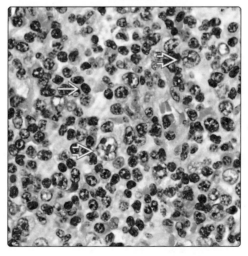

（左）传染性单核细胞增多症（IM）累及淋巴结，低倍镜图示滤泡间区增宽➡。视野上方可见到一个淋巴滤泡➡。（右）高倍镜图示滤泡间区反应性增生，散在免疫母细胞➡与小淋巴细胞➡混合存在。有时体积较大的免疫母细胞形态可与 RS+H 细胞相似

要　点

临床特征

- 占全部 CHL 的不足 1%
- 中位发病年龄：30~39 岁或更大
- M : F =（2~3）: 1
- B 症状常见
- 肿瘤累及部位
  - 淋巴结：腹膜后或腹腔内淋巴结多于外周淋巴结
  - 脏器或骨髓
- 临床 Ⅲ-Ⅳ 期
- 现有的化疗和放疗方案可治愈大部分患者
  - 目前美国使用的标准化疗方案是 ABVD
- 整体而言，是霍奇金淋巴瘤（HL）所有亚型中预后最差的

镜下特征

- 淋巴结结构通常完全破坏
- 小淋巴细胞广泛耗竭
- 嗜酸性粒细胞、中性粒细胞和浆细胞通常较少

- ±凝固性坏死；±窦内侵犯
- ±杂乱排列的、无双折光性的纤细的纤维化
- 两种主要形态学变异型
  - 弥漫纤维化：纤维化背景中散在极少数 RS+H 细胞
  - 网状或肉瘤样：大量的 RS+H 细胞

辅助检查

- >95% 病例肿瘤细胞 CD30（+），70%~80% 病例 CD15（+）
- 约 90% 的病例 PAX5（弱+），约 20% 的病例 CD20（异质性+）
- 约 50% 的病例 EBV（+），表现为潜伏模式 Ⅱ 型
- CD45/LCA（−）
- Ki-67（+），P53（+），MUM1（+）

主要鉴别诊断

- 结节硬化型霍奇金淋巴瘤，2 级
- ALK 阳性或阴性间变性大细胞淋巴瘤（ALCL）
- 外周 T 细胞淋巴瘤
- 非造血系统肿瘤

网状变异型　　　　　　　　　　　间变性 RS+H 细胞

（左）淋巴细胞消减型霍奇金淋巴瘤（LDHL）-网状变异型累及淋巴结。低倍镜图示淋巴结呈淡粉染，反应性小淋巴细胞广泛减少。该视野的右上方 ⇨ 是残留的未被肿瘤取代的淋巴组织。（右）LDHL 累及淋巴结。高倍镜图示多量 RS+H 细胞，细胞多形性明显，小淋巴细胞罕见

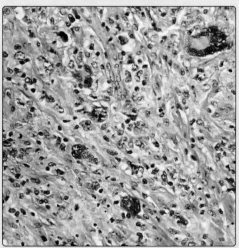

CD30（+）RS+H 细胞　　　　　　CD15（+）RS+H 细胞

（左）免疫组织化学 CD30 染色示多量 RS+H 细胞阳性，这一分布方式是网状变异型 LDHL 的特点。（右）免疫组织化学 CD15 染色示多量体积大、多形性明显的 RS+H 细胞阳性

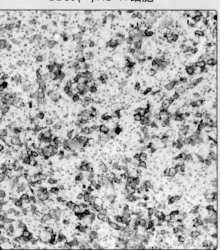

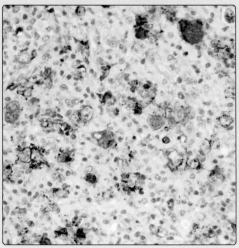

术语

缩写

- 淋巴细胞消减型霍奇金淋巴瘤(lymphocyte-depleted Hodgkin lymphoma,LDHL)

同义词

- 淋巴细胞消减型经典型霍奇金淋巴瘤
- 淋巴细胞消减型霍奇金病

定义

- 经典型霍奇金淋巴瘤(CHL)由 RS+H 细胞和背景中不同比例的混合性炎症细胞组成
- LDHL 特征性表现为
  - 小淋巴细胞罕见
  - 大量 RS+H 细胞,部分病例 RS+H 细胞形态高度间变

病因学/发病机制

感染原

- EBV 参与 LDHL 肿瘤的发生
- 大部分 LDHL 伴有 HIV 感染

发病机制

- RS+H 细胞起源于生发中心末期或早期的生发中心后 B 细胞,因其
  - 经历了 IG 基因体细胞突变
  - 部分病例经历了缺陷的 IG 基因突变
  - 不表达 B 细胞抗原受体
- RS+H 细胞失去正常 B 细胞的免疫表型,原因是
  - 调节 B 细胞基因表达的转录程序严重损坏
  - 转录因子不表达或低表达:OCT2、BOB1、PU.1 和早期 B 细胞因子(EBF)
    - 导致 RS+H 细胞 IG 转录处于低水平
    - 表观遗传学沉默(IG 基因启动子甲基化)加剧 IG 转录的抑制
  - 早期 B 细胞发育转录因子如 PAX5、E2A 和 EBF 功能受损
    - RS+H 细胞弱表达或罕见情况下不表达 PAX5
    - NOTCH1、ABF 和 ID2 异常过表达,抑制 B 细胞分化
    - 弱表达或不表达 B 细胞抗原(如 CD20)
  - 整体而言,存在上述异常的细胞在生理情况下应发生凋亡
    - 然而,RS+H 细胞免于凋亡存活下来
- 形成抗凋亡机制后存活下来
  - 抑制促凋亡
  - 多个信号通路调节异常
  - 微环境保护 RS+H 细胞免于凋亡
- LDHL 可能代表了 CHL 其他亚型的肿瘤进展
  - 发病年龄偏大,有一定提示意义

临床特征

流行病学

- 发病率
  - 占全部 CHL 不足 1%

- 年龄
  - 中位年龄:31~39 岁(或更大)
- 性别
  - 男:女 =(2~3):1

部位

- 淋巴结:腹膜后或腹腔内淋巴结多于外周淋巴结
- 腹腔脏器、骨髓

表现

- B 症状常见
- 淋巴结肿大
- 临床Ⅲ-Ⅳ期
- LDHL 可表现为序贯性播散(与 HL 其他亚型一样),亦可无规律或血行播散

治疗

- 现有的化疗和放疗可治愈大部分患者
  - 目前美国使用的标准化疗方案是 ABVD
    - 多柔比星、博来霉素、长春(花)碱、达卡巴嗪
- 欧洲会使用到 BEACOPP 方案
  - 博来霉素、依托泊苷、多柔比星、环磷酰胺、长春新碱、甲基苄肼、泼尼松

预后

- 与预后及治疗方案选择相关的因素
  - 男性,B 症状,临床分期晚
  - 血清 LDH 和 β2-MG 水平升高
- LDHL 患者接受标准治疗后,其预后与处于同一临床分期的 HL 其他亚型无明显差别
- 伴有多个不良预后因素的复发病例 5 年生存率约为 60%
- 整体而言,是 HL 所有亚型中预后最差的

镜下特征

组织学特征

- 淋巴结结构通常完全破坏
- 小淋巴细胞广泛耗竭
- 嗜酸性粒细胞、中性粒细胞和浆细胞通常较少
- ±凝固性坏死;±窦内侵犯
- ±杂乱排列的、无双折光性的纤细的纤维化
- 两种主要形态学变异型
  - 弥漫纤维化
    - 极少数 RS+H 细胞与少量或大量成纤维细胞、纤细的纤维及少数小淋巴细胞混合存在
  - 网状或肉瘤样
    - 大量的 RS+H 细胞,细胞多形性明显,可出现奇异型(肉瘤样)细胞
    - 肿瘤常浸润淋巴结被膜和周围组织

细胞学特征

- 针吸细胞学难以诊断 LDHL
  - 大量的 RS+H 细胞及显著减少的小淋巴细胞会让人不考虑 HL 的诊断

辅助检查

免疫组织化学

- >95%病例肿瘤细胞 CD30(+),70%~80%病例 CD15(+)
  - 特征性表现为胞膜阳性和核旁高尔基体区点状阳性
- 约 90%的病例 PAX5(弱+),约 20%的病例 CD20(异质性 +),10%~20%病例 CD79a(+)
- Ki-67(+),P53(+),MUM1(+)
- CCL17(TARC)(+),fascin(+/-),BCL2(+/-)
- CD45/LCA(-),EMA(-),Ig(-)
- 约 50%病例 EBV(+),表现为潜伏模式 Ⅱ 型
  - EBV-LMP1(+),LMP2a(+),EBNA1(+),EBNA2(-)

流式细胞术

- 多克隆性正常表型的 B 细胞及 T 细胞
- 可用于与非霍奇金淋巴瘤的鉴别

原位杂交

- 约 50%的病例 EBV-EBER(+)

基因学检查

- 单细胞分析技术显示
  - RS+H 细胞存在 IG 基因单克隆性重排
  - IG 基因可变区存在体细胞突变

鉴别诊断

结节硬化型霍奇金淋巴瘤

- 结节硬化型霍奇金淋巴瘤(2 级)淋巴细胞减少,可与 LDHL 类似
- 以下特点更支持结节硬化型霍奇金淋巴瘤而不是 LDHL
  - 纵隔病变,硬化和结节状结构
  - 陷窝细胞

治疗后 CHL

- 复发 HL 病例治疗后可与 LDHL 形态相似
  - 淋巴细胞广泛减少,RS+H 细胞数量增多
  - 纤维化和/或陷窝细胞型的 RS+H 细胞不明显
- 因此,治疗后 HL 的不应再次分型

混合细胞型霍奇金淋巴瘤

- RS+H 细胞数量不一
  - 可以很多,与 LDHL 有重叠
- 以下特点更支持混合细胞型霍奇金淋巴瘤而不是 LDHL
  - RS+H 细胞形态典型
  - 背景细胞中有粒细胞和/或浆细胞

甲氨蝶呤治疗相关 CHL 样病变

- 患者通常存在自身免疫病
  - 类风湿关节炎最为常见
- 临床病史是诊断必需的
- 这种病变 RS+H 细胞数量多,与 LDHL 相似
- RS+H 样细胞 CD30(+)、CD15(+/-)、CD20(常强+)
- 停用甲氨蝶呤治疗后,可完全缓解

ALK 阳性 ALCL

- 部分之前诊断为 LDHL 的病例现在重新归类为 ALK 阳性 ALCL
- 以下特点更支持 ALK 阳性 ALCL 而不是 LDHL
  - 发生于儿童和年轻人,结外受累常见
  - 显著的窦内侵犯,见标志性细胞
  - CD30(+),标准模式;ALK1(+)
  - 涉及 2p23 ALK 基因的易位
  - PAX5(-)、CD15(-)、EBV(-)

ALK 阴性 ALCL

- 以下特点更支持 ALK 阴性 ALCL 而不是 LDHL
  - 显著的窦内侵犯,±标志性细胞
  - CD30(+),标准模式
  - ALK1(-),PAX5(-),CD15(-)

外周 T 细胞淋巴瘤

- 部分病例可出现多形性的 RS+H 样细胞
- 以下特点更支持外周 T 细胞淋巴瘤而不是 LDHL
  - 肿瘤细胞大小不一,多形性明显
  - T 细胞抗原阳性,CD30(-/+)、CD15(-)、PAX5(-)
  - 分子检测提示为 T 细胞单克隆性增生

转移癌

- 以下特点更支持转移癌而不是 LDHL
  - 临床病史,或有明确的原发癌
  - 肿瘤细胞黏附性好,胞质的边界清楚
  - CK(+)、CD30(-)、PAX5(-)
  - 电子显微镜观察到桥粒或细胞连接

转移性黑色素瘤

- 以下特点更支持黑色素瘤而不是 LDHL
  - 临床病史,或有明确原发部位的证据
  - 黑色素细胞有黏附性,通常胞质丰富,可见到核内假包涵体
  - S100(+)、HMB-45(+)、CD30(-)、PAX5(-)
  - 黑色素颗粒,电子显微镜观察可见到黑色素小体

肉瘤

- 以下特点更支持肉瘤而不是 LDHL
  - 梭形细胞,有或无丰富的胞质
  - 免疫组织化学或电子显微镜支持为软组织来源

参考文献

1. Laurent C et al: Prevalence of common non-Hodgkin lymphomas and subtypes of Hodgkin lymphoma by nodal site of involvement: a systematic retrospective review of 938 cases. Medicine (Baltimore). 94(25):e987, 2015
2. Ali S et al: Disparate survival and risk of secondary non-Hodgkin lymphoma in histologic subtypes of Hodgkin lymphoma: a population-based study. Leuk Lymphoma. 55(7):1570-7, 2014
3. Karube K et al: Classical Hodgkin lymphoma, lymphocyte depleted type: clinicopathological analysis and prognostic comparison with other types of classical Hodgkin lymphoma. Pathol Res Pract. 209(4):201-7, 2013
4. Klimm B et al: Lymphocyte-depleted classical Hodgkin's lymphoma: a comprehensive analysis from the German Hodgkin study group. J Clin Oncol. 29(29):3914-20, 2011
5. Slack GW et al: Lymphocyte depleted Hodgkin lymphoma: an evaluation with immunophenotyping and genetic analysis. Leuk Lymphoma. 50(6):937-43, 2009
6. Benharroch D et al: Lymphocyte-depleted classic Hodgkin lymphoma-a neglected entity? Virchows Arch. 453(6):611-6, 2008

LDHL 累及淋巴结

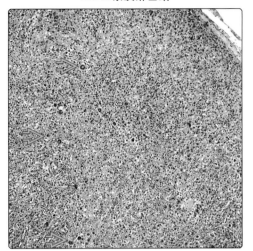

间变性 RS+H 细胞

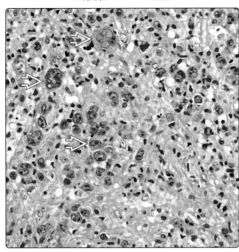

（左）低倍镜图示 LDHL 累及淋巴结。RS+H 细胞，包括形态不典型的肿瘤细胞➜，与炎症细胞混合存在。（右）高倍镜图示炎症细胞背景中可见到多量 RS+H 细胞➜，而小淋巴细胞很少

油镜下的 RS+H 细胞

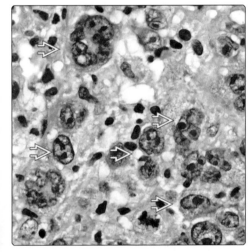

印片

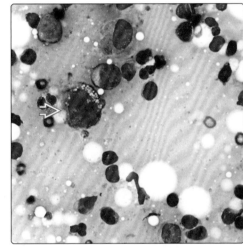

（左）油镜图示多量 RS+H 细胞➜与炎症细胞混合存在，而小淋巴细胞很少。（右）LDHL 累及淋巴结细胞印片，RS+H 细胞➜胞核大，核仁明显，胞质嗜碱性、空泡状

CD15（+）RS+H 细胞

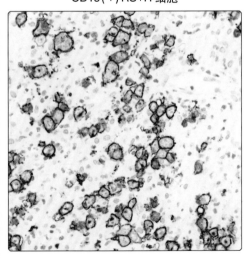

CD30（+）RS+H 细胞

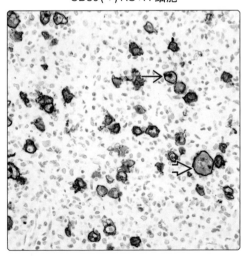

（左）免疫组织化学 CD15 染色示多量 RS+H 细胞阳性，符合网状变异型。（右）免疫组织化学 CD30 染色示多量霍奇金（H）细胞➜和少数多核 RS 细胞➜

窦内 CD30(+)细胞

PAX5(弱+)RS+H 细胞

(左)免疫组织化学 CD30 染色示 RS+H 细胞呈明显的窦内生长模式。LDHL 可表现为窦内侵犯,这在 HL 其他亚型中较为罕见。
(右)免疫组织化学 PAX5 染色示 RS+H 细胞弱阳性⇨,而背景小淋巴细胞强阳性⇨

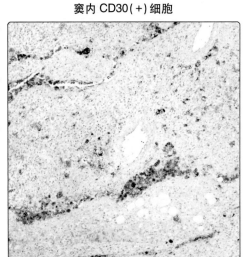
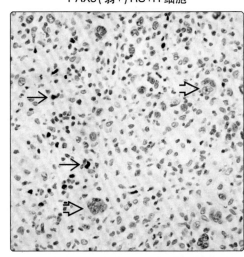

少量 CD79a(+)RS+H 细胞

LDHL 累及淋巴结

(左)LDHL 累及淋巴结。免疫组织化学 CD79a 染色示部分 RS+H 细胞胞质阳性。
(右)LDHL 累及淋巴结。图示 RS+H 细胞⇨散在分布,与成纤维细胞混合存在,背景反应性小淋巴细胞罕见,符合弥漫纤维化变异型

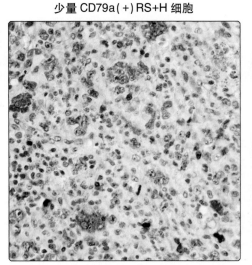
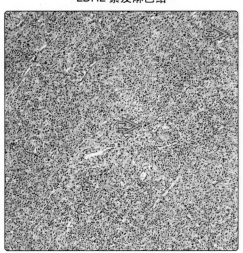

纤维化背景

富于组织细胞的背景

(左)弥漫纤维化变异型 LDHL 累及淋巴结。图示 RS+H 细胞⇨散在分布,与成纤维细胞混合存在,背景反应性小淋巴细胞罕见。
(右)弥漫纤维化变异型 LDHL 累及淋巴结。RS+H 细胞⇨散在分布于富于组织细胞的背景中,而小淋巴细胞很少

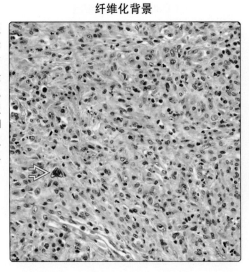
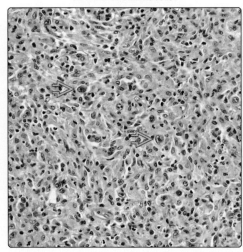

油镜下的 RS+H 细胞

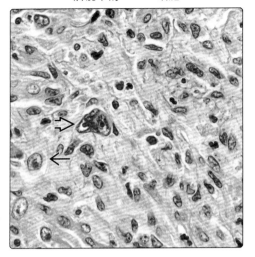

CD15(+)RS+H 细胞

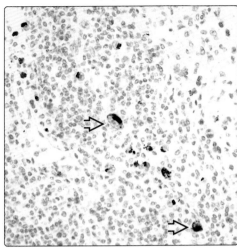

(左)LDHL 累及淋巴结。油镜图示一个 RS 细胞➡和一个 H 细胞➡与成纤维细胞混合存在,表现出梭形细胞的特点,需与肉瘤鉴别。(右)LDHL 累及淋巴结。免疫组织化学 CD15 染色示 RS+H 细胞阳性➡,背景的粒细胞亦为阳性

CD30(+)RS+H 细胞

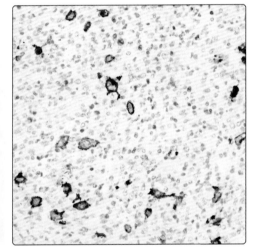

EBV LMP1(+)

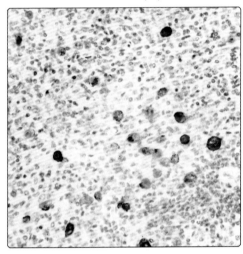

(左)免疫组织化学 CD30 染色示 RS+H 细胞阳性。(右)免疫组织化学 EBV-LMP1 染色示 RS+H 细胞阳性。约 50%LDHL 为 EBV(+)

NSHL

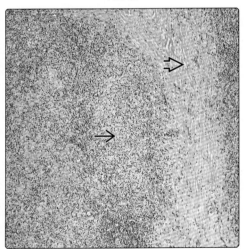

NSHL:陷窝细胞

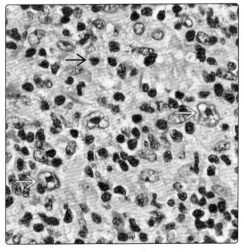

(左)结节硬化型霍奇金淋巴瘤(NSHL)肿瘤背景小淋巴细胞显著减少➡,与 LDHL 相似;然而出现粗大纤维条带➡包绕的结节状结构支持为 NSHL。(右)NSHL 肿瘤背景小淋巴细胞显著减少➡,嗜酸性粒细胞散在分布。常可见到陷窝细胞➡

第五章
未成熟 B 细胞或 T 细胞性白血病/淋巴瘤

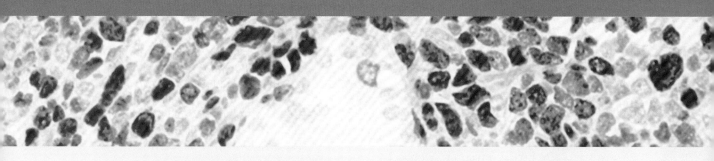

要点

临床特征

- 常累及结外部位
  - 皮肤、骨、软组织最常见
  - 淋巴结通常较少累及

镜下特征

- 弥漫分布
- 小到中等大小的细胞,核染色质细(烟尘样)

辅助检查

- 免疫表型
  - 不成熟细胞标志物
    - 绝大部分病例 TdT(+),CD34(+),或 CD99(+)
  - B 细胞标志物
    - CD19、CD20、CD22、CD79a/CD79b、PAX5
  - 早期 B 细胞抗原 HLA DR(+),CD10(+)
  - 在一些亚群中胞质 IgM(+)
  - 高增殖指数(Ki-67)

- 分子遗传学
  - 几乎所有的 B 淋巴母细胞性白血病/淋巴瘤(B-LBL)病例都存在 IGH 重排
  - 约 70%病例存在 T 细胞受体(TCR)基因重排
  - 常见的异常有:PAX5,IKZF1 缺失
- B-LBL 常见遗传学/分子亚型
  - 急性 B 淋巴母细胞性白血病(B-ALL)伴 t(9;22)(q34;q11.2)/BCR-ABL1
  - B-ALL 伴 t(12;21)(p13;q22)/ETV6-RUNX1(TEL-AML1)
  - B-ALL 伴 t(v;11q23)/v-MLL
  - B-ALL 伴 t(1;19)(q23;p13.3)/TCF3-PBX1(E2A-PBX1)
- 超二倍体 B-ALL(51~65 条染色体)
- 亚二倍体 B-ALL(<44 条染色体)

主要鉴别诊断

- T 淋巴母细胞性白血病/淋巴瘤(T-LBL)
- 伯基特淋巴瘤
- 髓系肉瘤
- 套细胞淋巴瘤侵袭性变异型

B-LBL

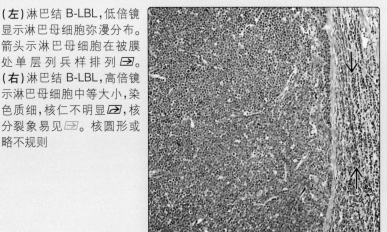

B-LBL:淋巴母细胞

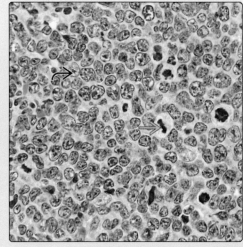

(左)淋巴结 B-LBL,低倍镜显示淋巴母细胞弥漫分布。箭头示淋巴母细胞在被膜处单层列兵样排列➡。(右)淋巴结 B-LBL,高倍镜示淋巴母细胞中等大小,染色质细,核仁不明显➡,核分裂象易见➡。核圆形或略不规则

B-LBL:TdT(+)

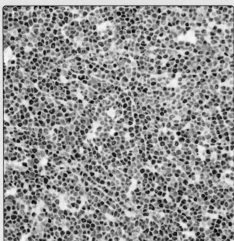

B-LBL:骨髓

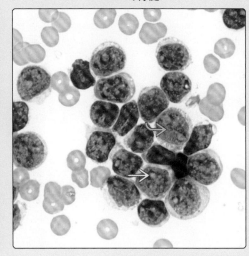

(左)淋巴结 B-LBL,TdT 强阳性。除了 LBL 外(B 细胞性或 T 细胞性),在其他类型淋巴瘤中 TdT 很少阳性。(右)B-LBL 骨髓涂片,瑞氏-吉姆萨染色。淋巴母细胞核质比高,染色质细➡,核仁小➡,胞质嗜碱性

术语

缩写

- B 淋巴母细胞性白血病/淋巴瘤（B-lymphoblastic leukemia/lymphoma，B-LBL）

同义词

- 前体 B 淋巴细胞性淋巴瘤/白血病
- 急性 B 淋巴母细胞性白血病/淋巴母细胞性淋巴瘤（B-ALL/LBL）

定义

- B 系前体细胞（淋巴母细胞）来源肿瘤
- B-ALL 主要累及骨髓和外周血
- B-LBL 主要为肿块性病变，而非白血病时，不伴有或伴有轻微的骨髓及外周血累及
- B-ALL 和 B-LBL 治疗方案相似
  - 然而，两者在分子水平有生物学不同

病因学/发病机制

遗传因素

- 染色体易位是某些 B-LBL 亚群的起始事件
- 有唐氏综合征的患者发生 B-ALL 和急性髓系白血病（AML）的风险增高

多因素

- 发病机制涉及外源性和内源性暴露及机会性感染
  - 对病毒或细菌感染反应失调假说

B-ALL 的易感因素、始动、进展及耐药

- 易感因素：*IKZF1*，*ARID5B*，*CEBPE* 和 *CDKN2A* 等位基因变异
- 始动因素：激活因素如 *ETV6-RUNX1*，*MLL* 重排
- 协同因素：肿瘤抑制基因异常，RAS 信号通路，淋巴瘤信号通路
- 选择性强化因素：*IKZF1*，*CREBBP*，*TP53* 异常
  - 这些因素与化疗耐药有关

临床特征

表现

- 中位年龄：20 岁（5~68 岁）
  - 约 60% 病例发生在 <20 岁的患者
- 性别：男性占 68%
- 结外受累常见（约 90% 患者）
  - 常见部位：皮肤、骨、软组织
  - 纵隔肿块少见
    - 相较而言，纵隔肿块在 T-LBL 中更常见
- 淋巴结肿大较少
- 发病率比较 B-LBL<T-LBL<<B-ALL

治疗

- 治疗通常持续 2~2.5 年
- 强化诱导治疗是必须的
  - 需进行中枢神经系统预防性化疗以防止疾病复发
  - Hyper-CVAD 方案（环磷酰胺、长春新碱、阿霉素和地塞米松）/甲氨蝶呤/阿糖胞苷
  - 完全缓解率高
  - 伴有 *BCR-ABL* 重排时可使用靶向治疗
    - 成人 3 年总体生存率约 50%
- 单克隆抗体
  - 利妥昔单抗（Rituximab）可用于 CD20（+）患者（30%~40% B-LBL 患者）
  - 博纳吐单抗（Blinatumomab）：双特异性，结合 CD19（+）细胞及 CD3 表面 T 细胞受体
    - 结合 CD19（+）细胞及吸引细胞毒 T 细胞
  - 奥英妥珠单抗（Inotuzumab）：抗 CD22
- 嵌合抗原受体（CAR19）修饰的 T 细胞（CAR-T）介导的获得性免疫治疗
  - 自体或异体 T 细胞制备及扩增
    - 细胞 DNA 修饰，包括
      - 单个抗 CD19 变异片段：抗原识别部分
      - CD3ζ T 细胞激活域
      - CD28 共刺激区域
    - 之后，T 细胞输入到患者体内并特异性与 B 细胞抗原 CD19 结合
  - 在复发性 B-LBL 和 B-ALL 中成功率高
- 高风险或复发患者可采用异基因造血干细胞移植
  - 然而，移植并发症死亡率约 20%
- 鲁索替尼是 JAK 通路抑制剂，可用于有 *CRLF2* 重排的患者

预后

- 由于现代危险分层治疗方法的应用使得影响预后的因素减少
  - 成年 B-LBL 患者 LDH 升高会降低总体生存率
- 近期采用多种方法综合治疗的临床试验使儿童生存率可达 90%
  - B-ALL 的预后因素可外推至 B-LBL
  - 好的因素
    - 超二倍体（51~65 条染色体）；年龄：2~10 岁；白细胞计数 $<50×10^9$/L
    - t（12；21）（p13；q22）/*ETV6-RUNX1*
  - 不良因素
    - 西班牙裔或黑人
    - 年龄 <1 岁或 ≥10 岁，超过 60 岁预后最差
    - 白细胞计数 $≥50×10^9$/L
    - 亚二倍体（<44 条染色体）
    - t（1；19）（q23；p13.3）/*TCF3-PBX1*；经积极治疗可改善预后
    - t（9；22）（q34；q11.2）/*BCR-ABL1*
    - *BCR-ABL1* 样 ALL（Ph 样 ALL）

– t(v;11q23)/*MLL*重排
- 儿童生存率很好
  ○ 成人长期生存率约40%

镜下特征

组织学特征

- 结外部位
  ○ 分布广泛而弥漫
  ○ 常见单层列兵样排列
  ○ 可伴有硬化
- 淋巴结
  ○ 通常正常结构完全被破坏
  ○ 在只有部分受累的病例中,肿瘤位于副皮质区
    – 淋巴滤泡常保留
  ○ 被膜常有细胞浸润
  ○ 淋巴母细胞单行排列常见
  ○ 可有星空现象(约10%~20%)
- 骨髓
  ○ 阴性,或骨髓中淋巴母细胞<25%
    – 骨髓中母细胞>25%诊断为B-ALL
- 细胞学特征
  ○ 淋巴母细胞体积小至中等大小,胞质少
    – L1:母细胞小,无明显核仁
    – L2:中等大小母细胞,有明显核仁
  ○ 染色质细腻(烟尘样)
  ○ 核仁无或小而不明显
  ○ 与B-ALL的淋巴母细胞无法区分

辅助检查

免疫组织化学

- 与流式细胞术检测结果相似
- 通常敏感性不如流式细胞术,可用抗体少
  ○ B细胞标志物:CD10、CD19、CD22、CD79a、PAX5
  ○ 未成熟细胞标志物:TdT、CD34、CD99、胞质IgM
  ○ 在30%~40%病例中表达CD20
- 部分病例CD99(+)
- Ki-67高(50%~95%)

流式细胞术

- B-LBL几乎总是CD19(+),胞质(c)CD79b(+)和c CD22(+)
- 大部分病例CD10(+),表面CD22(+),CD24(+),TdT(+)
- 可通过免疫表型识别细胞成熟阶段
  ○ 早期:CD19(+),cCD79b(+),c CD22(+),TdT(+)
  ○ 中期(普通ALL):CD10(+),其他早期B细胞抗原阳性
  ○ 最成熟期:表达胞质μ链及其他早期B细胞抗原
- CD20、CD34及CD45表达情况不定
- 几乎总是表面免疫球蛋白(sIg)缺失
  ○ 罕见情况下表达sIg:若其他结果支持则不能排除B-LBL
- MPO很少在B-LBL中表达
  ○ MPO(+)提示AML或B/髓系混合性白血病

- 髓系相关抗原CD13和CD33可表达
- 流式细胞术常规用于微小残留病灶监测(MRD)

PCR

- 几乎所有病例都有单克隆性*IGH*基因重排
- 大部分(70%)病例可见*TCR*基因重排
- 很多分子技术用于研究B-LBL
  ○ 常见异常:*PAX5*(32%),*IKZF1*微小缺失(29%)
  ○ 编码淋巴细胞转录因子IKAROS的*IKZF1*基因异常与预后非常差有关

遗传学

- 超二倍体B-ALL(51~65条染色体)
  ○ 儿童≫成人
  ○ CD45(-)
  ○ 低肿瘤负荷,自发凋亡增加
  ○ >97%病例21号染色体有3~4拷贝
  ○ 预后好
  ○ 抗代谢药物治疗敏感性增加
- 亚二倍体(<44条染色体)
  ○ 儿童及成人
  ○ 预后差
    – 44~45条染色体预后相对好
    – 23~29条染色体预后最差
- B-ALL伴t(9;22)(q34;q11.2)/*BCR-ABL1*
  ○ 成人≫儿童
    – 约占成人B-ALL的25%,儿童的2%~4%
  ○ CD10(+),CD19(+),TdT(+),CD25(+)
    – 通常髓系标志物CD13(+)和CD33(+)
  ○ 76%患者有P190 BCR-ABL1融合蛋白,P210融合蛋白占24%
    – 约50%通常伴有*IKZF1*微缺失(IKAROS)
  ○ 预后差
  ○ 对ABL1激酶抑制剂敏感:伊马替尼、达沙替尼、尼洛替尼
  ○ 淋巴母细胞MPO(+)提示混合表型白血病伴t(9;22)(q34;q11.2);*BCR-ABL1*
- *BCR-ABL1*样ALL(Ph样B-ALL)
  ○ 约占儿童B-ALL的10%
    – 约50%的B-ALL伴有唐氏综合征
  ○ *BCR-ABL1*阴性,但基因表达谱类似*BCR-ABL1*阳性
  ○ 约50% Ph样B-ALL中可见*CRLF2*重排
    – 导致CRLF2过表达,可通过流式细胞术检测
  ○ 同时激活JAK1和JAK2通路
  ○ 约60%存在*IKZF1*微缺失
    – 位于7q13,编码IKAROS,一个含锌指结构的DNA结合蛋白
- B-ALL伴t(12;21)(p13;q22)/*ETV6-RUNX1*(TEL-AML1)
  ○ 儿童≫成人
  ○ CD13通常(+)
  ○ 最常见于儿童,但为隐性表达
  ○ 出生前发生,出生后有潜伏期(5~10年)
  ○ 预后好
  ○ 对L-天冬酰胺酶高度敏感

- B-ALL 伴 t(v;11q23)/*MLL* 及不同伙伴基因
  - 大部分为婴儿(<1 岁)
    - 出生前发生,出生后潜伏期短
  - 发病时白细胞高
  - 中枢神经系统受累及脏器肿大
  - CD10(−),CD15(+)
  - 预后差
- B-ALL 伴 t(1;19)(q23;p13.3)/*TCF3-PBX1*(*E2A-PBX1*)
  - 儿童>成人
  - CD34(−),CD20 不定,胞质 μ 重链(+)
  - 白细胞增多,通常很高
  - 中枢神经系统常受累
  - 强化疗方案预后极好
- B-ALL 伴 t(5;14)(q31;q32)
  - 罕见(<1%)
  - 儿童及成人
  - 嗜酸性粒细胞增多(不是克隆性)
  - 脏器肿大
  - 心血管异常
  - 侵袭性临床过程
- 伴 21 号染色体内部扩增(*iAMP21*)
  - FISH 检测可见 *RUNX1* 有 3 个拷贝
  - 21 号染色体存在大部分且复杂的扩增
  - 使用标准方案治疗预后差
- 6q、9p 和∕或 12p 缺失

鉴别诊断

T-LBL

- 形态与 B-LBL 相似
- T 细胞标志物阳性
  - CD2、cCD3、CD5、CD7
    - CD4(−)/CD8(−) 或 CD4(+)/CD8(+)
  - TdT(+)

伯基特淋巴瘤

- 星空现象
- 单一、中等大小细胞,多个核仁(2~5 个)
- 涂片:胞质深染、嗜碱性,有空泡
- sIgM(+),CD20(+),CD10(+),Ki-67(+),TdT(−),BCL2(−)
- 存在 *MYC* 易位

髓系肉瘤

- 髓系母细胞形成的髓外肿块
- CD68(+),CD117(+),MPO(+),CD33(+),lysozyme(+),CD11c(+)
- 中位年龄:56 岁
- 可以是
  - AML 的首发症状,或 AML 复发
  - 骨髓增生异常综合征(MDS),髓系增殖性肿瘤(MPN)或 MDS/MPN 的母细胞性转化

套细胞淋巴瘤侵袭性变异型

- 母细胞变异型中淋巴瘤细胞像淋巴母细胞

- CyclinD1(+),sIg(+),CD20(+),CD5(+),TdT(−),CD34(−)

急性未分化型白血病

- 无系别特异抗原
- 免疫表型检测需涵盖广,以排除其他类型病变
- 无急性白血病相关易位

混合表型急性白血病(MPAL)

- 需满足以下诊断标准
  - 双系别:两群原始细胞,其中一群满足 AML 诊断标准(即使<20%)或
  - 双表型:一群原始细胞满足 B-ALL 或 T-ALL 诊断标准,同时表达髓系或单核细胞标志物
- MPAL 伴 t(9;22)(q34;q11.2);*BCR-ABL1*
- MPAL 伴 t(v;11q23),*MLL* 重排
- MPAL,B-髓系或 T-髓系,非特指型

诊断依据

临床相关病理特征

- 年龄分布

病理学精要

- 这类淋巴瘤的重要形态学特点包括
  - 小到中等大小细胞,核染色质细(母细胞样)
  - 结外组织中单层排列模式
  - 高分裂活性

参考文献

1. Alderuccio JP et al: Characteristics and outcomes of lymphoblastic lymphoma - the University of Miami experience. Leuk Lymphoma. 58(1):195-198, 2017
2. Bassan R et al: Lymphoblastic lymphoma: an updated review on biology, diagnosis, and treatment. Eur J Haematol. 96(5):447-60, 2016
3. Brudno JN et al: Allogeneic T cells that express an anti-CD19 chimeric antigen receptor induce remissions of B-cell malignancies that progress after allogeneic Hematopoietic Stem-Cell Transplantation Without Causing Graft-Versus-Host Disease. J Clin Oncol. 34(10):1112-21, 2016
4. Zhou Y et al: Advances in B-lymphoblastic leukemia: cytogenetic and genomic lesions. Ann Diagn Pathol. 23:43-50, 2016
5. Baughn LB et al: Integration of cytogenomic data for furthering the characterization of pediatric B-cell acute lymphoblastic leukemia: a multi-institution, multi-platform microarray study. Cancer Genet. 208(1-2):1-18, 2015
6. Gabriel AS et al: Epigenetic landscape correlates with genetic subtype but does not predict outcome in childhood acute lymphoblastic leukemia. Epigenetics. 10(8):717-26, 2015
7. Lee DW et al: T cells expressing CD19 chimeric antigen receptors for acute lymphoblastic leukaemia in children and young adults: a phase 1 dose-escalation trial. Lancet. 385(9967):517-28, 2015
8. Gowda C et al: Genetic targets in pediatric acute lymphoblastic leukemia. Adv Exp Med Biol. 779:327-40, 2013
9. Harrison CJ: Targeting signaling pathways in acute lymphoblastic leukemia: new insights. Hematology Am Soc Hematol Educ Program. 2013:118-25, 2013
10. Inaba H et al: Acute lymphoblastic leukaemia. Lancet. 381(9881):1943-55, 2013
11. Zhou Y et al: Advances in the molecular pathobiology of B-lymphoblastic leukemia. Hum Pathol. 43(9):1347-62, 2012
12. Mullighan CG et al: Global genomic characterization of acute lymphoblastic leukemia. Semin Hematol. 46(1):3-15, 2009
13. Lin P et al: Precursor B-cell lymphoblastic lymphoma: a predominantly extranodal tumor with low propensity for leukemic involvement. Am J Surg Pathol. 24(11):1480-90, 2000

B-LBL:睾丸

B-LBL:生精小管

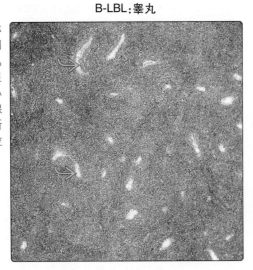

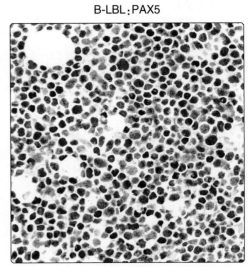

(左)睾丸 B-LBL,低倍镜淋巴母细胞在生精小管➡间弥漫浸润并破坏生精小管。
(右)睾丸 B-LBL,高倍镜显示淋巴母细胞围绕生精小管➡。B-LBL 髓外生殖腺或中枢神经系统累犯的诊断非常重要,因为在这些部位 B-LBL 常规化疗不起作用

B-LBL:CD45

B-LBL:PAX5

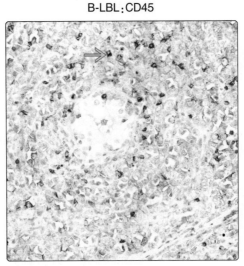

(左)本例睾丸 B-LBL 中肿瘤细胞 CD45 弱阳性,与之对比的成熟小淋巴细胞➡CD45 强阳性。CD45 在相对晚期成熟阶段获得,因此在部分 B-LBL 中可阴性或弱阳性。(右)免疫组织化学 PAX5 阳性支持 B 细胞来源

B-LBL:CD79a

B-LBL:CD10

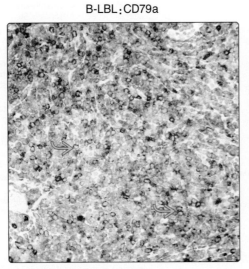

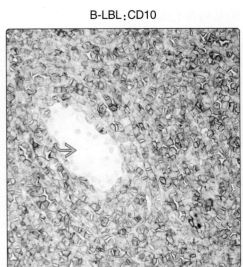

(左)淋巴结 B-LBL,CD79a 在部分母细胞中有强弱不等的阳性➡。CD79 是 B 细胞受体的组成部分,它出现在 *IGH* 重排之前。(右)睾丸 B-LBL 中 CD10 强阳性,生精小管➡CD10 阴性

B-LBL:硬化

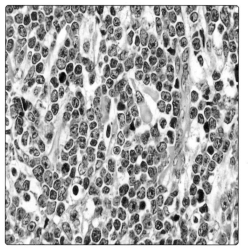

B-LBL:细胞多形性

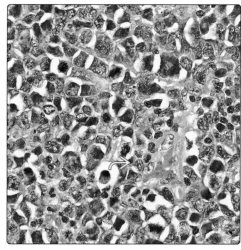

(左)本例淋巴母细胞中等大小,核不规则,为 B-LBL 的典型特征。核分裂象可见,可见局灶硬化。(右)B-LBL 少见特征:细胞中等至大,多形性;背景可见嗜酸性粒细胞➡。本例中肿瘤细胞核大而多形、核仁明显、胞质中等丰富,对诊断造成困难

B-LBL:肝

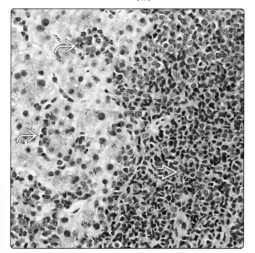

B-LBL:TdT

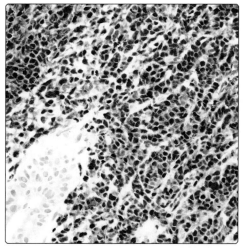

(左)B-LBL 累及肝脏。淋巴母细胞弥漫浸润肝窦➡及汇管区➡。(右)B-LBL 累及肝脏,几乎所有细胞的核 TdT 均强阳性。B-LBL 中 B 细胞抗原和 TdT 阳性,CD10、CD20 及 CD45 表达不定

B-LBL:CD34

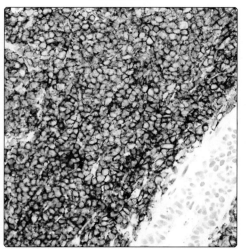

B-LBL:Ki-67

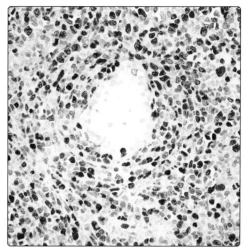

(左)本例累及肝的 B-LBL,免疫组织化学示淋巴母细胞强表达干细胞标志物 CD34。(右)B-LBL 约 80% 的肿瘤细胞核强表达 Ki-67。B-LBL 通常增殖率高,如本例所示

（左）胫骨 B-LBL：淋巴母细胞在髓腔内弥漫浸润。B-LBL 患者溶骨性病变少见。（右）本例胫骨 B-LBL CD10 强阳性。片状分布的母细胞完全替代了正常造血细胞

B-LBL：胫骨

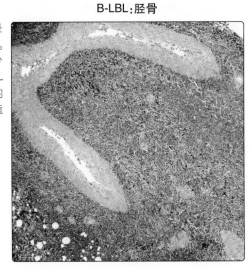

B-LBL：胫骨

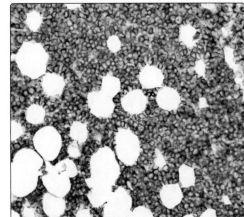

（左）皮肤 B-LBL：肿瘤细胞弥漫浸润，累及真皮及皮下组织➡，而表皮不受累➡。皮肤病变是 B-LBL 患者的常见表现，以结外肿瘤为主，白血病发病率低。（右）皮肤 B-LBL 淋巴母细胞浸润真皮，并见围绕血管分布➡

B-LBL：皮肤

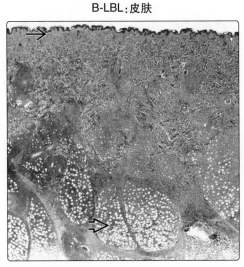

B-LBL：真皮

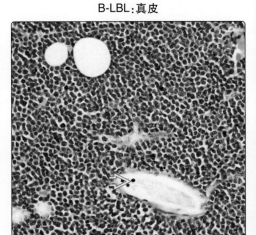

（左）胃黏膜 B-LBL。胃肠道极少发生 B-LBL。（右）本例肿瘤细胞广泛累及胃黏膜➡，固有层扩大➡

B-LBL：胃黏膜

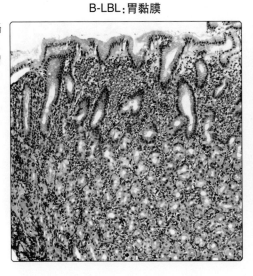

B-LBL：胃黏膜

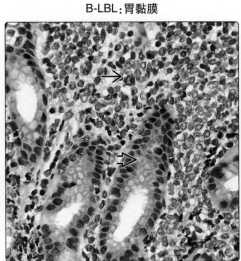

B-LBL:胃黏膜

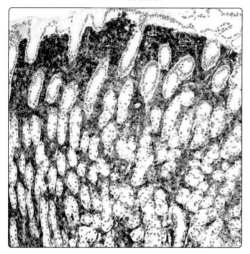

B-ALL:骨髓巨核细胞

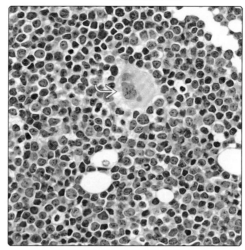

（左）胃黏膜 B-LBL,免疫组织化学示大部分浸润细胞表达 CD34,支持为未成熟细胞。肿瘤细胞在间质中浸润,不破坏胃的腺体。（右）B-ALL 在骨髓组织中典型表型为片状分布的小到中等大小原始细胞,可见残留的巨核细胞➡

B-LBL:CD20

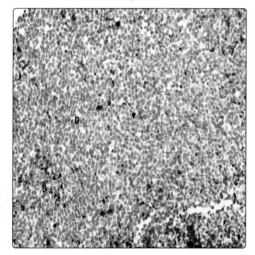

B-ALL 伴 t(4;11)(q21;q23)

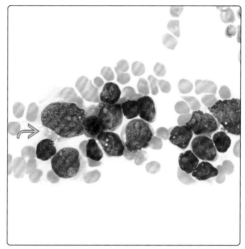

（左）本例 B-LBL 中 CD20 染色阴性。CD20 在正常 B 细胞分化中位于相对晚期阶段,因此部分 B-LBL 可以阴性。（右）B-ALL 伴 t(4;11)(q21;q23),图示原始细胞大小不一,胞质少或中等量➚。存在 11q23 易位的患者通常有 *MLL* 基因重排,多见于婴儿,复发风险高

B-ALL 伴 t(9;22)(q34;q11.2)

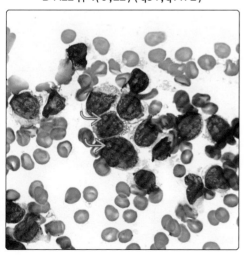

B-ALL:MPO

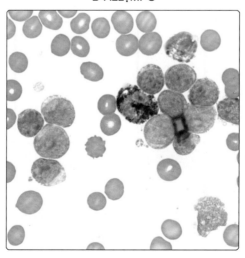

（左）B-ALL 原始细胞大小不一,可见清晰核仁➚。染色体分析示存在费城染色体 t(9;22)(q34;q11.2)。存在此易位的患者有高复发风险。（右）细胞化学染色肿瘤细胞 MPO 阴性。极少数 B-ALL 中出现少量 MPO(+)颗粒,但根据最新 WHO 标准,B 原始细胞有 MPO 阳性更宜归入 B/髓系

正常 B 细胞成熟抗原

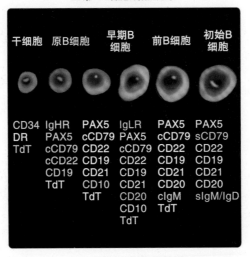

流式细胞术：B 细胞系

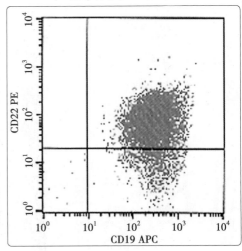

(左) 正常 B 细胞不同分化阶段。B-LBL/B-ALL 免疫表型遵循该模式。CD79 和 PAX5 最先出现在 *IGH* 重排时。(右) 一例 B-LBL 患者流式细胞术分析示淋巴母细胞表达 CD19 和 CD22，提示 B 细胞来源

流式细胞术：TdT 和 CD34

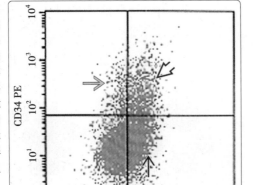

B-ALL：CD15

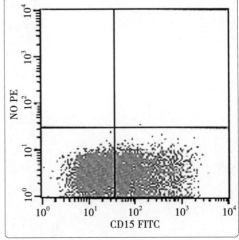

(左) 一例 B-LBL 患者流式细胞术分析示淋巴母细胞部分表达 TdT ▱和 CD34 ▱,提示处于分化过程中的不成熟 B 细胞阶段。一群细胞同时表达 TdT 和 CD34 ▱。(右) 一例 B-LBL 伴 t(v；11q23) 和 *MLL* 重排的患者，流式细胞术分析示淋巴母细胞表达 CD15，在伴此分子生物学异常的白血病亚型中常见

B-LBL：免疫表型 CD10(−)

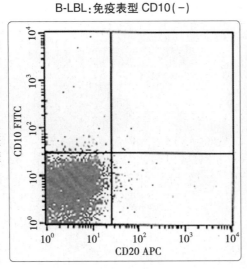

免疫荧光：TdT

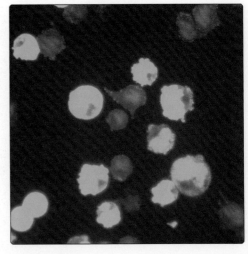

(左) 此例 B-LBL 患者流式细胞术分析示淋巴母细胞 CD20 及 CD10 阴性，提示为未成熟 B 细胞表型。(右) B-ALL 骨髓涂片，免疫细胞化学和免疫荧光染色示肿瘤细胞强表达 TdT。在 B-ALL 中存在很少病例免疫组织化学 TdT 阴性，而免疫荧光染色阳性，反之亦然

伯基特淋巴瘤

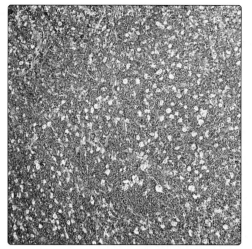

伯基特淋巴瘤:星空现象

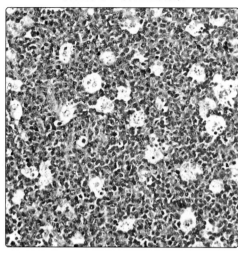

(左)回盲部伯基特淋巴瘤。肿瘤细胞中等大小(核大小与组织细胞相当或略小),弥漫分布,可见星空现象。(右)伯基特淋巴瘤增殖指数很高(可见很多核分裂象),易见凋亡核碎片。星空现象由许多吞噬了凋亡肿瘤细胞碎片的巨噬细胞组成

伯基特淋巴瘤:细胞学

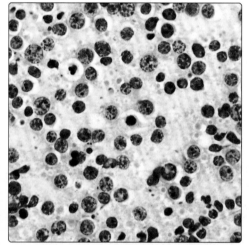

髓系肉瘤:淋巴结

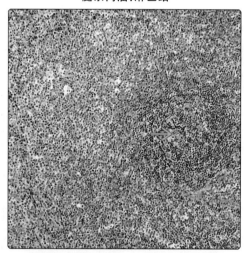

(左)伯基特淋巴瘤印片示肿瘤细胞核圆形或卵圆形,大小及形态相当一致。染色质粗糙,分布不规则。核仁明显且嗜碱性。背景易见核碎裂,提示高细胞增殖与凋亡。(右)淋巴结髓系肉瘤。肿瘤细胞弥漫浸润,可见淋巴滤泡➡

髓系肉瘤:不成熟嗜酸性粒细胞

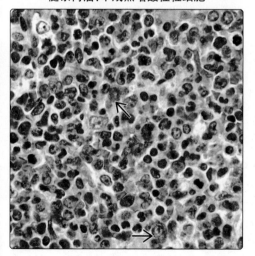

髓系肉瘤:MPO

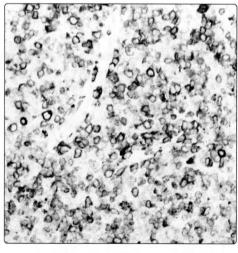

(左)髓系肉瘤,低分化,肿瘤细胞染色质细,核不规则/折叠,提示单核细胞分化。背景见散在不成熟或成熟阶段嗜酸性粒细胞➡。(右)此例髓系肉瘤肿瘤细胞 MPO 阳性

要　点

基本概念
- 来自 T 细胞系的淋巴母细胞性肿瘤

分类
- 分为 T 淋巴母细胞性淋巴瘤和白血病
  - 淋巴瘤:位于胸腺、淋巴结和/或结外部位
  - 白血病:累及骨髓和外周血

临床特征
- 中位年龄:青少年为 17 岁,成人为 25 岁
- 70%为男性,30%为女性
- 约 75%病例处于临床Ⅲ或Ⅳ期
- 约 75%患者有前纵隔肿块
- 约 50%患者有淋巴结肿大
- 5 年无病生存率
  - 儿童:65%~75%
  - 成人:40%~60%

镜下特征
- 弥漫片状分布

- 小到中等大小淋巴母细胞
  - 核圆形或扭曲

辅助检查
- 免疫表型
  - 前 T 和皮质 T 阶段:TdT(+),CD1a(+),CD10(+)
  - CD34(+/-),CD99(+/-),CD117/Kit(-/+)
- 早期前体 T 淋巴细胞白血病(ETP-ALL)
  - 新近认识的高风险亚型
  - CD1a(-),CD8(-),CD5(-或弱+)
  - 1 个或以上髓系或干细胞标志物阳性

主要鉴别诊断
- B 淋巴母细胞性白血病/淋巴瘤(B-LBL)
- 伯基特淋巴瘤
- 胸腺瘤
- 髓系肉瘤

T-LBL

淋巴结的 T-LBL:副皮质区

(左)低倍镜示淋巴结大部分被 T-LBL 取代,可见少量残留淋巴滤泡➡。(右)高倍镜示淋巴结结构大部分被 T-LBL 取代。肿瘤细胞主要侵犯副皮质区。该区域内可见一个残留淋巴滤泡➡

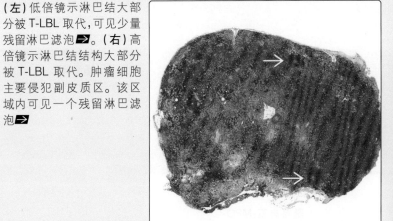

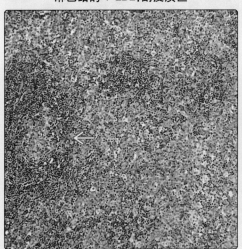

淋巴结的 T-LBL:油镜

淋巴结的 T-LBL:TdT(+)

(左)显示肿瘤细胞的细胞学特征:染色质细(未成熟)、核仁小,核分裂象易见➡。(右)该区域示淋巴结结构完全被 T-LBL 取代。肿瘤细胞核均一强表达 TdT

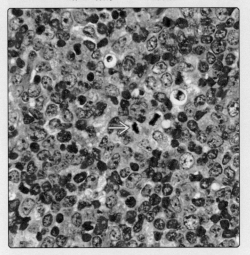

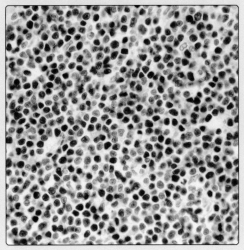

术语

缩写

- T 淋巴母细胞性白血病/淋巴瘤（T-lymphoblastic lymphoma/leukemia，T-LBL）

同义词

- 前体 T 淋巴母细胞性白血病/淋巴瘤
- 急性 T 淋巴母细胞性白血病（T-ALL）

定义

- T 系来源的淋巴母细胞性肿瘤
- 分为淋巴瘤和白血病
- T-LBL
  - 累及胸腺、淋巴结和/或结外组织
  - 没有或很少骨髓及外周血累及
- T-ALL
  - 累及外周血和骨髓

病因学/发病机制

遗传因素

- 阻滞前体 T 细胞分化和生存的重现性遗传学异常
  - T-LBL 是一种遗传异质性疾病
  - 可见易位、缺失及基因突变
- 少数病例可能是胚胎期起病

临床特征

流行病学

- 发病率
  - 85%~90%的淋巴母细胞性淋巴瘤为 T 细胞来源
- 年龄
  - 中位年龄：青少年为 17 岁，成人为 25 岁
- 性别
  - 男性占 70%，女性占 30%

表现

- T-LBL
  - 前纵隔快速生长的肿块（约 75%患者）
    - 可有胸腔积液
    - 可出现上腔静脉综合征
  - 膈上淋巴结肿大（约 50%患者）
  - 结外表现（约 35%患者）
    - 通常累及：皮肤、扁桃体、肝、脾、中枢神经系统和睾丸
  - 大部分患者位于Ⅲ或Ⅳ期（约 75%患者）
- T-ALL
  - 白细胞计数高
  - 淋巴结肿大及肝脾大常见

治疗

治疗

- 药物
  - 高强度化疗
    - 环磷酰胺、长春新碱、阿霉素和地塞米松/甲氨蝶呤/阿糖胞苷（HyperCVAD 方案）
    - 完全缓解率高
- 放射治疗
  - 存在大肿块时行前纵隔放射治疗

预后

- 5 年无病生存率
  - 儿童：65%~75%
  - 成人：40%~60%
- ETP-ALL
  - 诱导化疗失败及微量残留病的风险更高
  - 约占儿童和成人全部患者的 10%~15%
- TdT(-)的 T-ALL 预后更差
  - 约 10%患者，与 ETP-ALL 患者存在交叉

影像学

影像学表现

- 多种显像均显示前纵隔肿物
- PET 扫描 FDG 摄取增加

镜下特征

组织学特征

- 淋巴结
  - 肿瘤弥漫片状分布
  - 部分或完全取代正常结构
  - 部分累犯的病例中
    - 肿瘤通常位于副皮质区
    - 淋巴滤泡存在
  - 肿瘤细胞可浸润被膜及被膜外组织，呈单层列兵样排列
  - 星空现象见于 10%~20%的病例
  - 肿瘤内纤维组织增生可形成结节样改变
- 骨髓
  - 根据惯例
    - 淋巴瘤：<25%骨髓受累
    - T-ALL：广泛的骨髓病变
- 结外部位
  - 肿瘤细胞通常浸润纤维组织，呈单层列兵样排列

细胞学特征

- 在外周血及骨髓涂片中
  - L1 母细胞：小细胞，核质比高，核仁不明显
  - L2 母细胞：中等大小细胞，核仁明显，胞质更丰富
  - 淋巴母细胞胞质内通常无颗粒
- 在淋巴结或结外部位组织切片中

- ○ 淋巴母细胞通常小到中等大,胞质少
- ○ 分裂活性高
- ○ 核扭曲或圆形
- ○ 核染色质不成熟(母细胞样)
  - – "灰尘"样或"椒盐"样染色质
  - – 核仁通常不明显
  - – 部分病例中,可见明显核仁(称为 L2 变异型)
- 少数 T-LBL 病例有嗜酸性粒细胞增多
  - ○ 外周血或骨髓,或在组织中与淋巴细胞混合存在

主要细胞/病变类型

- 造血细胞、淋巴细胞

辅助检查

免疫组织化学

- T 细胞抗原(+)
  - ○ 胞质表达先于胞膜
    - – 可通过免疫组织化学检测胞质和表面抗原表达
    - – 常规流式细胞术检测表面抗原表达
    - – 因此,存在表达不一致的可能
- 前 T 和皮质 T 阶段:TdT(+),CD1a(+),CD10(+)
- CD34(+/-),CD99(+/-),CD79a(+/-),CD117/Kit(-/+)
- CD45/LCA(+)出现在分化的后期阶段,TAL1(约 50%+)
- Ig(-),CD19(-),CD20(-),CD22(-)
- 增殖指数通常较高,但可有变化
  - ○ Ki-67 为 50%~90%

免疫荧光

- 大部分病例 TdT 核(+)
- 该方法可评估 T 和 B 细胞起源
  - ○ 大部分情况下,免疫荧光染色已被流式细胞术取代

流式细胞术

- T 细胞抗原在前体 T 细胞到成熟阶段有序表达
  - ○ T-LBL 和 T-ALL 来自分化受阻的前体细胞
  - ○ 与 T-LBL 相比,T-ALL 的肿瘤细胞更偏幼稚
- 原 T(pro-T,T-Ⅰ)
  - ○ CD7(+),cCD3(+),CD34(+/-),CD2(-),CD5(-),CD4(-)/CD8(-),CD1a(-),s CD3(-)
- 前 T(pre-T,T-Ⅱ)
  - ○ TdT(+),CD7(+),cCD3(+),CD34(+/-),CD2(+),CD5(+),CD4(+/-)/CD8(+/-),CD1a(-),s CD3(-)
- 皮质 T(T-Ⅲ)
  - ○ TdT(+),CD7(+),cCD3(+),CD2(+),CD5(+),CD4(+)/CD8(+),CD1a(+),s CD3(-),CD34(-)
- 成熟 T(T-Ⅳ)
  - ○ CD7(+),cCD3(+),CD2(+),CD5(+),CD4(+)或 CD8(+),CD1a(-),s CD3(+),CD34(-)
- 小部分 LBL 可能为 NK 细胞来源
  - ○ CD16(+),CD56(+),CD57(+),或 CD94a(+)
  - ○ CD2(+/-),CD7(+/-),CD3(-),CD5(-)
- 大部分病例 TdT 核(+)

- ○ 流式细胞术需在细胞表面打孔
- 20%~30%病例 CD13 或 CD33(-/+)
- ETP-ALL
  - ○ 新近认识的儿童和成人高风险亚型
  - ○ 淋巴母细胞来自胸腺最早期前体 T 细胞
  - ○ 免疫表型可替代分子生物学
    - – CD1a(-)(<5%细胞阳性)
    - – CD8(-)(<5%细胞阳性)
    - – CD5(-)或弱阳(<75%细胞阳性)
    - – 1 个或以上髓系或干细胞标志物阳性
      - □ 阳性是指>25%细胞表达该标志物
      - □ 髓系标志物:CD11b、CD13、CD33、CD117
      - □ 干细胞标志物:CD34 或 HLA-DR

基因学检查

- 基因重排
  - ○ 大部分病例存在单克隆性 TCR 基因重排
    - – TCRδ 重排最早出现
    - – 之后出现 TCRγ,β 和 α
  - ○ 约 20%病例有单克隆性 IGH 基因重排
- 1p32TAL1
  - ○ TAL1 位点中间缺失比 t(1;14)(p32;q11)更常见
- NOTCH1 突变常见
  - ○ 58%T-LBL 存在此突变
    - – 异二聚体结构域(HD):27%
    - – PEST 结构域:15%
    - – HD 和 PEST 结构域:16%
  - ○ 通过抑制 γ-分泌酶可使 NOTCH1 激活信号失活
  - ○ 该蛋白调节 T 细胞发育
  - ○ γ-分泌酶拮抗的 T-LBL 中存在 PTEN 突变
- 30%~40%病例为正常核型
- 常见 14q11.2、7q35 和 7p14~15 染色体异常
  - ○ 分别是 TCRα 和 δ,β 和 γ 位点
  - ○ 原癌基因和 TCR 基因并列易位导致过表达
  - ○ 1p32TAL1
    - – 婴儿占<1%,儿童占 7%,成人占 12%
    - – t(1;14)(p32;q11)
  - ○ 10q24 HOX11
    - – 在儿童占 7%,在成人占 30%
    - – t(10;14)(q24;q11)
    - – 早期皮质阶段,CD4(+)/CD8(+)
    - – 比其他亚型预后好
  - ○ 5q35HOX11L2
    - – 在儿童占 20%,在成人占 10%~15%
    - – 原 T 阶段
  - ○ 9q34.3 NOTCH1
    - – NOTCH1 易位罕见:t(7;9)(q34;q34.3)
    - – t(7;9)(q34;q34.3)导致基因截断并成为活化型
- 其他易位
  - ○ NUP214/ABL1
    - – 在成人占 8%
    - – 均位于 9q34
    - – 扩增伴附加片段形成

- 19p13 *LYL1*
  - 在儿童占 1.5%,在成人占 2.5%
- MLL/ENL/t(11;19)(q23;p13.3)
  - 在儿童占 0.3%,在成人占 0.5%
- 其他 *ABL1* 易位
  - *ETV6/ABL1*/t(9;12)(q34;p13)
  - *EML1/ABL1*/t(9;14)(q34;q32)
  - 在体外可被 ABL1 激酶抑制剂抑制
  - 在 T-LBL 中 *BCR/ABL1*/t(9;22)(q34;q11.2)罕见
- 9p 染色体缺失
  - 70% 的 T-LBL 中存在缺失
  - 导致失去肿瘤抑制基因 *CDKN2A*(CDK4 抑制因子)
  - 导致细胞周期 G1 失控
- ETP-ALL
  - 与 AML 有很多共同特征
  - 细胞因子受体和 RAS 通路激活突变
    - *NRAS、KRAS、FLT3、IL7R、JAK3、JAK1、SH2B3、BRAF*
  - 以下基因存在失活突变
    - *GATA3、ETV6、RUNX1、IKZF1、EP300*
  - 在组蛋白修饰相关基因中也存在突变
    - *EP300、EZH2、EED、SUZ12、SETD2*

T-LBL 伴嗜酸性粒细胞增多

- 与 *FGFR1* 异常有关
- 最常见的是:*ZNF198-FGFR1*/t(8;13)(p11;q12)
- 患者常有
  - 外周血嗜酸性粒细胞增多
  - 骨髓髓系增生伴嗜酸性粒细胞增多
  - 形态学可能存在不典型增生证据
- 患者随后出现髓系肿瘤
  - AML 最常见

基因表达谱

- 研究发现 T-LBL 可分为多个分子生物学特征亚型
  - 这些特征与细胞遗传学亚型一致
  - 正常核型病例中也可存在这些特征
- ETP-ALL 最早是通过基因表达谱分析明确的

鉴别诊断

B-LBL

- 约 90% 病例表现为 B 淋巴母细胞性白血病
  - 约 10% B 淋巴母细胞性肿瘤表现为淋巴瘤
- 形态学特征与 T-LBL 相同
  - 核扭曲或圆形
  - 染色质不成熟(母细胞样)
  - 核分裂象多见
- 需要通过免疫表型区分 T-LBL 和 B-LBL
  - B-LBL 中全 B 抗原阳性
    - CD19(+),CD20(+/-),CD22(+/-),PAX5(+)
  - 约 10% T-LBL 可有 CD79a(+)
    - 应用有限的抗体组合会存在潜在风险
  - TdT(+),CD10(+/-):与 T-LBL 相似

- 细胞遗传学和分子生物学
  - 约 30% 患者有 *BCR-ABL1*/t(9;22)(q34;q11.2)
    - 主要是成人
  - *IGH* 基因单克隆性重排

伯基特淋巴瘤

- 三种类型:地方型(非洲)、散发型和免疫缺陷相关型
- 通常发生于结外
- 散发型发生于西方国家
  - 消化道回盲部很常见
  - 极少累及纵隔
- 区别于 T-LBL 的形态特征
  - 实际上所有患者都有星空现象
  - 单一、中等大小细胞,2~5 个清晰的核仁
  - 有丝分裂和细胞凋亡很多
  - 涂片:胞质中等到大量,深嗜碱性,有胞质空泡
- 免疫表型
  - sIgM(+),CD10(+),CD19(+)
  - CD20(+),CD22(+),CD79a(+)
  - Ki-67>99%,BCL6(+)
  - T 细胞抗原(-),TdT(-),BCL2(-)
- 细胞遗传学和分子生物学
  - 存在 *MYC* 易位
    - *MYC-IGH*/t(8;14)(q24;q32)
    - *IGHκ-MYC*/t(2;8)(p11;q24)
    - *MYC-IGHλ*/t(8;22)(q24;q11)
  - *IGH* 基因单克隆性重排

胸腺瘤

- 表现为纵隔肿物,类似 T-LBL
- 与富于淋巴细胞的胸腺瘤鉴别尤为困难
  - 很多小的胸腺淋巴细胞,具有未成熟细胞学特征
  - 胸腺淋巴细胞是未成熟 T 细胞,与 T-LBL 类似
- 对鉴别诊断有意义的特征
  - 胸腺瘤中有丝分裂活性低至中等,不高
  - 富于淋巴细胞的胸腺瘤中可见胸腺上皮细胞
    - 散在的、中等至大细胞,核膜薄
- 免疫表型
  - Keratin(+)的胸腺上皮细胞在胸腺瘤中呈相互交错排列
- 分子遗传学
  - 没有 *TCR* 基因单克隆性重排证据

髓系肉瘤

- 肿块通常位于髓外,由髓系原始细胞构成
- 成人:中位年龄 60 岁
- 可以是
  - AML 首发或复发表现
  - MDS、MPN 或 MDS/MPN 的原始细胞转化
- 纵隔不是髓系肉瘤好发部分
- 免疫表型
  - CD33(+),CD68(+),CD117(+)
  - MPO(+),lysozyme(+)
  - CD3(-),CD5(-)

- 细胞遗传学和分子遗传学
  - 可存在 AML 的染色体改变(如 7 号染色体单倍体,8 号染色体三倍体等)
  - 可有 AML 相关易位
  - 无 *TCR* 基因单克隆性重排证据

套细胞淋巴瘤母细胞变异型

- 肿瘤细胞像淋巴母细胞,具有未成熟染色质及多量核分裂象
- 免疫表型
  - sIg(+),CD19(+),CD20(+)
  - CyclinD1(+),CD5(+)
  - CD10(-),TdT(-)
- 细胞遗传学和分子遗传学
  - *CCND1. /IGH*/t(11;14)(q13;q32)
  - *IGH* 基因单克隆性重排
  - 无单 *TCR* 基因克隆性重排证据

尤因肉瘤/外周神经外胚层肿瘤(ES/PNET)

- 无前上纵隔肿块
- LBL 可有≥1 处溶骨性病变,易与本病混淆
  - B-LBL 比 T-LBL 多见
- 免疫表型
  - 与 T-LBL 相同,CD99(+)
  - ES/PNET 不表达 T 或 B 细胞抗原
- t(11;22)(q24;q12);t(21;22)(q22;q12);t(1;16)(q11;q11)
- 细胞遗传学和分子遗传学
  - *EWS/FLI1*/t(11;22)(q24;q12)和其他包含 *EWS* 基因的异常
  - 无 *TCR* 基因单克隆性重排证据

小(燕麦)细胞癌

- 原发肺肿瘤,但肿瘤转移可导致明显的纵隔淋巴结肿大
- 患者群体:有吸烟史的成人
- 小细胞癌由黏附性肿瘤细胞组成,细胞比淋巴母细胞大
- 免疫表型
  - 角蛋白(CK)(+),嗜铬粒蛋白(+/-),突触素(synaptophysin)(+/-)
  - CD3(-),CD5(-),TdT(-)

Merkel 细胞癌

- 患者群体:有皮肤病变的老年人
- 无纵隔肿物
- Merkel 细胞癌由黏附性肿瘤细胞组成,细胞比淋巴母细胞大
- 免疫表型
  - CK(+),CK20(+,通常位于核周)
  - T 细胞抗原(-),TdT(-)

横纹肌肉瘤

- 腺泡状横纹肌肉瘤易与 T-LBL 混淆
- 首发起病可类似 T-ALL,有广泛的骨髓受累
- 免疫表型
  - 肌源性标志物(+)
  - T 细胞抗原(-),TdT(-)
- 细胞遗传学和分子遗传学

  - *PAX3-FOXO1*/t(2;13)(q35;q14)或 *PAX7-FOXO1*/t(1;13)(p36;q14)
  - *PAX3-NCOA1*/t(2;2)(p23;q35)和 *PAX3-NCOA2*/t(2;8)(q35;q13)

急性未分化白血病

- 形态学可类似 T-ALL
- 无系别特异抗原表达
- 需进行多项免疫标志物综合分析以排除其他类型肿瘤

混合表型急性白血病(MPAL)

- 严格的诊断标准
  - 双系型:两群原始细胞,其中一群满足 AML 诊断标准(即使<20%)或
  - 双表型:一群原始细胞,满足 B-ALL 或 T-ALL 诊断标准,同时表达髓系或单核细胞标志物
  - MPAL 伴 t(9;22)(q34;q11.2);*BCR-ABL1*
  - MPAL 伴 t(v;11q23),*MLL* 重排
  - MPAL,B/髓系或 T/髓系,非特指型

隆突性皮肤纤维肉瘤(DFSP)

- 无前纵隔肿物表现
- 极少累及淋巴结或骨髓
- 累及皮肤真皮层
- 大部分病例为 20~50 岁
- DFSP 在真皮内呈单行列兵样浸润,似 T-LBL
- 免疫表型
  - DFSP 和 T-LBL 都可以 CD34(+)
  - DFSP 的 TdT(-),T 细胞抗原(-)
- 细胞遗传学和分子遗传学
  - 约 90%病例存在 *COL1A1-PDGFRβ*/t(17;22)(q22;q13)

参考文献

1. Girardi T et al: The genetics and molecular biology of T-ALL. Blood. ePub, 2017
2. Marks DI et al: A review of the management of adults with T-cell acute lymphoblastic leukemia. Blood. ePub, 2017
3. Jain N et al: Early T-cell precursor acute lymphoblastic leukemia/lymphoma (ETP-ALL/LBL) in adolescents and adults: a high-risk subtype. Blood. 127(15):1863-9, 2016
4. Palmi C et al: CRLF2 over-expression is a poor prognostic marker in children with high risk T-cell acute lymphoblastic leukemia. Oncotarget. 7(37):59260-59272, 2016
5. Durinck K et al: Novel biological insights in T-cell acute lymphoblastic leukemia. Exp Hematol. 43(8):625-39, 2015
6. You MJ et al: T-lymphoblastic leukemia/lymphoma. Am J Clin Pathol. 144(3):411-22, 2015
7. Haydu JE et al: Early T-cell precursor acute lymphoblastic leukaemia. Curr Opin Hematol. 20(4):369-73, 2013
8. Zhou Y et al: Absence of terminal deoxynucleotidyl transferase expression identifies a subset of high-risk adult T-lymphoblastic leukemia/lymphoma. Mod Pathol. 26(10):1338-45, 2013
9. Hoehn D et al: CD117 expression is a sensitive but nonspecific predictor of FLT3 mutation in T acute lymphoblastic leukemia and T/myeloid acute leukemia. Am J Clin Pathol. 137(2):213-9, 2012
10. Zhang J et al: The genetic basis of early T-cell precursor acute lymphoblastic leukaemia. Nature. 481(7380):157-63, 2012
11. Coustan-Smith E et al: Early T-cell precursor leukaemia: a subtype of very high-risk acute lymphoblastic leukaemia. Lancet Oncol. 10(2):147-56, 2009
12. Aifantis I et al: Molecular pathogenesis of T-cell leukaemia and lymphoma. Nat Rev Immunol. 8(5):380-90, 2008
13. Nathwani BN et al: Lymphoblastic lymphoma: a clinicopathologic study of 95 patients. Cancer. 48(11):2347-57, 1981

淋巴结 T-LBL:星空现象

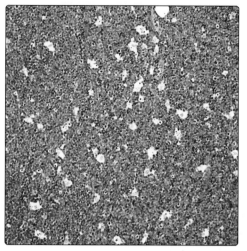

淋巴结 T-LBL:CD34(+)

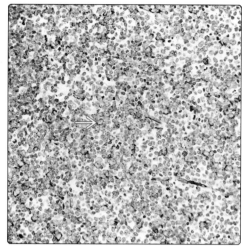

(左)淋巴结完全被 T-LBL 取代。10%~20%的 T-LBL 病例中可见星空现象。(右)本例中淋巴母细胞部分表达 CD34 ➡。CD34 是一个干细胞相关标志物,它的表达支持 T-LBL

淋巴结 T-LBL:CD3(不同程度+)

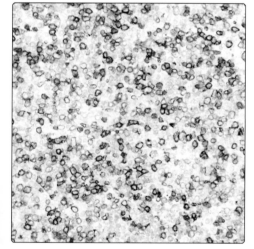

淋巴结 T-LBL:Ki-67

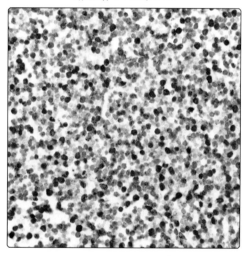

(左)T-LBL 中 CD3 不同程度表达。CD3 是在 T 细胞成熟过程中获得相对晚的抗体,在 T-LBL 表达不定。(右)如 Ki-67 所示本例 T-LBL 增殖活性很高,几乎所有肿瘤细胞均表达

淋巴结 T-LBL:母细胞

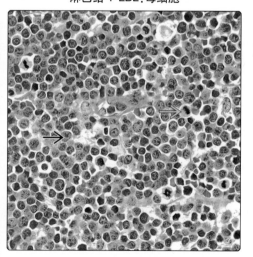

淋巴结 T-LBL:印片

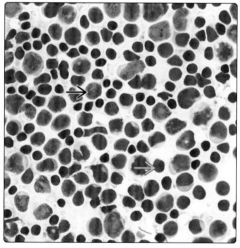

(左)淋巴结 T-LBL。淋巴母细胞中等大小,核不规则,染色质细 ➡,核仁不明显,核分裂象多见 ➡。(右)淋巴结 T-LBL 印片示小至中等大小的淋巴母细胞,染色质细,核仁不明显 ➡。背景可见成熟小淋巴细胞 ➡

(左)正常 T 细胞不同分化阶段。T-LBL 细胞处于前 T 细胞分化阶段。(右)一例 T-LBL 患者流式细胞术分析示淋巴母细胞表达 CD34 和 CD38

T 细胞分化简图

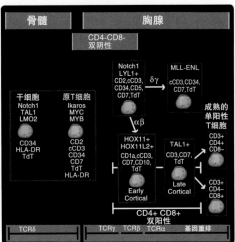

T-LBL:CD34(+)和 CD38(+)

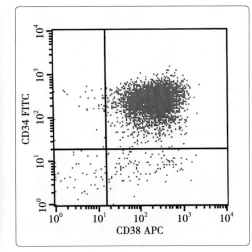

(左)一例 T-LBL 患者流式细胞术分析示淋巴母细胞 TdT 阴性和 CD34 阳性。TdT 阴性的 T-LBL 预后更差,与 ETP-ALL 存在交叉。(右)淋巴母细胞表达 CD5,部分表达 HLA-DR

T-LBL:CD34(+)和 TdT(−)

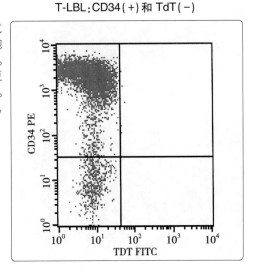

T-LBL:HLA-DR(部分+)和 CD5(+)

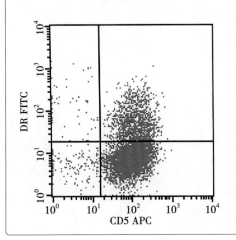

(左)一例 T-LBL 患者流式细胞术分析示淋巴母细胞 CD7 阳性,CD2 阴性。(右)一例亚二倍体 T-LBL 患者流式细胞术分析示淋巴母细胞表达 CD4,部分表达 CD1

T-LBL:CD7(+)和 CD2(−)

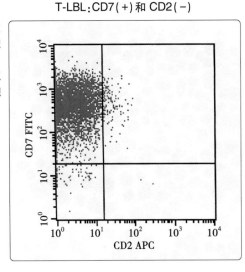

T-LBL:CD4(+)和 CD1 部分(+)

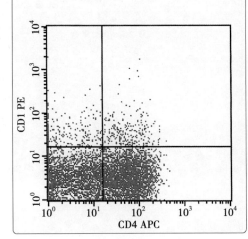

T-LBL：骨髓抽吸涂片

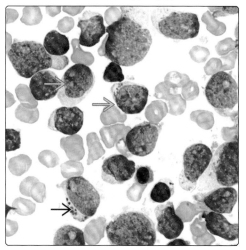

T-LBL 累及骨髓

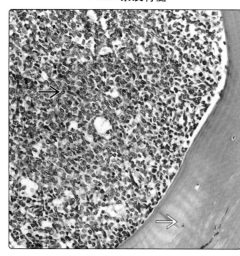

(左)T-LBL/ALL 骨髓涂片，瑞氏-吉姆萨染色显示淋巴母细胞➡核质比高，染色质细，核仁小，胞质嗜碱性。部分母细胞质内有嗜天青颗粒➡。(右)骨髓活检标本示髓腔完全被淋巴母细胞替代➡。骨小梁存在➡

T-LBL 累及睾丸

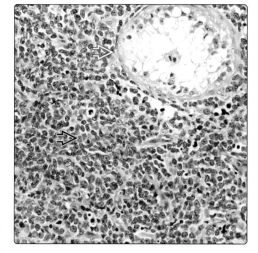

胸腺瘤

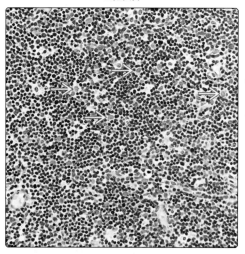

(左)此例 T-LBL 患者初始治疗反应好，但随后出现睾丸复发。可见片状淋巴母细胞➡。可见生精小管➡。(右)胸腺瘤由大量小淋巴细胞和相对少量的胸腺上皮细胞➡构成，很难在此放大倍数下完美显示

胸腺瘤：CD3(+)胸腺细胞

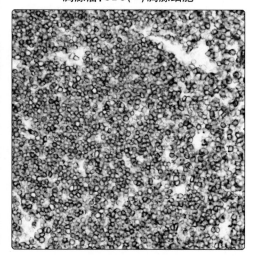

胸腺瘤：上皮细胞角蛋白(+)

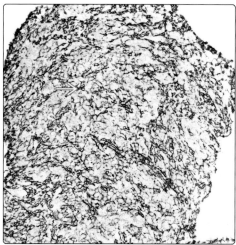

(左)胸腺瘤由大量 CD3(+)小胸腺细胞及肿瘤性上皮细胞构成。胸腺细胞是未成熟 T 细胞，免疫表型上呈现出分化发育的不同阶段。(右)胸腺瘤由大量小胸腺细胞组成。Keratin(+)上皮细胞相互交织排列➡

第六章
结内 B 细胞淋巴瘤

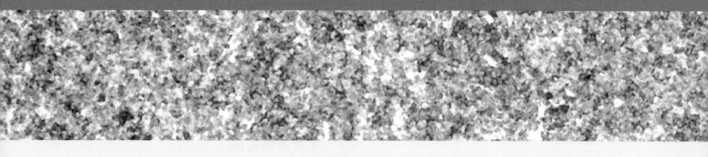

基本概念

- 慢性淋巴细胞白血病(CLL)/小淋巴细胞淋巴瘤(SLL)
- 单形性小圆形 B 细胞肿瘤累及外周血(PB)、骨髓(BM)、淋巴结和脾

临床特征

- 5 年生存率:79%
- 临床分期系统:Rai(0-Ⅳ)和 Binet(A-C)是最好的预后指标
- 骨髓浸润可能导致贫血、血小板减少和中性粒细胞减少
- 自身免疫病常见于 CLL/SLL

镜下特征

- 淋巴结
  - 成熟 CLL 细胞构成的暗区与亮区(增殖中心)相间分布的模糊结节模式

- 外周血
  - 诊断需持续性(>1 月)外周血淋巴细胞增多(>5×10⁹/L)

辅助检查

- 弱表达 sIg(IgM 或 IgM 和 IgD 或罕见 IgG)伴 κ 或 λ 轻链限制
- CD20(弱+),CD19(+),CD5(+),CD23(+),FMC7(-)
- T 细胞相关抗原 ZAP70 的表达与 *IGH* 基因可变区未突变相关
- 流式细胞术 ZAP70(+)细胞数>30%的病例比 ZAP70(-)病例预后差
- 约 50%病例有异常核型

主要鉴别诊断

- 滤泡性淋巴瘤
- 套细胞淋巴瘤
- 毛细胞白血病
- 单克隆 B 淋巴细胞增多症

CLL/SLL

淋巴结 CLL/SLL

(左)CLL/SLL 累及淋巴结,可见多量增殖中心➡️(假滤泡增殖中心或假滤泡)。(右)CLL/SLL 累及淋巴结显示特征性的小淋巴细胞弥漫浸润和散在的增殖中心。增殖中心➡️呈模糊结节状,不均匀分布,深染小细胞背景下的淡染区➡️

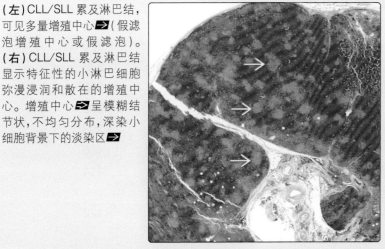
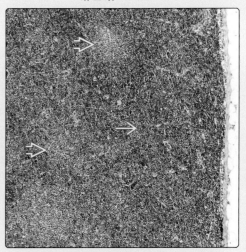

CLL/SLL 中的增殖中心

CLL/SLL 中的增殖中心

(左)中倍镜图示 CLL/SLL 累及淋巴结的一个增殖中心,由小淋巴细胞➡️幼淋巴细胞和副免疫母细胞➡️组成。(右)淋巴结 HE 染色的高倍镜图示 CLL/SLL 的增殖中心。增殖中心由小淋巴细胞➡️幼淋巴细胞➡️和副免疫母细胞➡️组成

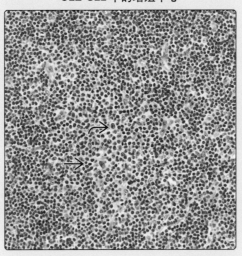
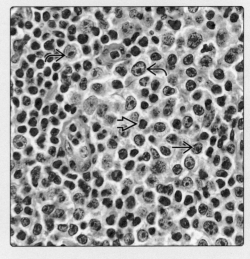

第 1 节 慢性淋巴细胞白血病/小淋巴细胞淋巴瘤

术语

缩写

- 慢性淋巴细胞白血病(chronic lymphocytic leukemia,CLL)/小淋巴细胞淋巴瘤(small lymphocytic lymphoma,SLL)

定义

- 单形性小圆形 B 细胞肿瘤累及外周血(PB)、骨髓(BM)、淋巴结和脾
- CLL/SLL 通常同时表达 CD5 和 CD23
- SLL 术语用于具有 CLL 形态和免疫表型的瘤细胞浸润组织的非白血病病例
- 幼淋巴细胞和副免疫母细胞形成增殖中心

临床特征

表现

- 全身淋巴结肿大
  - 主要发生在 50 岁以上的人群
  - 大部分患者无症状
  - SLL 患者表现为淋巴结肿大,并常进展为淋巴细胞增多症
  - CLL 患者表现为淋巴细胞增多和乏力,可进展为淋巴结肿大
- 浸润可导致脾大,引起脾功能亢进和外周血细胞减少
- 骨髓浸润可导致贫血、血小板减少和中性粒细胞减少
- CLL/SLL 患者可有明显的免疫功能损害
- 自身免疫常见于 CLL/SLL
  - 高达 25% 的患者发生 Coombs(+)自身免疫性溶血性贫血
- 部分患者血清存在单克隆副蛋白

治疗

- CLL/SLL 被认为无法通过目前的治疗方案治愈
- 氟达拉滨、环磷酰胺和利妥昔单抗联合化疗的完全缓解率为 72%
- 布鲁顿酪氨酸激酶(BTK)抑制剂依布替尼可用于难治性或复发性疾病

预后

- 中位生存期:7.5 年
  - 5 年生存率:79%
  - 10 年生存率:<30%
- 临床分期系统:Rai(0-Ⅳ)和 Binet(A-C)是最好的预后指标

大体特征

淋巴结特征

- 淋巴结肿大,切面常弥漫性破坏

镜下特征

组织学特征

- 淋巴结
  - 特征性的增殖中心弥漫破坏原有结构
    - 模糊结节状区域较周围暗区浅染
    - 暗区主要是成熟的小淋巴细胞
  - 亮区包括散在的幼淋巴细胞和副免疫母细胞,混合以小淋巴细胞
    - 幼淋巴细胞:细胞体积中等,颗粒状染色质和小核仁
    - 副免疫母细胞:细胞体积中至大,细胞核圆形至卵圆形,颗粒状染色质,中央嗜酸性核仁
  - 部分病例,细胞呈中度核不规则(非典型细胞形态)
  - 偶见浆细胞样分化
  - 核分裂象通常很低
  - CLL/SLL 可累及淋巴结滤泡间区,周边围绕反应性滤泡
- 外周血
  - 成熟形态淋巴细胞,细胞质稀少,染色质致密,无核仁
  - 特征性的足球样染色质和多量模糊不清的细胞
  - 血涂片中幼淋巴细胞(核仁突出的大细胞)比例通常<2%
  - 幼淋巴细胞数量的增加与侵袭性病程、TP53 异常和 12 号染色体三体相关
  - 伴幼淋巴细胞增多的 CLL 变异型(CLL/PL)定义为幼淋巴细胞>10%但<55%
  - 诊断要求外周血持续性(>1 个月)成熟形态淋巴细胞增多(细胞计数>5×10⁹/L)
- 骨髓
  - 骨髓累及可以是结节性、间质性或弥漫性浸润
  - 骨髓累及时增殖中心没有淋巴结内常见,但广泛浸润时可见
  - 进展期疾病和骨髓衰竭与弥漫性浸润有关
  - 骨髓检查对分期至关重要,有助于监测治疗反应

主要模式/损伤类型

- 弥漫性

主要细胞/病变类型

- 造血、淋巴

辅助检查

免疫组织化学

- B 细胞抗原(CD20、CD79a 和 PAX5 阳性,但是 CD20 可以弱表达(模糊)
- 肿瘤细胞特征性表达 CD5、CD23 和 LEF1
- CD23 有助于鉴别 CLL/SLL 与套细胞淋巴瘤
- 部分 CLL 病例仅弱或部分表达 CD23;部分套细胞淋巴瘤病例可以微弱的 CD23(+)
  - 推荐检测 cyclinD1 或 t(11;14)
- 约 10% 的病例表达 P53

317

流式细胞术

- 弱表达 sIg(IgM 或 IgM 和 IgD 或罕见 IgG)伴 κ 或 λ 轻链限制性
- 表达 CD19、CD20(弱)和 CD79b
- CD5(+),CD23(+),CD43(+),CD200(+)
- CD11c(+/-),CD10(-),FMC7(-/弱+)
- 约 1/2 病例 CD38 阳性细胞数>30%,与预后不良相关
- T 细胞相关抗原 ZAP70 的表达与 *IGH* 可变区未突变相关
- 流式细胞术 ZAP70(+)细胞数>30%病例比 ZAP70(-)病例预后差

基因学检查

- 约 50%的病例有异常核型(常规核型分析);FISH 常多异常
- 约 1/3 遗传学异常病例有 12 号染色体三体
  - 与组织学非典型性和侵袭性临床过程相关
- 高达 25%的病例存在 13q(miR-15a/miR-16-1)异常;与长期生存相关
  - 13q14 异常的病例更常见 *IGH* 突变
- 少部分病例有 11q23(*ATM*)异常;与淋巴结肿大及侵袭性病程相关
- 5%和 10%的病例分别有 6q21 或 17p13(*TP53* 位点)缺失
  - 无论 *IGH* 突变状态如何,*TP53* 突变或缺失均与预后不良相关

鉴别诊断

滤泡性淋巴瘤

- 滤泡可增大并形成非常明显的大结节
- 组织形态可有界限不清的小生发中心,容易误诊成为增殖中心
- 肿瘤性淋巴细胞是中心细胞和中心母细胞
  - CD10、CD19、CD20 和 CD22(+);高表达单克隆 sIg
  - 免疫组织化学 BCL6(+)
  - CD5、CD11c、CD43(-)

套细胞淋巴瘤

- 中等大小淋巴细胞,核不规则
  - CD5、CD19、CD20、CD22 和 CD43(+);中等表达单克隆 sIg
  - CD10(-),CD23(-/+),CD200(-)
- 免疫组织化学 cyclinD1(+);常规细胞遗传学或 FISH 检测 t(11:14)(q13:q32)(+)

毛细胞白血病

- 患者表现为脾大和全血细胞减少
- 淋巴细胞 CD11c(强),CD19、CD20、CD22(强),CD25 和 CD103(+)
- cyclinD1 弱表达
- CD5(-),CD10(-),CD23(-)
- 毛细胞 TRAP 染色强阳性

单克隆 B 淋巴细胞增多症

- 健康成年人,单克隆 B 淋巴细胞绝对值增多
- 外周血 B 淋巴细胞计数<5×10⁹/L
- 无淋巴结肿大或器官肿大、贫血或疾病相关症状
- 每年 1%~2%的比例进展为 CLL/SLL

边缘区淋巴瘤

- 可累及淋巴结或结外部位
- 可出现外周血淋巴细胞增多
- 常累及骨髓
- B 细胞标志物 CD19、CD20、CD22、CD79b(+)
- 约 20%表达 CD5,但表达弱

诊断依据

病理学精要

- 显微镜下暗视野有助于观察淋巴结组织切片中的增殖中心
  - 10%~20%病例出现不典型的免疫表型
    - CD23(-)或弱+,CD5(-),高表达 sIg,CD20(高表达),CD22(高表达)

参考文献

1. Muggen AF et al: Targeting signaling pathways in chronic lymphocytic leukemia. Curr Cancer Drug Targets. 16(8):669-688, 2016
2. Parker H et al: The mutational signature of chronic lymphocytic leukemia. Biochem J. 473(21):3725-3740, 2016
3. Rossi D et al: Predictive and prognostic biomarkers in the era of new targeted therapies for chronic lymphocytic leukemia. Leuk Lymphoma. 1-13, 2016
4. Foster AE et al: Clinical presentation, progression, and outcome of patients with clonal B-cell counts of less than 5 × 109/l, 5 to 10 × 109/l, and more than 10 × 109/l and chronic lymphocytic leukemia immunophenotype. Am J Clin Pathol. 143(1):70-7, 2015
5. Challagundla P et al: Utility of quantitative flow cytometry immunophenotypic analysis of CD5 expression in small B-cell neoplasms. Arch Pathol Lab Med. 138(7):903-9, 2014
6. Challagundla P et al: Differential expression of CD200 in B-cell neoplasms by flow cytometry can assist in diagnosis, subclassification, and bone marrow Staging. Am J Clin Pathol. 142(6):837-44, 2014
7. Jenderny J et al: Detection of clonal aberrations by cytogenetic analysis after different culture methods and by FISH in 129 patients with chronic lymphocytic leukemia. Cytogenet Genome Res. 144(3):163-8, 2014
8. Kaaks R et al: Lag-times between lympho-proliferative disorder and clinical diagnosis of chronic lymphocytic leukemia (CLL): a prospective analysis using plasma soluble CD23. Cancer Epidemiol Biomarkers Prev. 24(3):538-45, 2014
9. Thompson PA et al: Trisomy 12 is associated with an abbreviated redistribution lymphocytosis during treatment with the BTK inhibitor ibrutinib in patients with chronic lymphocytic leukaemia. Br J Haematol. 170(1):125-8, 2014
10. Lin KI et al: Relevance of the immunoglobulin VH somatic mutation status in patients with chronic lymphocytic leukemia treated with fludarabine, cyclophosphamide, and rituximab (FCR) or related chemoimmunotherapy regimens. Blood. 113(14):3168-71, 2009
11. Huh YO et al: The t(14;19)(q32;q13)-positive small B-cell leukaemia: a clinicopathologic and cytogenetic study of seven cases. Br J Haematol. 136(2):220-8, 2007
12. Marti GE et al: Diagnostic criteria for monoclonal B-cell lymphocytosis. Br J Haematol. 130(3):325-32, 2005
13. Admirand JH et al: Immunohistochemical detection of ZAP-70 in 341 cases of non-Hodgkin and Hodgkin lymphoma. Mod Pathol. 17(8):954-61, 2004
14. Crespo M et al: ZAP-70 expression as a surrogate for immunoglobulin-variable-region mutations in chronic lymphocytic leukemia. N Engl J Med. 348(18):1764-75, 2003
15. Rosenwald A et al: Relation of gene expression phenotype to immunoglobulin mutation genotype in B cell chronic lymphocytic leukemia. J Exp Med. 194(11):1639-47, 2001

滤泡间 CLL/SLL

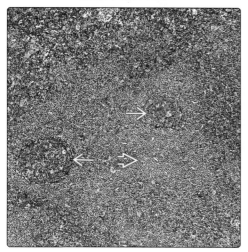

滤泡间 CLL/SLL 的 CD20

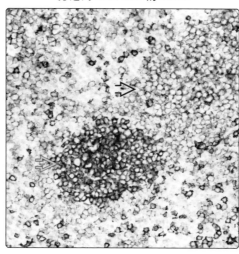

（左）CLL/SLL 累及淋巴结滤泡间区显示 CLL/SLL ➡️ 围绕在深染的反应性滤泡生发中心 ➡️ 周围。类似于边缘区淋巴瘤的生长模式。（右）免疫组织化学染色显示浸润滤泡间区 ➡️ 的 CLL/SLL 弱或不均匀表达 CD20。残留的生发中心淋巴细胞 CD20 呈强阳性 ➡️

滤泡间 CLL/SLL 的 CD5

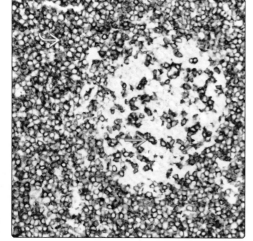

CLL/SLL 的 CD23

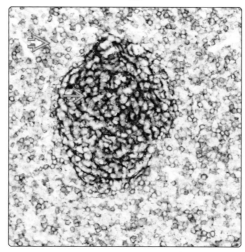

（左）图示 CLL/SLL 中 T 细胞标志物 CD5 的免疫组织化学染色。生发中心散在 CD5 强阳性的反应性 T 淋巴细胞 ➡️。滤泡间 CLL/SLL 细胞表达 CD5 ➡️，但强度弱于 T 细胞。（右）本例 CD23 显示滤泡间多量 CLL/SLL 淋巴细胞表达 CD23 ➡️。CD23 亦可显示残留的生发中心的滤泡树突状细胞网 ➡️

增殖中心的 Ki-67

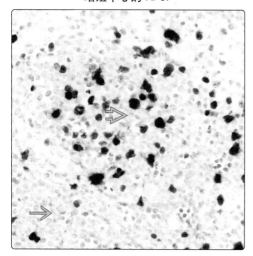

增殖中心的 CD20

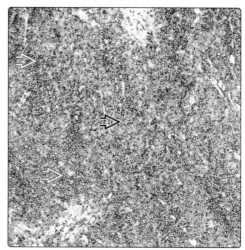

（左）增殖中心中的大细胞 ➡️ 表达增殖活性标志物 Ki-67。相反，周边 CLL/SLL 小淋巴细胞显示低增殖指数 ➡️。（右）CD20 标记 CLL/SLL 细胞。与肿瘤性小淋巴细胞 ➡️ 相比，增殖中心 ➡️ 表达更强

CLL/SLL 的 cyclinD1　　　　　增殖中心的 cyclinD1

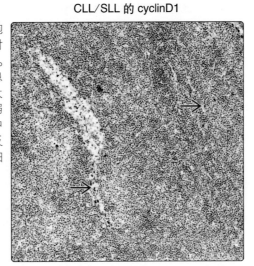

（左）CLL/SLL 淋巴细胞 cyclinD1 阴性。作为内对照的内皮细胞 ➡ 阳性。（右）图示一例 CLL/SLL 患者的增殖中心，散在中到大体积的细胞 cyclinD1 呈弱阳性。CLL/SLL 的增殖中心偶尔会出现 cyclinD1 反应。相反，cyclinD1 在套细胞淋巴瘤中呈弥漫强阳性

CLL/SLL 的外周血　　　　　CLL/SLL 的外周血

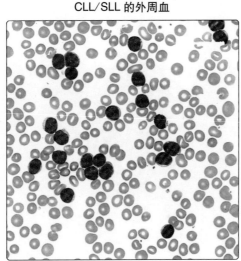
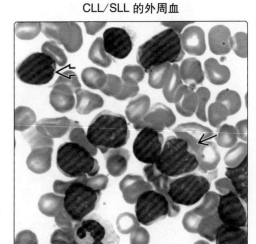

（左）瑞氏-吉姆萨染色显示 CLL/SLL 累及外周血。淋巴细胞明显增多，多数淋巴细胞胞质稀疏，细胞核圆形或卵圆形，无明显的核仁。这是大多数 CLL/SLL 病例的特征性形态学。（右）瑞氏-吉姆萨染色显示外周血中可见小到中等体积的异型淋巴细胞 ➡，部分细胞核凹陷 ➡

CLL/SLL 的 CD19　　　　　CLL/SLL 的 CD5

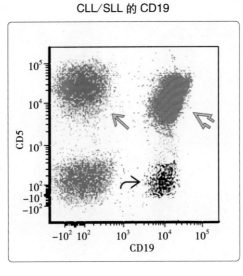
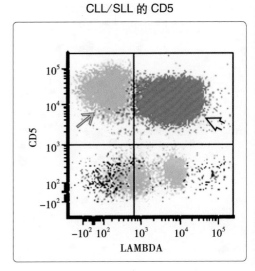

（左）CLL/SLL 流式细胞术免疫表型显示多数细胞同时表达 CD5 和 CD19 ➡。反应性 T 淋巴细胞表达 CD5 但 CD19 阴性 ➡。反应性 B 淋巴细胞表达 CD19 但 CD5 阴性 ➡。（右）CLL/SLL 流式细胞术免疫表型显示多数细胞同时表达 CD5 和 λ ➡。反应性 T 淋巴细胞表达 CD5 但 λ 阴性 ➡

流式细胞术免疫表型

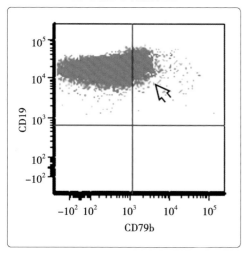

CLL/SLL 中 CD200 表达

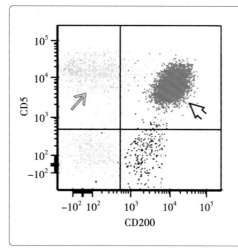

(左) CLL/SLL 流式细胞术免疫表型显示大多数细胞同时表达 CD19 和 CD79（弱）。弱表达 CD79b 支持 CLL/SLL 的可能性。(右) CLL/SLL 流式细胞术免疫表型显示大多数细胞同时表达 CD5 和 CD200。相反，套细胞淋巴瘤 CD200 阴性。本例的反应性 T 淋巴细胞表达 CD5 但 CD200 阴性

CLL/SLL 弥漫浸润骨髓

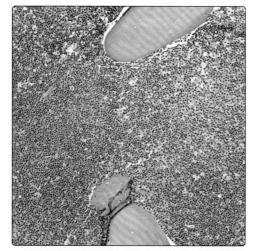

CLL/SLL 结节状模式浸润骨髓

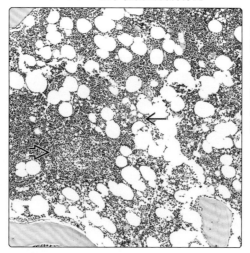

(左) 图示 CLL/SLL 弥漫浸润骨髓，骨小梁间的整个骨髓腔被小淋巴细胞取代。(右) CLL/SLL 累及骨髓，淋巴细胞呈间质和结节状浸润。小淋巴细胞浸润间质，仍保留多量正常造血细胞

CLL/SLL 间质性模式浸润骨髓

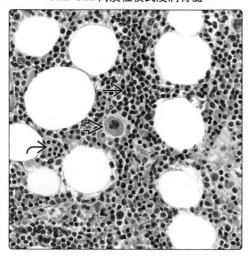

ZAP70 免疫组织化学染色

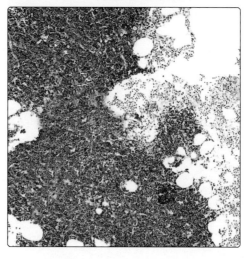

(左) 图示 CLL/SLL 累及骨髓，显示小淋巴细胞以间质性模式浸润骨髓。可见正常的巨核细胞和红系岛。(右) 本例累及骨髓的 CLL/SLL 淋巴细胞强表达 ZAP70，为胞质表达。CLL/SLL 中 ZAP70 的表达是免疫球蛋白重链可变区未突变的替代标志物

要　点

基本概念

- 来源于 CLL/SLL 患者的侵袭性淋巴瘤
- 亚型
  - 常见:弥漫大 B 细胞淋巴瘤(DLBCL)
  - 不常见:经典型霍奇金淋巴瘤(CHL)
  - 罕见:浆母细胞性淋巴瘤,B 淋巴母细胞性淋巴瘤

病因学/发病机制

- 约 80% 的病例 DLBCL 与 CLL/SLL 克隆相关
- CHL 克隆相关性较少见

临床特征

- 2%～8% 的 CLL/SLL 病例进展为 Richter 综合征(RS)
- 突然发热、盗汗和/或体重减轻
- 快速进行性全身淋巴结肿大
- 贫血、中性粒细胞减少和血小板减少
- 通常提示预后不佳
  - 中位生存期:克隆相关 RS 约 14 个月

镜下特征

- DLBCL 中呈中心母细胞或免疫母细胞形态
- CHL 中经常显示为混合细胞型
- RS 病例中常有 CLL/SLL 的证据

辅助检查

- CD20(弱+),CD5(+/−),CD23(+/−)
- 通常 P53(+),Ki-67 通常较高(>50%)
- 约 80% 的 DLBCL 病例存在 IG 基因单克隆重排
- 部分病例存在染色体 11q 和 17p13 缺失
- 约 25% 的 RS 病例存在 MYC 基因异常

主要鉴别诊断

- 伴有显著增殖中心的 CLL/SLL 和加速期 CLL/SLL
- 幼淋巴细胞转化的 CLL/SLL
- CD5(+)的原发性 DLBCL
- 继发于感染的淋巴结病变

大体观:扁桃体的 Richter 转化

扁桃体的 RS

(左)扁桃体的大体图示 RS 累及 CLL/SLL,切面均质伴局灶坏死➡。(右)低倍镜图示 CLL/SLL ➡和 DLBCL ➡累及扁桃体局部,符合 RS

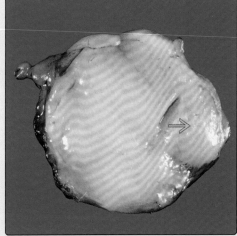
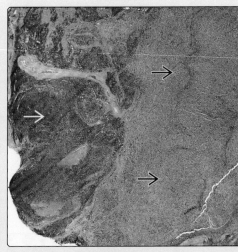

CLL/SLL

DLBCL/RS

(左)图示区域是典型的 CLL/SLL。DLBCL 成分未显示。(右)图示 RS 中的 DLBCL 成分。肿瘤细胞体积大,伴高增殖活性,可见 2 个核分裂象➡。CLL/SLL 成分未显示

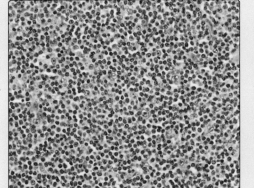
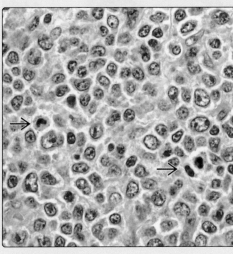

术语

缩写

- Richter 综合征（Richter syndrome，RS）

同义词

- Richter 转化

定义

- 起源于慢性淋巴细胞性白血病/小淋巴细胞淋巴瘤（CLL/SLL）患者的侵袭性淋巴瘤
- 侵袭性淋巴瘤的组织学分型
  - 常见:弥漫大 B 细胞淋巴瘤（DLBCL）
  - 不常见:经典型霍奇金淋巴瘤（CHL）
  - 罕见:浆母细胞淋巴瘤，B 淋巴母细胞性淋巴瘤
  - 极为罕见:外周 T 细胞淋巴瘤（PTCL）

病因学/发病机制

克隆相关性

- 约 80%病例中，侵袭性淋巴瘤与 CLL/SLL 克隆性相关
  - DLBCL 和 CHL 均与 CLL/SLL 克隆性相关

其他可能原因

- CLL/SLL 可能引起遗传不稳定性，导致出现其他的基因异常
- CLL/SLL 中 ATM 或 TP53 异常可减弱细胞对 DNA 损伤的反应
- 使用嘌呤类似物和烷基化剂治疗 CLL/SLL 可能会增加 RS 的风险
- 使用 BTK 抑制剂依布替尼似乎增加 RS 风险

临床特征

流行病学

- 发病率
  - 2%~8%的 CLL/SLL 患者发展为 RS
  - 约 0.5%的 CLL/SLL 患者发展为 CHL
- 年龄
  - 中位数:70 岁
- 性别
  - 男:女约2.5∶1

部位

- 最常见:淋巴结、骨髓、外周血、脾
- 结外部位不常受累
  - 扁桃体、骨、肺、中枢神经系统

表现

- 诊断 CLL/SLL 至转化为 RS 的中位时间:2~3 年
- 在明确 CLL/SLL 存在之前，RS 可为首发诊断
- 突然出现症状
  - B 症状:发热、盗汗和/或体重减轻
  - 快速进行性全身淋巴结肿大

实验室检查

- 贫血、中性粒细胞减少和血小板减少
- 血清乳酸脱氢酶（LDH）快速升高

治疗

- 环磷酰胺、长春新碱、柔红霉素、地塞米松;利妥昔单抗（HyperCVXD-R）
- 奥沙利铂、氟达拉滨、阿糖胞苷和利妥昔单抗（OFAR）
- 自体或异体干细胞移植
- ABVD 治疗 RS 中的霍奇金淋巴瘤类型

预后

- 整体不佳;克隆相关性 RS 的中位生存期约为 14 个月（范围:8~24 个月）
- 无克隆相关性疾病或 CHL 的患者预后相对较好

危险因素

- 淋巴结大小>3cm
- 表达 CD38、ZAP-70 和 CD49d
- CD38、LRP4 和 BCL2 多态性
- IGHV4-39 基因使用（常规用法）

影像学

影像学所见

- 全身或局部淋巴结肿大
- PET/CT 显示 F-18 FDG 摄取增加;SUV>5 或 SUV>10 更为特异

镜下特征

组织学特征

- DLBCL
  - 中心母细胞样（最常见）或免疫母细胞样亚型
  - 免疫母细胞亚型较原发性 DLBCL 更常见
  - 高核分裂象;±坏死
- CHL
  - 里-施细胞和霍奇金细胞（RS+H 细胞）
  - T 细胞、组织细胞、±嗜酸性粒细胞组成的炎症性背景
- 浆母细胞淋巴瘤
  - 大细胞;类似于浆母细胞或免疫母细胞
- B 淋巴母细胞淋巴瘤/白血病
  - 小至中等大小细胞伴有母细胞性染色质;TdT(+)
- 在 RS 所有类型中，通常可以找到 CLL/SLL 的证据
- 外周 T 细胞淋巴瘤,非特指型

辅助检查

免疫组织化学

- 一般特点
  - DLBCL
    - 单表型 Ig(+)，CD19(+)，CD22(+);全 T 细胞抗原(−)
    - CD20(弱+)，CD5(+/−)，CD23(+/−)

- – 克隆性非相关病例通常 CD5(−),CD23(−)
- – 使用 Hans 模型分类 (基于 CD10、BCL6 和 IRF-4/MUM1)
  - □ 非生发中心型(Non-GC)占 70% ~ 80%
  - □ 生发中心型(GC)占 20% ~ 30%
- ○ 通常 P53(+),Ki-67 通常较高(>50%)
- ○ 部分病例 EBV(+)
- ○ CHL
  - – RS+H 细胞免疫表型
    - □ CD30(+),CD15(−/+),PAX5(弱+),EBV(+/−),CD45/LCA(−),CD20(−)
- ○ 浆母细胞淋巴瘤
  - – CD138(+),BLIMP1(+),MUM1/IRF4(+),CD20(−)
- ○ B 淋巴母细胞性白血病/淋巴瘤
  - – CD10(+),CD19(+),TdT(+),T 细胞抗原(−)
- ○ 外周 T 细胞淋巴瘤,非特指型
  - – 全 T 细胞抗原(+),B 细胞抗原(−),EBV(−)

流式细胞术

- 一般特点
  - ○ 通常符合免疫组织化学特征

PCR

- 一般特点
  - ○ DLBCL
    - – *IGH* 基因单克隆性重排阳性
      - □ 在克隆相关性病例中,CLL/SLL 和 DLBCL 具有相同序列
    - – 克隆性相关病例中 *IGVH* 基因通常无突变
    - – 非克隆性相关病例中 *IGVH* 基因通常突变
    - – 最常检测 *IGVH3* 基因家族
  - ○ CHL
    - – RS+H 细胞 *IGH* 基因单克隆性重排阳性
    - – *IGVH* 基因通常突变
    - – 约 50%的 CHL 病例与 CLL/SLL 克隆性相关
      - □ 克隆性相关病例通常 EBV(−)
    - – 非克隆性相关 CHL 病例通常 EBV(+)

基因学检查

- 部分病例具有复杂核型
  - ○ 部分病例存在染色体 11q 和 17p13 缺失
- 部分病例存在 12 号染色体三体

分子遗传学

- 约 50%的 RS 病例有 *TP53* 和 *CDKN2A* 失活
- 约 25%的 RS 病例有 *MYC* 基因异常
- 部分病例存在 *NOTCH1* 突变
- 与原发性 DLBCL 相比,RS 具有不同的基因组和甲基化谱
- 端粒较短提示遗传不稳定性,与 RS 风险增加相关

鉴别诊断

伴有显著增殖中心的 CLL/SLL

- 部分 CLL/SLL 病例的增殖中心较大

- 散在的增殖中心不支持 RS 诊断
- 增殖中心细针穿刺可误诊为 DLBCL

CLL/SLL 加速期

- 增殖中心扩大,核分裂象增多,Ki-67 升高
- 生存期介于惰性 CLL/SLL 和 RS 之间

CLL/SLL 向幼淋巴细胞样转化

- CLL/SLL 患者出现幼淋巴细胞增多
  - ○ 最好以白细胞计数及外周血涂片分类计数为依据
  - ○ 此方法在淋巴结活检切片中应用存在争议
    - – 预后意义尚未证实

继发于感染的淋巴结病变

- CLL/SLL 患者存在感染风险
- CLL/SLL 患者肿大淋巴结可呈感染性改变
  - ○ 坏死,中性粒细胞浸润,可识别的病原体
- 单纯疱疹性淋巴结炎可与 RS 十分相似
  - ○ 患者淋巴结迅速增大
  - ○ FDG PET 常显示高摄取值
  - ○ 坏死(+),见多量免疫母细胞
  - ○ 常见单纯疱疹病毒(HSV)核内包涵体

原发性 CD5(+)DLBCL

- DLBCL/RS 与原发性 DLBCL 在组织形态学上无法区分
- 无论是免疫表型还是分子分析,都无法可靠地区分二者
- 原发性 CD5(+)DLBCL 患者
  - ○ 无 CLL/SLL 病史;外周血及骨髓均无 CLL/SLL

与氟达拉滨治疗相关的淋巴组织增殖性疾病

- 组织学上,显示小至大细胞谱系
  - ○ 某种程度上类似于免疫缺陷相关性淋巴组织增殖性疾病;通常是 EBV(+)
- 停用氟达拉滨±抗病毒治疗可消退

髓系/单核细胞肉瘤

- 少数 CLL/SLL 患者可进展为髓系肉瘤/急性髓系白血病
  - ○ 不包括在 RS 谱系中
  - ○ 髓系相关抗原(+)

参考文献

1. Mauro FR et al: Factors predicting survival in chronic lymphocytic leukemia patients developing Richter syndrome transformation into Hodgkin lymphoma. Am J Hematol. ePub, 2017
2. Agbay RL et al: High-grade transformation of low-grade B-cell lymphoma: pathology and molecular pathogenesis. Am J Surg Pathol. 40(1):e1-e16, 2016
3. Jain N et al: Richter transformation of CLL. Expert Rev Hematol. 9(8):793-801, 2016
4. Vitale C et al: Richter syndrome in chronic lymphocytic leukemia. Curr Hematol Malig Rep. 11(1):43-51, 2016
5. Jamroziak K et al: Richter syndrome in CLL: updates on biology, clinical features and therapy. Leuk Lymphoma. 56(7):1949-58, 2015
6. Chigrinova E et al: Two main genetic pathways lead to the transformation of chronic lymphocytic leukemia to Richter syndrome. Blood. 122(15):2673-82, 2013
7. Fabbri G et al: Genetic lesions associated with chronic lymphocytic leukemia transformation to Richter syndrome. J Exp Med. 210(11):2273-88, 2013
8. Mao Z et al: IgVH mutational status and clonality analysis of Richter's transformation: DLBCL and Hodgkin lymphoma in association with B-CLL represent 2 different pathways of disease evolution. Am J Surg Pathol. 31(10):1605-14, 2007

淋巴结 RS

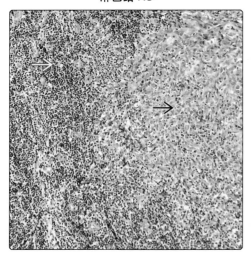

DLBCL 中高 Ki-67

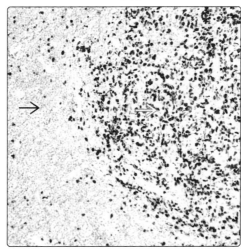

（左）图示 RS 患者淋巴结活检显示为 CLL/SLL ➡ 和 DLBCL ➡。（右）图示 RS 中 CLL/SLL 和 DLBCL 累及淋巴结。Ki-67 免疫组织化学染色显示 DLBCL ➡ 的高增殖率（约 80%），而 CLL/SLL ➡ 只有约 5%

DLBCL 的 CD5(−)

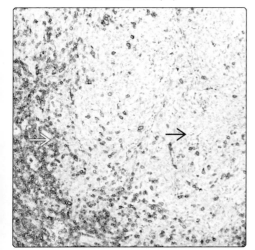

DLBCL 的 BCL6(+)

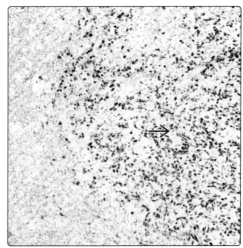

（左）图示 RS 中 CLL/SLL 和 DLBCL 累及淋巴结。CLL/SLL 细胞 ➡ 表达 CD5，但 DLBCL ➡ 的肿瘤性大细胞不表达。（右）图示 RS 中 CLL/SLL 和 DLBCL 累及淋巴结。不同于 CLL/SLL 成分，DLBCL 细胞 ➡ 强表达 BCL6

CLL/SLL 和霍奇金淋巴瘤

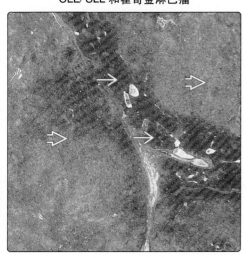

里-施细胞

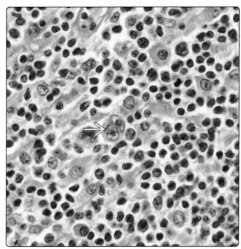

（左）图示 CLL/SLL ➡ 和经典霍奇金淋巴瘤（CHL）➡ 累及颈部淋巴结，支持 RS 的霍奇金亚型。（右）图示 CLL/SLL 和 CHL 累及颈部淋巴结，符合 RS 的霍奇金型。显示一个里-施细胞 ➡

(左)图示 CLL/SLL 和 CHL 累及颈部淋巴结,符合 RS 的霍奇金型。肿瘤细胞 CD30(+)。(右)起源于 CLL/SLL 的 CHL 病例,霍奇金细胞➡的 PAX5 弱阳

CHL 中 CD30(+)

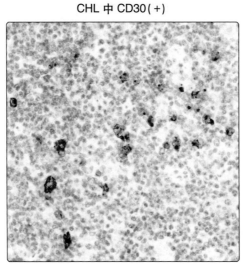

CHL 中 PAX5(+)

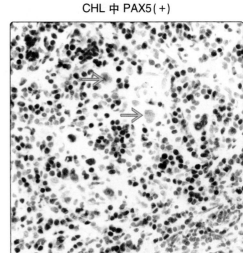

(左)HE 图示多量且增大的增殖中心➡,提示 RS 或 CLL/SLL 加速期可能。(右)图示 CLL/SLL 累及的淋巴结中出现显著增大的增殖中心➡,提示 RS 或 CLL/SLL 加速期可能

CLL/SLL 中的显著增殖中心

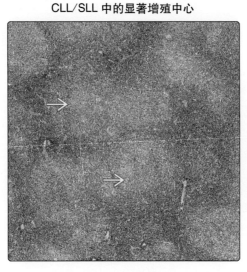

CLL/SLL 中的大增殖中心

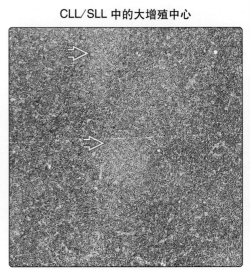

(左)图示淋巴结 CLL/SLL 中增大的增殖中心,其内散在幼淋巴细胞➡,但这些大细胞不成片,因此不支持 RS。(右)图示淋巴结 CLL/SLL 内一个增大的增殖中心,增殖指数 Ki-67 显著增高➡。尽管缺乏成片的大细胞而排除 RS,但增高的 Ki-67 符合 CLL/SLL 加速期

CLL/SLL 的增殖中心

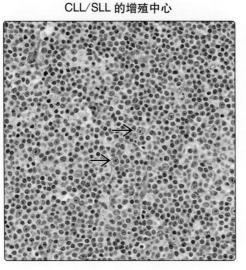

CLL/SLL 增殖中心的 Ki-67

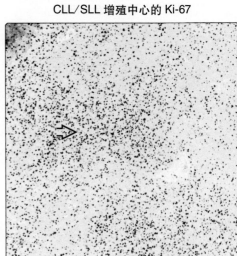

幼淋巴细胞样转化

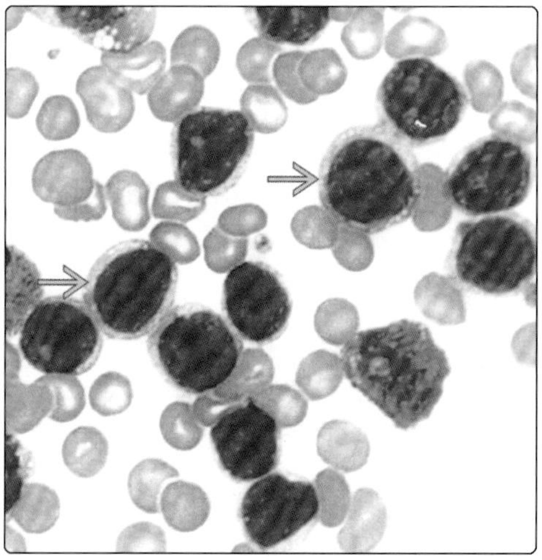

幼淋巴细胞样转化：淋巴结

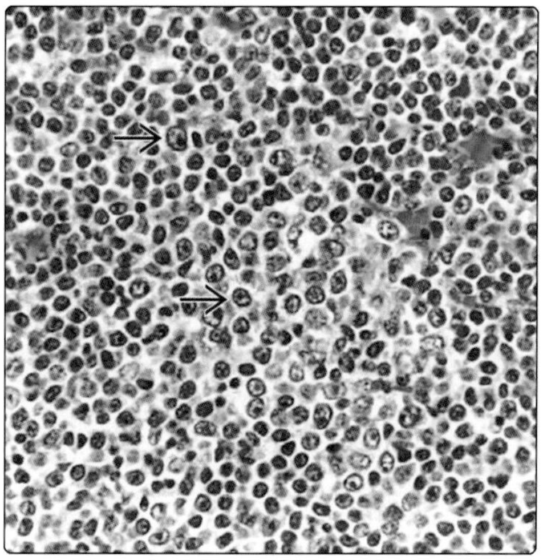

(左) CLL/SLL 患者外周血涂片显示大量(>55%)幼淋巴细胞⇨，符合幼淋巴细胞样转化。典型的幼淋巴细胞体积大，核仁明显。**(右)** 外周血幼淋巴细胞样转化的 CLL/SLL 患者的淋巴结显示幼淋巴细胞增多⇨。幼淋巴细胞的数量不足以诊断大细胞转化或 RS

幼淋巴细胞样转化：脾

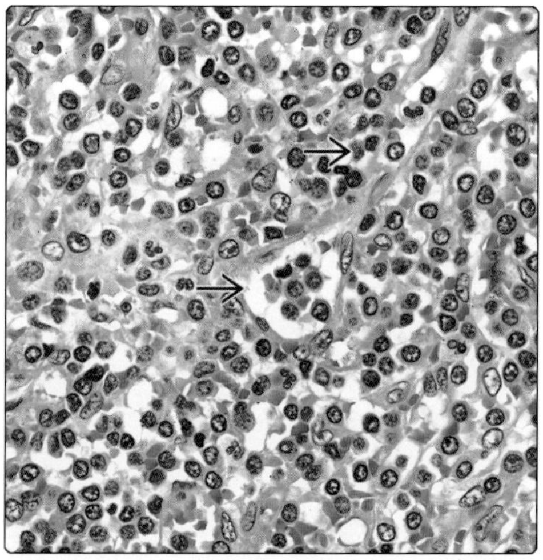

单纯疱疹病毒坏死

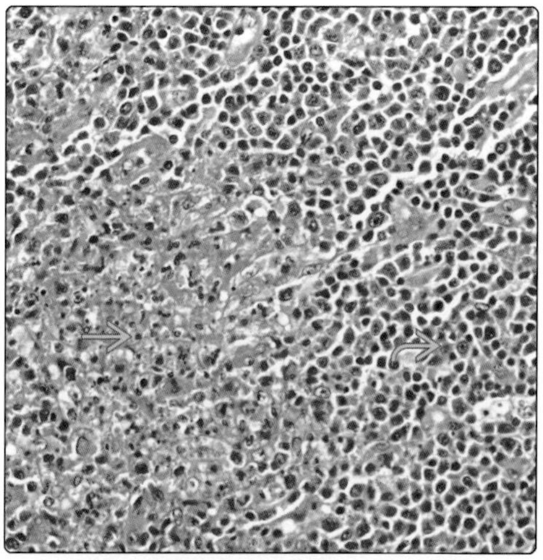

(左) 图示外周血幼淋巴细胞样转化的 CLL/SLL 患者的脾切片，开放的脾窦内散在幼淋巴细胞⇨，但尚不足以诊断 RS。**(右)** 单纯疱疹病毒感染 CLL/SLL ⇗患者淋巴结，可见坏死伴中性粒细胞渗出⇨。病毒包涵体无法在此倍数下显示

单纯疱疹病毒包涵体

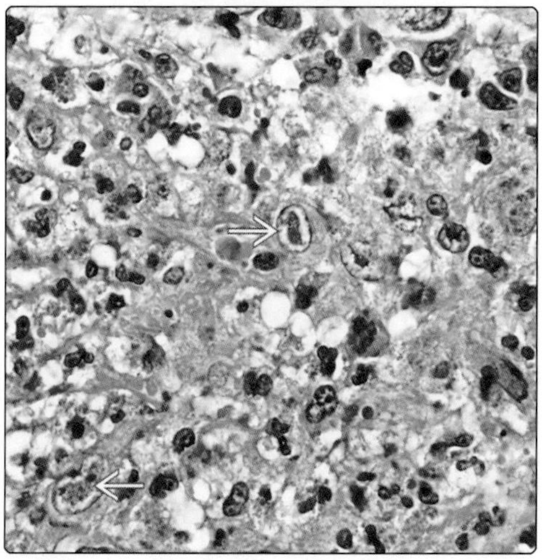

单纯疱疹病毒免疫组织化学

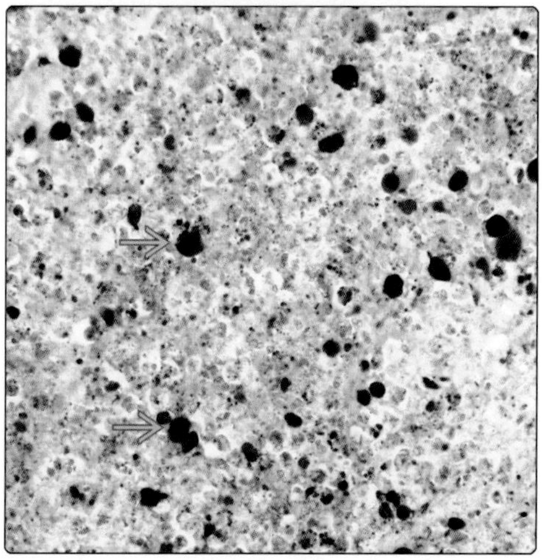

(左) HSV 感染累及淋巴结的高倍镜视野，坏死区内见典型的病毒包涵体➡。**(右)** CLL/SLL 患者单纯疱疹病毒(HSV)免疫组织化学染色，HSV 感染的淋巴结内见多量细胞核阳性⇨

要　点

基本概念

- 淋巴浆细胞性淋巴瘤(LPL):小 B 淋巴细胞、浆样淋巴细胞和浆细胞组成的肿瘤
  - 不符合其他类型小 B 细胞淋巴瘤的诊断标准
  - 副蛋白很常见:通常是 IgM;罕见 IgG 或 IgA
- Waldenström 巨球蛋白血症(WM):与 IgM 副蛋白相关的 LPL 累及骨髓
  - 对血清中 IgM 水平无特定要求

临床特征

- 与 WM 患者相关的症状和体征
  - 肿瘤细胞浸润组织或
  - IgM 副蛋白升高效应
- WM 通常为惰性,中位生存期:5~8 年

镜下特征

- WM/LPL 侵犯淋巴结
  - 弥漫模式;整体或局部破坏
  - 髓质区优先受累
  - 滤泡增生不见
  - 小淋巴细胞±浆细胞样分化
- 骨髓受累常见于 WM
- 外周血涂片可见红细胞缗钱状排列

辅助检查

- WM/LPL 有两种免疫表型成分
  - B 淋巴细胞和浆细胞
- 6q 缺失是最常见的细胞遗传学异常
- 90%~100%的 WM 病例存在 *MYD88* L265P 突变
- 30%的 WM 病例存在 *CXCR4* 突变
- *IGH* 易位不常见

主要鉴别诊断

- 边缘区淋巴瘤
- 慢性淋巴细胞白血病/小淋巴细胞淋巴瘤
- 浆细胞骨髓瘤,小细胞亚型
- 脾边缘区淋巴瘤

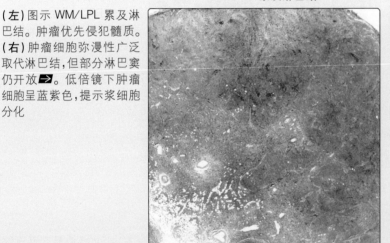

WM/LPL 累及淋巴结

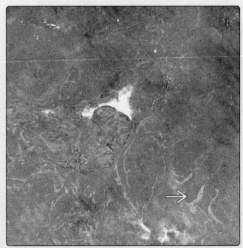

WM/LPL 累及淋巴结

(左)图示 WM/LPL 累及淋巴结。肿瘤优先侵犯髓质。(右)肿瘤细胞弥漫性广泛取代淋巴结,但部分淋巴窦仍开放➡。低倍镜下肿瘤细胞呈蓝紫色,提示浆细胞分化

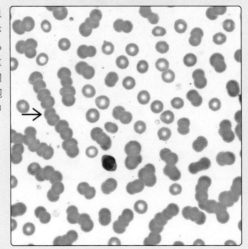

WM/LPL:红细胞缗钱状排列

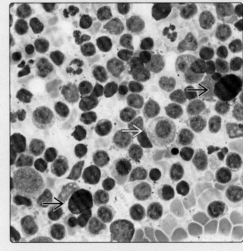

WM/LPL 累及的骨髓涂片

(左) WM/LPL 患者外周血涂片瑞氏-吉姆萨染色图示红细胞缗钱状排列➡。(右)骨髓抽吸涂片见多量肿瘤性小淋巴细胞,散在的浆细胞➡,增多的肥大细胞➡。WM/LPL 患者骨髓中常见肥大细胞增多

术语

缩写

- 淋巴浆细胞性淋巴瘤(lymphoplasmacytic lymphoma,LPL)
- Waldenström 巨球蛋白血症(Waldenström macroglobuline-mia,WM)

同义词

- 1944 年由 Jan Waldenström 首先描述
  - 3 名患者的病例研究
- 早期淋巴瘤分类系统中使用的术语并不是确切的同义词
  - LPL 的定义在近 10 年取得很大的改进
- 旧定义包括 LPL 和其他 B 细胞淋巴瘤
  - 分化良好的淋巴细胞,浆细胞样(Rappaport 分类)
  - 免疫细胞瘤,淋巴浆细胞型(Kiel 分类)
  - 恶性淋巴瘤,小淋巴细胞型,浆细胞样(工作分类)
  - 淋巴浆细胞淋巴瘤(REAL 分类)
- LPL 和 WM 术语通常可以互换,但它们并不完全等同
  - WM 占所有 LPL 病例的 90% 以上
  - WM/LPL 约占所有非霍奇金淋巴瘤的 1%

定义

- LPL:小 B 淋巴细胞、浆细胞样淋巴细胞和浆细胞形成的肿瘤
  - 不符合任何其他类型小 B 细胞淋巴瘤的诊断标准
  - 通常与血清单克隆副蛋白有关
    - 通常是 IgM;IgG 或 IgA 罕见
    - 单克隆副蛋白不是 LPL 诊断必须,但非常有帮助
- WM:与 IgM 副蛋白相关的 LPL 累及骨髓
  - 对 IgM 水平无特定要求
  - 可累及多部位,但骨髓必然受累
    - 约 20% 患者累及非骨髓部位

病因学/发病机制

感染原

- 丙型肝炎与部分 WM/LPL 病例有关;数据尚存在争议

遗传倾向

- 有 WM 家族性病例报道
  - 多发生在年轻患者
- 意义不明的单克隆丙种球蛋白血症(MGUS)是 WM 的前期

临床特征

流行病学

- 发病率
  - 男性:3.4/100 万
  - 女性:1.7/100 万
- 年龄
  - 中位年龄:70 岁
- 性别
  - 男:女 = 2:1
- 种族
  - 白人比非洲裔美国人或亚裔更易发病

表现

- 几乎所有表现均与 WM 有关
  - 约 25% 的患者无症状,所谓闷燃型 WM
- 与 WM 患者相关的症状和体征
  - 肿瘤细胞浸润组织或
  - IgM 副蛋白升高效应
- 因骨髓浸润常表现贫血,并导致乏力和虚弱
  - 如果 WM 广泛浸润可导致胆酯酶减少或双系或全血细胞减少
- WM 中,约 20% 患者肝肿大,约 15% 患者脾肿大
  - WM 可累及消化道、肾和其他髓外器官
- 约 15% 的 WM 患者淋巴结肿大
  - 与其他类型的淋巴瘤相比通常中等大小
- 血清 IgM 副蛋白水平升高导致多种症状
  - 5%~15% 的患者出现高黏血症
    - 鼻腔出血,视网膜出血引起的视力障碍
    - 头痛、神经病变和心力衰竭
    - Bing-Neel 综合征是中枢神经系统的表现
  - 约 20% 患者表现冷球蛋白血症
    - 约 5% 患者有症状
      □ 小血管血流受损
      □ 雷诺现象、肢端发绀、血管炎
    - 与丙型肝炎病毒感染有关
  - 10%~30% 患者出现 IgM 相关神经病变
    - IgM 直接损伤周围神经
      □ 约 1/2 的患者存在抗叶酸相关糖蛋白抗体
    - 神经病变倾向于远端、感觉性和对称性
  - 约 5% 患者继发冷凝集素溶血性贫血
    - 低于非生理温度下 IgM 识别红细胞 I/i 抗原
    - 在低温外周循环中凝集
    - 雷诺现象,肢端发绀
    - 与原发性冷凝集素病是不同疾病
  - 自身免疫性血小板减少症
- AL 型淀粉样变性
  - 任何部位:肾、皮肤、心或骨髓
- 不伴有 WM 的 LPL 患者,研究数据相对较少

实验室检查

- 血清中常见 IgM 单克隆蛋白
  - WM
    - IgM 副蛋白是诊断必需条件
    - 对血清 IgM 水平无特定要求
  - LPL

- – IgM 副蛋白不是诊断必需条件
- – 很少有血清中 IgA 或 IgG 副蛋白单独或与 IgM 共存
- WM 患者其他常见实验室检查异常
  - 红细胞沉降率升高,细胞减少(通常为贫血)
  - 血清乳酸脱氢酶(LDH)或 β2 微球蛋白水平升高

治疗

- 适合 WM 患者的治疗方案;源于以下因素
  - 症状体征:发热、体重减轻、盗汗
  - 症状性贫血
  - 进行性和症状性淋巴结肿大或脾大
  - 高黏血症综合征
  - 症状性冷球蛋白血症、神经病变、淀粉样变性
- 治疗方案
  - 烷基化剂、核苷类似物、蛋白酶抑制剂、免疫调节剂
    - – 常与利妥昔单抗或奥伐单抗联合使用
  - 伊布替尼(BTK 抑制剂)和艾代拉里斯(AKT 抑制剂)
  - 符合条件的自体或异体干细胞移植
  - 血浆置换治疗高黏血症综合征、冷球蛋白血症、神经病变、淀粉样变性和轻链肾病
  - 糖皮质激素治疗自身免疫性溶血性贫血或血小板减少症
- 对于无 WM 或血清 IgM 副蛋白的 LPL 患者,治疗方案尚无共识
  - 患者常接受低级别 B 细胞淋巴瘤治疗方案

预后

- 血红蛋白≤115g/L
- WM
  - 通常为惰性,中位生存期:5~8 年
  - 身体状态不佳和家族史导致预后不良
  - 冷球蛋白血症和血清高 LDH 提示预后较差
- 国际预后评分系统
  - 利用 5 个因素将患者分为 3 个危险组
    - – 年龄>65 岁
    - – 血红蛋白≤115g/L
    - – 血小板计数≤100×10⁹/L
    - – 血清 β2 微球蛋白>3mg/L
    - – 血清 M 蛋白浓度>70g/L
  - 低危组:0~1 个危险因素;5 年生存率 87%
  - 中危组:2 个危险因素或年龄>65 岁;5 年生存率 68%
  - 高危组:>2 个危险因素;5 年生存率 36%

大体特征

大小

- 淋巴结通常仅中等增大

镜下特征

组织学特征

- WM/LPL 累及淋巴结

- 通常整体或局部
  - – 弥漫型
  - – 髓质首先受累,部分病例可保留皮质
  - – 可经淋巴结被膜延伸至周边脂肪组织
- 淋巴窦开放
- 皮质下区常见残存的小滤泡
  - – 增生的淋巴滤泡不常见;需除外边缘区淋巴瘤
- 小淋巴细胞淋巴瘤±浆细胞样分化
  - – 可见单核样 B 细胞,但不常见
- 散在肥大细胞
- 血管和淋巴窦可以显著扩张
- 上皮样组织细胞丰富或呈散在的簇状
- 可见含铁血黄素或淀粉样物沉积
- WM/LPL 恒定累及骨髓
  - 浸润类型可为弥漫型、间质型和结节型
  - 小梁旁型少见;需除外边缘区淋巴瘤
- WM 可见三种亚型
  - **淋巴浆细胞样**:单形性、小、成熟淋巴细胞,伴有多少不等的浆细胞分化
  - **淋巴浆细胞性**:小淋巴细胞和 Marschalko 浆细胞;±Dutcher 小体
  - **多形性**:大细胞增多(5%~10%)
    - – 可能提示向弥漫大 B 细胞淋巴瘤(DLBCL)进展的初期
  - 亚型与血清 IgM 水平无关
- 外周血涂片
  - 如果 IgM 副蛋白水平高,常见红细胞缗钱状排列
  - 白血病累及(如,高白细胞计数)不常见
  - 偶见肿瘤细胞
- WM 和 LPL 可能与结晶储积性组织细胞增多症有关
- 少部分 WM 患者可发生 DLBCL 转化
  - WM 和 DLBCL 成分常具有相同的轻链类型,提示存在克隆相关性
  - 血清 IgM 水平可能反常性降低
  - EBV 通常不涉及转化
- 少数 WM 患者可发展为经典型霍奇金淋巴瘤(CHL)
  - WM 和 CHL 之间是否存在克隆相关性并不明确
- LPL 累及组织,但不伴有骨髓病变或血清副蛋白
  - 不常见,占所有 LPL 病例<5%
  - 形态学特征与边缘区淋巴瘤重叠
    - – 通常,结外部位更倾向于边缘区淋巴瘤
- LPL 与 IgA 或 IgM 副蛋白相关
  - 淋巴结与骨髓受累十分类似 WM
  - 罕见,占所有病例的 1%~2%
  - 部分报道病例有 *MYD88* 基因突变

辅助检查

免疫组织化学

- WM/LPL 有两种细胞成分:B 细胞和浆细胞
  - B 淋巴细胞
    - – PAX5(+),CD19(+),CD20(+),CD22(+)

- CD45/LCA(+)，BCL2(+)，胞质 Ig(-)
- CD5(-)，CD10(-)，CyclinD1(-)，BCL6(-)
○ 浆细胞
- CD38(+)，CD138(+)，CD20(-)，PAX5(-/+)
- 限制性胞质 Ig 轻链(+)，IgM(+)
- 单表型浆细胞在淋巴浆细胞样亚型中可能不明显
○ Ki-67 通常较低，P53(-)，CD3(-)

流式细胞术

- 两种细胞成分都需要设门分析
  ○ B 淋巴细胞
    - 表面 IgM(+)，Ig 轻链(+)，CD19(+)，CD20(+)
    - CD19(+)，CD20(+)，CD200(+)
    - 通常 CD5(-)，CD10(-)，CD23(-)
    - 部分病例可表达 CD5、CD10 或 CD23
      □ CD5 表达可明显或不定
      □ CD10(+)病例通常 BCL6(-)
      □ CD23 表达通常弱或部分表达
    - CD11c(+/-)，CD22(弱+/-)，FMC-7(+/-)，CD43(+/-)
    - CD25(-/+)，CD103(-)
  ○ 浆细胞
    - 胞质 IgM(+)，Ig 轻链(+)
    - CD19(+)，CD38(+)，CD138(+)
    - IgG 型 LPL 一般不同时表达 CD19 和 CD138
    - 单表型浆细胞可能是化疗后疾病残存的唯一证据

原位杂交

- 一般情况
  ○ EBER(-)

基因学检查

- 适用 WM 的遗传学数据
  ○ 40%~50%病例存在 6q 缺失
  ○ 20%病例 4 号染色体三体
  ○ 12 号或 18 号染色体三体
  ○ 部分病例 13q14 缺失
- WM 中 *IGH* 易位不常见
- *PAX5-IGH/t*(9;14)不特异，在 WM 中很不常见

WM 的分子发现

- 90%~100%病例存在 *MYD88* L265P 突变
  ○ 约 50%的 IgM-MGUS 病例也可发生
  ○ 慢性淋巴细胞白血病/小淋巴细胞淋巴瘤（CLL/SLL）和边缘区淋巴瘤突变罕见（约 5%）
  ○ *MYD88* 参与 Toll 样受体信号通路
  ○ 突变激活下游 NF-κB 通路
- 30%病例有 *CXCR4* 突变
  ○ C 端无义或移码突变
  ○ 20% IgM-MGUS 病例也发生突变

○ 突变与更具侵袭性疾病相关
  - 高肿瘤负荷，髓外受累
  - 对伊布替尼、艾代拉里斯、依维莫司耐药
- 其他突变包括 *ARID1A*、*TRAF3*、*CD79B* 和 *TP53*
- *IGH* 超突变，VH3 家族优先使用
- 细胞可能起源于记忆 B 细胞

阵列比较基因组杂交

- 6q23 和 13q14 缺失
- 3q13-q28、6p 和 18q 获得
- 4q 和 8q 获得分别发生在 12%和 10%的病例

鉴别诊断

结内边缘区淋巴瘤

- 形态学和免疫表型与 WM/LPL 重叠
- 单核样 B 细胞常见于结内边缘区淋巴瘤（NMZL）
  ○ 单核样 B 细胞特征可见于 WM/LPL，但不常见
- 与 WM/LPL 不同，NMZL 瘤细胞可以是中心细胞样伴有散在大细胞
- 一些 WM/LPL 病例可有明显的淋巴滤泡残留，类似 NMZL
- 不了解血清蛋白状况，WM 的诊断将不可靠
  ○ 可用于 WM 与 MZL 鉴别诊断
- *MYD88* 基因突变罕见于 NMZL

脾边缘区淋巴瘤

- 脾边缘区淋巴瘤（SMZL）可与血清 IgM 副蛋白相关
  ○ 血清 IgM 水平可与 WM 同样高
- 患者以脾疾病为主，淋巴结受累程度低
- SMZL 患者常见骨髓累及
  ○ 与 WM 不同，常为窦内累及模式
- SMZL 的 CD43(-)
- 5%~10%病例报道有 *MYD88* 基因突变
  ○ 突变病例通常存在血清 IgM 副蛋白

黏膜相关淋巴组织结外边缘区淋巴瘤（MALT 淋巴瘤）

- MALT 淋巴瘤累及结外部位
- WM/LPL 罕见扩散至结外部位，如眼眶、肺和皮肤
- MALT 淋巴瘤可与高水平 IgM 相关：极少数病例高达 5g/dL
- MALT 淋巴瘤形态学和免疫表型与 WM/LPL 重叠
- 检测 MALT 淋巴瘤相关细胞遗传学异常有助于鉴别诊断
- 约 5%的 MALT 淋巴瘤存在 *MYD88* 基因突变

CLL/SLL

- 少部分病例有浆细胞样分化
  ○ 可与血清副蛋白相关
  ○ CLL/SLL 患者血清 IgM 水平罕见超过 3g/dL

- WM 淋巴浆细胞样变异型类似 CLL/SLL
- CLL/SLL 具有增殖中心的特征
  ○ 不发生在 WM/LPL
- CLL/SLL 肿瘤细胞 sIg(弱+), CD5(+)和 CD23(+)
- *MYD88* 基因突变罕见(<5%病例)

浆细胞骨髓瘤，小细胞变异型

- 罕见的 IgM(+)骨髓瘤与罕见的 IgG(+)或 IgA(+)LPL 有重叠
- ±骨髓瘤的临床特征，如溶骨性病变和肾功能不全
- 骨髓瘤浆细胞可 CD20(+)/CD138(+)，但通常 CD19(-)/CD45(弱-/+)
  ○ 骨髓瘤细胞罕见 CD19(+)和 CD138(+)
- CyclinD1 (+/-)，可表达于细胞核和细胞质；而 WM/LPL 阴性
- 40%~60%的骨髓瘤患者存在 *IGH* 易位
- 细胞遗传学和 FISH 明确 t(11;14)(q13;q32)
- 无 *MYD88* 基因突变

滤泡性淋巴瘤

- 滤泡性淋巴瘤(FL)罕见明显的浆细胞样分化
  ○ 与血清单克隆 IgM 相关
- FL 通常有滤泡生长模式
- CD10(+)，BCL6(+)
- 约 85%的 FL 有 t(14;18)(q32;q21)/*IGH-BCL2*
- 无 *MYD88* 基因突变

套细胞淋巴瘤

- 套细胞淋巴瘤(MCL)罕见明显的浆细胞样分化
  ○ 与血清单克隆 IgM 相关
  ○ MCL 患者的 IgM 水平通常较低(<1g/dL)
- CD5(+)的 WM/LPL 可类似 MCL
- CyclinD1 (+)或 t(11;14)(q13;q32)/*CCND1-IGH* 支持 MCL
- *MYD88* 基因突变偶尔发生(1%~2%病例)

原发性冷凝集素相关淋巴增殖性疾病

- 患者表现为溶血性贫血
- 血清 IgM 抗体与红细胞 I 型抗原反应
- 小淋巴细胞呈非小梁结节性累及骨髓
  ○ 全 B 细胞抗原(+)，CD5(-)，CD23(-)
- 无 *MYD88* 基因突变

γ 重链病

- 患者有异常截短的 IgG 单克隆蛋白
  ○ 无法与轻链结合
- 小 B 细胞淋巴瘤的患者，形态上与 WM/LPL 重叠

- 无 *MYD88* 基因突变

诊断依据

病理学精要

- WM/LPL 诊断需具备
  ○ 血清 IgM 副蛋白(任何水平)
  ○ 伴有浆细胞分化的小 B 细胞淋巴瘤累及骨髓
  ○ 除外其他类型的小 B 细胞淋巴瘤
- 鉴别淋巴结中的 WM/LPL 和 MZL 是一种挑战
  ○ *MYD88* L265P 基因突变支持 WM

参考文献

1. Gertz MA: Waldenström macroglobulinemia: 2017 update on diagnosis, risk stratification, and management. Am J Hematol. 92(2):209-217, 2017
2. Kapoor P et al: Diagnosis and management of Waldenström macroglobulinemia: Mayo stratification of macroglobulinemia and risk-adapted therapy (mSMART) guidelines 2016. JAMA Oncol. ePub, 2017
3. Castillo JJ et al: Histological transformation to diffuse large B-cell lymphoma in patients with Waldenström macroglobulinemia. Am J Hematol. 91(10):1032-5, 2016
4. Kapoor P et al: Waldenstrom macroglobulinemia: genomic aberrations and treatment. Cancer Treat Res. 169:321-361, 2016
5. King RL et al: Lymphoplasmacytic lymphoma with a non-IgM paraprotein shows clinical and pathologic heterogeneity and may harbor MYD88 L265P mutations. Am J Clin Pathol. 145(6):843-51, 2016
6. Poulain S et al: Genomic landscape of CXCR4 mutations in Waldenström macroglobulinemia. Clin Cancer Res. 22(6):1480-8, 2016
7. Banwait R et al: Extramedullary Waldenström macroglobulinemia. Am J Hematol. 90(2):100-104, 2015
8. Treon SP et al: Ibrutinib in previously treated Waldenström's macroglobulinemia. N Engl J Med. 372(15):1430-40, 2015
9. Hamadeh F et al: MYD88 L265P mutation analysis helps define nodal lymphoplasmacytic lymphoma. Mod Pathol. 28(4):564-74, 2015
10. Roccaro AM et al: C1013G/CXCR4 acts as a driver mutation of tumor progression and modulator of drug resistance in lymphoplasmacytic lymphoma. Blood. 123(26):4120-31, 2014
11. Gachard N et al: IGHV gene features and MYD88 L265P mutation separate the three marginal zone lymphoma entities and Waldenström macroglobulinemia/lymphoplasmacytic lymphomas. Leukemia. 27(1):183-9, 2013
12. Xu L et al: MYD88 L265P in Waldenström macroglobulinemia, immunoglobulin M monoclonal gammopathy, and other B-cell lymphoproliferative disorders using conventional and quantitative allele-specific polymerase chain reaction. Blood. 121(11):2051-8, 2013. Erratum in: Blood. 121(26):5259, 2013
13. Shaheen SP et al: Waldenström macroglobulinemia: a review of the entity and its differential diagnosis. Adv Anat Pathol. 19(1):11-27, 2012
14. Treon SP et al: MYD88 L265P somatic mutation in Waldenström's macroglobulinemia. N Engl J Med. 367(9):826-33, 2012
15. Morice WG et al: Novel immunophenotypic features of marrow lymphoplasmacytic lymphoma and correlation with Waldenström's macroglobulinemia. Mod Pathol. 22(6):807-16, 2009
16. Konoplev S et al: Immunophenotypic profile of lymphoplasmacytic lymphoma/Waldenström macroglobulinemia. Am J Clin Pathol. 124(3):414-20, 2005
17. Lin P et al: Diffuse large B-cell lymphoma occurring in patients with lymphoplasmacytic lymphoma/Waldenström macroglobulinemia. Clinicopathologic features of 12 cases. Am J Clin Pathol. 120(2):246-53, 2003
18. Lin P et al: Waldenstrom macroglobulinemia involving extramedullary sites: morphologic and immunophenotypic findings in 44 patients. Am J Surg Pathol. 27(8):1104-13, 2003
19. Mansoor A et al: Cytogenetic findings in lymphoplasmacytic lymphoma/Waldenström macroglobulinemia. Chromosomal abnormalities are associated with the polymorphous subtype and an aggressive clinical course. Am J Clin Pathol. 116(4):543-9, 2001
20. Waldenström J. Incipient myelomatosis or essential hyperglobulinemia with fibrinogenopenia: a new syndrome? Acta Med Scand; 117:216-247, 1944

WM/LPL：淋巴浆细胞样亚型

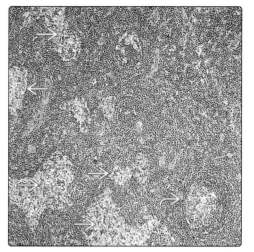

WM/LPL：淋巴浆细胞样亚型

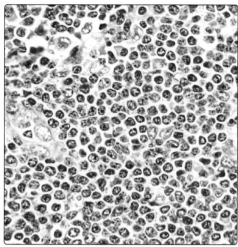

（左）低倍镜图示 WM/LPL，淋巴浆细胞样亚型累及淋巴结。肿瘤细胞弥漫分布，但淋巴窦扩张➡。视野中可见残存的小生发中心➡。（右）高倍镜图示 WM/LPL，淋巴浆细胞样亚型累及淋巴结。视野内见多量小淋巴细胞,偶见浆细胞样淋巴细胞

WM/LPL：淋巴浆细胞性亚型

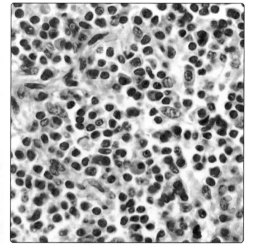

WM/LPL：淋巴浆细胞性亚型

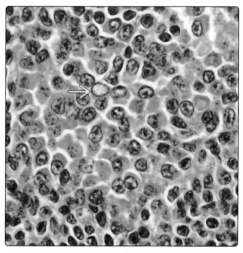

（左）中倍镜图示 WM/LPL，淋巴浆细胞性亚型累及淋巴结。视野内见多量浆细胞和浆细胞样淋巴细胞。（右）高倍镜图示 WM/LPL，淋巴浆细胞性亚型累及淋巴结,见多量浆细胞和浆细胞样淋巴细胞。可见一个 Dutcher 小体（核内假包涵体）➡

WM/LPL：多形性亚型

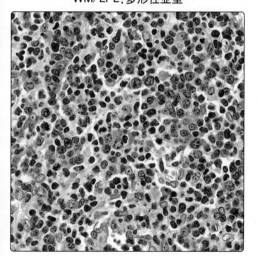

WM/LPL：多形性亚型

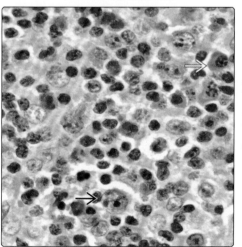

（左）中倍镜图示 WM/LPL，多形性亚型累及淋巴结。大淋巴瘤细胞散在于小淋巴细胞中,占该区域所有细胞的 5%~10%。（右）高倍镜图示 WM/LPL，多形性亚型累及淋巴结。大的免疫母细胞➡散在于小淋巴细胞、嗜酸性粒细胞和浆细胞中➡

WM/LPL：增多的肥大细胞

WM/LPL：Russell 小体

(左) 图示 WM/LPL 累及淋巴结。吉姆萨染色显示出混杂在肿瘤细胞中的肥大细胞。注意少部分肥大细胞呈梭形➡。(右) WM/LPL 中有许多浆细胞性淋巴瘤细胞，其胞质中有明显的免疫球蛋白包涵体 (Russell 小体)

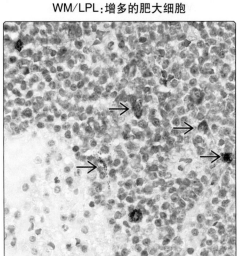

WM/LPL：具有含铁血黄素的组织细胞

WM/LPL 累及淋巴结：淀粉样物

(左) WM/LPL 累及淋巴结显示多量吞噬含铁血黄素的组织细胞。(右) 图示伴淀粉样物沉积的 WM/LPL 累及淋巴结。瘤细胞➡周围围绕嗜酸性、无定形淀粉样物➡。可见淀粉样物的人工裂隙➡

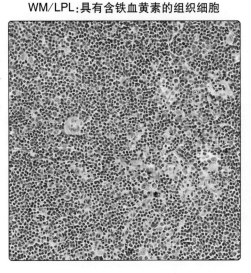

WM/LPL：淀粉样物刚果红(+)

WM/LPL：刚果红和偏振光

(左) 刚果红染色显示多量淀粉样物沉积，取代淋巴结实质。(右) 刚果红染色图示伴淀粉样物沉积的 WM/LPL 累及淋巴结。偏振光下淀粉样物显示出苹果绿色双折光性➡

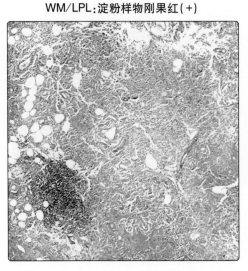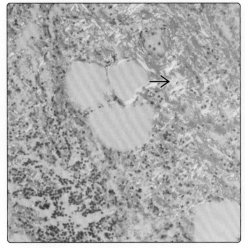

WM/LPL：上皮样组织细胞

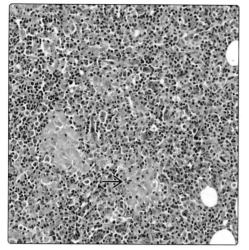

WM/LPL：延伸至淋巴结周围脂肪

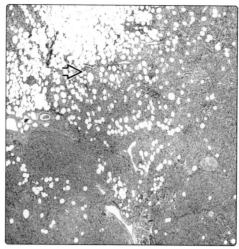

（左）部分 WM/LPL 病例的淋巴结或其他部位，可见成簇的上皮样组织细胞形成肉芽肿样病变⇨。（右）此病例，WM/LPL 取代淋巴结实质并延伸至周边脂肪组织⇨

WM/LPL：印戒样

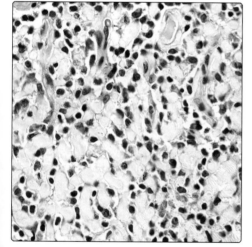

WM/LPL：晶体蓄积性组织细胞增多症

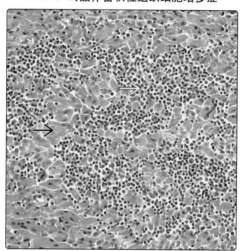

（左）视野内多量 WM/LPL 细胞含有丰富的胞质内免疫球蛋白，呈印戒样细胞。（右）图示伴晶体蓄积性组织细胞增多症的 WM/LPL。大量组织细胞胞质内充满免疫球蛋白晶体⇨。注意肿瘤性小淋巴细胞⇨

WM/LPL 累及淋巴结：CD20

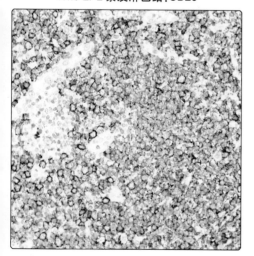

WM/LPL 累及淋巴结：CD138

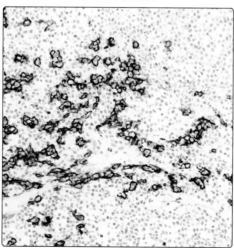

（左）免疫组织化学 CD20 染色图示 WM/LPL 累及淋巴结。肿瘤性淋巴细胞 CD20 阳性。（右）免疫组织化学 CD138 染色图示 WM/LPL 累及淋巴结。可见 CD138（+）的浆细胞，血管周边较常见

WM/LPL 累及淋巴结:κ

WM/LPL 累及淋巴结:λ

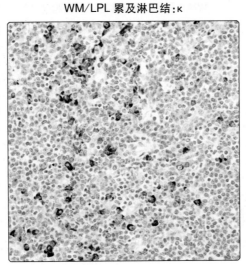

(左) 免疫组织化学 κ 染色图示 WM/LPL 累及淋巴结。浆细胞表达胞质 κ 轻链。(右) 免疫组织化学 λ 染色图示 WM/LPL 累及淋巴结。仅极个别浆细胞表达胞质 λ 轻链

WM/LPL 累及骨髓

WM/LPL 累及骨髓:CD20

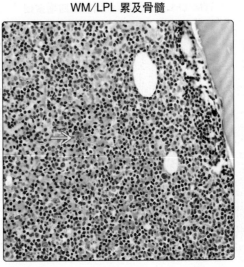
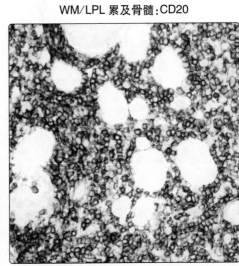

(左) WM/LPL 累及骨髓的活检切片显示肿瘤细胞广泛弥漫地浸润骨髓间隙。组织细胞内铁储存增加(含铁血黄素)➡。(右) 免疫组织化学 CD20 染色图示 WM/LPL 累及骨髓。淋巴瘤细胞 CD20 (+),支持 B 细胞来源

DLBCL

CHL

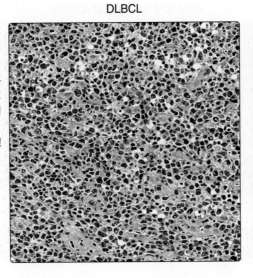
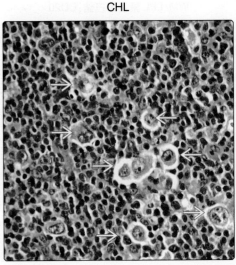

(左) WM/LPL 患者继而进展为 DLBCL。5%～10%的 WM/LPL 患者可发生 DL-BCL 转化。(右) WM/LPL 患者累及淋巴结,并随后进展为 CHL。在 WM/LPL 细胞背景中,散在 CD15 (+)和 CD30 (+)的大 RS 细胞和霍奇金细胞➡

IgG 型 LPL 累及淋巴结

IgG 型 LPL 累及淋巴结

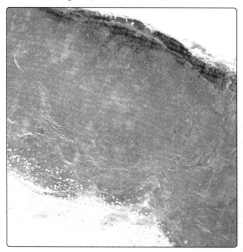

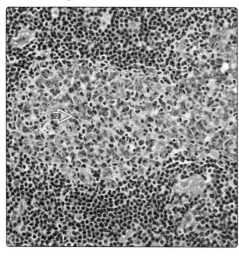

(左)低倍镜图示伴有血清 IgG 副蛋白的 LPL。患者有骨髓受累,但根据副蛋白的类型,并未诊断 WM。(右)高倍镜图示肿瘤细胞围绕在反应性滤泡生发中心➡️周围。此特征与结内边缘区淋巴瘤重叠。此病例不符合 WM 标准

IgG 型 LPL:单核细胞样特征

IgG 型 LPL:浆细胞特征

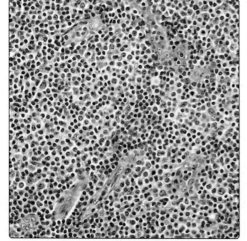

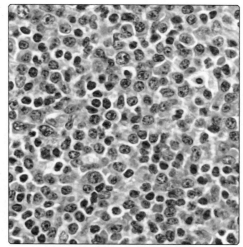

(左)部分区域肿瘤细胞呈胞质淡染或单核细胞样。此特征与结内边缘区淋巴瘤重叠。(右)此病例,淋巴瘤细胞表现出明显的浆细胞分化

IgG 型 LPL:骨髓涂片

IgG 型 LPL:骨髓活检

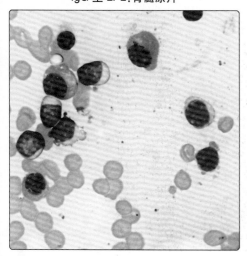

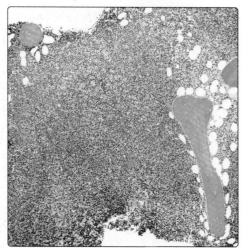

(左)图示伴有血清 IgG 副蛋白的 LPL 累及骨髓。骨髓涂片显示肿瘤性淋巴细胞伴有浆细胞分化。(右)图示伴有血清 IgG 副蛋白的 LPL 累及骨髓的活检切片。骨髓腔广泛受累

要　点

基本概念

- 结内边缘区淋巴瘤(NMZL):淋巴结内发生;无黏膜相关淋巴组织结外边缘区淋巴瘤(MALT 淋巴瘤)或脾边缘区淋巴瘤证据

临床特征

- 年龄:50~60 岁
- 局限或广泛淋巴结肿大
- 约 1/3 患者出现系统性 B 症状
- 30%~60%患者出现骨髓受累
- 生存较 MALT 淋巴瘤或脾边缘区淋巴瘤差
  - >60%患者整体生存超过 5 年
- 可转化为弥漫大 B 细胞淋巴瘤
  - 5%~15%患者
- 白血病样浸润(白细胞升高)不常见

镜下特征

- 淋巴结显示边缘区增宽或被淋巴瘤取代
- 淋巴瘤由小细胞和少量大细胞组成
- 小细胞呈中心细胞样或单核细胞样
- 低倍镜下常呈现淡染
  - 归因于多量单核细胞样细胞
- 残存滤泡常增生
- 浆细胞样分化(+/-)

辅助检查

- 单表型 Ig(+,强)和全 B 细胞标志物(+)
- 50%病例 CD43(+);CD5(-)或罕见弱阳
- CD10(-)、BCL6(-)
- *IGH* 基因单克隆重排
- *KMT2D/MLL2*、*PTPRD*、*NOTCH2* 和 *KLF2* 突变
  - *PTPRD* 突变似乎是 NMZL 独有的

主要鉴别诊断

- MALT 淋巴瘤累及淋巴结
- 淋巴浆细胞性淋巴瘤(LPL)/Waldenström 巨球蛋白血症(WM)
- 滤泡性淋巴瘤

NMZL　　　　　　　　　　　　淋巴瘤围绕生发中心

(左)淋巴结结构呈现多结节状,结节中央较暗(反应性生发中心)➡,周围淡染区域(边缘区淋巴瘤)➡围绕。(右)增宽的边缘区和滤泡间区域内胞质淡染的淋巴瘤细胞围绕着➡含可染小体巨噬细胞➡的残存生发中心➡

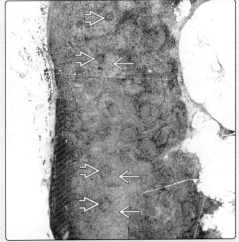
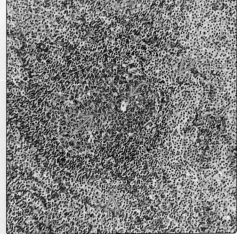

单核细胞样细胞特征　　　　　　　　小细胞

(左)高倍镜显示淋巴瘤细胞具有丰富的淡染胞质。视野内亦可见反应性生发中心➡。(右)NMZL 累及的淋巴结刮片,淋巴瘤细胞一般较小,核卵圆至轻度不规则,胞质中等

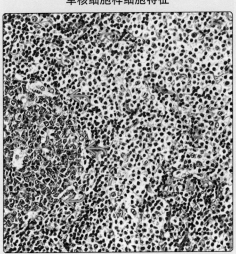
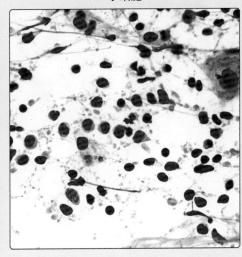

术语

缩写

- 结内边缘区淋巴瘤(nodal marginal zone lymphoma, NMZL)

同义词

- 单核细胞样 B 细胞淋巴瘤
- 滤泡旁 B 细胞淋巴瘤

定义

- NMZL:淋巴结内淋巴瘤,类似于累及结外部位或脾的边缘区淋巴瘤(MZL)
  - 无结外部位或脾累及的证据

病因学/发病机制

感染原

- 可能涉及丙型肝炎病毒感染
  - 是意大利最常见的感染因素
- 一些数据表明与抗原驱动有关
  - 基于 IGH 可变区基因的偏倚使用

临床特征

流行病学

- 发病率
  - 低,约占所有非霍奇金淋巴瘤的 2%
- 发病年龄
  - 50~60 岁
    - 中位发病年龄:60 岁
    - 儿童也可发生
- 性别
  - 女性多于男性

表现

- 局限或广泛性的淋巴结肿大
  - 1/3 的患者出现系统性 B 症状
  - 局限性疾病的患者中,头颈部最常受累
  - 骨髓受累常见(在各种研究中占患者总数的 30%~60%)
  - 白血病受累(白细胞升高)不常见
  - 在意大利与丙型肝炎感染有关

预后

- 临床上通常表现为惰性
  - >60%的患者总生存期>5 年
  - 儿童患者长期存活率很高
- 患者可进展转化为弥漫大 B 细胞淋巴瘤
  - 5%~15%;预后较差

镜下特征

组织学特征

- 淋巴瘤可部分或全部累及淋巴结
  - 部分受累病例显示边缘区扩张
  - 肿瘤弥漫增生完全取代淋巴结
- 细胞学上,主要为小细胞类型,核呈不规则形
  - 淋巴瘤细胞通常有丰富的淡染胞质(所谓单核细胞样特征)
  - 浆细胞样分化的淋巴细胞或浆细胞常见并可为多量
  - 大细胞经常数目不等,可为多量
- 常见伴增生的生发中心的残留反应性滤泡
  - 生发中心通常有许多可染小体巨噬细胞
  - 反应性滤泡可被淋巴瘤植入(类似滤泡性淋巴瘤)
  - 生发中心通常被残留的套区包围
- 骨髓表现为小梁旁和非小梁旁受累
  - 淋巴瘤聚集常与 CD21(+)的滤泡树突状细胞有关

主要模式/损伤类型

- 淋巴结,边缘区

主要细胞/病变类型

- 中心细胞样或单核细胞样细胞、淋巴浆细胞样细胞或浆细胞

辅助检查

免疫组织化学

- 全 B 细胞抗原阳性(如 CD19、CD20、PAX5)
- BCL2(+),CD10(-),BCL6(-),CyclinD1(-)
- 单表型胞质 Ig 轻链(+/-)
- 约 50%的病例 CD43 异常表达
- 通常 CD5(-)
  - 约 5%的病例表达 CD5
- 最近报道的大多数病例中的阳性标志物
  - IRTA1(+),MNDA(+),T-bet/TBX21(+)

流式细胞术

- 单表型表面 Ig(+)
- 全 B 细胞抗原(强阳)
  - CD19、CD20、CD22、CD79a
- CD10(-),BCL6(-)
- CD200(+),约 50%病例 CD43(+),CD23(-/+)
- 少数病例 CD5(+)
- T 细胞抗原(-)

PCR

- 存在 *IgH* 基因克隆性重排
- *IgH* 可变区突变常见
- 无 *CCND1/IGH* 或 *IGH/BCL2* 易位的证据
- *MYD88* 基因突变不常见(<5%)

基因学检查

- NMZL 有多种突变;最常见的包括
  - *KMT2D/MLL2*(约 33%)、*PTPRD*(约 20%)、*NOTCH2*(约 20%)、*KLF2*(15%~20%)
  - NMZL 特有的蛋白酪氨酸磷酸化酶受体 D(*PTPRD*)突变
- 部分病例存在 3、7 和 18 染色体三体

免疫组织化学			
抗体	反应	染色模式	备注
CD45	阳性	细胞膜	
CD43	阳性	细胞膜	约 50% 病例
BCL2	阳性	细胞质	
CD5	阴性	细胞膜	约 5% 病例阳性
CD23	阴性	细胞膜	部分病例阳性
CD10	阴性	不适用	
BCL6	阴性	不适用	

鉴别诊断

MALT 淋巴瘤

- 累及结外部位:胃肠道、肺、唾液腺、眼眶、皮肤
- MALT 淋巴瘤报道的染色体易位
  - t(11;18)(q21;q21)/*BRC3-MALT1*
  - t(14;18)(q32;q21)/*MALT1-IGH*
  - t(3;14)(p14.1;q32)/*FOXP1-IGH*
  - t(1;14)(p22;q32)/*BCL10-IGH*

LPL

- 累及淋巴结时组织学类似 NMZL
- 几乎所有 LPL 的患者都有 WM
  - 存在血清 IgM 副蛋白(任何水平)
  - 累及骨髓
- NMZL 和 LPL/WM 免疫表型有重叠
- 大多数 WM 病例(约 90%)具有 MYD88,而 NMZL 不常见(约 5%)

滤泡性淋巴瘤

- 大多数病例表现为滤泡结构;中心细胞和中心母细胞
- CD10(+),BCL6(+);存在 t(14;18)(q32;q21)/*IGH-BCL2*
- 鉴别 NMZL 植入滤泡具有挑战性

套细胞淋巴瘤

- 临床更具侵袭性的疾病
  - 淋巴结肿大±累及脾、肝、骨髓和外周血
- 细胞学上,肿瘤细胞较小且相对单一
- 存在 t(11;14)(q13;q32)/*BCL1-IGH*;CyclinD1(+)

慢性淋巴细胞白血病/小淋巴细胞淋巴瘤(CLL/SLL)

- 通常是全身性淋巴结肿大
- 骨髓和外周血受累非常常见
- 特征性增殖中心
- CLL/SLL 滤泡间变异型可很类似于 NMZL
  - 免疫表型十分重要
- CLL/SLL 流式细胞术:单表型表面 Ig 弱阳;CD5(+),CD23(+),CD20(+,弱)

外周 T 细胞淋巴瘤

- 滤泡间模式可类似于 NMZL 的边缘区模式
- 肿瘤细胞表达 T 细胞标志物
- 外周 T 细胞淋巴瘤可能富含嗜酸性粒细胞和组织细胞
- 单克隆 T 细胞受体基因重排

反应性滤泡和滤泡间增生

- 淋巴结整体结构完整
- 滤泡间区反应性淋巴细胞多样
- B 细胞表达多型性 Ig 轻链
- 无 *IGH* 基因单克隆重排的证据;无染色体易位

诊断依据

临床相关病理特征

- 淋巴结肿大,无结外或脾受累

参考文献

1. Gurth M et al: Nodal marginal zone lymphoma: mutation status analyses of CD79A, CD79B, and MYD88 reveal no specific recurrent lesions. Leuk Lymphoma. 1-3, 2016
2. Spina V et al: The genetics of nodal marginal zone lymphoma. Blood. 128(10):1362-73, 2016
3. Metcalf RA et al: Myeloid cell nuclear differentiation antigen is expressed in a subset of marginal zone lymphomas and is useful in the differential diagnosis with follicular lymphoma. Hum Pathol. 45(8):1730-6, 2014
4. Bob R et al: Nodal reactive and neoplastic proliferation of monocytoid and marginal zone B cells: an immunoarchitectural and molecular study highlighting the relevance of IRTA1 and T-bet as positive markers. Histopathology. 63(4):482-98, 2013
5. Salama ME et al: Immunoarchitectural patterns in nodal marginal zone B-cell lymphoma: a study of 51 cases. Am J Clin Pathol. 132(1):39-49, 2009
6. Inamdar KV et al: Bone marrow involvement by marginal zone B-cell lymphomas of different types. Am J Clin Pathol. 129(5):714-22, 2008
7. Naresh KN: Nodal marginal zone B-cell lymphoma with prominent follicular colonization - difficulties in diagnosis: a study of 15 cases. Histopathology. 52(3):331-9, 2008
8. Arcaini L et al: Primary nodal marginal zone B-cell lymphoma: clinical features and prognostic assessment of a rare disease. Br J Haematol. 136(2):301-4, 2007
9. Kim WS et al: Genome-wide array-based comparative genomic hybridization of ocular marginal zone B cell lymphoma: comparison with pulmonary and nodal marginal zone B cell lymphoma. Genes Chromosomes Cancer. 46(8):776-83, 2007
10. Oh SY et al: Nodal marginal zone B-cell lymphoma: Analysis of 36 cases. Clinical presentation and treatment outcomes of nodal marginal zone B-cell lymphoma. Ann Hematol. 85(11):781-6, 2006
11. Berger F et al: Non-MALT marginal zone B-cell lymphomas: a description of clinical presentation and outcome in 124 patients. Blood. 95(6):1950-6, 2000

滤泡间模式

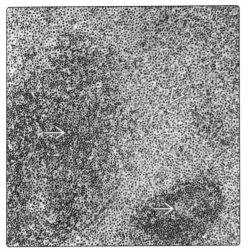

单核细胞样细胞

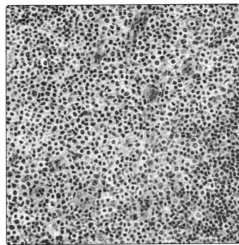

（左）肿瘤性单核细胞样（淡染）细胞使滤泡间区 ➡ 增宽，可见两个残存的生发中心 ➡。一个几乎被肿瘤取代，而另一个显示明显的肿瘤细胞滤泡植入。（右）HE 染色显示肿瘤细胞以小细胞为主，胞质丰富、透明，呈单核细胞样外观

滤泡植入

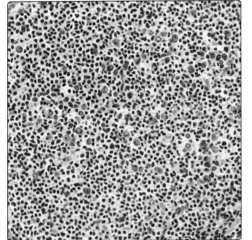

BCL2（+）淋巴瘤细胞

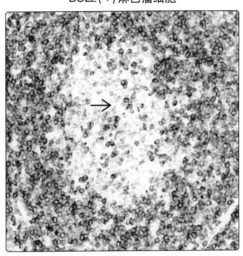

（左）图示一个残留的大的反应性滤泡，它已经被淡染或单核细胞样胞质的肿瘤性边缘区细胞植入和破坏。（右）BCL2 免疫组织化学染色显示残留的反应性生发中心 ➡ 周围的肿瘤细胞呈阳性，而非肿瘤性生发中心 B 细胞则呈阴性

CD10（-）淋巴瘤细胞

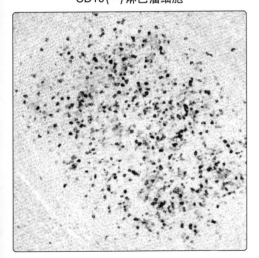

Ki-67

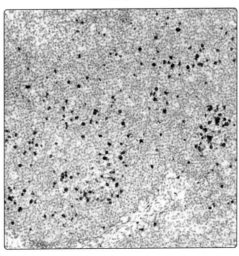

（左）图示 NMZL 肿瘤细胞植入和破坏的滤泡，肿瘤细胞 CD10 阴性。残留生发中心 B 细胞 CD10 阳性。（右）淋巴瘤取代了大部分淋巴结组织，但 Ki-67（MIB1）标记出残存的淋巴滤泡中增生的生发中心 B 细胞。淋巴瘤细胞大部分 Ki-67 阴性，表明该肿瘤的增殖活性较低

结节性模式

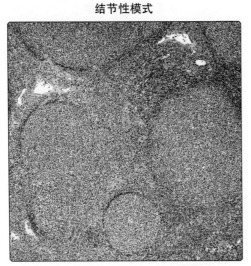

白血病期

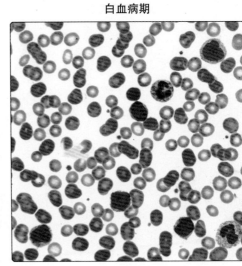

(**左**) NMZL 低倍镜下表现为类似滤泡性淋巴瘤的显著结节状模式。此模式见于淋巴瘤细胞植入反应性滤泡但未完全破坏滤泡结构时。(**右**) 瑞氏-吉姆萨染色显示 NMZL 患者外周血涂片中的淋巴瘤细胞

LPL/WM:淋巴结

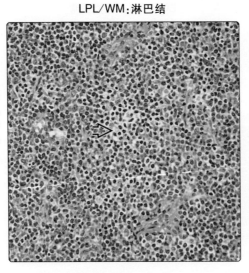

LPL/WM:骨髓

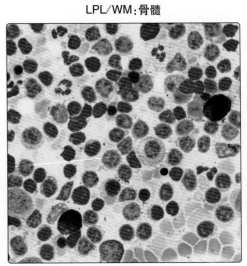

(**左**) 此患者血清 IgM 副蛋白水平较低,并伴有淋巴结肿大。活检显示为低级别 B 细胞淋巴瘤,部分细胞具有单核细胞样特征▷,骨髓受累(未显示),支持 LPL/WM。(**右**) 同一患者骨髓涂片显示有小淋巴细胞和浆细胞,支持 LPL/WM。肥大细胞增多,LPL/WM 常见

套细胞淋巴瘤:淋巴结

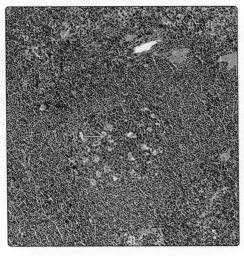

套细胞淋巴瘤:CyclinD1(+)

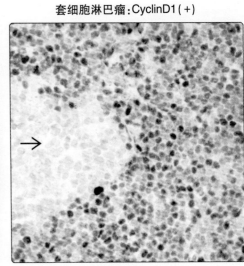

(**左**) 图示淋巴瘤围绕的残存的良性生发中心▷。这个病例套细胞淋巴瘤使套区和边缘区增宽,与 NMZL 类似。(**右**) 套细胞淋巴瘤的 CyclinD1 免疫染色肿瘤细胞呈阳性反应,明确诊断。残存的生发中心 B 细胞▷ CyclinD1 则为阴性

CLL/SLL:增殖中心

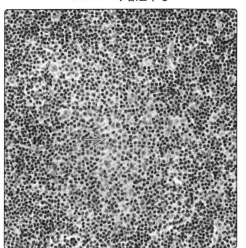

增殖中心

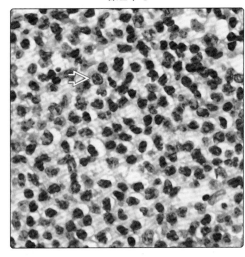

(左)CLL/SLL 中倍镜图示一个富于副免疫母细胞的中心淡染区域,符合增殖中心➡。浅染细胞类似于 NMZL 中的单核细胞样 B 细胞。(右)高倍镜图示增殖中心由小圆淋巴细胞、核不规则的幼淋巴细胞和有中央核仁的大的副免疫母细胞组成➡。增殖中心为 CLL/SLL 的特征

AITL

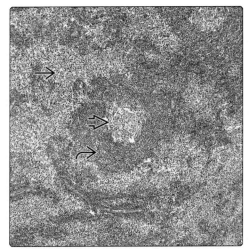

AITL

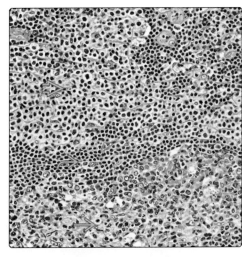

(左)低倍镜下,伴有透明细胞➡的血管免疫母细胞性 T 细胞淋巴瘤(AITL)可与 NMZL 相似。而 AITL 中的淋巴瘤细胞属于 T 细胞系。此视野可以看到残留的生发中心➡和周围的套区➡。(右)AITL 高倍镜观显示残存的反应性生发中心➡和保留的套区➡,其间可见片状的异型肿瘤性 T 细胞,细胞核增大,胞质透明➡

AITL

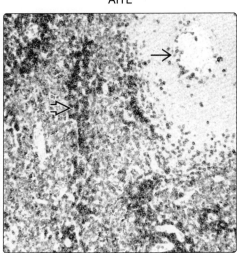

AITL

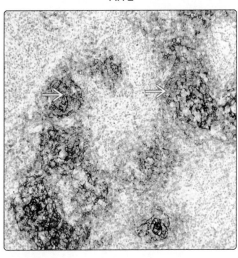

(左)免疫组织化学 CD3 染色图示 AITL 中,残存的生发中心和套区➡的 B 细胞 CD3 阴性,而滤泡间区 CD3 阳性的肿瘤性 T 细胞➡聚集。(右)免疫组织化学 CD21 染色图示破坏的滤泡树突状细胞网➡,是 AITL 的特征性改变

要 点

基本概念

- 由生发中心B细胞组成的B细胞肿瘤

病因学/发病机制

- t(14;18)/IGH-BCL2 可能是FL的致病性起始事件
  - 骨髓中出现错误的V-D-J连接
  - BCL2具有抗凋亡作用,同时具有促进增殖的作用
- t(14;18)本身不足以导致肿瘤发生
  - 由于涉及以下方面的错误导致生发中心中发生更多的基因改变
    - 体细胞高频突变
    - 免疫球蛋白类别转换重组
    - 最终导致基因突变
- 最终发展为FL

临床特征

- 约占美国和欧洲的非霍奇金淋巴瘤的25%
- 出现以下症状提示播散
  - 全身性淋巴结肿大
  - 肝、脾、骨髓

- 总体10年生存率高达约80%

镜下特征

- 淋巴结结构部分或全部消失
  - 紧密聚集的肿瘤性滤泡
  - 滤泡的大小和形状相近
- 中心细胞和中心母细胞的不同比例混合
  - 分级基于中心母细胞的数量
  - 分级具有预后和治疗意义

辅助检查

- B细胞抗原(+),CD10(+),BCL2(+),BCL6(+)
- BCL2在85%~90%的1~2级FL中阳性、50%的3级FL中阳性

主要鉴别诊断

- 反应性滤泡增生
- 结节性淋巴细胞为主型霍奇金淋巴瘤
- 套细胞淋巴瘤
- 淋巴结边缘区淋巴瘤

FL:肉眼观

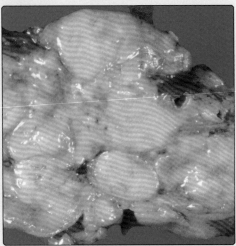

淋巴结FL

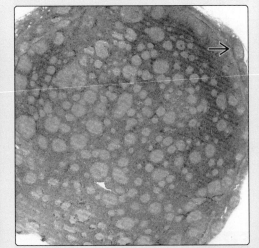

(左)大体图示低级别FL累及肠系膜淋巴结。这是尸检时获得的标本。(右)低倍镜图示FL累及淋巴结,见多量滤泡遍布皮质和髓质,延伸至被膜外 ➡,滤泡随机分布,支持淋巴瘤

FL:2级

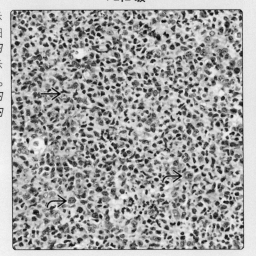

FL:3A级

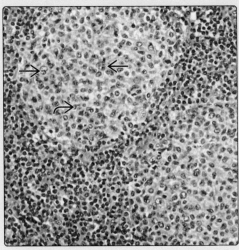

(左)该淋巴结FL病例图示肿瘤性滤泡由多量中心细胞 ➡ 和少量中心母细胞 ➡ 组成,支持2级。(右)图示FL,3A级,显示滤泡模式。滤泡由多量中心母细胞 ➡ 混杂散在的中心细胞 ➡ 组成

术语

缩写

- 结内滤泡性淋巴瘤(follicular lymphoma,FL)

同义词

- 中心母细胞/中心细胞淋巴瘤(Kiel 分类)

定义

- 由生发中心 B 细胞(中心细胞和中心母细胞)组成的 B 细胞肿瘤
  - 滤泡、滤泡和弥漫及弥漫生长模式

病因学/发病机制

t(14;18)(q32;q21)导致 BCL2 过表达

- t(14;18)/*IGH-BCL2* 可能是 FL 发生的启动事件
  - 骨髓中出现错误的 V-D-J 连接
  - t(14;18)本身不足以导致肿瘤发生
    - BCL2 具有抗凋亡作用并具有促进增殖的作用
    - 约 50%健康人血细胞 *IGH-BCL2*(+)
  - *IGH-BCL2*(+)细胞循环和出入生发中心
  - 生发中心中发生更多的基因改变,这是由于
    - 体细胞高频突变与类别转换重组
    - 最终导致 FL 中的基因突变

多基因突变

- FL 发生相关的继发异常
- 表观遗传突变常见
  - 甲基化转移酶或组蛋白乙酰化酶的突变
    - *KMT2D*(MLL2)、*EZH2*、*EP300*、*MEF2B*

肿瘤微环境

- 滤泡树突状细胞、巨噬细胞和辅助性 T 淋巴细胞有助于支持 FL 生存的环境
- 细胞因子 IL-4、IL-21 提供生长和生存信号

种族易感性

- 基因型分析发现新的易感基因位于 6p21.3
  - 含有单个基因,第 6 染色体开放阅读框 15(C6orf15)
- FL 患者的一级亲属罹患淋巴瘤的风险增加 4 倍

临床特征

流行病学

- 发病率
  - 在美国和欧洲的非霍奇金淋巴瘤中约占 25%
  - 在亚洲和不发达国家少见
- 年龄
  - 中位发病年龄为 59 岁
- 性别
  - 男∶女 = 1∶1.7

部位

- 颈部淋巴结和腹股沟淋巴结更易受累
- 常累及结外部位
  - 骨髓、脾、肝和外周血
- FL 不常发生于结外部位
  - 皮肤、甲状腺、十二指肠、睾丸

表现

- 广泛淋巴结肿大常见
- 诊断时几乎总是播散性(Ⅲ~Ⅳ期)
- 患者通常没有症状

自然病程

- 临床进程为惰性,但常为复发性或难治性疾病
- 部分病例进展为弥漫大 B 细胞淋巴瘤(DLBCL)

治疗

- 无症状患者或低肿瘤负荷患者"观察和等待"
- 化疗目前更多地用于Ⅲ~Ⅳ期患者
  - 利妥昔单抗、环磷酰胺、多柔比星、长春新碱和泼尼松(R-CHOP)
- 放射治疗对Ⅰ期和Ⅱ期患者有效

预后

- Ⅰ期或Ⅱ期 FL 患者 10 年生存率为 60%~80%
- FL 国际预后指数 2(FLIPI2)中总结的预后不良因素
  - 血清 β2 微球蛋白升高
  - 受累淋巴结最大直径>6cm
  - 骨髓受累
  - 血红蛋白<120g/L
  - 年龄>60 岁
- FLIPI2 联合基因突变(m7-FLIPI)加快肿瘤进展
- 病理预后不良因素包括
  - 组织学分级高,以大细胞(DLBCL)为主的弥漫区域>25%
  - 高增殖指数
- 细胞遗传学预后不良因素包括
  - 复杂核型
  - 6q25-27 缺失;17p 缺失和 *TP53* 基因突变

影像学

一般特征

- 广泛的淋巴结肿大;通常是小淋巴结

镜下特征

组织学特征

- 淋巴结

- ○ 结构部分或完全消失
- ○ 肿瘤性滤泡紧密排列,大小和形状相近
- ○ 滤泡通常界限不清,套区模糊或消失
- ○ 肿瘤性滤泡由中心细胞和中心母细胞组成
  - 细胞随机分布于单个滤泡中,无极向
  - 核分裂象少见,无或很少见可染小体巨噬细胞
  - 中心细胞:大小不等,核扭曲折叠,染色质致密,胞质稀少
  - 中心母细胞:大细胞,细胞核卵圆形,染色质空泡状,1~3 个核仁,胞质中等
- ○ 弥漫区±硬化
  - 肠系膜和腹膜后淋巴结更常见
  - 弥漫区无滤泡树突状细胞网
- 骨髓
  - ○ 中心细胞在小梁旁聚集,中心母细胞少见
  - ○ 晚期疾病间质和/或弥漫性浸润
- 外周血
  - ○ 5%~10%的患者出现明显的白血病样浸润
  - ○ 肿瘤细胞具有高度凹陷的细胞核,被称为"臀样"细胞
  - ○ 分子方法检测到约90%的患者有低水平受累
- 肝
  - ○ 门脉区易受累
- 脾
  - ○ 白髓首先受累
- FL 少见形态学变异型
  - ○ 花样变异型
    - 套区淋巴细胞穿透进入肿瘤性滤泡,呈现不规则形状
    - 通常是 3 级
  - ○ 浆细胞分化
    - 局灶浆细胞分化在 FL 中罕见,滤泡内或滤泡间
    - 胞质内包涵体明显时可表现为印戒细胞
  - ○ 边缘区分化
    - 肿瘤性滤泡周边为胞质透明的单核细胞样细胞
    - 与不良预后有关

细胞学特征

- 在辅助检查的支持下,细针穿刺标本可确诊 FL
  - ○ 涂片中,滤泡树突状细胞连接的细胞聚集灶,与反应性小淋巴细胞混合存在
  - ○ 中心细胞和中心母细胞不同比例的混合
  - ○ 通常缺乏可染小体巨噬细胞

FL 的分级

- 分级具有预后和治疗意义
- 系统基于每个高倍视野(HP)的中心母细胞平均数
  - ○ 计数 10 个 HPF 并除以 10
- 1 级:0~5 个中心母细胞/HPF

- 2 级:6~15 个中心母细胞/HPF
- 3 级:>15 个中心母细胞/HPF
  - ○ 3A 级:中心细胞与中心母细胞混合
  - ○ 3B 级:中心母细胞成片,中心细胞很少或者没有
- 注意:阈值基于 40 倍物镜和 18mm 视野目镜
  - ○ 许多显微镜视野目镜较大
    - 20mm 视野目镜:计数 10 个 HPF 除以 12
    - 22mm 视野目镜:计数 10 个 HPF 除以 15
- WHO 分类推荐将 FL1~2 级的病例归为低级别
  - ○ FL1 级与 2 级患者预后差异很小

FL 的报告模式

- 淋巴结活检标本最可靠
- 滤泡:>75%滤泡
- 滤泡和弥漫性:25%~75%滤泡
- 局灶性滤泡:1%~25%滤泡

弥漫性 FL

- 小的中心细胞完全弥漫性生长,中心母细胞很少或缺失
  - ○ CD10(+),BCL6(+),BCL2(+);t(14;18)/*IGH-BCL2*(+)

滤泡内肿瘤/原位 FL

- 淋巴结滤泡明显扩大,部分生发中心 BCL2(+)
  - ○ 生发中心特征性表达 BCL2
  - ○ BCL2(+)滤泡具有 FL 的免疫表型和 t(14;18)(q32;q21)
- 滤泡内肿瘤的患者可能
  - ○ 同时伴有其他部位的 FL,或随后进展为 FL
  - ○ 同时伴有或随后进展为其他类型的非霍奇金淋巴瘤或霍奇金淋巴瘤

儿童型 FL

- 主要累及儿童,但成人也可以发生
- 通常是累及颈部淋巴结的局限性疾病
- 通常是伴有大的滤泡结构的 FL3 级
- 大多数病例为 BCL2(-),缺乏 t(14;18)(q32;q21)/*IGH-BCL2*
- 患者通常预后良好,无疾病进展
  - ○ 手术切除治疗即可

IRF4 重排相关的 FL

- 通常累及头颈区域;Waldeyer 环常见
- 最常见于儿童,但也可见于成人
- 通常为 3 级;许多病例有弥漫成分
- t(6;14)(p25;q32)/*IGH-IRF4* 和 MUM1/IRF4(+)
- 大多数病例缺乏 t(14;18)(q32;q21)/*IGH-BCL2*;BCL2(+/-)

FL 的转化

- 约 30%的患者可转化为侵袭性 B 细胞淋巴瘤

- 与治疗抵抗有关,中位生存期约 1 年
- 导致 FL 患者中许多与疾病相关的死亡
- 转化时的形态学特征大多数类似 DLBCL
  - 其他不常见的类型包括
    - 伯基特淋巴瘤、浆母细胞淋巴瘤
    - 高级别 B 细胞淋巴瘤
- 基因研究显示多种通路参与转化
  - 例如:*TP53* 或 *CDKN2A* 失活;*MYC* 激活

辅助检查

免疫组织化学

- 单表型表面 Ig(+);全 B 细胞标志物(+)
- CD10(+),BCL6(+),HGAL(+),LMO2(+)
- 85%~90% 的 FL1 级和 2 级 BCL2(+);FL3 级为 50% BCL2(+)
- 滤泡中存在滤泡树突状细胞网
  - CD21、CD23 或 CD35 表达不一
- FL 通常为 CD5(-),CD43(-)
  - 小部分病例(<5%)可以是 CD5(+)或 CD43(+)
- CD2(-)、CD3(-)、CD4(-)、CD7(-)、CD8(-)
- Ki-67 可以检测 FL 的增殖活性
  - Ki-67(+)细胞占比与分级相关
  - 约 20% 的低级别 FL 具有中/高增殖率(>40%)
    - 这些 FL 表现得更具侵袭性,类似于 3A 级 FL

原位杂交

- 高达 90% 的 FL 病例 FISH 可检测到 *IGH-BCL2*
  - 大型探针可以检测到多个断裂点

PCR

- 单克隆免疫球蛋白重链和轻链基因重排
  - 免疫球蛋白基因可变区发生广泛突变
  - 使用 PCR 时,突变可能导致假阴性结果
- *BCL2* 有多个断裂点必须通过 PCR 单独进行检测
  - 主要断裂点聚集区:50%~60% 的 FL
  - 次要断裂点聚集区:5%~10% 的 FL
  - 中间断裂点聚集区:10%~15% 的 FL;5'断点区:5% 的 FL
  - 存在其他低频断裂点

基因学检查

- 80%~90% 的 FL 具有 *IGH-BCL2*/t(14;18)(q32;q21)
  - 该易位使位于 18q21 的 *BCL2* 与 14 号染色体 *IGH* 相邻
- 约 15% FL 出现 *BCL6*/3q27 重排
  - 常见于 3B 级肿瘤
- 复杂核型与较差的预后相关

- 抑癌基因 *TP53*、*CDKN2A* 失活
  - 发生于 FL,但更多见于组织学转化时
- *MYC* 重排与 DLBCL 转化有关

阵列比较基因组杂交

- 通过比较基因组杂交或阵列比较基因组杂交,90% 的 FL 可检测到异常
  - 获得:1、2p15、6p、7p、7q、8q、12q、18p、18q、X
  - 缺失:1p36、3q、6q、9p、10q、11q、13q、17p
- 与较差预后相关的异常
  - X 染色体的获得
  - 6q 或 9p21 的缺失
- 与 DLBCL 转化相关的异常
  - 2、3q 和 5 的获得

基因突变

- FL 有多种基因突变

基因表达谱

- 白血病/淋巴瘤分子图谱项目的初步研究表明
  - FL 的宿主反应(微环境)具有预后意义
  - 2 个基因表达谱:免疫反应 IR1 和 IR2
    - IR1:预后良好,与 T 细胞和巨噬细胞相关的基因
    - IR2:预后不良,与单核细胞和树突状细胞相关的基因
- 最近的研究表明
  - 伴 t(14;18)(q32;q21)的 FL 富含生发中心 B 细胞基因
  - 无 t(14;18)(q32;q21)的 FL 富含活化的 B 细胞样蛋白、NF-κB 和增殖基因

鉴别诊断

反应性滤泡增生

- 反应性滤泡增生与 FL 的鉴别特征
  - 淋巴结结构存在,滤泡主要在皮质
  - 滤泡大小和形状各异
  - 生发中心存在亮区和暗区的极性
  - 生发中心内核分裂象和可染小体巨噬细胞常见
  - 套区界限清晰
  - 无单克隆证据

生发中心进行性转化

- 结节比背景中反应性滤泡大 3~5 倍
- 套区小淋巴细胞浸润并最终取代生发中心
- 无单克隆证据

结节性淋巴细胞为主型霍奇金淋巴瘤

- 边界模糊的大结节

FL 的基因突变	
基因突变	发生率
t(14;18)/IGH-BCL2	80%~90%
KMT2D/MLL2	80%~90%
BCL2	70%~80%
EPHA7	约 70%
CREBBP	60%~70%
BCL6	约 50%
TNFSF14/HVEM	30%~50%
EZH2	10%~20%
MEF2B	10%~20%
ARID1A	约 15%
BCL6 易位	约 15%
EP300	约 15%
RRAGC(MTOR 通路)	约 10%
STAT6	约 10%
CARD11	约 10%
TNFAIP3	5%~20%
FAS	5%~10%
FOXO1	5%~10%
KMT2C/MLL3	约 5%
TP53	约 5%

- 结节中的细胞多为小而圆的淋巴细胞
  - 混合较少的淋巴样细胞的大细胞(LP 细胞)
- LP 细胞 CD20(+),CD45(+),CD10(−),BCL2(−)
- 肿瘤结节中的小细胞多为反应性 B 淋巴细胞

富于淋巴细胞的经典型霍奇金淋巴瘤

- 大结节,生发中心偶有偏心
- 结节内细胞多为小圆形淋巴细胞
  - 混有 RS 细胞和霍奇金细胞(RS+H 细胞)
  - RS+H 细胞 CD15(+),CD30(+),CD45/LCA(−)

套细胞淋巴瘤

- 套细胞淋巴瘤的结节型类似于低级别 FL
- 套细胞淋巴瘤细胞小,核轮廓不规则,无中心母细胞
- 免疫表型
  - 单表型 B 细胞;CD5(+),CD43(+),cyclinD1(+)
- t(11;14)(q13;q32)/IGH-CCND1

结内边缘区淋巴瘤

- 淋巴结边缘区扩大,结构部分破坏
- 肿瘤性小淋巴细胞、单核细胞样淋巴细胞和大细胞
  - 常见浆细胞分化
  - 肿瘤性淋巴细胞常植入生发中心
- 免疫表型
  - 单表型 B 细胞群;BCL2(+)
  - CD5(−),CD10(−),cyclinD1(+),BCL6(−)
  - 无 t(14;18)(q32;q21)

参考文献

1. Krysiak K et al: Recurrent somatic mutations affecting B-cell receptor signaling pathway genes in follicular lymphoma. Blood. 129(4):473-483, 2017

2. Dreyling M et al: Newly diagnosed and relapsed follicular lymphoma: ESMO Clinical Practice Guidelines for diagnosis, treatment and follow-up. Ann Oncol. 27(suppl 5):v83-v90, 2016

3. Fowler N: Frontline strategy for follicular lymphoma: are we ready to abandon chemotherapy? Hematology Am Soc Hematol Educ Program. 2016(1):277-283, 2016

4. Jurinovic V et al: Clinicogenetic risk models predict early progression of follicular lymphoma after first-line immunochemotherapy. Blood. 128(8):1112-20, 2016

5. Leich E et al: Similar clinical features in follicular lymphomas with and without breaks in the BCL2 locus. Leukemia. 30(4):854-60, 2016

6. Louissaint A Jr et al: Pediatric-type nodal follicular lymphoma: a biologically distinct lymphoma with frequent MAP kinase pathway mutations. Blood. ePub, 2016

7. Xerri L et al: The heterogeneity of follicular lymphomas: from early development to transformation. Virchows Arch. 468(2):127-39, 2016

8. Freedman A: Follicular lymphoma: 2015 update on diagnosis and management. Am J Hematol. 90(12):1171-8, 2015

9. Roulland S et al: t(14;18) Translocation: a predictive blood biomarker for follicular lymphoma. J Clin Oncol. 32(13):1347-55, 2014

10. Sungalee S et al: Germinal center reentries of BCL2-overexpressing B cells drive follicular lymphoma progression. J Clin Invest. 124(12):5337-51, 2014

11. Kridel R et al: Pathogenesis of follicular lymphoma. J Clin Invest. 122(10):3424-31, 2012

12. Wahlin BE et al: Clinical significance of the WHO grades of follicular lymphoma in a population-based cohort of 505 patients with long follow-up times. Br J Haematol. 156(2):225-33, 2012

13. Salaverria I et al: Translocations activating IRF4 identify a subtype of germinal center-derived B-cell lymphoma affecting predominantly children and young adults. Blood. 118(1):139-47, 2011

14. Cheung KJ et al: High resolution analysis of follicular lymphoma genomes reveals somatic recurrent sites of copy-neutral loss of heterozygosity and copy number alterations that target single genes. Genes Chromosomes Cancer. 49(8):669-81, 2010

15. Montes-Moreno S et al: Intrafollicular neoplasia/in situ follicular lymphoma: review of a series of 13 cases. Histopathology. 56(5):658-62, 2010

FL:3B 级

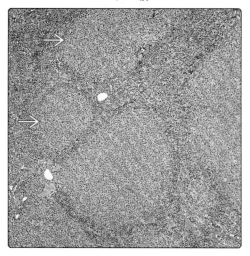

FL:3B 级

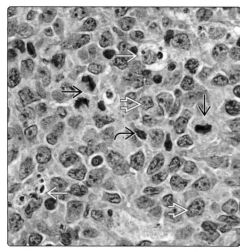

(左)中倍镜图示 FL 3B 级,淋巴结结构被肿瘤性滤泡➡️取代。肿瘤性滤泡由单一的大细胞群组成。(右)高倍镜图示为 FL 3B 级肿瘤性滤泡的高倍镜。滤泡内的细胞多为大的中心母细胞➡️。可见核分裂象➡️和可染小体巨噬细胞➡️。仅发现一个中心细胞➡️

FL 伴硬化

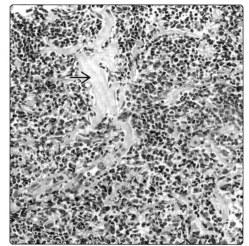

FL 伴浆细胞分化

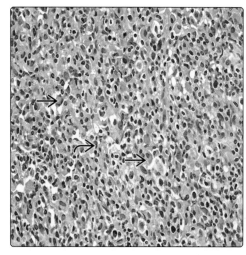

(左)低级别 FL 累及腹膜后淋巴结,该图示肿瘤性淋巴细胞浸润硬化区➡️。(右)伴浆细胞分化的 FL 累及淋巴结,图示散在浆细胞➡️与中心细胞➡️混杂存在。流式细胞免疫表型显示为 CD10(+) B 淋巴细胞群。FISH 检测到 IGH-BCL2 融合基因

FL:弥漫性模式

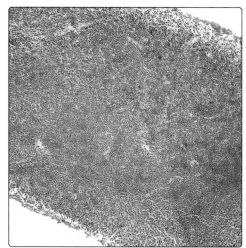

FL:弥漫性模式

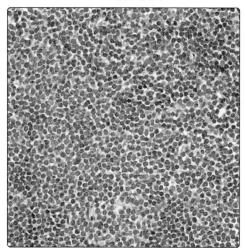

(左)低倍镜图示空芯针穿刺活检 FL 呈弥漫性生长。进一步深切后罕见滤泡。根据肿瘤细胞表达 CD10、BCL6 和 BCL2 而明确 FL 的诊断。(右)中倍镜图示弥漫性 FL 累及淋巴结,肿瘤呈弥漫性生长,以中心细胞为主,支持 1 级。增殖指数<5%

FL 花样变异型

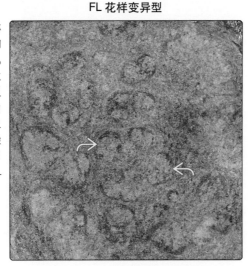

原位 FL

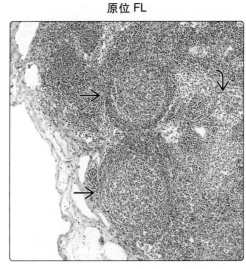

(左)花样变异型 FL 累及淋巴结,表现为融合或碎裂的滤泡,呈花瓣状改变➡。
(右)淋巴结图示 2 个扩大的淋巴滤泡➡,形态类似反应性淋巴组织增生,周围为开放的淋巴窦➡。然而之后的免疫组织化学 BCL2 染色显示 2 个生发中心中有 1 个为强阳性,支持原位 FL 的诊断

原位 FL:BCL2

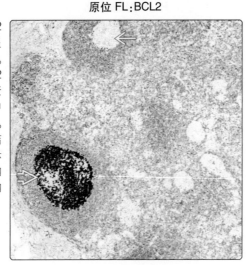

FL:FNA 涂片

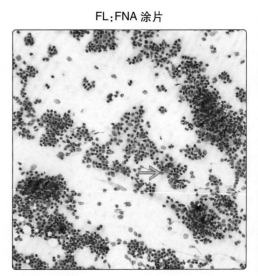

(左)免疫组织化学 BCL2 染色图示一个生发中心呈阳性➡,支持滤泡内肿瘤。邻近增生的生发中心 BCL2(-)➡。常规组织学检查显示为良性表现的生发中心,以小的中心细胞为主。
(右)FL 2 级患者的淋巴结细针穿刺活检,低倍镜图示单形性淋巴细胞聚集成的细胞团之间散在着较大的滤泡树突状细胞➡

FL:细胞学特征

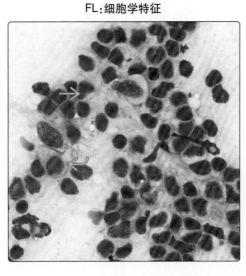

FL:PAX5

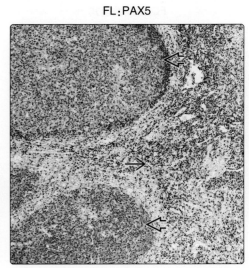

(左)FL 2 级患者的淋巴结细针穿刺活检,高倍镜图示中心细胞➡和中心母细胞➡混合存在。(右)FL 累及淋巴结,免疫组织化学 PAX5 染色图示肿瘤性滤泡➡和滤泡间➡的 B 淋巴细胞

FL：BCL2

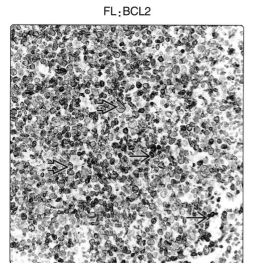

FL：CD21

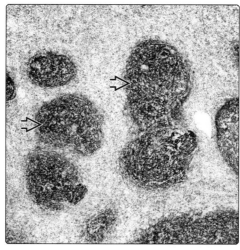

（左）FL 累及淋巴结，免疫组织化学 BCL2 染色图示肿瘤性淋巴细胞阳性。本例中，肿瘤性淋巴细胞➡️比同样 BCL2（+）的小的反应性 T 细胞➡️的染色强度弱。（右）免疫组织化学 CD21 染色示肿瘤性滤泡➡️的滤泡树突状细胞网。CD21 有助于明确淋巴滤泡的存在

FL：CD10

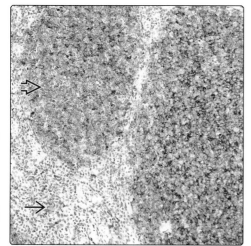

FL：BCL6

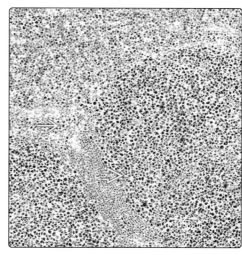

（左）免疫组织化学 CD10 染色图示肿瘤性滤泡➡️内的肿瘤细胞呈强阳性，滤泡间散在的小淋巴细胞可能提示 FL 浸润。值得注意的是与滤泡内的淋巴细胞相比，滤泡间淋巴细胞➡️染色较弱。（右）淋巴结内 FL 免疫组织化学 BCL6 染色突显出滤泡内生发中心淋巴细胞➡️和散在的滤泡间淋巴细胞➡️。生发中心的 BCL6 表达强于滤泡间区

FL：BCL6

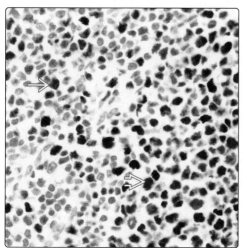

FL：Ki-67

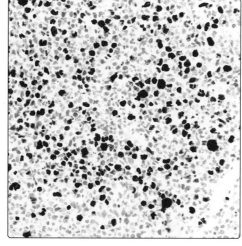

（左）免疫组织化学 BCL6 染色图示 FL 中滤泡内的淋巴细胞➡️和滤泡间区的淋巴细胞➡️呈阳性反应。与生发中心相比，滤泡间区 BCL6 反应性较弱，可能与微环境有关。（右）FL 3A 级的免疫组织化学 Ki-67 染色图示生发中心增殖率为 40%～50%。相比之下，反应性生发中心显示更高的增殖率，>90% 的淋巴细胞阳性

FL：1 级

FL：Ki-67

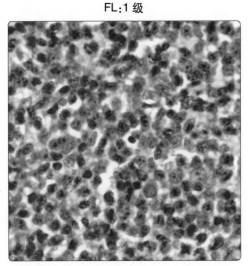
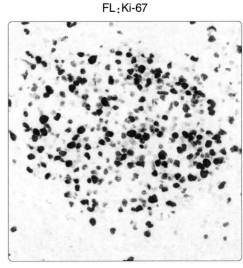

(左)高倍镜图示肿瘤性生发中心内的大多数淋巴细胞为小中心细胞,符合 FL 1级。随后的免疫组织化学染色结果显示增殖率约为50%。其中一些病例临床类似于 FL 3A 级。(右)免疫组织化学 Ki-67 染色图示肿瘤性滤泡(FL,2 级)的增殖率反常得高(约 60%)。偶见组织学符合低级别 FL病例可能伴有高 Ki-67 表达,比那些低增殖率的病例更具侵袭性

FL：流式细胞术

FL：流式细胞术

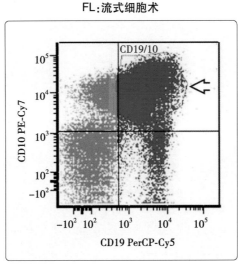

(左)FL 患者淋巴结细针穿刺标本的流式细胞术检测,免疫表型图示淋巴瘤细胞共表达 CD19 和 CD10。(右)FL 患者淋巴结细针穿刺标本的流式细胞术检测,免疫表型图示单表型免疫球蛋白 κ 轻链。该图中表达κ 的淋巴细胞数量明显多于表达 λ 的淋巴细胞

FL：实时荧光定量 PCR

FL：FISH

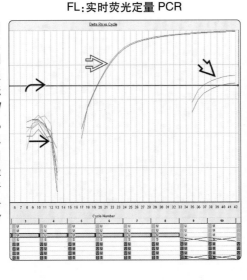
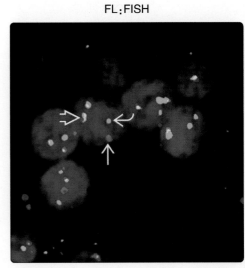

(左)实时荧光定量 PCR 用于评估涉及主要易断点簇区的 IGH/BCL2 融合基因,图示阈值、阴性对照及强阳性对照,1 例 FL 患者标本显示弱阳性扩增(Courtesy S. Chen, MD.)。(右)福尔马林固定石蜡包埋组织的 FL 切片,使用BCL2(红色)和 IgH(绿色)双融合探针进行FISH 检测,图示黄色信号为 t(14；18)(q32；q21)/IGH-BCL2 融合基因

睾丸 FL

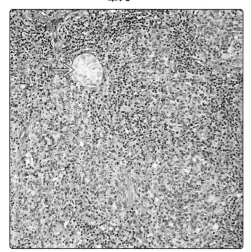

睾丸 FL：CD21

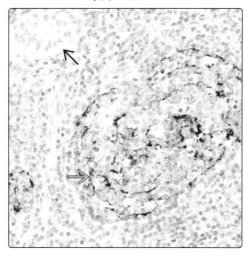

(左) 1 例 6 岁男孩的睾丸 FL 显示大部分睾丸结构被肿瘤结节取代。图中此区域内有残留的曲细精管➡。大多数儿童 FL 的临床病程为惰性，即使 3B 级淋巴瘤。(右) 图示一例 6 岁男孩 FL 累及睾丸。抗 CD21 抗体显示肿瘤性滤泡内的滤泡树突状细胞网➡。可见残留的曲细精管➡

骨髓 FL

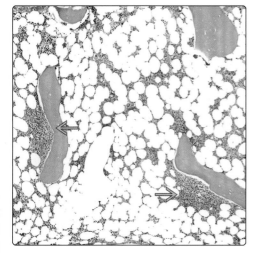

骨髓 FL

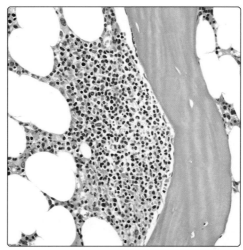

(左) FL 累及的骨髓穿刺活检标本。低倍镜图示肿瘤呈小梁旁生长模式➡，支持淋巴瘤诊断，高度提示为 FL。(右) 骨髓穿刺活检，高倍镜图示 FL 具有小梁旁灶性分布的特点。这种局灶性分布部分解释了流式细胞术免疫表型检测中单表型 B 细胞群阴性的原因。同样，分子检测或细胞遗传学 t(14；18)(q32；q21) 也常是阴性的

FL：白血病阶段

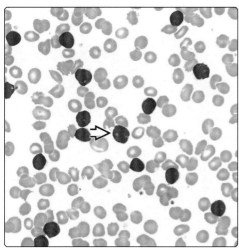

肝 FL

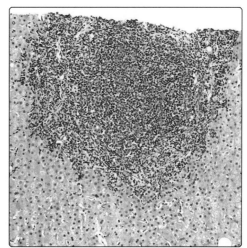

(左) FL 患者的外周血涂片显示中心细胞的白血病样浸润，其细胞核深染有裂，即所谓的 "臀样" 细胞➡。(右) FL 累及肝，其空芯穿刺活检显示门脉扩张。浸润的淋巴样细胞主要为中心细胞

反应性滤泡增生

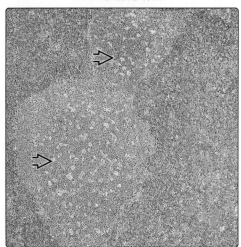

反应性滤泡增生：CD20

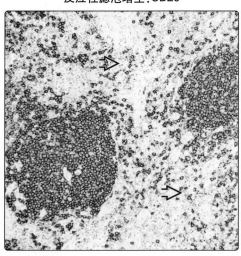

（左）反应性滤泡增生（RFH）的淋巴结显示 2 个融合的增生性滤泡。滤泡存在极向和"星空"现象➡️，这是由于存在大量可染小体组织细胞。（右）1 例 RFH 患者 CD20 免疫组织化学染色图示反应性滤泡内的大量 B 细胞。生发中心和套区 B 细胞均为 CD20（+）。滤泡间区➡️也有散在分布的 B 细胞

反应性滤泡增生：BCL2

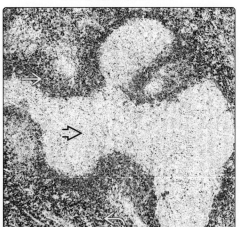

反应性滤泡增生：CD23

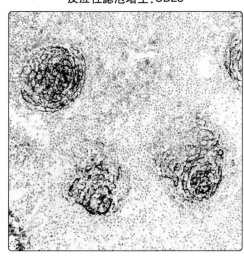

（左）RFH 患者免疫组织化学 BCL2 染色图示生发中心 B 细胞阴性➡️，套区 B 细胞➡️和滤泡间 T 细胞➡️阳性。（右）RFH 患者免疫组织化学 CD23 染色图示增生滤泡内的滤泡树突状细胞网呈同心圆排列。RFH 中滤泡树突状细胞网模式多种多样，可融合、扩张、卷缩或破碎

反应性滤泡增生：BCL6

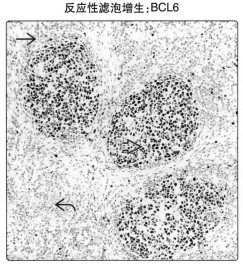

反应性滤泡增生：Ki-67

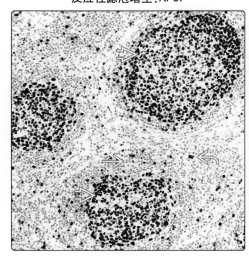

（左）RFH 病例免疫组织化学 BCL6 染色突显出反应性生发中心➡️中的中心细胞和中心母细胞，而套区 B 细胞➡️和滤泡间 T 细胞➡️BCL6 阴性。（右）RFH 病例免疫组织化学 Ki-67 染色图示反应性生发中心➡️的增殖率很高且存在极向。套区➡️和滤泡间区➡️仅见散在的阳性细胞

PTGC 累及淋巴结

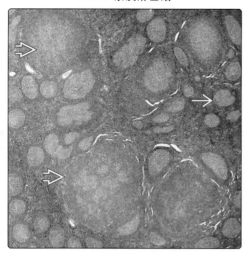

淋巴结 PTGC：BCL2

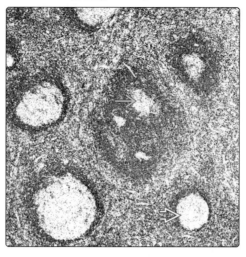

（左）淋巴结组织切片图示 3 个滤泡生发中心进行性转化（PTGC）➡，多与反应性滤泡增生➡有关。（右）免疫组织化学 BCL2 染色图示 PTGC 的大滤泡，其间有多量 BCL2 阳性的淋巴细胞。残留的反应性生发中心 BCL2 阴性➡。相比之下，反应性滤泡增生的生发中心几乎完全不表达 BCL2➡

NLPHL

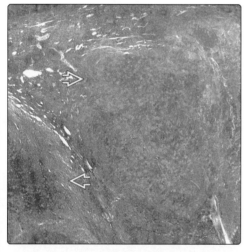

NLPHL 中淋巴细胞为主的细胞

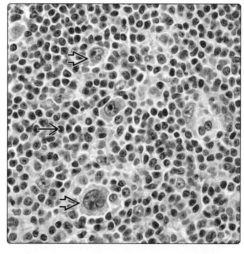

（左）结节性淋巴细胞为主型霍奇金淋巴瘤（NLPHL）累及淋巴结，低倍镜图示淋巴结构被破坏，代之以多个大结节➡，呈虫蚀样，滤泡间区被压缩。（右）高倍镜图示 NLPHL 结节内大多数淋巴细胞核小、圆形、深染➡。所谓的淋巴细胞为主（"爆米花"）细胞➡的诊断细胞罕见，常不足所有细胞的 1%

富于淋巴细胞的经典型霍奇金淋巴瘤

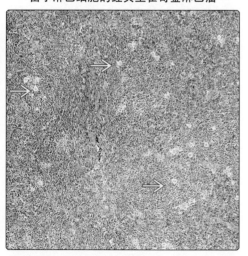

富于淋巴细胞的经典型霍奇金淋巴瘤

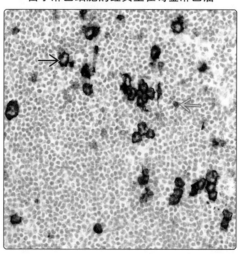

（左）富于淋巴细胞的经典型霍奇金淋巴瘤累及淋巴结显示结节大而模糊，不同于 FL 中的结节。同时需注意的是，多量里-施和霍奇金（RS+H）细胞➡即使在低倍镜下亦可看到。（右）富于淋巴细胞的经典型霍奇金淋巴瘤累及淋巴结。免疫组织化学 CD30 染色图示结节中的 RS+H 细胞阳性表达 CD30➡，同时较小的组织细胞➡或免疫母细胞 CD30 也呈阳性

要　点

基本概念

- 套细胞淋巴瘤（MCL）

病因学/发病机制

- t（11；14）导致 11q13 的 *CCND1* 与 14q32 的 *IGH* 融合
  - 促进细胞周期从 G1 期进入 S 期
- MCL 有多种基因损伤

临床特征

- 中位年龄：60~70 岁；男性为主
- 约 90% 淋巴结肿大；约 30%~40% 出现 B 症状
- 常累及结外部位
  - 胃肠道、骨髓、脾
  - Waldeyer 环、外周血
- 大部分患者临床分期为Ⅲ或Ⅳ期
- MCL 无法治愈，但临床病程和预后多变
- 预后评估基于症状、临床危险因素和肿瘤负荷
- 近年来，治疗方法更加个体化

镜下特征

- 淋巴结结构消失，淋巴瘤呈结节性、弥漫性或套区生长模式
- 单一的小/中型细胞群

辅助检查

- 免疫表型
  - CD5（+），CD19（+），CD20（+），FMC-7（+），CD10（-），CD23（-/+）
  - cyclinD1（+），SOX11（+），Ki-67 可变
- 细胞遗传学或 FISH：t（11；14）（q13；q32）或 *CCND1-IGH*
- 基因表达谱
  - 独特的表达谱
  - 增殖活性提示预后

主要鉴别诊断

- 慢性淋巴细胞白血病/小淋巴细胞淋巴瘤
- 滤泡性淋巴瘤
- 结内边缘区淋巴瘤

套细胞淋巴瘤

套细胞淋巴瘤：单形性细胞

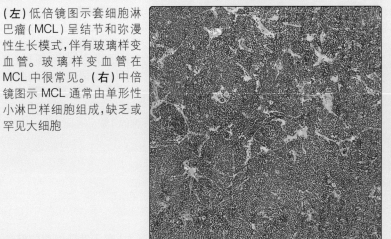
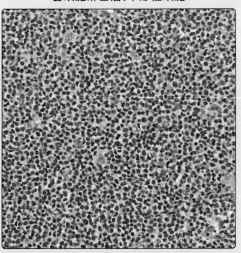

（左）低倍镜图示套细胞淋巴瘤（MCL）呈结节和弥漫性生长模式，伴有玻璃样变血管。玻璃样变血管在 MCL 中很常见。（右）中倍镜图示 MCL 通常由单形性小淋巴样细胞组成，缺乏或罕见大细胞

套细胞淋巴瘤：cyclinD1

细胞周期 G1-S 的转变

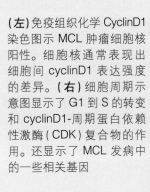
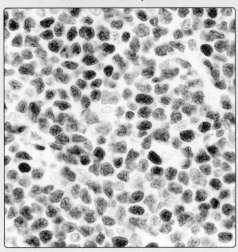
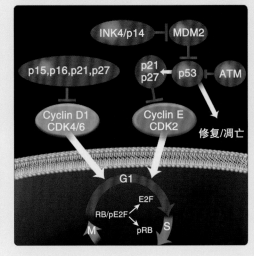

（左）免疫组织化学 CyclinD1 染色图示 MCL 肿瘤细胞核阳性。细胞核通常表现出细胞间 cyclinD1 表达强度的差异。（右）细胞周期示意图显示了 G1 到 S 的转变和 cyclinD1-周期蛋白依赖性激酶（CDK）复合物的作用。还显示了 MCL 发病中的一些相关基因

术语

缩写

- 套细胞淋巴瘤（mantle cell lymphoma，MCL）

同义词

- 中心细胞淋巴瘤
  - Karl Lennert 在最初描述中使用的术语
- 淋巴细胞淋巴瘤，中分化级别
- 中间性淋巴细胞淋巴瘤

定义

- 临床侵袭性 B 细胞淋巴瘤，通常由单形性小至中等大小细胞组成
  - 伴有 t(11;14)(q13;q32) 和 cyclinD1 过表达

病因学/发病机制

t(11;14)(q13;q32)

- 11q13 的 *CCND1* 与 14q32 的 *IgH* 在 14 号染色体融合
  - 导致 cyclinD1 过度表达、Rb 磷酸化和 E2F 的释放
  - 促进细胞周期从 G1 期进入 S 期
- MCL 有多种基因损伤

临床特征

表现

- 中位年龄：60~70 岁；男性为主
- 大多数患者 Ann Arbor 临床Ⅲ/Ⅳ期；40%~50% 出现 B 症状
- 全身性淋巴结肿大
- 常累及结外部位
  - 胃肠道、脾、肝
  - 骨髓、Waldeyer 环
  - 外周血
    - 约 10% 的患者出现显性白血病
    - >75% 的患者血液中偶有 MCL 细胞

治疗

- 近年来，MCL 治疗多采用个体化治疗方案
- 年轻患者，伴广泛淋巴结肿大和症状（高危）
  - 积极化疗
    - 多数医疗中心使用 Hyper CVAD 化疗方案
    - 也可以使用其他方案和/或干细胞移植
- 老年患者可能会接受更标准的治疗
  - 利妥昔单抗(R)-CHOP 或 R-苯达莫司汀
- 惰性（低风险）的患者
  - 观察等待
  - 随着长期随访，部分患者可能会进展
- 新型生物制剂前景良好
  - 伊布替尼（布鲁顿酪氨酸激酶抑制剂）、idelalisib（磷脂酰

肌醇-3 激酶抑制剂）
  - 来那度胺（免疫调节剂）
  - ABT-199（BCL2 抑制剂）

预后

- 无法治愈；侵袭性病程的患者预后很差
- 预后评估基于症状、临床危险因素和肿瘤负荷
  - MCL 国际预后指数
    - 年龄、身体状况、乳酸脱氢酶、白细胞计数
  - 组织活检标本的 Ki-67 免疫组织化学（IHC）十分重要

镜下特征

组织学特征

- 小至中等大小的单形性淋巴细胞群
  - 核不规则，染色质致密，细胞质稀少
  - 无中心母细胞或其他大细胞
- 其他常见的组织学特征
  - 良性组织细胞，胞质嗜酸性
  - 玻璃样变的血管
  - 缺乏套区的生发中心（"裸露"）
- 2008 年 WHO 分类确认两种 MCL 侵袭性变异型
  - 母细胞样：不成熟的染色质，核分裂象易见（≥10/10HPF，×400）
    - 细胞类似淋巴母细胞
  - 多形性：细胞形态不规则，包括有核仁的细胞和高分裂活性
    - 细胞类似大细胞
- 肝：MCL 选择性累及汇管区
- 脾：MCL 选择性累及白髓
- 骨髓：MCL 通常有非小梁和小梁旁型模式
- 外周血
  - 经典：核质比高的小细胞
    - 细胞之间存在一些差异
  - 幼淋巴细胞样：细胞形态类似于幼淋巴细胞
    - 罕见；预后较差
- 原位 MCL
  - 淋巴瘤细胞局限于生发中心周围的套区
  - 整体结构正常
    - 常需要进行免疫组织化学分析确诊
  - 免疫表型：cyclinD1(+)，SOX11(+)，CD5(+)，CD20(+)

辅助检查

免疫组织化学

- cyclinD1 过表达几乎是不变的特征
- 极罕见变异型 cyclinD1(−)

流式细胞术

- CD5(+)，CD19(+)，CD20(+)，CD22(+)，CD79b(+)，FMC-7(+)，SOX11(+/−)和单表型 Ig

- BCL2(+),CD11c(+/−)
- CD3(−),CD10(−),CD23(−),CD43(+/−)
- 罕见病例具有不典型免疫表型:CD5(−)或 CD10(+)或 CD23(+)(约 10% 弱阳)

基因学检查

- 检测 t(11;14)(q13;q32)的方法很多
  - FISH 最方便,因为它可以用于固定后组织切片
  - 如果有新鲜材料的话,传统的细胞遗传学也可以
  - PCR 分析可检测 MCL 的 1 个主要断裂点区域
    - 主要染色体易位簇;见于 30%~50% 的病例
- FISH 检测发现 cyclinD1(−)的病例存在 CyclinD2 重排
- MCL 侵袭性变异型
  - 常见 TP53 或 p16 突变
  - 少部分病例存在 t(8;14)(q24;q32)/MYC-IGH

基因表达谱

- MCL 具有明显的增殖特征
  - 可将患者分为 4 个预后组
  - Ki-67 IHC 可作为其替代指标

鉴别诊断

慢性淋巴细胞性白血病/小淋巴细胞性淋巴瘤

- 增殖中心;小淋巴细胞、幼淋巴细胞和副免疫母细胞混合存在
- 细胞表达表面 Ig(弱)、CD5 和 CD23,通常不表达 cyclinD1

滤泡性淋巴瘤

- 由中心细胞和中心母细胞组成的边界清晰的结节
- 细胞表达 CD10,但不表达 CD5、CD43 或 cyclinD1

淋巴结边缘区 B 细胞淋巴瘤

- 肿瘤性 B 细胞±单核细胞样胞质
- 常见反应性生发中心
- CD5(−)和 cyclinD1(−)

淋巴母细胞淋巴瘤

- 类似 MCL 的经典母细胞样变异型
- 年轻患者;TdT(+)和 cyclinD1(−)

弥漫大 B 细胞淋巴瘤

- 类似 MCL 多形性母细胞样变异型
- CD5(−)和 cyclinD1(−)

反应性滤泡增生

- 由小的、圆形的、成熟的淋巴细胞组成的较薄的套区,围绕在生发中心周围
- 无单克隆性证据

Castleman 病,透明血管型

- 年轻人,局限性大肿块
- 结构未完全消失
- 透明血管滤泡,淋巴细胞围绕生发中心呈同心圆排列,呈现"洋葱皮"样外观

参考文献

1. Akhter A et al: CD10-positive mantle cell lymphoma: biologically distinct entity or an aberrant immunophenotype? Insight, through gene expression profile in a unique case series. J Clin Pathol. 68(10):844-8, 2015
2. Becker M et al: Bendamustine as first-line treatment in patients with advanced indolent non-Hodgkin lymphoma and mantle cell lymphoma in German routine clinical practice. Ann Hematol. 94(9):1553-8, 2015
3. Campo E et al: Mantle cell lymphoma: evolving management strategies. Blood. 125(1):48-55, 2015
4. Vose JM: Mantle cell lymphoma: 2015 update on diagnosis, risk-stratification, and clinical management. Am J Hematol. 90(8):739-45, 2015
5. Hoster E et al: Confirmation of the mantle-cell lymphoma International Prognostic Index in randomized trials of the European Mantle-Cell Lymphoma Network. J Clin Oncol. 32(13):1338-46, 2014
6. Sarkozy C et al: Complex karyotype in mantle cell lymphoma is a strong prognostic factor for the time to treatment and overall survival, independent of the MCL international prognostic index. Genes Chromosomes Cancer. 53(1):106-16, 2014
7. Beà S et al: Landscape of somatic mutations and clonal evolution in mantle cell lymphoma. Proc Natl Acad Sci U S A. 110(45):18250-5, 2013
8. Salaverria I et al: CCND2 rearrangements are the most frequent genetic events in cyclin D1(-) mantle cell lymphoma. Blood. 121(8):1394-402, 2013
9. Wang ML et al: Targeting BTK with ibrutinib in relapsed or refractory mantle-cell lymphoma. N Engl J Med. 369(6):507-16, 2013
10. Halldórsdóttir AM et al: High-resolution genomic screening in mantle cell lymphoma--specific changes correlate with genomic complexity, the proliferation signature and survival. Genes Chromosomes Cancer. 50(2):113-21, 2011
11. Ondrejka SL et al: Indolent mantle cell leukemia: a clinicopathological variant characterized by isolated lymphocytosis, interstitial bone marrow involvement, kappa light chain restriction, and good prognosis. Haematologica. 96(8):1121-7, 2011
12. Espinet B et al: Incidence and prognostic impact of secondary cytogenetic aberrations in a series of 145 patients with mantle cell lymphoma. Genes Chromosomes Cancer. 49(5):439-51, 2010
13. Hartmann EM et al: Pathway discovery in mantle cell lymphoma by integrated analysis of high-resolution gene expression and copy number profiling. Blood. 116(6):953-61, 2010
14. Garcia M et al: Proliferation predicts failure-free survival in mantle cell lymphoma patients treated with rituximab plus hyperfractionated cyclophosphamide, vincristine, doxorubicin, and dexamethasone alternating with rituximab plus high-dose methotrexate and cytarabine. Cancer. 115(5):1041-8, 2009
15. Mozos A et al: SOX11 expression is highly specific for mantle cell lymphoma and identifies the cyclin D1-negative subtype. Haematologica. 94(11):1555-62, 2009
16. Determann O et al: Ki-67 predicts outcome in advanced-stage mantle cell lymphoma patients treated with anti-CD20 immunochemotherapy: results from randomized trials of the European MCL Network and the German Low Grade Lymphoma Study Group. Blood. 111(4):2385-7, 2008
17. Ferrer A et al: Leukemic involvement is a common feature in mantle cell lymphoma. Cancer. 109(12):2473-80, 2007
18. Jares P et al: Genetic and molecular pathogenesis of mantle cell lymphoma: perspectives for new targeted therapeutics. Nat Rev Cancer. 7(10):750-62, 2007
19. Tiemann M et al: Histopathology, cell proliferation indices and clinical outcome in 304 patients with mantle cell lymphoma (MCL): a clinicopathological study from the European MCL Network. Br J Haematol. 131(1):29-38, 2005
20. Rosenwald A et al: The proliferation gene expression signature is a quantitative integrator of oncogenic events that predicts survival in mantle cell lymphoma. Cancer Cell. 3(2):185-97, 2003
21. Onciu M et al: Cytogenetic findings in mantle cell lymphoma cases with a high level of peripheral blood involvement have a distinct pattern of abnormalities. Am J Clin Pathol. 116(6):886-92, 2001
22. Schlette E et al: Mature B-cell leukemias with more than 55% prolymphocytes. A heterogeneous group that includes an unusual variant of mantle cell lymphoma. Am J Clin Pathol. 115(4):571-81, 2001
23. Banks PM et al: Mantle cell lymphoma. A proposal for unification of morphologic, immunologic, and molecular data. Am J Surg Pathol. 16(7):637-40, 1992

套细胞淋巴瘤:弥漫型

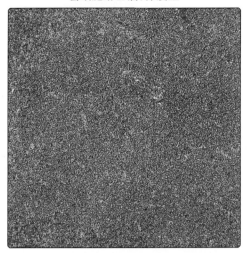

套细胞淋巴瘤:结节型

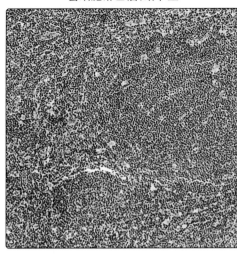

(左)图示弥漫性生长模式的 MCL。(右)图示结节型 MCL。这种模式低倍镜下部分类似滤泡性淋巴瘤,但肿瘤性结节缺乏中心母细胞

MCL:套区生长模式

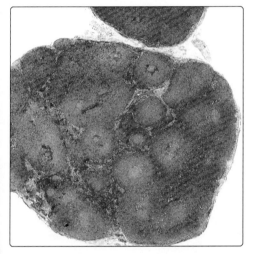

套细胞淋巴瘤

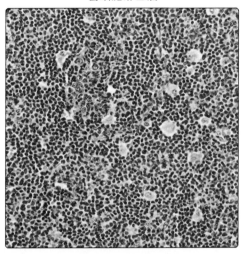

(左)低倍镜图示套区生长模式的 MCL。此模式为肿瘤围绕反应性生发中心生长。(右)高倍镜图示 MCL 表现为"裸露"的反应性生发中心和多量良性的嗜酸性胞质的组织细胞(即所谓的粉红色组织细胞)。粉红色组织细胞有助于诊断 MCL,但不具有特异性

套细胞淋巴瘤:刮片

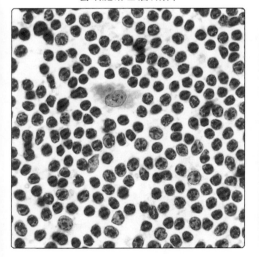

套细胞淋巴瘤侵犯肝

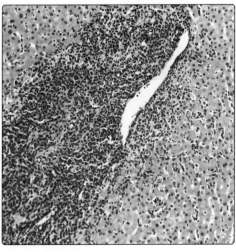

(左)制作冰冻切片时的淋巴结刮片显示为 MCL。除肿瘤性淋巴样细胞外,该视野还可见良性粉红色组织细胞。(右)图示 MCL 累及肝,肿瘤充满汇管区并浸润肝窦

（左）免疫组织化学 CD20 染色突显出汇管区和肝窦内的 MCL 细胞。（右）低倍镜图示多发性淋巴瘤息肉病（MLP）。MLP 患者在非鳞状上皮覆盖的胃肠道有多发性息肉，MLP 多为 MCL

套细胞淋巴瘤:CD20

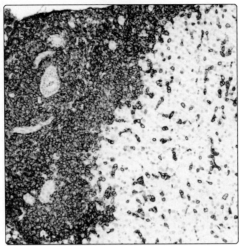

多发性淋巴瘤息肉病

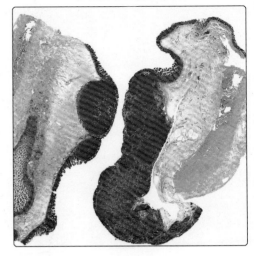

（左）内镜活检标本高倍镜图示 MCL 累及结肠黏膜。MCL 倾向于侵犯胃肠道，诊断时通常累及此部位。但是，只有 10%～20% 的患者出现胃肠道症状。（右）图示处于白血病期的经典变异型 MCL。血涂片中的肿瘤性淋巴细胞通常大小和形状各不相同，正如此例所示

结肠套细胞淋巴瘤

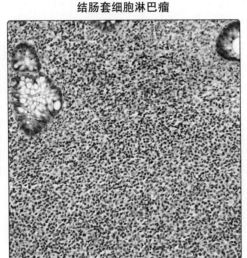

套细胞淋巴瘤:外周血

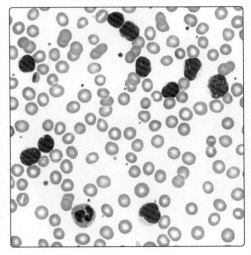

（左）图示幼淋巴细胞变异型 MCL，处于白血病阶段。许多肿瘤性淋巴细胞具有明显的中位核仁和核周致密染色质，类似于幼淋巴细胞。（右）MCL 累及骨髓，肿瘤细胞有较丰富的单核细胞样胞质，类似于边缘区淋巴瘤。但肿瘤细胞表达 CyclinD1，常规细胞遗传学表现为 t(11;14)(q13;q32)

MCL:幼淋巴细胞变异型

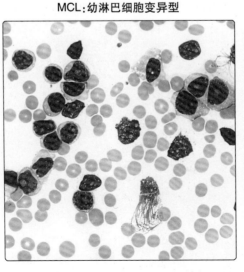

MCL:单核细胞样变异型

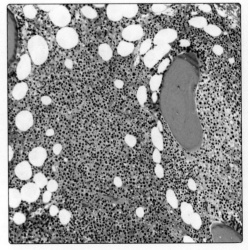

原位套细胞淋巴瘤

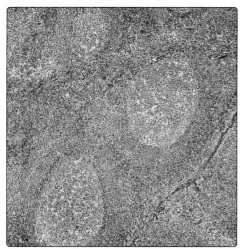

原位套细胞淋巴瘤：cyclinD1

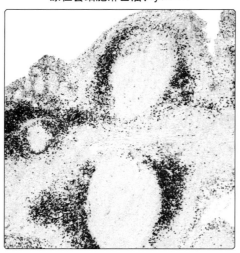

（左）发生于腭扁桃体的原位 MCL，偶然发现于一例实体瘤患者。图示生发中心周围的套区看起来比正常宽，但很难诊断淋巴瘤。（右）扁桃体标本中免疫组织化学 CyclinD1 染色图示生发中心周围有许多阳性细胞，支持原位 MCL 的诊断

MCL：多形性变异型

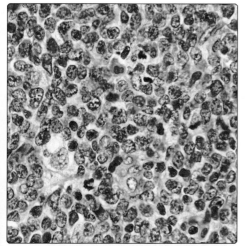

MCL：多形性变异型 P53

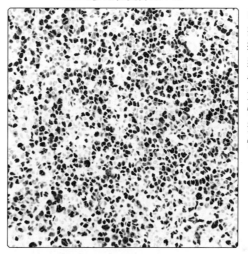

（左）高倍镜图示 MCL 淋巴瘤细胞大小不一，有些细胞较大，染色质较松散，核分裂象多见。（右）免疫组织化学 P53 染色图示 MCL 的大部分淋巴瘤细胞呈强阳性，提示存在 TP53 基因突变。TP53 基因突变在侵袭性变异型 MCL 中较为常见

MCL：母细胞样变异型

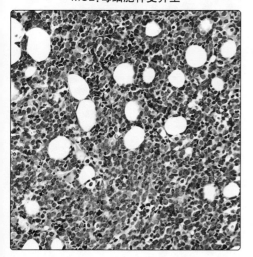

MCL：母细胞样变异型 MYC

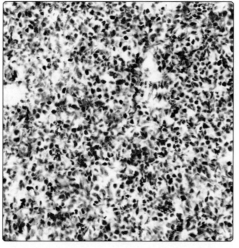

（左）图示 MCL 淋巴瘤细胞小，染色质不成熟（"灰尘"），类似于淋巴母细胞，支持母细胞样变异型。（右）免疫组织化学 MYC 染色图示母细胞样变异型 MCL 的淋巴瘤细胞多数 MYC 强阳性。本例 FISH 显示有 MYC-IGH/t（8；14）（q24；q32）

要 点

基本概念

- 套细胞淋巴瘤(MCL)的临床侵袭性变异型
  - 约占所有 MCL 的 10%
  - 两种类型:母细胞样型和多形性型

病因学/发病机制

- t(11;14)(q13;q32)/*CCND1-IGH*
  - cyclinD1 过表达
- 凋亡、DNA 修复和扩增缺陷

临床特征

- 母细胞样变异型:常为原发病变
- 多形性变异型:常由经典型 MCL 病史

镜下特征

- 母细胞样变异型
  - 细胞小到中等大小,染色质不成熟,核分裂象易见
- 多形性变异型

- 包括大细胞在内的细胞大小不一,有或无明显核仁,核分裂象易见

辅助检查

- 免疫表型
  - 全 B 细胞抗原(+),cyclinD1(+),SOX11(+),高 Ki-67
- 细胞遗传学或 FISH 检测
  - 几乎所有病例均存在 t(11;14)(q13;q32)/*CCND1-IGH*
  - 常存在复杂核型(≥3 种异常)
- 分子检测
  - 单克隆性 *IGH* 和轻链重排
  - 约 33% 的 MCL 存在截短的 cyclinD1 转录物
- 多种基因突变
  - *ATM*(约 40%),*TP53*(约 25%),*CDKN2A*(*TP16*)(10%~20%)

主要鉴别诊断

- 淋巴母细胞性淋巴瘤
- 弥漫大 B 细胞淋巴瘤
- 伯基特淋巴瘤

MCL 母细胞样变异型

MCL 母细胞样变异型:凋亡

(左)淋巴结 MCL 母细胞样变异型,低倍镜图示星空现象。(右)高倍油镜图示部分肿瘤细胞类似淋巴母细胞,细胞凋亡易见。肿瘤细胞 CyclinD1(+),携带 t(11;14)(q13;q32)

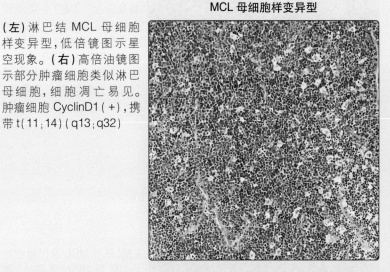
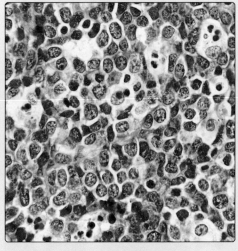

多形性 MCL:弥漫性生长模式

多形性 MCL:大细胞

(左)淋巴结 MCL 多形性变异型,低倍镜图示淋巴瘤细胞广泛取代正常组织结构。(右)高倍镜图示肿瘤由大细胞构成,部分与弥漫大 B 细胞淋巴瘤类似。该病例 CyclinD1(+),携带 t(11;14)(q13;q32)

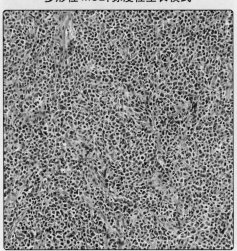
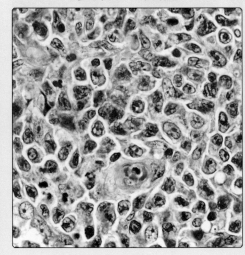

术语

缩写

- 套细胞淋巴瘤(mantle cell lymphoma,MCL)

同义词

- MCL,淋巴母细胞样变异型;MCL,大细胞变异型;MCL,母细胞型

定义

- 具有侵袭性细胞学特征的临床侵袭性 MCL 变异型
  - 两种主要变异型
    - 母细胞样
      - 细胞类似淋巴母细胞,核分裂象多见(>20~30/10HPF)
    - 多形性
      - 肿瘤细胞大小不一,包括多量大细胞,有或无明显核仁

病因学/发病机制

t(11;14)(q13;q32)

- 几乎所有的 MCL 都携带 t(11;14)(q13;q32)
- 11q13 上的 *CCDN1* 与 14q32 上的 *IGH* 基因并置从而导致
  - CyclinD1 过表达,Rb 蛋白磷酸化,以及 E2F 释放
- 促进细胞周期从 G1 进入 S 期

多种其他细胞遗传学和分子遗传学异常

- 复杂核型
- 多种基因突变
- 凋亡、DNA 修复和细胞周期缺陷

临床特征

流行病学

- 发病率
  - MCL 约占所有非霍奇金淋巴瘤的 6%
  - 母细胞样型和多形性型约占 MCL 的 10%
    - 随着随访时间的延长,发病率可能会更高

表现

- 中位年龄:60~70 岁
- 比经典型 MCL 更具临床侵袭性
- 男性多见(男女比例为 2~3:1)
- 30%~50%患者有 B 症状
  - 可能更多见于母细胞样型或多形性型 MCL
- 全身淋巴结肿大
- 结外病变常见
  - 胃肠道最常见
  - 少见结外部位亦可见
- 大多数患者诊断时为 Ann Arbor 分期Ⅲ/Ⅳ期

- MCL 国际预后指数(MIPI)通常较高
  - 评判指标:年龄、ECOG 体能状态、血清乳酸脱氢酶、血白细胞计数
- 罕见的幼淋巴细胞变异型 MCL 可能是一种侵袭性 MCL
  - 患者白细胞计数高(通常>100×10^9/L)
    - 广泛骨髓转移
    - 脾明显肿大
    - 通常生存期短

治疗

- 大剂量化疗和/或造血干细胞移植
  - R-HyperCVAD 化疗方案较常用
    - 利妥昔单抗,分次环磷酰胺,长春新碱,多柔比星,地塞米松与甲氨蝶呤、阿糖胞苷交替使用
  - R-CHOP 方案不适用于长期治疗
    - 利妥昔单抗、环磷酰胺、多柔比星、长春新碱和泼尼松
- 临床试验的研究药物

预后

- 化疗后临床缓解时间短
- 较经典 MCL 生存期短

影像学

影像学所见

- 广泛淋巴结肿大;常见结外病变

镜下特征

组织学特征

- 母细胞样变异型
  - 常为原发病变
  - 常见星空现象
  - 常呈弥漫性生长,其次为结节状生长
  - 细胞小到中等大小,染色质不成熟,核分裂象多见
  - 核分裂象常>20~30/10HPF
  - 部分类似于淋巴母细胞性淋巴瘤
- 多形性变异型
  - 可有典型 MCL 病史或伴发其他部位的经典 MCL
  - 由包含大有裂细胞或无裂细胞在内的多种细胞构成,有或无明显核仁
  - 核分裂象至少 10 个/10HPF,经常更高
  - 部分病例与大 B 细胞淋巴瘤类似
- MCL 幼淋巴细胞变异型
  - 外周血白细胞中等大小,具有明显核仁
    - 不同程度上与幼淋巴细胞类似

辅助检查

免疫组织化学

- 免疫表型与经典 MCL 相似

- ○ 几乎均表达 cyclinD1
- ○ SOX11 通常阳性
- ○ Ki-67 显示高增殖活性
  - – 文献中的阈值不同（30%~60%）
  - – 高增殖活性提示预后较差
- ○ 小部分病例表达 CD10 或 BCL6
- ○ 部分病例 P53(+)；强表达与 TP53 基因突变有关
- ○ 部分病例 MYC(+)；高表达与 MYC 易位有关

流式细胞术

- 表面 Ig(+)，λ>κ，IgM(+)，IgD(+)
- 全 B 细胞抗原(+)，FMC7(+)，CD5(+)，CD10(−)，CD11c(−)，CD23(−)
  - ○ 小部分病例（5%~10%）CD5(−)或 CD10(+)

PCR

- 单克隆性 IGH 及轻链重排；T 细胞抗原受体胚系基因
  - ○ 约 25% 发生 IGH 可变区基因体细胞突变（突变率低于慢性淋巴细胞白血病/小淋巴细胞性淋巴瘤）
- 经典型和多形性变异型 MCL 具有克隆一致性
- PCR 检测显示 30%~50% 的病例存在 t(11;14)(q13;q32)
  - ○ PCR 只能检测到主要的染色体易位簇（major translocation cluster, MTC）

基因学检查

- 细胞遗传学或 FISH
  - ○ 几乎所有病例均存在 t(11;14)(q13;q32)
  - ○ 多存在复杂核型（≥3 种异常）
  - ○ 某些异常可能和发病机制特异相关
    - – 17p 染色体缺失（TP53）
    - – 9p 染色体缺失（CDKN2A）
    - – 8q24 染色体易位或扩增（MYC）
    - – 3q27/BCL6 染色体易位（这些病例表达 Bcl-6）
    - – 多梳蛋白 BMI-1 扩增，CDK4 扩增
    - – CDKN2C/INK4c 缺失，RB1 基因微缺失
- 与变异型相关的细胞遗传学异常
  - ○ 母细胞样：常发生 8、13、18 号染色体异常
  - ○ 多形性：3、13、17 号染色体
  - ○ 幼淋巴细胞样：17p 染色体高频异常和 TP53 突变
- 分子检测
  - ○ 约 33% 的 MCL 存在 cyclinD1 截短转录本
    - – 截短转录本的半衰期延长；与高增殖活性有关
  - ○ 多种基因突变
    - – 约 40%（包括经典型和侵袭性变异型）病例存在 ATM 突变
    - – 约 25%MCL 存在 TP53 突变
      - □ 与母细胞样或多形性变异型相关
    - – 10%~20% 病例存在 CDKN2A/INK4a/ARF 突变
      - □ 与母细胞样或多形性变异型相关
    - – KMT2D/MLL2（约 10%），WHSC1（约 10%），BIRC3（约 5%）
    - – NOTCH1（约 5%），NOTCH2（约 5%），MEF2B（约 3%），MYD88（约 1%）

阵列比较基因组杂交

- 侵袭性变异型中染色体物质的多重获得或缺失已有报道
  - ○ 经典型和侵袭性变异型间的区别尚不明确

基因表达谱

- MCL 有包括 42 种基因在内的特征性基因表达组
- 基因异常表达可简化为三类
  - ○ 细胞周期的调节异常
  - ○ DNA 修复受损（例如 ATM、TP53）
  - ○ 细胞凋亡受损
- 母细胞样和多形性变异型具有高增殖活性

鉴别诊断

淋巴母细胞性淋巴瘤

- 母细胞样变异型 MCL 与淋巴母细胞性淋巴瘤（LBL）类似
- 淋巴母细胞性淋巴瘤多发生在年轻患者（儿童或 40 岁以下成人）
- 绝大多数淋巴母细胞性淋巴瘤 TdT(+)，所有病例 cyclinD1(−)

弥漫大 B 细胞淋巴瘤

- 多形性变异型 MCL 与弥漫大 B 细胞淋巴瘤类似
- 通常 CD5(−)，cyclinD1(−)
  - ○ 约 5% 的弥漫大 B 细胞淋巴瘤可以 cyclinD1(+)，但不存在 t(11;14)(q13;q32)

伯基特淋巴瘤

- 与伯基特淋巴瘤类似，母细胞样变异型 MCL 可出现星空现象
- 伯基特淋巴瘤 CD10(+)，BCL6(+)，CD5(−)，cyclinD1(−)

B 幼淋巴细胞白血病

- 幼淋巴细胞白血病不表达 cyclinD1，且不存在 t(11;14)(q13;q32)
- 幼淋巴细胞变异型 MCL 背景细胞中常见不规则形淋巴细胞

母细胞性浆细胞骨髓瘤

- 30%~40% 的浆细胞骨髓瘤表达 cyclinD1，可为强阳性
- 胞质 Ig(+)，CD138(+)，CD5(−)，CD20(−)

参考文献

1. Ahmed M et al: Gene mutations and actionable genetic lesions in mantle cell lymphoma. Oncotarget. ePub, 2016
2. Bhatt VR et al: Clinicopathologic features, management and outcomes of blastoid variant of mantle cell lymphoma: a Nebraska Lymphoma Study Group Experience. Leuk Lymphoma. 57(6):1327-34, 2016
3. Hoster E et al: Prognostic value of Ki-67 index, cytology, and growth pattern in mantle-cell lymphoma: results from randomized trials of the European Mantle Cell Lymphoma Network. J Clin Oncol. 34(12):1386-94, 2016
4. Vose JM: Mantle cell lymphoma: 2015 update on diagnosis, risk-stratification, and clinical management. Am J Hematol. 90(8):739-45, 2015
5. Yin CC et al: Sequence analysis proves clonal identity in five patients with typical and blastoid mantle cell lymphoma. Mod Pathol. 20(1):1-7, 2007
6. Khoury JD et al: Cytogenetic findings in blastoid mantle cell lymphoma. Hum Pathol. 34(10):1022-9, 2003
7. Schlette E et al: Mature B-cell leukemias with more than 55% prolymphocytes. A heterogeneous group that includes an unusual variant of mantle cell lymphoma. Am J Clin Pathol. 115(4):571-81, 2001

MCL 母细胞样变异型:鼻腔黏膜

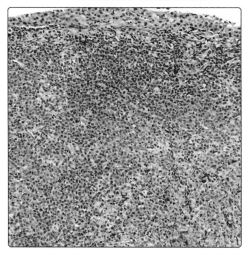

母细胞样 MCL:不成熟的染色质

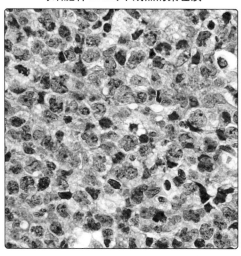

(左)低倍镜图示鼻腔黏膜发生的 MCL 母细胞样变异型。母细胞样变异型 MCL 可累及经典型(典型的)MCL 不常见的解剖学部位。肿瘤 cyclinD1(+),但具有少见的免疫表型 CD5(−)和 BCL6(+)。(右)高倍镜图示肿瘤细胞染色质不成熟(母细胞样),核分裂象多见

母细胞样 MCL:CD20(+)

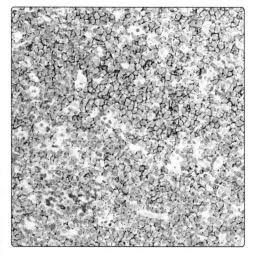

母细胞样 MCL:CD5(−)

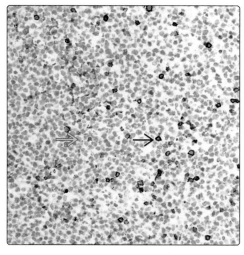

(左)免疫组织化学 CD20 染色图示鼻腔母细胞样变异型 MCL 的肿瘤细胞阳性表达 CD20。(右)免疫组织化学 CD5 染色图示鼻腔母细胞样变异型 MCL 肿瘤细胞⇨阴性,而反应性 T 淋巴细胞→阳性。大多数 MCL CD5(+),但 5%~10%的病例 CD5 可以阴性

母细胞样 MCL:cyclinD1(+)

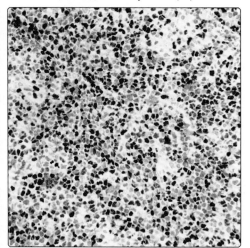

母细胞样 MCL:BCL6(+)

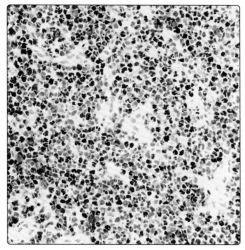

(左)免疫组织化学 CyclinD1 染色图示母细胞样变异型 MCL 呈阳性。该鼻腔黏膜病例携带 CCND1/IGH 融合基因,支持 t(11;14)(q13;q32)。(右)免疫组织化学 BCL6 染色图示鼻腔母细胞样变异型 MCL 阳性。典型的 BCL6 在滤泡中心细胞系淋巴瘤中表达,典型的 MCL 阴性。然而,5%~10%的母细胞样变异型 MCL 可以 BCL6(+)

(左) 母细胞样变异型 MCL 可发生在罕见的结外部位。该病例图示淋巴瘤广泛侵犯膀胱壁, 肿瘤存在 t (11 ; 14) (q13 ; q32)。(右) 免疫组织化学 CD20 染色图示肿瘤细胞 CD20 强表达

母细胞样变异型 MCL : 膀胱壁

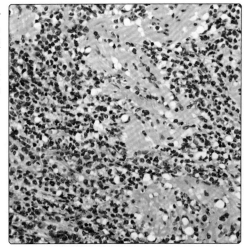

母细胞样变异型 MCL : CD20 (+)

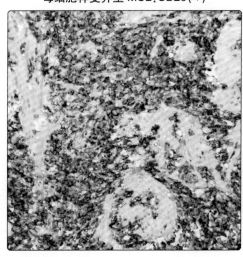

(左) 免疫组织化学 CD5 染色图示肿瘤细胞 CD5 阳性。包括母细胞样变异型在内的 MCL 常表达 CD5。一般来说, 肿瘤细胞 ⊟ CD5 染色强度比反应性 T 细胞 ⊟ 弱。(右) 免疫组织化学 Cy-clinD1 染色图示肿瘤细胞核阳性

母细胞样变异型 MCL : CD5 (+)

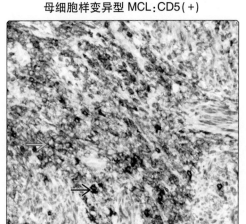

母细胞样变异型 MCL : cyclinD1 (+)

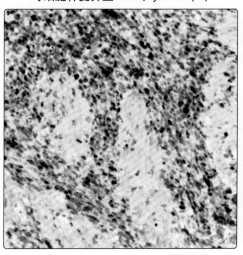

(左) 母细胞样 MCL 细胞完全取代骨髓组织。荧光原位杂交显示淋巴瘤细胞携带 CCND1-IGH 和 MYC 基因重排。(右) 免疫组织化学 MYC 染色图示淋巴瘤细胞强阳性, cyclinD1 (+) (未显示), Ki-67 高增殖活性 (未显示)

母细胞样变异型 MCL : 骨髓

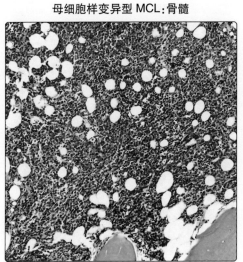

母细胞样变异型 MCL : MYC (+)

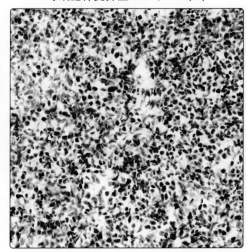

多形性变异型 MCL：FNA

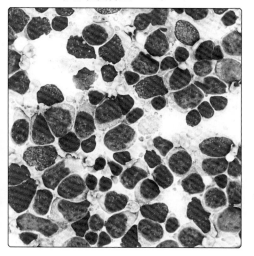

多形性变异型 MCL：大细胞

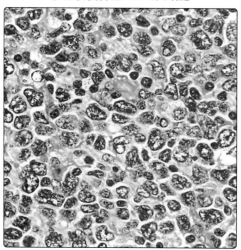

（左）细针穿刺涂片图示多形性变异型 MCL。淋巴瘤细胞大小不一,部分大细胞与弥漫大 B 细胞淋巴瘤类似。（右）多形性变异型 MCL 累及淋巴结。高倍镜图示肿瘤细胞体积大,部分与弥漫大 B 细胞淋巴瘤类似,存在 t（11；14）（q13；q32）

经典型和多形性变异型 MCL

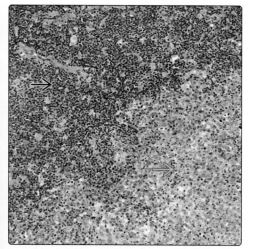

经典型和多形性变异型 MCL：P53（+）

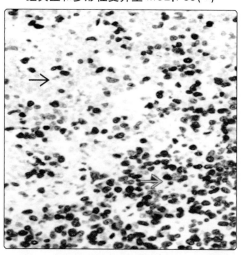

（左）图示发生在结肠切除标本中的经典型➡和多形性变异型➡ MCL。IgH 序列分析显示二者存在克隆相关性。（右）免疫组织化学 P53 染色图示经典型（典型的）MCL ➡中 P53 阳性细胞数量较少,而多形性变异型➡中较多

幼淋巴细胞变异型 MCL：外周血

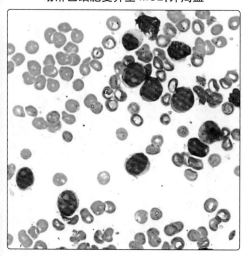

幼淋巴细胞变异型 MCL：骨髓

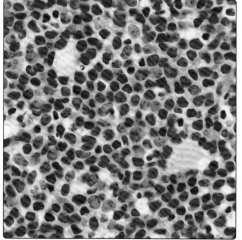

（左）图示幼淋巴细胞变异型 MCL 外周血涂片。患者外周血白细胞计数>100 000。常规细胞遗传学核型分析显示 t（11；14）（q13；q32）。很多幼淋巴细胞变异型 MCL 携带 TP53 基因突变或缺失。（右）图示幼淋巴细胞变异型 MCL 侵犯骨髓活检。与外周血涂片相比,骨髓活检中 MCL 细胞的核仁不明显

要　点

基本概念

- 肿瘤性 B 细胞弥漫性增生,瘤细胞体积大于组织细胞的核

临床特征

- 临床侵袭性淋巴瘤,需要化疗
  - R-CHOP 是目前的标准一线治疗
  - 30%~40% 的患者 R-CHOP 方案治疗无效

镜下特征

- 弥漫性生长方式
- 核分裂象及凋亡细胞易见
- 中心母细胞变异型:约 85%
  - 细胞 10~14μm,染色质空泡状,2~3 个小核仁,胞质中等量
- 免疫母细胞变异型:约 10%
  - 细胞 15~20μm,明显的中位核仁;少量中心母细胞
- 间变性变异型:约 3%
  - 体积大的奇异核;RS 样细胞(+/-)

辅助检查

- 全 B 细胞标志物(+);Ki-67 常很高
- 双重表达淋巴瘤:MYC(+)和 BCL2(+)
  - 预后较差
- 常见的染色体易位
  - 3q27/BCL6(约 30%);t(14;18)(约 20%);8q24/MYC(约 10%)
  - MYC 易位提示预后较差
  - 双重打击淋巴瘤提示预后很差
- 基因表达谱分为两组:生发中心 B 细胞组(GCB)和活化 B 细胞组(ABC)
  - ABC 型患者预后较差
- DLBCL 存在多种基因突变
  - 与 GCB 和 ABC 分型相关

主要鉴别诊断

- 伯基特淋巴瘤
- 高级别 B 细胞淋巴瘤:非特指型或双重打击淋巴瘤
- 滤泡性淋巴瘤(3B)

(左)低倍镜图示淋巴结结构被弥漫性增生的大的淋巴瘤细胞所取代。背景中可见小簇状的反应性淋巴细胞➡。(右)高倍镜图示肿瘤细胞体积大(与反应性淋巴细胞相比),染色质空泡状,2~3 个小核仁,中等到丰富的嗜酸性胞质。这些特征支持为 DLBCL 中心母细胞变异型

反应性淋巴细胞

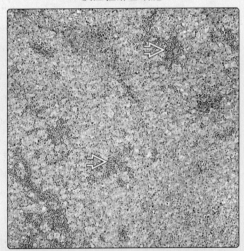

淋巴结 DLBCL

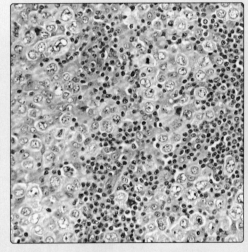

(左)免疫组织化学 PAX5 染色图示淋巴瘤细胞表达全 B 细胞标志物 PAX5,T 细胞抗原阴性(未显示),支持 B 细胞源性。(右)免疫组织化学 Ki-67 染色图示几乎所有的淋巴瘤细胞均呈核阳性,提示肿瘤细胞具有高增殖活性

淋巴结 DLBCL:PAX5

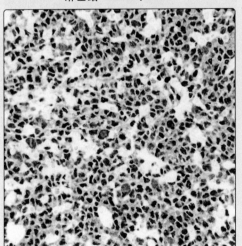

淋巴结 DLBCL:Ki-67

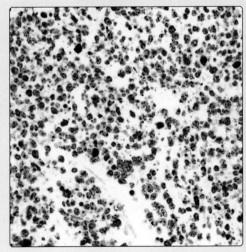

术语

缩写

- 弥漫大 B 细胞淋巴瘤,非特指型(diffuse large B-cell lymphoma,not otherwise specified,DLBCL-NOS)

定义

- 肿瘤性 B 细胞弥漫性增生,瘤细胞体积大于组织细胞的核

病因学/发病机制

感染因素

- DLBCL 的发生与感染有关
  - EB 病毒(EBV)和 HHV-8 与特殊类型 DLBCL 的发生有关
  - HIV 感染增加患病风险
    - 主要与免疫缺陷有关
    - 一些数据表明病毒具有直接致病性
  - 有数据表明丙型肝炎病毒感染是风险因素

其他致病因素

- 免疫缺陷是 DLBCL 的风险因素
- 与 B 细胞活化相关的疾病同样也使患病风险增加
  - 如类风湿关节炎
- 各种类型的结外 DLBCL 特异性风险因素不同
  - 如胃 DLBCL 常有幽门螺杆菌感染
- 低级别 B 细胞淋巴瘤可转化为 DLBCL
  - 滤泡性淋巴瘤最常见,5%~10%的病例可发生转化

临床特征

流行病学

- 发病率
  - DLBCL 是全世界范围最常见的非霍奇金淋巴瘤类型
- 年龄
  - 主要发生在成年人,尤以老年人多见
    - 部分病例发生于儿童及年轻人
- 性别
  - 男性多见

部位

- 淋巴结最常受累
  - 30%~40%患者发生在结外
- 淋巴结外也可发生
  - 最常见的结外原发部位为胃肠道

表现

- 淋巴结肿大和/或结外部位肿块
- 30%~40%患者有系统性 B 症状
- 至少 1/3 患者处于 Ⅳ 期

- 10%~20%患者累及骨髓

实验室检查

- 患者血清乳酸脱氢酶(LDH)和 β2 微球蛋白水平常升高

治疗

- 标准治疗方案:R-CHOP 方案(利妥昔单抗+环磷酰胺、多柔比星、长春新碱、泼尼松)
  - 约 30%患者复发
  - 约 10%为难治性患者
  - 抢救性治疗包括大剂量化疗和造血干细胞移植(SCT)
  - 若 SCT 失败,可采用新型/试验性药物
- R-EPOCH 方案可应用于伴有不良预后特征的患者
  - 利妥昔单抗+依托泊苷、泼尼松、长春新碱、环磷酰胺、多柔比星

预后

- 5 年生存率:整体生存 60%~70%
  - 约 30%的患者治疗后复发;约 10%的患者治疗无效
- 据报道,免疫母细胞变异型的预后比中心母细胞变异型差
  - 可能与 *MYC* 易位频率较高有关
- 国际预后指数(IPI)对预后有重要意义
  - 共 5 项指标(每项 1 分,最高 5 分)
    - 根据 IPI 评分评估预后:良好(0~1),中等(2~3),差(4~5)
- 活化 B 细胞型比生发中心 B 细胞型预后差
  - 最初通过基因表达谱(GEP)显示并被认定为金标准
  - 免疫组织化学模型被认为可替代 GEP
    - 10%~15%病例与 GEP 数据不一致
  - 以 NF-κB 通路高度活化为特征
    - B 细胞受体和 toll 样受体信号的突变
- CD5 阳性提示预后较差
  - 该组大多为 ABC 型
- *MYC* 易位提示预后较差
- 双重打击淋巴瘤提示预后很差
  - 包括 *MYC/BCL2*(最常见)或 *MYC/BCL6* 易位
  - 5%~10%的病例与 DLBCL 类似
  - 这些病例在最新的 WHO 分类中被重新分类
    - 高级别 B 细胞淋巴瘤伴 *MYC* 和 *BCL2* 和/或 *BCL6* 易位
- 双重表达淋巴瘤提示预后较差
  - 免疫组织化学检测 MYC 和 BCL2 的表达
  - 预后较双重打击淋巴瘤好
- *TP53* 基因突变提示预后差

影像学

影像学所见

- CT 或 MR 显示淋巴结肿大或结外包块
- PET/CT 显示 F-18 氟脱氧葡萄糖(FDG)摄取增多
  - 报告标准摄取值(SUV)

大体特征

大小

- 可形成小或大的肿块,特别是在结外部位
  - 体积较大的肿块常伴坏死

镜下特征

组织学特征

- 弥漫性生长方式
  - 致密淋巴瘤细胞弥漫浸润,取代正常结构
  - 结外部位常发生硬化
    - 可以呈结节状外观
  - 核分裂象及细胞凋亡易见
- 中心母细胞变异型:约占85%
  - 主要由中心母细胞(大无裂细胞)构成
    - 细胞体积中等到大(10~14μm),染色质空泡状
      □ 2~3个靠近核膜的核仁,胞质少到中等
    - 免疫母细胞在肿瘤内散在分布
  - 分叶状:肿瘤细胞核呈分叶状
    - 结外部位更常见,例如骨组织
  - 多形性:中心母细胞、免疫母细胞及同时具有二者特征的细胞混合存在
- 免疫母细胞变异型:约占10%
  - 免疫母细胞体积大,具有明显的中位核仁
    - 通常染色质将核仁附着在核膜上("蜘蛛腿")
    - 伴或不伴浆细胞样分化
  - 传统定义:>90%免疫母细胞
  - 另外一种定义:<10%中心母细胞
- 间变性变异型:约3%
  - 细胞有间变性核仁,经常呈霍奇金或RS细胞样
- DLBCL-NOS其他罕见变异型
  - 窦性、印戒细胞样、黏液样、梭形细胞、玫瑰花环样
  - 每种在所有DLBCL中所占的比例<1%
- WHO分类中DLBCL的亚型
  - 富于T细胞/组织细胞的大B细胞淋巴瘤
    - 淋巴瘤细胞<10%;多量T细胞和/或组织细胞
  - 原发性中枢神经系统DLBCL
    - 发生在脑实质和/或眼内的淋巴瘤
    - 如何通过血脑屏障是治疗的一大挑战
  - 原发性皮肤DLBCL,腿型
    - 原发于皮肤;多发生于老年患者的小腿
  - EBV阳性的DLBCL
    - 常发生但不仅仅发生于老年患者
    - 必须存在EBV感染

辅助检查

免疫组织化学

- 全B细胞抗原(+)

- 部分生发中心(GC)标志物阳性
  - CD10(+),BCL6(+),LM02(+)
  - Centerin/GCET1(+),HGAL/GCET2(+)
- BCL2(+/−),CD30(−/+)
- 增殖指数(Ki-67)通常较高(>30%~40%)
- 多种IHC模型作为区分GCB和ABC类型的替代方法
  - 所谓的GCB和非GCB
  - Hans模型最著名
    - 其他模型还包括:Choi、Meyer、Visco-Young
- 约5%病例CD5(+);多为ABC型
- 双重表达淋巴瘤(又称双重阳性淋巴瘤)
  - MYC(+)和BCL2(+)
    - 常用阈值:MYC为40%;BCL2为70%

基因学检查

- DLBCL中最常见的染色体易位
  - 约30%存在3q27/BCL6易位
  - 约20%存在t(14;18)(q32;q21)/IGH-BCL2
  - 约10%存在8q24/MYC易位
- 约20%存在TP53基因突变

基因表达谱

- 表达微阵列研究将DLBCL分成两组
  - GCB:基因表达谱与生发中心B细胞类似
  - ABC:基因表达谱与活化B细胞类似
- 使用R-CHOP治疗,GCB型预后较ABC型好

基因突变分析

- DLBCL存在多种基因突变
  - GCB型
    - 与DNA乙酰化或组蛋白修饰有关的基因
      □ CREBBP、EP300、EZH2、KMT2D/MLL2
  - ABC型
    - CARD11、MYD88、CD79A/B
    - MALT1、CARD11、BCL10、TNFAIP3
  - GCB和ABC型
    - 免疫监视基因:CD58、B2M、TNFRSF14、CIITA
    - TP53
- 治疗相关的基因突变潜在靶点
  - 特别是可引起活化的致癌基因抑制剂
    - 如,伊布替尼(布鲁顿酪氨酸激酶抑制剂)

鉴别诊断

伯基特淋巴瘤

- 形态单一,细胞中等大小,有多个小核仁
- 核分裂象多见;星空现象
- 特征性免疫表型:CD10阳性,BCL6强阳性,CD20阳性;BCL2阴性
- 几乎所有肿瘤细胞均表达Ki-67(均质强阳)
- 8q24染色体MYC基因易位具有特征性

国际预后指数	
临床特征	**界值**
年龄	≤60 岁对比>60 岁
身体状况	0~1 对比 2~4
乳酸脱氢酶水平	正常对比升高
结外部位:	1 个对比≥2 个结外部位
临床分期(Ann Arbor 分期)	Ⅰ ~ Ⅱ 对比 Ⅲ ~ Ⅳ
每项指标,超出阈值得 1 分,最多 5 分。	

A predictive model for aggressive non-Hodgkin's lymphoma. The International Non-Hodgkin's Lymphoma Prognostic Factors Project. *N Engl J Med.* 1993;329(14) :987-94.

高级别 B 细胞淋巴瘤

- 两种亚型
  - 非特指型
  - 伴 *MYC* 和 *BCL2* 和/或 *BCL6* 基因易位
    - 又称双重或三重打击淋巴瘤
- 之前的介于 DLBCL 与伯基特淋巴瘤之间的不能分类的 B 细胞淋巴瘤
- 形态学:高级别,伯基特样特征
  - 星空现象常见
  - 核分裂象及细胞凋亡易见

滤泡性淋巴瘤(3B 级)

- 有滤泡结构;与弥漫性区域相关
- 在滤泡区域,CD21、CD23 或者 CD35 可勾勒出滤泡树突状细胞

原发性纵隔大 B 细胞淋巴瘤

- 通常局限在纵隔
  - 被认为起源于胸腺
- 肿瘤细胞形态上与 DLBCL(中心母细胞或免疫母细胞)类似
- 全 B 细胞抗原阳性,约 75%CD30(+) ,约 70%CD23(+)
- 独特的基因表达谱

浆母细胞淋巴瘤

- 肿瘤细胞体积大,形态与浆母细胞或免疫母细胞类似
  - 浆母细胞有偏位核仁,胞质丰富、嗜碱性、浆细胞样
  - CD38 (+) , CD138 (+) , MUM1/IRF-4 (+) , CD20 (-) , PAX5(-)

ALK 阳性大 B 细胞淋巴瘤

- 肿瘤细胞体积大,与浆母细胞类似
- ALK 胞质阳性或者胞质和核阳
- t(2;17) (p23;q23/*ALK-CLATHRIN*)最常见;有其他 7 种易位

血管内大 B 细胞淋巴瘤

- 淋巴瘤细胞仅存在于血管内
- 淋巴瘤细胞与中心母细胞类似

诊断依据

临床相关病理特征

- 具有中心母细胞特征的大细胞
  - 通常大于良性组织细胞的核仁
- 细胞凋亡和核分裂象易见
- B 细胞抗原(+) ,Ki-67 增殖指数高

参考文献

1. Korkolopoulou P et al: Recent advances in aggressive large B-cell lymphomas: a comprehensive review. Adv Anat Pathol. 23(4):202-43, 2016
2. Nowakowski GS et al: Beyond RCHOP: a blueprint for diffuse large B cell lymphoma research. J Natl Cancer Inst. 108(12), 2016
3. Xu-Monette ZY et al: Clinical and biological significance of de novo CD5+ diffuse large B-cell lymphoma in Western countries. Oncotarget. 6(8):5615-33, 2015
4. Carbone A et al: Diffuse large B cell lymphoma: using pathologic and molecular biomarkers to define subgroups for novel therapy. Ann Hematol. 93(8):1263-77, 2014
5. Jardin F: Next generation sequencing and the management of diffuse large B-cell lymphoma: from whole exome analysis to targeted therapy. Discov Med. 18(97):51-65, 2014
6. Tzankov A et al: Rearrangements of MYC gene facilitate risk stratification in diffuse large B-cell lymphoma patients treated with rituximab-CHOP. Mod Pathol. 27(7):958-71, 2014
7. Zhou K et al: C-MYC aberrations as prognostic factors in diffuse large B-cell lymphoma: a meta-analysis of epidemiological studies. PLoS One. 9(4):e95020, 2014
8. Hu S et al: MYC/BCL2 protein coexpression contributes to the inferior survival of activated B-cell subtype of diffuse large B-cell lymphoma and demonstrates high-risk gene expression signatures: a report from The International DLBCL Rituximab-CHOP Consortium Program. Blood. 121(20):4021-31; quiz 4250, 2013
9. Johnson NA et al: Concurrent expression of MYC and BCL2 in diffuse large B-cell lymphoma treated with rituximab plus cyclophosphamide, doxorubicin, vincristine, and prednisone. J Clin Oncol. 30(28):3452-9, 2012
10. Visco C et al: Comprehensive gene expression profiling and immunohistochemical studies support application of immunophenotypic algorithm for molecular subtype classification in diffuse large B-cell lymphoma: a report from the International DLBCL Rituximab-CHOP Consortium Program Study. Leukemia. 26(9):2103-13, 2012
11. Xu-Monette ZY et al: Mutational profile and prognostic significance of TP53 in diffuse large B-cell lymphoma patients treated with R-CHOP: report from an International DLBCL Rituximab-CHOP Consortium Program Study. Blood. 120(19):3986-96, 2012
12. Hans CP et al: Confirmation of the molecular classification of diffuse large B-cell lymphoma by immunohistochemistry using a tissue microarray. Blood. 103(1):275-82, 2004

DLBCL 取代淋巴结

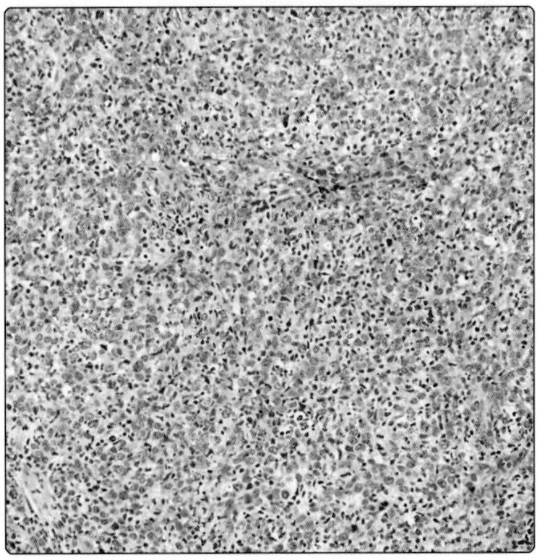

中心母细胞变异型

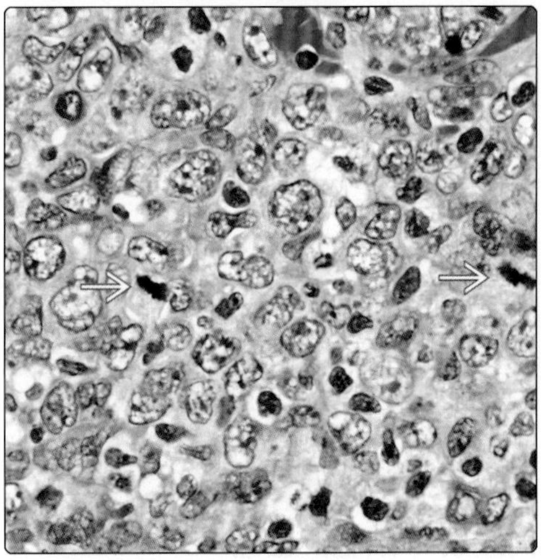

(左) 低倍镜图示大部分淋巴结结构被大的淋巴瘤细胞所取代。**(右)** 油镜图示肿瘤细胞核如中心母细胞一样有泡状染色质和小核仁。但细胞核轻度不规则而多形。核分裂象可见➡

DLBCL 取代淋巴结

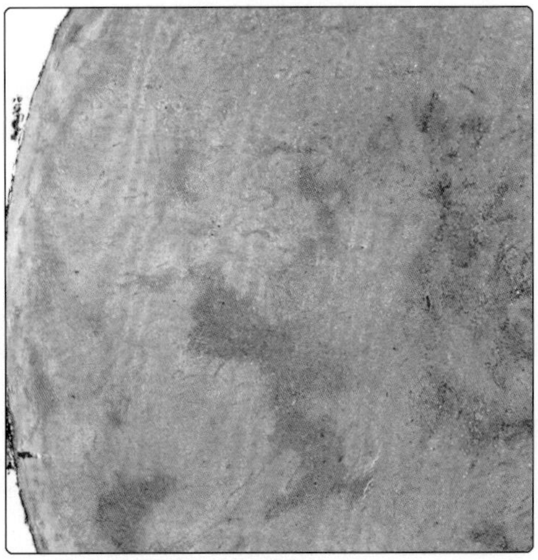

分叶状核

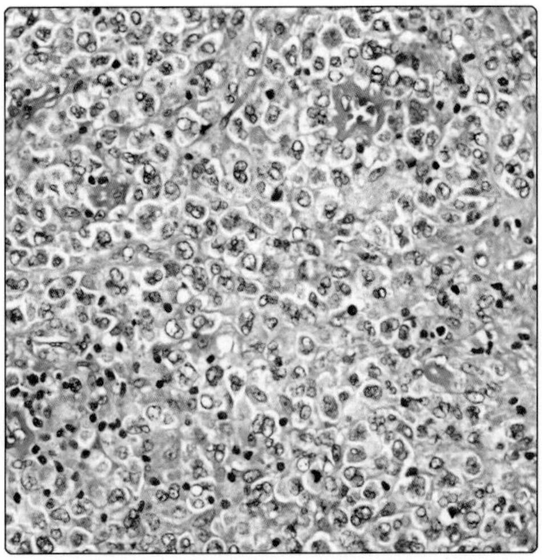

(左) 低倍镜图示淋巴瘤细胞弥漫浸润，广泛取代正常淋巴结结构。深蓝色区域为未被破坏的淋巴结结构，由反应性小淋巴细胞构成。**(右)** 高倍镜图示大多数淋巴瘤细胞具有分叶状核。在 DLBCL 中具有分叶核的大细胞并不少见，但该病例特殊之处在于大部分细胞核呈分叶状

中心母细胞和分叶核

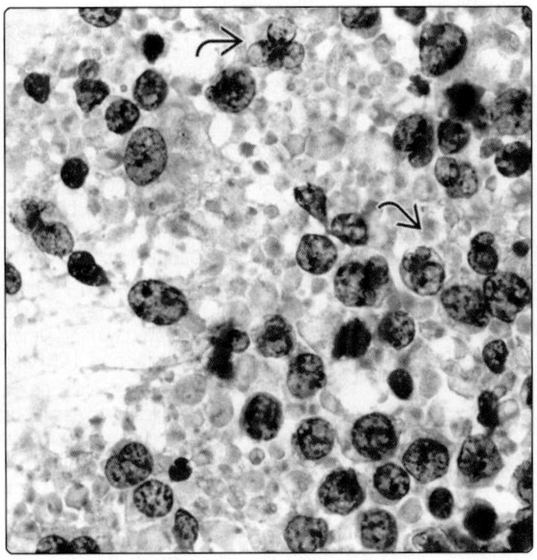

CD20

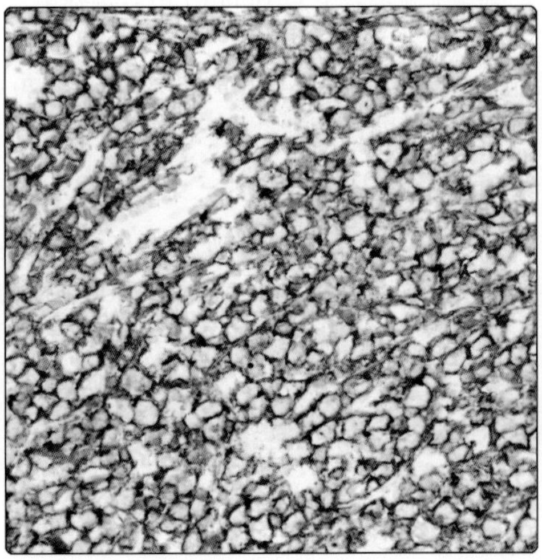

(左) 淋巴结 DLBCL 细胞印片图示大的淋巴瘤细胞。大部分肿瘤细胞与中心母细胞类似，具有紧贴核膜的小核仁。同时存在少量分叶核细胞➩。**(右)** 免疫组织化学 CD20 染色对 DLBCL 病例中 B 细胞系的确定极其重要。此外 CD20 的表达有助于指导治疗，因为 DLBCL 患者的标准一线治疗方案包括利妥昔单抗（抗 CD20 抗体）

DLBCL 浸润淋巴结周围脂肪组织

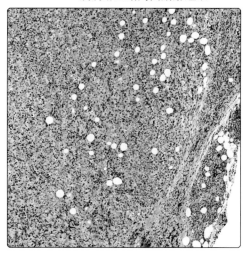

星空现象

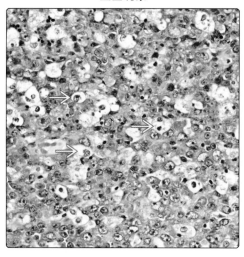

（左）中心母细胞变异型 DLBCL,低倍镜图示肿瘤细胞广泛取代淋巴结结构并浸润周围脂肪组织。（右）高倍镜图示星空现象,见于约 10%DLBCL 病例。"星"代表胞质透亮的巨噬细胞➡;"天空"代表深染的淋巴瘤细胞。星空现象与肿瘤高增殖性和侵袭性临床进程有关

大量的细胞凋亡

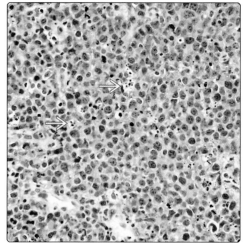

免疫母细胞变异型

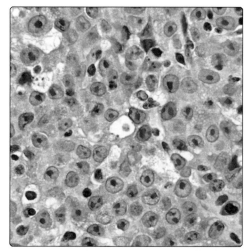

（左）图示星空现象形成迹象及大量的凋亡细胞。巨噬细胞➡胞质内可见凋亡细胞核碎片,为侵袭性的形态学特征,常与侵袭性的临床行为相关。（右）约 10% DLBCL 为免疫母细胞变异型。高倍镜图示肿瘤细胞体积大,核大、明显的中位大核仁。纤细的染色质附着在核膜上（"蜘蛛腿"）

间变变异型

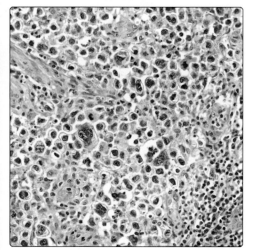

印戒样变异型

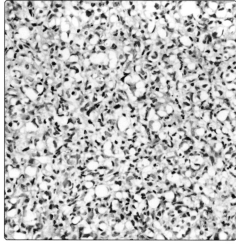

（左）约 3% DLBCL 为间变异型。该病例图示部分瘤细胞核巨大,多数细胞具有间变性的核特征。（右）DLBCL 图示淋巴瘤细胞有丰富的胞质（处理过程中胞质内物质被洗脱）将细胞核推挤到一侧,形成印戒样外观。瘤细胞表达 CD20（未显示）,不表达角蛋白（未显示）

窦内浸润

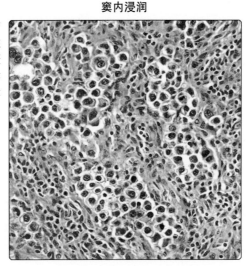

窦内浸润

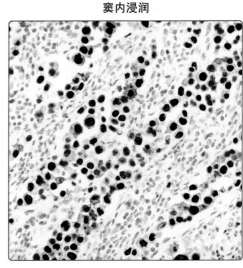

(左)该例 DLBCL 图示肿瘤细胞体积大且多形,选择性地浸润淋巴窦。(右)免疫组织化学 OCT2 染色图示窦内生长的瘤细胞阳性表达,OCT2 为 B 细胞标志物

DLBCL 累及骨:梭形变异型

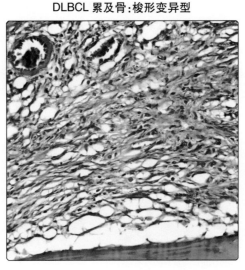

梭形变异型:CD20

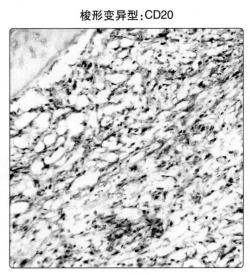

(左)该例 DLBCL 图示肿瘤细胞呈梭形,部分被挤压。CD20 阳性(未显示),支持 B 细胞源性。(右)示累及骨的 DLBCL 免疫组织化学 CD20 染色图示肿瘤细胞阳性,支持 B 细胞源性

与硬化相关的 DLBCL

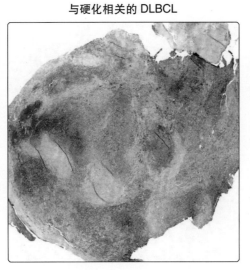

生发中心 B 细胞型:CD10

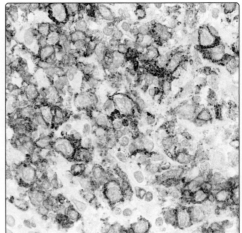

(左)DLBCL 活检可见广泛硬化。低倍镜图示肿瘤部分与经典型霍奇金淋巴瘤相似。但细胞 CD20(+),CD15(-),CD30(-)(未显示)。(右)Hans 模型是基因表达谱有效的免疫组织化学替代方法。该模型使用 CD10、MUM1/IRF4 和 BCL6,分别使用 30%、60% 和 30% 的阈值。尤其是 CD10 表达即可支持 GCB 型

MUM1/IRF4

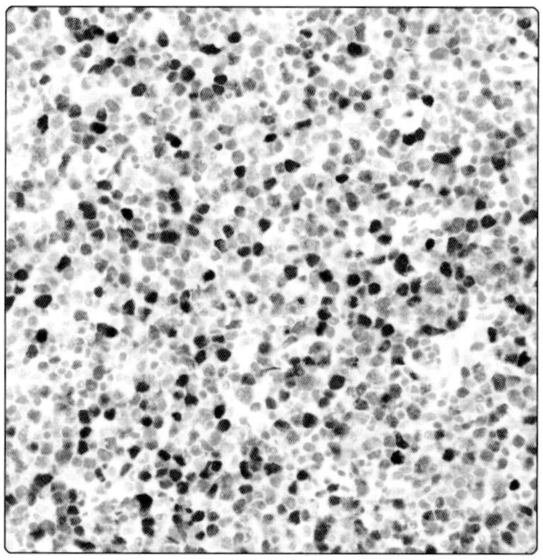

BCL6

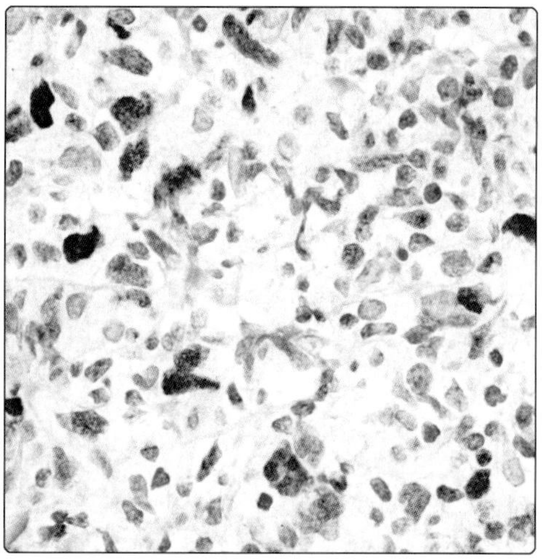

(左) Hans 模型中 MUM1/IRF4(+)支持活化 B 细胞型，但 CD10 必须为阴性。**(右)** Hans 模型中 BCL6(+)同样支持 GCB 型，尤其是强阳性，但 MUM1/IRF4 必须为阴性

双重表达淋巴瘤：MYC

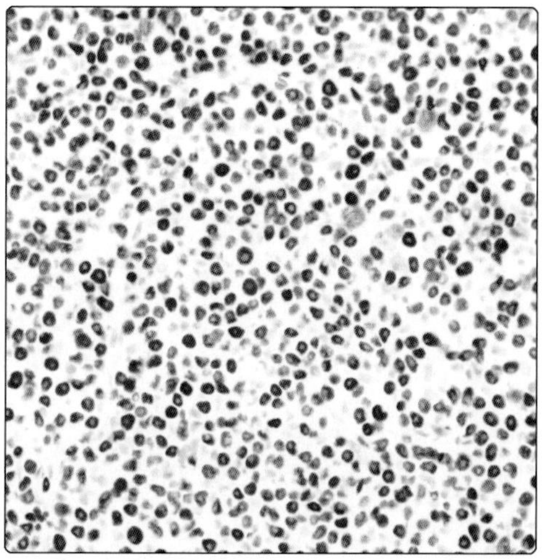

双重表达淋巴瘤：BCL2

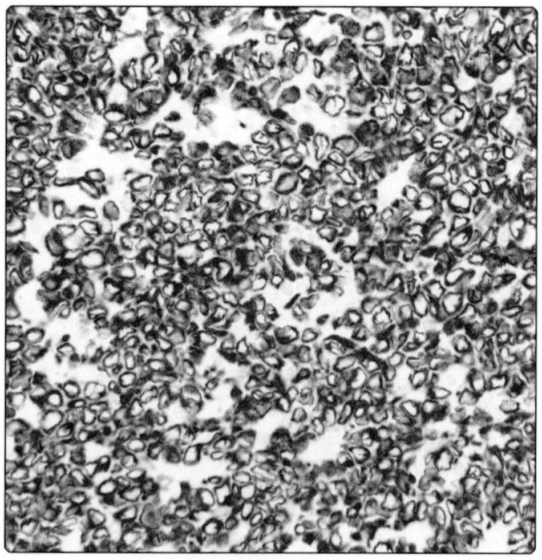

(左) 该例 DLBCL 免疫表型为活化 B 细胞，免疫组织化学 MYC 染色图示肿瘤细胞呈强阳性。**(右)** 免疫组织化学 BCL2 染色图示肿瘤细胞呈强阳性。MYC 和 BCL2 共表达提示为双重表达(阳性)淋巴瘤，预后较差

伯基特淋巴瘤(低倍镜)

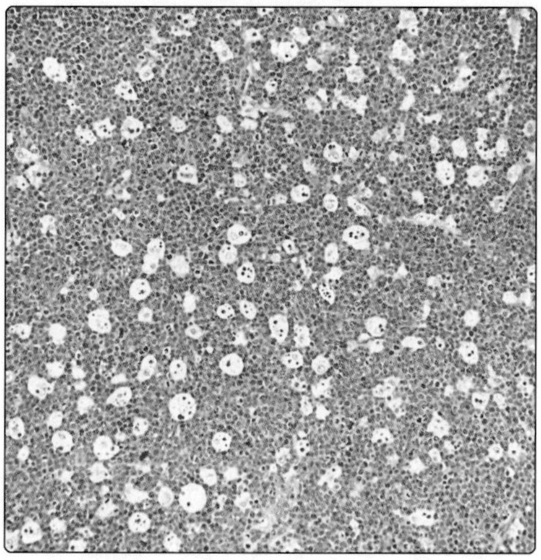

伯基特淋巴瘤(高倍镜)

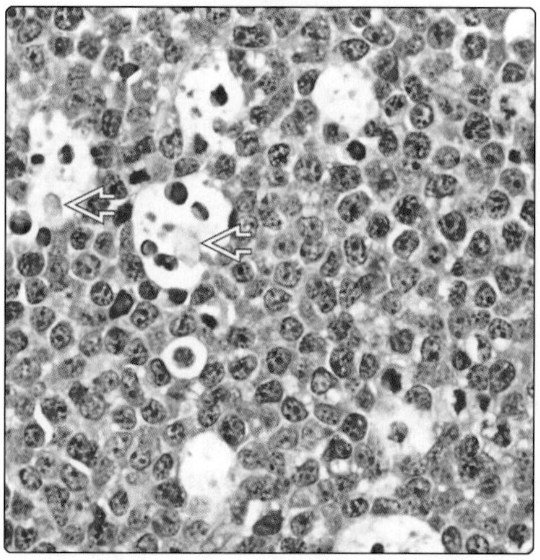

(左) 低倍镜图示伯基特淋巴瘤常见广泛的星空现象。**(右)** 伯基特淋巴瘤高倍镜图示肿瘤细胞中等大小，体积与组织细胞核➡类似，有 2~4 个小核仁

要　点

基本概念

- 大细胞弥漫性增生,肿瘤性 B 细胞具有免疫母细胞形态特征
  - 免疫母细胞必须占所有细胞的 90% 以上
- 免疫母细胞
  - 具有中位核仁的大淋巴细胞,中等嗜碱性的胞质

临床特征

- B 症状常见(发热、盗汗或体重减轻)
- 约 1/3 患者处于临床Ⅳ期
- 10%～20% 患者累及骨髓
- 国际预后指数有助于评估预后
- 标准治疗方案:R-CHOP
  - 利妥昔单抗+环磷酰胺、阿霉素、长春新碱和泼尼松
- 某些研究表明,免疫母细胞变异型较中心母细胞变异型更具有临床侵袭性

镜下特征

- 弥漫性的生长方式,免疫母细胞>90%

- 全 B 细胞标志物(+)
- 浆细胞分化常见

辅助检查

- 两种主要的分子分型
  - 生发中心 B 细胞型
  - 活化 B 细胞型
- 高增殖活性(Ki-67)
- 约 33% 病例存在 *MYC* 易位

主要鉴别诊断

- DLBCL,中心母细胞变异型
- DLBCL,间变性变异型
- 浆母细胞淋巴瘤
- 原发性皮肤 DLBCL,腿型
- ALK 阳性大 B 细胞淋巴瘤[ALK(+)LBCL]

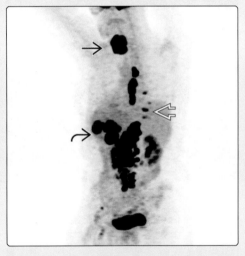

DLBCL-IB:PET/CT

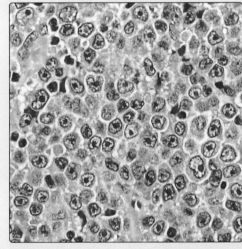

DLBCL-IB:免疫母细胞>90%

(左)弥漫大 B 细胞淋巴瘤免疫母细胞变异型(DL-BCL-IB)的 PET/CT 图示左颈部→、右气管旁间隙、腹膜后、脾→及椎体→有巨大包块。(右)淋巴结 DL-BCL-IB 高倍镜图示大的免疫母细胞弥漫分布。超过 90% 的瘤细胞具有一个明显的中位核仁。该病例符合免疫母细胞变异型的传统定义

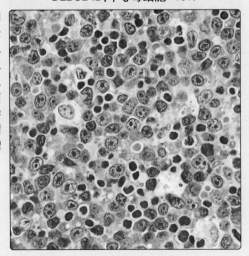

DLBCL-IB:中心母细胞<10%

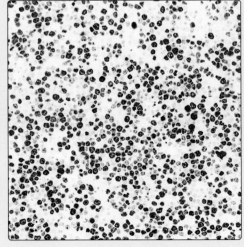

DLBCL-IB:Ki-67 指数高

(左)高倍镜图示中心母细胞少见(<10%),但免疫母细胞的数量并没有 >90%。该病例符合最近提出的免疫母细胞变异型的定义(Horn 等)。(右)淋巴结 DLBCL-IB,免疫组织化学 Ki-67 染色图示绝大多数瘤细胞阳性,支持肿瘤的高增殖活性

术语

缩写

- 弥漫大 B 细胞淋巴瘤,免疫母细胞变异型(diffuse large B-cell lymphoma,immunoblastic variant,DLBCL-IB)

同义词

- 免疫母细胞性淋巴瘤
- 免疫母细胞肉瘤(已弃用)

定义

- 具有免疫母细胞细胞学特征的大的肿瘤性 B 细胞弥漫性增殖
  - 传统:免疫母细胞必须超过所有细胞的 90%
  - 最近提出:中心母细胞<10%
- 免疫母细胞
  - 大淋巴细胞具有中位核仁,中等量嗜碱性胞质

病因学/发病机制

感染原

- 病毒相关 DLBCL 可呈现免疫母细胞特征
  - HIV
  - EB 病毒(EBV),人类疱疹病毒 8 型(HHV-8)
  - 丙型肝炎病毒(意大利更常见)

临床特征

流行病学

- 发病率
  - 与 DLBCL,非特指型类似
  - 老年人多见
    - 儿童和青年人也可发生
- 性别
  - 男性稍多

表现

- B 症状常见(发热、盗汗或者体重减轻)
- 淋巴结肿大或结外部位肿物
- 结外常见胃肠道受累
- 约 1/3 患者处于临床Ⅳ期
- 10%~15%可累及骨髓

治疗

- R-CHOP 为标准或一线治疗方案
  - 利妥昔单抗+环磷酰胺、多柔比星、长春新碱及泼尼松
  - 具有预后不良特征的患者需采用更激进的方案

预后

- 免疫母细胞变异型比中心母细胞变异型更具有临床侵袭性
  - 原因可能为 *MYC* 的高频易位
    - 约 1/3 的免疫母细胞变异型存在 *MYC* 易位
- DLBCL 患者 5 年整体生存率为 25%~75%
  - 取决于诊断时的预后相关因素
- 国际预后指数有助于评估预后

大体特征

大小

- 小的或者形成较大肿块,特别是在结外部位
  - 体积较大的肿块常见坏死

镜下特征

组织学特征

- 弥漫性生长方式
  - 无论在什么部位,DLBCL-IB 均可广泛取代正常组织结构
- 免疫母细胞体积大,有单一中位核仁,胞质中等到丰富
  - 染色质线性附着在核仁上("蜘蛛腿")
  - 浆细胞样分化常见
    - 吉姆萨染色呈紫色

辅助检查

免疫组织化学

- 全 B 细胞抗原(+)
  - 伴有浆细胞样分化的瘤细胞 CD20 呈弱阳性
- 浆细胞样分化的病例 CD138(+),MUM1(+)
- FOXP1(+/-),BCL2(+/-),CD30(-/+),弱阳或部分阳性
- 高增殖指数(Ki-67)
- 根据模型可分为生发中心 B 细胞型(GCB)和非 GCB 型
  - GCB 型:CD10(+),BCL6(+),LM02(+),HGAL(+)

基因学检查

- *MYC* 易位在免疫母细胞变异型较中心母细胞变异型中更多见
  - 发生率约为 33%
- 基因表达谱显示活化 B 细胞免疫表型发生频率高
- 基因突变分析显示存在多种基因突变
  - 与 ABC 型有关

鉴别诊断

DLBCL,中心母细胞变异型

- 根据定义,>10%的瘤细胞为中心母细胞
- 支持中心母细胞变异型的细微形态学特征
  - 2~3 个核仁,其中 1 个位于中央,1~2 个靠近核膜
  - 无浆细胞样分化
  - 可见大的有裂细胞

DLBCL,间变变异型

- 瘤细胞体积大,形态怪异

- ○ 可能与霍奇金细胞和/或 RS 细胞类似
- 窦内生长方式常见
- B 细胞抗原(+),CD30 常(+)
- 常伴 TP53 基因突变

浆母细胞淋巴瘤

- 常伴 HIV 感染史
- 类似免疫母细胞或浆母细胞的大细胞
- CD138(+),CD38(+),EMA(+),CD20(−)
- PAX5(−),CD45/LCA 弱(+)或者(−)
- CD56 常阳性,但在 DLBCL,非特指型中罕见阳性
- EBV 常呈阳性(约 75%)

原发皮肤 DLBCL,腿型(PCDLBCL,LT)

- 常发生在老年患者
- 不只局限在下肢
- 常呈多结节状,有时表面破溃
- 大的形态单一的淋巴样细胞(免疫母细胞的形态特征)
- 无亲表皮性
- 特有的免疫表型
  - ○ CD20(+),BCL2(+),BCL6(+),MUM1/IRF4(+),FOXP1(+)

ALK(+)大 B 细胞淋巴瘤

- 据报道儿童常见;常发生于结外部位
- 免疫母细胞/浆母细胞的形态特征
- ALK(+),EMA(+/−),CD138(+/−),单表型胞质轻链(+/−)
  - ○ 大部分情况下 ALK 呈胞质粗大颗粒状表达,与 t(2;17)有关
  - ○ 少数情况下 ALK 呈胞核和胞质表达,与 t(2;5)有关
- CD4(+/−),IgA(+/−),CD30(−),EBV(−)
- 位于 2p23 上的 ALK 基因可涉及多种基因易位
  - ○ 与 17p23 上的网格蛋白(CTCL)基因易位,形成 CTCL-ALK 融合基因
  - ○ 与 5q35 上的核仁磷酸蛋白(NPM)基因易位,形成 NPM-ALK 融合基因

EBV 阳性弥漫大 B 细胞淋巴瘤

- 多见于老年人,也可见于青年人
- 无慢性炎症、免疫缺陷或淋巴瘤的病史
- 被认为与免疫系统衰老有关
- 可呈现免疫母细胞特征
- 常发生在结外部位
- EBV 常阳性(EBER 和 LMP1)
- 大多数病例 MUM1/IRF-4(+);CD10(−),BCL6(−)

高级别 B 细胞淋巴瘤

- WHO 新分类:两种类型
  - ○ 非特指型
    - 星空现象常见,凋亡易见
    - 核分裂象多见,增殖指数高
  - ○ 伴 MYC 和 BCL2 和/或 BCL6 基因易位
    - 瘤细胞很少出现免疫母细胞特征
    - Ki-67 高;BCL2(+)

慢性炎症相关性弥漫大 B 细胞淋巴瘤

- 胸膜腔,有脓胸病史
  - ○ 常见病因:因治疗结核导致脓胸
  - ○ 常发生在日本;欧美罕见
- 有或无免疫母细胞特征;EBER(+),CD30(+/−)

原发渗出性淋巴瘤

- 发生在胸腔、心包腔及腹腔的浆液性渗出,无肿块
  - ○ 罕见体腔外或表现为肿块的实体变异型
- 常与 HIV 感染有关
- 可存在免疫母细胞特征
- HHV8(+),CD45/LCA(+/−),浆细胞标志物(+/−),CD20(−)
- 常伴 EBV 感染[EBER(+)]

中枢神经系统 HIV 相关免疫母细胞性弥漫大 B 细胞淋巴瘤

- 发生在有显著免疫缺陷的艾滋病患者
  - ○ CD4 计数很低
- EBV 常呈阳性
- 大部分病例 BCL6(+),MUM1(+)

原发纵隔(胸腺)大 B 细胞淋巴瘤

- 青年女性多见;前纵隔包块
- 从实用角度看,临床相关性对诊断是必要的
- 胞质淡染的大细胞(常人为原因造成收缩假象)和硬化
  - ○ 免疫母细胞特征不常见
- 可见胸腺成分(如胸腺小体)
- 全 B 细胞标志物(+),约 75%病例 CD30(+)(常弱阳)
- CD23(约 70%),BCL6(+),MUM1(+)(大部分病例)

参考文献

1. Pan Z et al: ALK-positive large B-cell lymphoma: a clinicopathologic study of 26 cases with review of additional 108 cases in the literature. Am J Surg Pathol. 41(1):25-38, 2017
2. Sakr H et al: Anaplastic lymphoma kinase positive large B-cell lymphoma: literature review and report of an endoscopic fine needle aspiration case with tigroid backgrounds mimicking seminoma. Diagn Cytopathol. 45(2):148-155, 2017
3. Korkolopoulou P et al: Recent advances in aggressive large B-cell lymphomas: a comprehensive review. Adv Anat Pathol. 23(4):202-43, 2016
4. Sujobert P et al: Molecular classification of diffuse large B-cell lymphoma: what is clinically relevant? Hematol Oncol Clin North Am. 30(6):1163-1177, 2016
5. Horn H et al: Diffuse large B-cell lymphomas of immunoblastic type are a major reservoir for MYC-IGH translocations. Am J Surg Pathol. 39(1):61-6, 2015
6. Lin P et al: Prognostic value of MYC rearrangement in cases of B-cell lymphoma, unclassifiable, with features intermediate between diffuse large B-cell lymphoma and Burkitt lymphoma. Cancer. 118(6):1566-73, 2012
7. Ott G et al: Immunoblastic morphology but not the immunohistochemical GCB/nonGCB classifier predicts outcome in diffuse large B-cell lymphoma in the RICOVER-60 trial of the DSHNHL. Blood. 116(23):4916-25, 2010
8. Bernd HW et al: Loss of HLA-DR expression and immunoblastic morphology predict adverse outcome in diffuse large B-cell lymphoma - analyses of cases from two prospective randomized clinical trials. Haematologica. 94(11):1569-80, 2009
9. Camara DA et al: Immunoblastic morphology in diffuse large B-cell lymphoma is associated with a nongerminal center immunophenotypic profile. Leuk Lymphoma. 48(5):892-6, 2007
10. Onciu M et al: ALK-positive anaplastic large cell lymphoma with leukemic peripheral blood involvement is a clinicopathologic entity with an unfavorable prognosis. Report of three cases and review of the literature. Am J Clin Pathol. 120(4):617-25, 2003

DLBCL-IB:细胞学特征

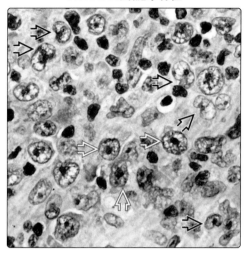

骨骼肌 DLBCL-IB

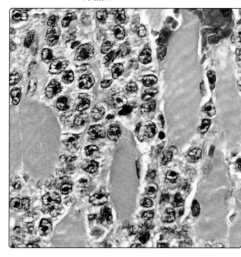

(左)DLBCL-IB 高倍镜图示多量免疫母细胞➡和少量中心母细胞样大细胞⊅混合浸润。(右)DLBCL-IB 广泛浸润骨骼肌。注意非常显著的中位核仁上附着染色质细丝

DLBCL-IB:MUM1/IRF4

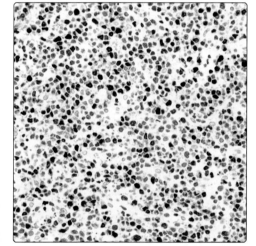

DLBCL-IB:BCL2

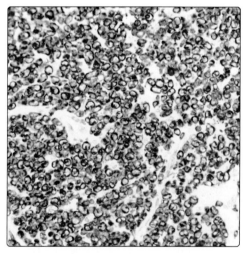

(左)淋巴结 DLBCL-IB,免疫组织化学 MUM1/IRF4 染色图示大部分肿瘤细胞阳性,支持为非生发中心 B 细胞免疫表型(该病例 CD10 呈阴性)。(右)免疫组织化学 BCL2 染色图示肿瘤细胞强阳性

DLBCL-CB

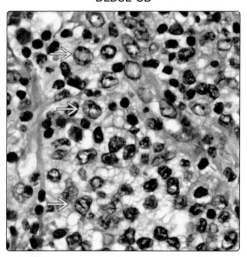

DLBCL-CB:细胞印片

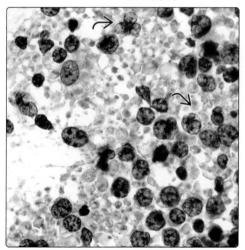

(左)DLBCL,中心母细胞变异型(DLBCL-CB)由大无裂细胞构成,瘤细胞染色质空泡状,2~3 个核仁贴近核膜➡。(右)DLBCL-CB 细胞印片 HE 染色图示肿瘤性淋巴细胞体积中等至大,部分细胞有靠近核膜的小核仁。可见少量分叶核细胞⊅

DLBCL,间变变异型

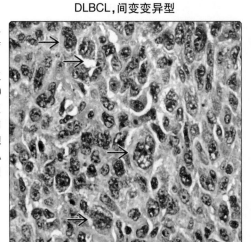

DLBCL,间变变异型:窦内生长

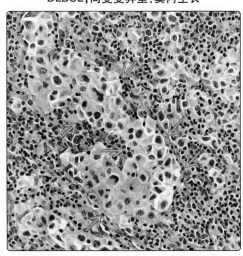

(左)间变变异型 DLBCL 以多形性肿瘤细胞浸润为特征,大部分瘤细胞核不规则,空泡状染色质和明显的核仁➡。瘤细胞 CD20 和 CD30 阳性(未显示)。(右)间变变异型 DLBCL 窦内生长的大肿瘤细胞➡。肿瘤细胞 CD20、CD30 和 CD45/LCA 呈阳性,CD3 和 CD15 呈阴性(未显示)

浆母细胞淋巴瘤:星空现象

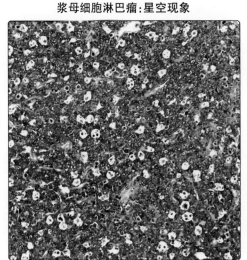

浆母细胞淋巴瘤:细胞学

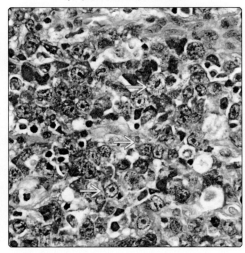

(左)浆母细胞淋巴瘤低倍镜图示弥漫性的浸润方式,星空现象明显。(右)浆母细胞淋巴瘤高倍镜图示肿瘤细胞体积大且多形;部分肿瘤细胞具有免疫母细胞特征➡。免疫缺陷患者的瘤细胞 CD138(+)、CD20(-)(未显示)

PCDLBCL,LT

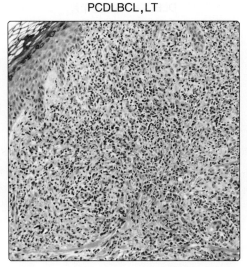

PCDLBCL,LT:免疫母细胞

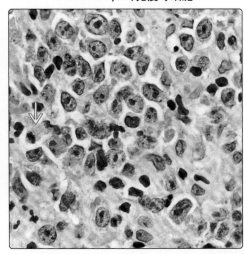

(左)原发皮肤弥漫大 B 细胞淋巴瘤,腿型(PCDLBCL,LT)低倍镜图示肿瘤细胞广泛取代正常皮肤组织。表皮位于左上角。(右)PCDLBCL,LT 高倍镜图示肿瘤由大圆细胞组成,肿瘤细胞类似免疫母细胞,具有明显中位核仁。该视野可见核分裂象➡。肿瘤细胞具有特征性的免疫表型

PCDLBCL,LT:MUM1/IRF4

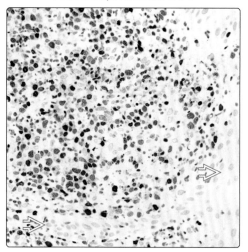

PCDLBCL,LT:BCL6

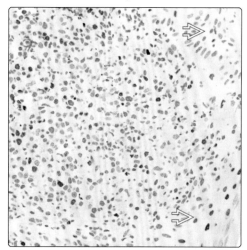

(左) PCDLBCL,LT 免疫组织化学 MUM1/IRF4 染色图示肿瘤细胞阳性,同时 BCL6 和 BCL2 常呈阳性,CD10 常呈阴性(未显示)。视野右下角见表皮 ➡。(右) PCDLBCL,LT 免疫组织化学 BCL6 染色图示肿瘤细胞阳性。视野右侧见表皮 ➡

PCDLBCL,LT:BCL2

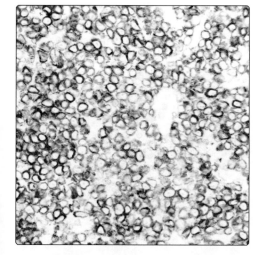

ALK(+)LBCL

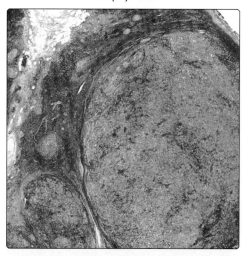

(左) PCDLBCL,LT 免疫组织化学 BCL2 染色图示肿瘤细胞强阳性。(右) 低倍镜图示 ALK(+) LBCL 取代部分淋巴结

ALK(+)LBCL:细胞学特征

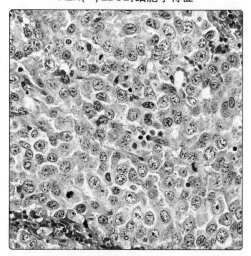

ALK(+)LBCL:ALK 胞质(+)

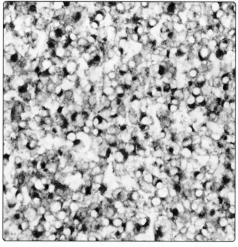

(左) ALK(+)LBCL 高倍镜图示肿瘤细胞与浆母细胞或免疫母细胞类似,具有浆细胞样外观。(右) ALK(+) LBCL 免疫组织化学 ALK 染色图示肿瘤细胞阳性,呈胞质颗粒状着色。典型病例携带 t(2;17)(p23;q23)/ *CLATHRIN-ALK*

要　点

基本概念

- 特征性的大 B 淋巴瘤细胞数量<10%

临床特征

- 好发于中老年男性
- 肝、脾及骨髓受累常见
- 常具有侵袭性;通常难治,化疗无效

镜下特征

- 弥漫性浸润方式
- 大的淋巴瘤细胞具有多种细胞形态
  - 可与中心母细胞或免疫母细胞类似
  - 某些病例可见 RS/霍奇金样细胞
- 反应性细胞为小淋巴细胞和组织细胞
  - 组织细胞数目多少不等
  - 无粒细胞或浆细胞
- NLPHL 转化时,可能发生与 THRLBCL 非常相似的病例

辅助检查

- 大的淋巴瘤细胞为 B 细胞
  - CD20(+),CD79a(+),PAX5(+),其他全 B 细胞标志物(+)
  - CD45/LCA(+);CD15(-)
  - BCL6 常(+);CD10 不确定
  - CD30 常(-);某些病例可阳性
  - T 细胞抗原(-)
- 背景中的反应性细胞为 T 淋巴细胞和组织细胞
  - T 细胞 CD3(+),CD5(+);组织细胞 CD68(+)
  - T 细胞常表达细胞毒性免疫表型
    - CD8(+),TIA1(+),GzB(-)

主要鉴别诊断

- 经典型霍奇金淋巴瘤
- 结节性淋巴细胞为主型霍奇金淋巴瘤
- 弥漫大 B 细胞淋巴瘤,非特指型
- 血管免疫母细胞性 T 细胞淋巴瘤

THRLBCL

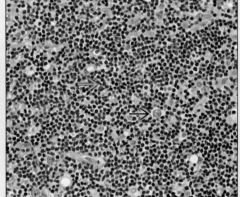

THRLBCL:大细胞

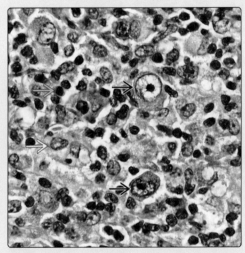

(左)低倍镜图示典型的 THRLBCL 呈弥漫性生长方式,由散在的大细胞➡与组织细胞及多量小淋巴细胞➡混合组成。大的异型细胞数量<10%。(右)淋巴结 THRLBCL 高倍镜图示多量小淋巴细胞➡和个别组织细胞➡围绕在大的异型细胞➡周围

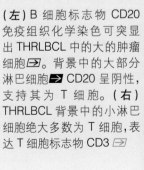

THRLBCL:CD20

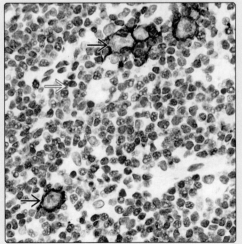

THRLBCL:CD3

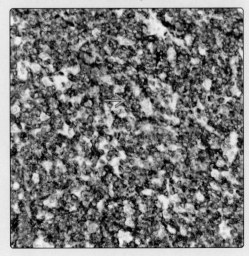

(左)B 细胞标志物 CD20 免疫组织化学染色可突显出 THRLBCL 中的大的肿瘤细胞➡。背景中的大部分淋巴细胞➡ CD20 呈阴性,支持其为 T 细胞。(右)THRLBCL 背景中的小淋巴细胞绝大多数为 T 细胞,表达 T 细胞标志物 CD3➡

术语

缩写

- 富于 T 细胞/组织细胞的大 B 细胞淋巴瘤（T-cell/histio-cyte-rich large B-cell lymphoma，THRLBCL）

同义词

- 富于 T 细胞的 B 细胞淋巴瘤
- 富于组织细胞和 T 细胞的 B 细胞淋巴瘤
- 富于组织细胞的 B 细胞淋巴瘤

定义

- 以数量<10%的大细胞散在分布为特征的大细胞淋巴瘤

临床特征

表现

- 中老年男性
- 诊断时为晚期
  - 常累及肝、脾及骨髓

治疗

- 标准治疗方案：利妥昔单抗、环磷酰胺、多柔比星、长春新碱及泼尼松（R-CHOP）

预后

- 临床侵袭性
  - 常难治，化疗无效

镜下特征

组织学特征

- 弥漫性的生长方式，完全取代正常的淋巴结结构
- 按照定义，肿瘤细胞数量<10%
  - 可与中心母细胞、免疫母细胞或霍奇金细胞类似
- 多量反应性小淋巴细胞常与组织细胞相关
- NLPHL 可转化为非常类似于 THRLBCL 的病例
  - 建议命名为 NLPHL 的 THRLBCL 样转化
  - 预后好于原发性 THRLBCL

辅助检查

免疫组织化学

- 大的肿瘤细胞
  - CD45/LCA（+）；全 B 细胞抗原（+）
    - CD19、CD20、CD79a 和 PAX5
  - BCL6 常（+）；CD10 可以（+）
  - BCL2（+/−）；；CD30 常（−）
  - IgD（−），CD15（−），EBV 很少（+）
- 反应性细胞
  - CD3 阳性 T 细胞［CD4（+）或 CD8（+）］
    - T 细胞常表达细胞毒标志物：CD8（+），TIA1（+），GzB（−）
  - 小 B 细胞数量少
  - CD21（+）的滤泡树突状细胞网常缺失

PCR

- 具有 IGH 基因单克隆性重排，同时存在大量体细胞突变和克隆内多样性的
- 无特定的染色体易位

鉴别诊断

经典型霍奇金淋巴瘤

- 弥漫或结节状的生长模式；结节硬化型中可见硬化带
- 大肿瘤细胞常<1%
- 肿瘤细胞
  - CD30（+），CD15（+/−），CD20（−/+）
  - CD45/LCA（−），CD79a 常（−）
- 背景中可见嗜酸性粒细胞、中性粒细胞、组织细胞和/或浆细胞
- 标准 PCR 提示无 IGH 基因重排

结节性淋巴细胞为主型霍奇金淋巴瘤

- 结节状的生长方式，有多量反应性小 B 细胞
- 大 B 细胞罕见，常见大的泡状核（LP 细胞）
  - CD20（+），CD45/LCA（+）
- 结节内可见 CD21（+）的滤泡树突状细胞
- CD3（+）T 细胞和更少的 CD57（+）细胞呈玫瑰花样环绕 LP 细胞
- 部分病例可转化为类似 THRLBCL 的淋巴瘤
  - 认为是继发性 THRLBCL 或 THRLBCL 样转化

弥漫大 B 细胞淋巴瘤，非特指型

- 部分弥漫大 B 细胞淋巴瘤病例可以富于 T 细胞
- 肿瘤性大细胞常远远>10%
- 簇状或片状的大 B 细胞有多种形态和生长方式

血管免疫母细胞性 T 细胞淋巴瘤

- 伴有多量多形性反应性细胞的 T 细胞淋巴瘤
- 广泛的高内皮微静脉和滤泡树突状细胞增殖
- T 细胞 CD10（+），BCL6（+），CXCL13（+），或者 PD-1（+）
- 常见大的 B 免疫母细胞；EBER 常（+）

参考文献

1. Cheng CL et al: T cell-rich lymphoid infiltrates with large B cells: a review of key entities and diagnostic approach. J Clin Pathol. 70(3):187-201, 2016
2. Hartmann S et al: Array comparative genomic hybridization reveals similarities between nodular lymphocyte predominant Hodgkin lymphoma and T cell/histiocyte rich large B cell lymphoma. Br J Haematol. 169(3):415-22, 2015
3. Eyre TA et al: T-cell/histiocyte-rich large B-cell lymphoma–transformation of nodular lymphocyte predominant Hodgkin lymphoma in the bone marrow. Eur J Haematol. 92(6):550-1, 2014
4. Hartmann S et al: Nodular lymphocyte predominant hodgkin lymphoma and T cell/histiocyte rich large B cell lymphoma–endpoints of a spectrum of one disease? PLoS One. 8(11):e78812, 2013
5. Tousseyn T et al: T cell/histiocyte-rich large B-cell lymphoma: an update on its biology and classification. Virchows Arch. 459(6):557-63, 2011
6. El Weshi A et al: T-cell/histiocyte-rich B-cell lymphoma: clinical presentation, management and prognostic factors: report on 61 patients and review of literature. Leuk Lymphoma. 48(9):1764-73, 2007

THRLBCL：组织细胞

THRLBCL：CD20（+）

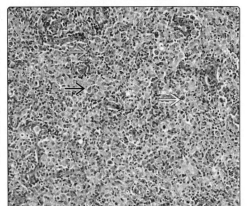
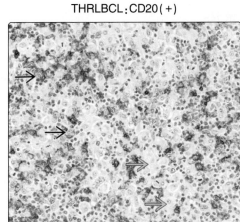

（左）淋巴结富于组织细胞的大 B 细胞淋巴瘤（THRL-BCL），HE 染色图示多量组织细胞➡，组织细胞与小淋巴细胞➡相混合。大肿瘤细胞➡罕见。（右）淋巴结 THRLBCL，免疫组织化学 CD20 染色图示大肿瘤细胞表达 B 细胞标志物 CD20 ➡。背景中可见多量胞质丰富的组织细胞➡

淋巴结继发性 THRLBCL

骨髓 THRLBCL

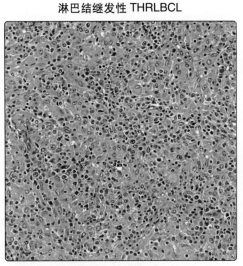
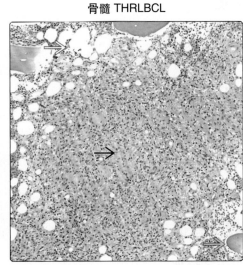

（左）图示淋巴结淋巴瘤，组织学和免疫表型可归类为 THRLBCL。然而患者有 NLPHL 病史，该病例可认为是 NLPHL 的 THRLBCL 样转化。（右）骨髓 THRLBCL ➡浸润，患者有 NLPHL 病史。可见残存的未被侵犯的骨髓➡及骨小梁➡

经典型霍奇金淋巴瘤

经典型霍奇金淋巴瘤：CD15（+）

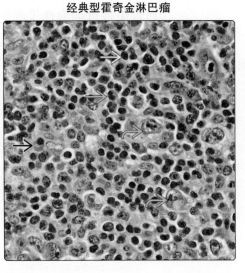
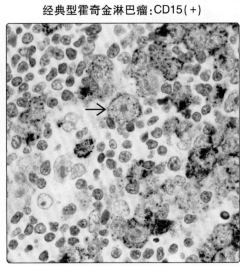

（左）经典型霍奇金淋巴瘤，图示多量小淋巴细胞➡、嗜酸性粒细胞➡及浆细胞➡的背景中见散在的大的霍奇金细胞➡。（右）免疫组织化学 CD15 染色图示经典型霍奇金淋巴瘤中，大部分霍奇金细胞 CD15 呈阳性➡，并且一致性强表达 CD30，PAX5 弱阳性，CD45/LCA 及 CD20 呈阴性（未显示）

NLPHL：结节状和弥漫性方式

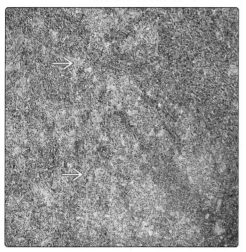

NLPHL：PAX5（+）

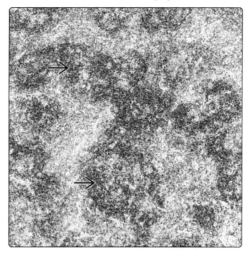

（左）NLPHL 可具有弥漫性的浸润方式和多量组织细胞➡（"虫蚀样"），与 THR-LBCL 类似。然而，NLPHL 有基本的滤泡树突状细胞网和多量 B 细胞。（右）B 细胞转录因子 PAX5 免疫组织化学染色提示 NLPHL 中存在多量小淋巴细胞➡。与 THRLBCL 相比，NLPHL 背景淋巴细胞大部分为 B 细胞

NLPHL：CD57（+）

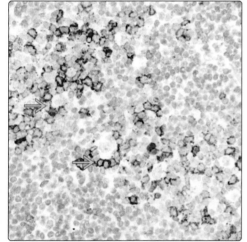

NLPHL：CD21（+）

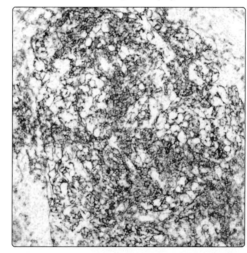

（左）图示 NLPHL 中环绕大肿瘤细胞➡的小 T 淋巴细胞表达 CD57。CD57（+）花环样分布对诊断 NLPHL 有帮助，但其既不特异也不敏感。（右）滤泡树突状细胞（FDC）标志物 CD21 的免疫组织化学染色突显出 NLPHL 结节内的 FDC 网。与 NLPHL 相比，THRLBCL 病例中未发现 FDC 网

AITL

AITL：EBER（+）

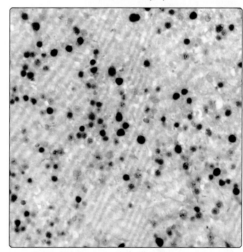

（左）血管免疫母细胞性 T 细胞淋巴瘤（AITL）表现为由小淋巴细胞和偶见的大免疫母细胞混合浸润,淋巴结结构消失。AITL 有大量小淋巴细胞，具有轻微的异型性,可与 THRLBCL 混淆。（右）原位杂交结果示 AITL 中 B 免疫母细胞和一些小淋巴细胞 EBER（+）。而 THR-LBCL 常与 EBER 无关

要　点

病因学/发病机制

- 位于 2p23 的 *ALK* 基因异常是关键性转化事件
  - 导致融合基因形成
  - ALK 过表达

临床特征

- 罕见；文献报道约 125 例
- 常累及淋巴结(约 75%)
- 60%~70% 的患者为 Ⅲ 期或 Ⅳ 期
  - 30%~40% 的患者可见结外病变
    - 约 25% 的患者累及骨髓
- 侵袭性临床经过,预后差
  - 5 年总生存率约 25%

镜下特征

- 淋巴结结构部分或全部破坏
- 多数病例淋巴瘤细胞呈窦性浸润
- 单一性的大的免疫母细胞样或浆母细胞样细胞

- 结外病变
  - 通常不出现窦性浸润

辅助检查

- ALK 强(+)
- CD138(+),VS38C(+),BLIMP1(+),XBP1(+)
- EMA(+),>95% 的病例胞质 IgA(+)
- CD30 通常(−),EBER(−)
- CD19(−),CD20(−),PAX5(−),全 T 细胞标志物(−)
- 所有病例均存在 *ALK* 基因异常
  - 最常见的是 *CLTC-ALK*
  - 其他少见的 *ALK* 伙伴基因

主要鉴别诊断

- 浆母细胞淋巴瘤
- 弥漫大 B 细胞淋巴瘤(DLBCL),免疫母细胞变异型
- 浆细胞瘤/浆细胞骨髓瘤
- ALK 阳性间变性大细胞淋巴瘤
- ALK 阴性间变性大细胞淋巴瘤

ALK(+)LBCL

ALK(+)LBCL:浆母细胞特征

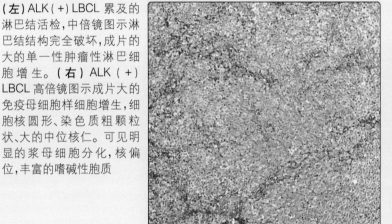
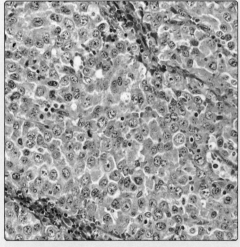

(左)ALK(+)LBCL 累及的淋巴结活检,中倍镜图示淋巴结结构完全破坏,成片的大的单一性肿瘤性淋巴细胞增生。(右)ALK(+)LBCL 高倍镜图示成片大的免疫母细胞样细胞增生,细胞核圆形、染色质粗颗粒状、大的中位核仁。可见明显的浆母细胞分化,核偏位,丰富的嗜碱性胞质

ALK(+)LBCL:IgA

ALK(+)LBCL:ALK

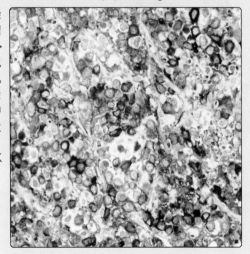
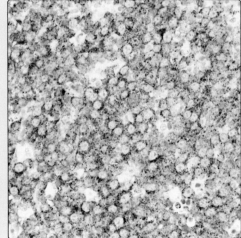

(左)免疫组织化学 IgA 染色图示 ALK(+)LBCL 肿瘤细胞胞质 IgA 强表达。>90% 的病例表达 IgA,罕见情况下表达胞质 IgG。(右)免疫组织化学 ALK 染色图示 ALK(+)LBCL 肿瘤细胞胞质 ALK 呈颗粒状强阳性,提示为 t(2;17)(p23;q23)形成 CLTC-ALK 融合蛋白

术语

缩写

- 间变性淋巴瘤激酶(anaplastic lymphoma kinase，ALK)；大 B 细胞淋巴瘤(large B-cell lymphoma，LBCL)

定义

- 免疫母细胞或浆母细胞弥漫性增生的 B 细胞淋巴瘤，表达 ALK，携带 ALK 基因异常。

病因学/发病机制

病因学

- 无已知的相关感染或环境因素

遗传学

- 位于 2p23 的 ALK 基因异常是关键性的转化事件
  - ALK 与伙伴基因融合
    - 最常见为 CLTC-ALK
    - 其他少见的 ALK 异常也有报道
  - 导致 ALK 的过表达

临床特征

流行病学

- 发病率
  - 占所有 DLBCL 不足 1%
  - 文献报道约 125 例
- 年龄
  - 范围：9~85 岁
    - 中位年龄：约 40 岁
- 性别
  - 男性多于女性，约 5∶1
- 种族
  - 无明显的种族倾向

部位

- 淋巴结受累和活检最常见(约 75%)
- 结外病变累及包括
  - 约 25%患者累及骨髓
  - 鼻腔、鼻咽、口腔
  - 胃、小肠、脾、骨
  - 硬膜外肿块、脑、软组织、卵巢
- 纵隔淋巴结肿大可表现为纵隔肿块
- 患者可表现白血病样受累

表现

- 常见系统性症状(B 症状)
- 60%~70%的患者为Ⅲ期或Ⅳ期
  - 多发性淋巴结肿大，伴或不伴结外病变
- 临床经过呈侵袭性

实验室检查

- 约 50%的患者血清乳酸脱氢酶(LDH)水平升高

治疗

- 药物
  - 多数患者接受 CHOP 方案(环磷酰胺、多柔比星、长春新碱和泼尼松)化疗
    - 根据生存数据，需要新的治疗方法
    - 少数患者对 ALK 抑制剂(克唑替尼)有反应

预后

- 5 年总生存率约 25%
- 进展期患者生存期短
- 儿童可能预后较好
  - 文献报道小部分病例有较长的生存期

镜下特征

组织学特征

- 淋巴结
  - 淋巴结结构部分或完全破坏
  - 多数病例肿瘤细胞呈窦性浸润
  - 核分裂象易见；伴或不伴坏死灶
  - 有或无多核肿瘤细胞
  - 伴大量嗜中性粒细胞浸润的变异型也有报道
- 结外病变
  - 相似的形态学特征
  - 多无窦性浸润

细胞学特征

- 单形性、大的免疫母细胞样或浆母细胞样细胞
- 圆形淡染的核、大的中位核仁、胞质丰富嗜碱性

辅助检查

免疫组织化学

- ALK 强阳性
  - ALK 表达模式提示 ALK 融合基因中不同的伙伴基因
    - 颗粒状胞质阳性：CLTC 和其他
    - 细胞核及胞质：NPM1
- 几乎所有病例 CD138、VS38C、BLIMP1 及 XBP1 强(+)
- EMA(+)，约 90%的病例胞质 Ig(+)
  - >95%的 Ig(+)病例表达 IgA，罕见病例表达 IgG
- 约 80%的病例 CD45/LCA(+)，通常为弱阳性
- 常见 STAT3 的磷酸化(活化)
- 几乎所有病例 CD30(-)；个别病例可局灶或强阳性
- T 细胞抗原
  - 约 40%的病例 CD4 可灶(+)；约 10%的病例 CD57(+)
  - 一小部分病例 CD43 可灶(+)
  - 全 T 细胞抗原(-)；CD8(-)
- 约 10%的病例表达 CK
  - 少数细胞核旁点状阳性
- B 细胞抗原
  - CD19 及 CD20 通常阴性
    - 约 10%的病例少部分细胞 CD20 弱(+)
    - CD10(-)，BCL6(-)
  - CD79a 通常为阴性，少数病例可(+)
- IRF-4/MUM1(-)，CyclinD1(-)，HHV8(-)

ALK(+)LBCL 中 ALK 的异常情况表

细胞遗传学异常	ALK 的伙伴基因	ALK 蛋白表达模式
t(2;17)(p23;q23)	Clathrin	胞质,颗粒状
t(2;5)(p23;q35)	核磷蛋白	胞质及胞核
t(2;5)(p23;q34.2)	SQSTM1	胞质
t(2;2)(q13;p23)	RANBP2	胞膜及核旁点状
t(2;2)(p21;p23)	EML4	胞质
复杂核型,通常隐匿	SEC31A	胞质
t(X;2)(q21;p23)	未知	胞质
t(2;12)(p23;q24.1)	未知	胞质
3' ALK 插入 4q22-24	未知	胞质

原位杂交

- EBV 编码的小 RNA(EBER)(-)
- ALK 分离探针显示 ALK 基因断裂

PCR

- 反转录(RT)-PCR 可检测到 CLTC-ALK 或 NPM1-ALK 转录本

基因学检查

- 大多数为 t(2;17)(p23;q23)产生 CLTC-ALK 融合蛋白
- 偶尔为 t(2;5)(p23;q35);其他 ALK 伙伴基因罕见
- 单克隆性 IGH 基因重排
- 核型复杂,涉及 2p23 易位
- 无 MYC 基因重排;部分病例存在 MYC 基因的获得

鉴别诊断

浆母细胞淋巴瘤

- 浆母细胞淋巴瘤(PBL)与 ALK(+)DLBCL 在形态学及免疫表型上存在重叠
  - 免疫母细胞样/浆母细胞样的细胞学特征
  - CD138(+),VS38C(+),CD20(-)
- 浆母细胞淋巴瘤与 ALK(+)DLBCL 临床表现不同
  - 浆母细胞淋巴瘤通常与以下情况相关
    - HIV 感染或其他免疫缺陷状态(常见)
  - 结外病变在 PBL 更常见
- 浆母细胞淋巴瘤免疫组化
  - IRF-4/MUM1 通常(+),CD30(+/-)
  - 50%~85% 的病例 CD79a(+)
  - CD4(-/+),ALK(-),CD57(-)
- 60%~75% 的病例 EBER 原位杂交(+)
- 无 ALK 基因的异常

DLBCL,免疫母细胞变异型

- 常出现浆细胞样分化,可与 ALK(+)LBCL 存在交叉
- CD20(+),CD79a(+),PAX5(+)
- CD30(-),ALK(-),CD4(-),EBER(-)
- 无 ALK 基因的异常

浆细胞瘤/浆细胞骨髓瘤

- 部分 ALK(+)LBCL 可出现明显的浆样分化,形态上与浆细胞肿瘤存在交叉
- CD45/LCA(-),PAX5(-),CyclinD1(-/+),EBER(-)
- ALK(-),无 ALK 基因的异常

ALK 阳性间变性大细胞淋巴瘤

- 多小于 30 岁
- 标志性(Hallmark)细胞常见
- CD30 一致性强(+)
  - 核旁高尔基区及膜阳性
- T 细胞抗原(+);细胞毒性蛋白(+)
- NPM1-ALK 融合的病例 ALK 核浆(+)
- 所有病例均存在 ALK 基因的异常
  - 80% 的病例为 t(2;5)(p23;q35)/NPM1-ALK;CLTC-ALK 融合罕见
- 单克隆性 T 细胞受体基因重排

ALK 阴性间变性大细胞淋巴瘤

- 标志性(Hallmark)细胞常见于 ALK 阴性的间变性大细胞淋巴瘤,而非 ALK(+)LBCL
- CD30 一致性强(+)
  - 核旁高尔基区及膜阳性
- T 细胞抗原(+);细胞毒性蛋白(+/-)
- 单克隆性 T 细胞受体基因重排

分化差的癌

- ALK(+)LBCL 可被误诊为癌
  - 小部分病例角蛋白(+)
  - 癌可 CD138(+)
- 无 IGH 基因重排或 ALK 基因的异常

参考文献

1. Sakamoto K et al: ALK-positive large B-cell lymphoma: identification of EML4-ALK and a review of the literature focusing on the ALK immunohistochemical staining pattern. Int J Hematol. 103(4):399-408, 2016
2. Lee SE et al: Identification of RANBP2-ALK fusion in ALK positive diffuse large B-cell lymphoma. Hematol Oncol. 32(4):221-4, 2014
3. Valera A et al: ALK-positive large B-cell lymphomas express a terminal B-cell differentiation program and activated STAT3 but lack MYC rearrangements. Mod Pathol. 26(10):1329-37, 2013
4. Laurent C et al: Anaplastic lymphoma kinase-positive diffuse large B-cell lymphoma: a rare clinicopathologic entity with poor prognosis. J Clin Oncol. 2009 Sep 1;27(25):4211-6. Epub 2009 Jul 27. Erratum in: J Clin Oncol. 28(1):182, 2010

ALK(+)LBCL:免疫母细胞

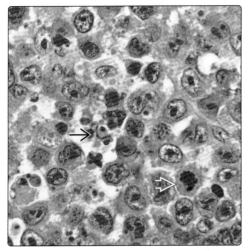

ALK(+)LBCL:EMA

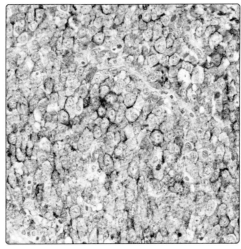

(左)淋巴结 ALK(+)LBCL。高倍镜图示肿瘤细胞核大,明显的中位核仁。凋亡细胞➡及核分裂象➡可见。(右)免疫组织化学上皮细胞膜抗原(EMA)染色图示淋巴结 ALK(+)LBCL 的肿瘤细胞膜强阳性。几乎所有的 ALK(+)LBCL 均表达 EMA

ALK(+)LBCL:ALK

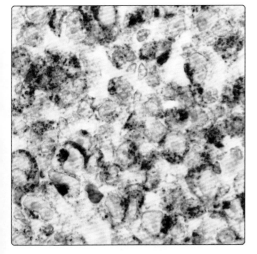

ALK(+)LBCL:CD4

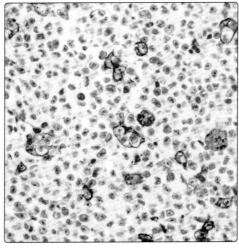

(左)免疫组织化学 ALK 染色图示 ALK(+)LBCL 肿瘤细胞胞质内颗粒状染色,提示为 t(2;17)(p23;q23)/CLTC-ALK。(右)免疫组织化学 CD4 染色图示该例肿瘤细胞 CD4 局灶阳性,约40%的病例表达 CD4,通常为局灶阳性

ALK(+)LBCL 累及骨髓:涂片

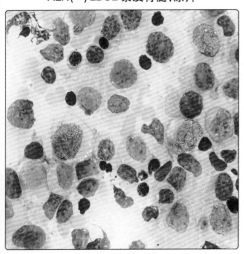

ALK(+)LBCL 累及骨髓:活检

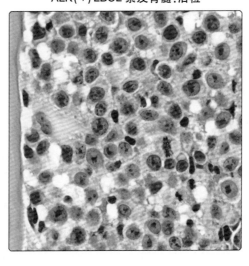

(左)图示多量淋巴瘤细胞,细胞胞质丰富,核偏位。(右)骨髓腔内充满大的肿瘤细胞,大多可见浆样分化

PBL：淋巴结

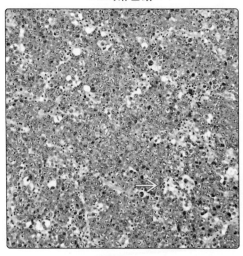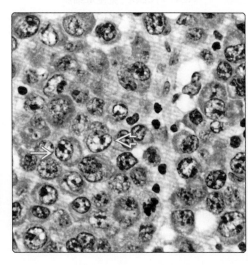

（左）一例 HIV 感染患者的淋巴结浆母细胞淋巴瘤（PBL）。中倍镜图示肿瘤细胞弥漫增生，细胞体积大，可见星空现象，箭头所示为组织细胞➡。（右）高倍镜图示肿瘤细胞体积大小不等，可见不同程度的浆细胞样分化，部分细胞类似免疫母细胞➡，部分类似浆细胞➡

PBL：EBER

DLBCL：免疫母细胞变异型

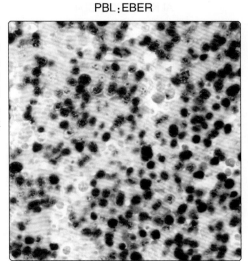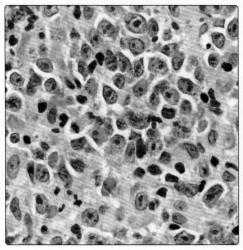

（左）原位杂交结果图示多量肿瘤细胞 EBER 阳性。多数 PBL 病例存在 EBV。（右）DLBCL 免疫母细胞变异型累及皮肤。高倍镜图示肿瘤细胞体积大，核大，显著的中位核仁。患者有淋巴结及乳腺 DLBCL 病史

DLBCL：免疫母细胞，CD20

浆细胞瘤

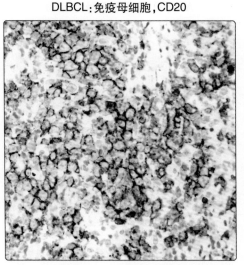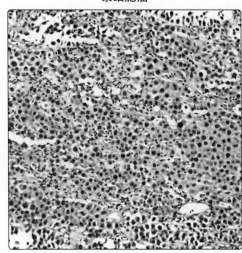

（左）免疫组织化学 CD20 染色图示 DLBCL 免疫母细胞变异型累及皮肤。不同于 ALK（+）LBCL，多数肿瘤细胞 CD20 阳性。患者有淋巴结及乳腺 DLBCL 病史。（右）间变性浆细胞瘤，表现为右肩部肿物，患者有浆细胞骨髓瘤病史。中倍镜图示肿瘤细胞胞质丰富，呈浆样分化

浆细胞瘤:高倍镜

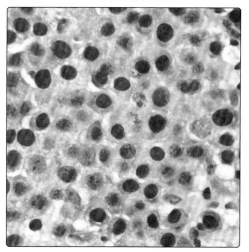

浆细胞瘤:λ

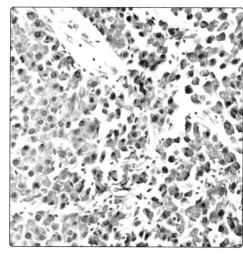

(左)右肩部间变性浆细胞瘤,患者有浆细胞骨髓瘤病史。高倍镜图示肿瘤细胞核偏位,胞质丰富,呈浆细胞样分化。(右)免疫组织化学 λ 染色图示肿瘤细胞表达胞质单表型 Igλ 轻链

浆细胞瘤:CD138

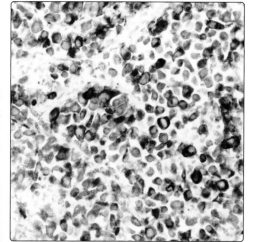

ALK(+)ALCL

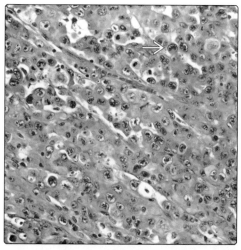

(左)免疫组织化学 CD138 染色图示肿瘤细胞强阳性。(右)淋巴结 ALK(+)间变性大细胞淋巴瘤(ALCL),图示淋巴结结构破坏,成片大的多形性细胞增生,核空泡状、核仁明显、胞质丰富嗜碱性。多量细胞可见"马蹄型"的核➡,即所谓标志性细胞

ALK(+)ALCL 累及淋巴窦

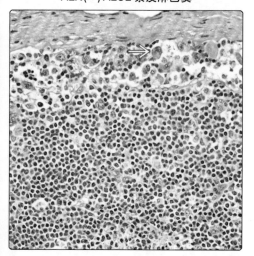

ALK(+)ALCL:CD30

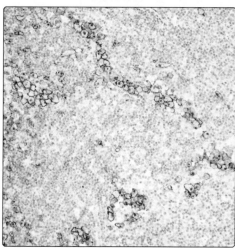

(左)淋巴结 ALK(+)ALCL,图示肿瘤细胞体积大,部分细胞可见"马蹄型"核➡,即标志性细胞。(右)免疫组织化学 CD30 染色图示淋巴结 ALK(+)ALCL 的肿瘤细胞强阳性,细胞体积大,多形性,浸润淋巴窦

要　点

基本概念

- EB 病毒(EBV)阳性弥漫大 B 细胞淋巴瘤(DLBCL)
  - 患者无免疫缺陷病史
  - 目前 WHO 分类无年龄限制

临床特征

- 见于无免疫缺陷病史的患者
- 中位年龄:约 70 岁(年龄范围广)
- 约 70% 的病例为结外肿块,伴或不伴淋巴结肿大
  - 约 30% 的病例仅有淋巴结肿大
- 在亚洲,EBV(+)DLBCL 预后差于 EBV(-)DLBCL
  - 文献报道中位生存期为 2 年
- EBV(+)DLBCL 与预后不良无关
  - 美国及欧洲或年轻人
- 在西方国家 CD30 表达提示预后不良

镜下特征

- EBV(+)DLBCL 破坏正常结构
- 两种亚型:多形性及单形性(大细胞淋巴瘤)
  - 仅为形态学分型
  - 与临床及预后无关
- 大片坏死,通常为地图状

辅助检查

- CD20(+),CD22(+),CD79α(+),PAX5(+)
- IRF-4/MUM1(+),CD30(+/-)
- Ki-67(MIB1)增殖指数高
- EBER(+):无明确的阈值;多数研究采用 20%
  - 相比 LMP1,EBER 可显示更多的细胞

主要鉴别诊断

- DLBCL,非特指型
- 浆母细胞淋巴瘤
- 经典型霍奇金淋巴瘤

EBV(+)DLBCL:单形性型

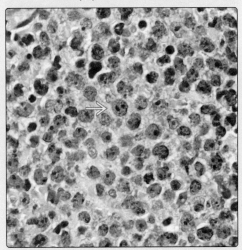

单形性型:CD20

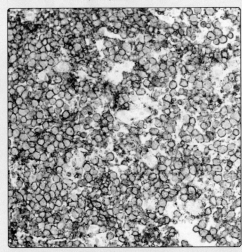

(左)EBV(+)DLBCL 单形性型,图示成片的中心母细胞,细胞体积中等至大,染色质细颗粒状,可见 2~3 个紧贴核膜的小核仁➡️。
(右)EBV(+)DLBCL 单形性型,免疫组织化学 CD20 染色图示肿瘤细胞强阳性,支持为 B 细胞源性

单形性型:Ki-67

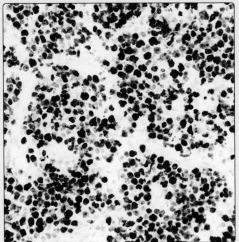

单形性型:EBER

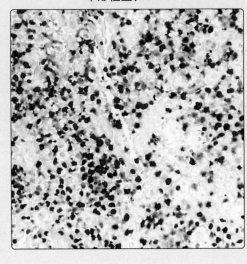

(左)EBV(+)DLBCL 单形性型,免疫组织化学 Ki-67(MIB1)染色图示肿瘤细胞增殖指数高,约 90%~100%。
(右)大腿肿块穿刺活检为 EBV(+)DLBCL 单形性型,原位杂交图示肿瘤细胞 EBER 强阳性

术语

同义词

- 老年人 EBV(+)DLBCL
  - 2008 年 WHO 分类暂定亚型
- 老年 EBV(+)B 淋巴组织增殖性疾病
- 年龄相关性 EBV(+)淋巴组织增殖性疾病

定义

- 无免疫缺陷或淋巴瘤病史的患者发生的 DLBCL 伴 EBV 感染

病因学/发病机制

EBV 驱动 B 淋巴组织增生

- EBV:人类中普遍存在的 γ-疱疹病毒
- >90%的人存在 EBV 感染
  - 大多为终身无症状感染
- EBV 可感染 B、T、NK 细胞及上皮细胞
- 以下情况发生 EBV 相关淋巴瘤的风险增高
  - 先天性或获得性免疫缺陷
- 当 EBV 感染 B 细胞时,病毒可
  - 上调及激活多个信号通路及抗凋亡蛋白
  - 诱导 B 细胞增殖及转化

年龄相关的免疫衰老

- 健康状况良好的老年人,无免疫缺陷病史
  - T 细胞缺陷
    - T 细胞功能失调
      - CD4(+)T 细胞发育受损
      - CD8(+)细胞毒性 T 细胞受抑
      - NK 细胞毒性降低
      - T 细胞受体多样性抗原识别能力降低
  - B 细胞缺陷
    - 体液免疫功能下降
      - 产生抗体的 B 细胞数量减少

临床特征

流行病学

- 发病率
  - 最常见于亚洲及拉丁美洲
    - 约占无免疫功能缺陷者 DLBCL 的 10%
  - 西方国家相对少见
    - 约占无免疫功能缺陷者 DLBCL 的 4%
- 年龄
  - 中位:约 70 岁(范围为 45~92 岁)
  - 约 25%的患者≥90 岁
  - 约 10%的患者<50 岁
- 性别
  - 男:女=1.4:1

部位

- 约 70%的病例累及结外部位
  - 最常见于皮肤、肺、扁桃体及胃
  - 约 10%的病例出现骨髓或血液受累
- 淋巴结

表现

- 患者诊断前身体状况良好
- 约 70%的患者表现为结外肿块伴或不伴淋巴结肿大
  - 约 30%的病例仅有淋巴结肿大
- 约 60%的患者有 B 症状
- 约 60%的患者为高 IPI 评分
- 约 60%的患者 Ann Arbor 分期为Ⅲ期或Ⅳ期

实验室检查

- 约 50%的患者乳酸脱氢酶(LDH)水平增高

治疗

- 药物
  - 目前尚无公认的标准治疗方法
  - 利妥昔单抗、环磷酰胺、多柔比星、长春新碱、泼尼松(R-CHOP)
    - 目前最常用的方案
  - 早期研究应用环磷酰胺、多柔比星、长春新碱和泼尼松(CHOP)
  - 50%~60%的病例达到临床缓解
    - 反应较 EBV(-)DLBCL 患者差
  - 利妥昔单抗的疗效尚不确定

预后

- 在亚洲,文献报道 EBV(+)DLBCL 预后差
  - 中位生存期为 2 年
  - 预后差于 EBV(-)DLBCL
- EBV(+)DLBCL 与预后不良无关
  - 美国及欧洲
  - 年轻人
- Oyama 系统有助于预测预后
  - 基于 B 症状及年龄>70 岁
- 在西方国家 CD30 表达提示预后不良

镜下特征

组织学特征

- EBV(+)DLBCL 破坏结外部位和/或淋巴结的结构
- 两种亚型:多形性及大细胞淋巴瘤(单形性)
  - 仅为形态学分型
  - 部分病例中难以完全区分两种亚型
  - 与临床及预后无关
- 两种亚型均有
  - 大的肿瘤细胞、里-施及霍奇金样(RS+H)细胞

- ○ 核分裂象增多
  - ○ 大片坏死,通常为地图状
- 多形性亚型
  - ○ B 细胞成熟的广泛谱系
  - ○ 背景为多形性反应性细胞:小淋巴细胞、浆细胞及组织细胞
- 单形性亚型
  - ○ 成片的单形性大细胞,类似 DLBCL

细胞学特征

- 肿瘤性大细胞可为中心母细胞、免疫母细胞及浆母细胞样

辅助检查

免疫组织化学

- CD20(+),CD22(+),CD79α(+),PAX5(+)
- IRF-4/MUM1(+),CD30(+/−)
- ±浆细胞样分化细胞胞质内单克隆性免疫球蛋白
- Ki-67(MIB1)增殖指数高
- CD10(−),CD15(−),BCL6(−/+)
- T 细胞抗原(−),髓系相关抗原(−)
  - ○ 反应性 T 细胞通常为记忆/效应性免疫表型
    - − CD45RO(+),CCR4(+),FOX3(+)
  - ○ 细胞毒性 T 细胞 TIA1(+)
- 肿瘤细胞为 EBV-Ⅲ型(少数情况为Ⅱ型)潜伏感染

原位杂交

- EBER(+):无明确的阈值;多数研究采用 20%(主观的)
  - ○ 相比 LMP1,EBER 可显示更多的细胞

PCR

- 单克隆性 IGH 基因重排
- 无 T 细胞受体基因单克隆性重排

鉴别诊断

DLBCL,非特指型

- 与 EBV(+)DLBCL 单形性型类似
  - ○ 初始诊断时无 EBV 感染
- 复发时可 EBV(+)

经典型霍奇金淋巴瘤

- 经典型霍奇金淋巴瘤(CHL),特别是混合细胞型,可类似多形性型 EBV(+)DLBCL
- 以下特征支持为 CHL,而非 EBV(+)DLBCL
  - ○ 背景炎症细胞中可见多量粒细胞
  - ○ CHL 中不常见地图样坏死
  - ○ RS+H 细胞具有独特的形态学及免疫表型特征
    - − CD15(+),CD20(−),CD45/LCA(−)
  - ○ CHL 中 EBV(+)的 RS+H 细胞呈Ⅱ型潜伏感染
    - − EBER(+),EBNA-1(+),LMP1(+),LMP2A(+)
  - ○ CHL 背景中的细胞毒性 T 细胞较少
    - − 而在 EBV(+)DLBCL 中,细胞毒性 T 细胞占背景 T 细胞 30%以上

浆母细胞淋巴瘤

- 可类似 EBV(+)DLBCL 单形性亚型
- 和 HIV 感染高度相关
- 弥漫性模式;免疫母细胞及浆母细胞改变
- 免疫表型
  - ○ MUM1(+),CD38(+),CD138(+),VS38/p63(+)
  - ○ EMA(+/−);部分病例 CD30(+)
  - ○ CD79a(+/−,通常为弱阳),CD20(−),CD22(−),PAX5(−)
- 约 70%的病例 EBER(+)

免疫缺陷相关淋巴组织增殖性疾病

- 患者有免疫缺陷病史,包括
  - ○ 先天性免疫缺陷综合征
  - ○ 实体器官或造血干细胞移植
  - ○ HIV 感染
  - ○ 免疫抑制药物治疗
    - − 例如甲氨蝶呤
- 多形性移植后淋巴组织增殖性疾病(PTLD)
  - ○ 临床及形态学上可类似 EBV(+)DLBCL 多形性亚型
    - − 结外部位或淋巴结受累;常见坏死
    - − 浆细胞、小淋巴细胞及大的淋巴样细胞浸润,有或无 RS+H 样细胞
- 单形性 PTLD
  - ○ 结构破坏,成片的非典型大细胞增生
  - ○ 中心母细胞样或免疫母细胞样形态最多见,有或无 RS+H 样细胞
  - ○ 可呈浆细胞样或浆细胞分化
- 多数伴Ⅲ型潜伏模式的 PTLD 中肿瘤细胞 EBV(+)

恶性肿瘤治疗后继发性 DLBCL

- 目前尚未纳入 WHO 分类的诊断类别
- 患者有恶性肿瘤化疗史
- 通常 EBER(+)

伯基特淋巴瘤

- 星空现象,单一性中等大小的肿瘤细胞
- 核分裂象及凋亡多见
- 全 B 细胞抗原(+),CD10(+),BCL6(+);Ki-67 指数高
- 存在特征性的 MYC 基因易位

血管免疫母细胞性 T 细胞淋巴瘤

- 淋巴结结构破坏,多形性细胞增生浸润,包括
  - ○ 肿瘤细胞:小至中等大;有或无透亮或淡染的胞质,细胞界限清楚
  - ○ 混杂反应性的淋巴细胞、嗜酸性粒细胞、浆细胞及组织细胞
- 鹿角状的高内皮静脉(HEV)显著增生
- 突出的滤泡树突状细胞(FDC)网
- 免疫表型
  - ○ CD3(+),CD4(+),CD5(+),CD8(−)
  - ○ T 细胞为滤泡辅助性 T 细胞表型
    - − CD10、BCL6、CXCL13 和/或 PD-1
- 肿瘤内混杂 B 免疫母细胞,通常 EBER(+)

EB 病毒相关性淋巴组织增殖性疾病

疾病	EBV 频率
B 细胞	
EBV (+) DLBCL	100%
HHV8 (+) 原发性渗出性淋巴瘤	100%
淋巴瘤样肉芽肿	100%
脓胸相关 DLBCL	100%
中枢神经系统 HIV (+) DLBCL	>95%
伯基特淋巴瘤	地方性 : >95% ; HIV+ : 25% ~40% ; 散发性 : 约 20%
浆母细胞淋巴瘤	约 70%
移植后淋巴组织增殖性疾病	约 75%
经典型霍奇金淋巴瘤	混合细胞型 : 约 70% ; 结节硬化型 : 约 20%
医源型 (药物) 淋巴组织增殖性疾病	约 50%
T 细胞	
结外 T-/NK 细胞淋巴瘤, 鼻型	100%
儿童系统性 T 细胞淋巴组织增殖性疾病	100%
血管免疫母细胞性 T 细胞淋巴瘤	80% ~90%
外周 T 细胞淋巴瘤, 非特指型	5% ~10%

潜伏 EB 病毒编码基因

EB 病毒编码基因	定位
EBNA-1	核
EBNA-2	核
EBNA-3	核
LMP1	膜
LMP2	膜
EBER-1 及 EBER-2	核
EBV, EB 病毒 ; EBNA, EB 病毒核抗原 ; LMP, 潜伏膜蛋白 ; EBER, EB 病毒编码的小 RNA。	

传染性单核细胞增多症

- 临床上通常为急性起病
- 常见淋巴结肿大及脾大
- 血清学检查显示 EBV 抗体滴度急性增高
- 淋巴结结构不完全破坏
- 多量 EBER (+) 细胞

慢性活动性 EBV 感染

- 见于少数 EBV 感染患者
- 发病机制不清 ; 涉及 T 细胞反应受损
- 一过性急性 EBV 感染
  - 抗 EBV-IgG 滴度增高, 血 EBV-DNA (+)
- 多数病例出现发热、肝功能异常、脾大
- 约 50% 的病例出现淋巴结肿大、血小板减少及贫血
- 20% ~30% 的病例出现皮疹、蚊虫叮咬超敏反应、噬血综合征
- 受累器官内可见病毒感染细胞浸润
- 部分病例发展为淋巴瘤

参考文献

1. Battle-Lopez A et al: Epstein-Barr virus-associated diffuse large B-cell lymphoma: diagnosis, difficulties and therapeutic options. Expert Rev Anticancer Ther. 16(4):411-21, 2016

2. Castillo JJ et al: EBV-positive diffuse large B-cell lymphoma of the elderly: 2016 update on diagnosis, risk-stratification, and management. Am J Hematol. 91(5):529-37, 2016

3. Jöhrens K et al: Age and cellular composition influence overall survival in a collective of non-immunocompromised patients with EBV-positive diffuse large B-cell lymphoma from a German lymphoma center. Leuk Lymphoma. 57(12):2791-2803, 2016

4. Swerdlow SH et al: The 2016 revision of the World Health Organization (WHO) classification of lymphoid neoplasms. Blood. ePub, 2016

5. Hong JY et al: EBV-positive diffuse large B-cell lymphoma in young adults: is this a distinct disease entity? Ann Oncol. 26(3):548-55, 2015

6. Ok CY et al: Age cutoff for Epstein-Barr virus-positive diffuse large B-cell lymphoma--is it necessary? Oncotarget. 6(16):13933-45, 2015

7. Ok CY et al: Prevalence and clinical implications of epstein-barr virus infection in de novo diffuse large B-cell lymphoma in Western countries. Clin Cancer Res. 20(9):2338-49, 2014

8. Asano N et al: Age-related Epstein-Barr virus (EBV)-associated B-cell lymphoproliferative disorders: comparison with EBV-positive classic Hodgkin lymphoma in elderly patients. Blood. 113(12):2629-36, 2009

9. Park S et al: The impact of Epstein-Barr virus status on clinical outcome in diffuse large B-cell lymphoma. Blood. 110(3):972-8, 2007

10. Oyama T et al: Senile EBV+ B-cell lymphoproliferative disorders: a clinicopathologic study of 22 patients. Am J Surg Pathol. 27(1):16-26, 2003

EBV(+) DLBCL：单形性型

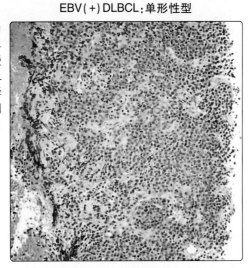

单形性型：CD10

(左)大腿肿块穿刺活检为 EBV(+) DLBCL,肿瘤是单形性型,图示肿瘤细胞弥漫成片。(右)EBV(+) DLBCL 单形性型,免疫组织化学 CD10 染色图示肿瘤细胞阳性,同时 BCL6(+),BCL2(-)(未显示)

EBV(+) DLBCL：多形性型

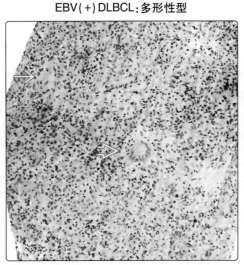

多形性型：坏死

(左)EBV(+) DLBCL 多形性型累及腹膜后淋巴结,图示淋巴结结构破坏,可见散在大的异型淋巴细胞,混杂多量反应性组织细胞,小肉芽肿➭及巨细胞➭。(右)EBV(+) DLBCL 多形性型图示灶状凝固性坏死➭,周围可见散在的中心母细胞➭,混杂有组织细胞

EBV(+) DLBCL：霍奇金样细胞

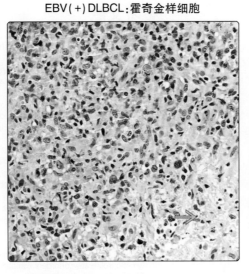

多形性型：EBER

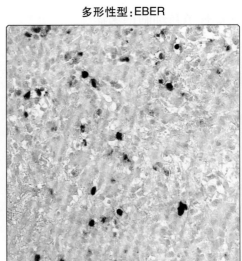

(左)EBV(+) DLBCL 多形性型,图示大小不等的淋巴细胞、霍奇金样细胞及组织细胞混合性增生,可见灶性坏死➭。(右)EBV(+) DL-BCL 多形性型病例中,原位杂交示散在分布的大细胞 EBER 阳性

多形性型:CD30

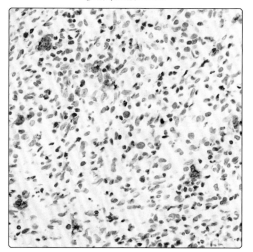

混合细胞型 CHL

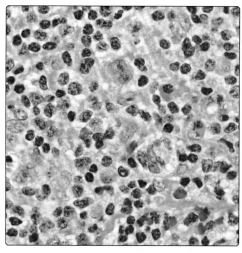

(左)EBV(+)DLBCL 多形性型,免疫组织化学 CD30 染色图示散在的大细胞阳性。有报道称 CD30 表达提示预后不良。(右)高倍镜图示淋巴结混合细胞型经典型霍奇金淋巴瘤(CHL),背景中可见嗜酸性粒细胞,这一特点在老年 EBV(+)DLBCL 多形性型中相对少见

混合细胞型 CHL:CD15

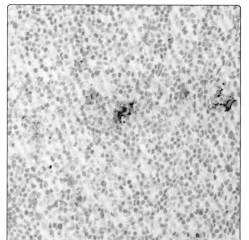

恶性肿瘤治疗后继发性 DLBCL

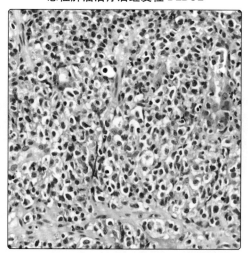

(左)淋巴结混合细胞型 CHL,免疫组织化学 CD15 染色图示肿瘤细胞阳性。CHL 中的霍奇金细胞及 RS 细胞常表达 CD15,而老年 EBV(+)DLBCL 多形性型一般不表达 CD15。(右)接受抗 CD52 抗体(Campath-1H)化疗的前 T 淋巴细胞白血病(T-PLL)患者发生小肠的 EBV(+)DLBCL

恶性肿瘤治疗继发性 DLBCL:CD20

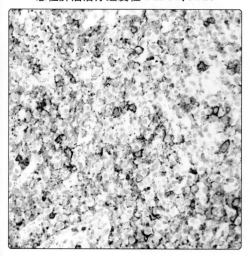

恶性肿瘤治疗继发性 DLBCL:EBER

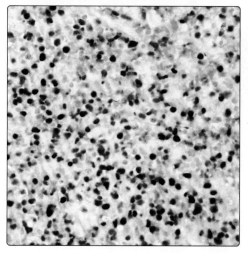

(左)T-PLL 患者接受了抗 CD52 抗体(Campath-1H)联合化疗,治疗后小肠发生了 EBV(+)DLBCL,图示肿瘤细胞不同程度地表达 CD20。(右)原位杂交图示多量肿瘤细胞 EBER(+)

要　点

基本概念

- 起源于多中心 Castleman 病（MCD）的人类疱疹病毒 8 型（HHV8）阳性大 B 细胞淋巴瘤（LBCL）

病因学/发病机制

- HHV8 主要通过体液尤其是唾液感染人
  - 双链 DNA 病毒
  - B 淋巴细胞的潜伏感染持续终生
  - 非洲、南美和地中海盆地部分地区 HHV8 血清流行率高
    - 北美不常见（<5%）
- 起源于 MCD 的 LBCL 的发病机制
  - HHV8 首先感染滤泡套区的浆母细胞
  - HHV8（+）浆母细胞增生聚集呈簇（又名微小淋巴瘤）
  - HHV8（+）细胞簇进展/扩展为组织学明显的 LBCL
  - 多数患者存在重度的免疫抑制

临床特征

- 淋巴结、脾
- 预后差；通常<1 年

镜下特征

- 淋巴结结构破坏，代之以弥漫成片增生的大细胞
  - 浆母细胞、免疫母细胞或中心母细胞
  - 核分裂象多见

辅助检查

- HHV8（+），IgM（+），λ（+）
- CD45/LCA（+/−），CD20（−/+），CD79a（−），EBER（−）
- *IGH* 单克隆性重排

主要鉴别诊断

- 胸腔以外的原发性渗出性淋巴瘤
- HHV8（+）嗜生发中心性淋巴增殖性疾病
- HHV8（+）LBCL，非特指型

起源于 HHV8（+）MCD 的 LBCL 的示意图

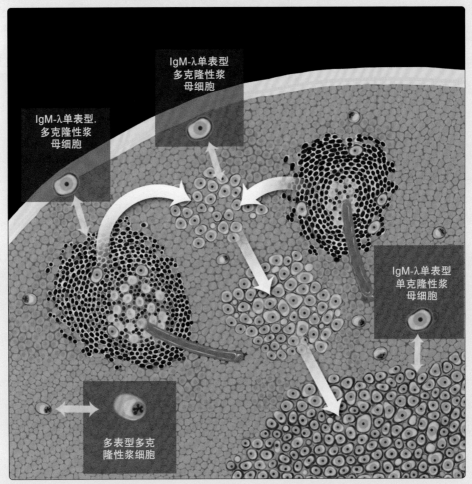

HHV8 首先感染淋巴滤泡套区内多克隆性 IgMλ（+）的浆母细胞。这些浆母细胞是多克隆性的，缺乏 Ig 可变区体细胞突变，相当于处女型 B 细胞。然后，浆母细胞聚集形成微小淋巴瘤，IgMλ（+）仍是多克隆性的。微小淋巴瘤可进一步进展为单表型及单克隆性 LBCL。HHV8 感染是这一系列事件发生的驱动因素，很大可能合并其他遗传学异常

术语

缩写

- 人类疱疹病毒 8 型(human herpesvirus 8,HHV-8)

HHV8(+)淋巴增殖性疾病谱系

- 谱系从反应性淋巴组织增生到原发性渗出性淋巴瘤(PEL)
- 很多淋巴增殖性疾病和 HHV8 感染相关
- 本章主要聚焦于起源于 MCD 的 HHV8(+)LBCL
- PEL 是一个独立的疾病类型

病因学/发病机制

感染原

- HHV8 参与疾病发生
  - 又称卡波西肉瘤疱疹病毒,是一种双链 DNA 病毒
  - HHV8 通过体液传染人群,尤其是唾液
  - 病毒感染分为溶解感染期及潜伏感染期
    - 潜伏感染发生在 B 淋巴细胞中,持续终生
      - 使 HHV8 逃脱宿主的免疫监视
  - HHV8 的血清学流行情况
    - 撒哈拉以南非洲和南美洲亚马逊地区为地方性(高达 50%)
    - 地中海沿岸国家:5%~20%
    - 亚洲、北欧及北美不常见(<5%)
- HHV8 编码多个基因,包括至少 10 个细胞基因的同源物
  - HHV8 基因组编码约 90 个基因,包括白细胞介素-6(IL-6)的病毒同源物
    - 目前认为 IL-6 在诱导 MCD 特征中发挥重要作用
  - 病毒参与细胞通路:细胞周期和抑制凋亡

HHV8(+)MCD 的发病机制

- 驱动因素为 HHV8 感染及细胞因子的过度产生
  - 病毒 IL-6 可能在发病过程中发挥重要作用
  - 病毒 FLICE 抑制蛋白(凋亡抑制蛋白)、G 蛋白偶联受体
  - 病毒巨噬细胞炎症蛋白 Ⅰ 及 Ⅱ(vMIP-Ⅰ,vMIP-Ⅱ)
  - 人 IL-6,IL-10,IL-1β,TNF-α
- 与免疫抑制相关
  - HIV 感染最常见
  - HIV 相关性 HHV8(+)MCD 发生淋巴瘤的风险增加 15 倍
- 抗逆转录病毒治疗后 HHV8(+)MCD 的发生率似乎增高

MCD 的其他形式/病因学

- POEMS 综合征
  - P = 多发性神经病(polyneuropathy);O = 器官肿大(organomegaly);E = 内分泌疾病(endocrinopathy);M = 单克隆丙种球蛋白血症(monoclonal gammopathy);S = 皮肤改变(skin changes)

- 约 50% 的 POEMS 综合征发生 MCD
  - MCD 可 HHV8(+)或 HHV8(-)
- TAFRO 综合征
  - T = 血小板减少(thrombocytopenia);A = 腹水(ascites);F = 发热(fever);R = 肾功能受损(renal dysfunction);O = 器官肿大(organomegaly)
  - 又名 Castleman-Kojima 病
  - 在日本最常见;文献报道少数病例 HHV8(-)
  - 与其他形式的特发性 MCD 密切相关
- 特发性 MCD
  - 不明原因的 MCD
- 发生 HHV8(+)LBCL 的风险似乎低于 HIV(+)MCD 患者
  - 发生在 HHV8 血清流行率高的地理区域

起源于 HHV8(+)MCD 的 LBCL 的发病机制

- HHV8 首先感染滤泡套区单个散在分布的浆母细胞
  - 这些浆母细胞为表达 IgM 的处女型 B 细胞
    - 浆母细胞表达 λ 轻链,但分子水平上为多克隆性
    - 浆母细胞缺乏免疫球蛋白(Ig)体细胞超突变
- HHV8(+)的浆母细胞增生聚集呈簇(又名微小淋巴瘤)
  - 多克隆或与 HHV8(-)多克隆细胞相关的单克隆
- 少数情况下,HHV8(+)的浆母细胞簇进展为 LBCL
  - LBCL 中的细胞是单克隆性的
  - HHV8 附加体分析显示病毒是单克隆性的
    - 提示 HHV8 出现于克隆性增生之前
- 多数起源于 MCD 的 LBCL 患者存在重度的免疫抑制

临床特征

流行病学

- 发病率
  - 起源于 MCD 的 LBCL 罕见
- 年龄
  - 一定程度上取决于有无 HIV 感染
    - HIV(+):年龄与 HIV(+)患者年龄一致
    - HIV(-):老年人

部位

- 淋巴结、脾
- 终末期可出现白血病样累及
- 结外部位不(或罕见)受累

表现

- 重度免疫抑制
- 淋巴结肿大,伴或不伴脾大
- 有或无卡波西肉瘤

治疗

- 由于存在重度的免疫抑制,治疗选择往往受限
  - HIV(+)患者采用抗逆转录病毒治疗
- MCD 相关性 LBCL 的治疗目前尚未达成共识

预后

- 高侵袭性,预后差,通常小于 1 年
- 疾病可广泛播散
  - 脾、肺、肝及胃肠道
- 严重的免疫抑制导致预后不良

影像学

一般特征

- 淋巴结肿大及脾大最常见

镜下特征

组织学特征

- HHV8(+)MCD 的特征如下
  - 滤泡套区散在分布的浆母细胞/免疫母细胞
  - 透明血管和/或滤泡淋巴细胞减少
  - 显著的滤泡间浆细胞样细胞增生,无非典型性
  - 血管增生
- 微小淋巴瘤
  - 套区内小的非典型细胞簇,±围绕生发中心
  - 大细胞为浆母细胞样或免疫母细胞样(少数情况下)
    - 胞质丰富、核仁明显
- 明显的 HHV8(+)LBCL
  - 肿瘤细胞出现在生发中心以外,通常破坏淋巴结结构
  - 成片的大的浆母细胞或免疫母细胞
  - 核分裂象常见

细胞学特征

- 有少数起源于 MCD 的 LBCL 的细针穿刺的文献报道

辅助检查

免疫组织化学

- HHV8(+),胞质(cyt)IgM(+),cyt λ(+)
- CD27(+),CD45/LCA(+/-),CD20(-/+)
- CD30(-/+),CD38(-/+),CD79a(-),CD138(-)
- T 细胞抗原(-);罕见情况下可异常表达 T 细胞抗原
- 多数病例部分浆母细胞人或病毒 IL-6(+)
- 滤泡间浆细胞
  - 多型性 Ig 轻链表达
  - Cyt IgA(+),cyt IgM(-),HHV8(-)

原位杂交

- EBER(-)

基因学检查

- 单细胞 PCR 研究在 LBCL 可检测到 *IGH* 基因单克隆性重排
- *IGH* 可变区基因通常缺乏体细胞超突变

- 支持来源于 MCD 的 HHV8(+)LBCL 起源于处女型 B 细胞
- HHV8 附加体分析显示病毒以单克隆形式存在
  - 提示病毒出现在单克隆增生之前
- 细胞遗传学及比较基因组杂交的文献报道很少
  - 少数病例的研究结果显示:部分存在细胞遗传学异常

鉴别诊断

HHV8(+)反应性淋巴组织增生

- 多数患者为 HIV 感染的年轻男性
- 患者常出现淋巴结肿大
  - 局限性或弥漫性
- 淋巴结显示反应性改变
  - 滤泡及副皮质区增生;淋巴窦扩张
  - 部分病例出现淋巴细胞减少及衰竭的生发中心
  - 滤泡间区无成片的浆细胞
  - 内皮细胞及少数滤泡树突状细胞 HHV8(+)
  - 多数病例 EBER(+)
  - 无单克隆的分子证据
- 约 25% 的患者进展为 HHV8(+)MCD

卡波西肉瘤相关炎性细胞因子综合征

- 患者同时存在 HHV8 及 HIV 感染
- HHV8 载量高;血清 IL-6 及 IL-10 水平增高
- 症状及实验室检测类似于 HHV8(+)MCD
  - 无淋巴结肿大及脾大
- 可能为 HHV8(+)MCD 的前驱病变

原发性渗出性淋巴瘤

- 发生于重度免疫抑制患者,通常 HIV(+)
- 可发生于 HHV8(+)MCD 同时伴 HIV 感染的患者
- 两种类型
  - 经典型
    - 累及体腔,无体腔外肿块
    - 约 25% 的患者表现为体腔内肿块
  - 体腔外/实体变异型
    - 累及淋巴结或结外
    - 部分病例可发展为经典型疾病
- HHV8(+),EBER(+)
- 免疫表型
  - 通常 Ig(-);部分病例 κ-轻链(+)
  - CD45/LCA(+),CD138(+),CD30(+/-)
  - CD38(+/-),EMA(+/-),IRF-4/MUM1(+/-)
  - CD20(-),CD79a(-),BCL6(-)
- *IGH* 基因单克隆性重排
- *IGH* 可变区基因出现高频体细胞超突变
  - 支持为生发中心晚期或生发中心后 B 细胞起源

HHV8 相关性淋巴组织增殖性疾病
疾病
HHV8(+)反应性淋巴组织增生
HHV8(+)多中心性 Castleman 病
起源于多中心性 Castleman 病的大 B 细胞淋巴瘤
原发性渗出性淋巴瘤:经典型及体腔外变异型
HHV8(+)弥漫大 B 细胞淋巴瘤,非特指型
HHV8(+)嗜生发中心淋巴组织增殖性疾病
HHV8,人类疱疹病毒 8 型。

HHV8(+)嗜生发中心淋巴组织增殖性疾病

- 见于 HIV(-)、免疫功能正常的患者,无 MCD 的证据
- 患者表现为局限性淋巴结肿大
- 多数患者临床经过呈惰性,对化疗反应佳
  - 罕见病例复发、疾病播散
- HHV8(+)浆母细胞浸润,大多局限在生发中心内
  - 浆母细胞可扩展至套区或边缘区
- HHV8(+),EBER(+)
- 免疫表型
  - κ 或 λ 轻链限制性表达;CD38(+),IRF4/MUM1(+)
  - CD10(-),CD20(-),CD27(-)
  - CD79a(-),CD138(-),BCL2(-),BCL6(-)
- *IGH* 重排呈多克隆或寡克隆模式

HHV8(+)LBCL,非特指型

- 在非流行地区非常罕见,如北美
- 成人;无已知的免疫抑制;HIV(-)
- 患者出现淋巴结肿大和/或结外病变
  - 局限性或弥漫性病变
- 形态学特征
  - 弥漫性模式,细胞学特点为浆母细胞或免疫母细胞
  - 高核分裂活性
- HHV8(+),EBER(+)
- 免疫表型
  - CD38(+),CD138(+),IRF4/MUM1(+)
  - CD45/LCA(-/+),CD3(-/+),CD20(-)

弥漫大 B 细胞淋巴瘤,非特指型

- 大多数患者无免疫抑制
- 肿瘤细胞类似中心母细胞或免疫母细胞
- 免疫表型
  - κ 或 λ 轻链(+)
  - CD20(+),CD22(+),CD79a(+),PAX5(+)
- HHV8(-),EBV 感染不常见(<10%)

与 MCD 无关的浆母细胞淋巴瘤

- 通常见于存在重度免疫抑制的患者

- 结外病变常见
- 免疫表型
  - CD38(+),CD138(+),CD79a(+/-)
  - CD20(-),PAX5(-)
  - T 细胞抗原通常(-),但可异常表达 CD3
- 大多数病例 EBER(+);HHV-8(-)

浆细胞瘤

- 患者出现淋巴结肿大或结外肿物
- 多与 HIV 感染无关
- 淋巴结结构破坏,成片的单一性浆细胞增生,有或无非典型性
- 免疫表型
  - κ 或 λ 轻链(+)
  - CD38(+),CD138(+),CD79a(+/-)
  - CD20(-),PAX5(-)

参考文献

1. Bhavsar T et al: KSHV-associated and EBV-associated germinotropic lymphoproliferative disorder: new findings and review of the literature. Am J Surg Pathol. ePub, 2017
2. Gonzalez-Farre B et al: HHV8-related lymphoid proliferations: a broad spectrum of lesions from reactive lymphoid hyperplasia to overt lymphoma. Mod Pathol. ePub, 2017
3. Yu L et al: Clinical and pathological characteristics of HIV- and HHV8-negative Castleman disease. Blood. 129(12):1658-1668, 2017
4. Iwaki N et al: Clinicopathologic analysis of TAFRO syndrome demonstrates a distinct subtype of HHV-8-negative multicentric Castleman disease. Am J Hematol. 91(2):220-6, 2016
5. Swerdlow SH et al: The 2016 revision of the World Health Organization (WHO) classification of lymphoid neoplasms. Blood. 127(20):2375-90, 2016
6. de Almeida MM et al: Cis-9, trans-11 and trans-10, cis-12 CLA mixture does not change body composition, induces insulin resistance and increases serum HDL cholesterol level in rats. J Oleo Sci. 64(5):539-51, 2015
7. Carbone A et al: KSHV-associated multicentric Castleman disease: a tangle of different entities requiring multitarget treatment strategies. Int J Cancer. 137(2):251-61, 2014
8. Courville EL et al: Diverse clinicopathologic features in human herpesvirus 8-associated lymphomas lead to diagnostic problems. Am J Clin Pathol. 142(6):816-29, 2014
9. Carbone A et al: HIV-associated lymphomas and gamma-herpesviruses. Blood. 113(6):1213-24, 2009
10. Amin HM et al: Dissolution of the lymphoid follicle is a feature of the HHV8+ variant of plasma cell Castleman's disease. Am J Surg Pathol. 27(1):91-100, 2003
11. Du MQ et al: KSHV- and EBV-associated germinotropic lymphoproliferative disorder. Blood. 100(9):3415-8, 2002

HHV8 (+) MCD

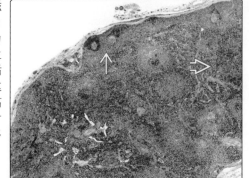

MCD：滤泡间区浆细胞

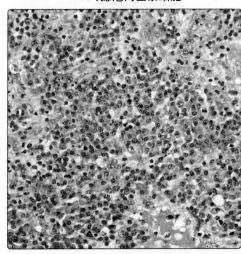

(左) 一例 HIV 感染及艾滋病的患者发生 HHV8 (+) MCD。MCD 特征性改变为滤泡间区浆样细胞➡增生和削减/退化的滤泡➡，后两图显示更明显。(右) 这例 HHV8 (+) MCD 病例，高倍镜图示滤泡间区见成片的成熟浆细胞增生，表达多表型胞质免疫球蛋白轻链

HHV8 (+) MCD：滤泡削减

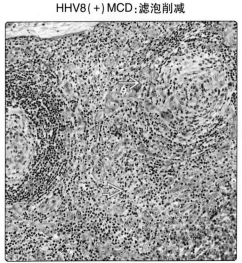

HHV8 (+) MCD：LANA1

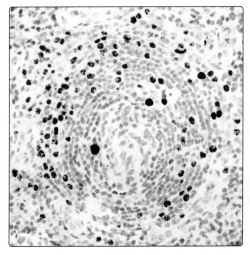

(左) 高倍镜图示 HHV8 (+) MCD 病例中的两个滤泡，生发中心淋巴细胞削减，右侧滤泡➡完全退化，间质➡内淋巴细胞削减，血管增生。(右) HHV8 潜伏感染相关核抗原 (LANA1) 特异性抗体免疫组织化学染色图示感染的浆母细胞，多位于透明变的生发中心周围的套区。如图所示，HHV8 典型阳性模式为斑块状核阳性

起源于 HHV8 (+) MCD 的 LBCL

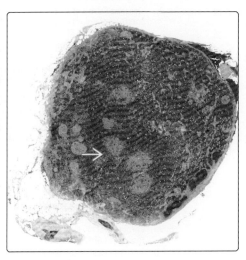

起源于 HHV8 (+) MCD 的 LBCL 累及生发中心

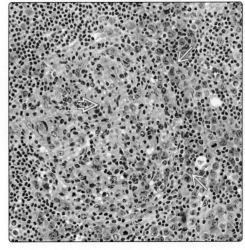

(左) 起源于 HHV8 (+) MCD 的 LBCL。低倍镜图示苍白结节➡为 LBCL，背景为粉紫色的、浆细胞丰富的 MCD。(右) 中倍镜图示肿瘤细胞➡体积大，围绕并植入削减的生发中心 (GC)➡。大细胞形态类似浆母细胞

起源于 HHV8(+)MCD 的 LBCL：浆母细胞

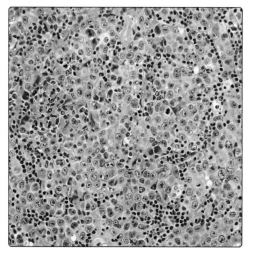

起源于 HHV8(+)MCD 的 LBCL

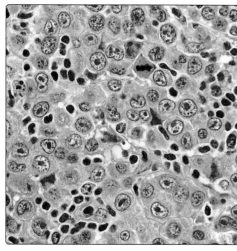

（左）中倍镜图示大的肿瘤细胞胞质丰富、粉染，具有浆母细胞特征。（右）高倍镜图示肿瘤细胞有明显的中位核仁，胞质丰富嗜酸性，提示为浆母细胞

起源于 HHV8(+)MCD 的 LBCL：LANA1

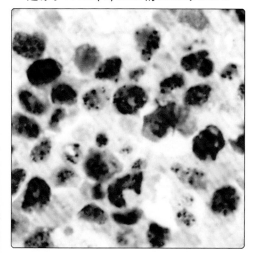

原发性渗出性淋巴瘤：细胞涂片

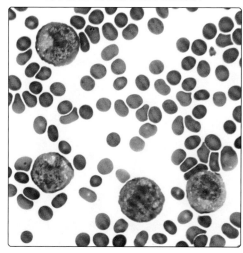

（左）起源于 HHV8(+)MCD 的 LBCL。免疫组织化学 LANA1 特异性抗体染色图示 HHV8 斑块状核阳性。（右）一例 HIV 感染者发生原发性渗出性淋巴瘤（PEL），胸腔积液细胞涂片，图示肿瘤细胞体积很大，核仁明显，胞质内可见空泡。肿瘤细胞 EBER 及 HHV8 阳性（未显示）

PEL：细胞块

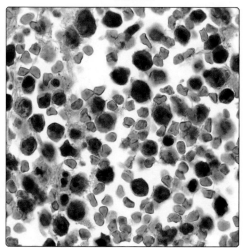

PEL：HHV8(+)

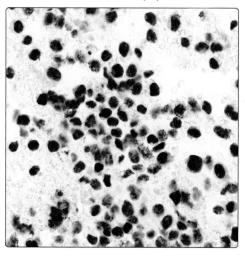

（左）图示胸腔积液离心沉渣经甲醛固定石蜡包埋制作成细胞块的 HE 形态。（右）免疫组织化学 LANA1 特异性抗体染色图示肿瘤细胞核阳性

体腔外 PEL 累及淋巴结

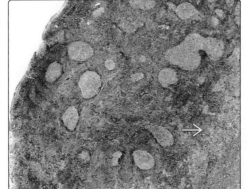

体腔外 PEL：窦内浸润

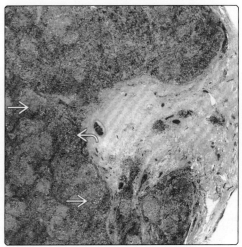

(左)一例 HIV 感染者发生的体腔外 PEL 累及颈部淋巴结。低倍镜图示肿瘤细胞主要位于淋巴窦内➡。肿瘤细胞 HHV8(+)、EBER (+)。(右)中倍镜图示肿瘤细胞充满被膜下窦。肿瘤细胞 HHV8(+)、EBER(+)

体腔外 PEL：细胞学特征

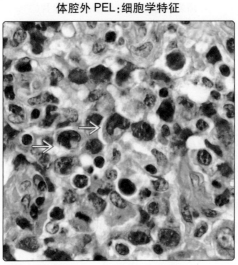

HHV8(+)GLPD 累及淋巴结

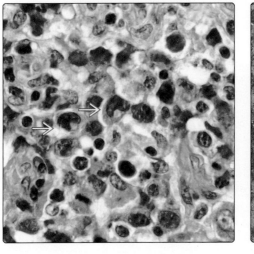

(左)高倍镜图示肿瘤细胞体积大,部分细胞类似标志性(hallmark)细胞➡(见于间变性大细胞淋巴瘤)。肿瘤细胞 HHV8(+)、EBER (+)。(右)HHV8(+)嗜生发中心淋巴组织增殖性疾病(GLPD)累及淋巴结。图示浆母细胞组成的苍白结节➡主要集中在生发中心。亦可见具有增殖性生发中心➡的残存滤泡

HHV8(+)GLPD：取代生发中心

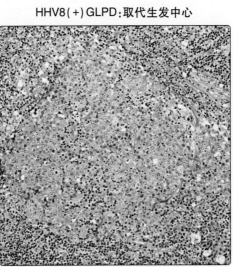

HHV8(+)GLPD：核分裂象

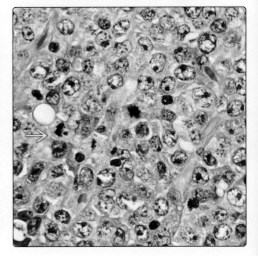

(左)HHV8(+)GLPD 累及淋巴结,中倍镜图示浆母细胞增生结节取代生发中心。(右)高倍镜图示浆母细胞(及中心母细胞)胞质丰富嗜酸性,可见核分裂象➡

HHV8 (+) LBCL-NOS

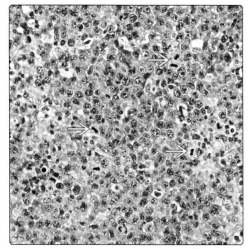

HHV8 (+) LBCL：LANA1 (+)

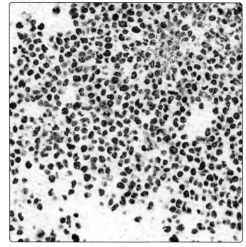

(左) 一例腹部淋巴结肿大的老年女性的淋巴结切片。患者无免疫抑制或 MCD 证据,无 HIV 感染。淋巴结活检中倍镜图示 LBCL,非特指型 (LBCL-NOS) 弥漫破坏淋巴结结构,核分裂象 ➡ 多见。(右) 免疫组织化学 LANA1 特异性抗体染色图示肿瘤细胞 HHV8 阳性

HHV8 (+) LBCL：EBER

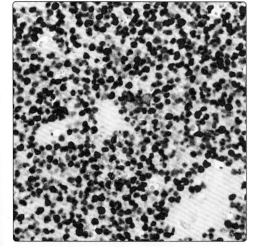

HHV8 (+) LBCL：高增殖活性

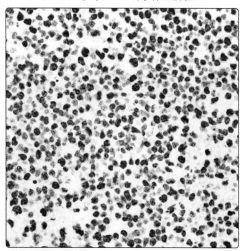

(左) 一例 HHV8 (+) LBCL-NOS 患者淋巴结,EBER 原位杂交显示几乎所有细胞均阳性。(右) 免疫组织化学 Ki-67 染色图示几乎所有肿瘤细胞均阳性

浆母细胞淋巴瘤

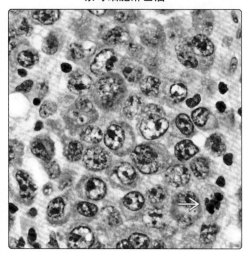

浆母细胞淋巴瘤：κ

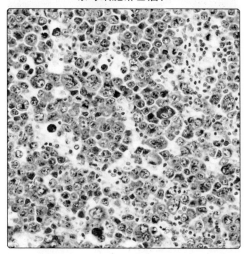

(左) 浆母细胞淋巴瘤累及腋窝淋巴结。高倍镜图示肿瘤细胞体积大且具有非典型性,可见浆细胞样分化。图中可见一核分裂象 ➡。(右) 浆母细胞淋巴瘤累及腋窝淋巴结。免疫组织化学 κ 染色图示肿瘤细胞表达胞质单表型 κ 轻链,本病例 EBER 阳性 (未显示)

要点

临床特征

- 成人组中位发病年龄为 30 岁
- 在西方,伯基特淋巴瘤(BL)常表现为腹部肿块
  - BL 也可出现白血病期
- BL 有三种临床变异型
  - 地方性 BL,发生在非洲赤道处,几乎所有病例都与 EBV 有关
  - 散发性 BL,在西方主要发生于免疫功能正常的患者
  - 免疫缺陷相关的 BL,主要发生于 HIV 感染患者

镜下特征

- 显著的星空现象及大量核分裂象
- 单形性中等大小的淋巴细胞增生
  - 核圆形、染色质粗、嗜碱性,胞质空泡状
  - 多个小核仁
- 吞噬碎片的巨噬细胞

辅助检查

- 生发中心 B 细胞表型
  - IgM(+),CD10(+),BCL6(+)
  - TdT(−),BCL2(−)
- 与其他高级别淋巴瘤不同,核型相对简单
- MYC 基因易位是 BL 的特征性改变
  - 伙伴基因:IGH(85%~90%);IGK 或 IGL(10%~15%)
- 基因表达谱
  - 高表达:MYC 和靶基因
  - 低表达:NF-κB 靶基因,主要组织相容性复合物 I 基因
- 散发性 BL 中,常见 TCF3、ID3 和 CCND3 突变

主要鉴别诊断

- 高级别 B 细胞淋巴瘤(WHO 2016)
- 弥漫大 B 细胞淋巴瘤,非特指型
- 淋巴母细胞性白血病/淋巴瘤
- 套细胞淋巴瘤,母细胞变异型

(左)照片显示一名非洲男孩下颌骨的大肿块。虽然 BL 最常发生于头颈部,但患者往往有全身性病变。(Courtesy R. Craig, CDC/PHIL.) (右) BL 图示特征性星空现象。密集的体积中等大小的淋巴细胞构成"黑暗的天空"⊡,而含有大量胞质碎片的组织细胞(可染小体巨噬细胞)代表"星星"⊡

下颌骨 BL

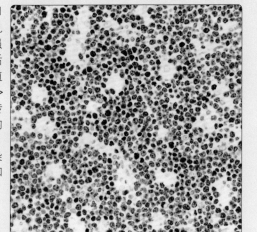

BL:星空现象

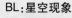
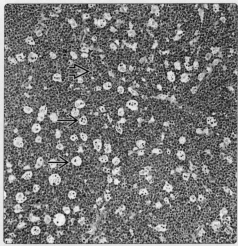

(左) 免疫组织化学 MIB1 (Ki-67) 染色图示 BL 中几乎所有的肿瘤细胞都呈强阳性,提示肿瘤细胞增殖活跃。一般情况下,BL 的增殖活性很高(Ki-67 指数 > 95%)。(右)常规细胞遗传学分析显示一个非复杂的核型 t(8;14)(q24;q32) ⊡。这是 BL 中最常见的染色体易位,涉及 MYC 和 IGH 基因。(Courtesy L. Abruzzo,MD.)

BL:高增殖活性

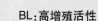

BL 核型

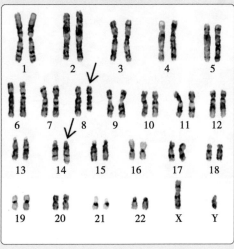

第 14 节　伯基特淋巴瘤

术语

缩写

- 伯基特淋巴瘤(Burkitt lymphoma,BL)

同义词

- 小无裂细胞淋巴瘤,伯基特型(工作分类)
- 未分化,伯基特型(Rappaport 分类)
- 急性淋巴母细胞白血病,L3 型(法-美-英分类)

定义

- BL 是高度侵袭性淋巴瘤,肿瘤倍增时间很短(约 25 小时)
- BL 的典型特征
  - 弥漫浸润、星空现象和大量核分裂象
  - 肿瘤细胞中等大小、形态单一,胞质嗜碱性
  - 涉及 *MYC* 的染色体易位
  - 结外受累
- BL 的三种临床病理变异型
  - 地方性
  - 散发性
  - 免疫缺陷相关性

病因学/发病机制

感染原

- 研究表明,BL 与多种微生物感染有关
  - 尤其是地方性 BL
- BL 与 EBV 感染相关
  - EBV(+)
    - >95%的地方性 BL
    - 10%~20%的散发性 BL
    - 30%~40%的免疫缺陷相关性 BL
- 地方性 BL 与恶性疟原虫感染有关
  - 地方性 BL 的地理分布与恶性疟原虫引起的疟疾分布相对应
- 地方性 BL 可能与虫媒病毒感染有关
  - 蚊子携带疟原虫及虫媒病毒
  - 虫媒病毒是 RNA 病毒,有些具有致癌性
- 慢性抗原刺激可耗尽 EBV 特异性细胞毒性 T 细胞
  - 免疫监视和/或抗原呈递功能受损
  - 可能因此在 EBV 驱动下可导致淋巴瘤的形成
  - 在地方性 BL 中,疟原虫或虫媒病毒形成慢性抗原刺激
  - 在免疫缺陷相关的 BL 中,免疫监视受到其他因素的损害
    - HIV 最常见

饮食因素

- 饮食可能与地方性 BL 有关
  - 在非洲,可能与食用大戟科绿玉树有关
    - 该植物含有佛波酯样物质,这种物质具有致瘤作用

原癌基因 *MYC*

- *MYC* 基因易位与 *IGH* 基因的增强子融合,导致 *MYC* 基因上调
  - *MYC* 参与多种细胞途径:增殖、转录、凋亡

临床特征

流行病学

- 发病率
  - 地方性 BL
    - 常见于非洲赤道处、南美洲北部、巴布亚新几内亚
    - 是赤道非洲最常见的淋巴瘤类型
  - 散发性 BL
    - 在工业化国家,BL 占所有淋巴瘤的 1%~2%
- 年龄
  - 地方性 BL
    - 2 岁以上的儿童和青少年
    - 中位年龄:8 岁
  - 散发性 BL
    - 儿童和年轻人,中位年龄:30 岁
    - 在美国,占儿童淋巴瘤的 30%~50%
  - 免疫缺陷相关性 BL
    - 中位年龄:44 岁
- 性别
  - 男∶女=2.5∶1

部位

- 绝大多数 BL 患者表现出淋巴结外病变
- 地方性 BL
  - 约 50%的患者颌骨和其他面骨受累
  - 通常累及内脏、性腺及胃肠道
  - 20%的患者可发生中枢神经系统受累
- 散发性 BL
  - 腹部,尤其是胃肠道
  - 成人患者比儿童更易累及淋巴结
  - ±骨髓、中枢神经系统或椎旁肿块
  - 面部骨骼很少受累
  - 少数病例可表现为白血病
- 免疫缺陷相关性 BL
  - 淋巴结常受累
  - HIV 感染患者易发生骨髓受累

表现

- 患者表现为迅速生长的肿物,大多为 Ⅲ 期和 Ⅳ 期(Murphy 和 Hustu 系统)
- B 症状常见

实验室检查

- 肿瘤负荷和增殖的间接指标
  - 血清 β2 微球蛋白升高
  - 血清乳酸脱氢酶升高

- 高负荷肿瘤细胞代谢可引起高尿酸血症
- HIV 感染患者 CD4 淋巴细胞> 0.1×10^9/L

自然病程

- 在缺乏治疗的情况下,BL 患者的预后很差
  - 迅速发展的进展性疾病
    - 常发生中枢神经系统累及

治疗

- 药物
  - 建议是尽快联合应用多种化疗药物
    - 推荐使用剂量调整的 EPOCH-R 方案
    - 甲氨蝶呤和阿糖胞苷对中枢神经系统有预防作用
  - BL 对化疗非常敏感
    - 肿瘤溶解综合征(tumor lysis syndrome,TLS)的风险
      □ 与细胞死亡后细胞内物质的快速释放有关
      □ 低剂量环磷酰胺和泼尼松诱导治疗可预防 TLS

预后

- 在强化治疗下,大多数 BL 患者可获得完全缓解
  - 总生存率
    - 局限性病变:80%~90%
    - 进展期病变:60%~80%

影像学

CT

- FDG PET/CT
  - 所有未经治疗的 BL 都有高 FDG 摄取率
  - >50%的 BL 患者可发生结外受累

大体特征

肉眼观

- 结外大肿块者,常见于散发性 BL 患者的腹部
- 切面呈鱼肉状,可见出血及坏死

镜下特征

组织学特征

- 地方性、散发性和免疫缺陷相关的 BL 的组织学特征相同
  - 弥漫生长方式
  - 显著的星空现象
    - 因为有大量可染小体巨噬细胞和被吞噬的细胞碎片
  - 大量核分裂象
  - 大量细胞凋亡及大片坏死
  - 少数病例可合并结节病样肉芽肿

细胞学特征

- 肿瘤细胞形态单一,核大小、形状及胞质均一致
  - 肿瘤细胞体积中等,细胞核大小与组织细胞的核相似

  - 细胞核位于中央,有 2~5 个嗜碱性小核仁
- 胞质量中等、强嗜碱性
  - 胞质倾向于与相邻细胞呈方形分布
  - 胞质内有大量脂质空泡(瑞氏-吉姆萨染色)
- 罕见情况下,BL 显示浆细胞样分化

淋巴结

- 淋巴结结构破坏,可见显著的星空现象
- 部分病例可见淋巴滤泡植入
  - 形成结节状改变,通常是局灶性的

外周血及骨髓

- BL 患者外周血涂片中偶尔可见肿瘤细胞
- 少数患者可完全表现为白血病
  - 血涂片中大量淋巴瘤细胞引起白细胞计数升高
  - 骨髓活检切片被肿瘤弥漫性取代
  - 中等大小细胞,胞质内较多空泡

组织化学染色

- BL 对甲基绿派若宁染色呈强阳性
- 胞质内的空泡油红 O 染色阳性(中性脂肪)
  - 可用于冰冻切片、空气干燥的印片或涂片

辅助检查

细胞学

- 细针穿刺涂片
  - 由于坏死,背景可能较"肮脏"
  - 大量核分裂象及细胞凋亡
  - 核圆形、卵圆形或处于分裂状态
  - 核染色质粗,有 2~5 个核仁
  - 细胞边界清,胞质嗜碱性,有较多空泡(瑞氏-吉姆萨染色)

免疫组织化学

- 全 B 细胞抗原(+);T 细胞特异性抗原(-)
- BOB1(+),OCT2(+),IRF-4/MUM1(-/+)
- CD10(+),BCL6(+)
- TCL1(+/-),SOX11(+/-)
- CD45/LCA(+),CD43(+/-)
- KI-67 增殖指数高,>95%
  - 几乎每一个细胞都呈阳性,强度均匀一致
- EBV-LMP1(-),EBV-EBNA1(+),相当于 I 型潜伏模式
- BCL2(-),TdT(-),CD34(-)
- BL 中可见少量反应性 T 细胞
- 部分肿瘤细胞单表型胞质 IgG 阳性

流式细胞术

- 单表型表面 IgM(+);κ>λ
- CD10(+),CD38(+),CD71(+)
- HLA-DR(+),FMC7(+)
- CD44(-),CD54(不均质+/-),LFA-1(-)

原位杂交

- EBER(+)
  - >95%地方性 BL
  - 10%~20%散发性 BL
  - 30%~40%免疫缺陷相关性 BL
- 荧光原位杂交(FISH)用于检测 *MYC* 基因易位
  - 最常用的是分离断裂探针来检测 *MYC* 基因易位
    - 但不能显示其易位的伙伴基因

PCR

- 单克隆 *IGH* 重排阳性
  - 由于 *IGH* 基因体细胞突变,导致部分病例检测阴性
- 检测 *MYC* 易位会出现较高的假阴性率,由于
  - 3 个伴侣基因
  - *IGH* 基因的体细胞超突变

传统细胞遗传学

- 与其他高级别 B 细胞淋巴瘤(HGBCL)相比,核型相对单一
- *MYC* 易位具有特征性
  - *IGH* 基因的伙伴基因位点:*IGH* 位于 14q32,*IGK* 位于 2p11,*IGL* 位于 22q11
    - 约 80%为 t(8;14)(q24;q32)
    - 约 15%为 t(8;22)(q24;q11)
    - 约 5%为 t(2;8)(p11;q24)
- 约 5%的 BL 病例无 *MYC* 易位
  - WHO 2016 修订版暂定亚型:伴有 11q 异常的 BL 样淋巴瘤
    - 11q 的近端获得和端粒丢失
- 无 t(14;18)(q32;q21)/*IGH-BCL2* 或 3q27/*BCL6* 易位证据

MYC 易位

- 完整的 *MYC* 基因易位并与免疫球蛋白基因增强因子融合
  - 导致 *MYC* 上调
- DNA 印迹分析显示地方性和散发性 BL 之间存在重要差异
  - 地方性 BL
    - 8 号染色体的断裂点位于 *MYC* 基因 5' 端的远端
    - 14 号染色体上的断裂点通常出现在 *IGH* 基因连接区内
  - 散发性 BL
    - 14 号染色体上的断裂点通常发生在 *IGH* 基因转换区内
    - 8 号染色体上的断裂点出现在 *MYC* 基因内或 *MYC* 上游区域
      □ 导致 *MYC* 基因调节序列可变区的延伸缺失
  - 这些结果表明,地方性和散发性 BL 起源于不同发育阶段的 B 细胞
    - 地方性 BL:在早期 B 细胞中发生 V-D-J 重排错误
    - 散发性 BL:B 细胞成熟晚期,*IGH* 转换时发生错误
- 在 BL 中发现,主要是 2 号外显子 *MYC* 基因蛋白编码区突变

- 这些突变可进一步上调 *MYC* 并增强肿瘤发生的可能性

基因突变

- 在散发性 BL 中,主要是 *TCF3*、*ID3* 和 *CCND3* 基因突变
  - *TCF3* 突变主要发生在 70%的散发性 BL 及免疫缺陷相关性 BL 中
    - 40%的地方性 BL
    - 突变引起持续性 B 细胞受体信号传导,激活 PI3K 通路
    - *TCF3* 突变也激活了 CCND3
  - 约 15%的病例会出现 *ID3* 突变
    - ID3 是 TCF3 的抑制因子;突变导致 TCF3 活化
    - BL 中 *ID3* 基因突变在成人比儿童更常见
  - 约 33%的病例有 *CCND3* 突变
    - 驱动细胞周期和增殖

MYC 调节的微 RNA

- 微 RNA 是一种小的、20~24 核苷酸、非蛋白编码的单链 RNA
  - 特异性靶向 mRNA,抑制其翻译或通过特异性核酸酶标记使之直接裂解
- 微 RNA 被 *MYC* 抑制
  - MiR15a/16-1、miR-34a 和 Let-7 家族成员
- EBV 微 RNA 开始逐渐被认识
  - 在 EBV/EBER(-)病例中可检测到
    - 可能支持 EBV 感染的"肇事逃逸"理论

阵列比较基因组杂交

- 约 65%的 BL 除 *MYC* 易位外,还可出现其他基因改变
  - 获得、扩增和缺失
  - 最常见的获得:1q、7/7q、8q24-qter、13q31-32 扩增
  - 最常见缺失:17p12-pter

基因表达谱

- 从 BL 病例的 cDNA 微阵列分析中获得基因表达特征
  - 高表达:*MYC* 和靶基因
  - 低表达:NF-κB 靶基因和主要组织相容性复合物 I 基因
  - 表达生发中心 B 细胞基因亚群
- 基因标识是为了提高 BL 诊断的准确性
  - 这个标识现在被认为不是完全特异的
    - 双打击(*MYC-BCL2*)淋巴瘤与 BL 基因表达谱相似
    - 还有一些病例的基因表达谱介于 BL 和弥漫大 B 细胞淋巴瘤(DLBCL)之间

转录组分析及分子谱分析

- 地方性 BL 中 1 型和 2 型 EBV 有显著差异
  - 2 型 EBV 免疫蛋白酶体复合物关键基因表达减少

鉴别诊断

高级别 B 细胞淋巴瘤(HGBCL)

- 以前称:B 细胞淋巴瘤,未分类,介于 DLBCL 和 BL 之间

（WHO 2008）

- 2016 WHO 修订版中根据遗传特征分类
  ○ 高级别 B 细胞淋巴瘤，非特指型
    - 无 *MYC* 和 *BCL2* 重排和/或 *BCL6* 重排
  ○ 高级别 B 细胞淋巴瘤，伴 *MYC* 和 *BCL2* 和/或 *BCL6* 重排
    - t（14；18）（q32；q21）/*IGH-BCL2* 和/或 3q27/*BCL6* 易位
    - 也称双打击（*MYC/BCL2*）或三打击（*MYC/BCL2/BCL6*）淋巴瘤
- 与 BL 不同的是，部分病例肿瘤细胞体积中等偏大
- 部分病例形态学与 BL 相似，但免疫表型不典型
  ○ BCL2 强阳性，Ki-67 增殖指数高，BCL6 局部阳性或阴性，和/或 CD10 局部阳性或阴性
- CGH 分析显示 HGBCL 有较多基因的获得和缺失

弥漫大 B 细胞淋巴瘤，非特指型（DLBCL-NOS）

- DLBCL-NOS 通常无星空现象
- 肿瘤细胞体积大，核空泡状
  ○ 中心母细胞和免疫母细胞变异型
- 部分 DLBCL 病例的免疫表型与 BL 相同
- 增殖指数通常 <90%
- 10%~15% 的 DLBCL 中发生 *MYC* 基因重排
  ○ 在高增殖指数的 DLBCL 病例中 *MYC* 易位更为常见
    - 这些病例缺乏 *IGH-BCL2*
  ○ 作为复杂核型的一部分出现
- 约 30% 的 DLBCL-NOS 是 MYC 和 BCL2 的双重表达，但缺乏 *MYC* 和 *BCL2* 的基因重排
  ○ 这部分病例被认为不如高级别 B 细胞淋巴瘤具有侵袭性

淋巴母细胞性白血病/淋巴瘤

- 部分病例（约 20%）可出现星空现象，但不并常见
- 小到中等大小的母细胞，核仁不明显或小
- B 或 T 细胞系
- TdT（+），CD34（+），SIg（-）

套细胞淋巴瘤，母细胞变异型

- 套细胞淋巴瘤，母细胞变异型，可有明显的星空现象
- 少数病例可发生 *MYC* 基因易位
- CD5（+），CyclinD1（+），t（11；14）（q13；q32）（+）

髓系肉瘤

- 急性髓系白血病的病史或同时发生
- 髓系肉瘤细胞染色质不成熟，核膜薄
- 髓系相关抗原（+），全 B 细胞抗原（-）

诊断依据

临床相关病理特征

- BL 的三种临床病理变异型

○ 地方性、散发性和免疫缺陷相关性
  - 地方性 BL 主要是发生在赤道地区，发生在非洲的 BL 约 100%EBV 阳性
- 迅速生长的结外包块

病理学精要

- 显著的星空现象是 BL 的特征
- 中等大小的肿瘤细胞弥漫生长，形态单一
- 瑞氏-吉姆萨染色可见胞质内多量空泡
- 免疫表型
  ○ IgM（+），CD10（+），BCL6（+），Ki-67 高（≥95%），BCL2（-）
- BL 有特征性的 *MYC* 基因易位
  ○ 80% 为 t（8；14）（q24；q32）
  ○ 20% 为 t（2；8）（p11；q24）或 t（8；22）（q24；q11）

参考文献

1. Kaymaz Y et al: Comprehensive transcriptome and mutational profiling of endemic Burkitt lymphoma reveals EBV type-specific differences. Mol Cancer Res. ePub, 2017
2. Moffitt AB et al: Clinical applications of the genomic landscape of aggressive non-Hodgkin lymphoma. J Clin Oncol. 35(9):955-962, 2017
3. Mundo L et al: Unveiling another missing piece in EBV-driven lymphomagenesis: EBV-encoded microRNAs expression in EBER-negative Burkitt lymphoma cases. Front Microbiol. 8:229, 2017
4. Nguyen L et al: The role of c-MYC in B-cell lymphomas: diagnostic and molecular aspects. Genes (Basel). 8(4), 2017
5. Rohde M et al: Relevance of ID3-TCF3-CCND3 pathway mutations in pediatric aggressive B-cell lymphoma treated according to the NHL-BFM protocols. Haematologica. ePub, 2017
6. van Tong H et al: Parasite infection, carcinogenesis and human malignancy. EBioMedicine. 15:12-23, 2017
7. Amato T et al: Clonality analysis of immunoglobulin gene rearrangement by next-generation sequencing in endemic Burkitt lymphoma suggests antigen drive activation of BCR as opposed to sporadic Burkitt lymphoma. Am J Clin Pathol. 145(1):116-27, 2016
8. Dunleavy K et al: Update on Burkitt lymphoma. Hematol Oncol Clin North Am. 30(6):1333-1343, 2016
9. Havelange V et al: Genetic differences between paediatric and adult Burkitt lymphomas. Br J Haematol. 173(1):137-44, 2016
10. Kluk MJ et al: MYC immunohistochemistry to identify MYC-driven B-cell lymphomas in clinical practice. Am J Clin Pathol. 145(2):166-79, 2016
11. Li J et al: Circulating MicroRNA-21, MicroRNA-23a, and MicroRNA-125b as biomarkers for diagnosis and prognosis of Burkitt lymphoma in children. Med Sci Monit. 22:4992-5002, 2016
12. Swerdlow SH et al: The 2016 revision of the World Health Organization (WHO) classification of lymphoid neoplasms. Blood. ePub, 2016
13. Teras LR et al: 2016 US lymphoid malignancy statistics by World Health Organization subtypes. CA Cancer J Clin. ePub, 2016
14. Cai Q et al: MYC-driven aggressive B-cell lymphomas: biology, entity, differential diagnosis and clinical management. Oncotarget. 6(36):38591-616, 2015
15. Li JN et al: HIV-related Burkitt lymphoma with florid granulomatous reaction: an unusual case with good outcome. Int J Clin Exp Pathol. 7(10):7049-53, 2014
16. Mbulaiteye SM et al: Medical history, lifestyle, family history, and occupational risk factors for sporadic Burkitt lymphoma/leukemia: the Interlymph Non-Hodgkin Lymphoma Subtypes Project. J Natl Cancer Inst Monogr. 2014(48):106-14, 2014
17. Schmitz R et al: Oncogenic mechanisms in Burkitt lymphoma. Cold Spring Harb Perspect Med. 4(2), 2014
18. Schniederjan SD et al: A novel flow cytometric antibody panel for distinguishing Burkitt lymphoma from CD10+ diffuse large B-cell lymphoma. Am J Clin Pathol. 133(5):718-26, 2010
19. Salaverria I et al: Chromosomal alterations detected by comparative genomic hybridization in subgroups of gene expression-defined Burkitt's lymphoma. Haematologica. 93(9):1327-34, 2008
20. Dave SS et al: Molecular diagnosis of Burkitt's lymphoma. N Engl J Med. 354(23):2431-42, 2006
21. Hummel M et al: A biologic definition of Burkitt's lymphoma from transcriptional and genomic profiling. N Engl J Med. 354(23):2419-30, 2006

BL：可染小体巨噬细胞

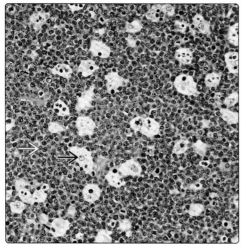

BL 中的肉芽肿

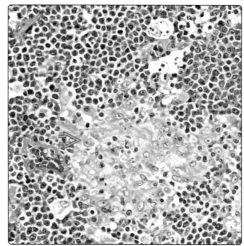

（左）高倍镜图示肿瘤细胞中等大小➡，与良性组织细胞核⇨大小相似。肿瘤细胞核圆形或卵圆形，多个核仁，胞质嗜碱性。可见吞噬固缩核的巨噬细胞。（右）图示 BL 累及的淋巴结内肉芽肿形成⊠。出现肉芽肿提示 BL 处于局限期且预后较好

BL：细胞学

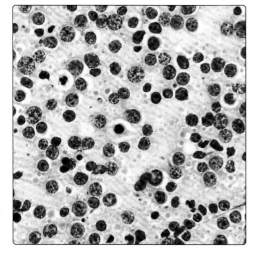

BL：油红 O 染色

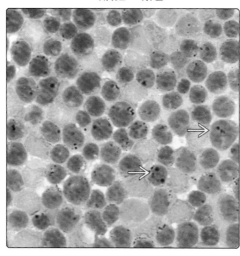

（左）淋巴结 BL 的细胞印片巴氏染色。图示肿瘤细胞核圆形，染色质呈点彩状，有 2~5 个核仁，胞质少、嗜碱性。（右）BL 累及骨髓的骨髓涂片。BL 细胞里的胞质空泡油红 O 染色阳性。图示胞质内红色脂滴➡

BL：CD20

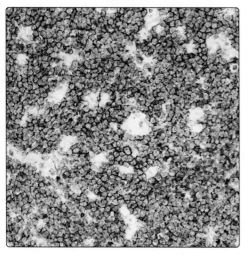

BL：CD10

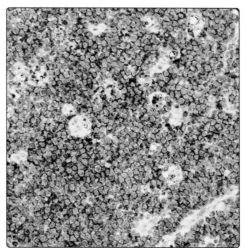

（左）BL 肿瘤细胞强表达 B细胞标志物：CD20。肿瘤细胞还可表达 CD19、CD38、CD43 和 BCL6（未显示）。（右）BL 肿瘤细胞特征性CD10 强阳性，支持生发中心样表型

BL：BCL2

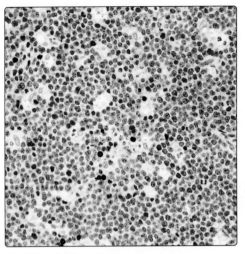

BL：TCL1

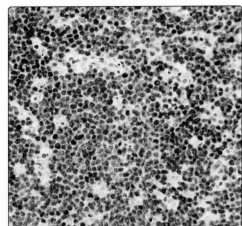

(左)肿瘤细胞 BCL2 阴性。BL 通常 BCL2 阴性,但少数病例(约 20%)可以弱阳性。肿瘤细胞常 CD10、BCL6 阳性(未显示)。(右)肿瘤细胞 T 细胞白血病-1(TCL1)强阳性。TCL1 是用于诊断 T 幼淋细胞白血病的标志物,BL 是唯一一种均匀强表达 TCL1 的生发中心来源的肿瘤

BL 累及骨髓的骨髓活检

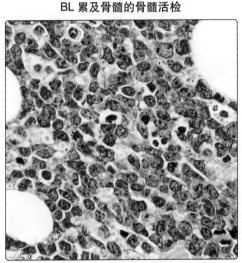

BL 累及骨髓的骨髓涂片

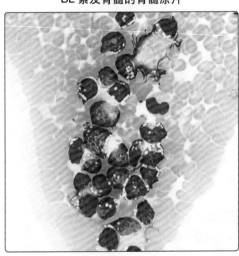

(左)肿瘤细胞核圆形、卵圆形,有两个或两个以上核仁,相邻细胞的胞质紧密相连形成格子状结构。(右)骨髓活检细胞印片显示中等大小的淋巴瘤细胞,胞质嗜碱性、内含小空泡。在过去的法-美-英(FAB)分类中,BL 累及骨髓被命名为急性淋巴母细胞白血病,L3

BL：治疗效果

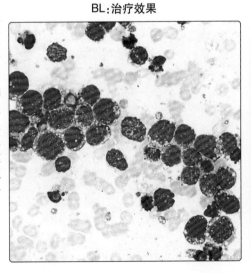

BL 的 FISH

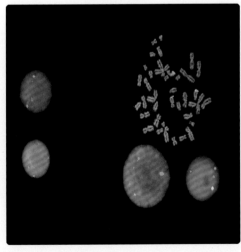

(左)BL 复发并累及骨髓的骨髓抽吸涂片。本例中的淋巴瘤细胞稍大且多形,可能与化疗有关。(右)使用 *MYC* 断裂-分离探针 FISH 检测,显示 1 个等位基因上红色和绿色信号融合(正常)和 1 个等位基因上红色和绿色信号分离(基因重排)。断裂-分离探针不能识别 *MYC* 的伙伴基因(Courtesy L. Abruzzo,MD.)

BL：重排

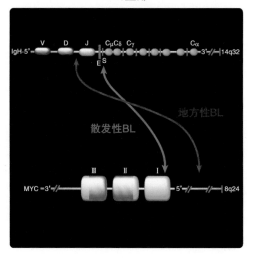

BL 流式细胞术：B 淋巴细胞系

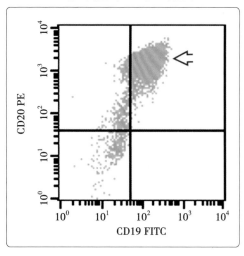

（左）图示 BL 中由 t（8；14）（q24；q32）导致的 MYC-IGH 融合。上方显示 14q32 的重链基因，下方为 8q24 的 MYC 基因。外显子是带有罗马数字的矩形方块。地方性和散发性 BL 的断裂位点不同。（右）流式细胞术免疫表型检测图示 BL 大部分细胞同时表达全 B 细胞系标志物 CD19 和 CD20 ⊟

BL：轻链限制性表达

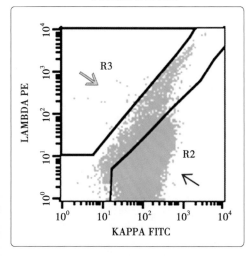

BL：CD44 表达

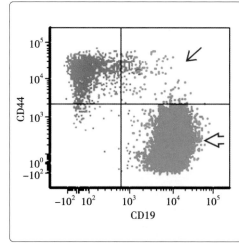

（左）一例 BL 流式细胞检测的免疫表型。图示大多数细胞表达 κ ⊟，几乎没有细胞表达 λ ⊟。说明本例 κ 轻链限制表达，支持克隆性的证据。（右）图示 CD19 阳性细胞群 ⊟，缺乏 CD44 的表达 ⊟。在 BL 中 CD44 表达通常较低；相比之下，CD10 阳性 DLBCL 中 CD44 表达则较高

高级别 B 细胞淋巴瘤

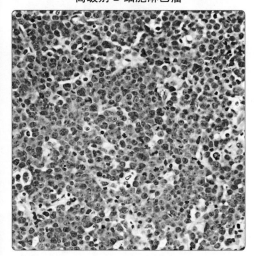

高级别 B 细胞淋巴瘤：BCL2

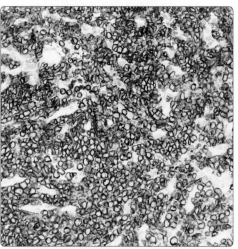

（左）图示星空现象明显的高级别 B 细胞淋巴瘤与 BL 非常相似。2008 年 WHO 分类中将其定义为介于弥漫大 B 细胞淋巴瘤和 BL 之间难以分类的 B 细胞淋巴瘤。（右）免疫组织化学 BCL2 染色图示肿瘤细胞常强阳性表达 BCL2。相反，BL 通常 BCL2 阴性

要　点

基本概念

- 2016 年世界卫生组织(WHO)分类引入
  - 两型
    - 非特指型(NOS)
    - 伴 *MYC* 和 *BCL2* 和/或 *BCL6* 重排
      - 双打击/三打击淋巴瘤

临床特征

- 患者表现为淋巴结肿大和/或结外肿块;>50% 的患者临床分期高
- 大多数患者为侵袭性临床过程
- 对标准弥漫大 B 细胞淋巴瘤(DLBCL)的治疗方案反应差

镜下特征

- 形态学表现为侵袭性 B 细胞淋巴瘤,其特征包括
  - 弥漫性生长模式,星空现象常见
  - 大量核分裂象及凋亡细胞
  - 肿瘤细胞的形态
    - "灰区",细胞体积中等到大
    - DLBCL,伴双打击
    - BL,但 BCL2 阳性

辅助检查

- 全 B 细胞标志物阳性,Ki-67 高,CD30(+/-),CD5(-)
- 双打击淋巴瘤:CD10(+),BCL2(+),BCL6(+)
- MYC 通常阳性
  - 在双打击淋巴瘤中最常见,而且阳性信号强
  - 约 50% 的 HGBL-NOS 病例
- 复杂核型常见
- *MYC* 基因重排发生在
  - 约 30% 的 HGBL-NOS
  - 100% 的双打击淋巴瘤

主要鉴别诊断

- DLBCL-NOS
- BL

HGBL-NOS:星空现象

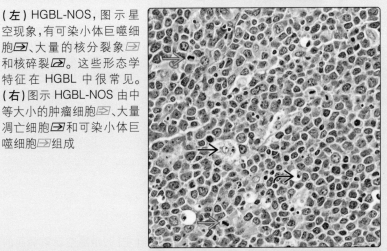

HGBL-NOS:凋亡

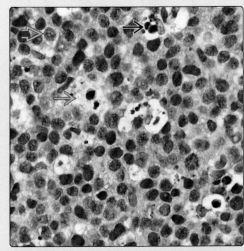

(左) HGBL-NOS,图示星空现象,有可染小体巨噬细胞 ➡、大量的核分裂象 ➡ 和核碎裂 ➡。这些形态学特征在 HGBL 中很常见。(右)图示 HGBL-NOS 由中等大小的肿瘤细胞 ➡、大量凋亡细胞 ➡ 和可染小体巨噬细胞 ➡ 组成

HGBL-NOS:母细胞形态

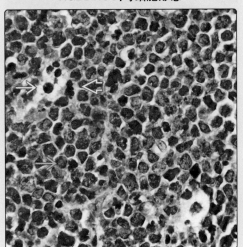

HGBL-NOS:MYC

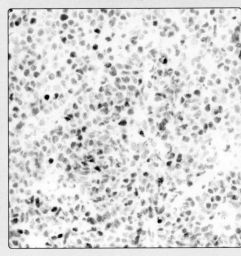

(左)图示 HGBL-NOS 淋巴瘤细胞体积中等大小,核染色质细腻(母细胞样) ➡,核分裂象易见 ➡。组织细胞内含有可染小体 ➡。本例有 *MYC* 重排但无 *IGH-BCL2* 融合。(右)免疫组织化学 MYC 染色图示 HGBL-NOS 中大部分肿瘤细胞阳性。约 50% 的 HGBL-NOS 表达 MYC,但只有 1/3 的病例有 *MYC* 重排

第 15 节　高级别 B 细胞淋巴瘤

术语

缩写

- 高级别 B 细胞淋巴瘤（high-grade B-cell lymphoma，HGBL）
- 弥漫大 B 细胞淋巴瘤（diffuse large B-cell lymphoma，DLBCL）
- 伯基特淋巴瘤（Burkitt lymphoma，BL）

同义词

- 介于 DLBCL 和 BL 之间难以分类的 B 细胞淋巴瘤（WHO，2008）
- HGBL，伯基特样（修订的欧美淋巴瘤分类）
- 伯基特样淋巴瘤
- 小无裂细胞淋巴瘤，非伯基特型（工作分类）

2016 WHO 分类修订版

- 第一次提出 HGBL
- 指定了两种类型
  - 非特指型（NOS）
  - 伴 *MYC* 和 *BCL2* 和/或 *BCL6* 重排
    - 也称为双打击或三打击淋巴瘤

临床特征

流行病学

- 发病率
  - 少见，确切的发病率尚不明了
    - 发病率随患者年龄的增加而增加
- 年龄
  - 成人，中位年龄：50 岁
- 性别
  - 男性多于女性

部位

- 淋巴结
- 结外常见部位包括
  - 骨髓（约 50%）、脑（约 33%）
- >50% 的患者处于 Ⅲ~Ⅳ 期

表现

- 患者表现为淋巴结肿大和/或结外包块
- B 症状常见
- 白血病表现不常见，但可发生
- 约 20% 的双打击淋巴瘤患者既往有滤泡性淋巴瘤病史

实验室检查

- 血清乳酸脱氢酶和/或 β2 微球蛋白水平升高
- 伴有白血病表现的患者血白细胞计数升高

自然病程

- 大多数 HGBL 患者表现为侵袭性临床过程
- 少数双打击淋巴瘤患者预后较好，如果
  - 病变局限

- 无中枢神经系统受累的证据

治疗

- 药物
  - 尚无最佳治疗方案的共识
  - 使用利妥昔单抗、环磷酰胺、多柔比星、长春新碱和泼尼松（R-CHOP）的标准方案通常无效
  - R-CHOP+依托泊苷（R-EPOCH）可能更有效
  - 利妥昔单抗、环磷酰胺、长春新碱、多柔比星和地塞米松（R-HyperCVAD）方案也被使用
    - 但此方案毒性作用大，因此不被广泛推广

预后

- 大部分 HGBL 患者临床预后差
- 双打击淋巴瘤患者
  - 中位生存期短，<2 年
- HGBL-NOS 患者预后参差不齐
  - 大多数患者预后不好

影像学

CT

- FDG PET/CT
  - HGBL 通常表现为高 FDG 摄取

镜下特征

组织学特征

- HGBL-NOS
  - 弥漫性生长，常见星空现象
  - 肿瘤细胞中等大小或中等偏大
  - 大量核分裂象及凋亡
  - 反应性小淋巴细胞相对较少，硬化不常见
  - HGBL-NOS 的诊断线索
    - 肿瘤细胞介于 DLBCL 和 BL 之间
    - 类似 BL（但免疫表型和/或遗传学改变不典型）
    - 少数病例可表现为母细胞样染色质和小的母细胞样形态
      □ 类似淋巴母细胞性淋巴瘤
      □ TdT（-）、cyclinD1（-）
- HGBL 伴 *MYC* 和 *BCL2* 和/或 *BCL6* 重排
  - 组织学特点类似于 HGBL-NOS
  - 形态学谱系较广，可类似于
    - DLBCL
    - BL（免疫表型和/或遗传学改变不典型）
    - 其他 HGBL-NOS 病例
  - 2016 WHO 分类建议将以下肿瘤排除在外
    - 伴有 *MYC* 和 *CCND1* 重排的套细胞淋巴瘤
    - 伴 *MYC* 和 *BCL2* 重排的滤泡性淋巴瘤
    - 滤泡性淋巴瘤伴淋巴母细胞转化

辅助检查

免疫组织化学

- 所有 HGBL 病例

- ○ 全 B 细胞抗原(+),CD20 可弱(+)
- ○ TCL1(+/-),CD43(+/-),IRF-4/MUM1(+/-)
- ○ 40% 病例 CD30(+),全 T 细胞抗原(-)
- 常见生发中心 B 细胞免疫表型
  - ○ 几乎所有双打击淋巴瘤
  - ○ CD10(+),BCL6(+)
- 形态类似 BL 的病例
  - ○ Ki-67>95%,BCL2(+)
- 约 50% 的 HGBL 病例表达 MYC
  - ○ 约 30% 的病例双表达 MYC/BCL2
  - ○ 大部分病例缺乏 *MYC* 重排或 *IGH-BCL2*

流式细胞术

- sIg(+),全 B 细胞抗原(+);全 T 细胞抗原(-)
- CD38(+),CD71(+),HLADR(+/-)

原位杂交

- FISH 可用于检测 *MYC* 易位
  - ○ 常用的 *MYC* 断裂-分离探针
- EBER 通常阴性

基因学检查

- *IGH* 基因单克隆性重排
- 常见复杂核型(>3 个异常)
- 约 30% HGBL-NOS 病例存在 *MYC* 易位
  - ○ 无 *BCL2* 或 *BCL6* 重排
- 所有双打击淋巴瘤均存在 *MYC* 易位
  - ○ 同时伴有 *BCL2* 和/或 *BCL6* 重排(根据定义)
  - ○ *MYC* 和 *BCL2* 重排约占 65%;*MYC* 和 *BCL6* 重排约占 15%
  - ○ 约 20% 的病例可发生 *MYC*、*BCL2* 和 *BCL6* 重排(即:三打击淋巴瘤)

比较基因组杂交(CGH)

- HGBL-NOS 与双打击淋巴瘤中存在多条染色体获得和缺失
  - ○ 获得:1cen-25, 1q31-35, 7/7q, 8q24-qter, 13q11-q13, 13q31-q33
  - ○ 缺失:13q14,17p12-pter

基因表达谱

- 基因表达谱介于 DLBCL 和 BL 之间,或与 BL 非常相似

二代测序

- *TP53*、*B2M* 和/或 *CD58* 的失活突变
- *EZH2*、*MYD88L265P*、*CD79A*、*CARD11*、*NFκB* 的突变

鉴别诊断

BL

- 肿瘤细胞中等大小,细胞排列呈镶嵌格子状
- 核膜厚,多个(2~4)核仁
- BL 的免疫表型
  - ○ sIg+、CD10+、CD20+、BCL6+、Ki-67 100% 和 BCL2(-)
- MYC/8q24 易位是特征性的,但并不特异
- 与 HGBL 相比,核型较简单

伴 11q 异常的伯基特样淋巴瘤

- 组织形态及临床表现类似 BL
- 缺乏 *MYC* 重排
- 核型复杂同时伴 11q 异常

DLBCL-NOS

- 肿瘤细胞体积大,染色质空泡状
- 增殖指数通常 <90%
- 约 10% 的病例可发生 *MYC* 重排

B 淋巴母细胞性白血病/淋巴瘤

- 小到中等大小的母细胞,染色质细腻呈"灰尘"样
- 免疫表型支持未成熟淋巴细胞系:TdT(+),CD34(+)

套细胞淋巴瘤,母细胞变异型

- 由高增殖活性、中等大小的未成熟细胞组成
  - ○ 具有淋巴母细胞淋巴瘤样表现
- CD5(+),cyclinD1(+)
- 这些病例中部分与已知的基因异常有关
  - ○ *TP53* 或 *CDKN2A*(*TP16*)突变或罕见 *MYC* 易位
- 存在 t(11:14)(q13;q32)/*CCND1-IGH*

Richter 综合征

- 慢性淋巴细胞白血病/小淋巴细胞性淋巴瘤(CLL/SLL)患者向 DLBCL 转化
- 诊断时背景中 CLL/SLL 经常不明显
- 组织学通常与 DLBCL-NOS 相似
  - ○ 少见情况下,这些病例可类似于 HGBL-NOS
- 表达成熟的 B 细胞标志物,并常有 CD5 共表达

参考文献

1. Wang XJ et al: P53 expression correlates with poorer survival and augments the negative prognostic effect of MYC rearrangement, expression or concurrent MYC/BCL2 expression in diffuse large B-cell lymphoma. Mod Pathol. 30(2):194-203, 2017
2. Abramson JS: The spectrum of double hit lymphomas. Hematol Oncol Clin North Am. 30(6):1239-1249, 2016
3. Landsburg DJ et al: Impact of oncogene rearrangement patterns on outcomes in patients with double-hit non-Hodgkin lymphoma. Cancer. 122(4):559-64, 2016
4. Li S et al: High-grade B-cell lymphoma with MYC rearrangement and without BCL2 and BCL6 rearrangements is associated with high p53 expression and a poor prognosis. Am J Surg Pathol. 40(2):253-61, 2016
5. Malysz J et al: Clinical implications of CD30 expression in aggressive B-cell lymphomas. Clin Lymphoma Myeloma Leuk. 16(8):429-33, 2016
6. Swerdlow SH et al: The 2016 revision of the World Health Organization (WHO) classification of lymphoid neoplasms. Blood. ePub, 2016
7. Petrich AM et al: Impact of induction regimen and stem cell transplantation on outcomes in double-hit lymphoma: a multicenter retrospective analysis. Blood. 124(15):2354-61, 2014
8. Kanagal-Shamanna R et al: High-grade B cell lymphoma, unclassifiable, with blastoid features: an unusual morphological subgroup associated frequently with BCL2 and/or MYC gene rearrangements and a poor prognosis. Histopathology. 61(5):945-54, 2012
9. Li S et al: B-cell lymphomas with MYC/8q24 rearrangements and IGH@BCL2/t(14;18)(q32;q21): an aggressive disease with heterogeneous histology, germinal center B-cell immunophenotype and poor outcome. Mod Pathol. 25(1):145-56, 2012
10. Kluin PM et al: B-cell lymphoma, unclassifiable, with features intermediate between diffuse large B-cell lymphoma and Burkitt lymphoma. In Swerdlow SH et al: WHO classification of tumours of haematopoietic and lymphoid tissues. Lyon: IARC. 265-6, 2008

HGBL-NOS：细胞核大小不一

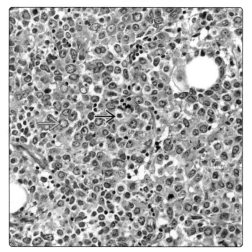

HGBL-NOS：高增殖指数

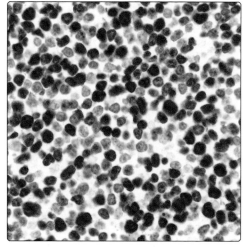

（左）图示 HGBL-NOS 肿瘤细胞体积中等到大➡，不同于 BL 的均匀一致、中等大小的肿瘤细胞。可见大量的细胞凋亡➡。（右）增殖活性标志物 Ki-67 免疫组织化学染色图示 HGBL-NOS 中，几乎 100% 的肿瘤细胞阳性，这是 HGBL 的共同特征

HGBL-NOS：IRF4/MUM1（+）

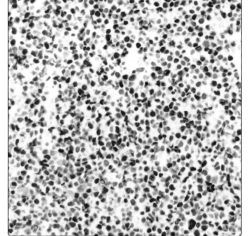

HGBL-NOS：骨髓受累

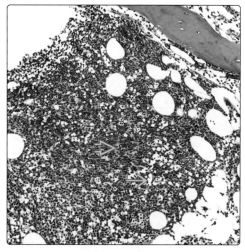

（左）IRF4/MUM1 免疫组织化学染色图示 HGBL-NOS 中，大多数肿瘤细胞阳性，支持非生发中心 B 细胞免疫表型。HGBL-NOS 的肿瘤细胞免疫表型可为生发中心 B 细胞，也可为非生发中心 B 细胞。（右）图示 HGBL-NOS 累及骨髓，肿瘤细胞弥漫浸润➡，可见星空现象➡。约 50% 的 HGBL-NOS 患者可累及骨髓

HGBL/DHL

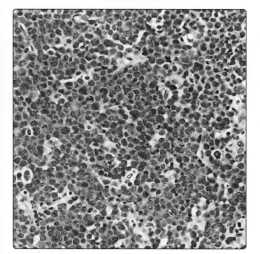

HGBL/DHL：CD20

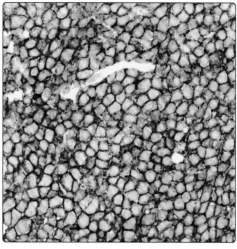

（左）HGBL 伴 MYC 和 BCL2 重排，也称为双打击淋巴瘤（DHL）。图示肿瘤细胞体积中等，部分细胞有单一显著的核仁。核型为 t（8；22）（q24.1；q11.2）和 t（14；18）（q32；q21）。（右）免疫组织化学 CD20 染色图示 HGBL/DHL 肿瘤细胞强表达 CD20。DHL 中 CD20 可呈不同程度的阳性。本例伴 MYC 和 BCL2 重排

HGBL/DHL:CD10

HGBL/DHL:BCL2

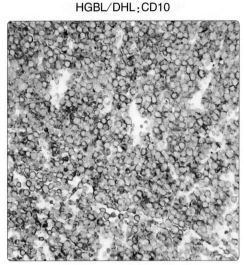

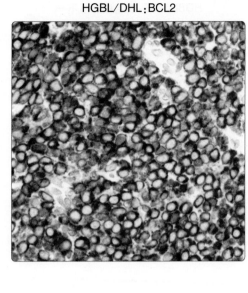

(左) 免疫组织化学 CD10 染色图示肿瘤细胞强阳性，支持本例伴有 *MYC* 和 *BCL2* 重排的 DHL 为生发中心 B 细胞免疫表型。流式细胞术免疫表型分析显示胞质中的单表型免疫球蛋白 λ（+）、CD10（+）、CD19(+)。(右) 肿瘤细胞 BCL2 强阳性。正如本例所示，BCL2 在具有高级别形态特点的肿瘤中强表达，则提示 HGBL/DHL 的可能

HGBL/DHL:高增殖指数

HGBL/DHL:核型

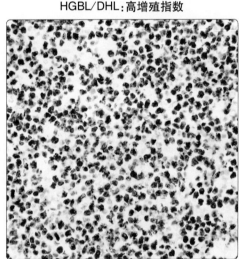

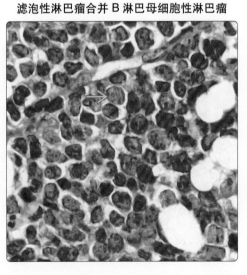

(左) 免疫组织化学 Ki-67 染色图示 DHL 的增殖指数约 90%。(右) 一例伴高级别特征的 B 细胞淋巴瘤的常规细胞遗传学分析显示其核型复杂。存在 t（8；14）（q24；q32）和 t（14；18）（q32；q21）进一步支持诊断为 DHL

滤泡性淋巴瘤合并 B 淋巴母细胞性淋巴瘤

母细胞样边缘区淋巴瘤

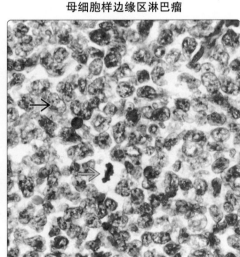

(左) 本例淋巴母细胞性淋巴瘤患者既往有滤泡性淋巴瘤病史。图示肿瘤细胞呈母细胞样染色质，且 TdT 阳性。本例与 HGBL-NOS 相似，但在 WHO 分类系统中被归为滤泡性淋巴瘤伴淋巴母细胞转化。(右) 本例淋巴结活检标本来自一位既往有边缘区淋巴瘤病史的患者，图示肿瘤细胞中等大小，有母细胞样染色质和显著核分裂象，形态与 HGBL-NOS 几乎没有区别

BL

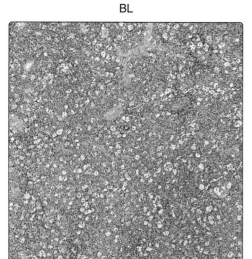

BL：星空现象

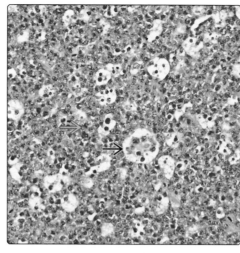

（左）表现为结外包块的 BL，低倍镜图示 BL 特征性的星空现象，但星空现象也可出现在其他高增殖活性的肿瘤中。（右）高倍镜图示可染小体巨噬细胞形成星空中的"星星"➡。肿瘤细胞➡中等大小，有 2~4 个小核仁及显著的核分裂象

BL：BCL2（−）

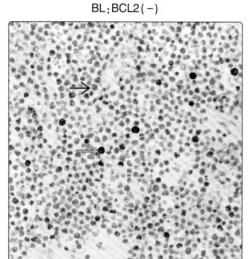

BL：Ki-67

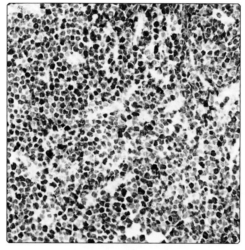

（左）免疫组织化学 BCL2 染色图示肿瘤细胞阴性➡。背景中反应性淋巴细胞 BCL2（+）➡。（右）免疫组织化学 Ki-67 染色图示肿瘤细胞增殖指数约 100%。高增殖指数及均匀一致的 Ki-67 着色是 BL 的特征

BL：TCL1（+）

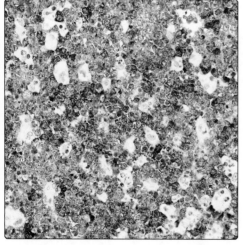

BL：FISH 显示 *MYC* 重排

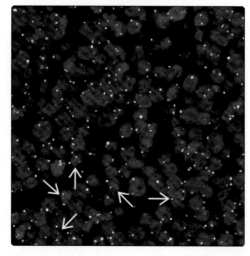

（左）免疫组织化学 TCL1 染色图示肿瘤细胞阳性。TCL1 常在伴有 t（8；14）（q24；q32）的淋巴瘤中表达。（右）*MYC* 断裂-分离探针 FISH 检测图示 1 个等位基因上的两个信号（红色和绿色融合显示为黄色），另 1 个等位基因显示探针分离（红色和绿色分离信号）➡。分离信号支持 *MYC* 重排

第 16 节　介于弥漫大 B 细胞淋巴瘤与经典型霍奇金淋巴瘤之间难以分类的 B 细胞淋巴瘤

要　点

基本概念

- 介于弥漫大 B 细胞淋巴瘤(DLBCL)和经典型霍奇金淋巴瘤(CHL)之间难以分类的 B 细胞淋巴瘤
  - 又名灰区淋巴瘤

临床特征

- 常发生在纵隔或非纵隔部位
  - 纵隔:年轻患者,女性多见
  - 非纵隔:老年患者,男性多见
- 比 CHL 和原发性纵隔大 B 细胞淋巴瘤(PMBL)更具侵袭性临床过程
  - 无标准化治疗方案

镜下特征

- 形态学特征有重叠导致分类困难
  - 可为大片大细胞,类似 DLBCL
  - 也可见散在 RS+霍奇金(RS+H)样细胞,类似于 CHL

辅助检查

- 免疫表型与形态学表现不一致
  - 所有病例 CD30 强而均匀一致阳性
- CHL 样形态
  - B 细胞抗原(+),CD45/LCA(+),CD15(-)
- DLBCL 样形态
  - CD15(+/-),CD45/LCA(-/+)

主要鉴别诊断

- 结节硬化型或混合细胞型 CHL
- PMBL
- 非纵隔部位的 DLBCL

诊断依据

- 形态表现类似 CHL 的病例
  - 均匀一致的 B 细胞标志物(+)及 CD15(-),提示 DLBCL/CHL
- 形态表现类似 DLBCL 的病例
  - CD15(+)、EBV(+)和/或 CD20(-),提示 DLBCL/CHL

DLBCL/CHL:淋巴结肿大

DLBCL/CHL:CHL 样形态

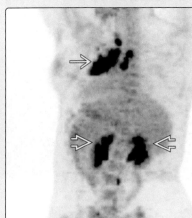
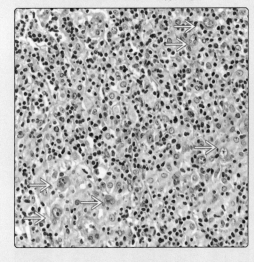

(左)DLBCL/CHL 患者的 PET 扫描图示前纵隔肿大淋巴结和左右气管旁区高代谢➡,肝脾 FDG 摄取正常➡。(右)本例 DLBCL/CHL 的形态特征是在大量小淋巴细胞的背景下,散在大的、有大的嗜酸性核仁的霍奇金样细胞➡,提示 CHL

DLBCL/CHL:CD20(+)

DLBCL/CHL:CD15(-)

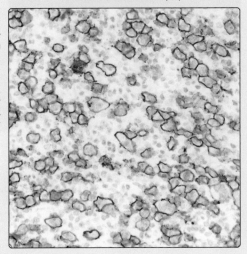
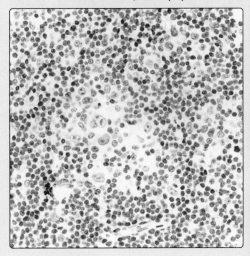

(左)本例 DLBCL/CHL 肿瘤细胞的免疫表型与 CHL 不符。图示肿瘤细胞 CD20 强(+),部分 CD30(+)、CD45/LCA(+)、CD15(-)(未显示)。(右)与大多数 CHL 不同,本例免疫组织化学 CD15 染色图示 DLBCL/CHL 的肿瘤细胞阴性

术语

缩写

- 弥漫大 B 细胞淋巴瘤(diffuse large B-cell lymphoma, DL-BCL) ;经典型霍奇金淋巴瘤(classic Hodgkin lymphoma,CHL)

同义词

- 灰区淋巴瘤
- 纵隔灰区淋巴瘤
- 伴有霍奇金特征的大 B 细胞淋巴瘤
- 霍奇金样间变性大细胞淋巴瘤

定义

- 同时具有 DLBCL 和 CHL 形态及免疫表型特征的淋巴瘤

临床特征

流行病学

- 年龄
  - 纵隔肿瘤患者年龄为 20~40 岁(范围:13~70 岁)
  - 非纵隔肿瘤的患者往往年龄较大(中位年龄:50 岁)
- 性别
  - 发生在纵隔者,女性略占优势
- 种族
  - 在西方国家最常见
  - 在亚洲及黑人中少见

表现

- 患者常表现为前纵隔肿块
  - 锁骨上淋巴结可能受累
  - 肿块通常直接延伸到肺部
  - 部分患者表现为上腔静脉综合征
- 非纵隔部位包括淋巴结和其他结外部位
  - 更常表现为晚期病变和骨髓受累

治疗

- 目前无公认的最佳治疗方案
- 一些用 CHL 方案治疗的患者并不能达到完全缓解
- 部分研究建议将 DLBCL/CHL 按照侵袭性 DLBCL 治疗
  - 有研究报道使用剂量调整的 EPOCH-R 方案治疗有效
    - 依托泊苷、泼尼松、长春新碱、环磷酰胺、多柔比星和利妥昔单抗

预后

- 患者较 CHL 或 DLBCL 患者具有更侵袭性临床过程和较差的预后

镜下特征

组织学特征

- 部分区域类似 DLBCL,肿瘤细胞大、多形性,融合呈片状

- 其他区域可见散在的大细胞,类似于 CHL 中的 RS+H 细胞
- 背景中可见数量不等的炎症细胞
- 轻度间质纤维化及局灶坏死
  - 坏死灶内通常无中性粒细胞(与 CHL 不同)

细胞学特征

- 细胞学特征范围广泛,包括
  - 中心母细胞、免疫母细胞和/或 RS+H 样细胞
- 类似陷窝细胞和干尸细胞(凋亡的大细胞)的细胞常见

辅助检查

免疫组织化学

- 混合性的免疫表型
  - 表达 CHL 的常见标志物
    - CD30(+)(所有病例)和/或 CD15(+)(大部分病例)
    - PAX5(+),IRF-4/MUM1(+)
  - 同时表达一些在 CHL 中不表达的标志物
    - CD45/LCA(+),CD20 均匀强(+),CD79a(+)
    - OCT2(+),BOB1(+)
- 具有这种混合免疫表型的细胞构成主要的肿瘤细胞群
- MIB-1(Ki-67)标志增殖指数通常较高
- 约 60%的病例为 MAL(+);BCL6 部分(+),CD10 通常(-)
- T 细胞标志物(-),ALK(-)
- EBV 通常(-)
  - 约有 10% ~ 15% 的 DLBCL/CHL 病例 EBV(EBER 和/或 LMP1)(+)
- 像 CHL 一样,背景中浸润的淋巴细胞主要由 CD3(+)、CD4(+)的 T 细胞组成
- 这些病例免疫组织化学特征支持 NF-κB 通路的激活
  - c-REL/P65 的核定位;磷酸化 IκBa 的过表达
  - NF-κB 靶点、Bcl-XL 和 c-FLIP 的过表达

基因学检查

- 大部分病例有 IGH 基因单克隆性重排
- 少数病例有 BCL6 的重排;但无 TP53 突变
- 无 t(14;18)(q32;q21)/IGH-BCL2;无 MYC 重排

基因表达谱

- 与 CHL 和 PMBL 相似
  - 理论上也支持 DLBCL/CHL

鉴别诊断

PMBL

- 年轻女性常见
- 前上纵隔肿块(迅速增大)
  - 常为巨大肿块
- 患者可伴有胸腔外疾病
  - 诊断时罕见;复发时则较常见
  - 复发常发生在结外部位:中枢神经系统、肝、肾上腺、卵巢和肾
- 组织学特征

- ○ 弥漫性生长方式
- ○ 胞质淡染的大细胞(常为收缩假象)
- ○ 硬化
  - – 通常胶原纤维将肿瘤细胞分割成巢状
    - □ 可类似黏附成团簇状
- ○ 可见 RS 样或霍奇金样细胞
- 免疫表型
  - ○ 通常全 B 细胞标志物(+)
    - – CD20(+)、CD79a(+)、PAX5(+)
  - ○ CD45/LCA(+),IRF-4/MUM1(+)
  - ○ 约 80% 病例 CD30(+),常为弱和/或局灶(+)
  - ○ 约 70% 病例 CD23(+),约 70% 病例 MAL(+)
  - ○ 流式细胞术检测 sIg 常(-)
  - ○ CD10(-),CD15(-),T 细胞抗原(-),EBER(-)
- 分子遗传学特征
  - ○ IGH 基因单克隆性重排
  - ○ 无 T 细胞受体基因单克隆性重排
  - ○ 比较基因组杂交(CGH)分析显示在 9p24(约 75%)和 2p15(约 50%)处扩增

结节硬化型经典霍奇金淋巴瘤

- 年轻患者常见,尤其是年轻女性
- 约 80% 表现为纵隔受累
- 组织学特征
  - ○ 结节性生长模式,结节周围有胶原带
    - – 胶原带排列有极向
  - ○ 数量不等的大的 RS+H 细胞
- 结节硬化型 CHL 有许多形态学的变异型
  - ○ 根据肿瘤细胞数量、纤维化程度及背景炎症细胞数量
  - ○ 其中,合体细胞变异型在鉴别诊断中尤为重要
    - – 部分病例可见片状大细胞类似 DLBCL;坏死常见
- 免疫表型
  - ○ CD30(+),约 70% 为 CD15(+)
  - ○ PAX5(+),但与反应性 B 细胞相比,肿瘤细胞特征性的表达较弱
  - ○ CD20(-/+),CD79a(-/+)
    - – 约 20% 的病例有弱和/或不同程度的阳性表达
  - ○ 少数 CHL 病例(约 5%)可表达 T 细胞抗原
    - – 这部分病例同时也表达 PAX5 或其他 B 细胞抗原
  - ○ CD45/LCA(-),EMA 通常(-)
- 分子遗传学特征
  - ○ 单克隆性 IGH 重排通常只能通过单细胞 PCR 检测
  - ○ 常规分析通常没有抗原受体基因重排的证据
    - – 对整个组织切片进行标准 PCR 或 DNA Southern 印迹法检测

DLBCL

- 老年人多见,但也可发生于儿童和年轻人
- 组织学特征
  - ○ 弥漫性生长方式
  - ○ 结外部位常见硬化
  - ○ 肿瘤细胞大(中心母细胞和/或免疫母细胞)
  - ○ 约 5% 的 DLBCL 可表现为间变性变异型

- – 多形性和间变性细胞;部分细胞类似于 RS+H 细胞
- – 常见窦内生长方式
- – 细胞通常 CD30(+)
- 免疫表型
  - ○ CD20(+),CD22(+),CD79a(+)
  - ○ PAX5(+),OCT2(+),BOB1(+)
  - ○ CD10、BCL6 可不同程度的阳性表达
  - ○ CD30(-/+);如果阳性,除间变性变异型以外通常弱或局灶阳性
  - ○ CD45/LCA(+),CD15(-)
  - ○ 单表型免疫球蛋白(+)
    - – 胞质型;多在有浆细胞样分化的病例中
    - – 表面型;最好用流式细胞术检测
- 分子遗传学特征
  - ○ IGH 基因单克隆性重排
  - ○ 约 20%~30% 的病例 t(14;18)(q32;q21)/IGH-BCL2
  - ○ 约 10%~20% 的病例 BCL6 重排
  - ○ 约 10% 的病例 MYC 重排
    - – 少数病例同时伴 BCL2 或 BCL6 重排(双重打击淋巴瘤)
- 基因表达谱可分为两大类
  - ○ 生发中心 B 细胞
  - ○ 活化 B 细胞
    - – 与预后差有关

ALK 阳性间变性大细胞淋巴瘤

- 发生在儿童和年轻人,男性多见
- 纵隔受累罕见
- 组织学特征
  - ○ 弥漫和/或窦内生长方式
  - ○ 大而不规则肿瘤细胞及标志性细胞
- 免疫表型
  - ○ ALK(+);阳性模式与 ALK 基因分子异常有关
    - – 核和胞质阳性提示 t(2;5)(p23;q35)
  - ○ CD30 均匀一致强(+)
    - – 阳性定位于膜及核旁(靶点样)
  - ○ 常见异常的 T 细胞免疫表型
    - – 大部分肿瘤细胞不表达 CD3、CD5 或 T 细胞受体
  - ○ EMA(+/-),CD45/LCA(+/-),BCL2(-),全 B 细胞标志物(-)
- 分子遗传学特征
  - ○ 9 种已知的涉及 ALK 基因的分子异常
  - ○ T 细胞受体基因单克隆性重排

ALK 阴性间变性大细胞淋巴瘤

- 无年龄及性别趋势
- 组织学特征与 ALK(+)ALCL 相似
- 免疫表型
  - ○ CD30 均匀一致强(+),与 ALK(+)ALCL 类似
  - ○ 异常的 T 细胞免疫表型
  - ○ EMA(+/-)、BCL2(+/-)
- 分子遗传学特征
  - ○ T 细胞受体基因单克隆性重排
  - ○ 无 ALK 基因异常
  - ○ 少数可见 DUSP22 或 TP63 异常

CHL、PMBL、DLBCL 和 DLBCL/CHL 之间的鉴别诊断

免疫标志物	CHL	PMBCL	DLBCL	DLBCL/CHL
CD30	+	+/−	−/+	+
CD15	+/−	−	−	+/−
CD45（LCA）	−	+	+	+（至少局灶）
CD20	−/+	+	+	+（至少局灶）
CD79a	−/+	+	+	+/−
PAX5	+（弱）	+（强）	+（强）	+（通常强）
IRF-4/MUM1	+	+	+/−	+
CD10	−	−/+	+/−	−
CD43	−	−	−/+	N/A
OCT2	−/+	+	+	+
BOB1	−/+	+	+	+
LMP1	+/−	−/+	−/+	−/+

CHL，经典型霍奇金淋巴瘤；PMBL，原发纵隔大 B 细胞淋巴瘤；DLBCL，弥漫大 B 细胞淋巴瘤；N/A，未获得；+，所有病例均阳性；+/−，大部分病例阳性；−/+，少数病例阳性；−，所有病例均阴性。

组合性淋巴瘤

- PMBL（和/或 DLBCL）和 CHL 可能共存
- 组合性淋巴瘤=同一解剖部位同时发生两种类型淋巴瘤
  - 同时（同步）或连续（异时）
- 序贯性肿瘤
  - 通常，CHL 首先发生，然后是 PMBL 或 DLBCL
    - 如果淋巴瘤发生间隔<10 年，通常为克隆相关
    - 如果淋巴瘤发生相隔>10 年以上，通常无克隆相关性

癌、肉瘤及黑色素瘤

- 罕见情况下，这些肿瘤内可见 RS+H 样细胞，类似 CHL
  - 多种类型癌可表达 CD15，少数类型癌可表达 CD30
- 临床病史有助于鉴别诊断
- 免疫组织化学染色有助于与 DLBCL/CHL 鉴别
  - 癌：CK（+），EMA（+）
  - 黑素瘤：S100（+），HMB45（+）

诊断依据

临床病理相关特征

- 纵隔或非纵隔的肿块
- 目前临床对这类肿瘤的治疗方案尚无共识

病理学精要

- 这类肿瘤难以准确分类
- 一般来说，形态学特征与免疫表型不一致
- 形态类似 CHL 的病例
  - B 细胞标志物（强+）、CD45/LCA（+）和/或 CD15（−），支持 DLBCL/CHL
- 形态类似 DLBCL 的病例
  - CD15（+）、CD20（弱+或−）和/或 CD45/LCA（−），支持 DLBCL/CHL

参考文献

1. Sarkozy C et al: Mediastinal gray zone lymphoma: clinico-pathological characteristics and outcomes of 99 patients from the Lymphoma Study Association. Haematologica. 102(1):150-159, 2017
2. Chihara D et al: Dose adjusted-EPOCH-R and mediastinal disease may improve outcomes for patients with gray-zone lymphoma. Br J Haematol. ePub, 2016
3. Kritharis A et al: How I manage patients with grey zone lymphoma. Br J Haematol. 174(3):345-50, 2016
4. Pilichowska M et al: Gray zone lymphoma: current diagnosis and treatment options. Hematol Oncol Clin North Am. 30(6):1251-1260, 2016
5. Song HN et al: Mediastinal gray zone lymphoma with features intermediate between classical Hodgkin lymphoma and primary mediastinal B-cell lymphoma. Acta Haematol. 136(3):186-90, 2016
6. Evens AM et al: Gray zone lymphoma with features intermediate between classical Hodgkin lymphoma and diffuse large B-cell lymphoma: characteristics, outcomes, and prognostication among a large multicenter cohort. Am J Hematol. 90(9):778-83, 2015
7. Dunleavy K et al: Primary mediastinal B-cell lymphoma and mediastinal gray zone lymphoma: do they require a unique therapeutic approach? Blood. 125(1):33-9, 2014
8. Wilson WH et al: A prospective study of mediastinal gray-zone lymphoma. Blood. 124(10):1563-9, 2014
9. Gualco G et al: The spectrum of B-cell lymphoma, unclassifiable, with features intermediate between diffuse large B-cell lymphoma and classical Hodgkin lymphoma: a description of 10 cases. Mod Pathol. 25(5):661-74, 2012
10. Hoeller S et al: BOB.1, CD79a and cyclin E are the most appropriate markers to discriminate classical Hodgkin's lymphoma from primary mediastinal large B-cell lymphoma. Histopathology. 56(2):217-28, 2010
11. Dogan A: Gray zone lymphomas. Hematology. 10 Suppl 1:190-2, 2005
12. García JF et al: Large B-cell lymphoma with Hodgkin's features. Histopathology. 47(1):101-10, 2005
13. Traverse-Glehen A et al: Mediastinal gray zone lymphoma: the missing link between classic Hodgkin's lymphoma and mediastinal large B-cell lymphoma. Am J Surg Pathol. 29(11):1411-21, 2005
14. Calvo KR et al: Molecular profiling provides evidence of primary mediastinal large B-cell lymphoma as a distinct entity related to classic Hodgkin lymphoma: implications for mediastinal gray zone lymphomas as an intermediate form of B-cell lymphoma. Adv Anat Pathol. 11(5):227-38, 2004
15. Rosenwald A et al: Molecular diagnosis of primary mediastinal B cell lymphoma identifies a clinically favorable subgroup of diffuse large B cell lymphoma related to Hodgkin lymphoma. J Exp Med. 198(6):851-62, 2003

DLBCL/CHL：大细胞成片

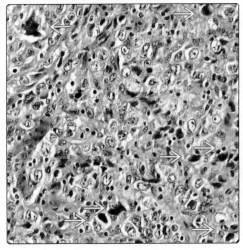

DLBCL/CHL：陷窝样细胞

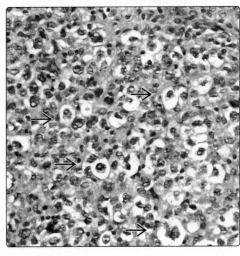

（左）在本例 DLBCL/CHL 的其他区域，有成片的大细胞和干尸细胞➡。干尸细胞常见于 CHL，但不特异。
（右）在这例 DLBCL/CHL 的另一个区域，有多量异型的大肿瘤细胞，胞质收缩，类似陷窝型霍奇金细胞➡。注意背景中存在间质纤维化

DLBCL/CHL：CD20（+）

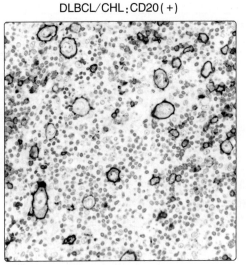

DLBCL/CHL：CD79a（+）

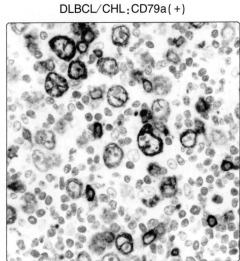

（左）免疫组织化学 CD20 染色图示 DLBCL/CHL 的肿瘤细胞强阳性。虽然少数 CHL 病例中 CD20 可能是弱阳性和局灶阳性，但强而一致的 CD20 表达不常见。这个病例也有类似 DL-BCL 的肿瘤细胞弥漫区。
（右）免疫组织化学 CD79a 染色图示肿瘤细胞阳性。CD79a 在 CHL 中不常表达。本例也有类似 DLBCL 的肿瘤细胞弥漫区

DLBCL/CHL：CD30（+）

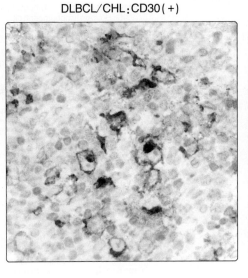

DLBCL/CHL：CD45/LCA（-）

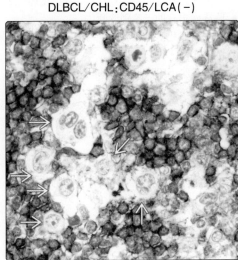

（左）免疫组织化学 CD30 染色图示 DLBCL/CHL 见局灶肿瘤细胞阳性。注意这些细胞表达 CD30 强弱不等，细胞大小不一。这些特征在 CHL 中并不常见，CHL 的特征是 RS+H 细胞强而均匀一致的 CD30（+）。
（右）在本例 DLBCL/CHL 中，大细胞 CD45/LCA（-）➡。背景中的反应性小淋巴细胞 CD45/LCA 阳性

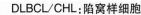
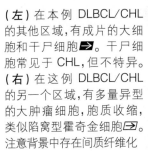

DLBCL／CHL：DLBCL 样形态

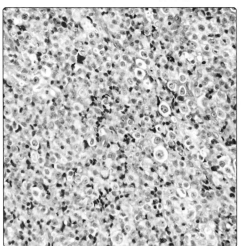

DLBCL／CHL：CD20(+)

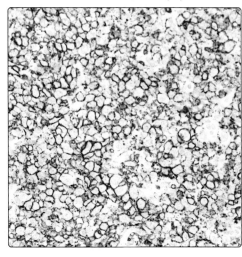

（左）图示体积中等到大的肿瘤细胞弥漫增生，包括部分陷窝样大细胞。仅从形态学来看，容易做出 DLBCL 的诊断。（右）免疫组织化学 CD20 染色图示淋巴瘤细胞均匀一致强表达，支持 DLBCL 的形态学表现

DLBCL／CHL：CD45/LCA

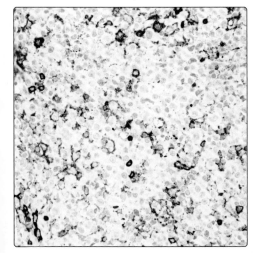

DLBCL／CHL：BOB1(+)

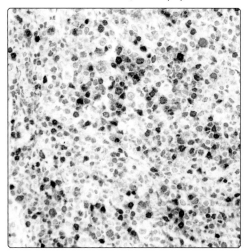

（左）CD45/LCA 在 DLBCL 中通常呈强而一致的阳性，但图示 CD45/LCA 在大部分大肿瘤细胞中阴性。这一免疫表型更支持 CHL，结合形态支持 DLBCL/CHL 的诊断。（右）B 细胞标志物 BOB1 免疫组织化学染色图示肿瘤细胞呈不同程度的阳性表达。通常在 DLBCL 中 BOB-1 为均匀一致阳性。因此，这种免疫表型更支持 DLBCL/CHL 的诊断

DLBCL／CHL：CD15

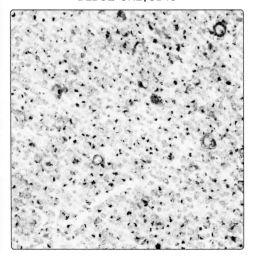

DLBCL／CHL：CD30(+)

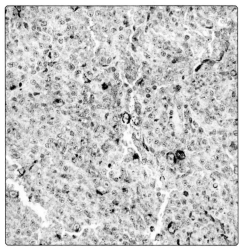

（左）图示大部分肿瘤细胞表现为 CD15 核旁或高尔基区的阳性表达。另外，部分陷窝样细胞呈胞质 CD15 阳性。这种表型在 DLBCL 中不常见，支持 DLBCL/CHL 的诊断。（右）图示大部分肿瘤细胞 CD30(−)，但有少量陷窝样细胞表现为 CD30 胞质和核旁的强阳性表达。这种免疫表型也支持 DLBCL/CHL 的诊断

DLBCL/CHL：CHL 样形态

DLBCL/CHL：RS+H 样细胞

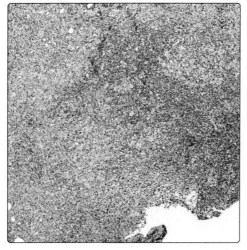

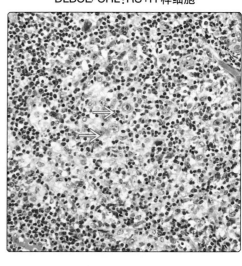

（左）一位 42 岁女性 DL-BCL/CHL 患者，锁骨上淋巴结受累。低倍镜图示肿瘤细胞几乎全部取代淋巴结实质。（右）高倍镜图示具有霍奇金样特征的大而多形性细胞➡出现在小淋巴细胞、组织细胞和嗜酸性粒细胞的背景中，这些组织学改变支持 CHL

DLBCL/CHL：CD30（+）

DLBCL/CHL：PAX5 强（+）

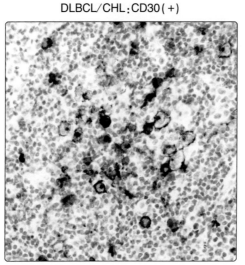

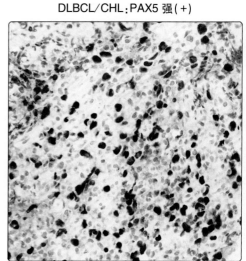

（左）DLBCL/CHL 累及锁骨上淋巴结。免疫组织化学 CD30 染色图示肿瘤细胞强阳性。免疫表型与 CHL 或 DLBCL/CHL 一致。（右）免疫组织化学 PAX5 染色图示肿瘤细胞呈强而均匀一致的阳性。这种 B 细胞抗原表达的强度与 CHL 不符，更支持 DLBCL/CHL

DLBCL/CHL：CD20（+）

DLBCL/CHL：CD45/LCA（+）

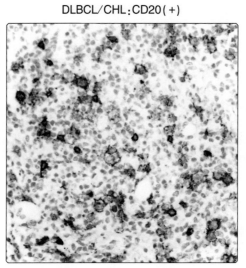

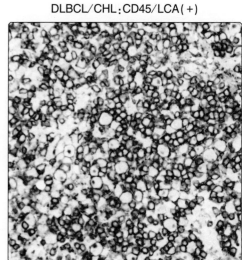

（左）图示大的肿瘤细胞 CD20 呈均匀一致、中等程度的阳性表达。这在 CHL 中是不常见的，但在 DL-BCL/CHL 中却很常见。（右）图示肿瘤细胞均匀一致强表达 CD45/LCA。这种免疫表型不支持 CHL，而是支持 DLBCL/CHL 的诊断

PMBL

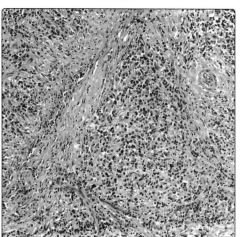

PMBL：肿瘤细胞胞质淡染

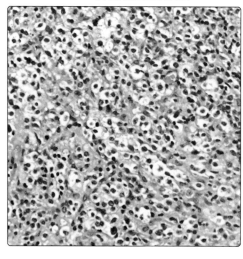

（左）PMBL，低倍镜图示胶原纤维分割肿瘤呈结节状改变。肿瘤细胞 CD20、CD30（局灶）和 *IRF4/MUM1* 阳性，CD10 阴性（免疫组织化学染色未显示）。（右）高倍镜图示 PMBL 的肿瘤细胞体积大、胞质淡染。肿瘤细胞 CD20、CD30（局灶）和 *IRF4/MUM1* 阳性

PMBL：CD30 强弱不等（+）

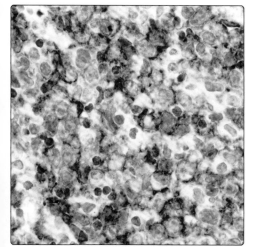

PMBL：CD20 强（+）

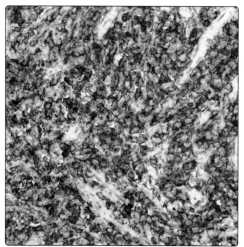

（左）在约 75% 的 PMBL 中，肿瘤细胞 CD30 强弱不等阳性，这与 CHL 的 CD30 均匀一致、清晰明确的阳性表达不同。（右）PMBL 的肿瘤细胞均匀一致强表达 B 细胞标志物，图示 CD20 阳性

PMBL：CD45/LCA（+）

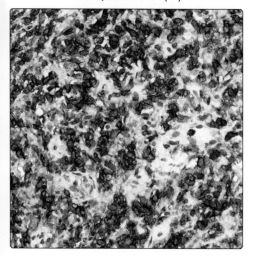

PMBL：IRF4/MUM1（+）

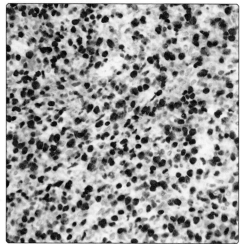

（左）本例 PMBL 的肿瘤细胞 CD45/LCA 强阳性，CD20 和 CD23 也呈阳性，CD30 局灶阳性（未显示）。（右）PMBL *IRF4/MUM1* 常阳性（如图所示）。本例肿瘤细胞 CD20、CD23 阳性，CD30 局灶阳性，CD10 和 CD15 阴性（未显示）

NSHL

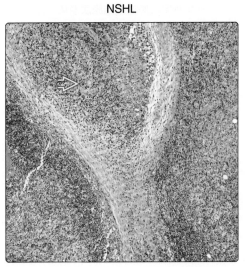

NSHL：CD30 强（+）

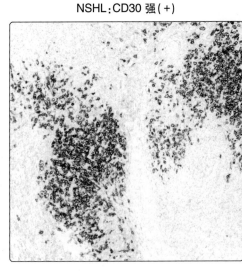

（左）低倍镜图示结节硬化型经典型霍奇金淋巴瘤（NSHL），肿瘤被胶原带包绕分割呈结节状，背景中有较多嗜酸性粒细胞浸润➾。（右）NSHL 结节内的 RS+H 细胞均匀一致强表达 CD30。同时也表达 PAX5、CD15，而 CD20、CD45/LCA 阴性（未显示）。免疫表型支持 NSHL 诊断

NSHL：CD45/LCA（-）

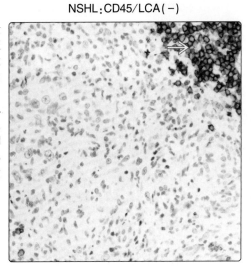

NSHL：CD20（-）

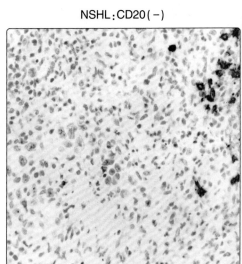

（左）在所有类型的霍奇金淋巴瘤中，RS+H 细胞特征性 CD45/LCA 阴性。注意背景中 CD45/LCA 阳性的反应性淋巴细胞➡可作为内对照。（右）本例 NSHL 中，RS+H 细胞 CD20 阴性。大多数 NSHL 中的 RS+H 细胞 CD20 阴性，但约 20% 的病例可呈现弱而不均质的阳性表达

NSHL 的合体变异型

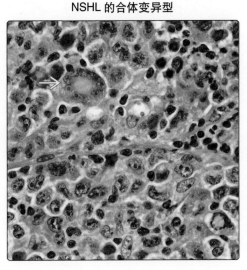

NSHL 合体变异型：CD30（+）

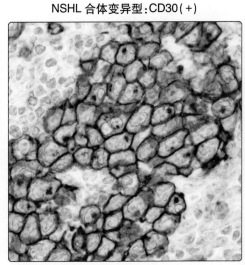

（左）高倍镜图示合体变异型的 NSHL 中可见大量的 RS+H 细胞，背景中有少量嗜酸性粒细胞浸润。注意这些大而多形的肿瘤细胞➡。肿瘤细胞 CD30、CD15、PAX5 和 EBER 阳性，CD3、CD20 和 CD45/LCA 阴性（未显示）。（右）免疫组织化学 CD30 染色图示合体变异型 NSHL 中片状大的 RS+H 细胞，均匀一致强表达 CD30

间变变异型 DLBCL

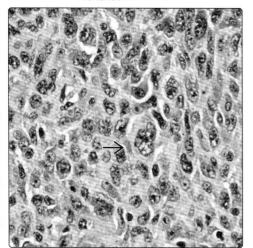

间变变异型 DLBCL：窦内浸润生长

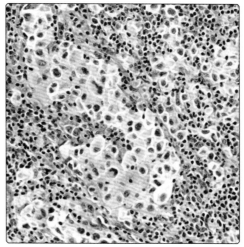

（左）图示间变变异型 DL-BCL 的多形性肿瘤细胞➟，大多数细胞体积大，细胞核不规则形，染色质空泡状，核仁明显。这些细胞 CD20、CD30 和 CD45/LCA 阳性，CD15 阴性（未显示）。（右）图示间变变异型 DL-BCL 窦内生长的大肿瘤细胞。肿瘤细胞 CD20、CD30 和 CD45/LCA 阳性，CD15 阴性（未显示）

免疫母细胞变异型 DLBCL

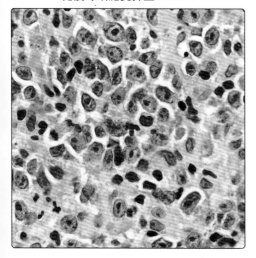

免疫母细胞变异型 DLBCL：CD20（+）

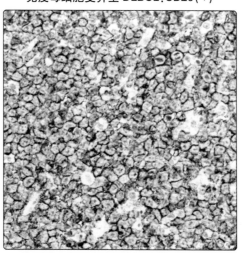

（左）免疫母细胞变异型 DLBCL，图示肿瘤由单一的有中位核仁的大细胞组成。肿瘤细胞 CD20 和 CD45/LCA 阳性，CD15 和 CD30 阴性（未显示）。（右）免疫母细胞变异型 DLBCL，免疫组织化学 CD20 染色图示肿瘤细胞强阳性。此外，肿瘤细胞 CD45/LCA 阳性，CD15 和 CD30 阴性（未显示）

ALK（+）ALCL

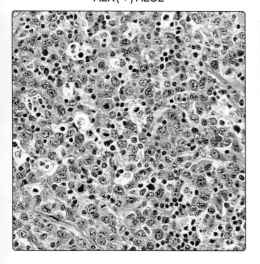

ALK（+）ALCL：CD30 均匀一致（+）

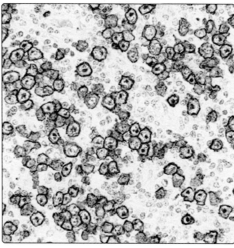

（左）图示 ALK（+）ALCL 肿瘤细胞体积中等至大、形态单一，可见星空现象。肿瘤细胞 ALK 和 CD30 呈强阳性。（右）免疫组织化学 CD30 染色图示肿瘤细胞强阳性。注意 ALCL 中 CD30 特征性的阳性部位为膜和核旁（高尔基区）（靶点样改变）。这种模式也可见于 CHL 的肿瘤细胞

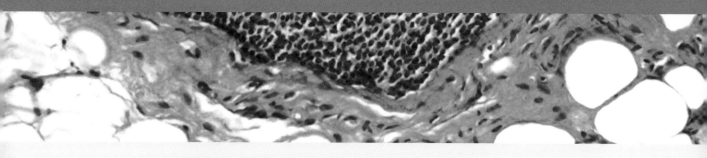

第七章

结外 B 细胞淋巴瘤

要　点

病因学/发病机制

- 与黏膜相关淋巴组织（MALT）淋巴瘤发病机制有关的感染原
  - 幽门螺杆菌：胃
  - 空肠弯曲菌：肠
  - 鹦鹉热衣原体：眼附属器
  - 伯氏疏螺旋体：皮肤（欧洲）
- 自身免疫病与 MALT 淋巴瘤的发病机制相关
  - 干燥综合征：唾液腺和肺
  - 桥本甲状腺炎：甲状腺

镜下特征

- MALT 淋巴瘤具有的共同特征
  - 反应性滤泡周围见边缘区样分布模式
  - 细胞群具有异质性
  - ±淋巴上皮病变

辅助检查

- CD20(+)，CD22(+)，CD79a(+)，PAX5(+)
- 单表型 Ig(+)，BCL2(+)，CD43(+/-)，Ki-67 低
- 30%~40% MALT 淋巴瘤存在重现性易位
- 已经发现多个染色体易位；以下 4 种广为人知
  - *BIRC3-MALT1*/t(11;18)(q21;q21)
  - *IGH-MALT1*/t(14;18)(q32;q21)
  - *FOXP1-IGH*/t(3;14)(p14.1;q32)
  - *BCL10-IGH*/t(1;14)(p22;q32)
- 很多 MALT 淋巴瘤中都存在 NF-κB 通路的活化

主要鉴别诊断

- 反应性炎症性病变
- 套细胞淋巴瘤
- 滤泡性淋巴瘤
- 浆细胞瘤

胃 MALT 淋巴瘤

MALT 淋巴瘤：淋巴上皮病变

（左）图示胃 MALT 淋巴瘤。注意黏膜溃疡。（右）胃 MALT 淋巴瘤显示淋巴上皮病变➡。注意其特征是不典型淋巴细胞浸润腺体结构

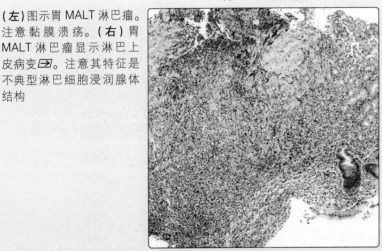
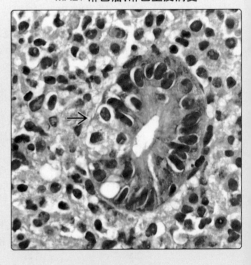

MALT 淋巴瘤：幽门螺杆菌

胃 MALT 淋巴瘤：CD20(+)

（左）在这个胃 MALT 淋巴瘤病例中，吉姆萨染色显示腺腔内有许多幽门螺杆菌病原体➡。（右）本例胃 MALT 淋巴瘤的肿瘤细胞CD20(+)

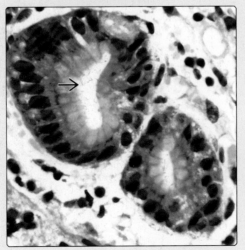
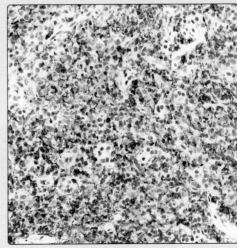

术语

缩写

- 黏膜相关淋巴组织结外边缘区淋巴瘤(extranodal marginal zone B-cell lymphoma of mucosa-associated lymphoid tissue,MALT)

同义词

- MALT 低级别 B 细胞淋巴瘤

定义

- 源自结外部位的低级别 B 细胞淋巴瘤

病因学/发病机制

感染原

- 与 MALT 淋巴瘤发病机制有关
  - 幽门螺杆菌
    - 胃边缘区淋巴瘤
  - 空肠弯曲菌
    - 免疫增生性小肠病;又名 α-重链病
  - 衣原体
    - 眼附属器边缘区淋巴瘤
  - 伯氏疏螺旋体
    - 皮肤边缘区淋巴瘤
    - 在欧洲更常见

自身免疫异常

- 与 MALT 淋巴瘤发病机制相关的两种自身免疫性疾病
  - 干燥综合征
    - 腮腺和肺的 MALT 淋巴瘤
  - 桥本甲状腺炎
    - 甲状腺 MALT 淋巴瘤

染色体易位

- 存在于 30%~40% 的 MALT 淋巴瘤
- 导致 NF-κB 途径活化
  - 增强细胞存活、增殖及抑制细胞凋亡

没有染色体易位的 MALT 淋巴瘤

- 抗原驱动的可能作用
  - 感染或自身免疫性疾病引起的慢性抗原刺激
    - 导致结外淋巴组织积聚
    - 多克隆 B 细胞演进为寡克隆,最终形成单克隆 B 细胞群

临床特征

流行病学

- 发病率
  - 占所有 B 细胞非霍奇金淋巴瘤的 7%~8%
- 年龄
  - 中位数:61 岁
- 性别
  - 女性占优势

表现

- 部分患者无症状
- 症状与所累及的器官有关
  - 胃:常见贫血,体重减轻和疼痛
  - 肺:±咳嗽和呼吸困难
  - 其他部位表现为占位性病变相关症状

治疗

- 胃 MALT 淋巴瘤:抗生素根除幽门螺杆菌
  - 化疗±放疗,如转化为大 B 细胞淋巴瘤或已全身播散
- 眼附属器
  - MALT 淋巴瘤通常分期为 IE 期,仅使用放疗
- 其他部位
  - 化疗和/或放疗的选择视情况而定
    - 部位、大小和分期
  - 复发/难治性病例可使用伊布替尼

预后

- 胃 MALT 淋巴瘤
  - 抗生素根除幽门螺杆菌后,约 75% 病例的淋巴瘤会消退
  - t(11;18)(q21;q21)与抗生素耐药相关
  - <10% 的病例转变为弥漫大 B 细胞淋巴瘤
  - 5 年总体生存率约 90%
  - 胃或其他结外部位病例复发率达 25%~35%
- 其他部位 MALT 淋巴瘤
  - 广泛播散性病变更常见
  - 复发率更高

影像学

影像学所见

- 单个或多个占位
- 肺 MALT 淋巴瘤±融合

内镜所见

- 胃或肠 MALT 淋巴瘤:±肿块,溃疡或出血

镜下特征

组织学特征

- 弥漫性或结节性生长模式
- 边缘区扩大且细胞学具有异质性
  - 主要为中心细胞样细胞,细胞核小而不规则
  - 单核细胞样形态,胞质透明,边界清晰
  - 散在大细胞(中心母细胞或免疫母细胞);不多于所有细胞的 10%
  - ±浆细胞样分化;±Dutcher 小体
- 常见增生的淋巴滤泡
  - ±淋巴瘤(滤泡)植入,呈结节状
- 淋巴上皮病变常见于 MALT 淋巴瘤累及的上皮组织
  - 3 个或更多肿瘤性淋巴细胞浸润并使上皮结构变形
  - 上皮变性及腺体结构破坏
  - 甲状腺和腮腺最为显著

- 向弥漫大 B 细胞淋巴瘤转化
  - 大细胞成片或形成大于 20 个细胞的大簇
  - 最初可与 MALT 淋巴瘤共存
- 多灶性疾病
  - 约 25% 的患者有 1 个以上的结外部位受累

细胞学特征

- 细针穿刺涂片显示多形性细胞群
  - 小而圆或不规则的淋巴细胞;数量不等的大细胞和/或浆细胞

淋巴结

- 受累特征与淋巴结边缘区 B 细胞淋巴瘤无明显区别
  - 通常累及疾病原发部位引流区域的淋巴结
  - 小于 10% 的患者存在远处淋巴结受累

骨髓

- 10%~20% 的 MALT 淋巴瘤患者在分期时有骨髓病变
- 小梁旁和/或非小梁旁灶性聚集
  - 灶性聚集区内常见滤泡树突状细胞
- 窦隙样浸润模式不常见

皮肤

- 皮肤最常见的 B 细胞淋巴瘤
- 滤泡植入可以很显著;这些病变与滤泡性淋巴瘤相似

眼附属器

- 包括眼眶软组织、结膜和泪腺
- MALT 淋巴瘤是该部位最常见的淋巴瘤类型

肺

- MALT 淋巴瘤中常见淋巴上皮病变和淋巴细胞性间质性肺炎
- 界限清楚的肿块支持 MALT 淋巴瘤的诊断

唾液腺

- 发生于肌上皮性涎腺炎(MESA)的背景之上
- 淋巴上皮病变(上皮-肌上皮岛)在 MALT 淋巴瘤和 MESA 区域均常见
- 导管周围同心圆样分布的淡染细胞区是 MALT 淋巴瘤的有用线索

甲状腺

- 发生于桥本甲状腺炎的背景之上
- 淋巴上皮病变在 MALT 淋巴瘤和桥本甲状腺炎区域均常见
- 滤泡内的淋巴瘤细胞往往是中心细胞样细胞
- 滤泡外的淋巴瘤细胞通常具有显著的浆细胞样分化

乳房

- 淋巴上皮病变在该部位不常见

其他部位的 MALT 淋巴瘤

- 涉及部位非常广泛

  - 硬脑膜、软组织、胸腺、胆囊、肾、膀胱

辅助检查

免疫组织化学

- CD19(+),CD20(+),CD22(+)
- CD79α(+),PAX5(+)
- 单一型 Ig 轻链(+);在浆细胞样分化的细胞中更明显
- BCL2(+),CD43(+/-),BCL10(+/-)
- Ki-67(MIB-1)低;在残留的反应性生发中心高
- IgD(-),但残留滤泡的套区 IgD(+)
- CD21 突显滤泡中的滤泡树突细胞网
  - 滤泡植入破坏网架结构
- 细胞角蛋白(-);有助于突出淋巴上皮病变
- CD10(-),BCL6(-),CyclinD1(-)
- CD2(-),CD3(-),CD7(-),EBV-LMP1(-)

流式细胞术

- 表面 Ig 轻链单表型(+)
- FMC7(+),CD11c(+/-),CD23(-/+),CD25(-),CD103(-)
- T 细胞抗原(-),CD5 通常(-)
  - 约 5% 的病例中 CD5(+),且为弱表达

原位杂交

- 可用来检测 MALT 淋巴瘤相关染色体易位
  - 商品化的 MALT1 探针可获得
- EBER(-)

PCR

- *IGH* 基因单克隆性重排
  - 在治疗和临床完全缓解后,重排仍可持续检出
- 检测易位的 RT-PCR 和 PCR 方法已开发

基因学检查

- *TNFAIP3* 失活性突变
  - 约 20% 的 MALT 淋巴瘤
  - 突变也发生在其他类型的边缘区淋巴瘤中
- 在 30%~40% 的 MALT 淋巴瘤中发现了重现性易位
  - 一般对于 MALT 淋巴瘤具有特异性
  - 不同的易位相互排斥
  - 易位与 MALT 淋巴瘤的解剖部位相关
  - 易位的发生频率显示地区差异
- 3 号和 18 号染色体三体经常出现在不同部位的 MALT 淋巴瘤中
  - 无特异性;可见于其他类型的淋巴瘤
- 约 20% 的病例染色体 6p23 纯合性缺失
  - *TNFAIP3* 位点

基因表达谱

- NF-κB 通路激活是许多 MALT 淋巴瘤的共同特征
- MALT 淋巴瘤的第二种独特亚型
  - 一项研究中报道了 T 细胞或记忆 B 细胞特征
  - 另一项研究中发现了浆细胞基因表达特征

免疫组织化学

抗体	反应性	染色模式	备注
CD45	阳性	细胞膜	
CD20	阳性	细胞膜	
CD79α	阳性	细胞膜	
PAX5	阳性	细胞核	
CD43	阳性	细胞膜	
BCL2	阳性	细胞膜	
CD5	阴性		可偶尔阳性
CyclinD1	阴性		

MALT 淋巴瘤相关易位

易位	基因	频率	解剖部位
t(11;18)(q21;q21)	*BIRC3* 与 *MALT1*	20%~30%	肺、胃、眼眶
t(14;18)(q32;q21)	*IGH* 与 *MALT1*	10%~15%	眼眶、皮肤、肝
t(3;14)(p14.1;q32)	*FOXP1* 与 *IGH*	~10%	甲状腺、眼眶、皮肤
t(1;14)(p22;q32)	*BCL10* 与 *IGH*	~5%	肺、小肠
3q27 易位	*BCL6*	~3%	许多 MALT 部位
t(X;14)(p11.2;q32)	*GPR34* 与 *IGH*	~2%	肺、腮腺
t(1;2)(p22;p12)	*BCL10* 与 *IGK*	~1%	胃
t(1;14)(p21;q32)	*CNN3* 与 *IGH*	罕见	腮腺
t(9;14)(p24;q32)	*KDM4C* 与 *IGH*	罕见	腮腺、眼眶
t(5;14)(q34;q32)	*TENM2* 与 IGH	罕见	皮肤、眼眶
t(6;7)(q25;q11)	未知	罕见	眼眶

MALT,黏膜相关淋巴组织。

鉴别诊断

反应性炎症性疾病

- 淋巴上皮病变可发生在
  - 旺炽性胃炎或肺部炎症性疾病
  - 干燥综合征或桥本甲状腺炎
- 不形成如 MALT 淋巴瘤中所见的扩张性、破坏性肿块

淋巴上皮/肌上皮性涎腺炎

- 其发生与自身免疫或与 HIV 相关
- 小淋巴细胞浸润导管上皮细胞
- 导管周围没有同心圆分布的单核样细胞
- 无单表型或单克隆性 B 细胞群的证据

套细胞淋巴瘤

- 胃肠道多见;可累及其他结外部位
- 单一的肿瘤细胞,无混合的大细胞或浆细胞
- CyclinD1(+),*CCND1-IGH*/t(11;14)(q13;q32)

滤泡性淋巴瘤

- 在淋巴结外部位,可相似于 MALT 淋巴瘤并伴有滤泡植入
- CD10(+),BCL6(+),*IGH-BCL2*/t(14;18)(q32;q21)

浆细胞瘤

- 结外部位的浆细胞瘤可能与 MALT 淋巴瘤有关
- 浆细胞瘤中无肿瘤性 B 淋巴细胞

参考文献

1. Jung H et al: The mutational landscape of ocular marginal zone lymphoma identifies frequent alterations in TNFAIP3 followed by mutations in TBL1XR1 and CREBBP. Oncotarget. ePub, 2017
2. Noy A et al: Targeting BTK with ibrutinib in relapsed/refractory marginal zone lymphoma. Blood. ePub, 2017
3. Du MQ: MALT lymphoma: a paradigm of NF-κB dysregulation. Semin Cancer Biol. 39:49-60, 2016
4. Zucca E et al: The spectrum of MALT lymphoma at different sites: biological and therapeutic relevance. Blood. 127(17):2082-92, 2016
5. Khalil MO et al: Incidence of marginal zone lymphoma in the United States, 2001-2009 with a focus on primary anatomic site. Br J Haematol. 165(1):67-77, 2014
6. Nakamura S et al: Helicobacter pylori and gastric mucosa-associated lymphoid tissue lymphoma: recent progress in pathogenesis and management. World J Gastroenterol. 19(45):8181-7, 2013
7. Hamoudi RA et al: Differential expression of NF-kappaB target genes in MALT lymphoma with and without chromosome translocation: insights into molecular mechanism. Leukemia. 24(8):1487-97, 2010
8. Novak U et al: The NF-{kappa}B negative regulator TNFAIP3 (A20) is inactivated by somatic mutations and genomic deletions in marginal zone lymphomas. Blood. 113(20):4918-21, 2009
9. Vinatzer U et al: Mucosa-associated lymphoid tissue lymphoma: novel translocations including rearrangements of ODZ2, JMJD2C, and CNN3. Clin Cancer Res. 14(20):6426-31, 2008

MALT 淋巴瘤累及甲状腺

甲状腺 MALT 淋巴瘤

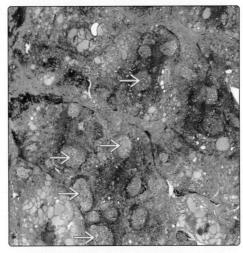

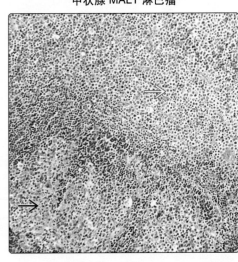

(左)本例为 MALT 淋巴瘤累及甲状腺病例,注意有许多增生的生发中心➡。(右)高倍镜示一个残留的增生性生发中心➡,伴有浆样细胞的植入。边缘区扩张➡,由单核细胞样细胞占据

甲状腺 MALT 淋巴瘤:MALT 小球

甲状腺 MALT 淋巴瘤:κ(+)

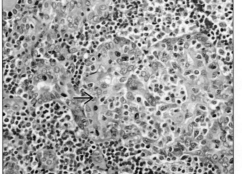

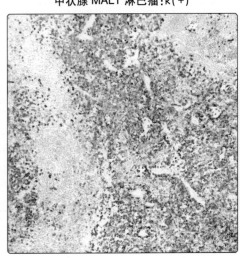

(左)本例为甲状腺 MALT 淋巴瘤,甲状腺滤泡被肿瘤细胞广泛浸润➡,形成所谓的 MALT 小球。(右)κ 免疫组织化学染色突显肿瘤性的浆细胞样淋巴细胞和浆细胞,它们围绕在滤泡周边并且植入生发中心

甲状腺 MALT 淋巴瘤:CD20(-)

甲状腺 MALT 淋巴瘤:CD3(-)

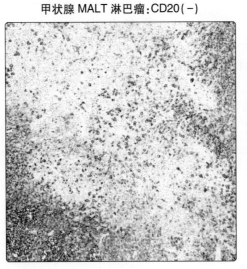

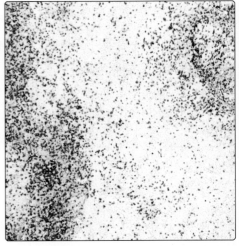

(左)这例 MALT 淋巴瘤具有浆细胞分化的肿瘤细胞几乎全部为 CD20(-),视野中的淋巴滤泡 CD20(+)。(右)这些 MALT 淋巴瘤细胞 CD3(-)。此视野中也存在反应性 T 细胞

MALT 淋巴瘤累及乳腺

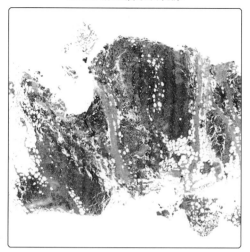

乳腺 MALT 淋巴瘤：单核细胞样细胞

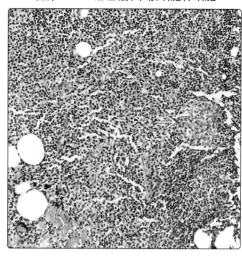

（左）在这个穿刺活检标本中，肿瘤细胞广泛浸润，影像学上表现为肿块性病变。（右）本例中，许多淋巴瘤细胞具有单核细胞样特征，胞质丰富淡染。一个反应性生发中心➡️也存在于这一视野

乳腺 MALT 淋巴瘤：单核细胞样细胞

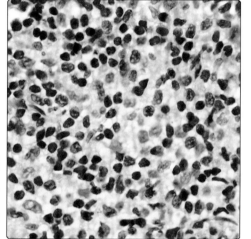

乳腺 MALT 淋巴瘤：CD20

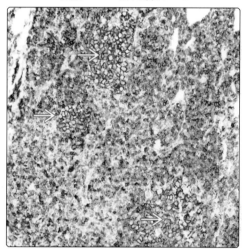

（左）高倍镜示单核细胞样淋巴瘤细胞。这些细胞有丰富淡染的细胞质，细胞核轻微不规则。（右）CD20 突显残留的生发中心 B 细胞➡️[CD20（+）较强]和周围的肿瘤细胞[CD20（+）较弱]

乳腺 MALT 淋巴瘤：λ（+）

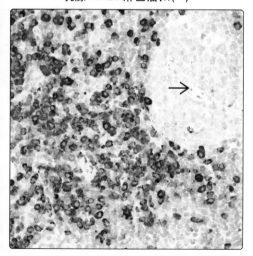

乳腺 MALT 淋巴瘤：K（−）

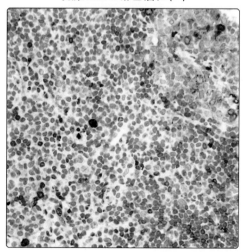

（左）淋巴瘤细胞表现出广泛的浆细胞分化，单表型 λ 胞质阳性。视野中可见一个扩大的反应性生发中心➡️。（右）K 的免疫组织化学染色，仅有很少量的浆细胞阳性，与 λ 对比显示具有轻链限制性。仅有少数淋巴瘤细胞 κ 阳性

MALT 淋巴瘤累及眼眶

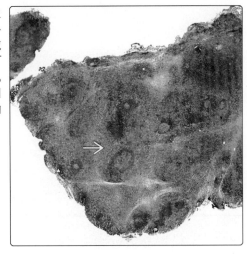

MALT 淋巴瘤累及眼眶

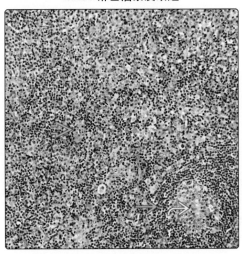

(左)眼眶活检标本中,在大量残留的反应性生发中心间,有扩张的边缘带样区域➡。(右图)图显示 MALT 淋巴瘤的边缘区样模式。注意残留生发中心➡外围绕着套区➡和明显扩张的边缘带➡

眼眶 MALT 淋巴瘤:混合性浸润细胞

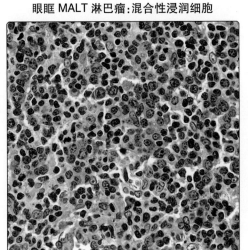

眼眶 MALT 淋巴瘤:Russel 小体

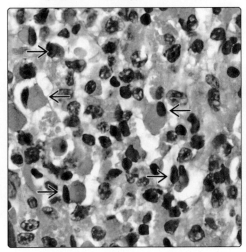

(左)淋巴瘤细胞由成熟的小淋巴细胞、浆细胞样细胞和散在的大细胞混合而成。(右)该肿瘤的某些区域,有许多成熟的浆细胞,内含大量免疫球蛋白形成的细胞质内包涵体(Russel 小体)➡,如图所示

眼眶 MALT 淋巴瘤:κ(+)

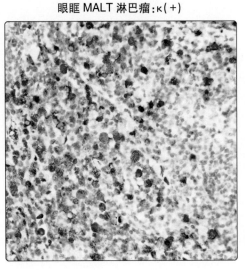

眼眶 MALT 淋巴瘤:λ(−)

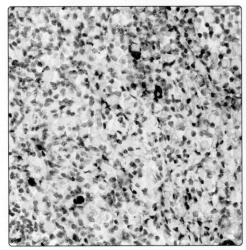

(左)浆细胞主要呈 κ 轻链胞质阳性。(右)如图所示,只有少数浆细胞胞质 λ 链阳性。本病例中的轻链过表达,κ 远多于 λ 可作为克隆性替代指征

腮腺 MALT 淋巴瘤

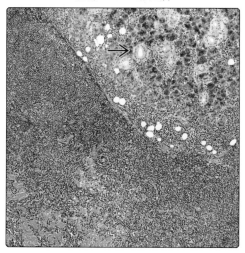

MALT 淋巴瘤：淋巴上皮病变

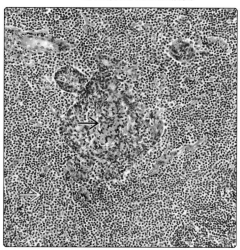

（左）淋巴瘤弥漫分布，取代大部分腮腺实质。注意在视野中可见残留的唾液腺组织➡。（右）注意腮腺 MALT 淋巴瘤的淋巴上皮病变➡和淋巴上皮病变周围的单核细胞样细胞➡

腮腺 MALT 淋巴瘤：Dutcher 小体

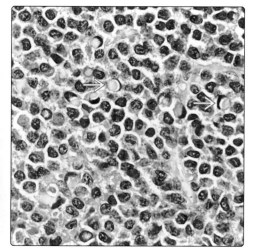

MALT 淋巴瘤累及小肠

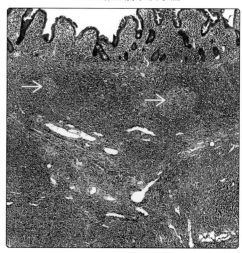

（左）显示累及腮腺的 MALT 淋巴瘤。存在大量具有突出核内假包涵体（Dutcher 小体）的浆细胞样细胞➡。（右）显示累及小肠的 MALT 淋巴瘤。肿瘤性浸润呈弥漫性，可见少量残留生发中心➡。小肠绒毛变钝

MALT 淋巴瘤累及肾

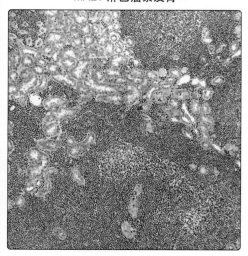

MALT 淋巴瘤累及肾

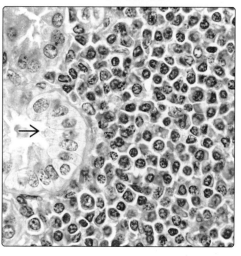

（左）低倍镜示 MALT 淋巴瘤累及肾。浸润呈弥漫性，且主要累及间质。（右）高倍镜示 MALT 淋巴瘤累及肾。浸润细胞是小而成熟的淋巴细胞，具有明显的浆细胞样特征。可见残余肾小管➡

MALT 淋巴瘤累及结肠

MALT 淋巴瘤累及结肠

(左) 低倍镜示 MALT 淋巴瘤累及结肠。淋巴瘤呈弥漫性分布。淋巴上皮病变不明显。(右) 高倍镜示 MALT 淋巴瘤累及结肠。瘤细胞小,胞质中等至丰富

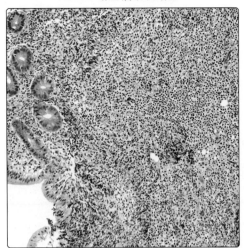
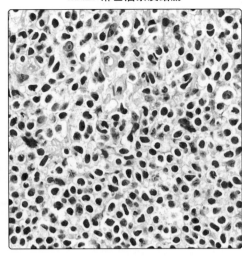

结肠 MALT 淋巴瘤:CD20(+)

小肠滤泡性淋巴瘤

(左) 图示 MALT 淋巴瘤累及结肠。淋巴瘤 CD20 阳性,支持 B 细胞系。(右) 图示低级别滤泡性淋巴瘤累及小肠。注意其中的 3 个肿瘤性滤泡➡

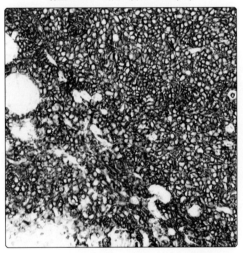
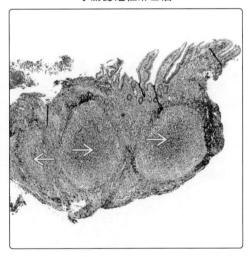

滤泡性淋巴瘤:BCL2(+)

滤泡性淋巴瘤:CD10(+)

(左) 图示低级别滤泡性淋巴瘤累及小肠。滤泡性淋巴瘤的肿瘤细胞 BCL2 染色(+)。(右) 图示低级别滤泡性淋巴瘤累及小肠。肿瘤细胞 CD10 染色(+)

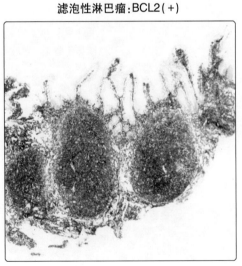
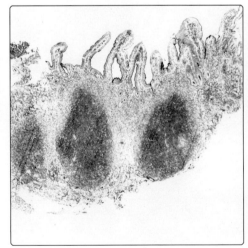

套细胞淋巴瘤累及结肠

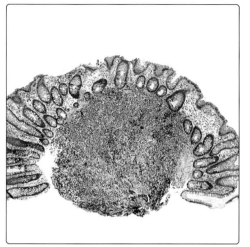

套细胞淋巴瘤:CyclinD1(+)

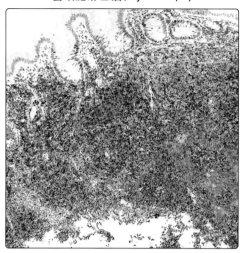

（左）图示累及结肠的套细胞淋巴瘤。肿瘤形成一个肉眼可见的息肉,患者可有多个息肉,称为多发性淋巴瘤性息肉病。（右）图示累及结肠的套细胞淋巴瘤。CyclinD1 染色突显套细胞淋巴瘤中的肿瘤细胞

浆细胞瘤累及结肠

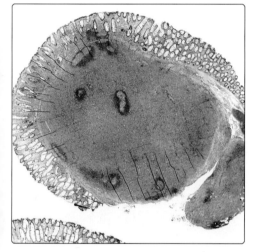

浆细胞瘤累及结肠

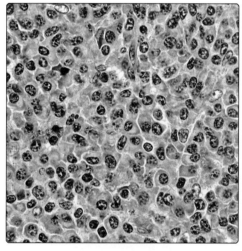

（左）低倍镜示累及结肠的浆细胞瘤。成熟浆细胞充满结肠黏膜固有层并使其扩张。累及淋巴结外部位的浆细胞瘤与 MALT 淋巴瘤似乎密切相关。（右）高倍镜示累及结肠的浆细胞瘤。浆细胞分化良好,核染色质呈车辐状,胞质丰富

肌上皮性涎腺炎

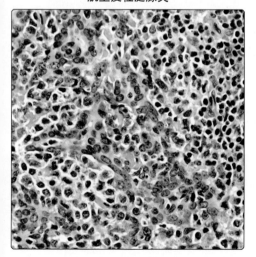

肺浆细胞肉芽肿

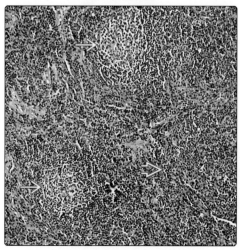

（左）图示肌上皮性涎腺炎（MESA）累及的唾液腺。MESA 中淋巴上皮病变很突出,此特征对在该部位的MALT 淋巴瘤诊断毫无帮助。（右）图示类似 MALT淋巴瘤的浆细胞肉芽肿累及肺。注意两个较大的残余生发中心➡。本例浆细胞➡为多表型,分子检测无克隆性(不支持 MALT 淋巴瘤的证据)

要 点

临床特征

- 结外滤泡性淋巴瘤(FL)的常见部位
  - 皮肤、胃肠道、眼眶、甲状腺、睾丸
- 结外 FL 通常是局限性
  - 全身复发不常见
- 结外 FL 患者的临床治疗方法与结内 FL 患者相似
- 结外 FL 的治疗存在争议
- 根据分期情况调整局部放疗和化疗
- 结外 FL 通常呈局限性,全身性复发并不常见
- 通常在内镜检查过程中偶然发现

镜下特征

- 结外 FL 类似于结内 FL
- 结内 FL 的分级标准也适用于结外 FL
  - 1~2 级(低级别)
  - 3A 和 3B 级

- 在某些结外部位,弥漫性生长方式的预后意义存在争议

辅助检查

- 单一型 Ig(+),全 B 细胞抗原(+)
- BCL6(+),BCL2(+),CD10(±)
- *IGH* 基因单克隆重排
- t(14;18)(q32;q21)的频率因部位而异
  - 从大约 50% 到高达 80%~90%
- 除 t(14;18)(q32;q21)以外,很少有结外 FL 的细胞遗传学异常数据
- FISH 可检测到约 70% 的 *IGH-BCL2* 融合。

主要鉴别诊断

- 黏膜相关淋巴组织(MALT)淋巴瘤
- 反应性滤泡增生
- 套细胞淋巴瘤
- 弥漫大 B 细胞淋巴瘤(DLBCL)

小肠 FL

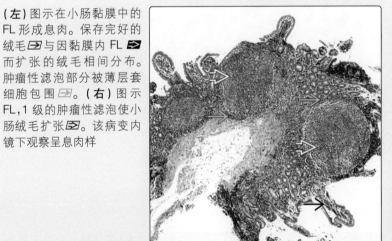

小肠黏膜中的 FL

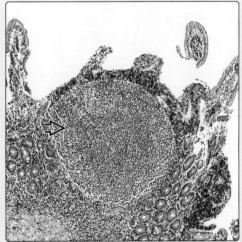

(左)图示在小肠黏膜中的 FL 形成息肉。保存完好的绒毛➡与因黏膜内 FL ➡ 而扩张的绒毛相间分布。肿瘤性滤泡部分被薄层套细胞包围➡。(右)图示 FL,1 级的肿瘤性滤泡使小肠绒毛扩张➡。该病变内镜下观察呈息肉样

肠道 FL:CD10(+)

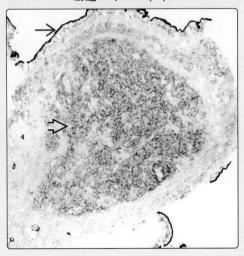

肠道 FL:BCL2(+)

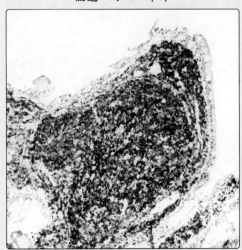

(左)小肠 FL,1 级显示肿瘤性淋巴细胞➡ CD10 染色(+),其模式类似淋巴结 FL。作为内对照,CD10 还突显了肠道吸收上皮➡。(右)此例小肠 FL,1 级病变仅局限于黏膜层。免疫组织化学染色显示,生发中心(GC)淋巴细胞 BCL2 阳性,支持 FL 的诊断。BCL2 免疫组织化学染色对于 FL,1 级的诊断至关重要

术语

缩写

- 结外滤泡性淋巴瘤(follicular lymphoma,FL)

同义词

- 滤泡(生发)中心细胞淋巴瘤
- 中心母/中心性淋巴瘤(Kiel)

定义

- 结外发生的由滤泡中心 B 细胞组成的淋巴瘤
- 除外 FL 全身性疾病表现的结外部位受累
- 十二指肠型 FL 被视为特殊变异型
  - 2016 年 WHO 分类

病因学/发病机制

易患病因素

- 对结外 FL 患者了解甚少
  - 抗原驱动可能起作用;取决于部位

细胞凋亡失调

- 部分病例存在 t(14;18)(q32;q21)
  - 发生率低于结内 FL
  - 发生率部分取决于疾病部位

临床特征

流行病学

- 发病率
  - 皮肤原发性 FL
    - 结外 FL 最常见的部位
  - 胃肠道(GI)FL
    - 胃 FL 占全部胃肠道 NHL 的不足 1%
    - 肠 FL 占全部胃肠道 NHL 的 2%
  - 眼附属器 FL
    - 罕见;MALT 淋巴瘤在该部位更常见
  - 甲状腺 FL
    - 罕见;MALT 淋巴瘤在该部位更为常见
  - 睾丸 FL
    - 罕见;比 DLBCL 少得多
- 年龄
  - 胃肠道 FL
    - 胃:中位年龄为 52 岁
    - 肠:中位年龄为 52 岁
  - 眼附属器 FL
    - 中位年龄:60 岁
  - 甲状腺 FL
    - 中位年龄:60 岁
  - 睾丸 FL

- 儿童和年轻人
- 性别
  - 胃肠道 FL:男:女约为1:1
  - 眼附属器 FL:男:女约为1:2
  - 甲状腺 FL:男:女约为1:3
- 种族
  - 胃肠道 FL
    - 在日本更常见
      - 可能与胃肠道系统性筛查的推广有关

部位

- 胃肠道 FL
  - 胃 FL 通常表现为孤立的肿物
  - 原发性肠道 FL 多发生在小肠
    - 特别是在十二指肠的第二段
- 眼附属器 FL
  - 泪腺和眼眶是原发性 FL 最常见部位
- 甲状腺 FL
  - 单发或多发结节样肿物
- 睾丸 FL
  - 肿瘤累及睾丸实质及附件

表现

- 结外 FL 通常呈局限性;全身性复发并不常见
- 胃肠道 FL
  - 十二指肠
    - 通常在内镜检查过程中偶然发现
  - 空肠和回肠近端
    - 通常表现为腹痛
  - 回肠远端或回盲瓣
    - 肠套叠可能是疾病的首发症状
  - 结肠/直肠
    - 常见出血
- 眼附属器 FL
  - 小结节或肿块,无功能损害;临床为惰性
  - 播散性 FL 通常会累及眼附属器
    - 眼附属器受累可能是系统性 FL 的首发症状
- 甲状腺 FL
  - 大部分原发 FL 为 3 级
    - 表现为肿块;IE 期疾病
    - ±声音嘶哑、吞咽困难或呼吸困难
  - 桥本甲状腺炎患者的甲状腺淋巴瘤患病风险增加高达 60 倍
    - 主要与 MALT 淋巴瘤或 DLBCL 的风险增加有关
    - 桥本甲状腺炎与 FL 的关系尚不清楚
- 睾丸 FL
  - 无痛性孤立肿块或睾丸弥漫性肿大

治疗

- 由于罕见,结外 FL 的治疗存在争议
- 根据分期情况适当调整局部放疗和化疗

○ 环磷酰胺、阿霉素、长春新碱、泼尼松(CHOP)化疗
- 单独使用利妥昔单抗或联合化疗可改善结局
- 胃肠道 FL
  ○ 相比胃 FL,小肠 FL 更需要手术
  ○ 无症状Ⅰ期肠道 FL 采用"观察并等待"
- 眼附属器 FL
  ○ 切除±局部照射
- 甲状腺 FL
  ○ 许多报道病例进行了切除±随后的化疗
- 睾丸 FL
  ○ 报道病例通常切除后化疗

预后

- 结外 FL 患者的临床治疗方法与结外 FL 患者相似
  ○ FL 的组织学分级有一定的预后价值
    - 1 级或 2 级结外 FL 患者临床上表现为惰性
    - 3 级结外 FL 的生物学行为预测更具争议性
    - 化疗可能会掩盖分级的重要性
  ○ 预后差与 6q23-26 缺失、17p 缺失和 TP53 突变相关
  ○ 每年约有 2% 的 FL 患者转化为高级别淋巴瘤
    - 大多数转化肿瘤符合 DLBCL 的诊断标准
- 分期、国际预后指数(IPI)和预后模型非常重要
  ○ FL IPI 1(FLIPI1)、FL-IPI2 和滤泡淋巴瘤研究小组(GELF)
    - 不良预后因素
      □ 年龄>60 岁,高乳酸脱氢酶,血红蛋白<12g/dL,Ⅲ或Ⅳ期
      □ >4 个部位的淋巴结,骨髓受累,肿瘤体积>6cm 或 7cm 等
- 胃肠道 FL
  ○ Ⅰ期和Ⅱ期患者的生存率高于全身系统性疾病患者
    - 建议对胃肠道淋巴瘤使用 Lugano 分期系统
  ○ 低级别病变的十二指肠 FL 患者预后良好
- 眼附属器 FL
  ○ 如是真正的 IE 期,预后极佳
- 甲状腺 FL
  ○ 3 级 FL 患者完全缓解且无死亡
- 睾丸 FL
  ○ 儿童及 IE 期年轻人的预后极好

大体特征

胃肠道 FL

- 胃 FL 通常表现为多发结节性病变或肿块±溃疡
- 十二指肠 FL 通常表现为多发结节性病变
- 空肠、回肠和结肠 FL 通常表现为直径 1~2mm 的多发结节性病变
  ○ 较少出现肿块±溃疡

眼附属器 FL

- 易碎、鱼肉样外观

甲状腺 FL

- 单或多结节性肿块

睾丸 FL

- 明显结节,直径 1.2~4.0cm;棕褐色或粉红色

镜下特征

组织学特征

- 结外 FL 的组织学征与结内 FL 相似
  ○ 紧密排列的肿瘤性滤泡,原有结构消失
  ○ 可染小体巨噬细胞通常减少或缺失
  ○ 滤泡中心由随机分布的中心细胞和中心母细胞组成
    - 形态单一
- 胃肠道 FL
  ○ 通常为 1~2 级;3 级很少(约 5%)
  ○ BCL2(+)对于局限于黏膜的小的 FL 病变诊断至关重要
  ○ 肿瘤性滤泡致使绒毛扩张,不破坏肠上皮
  ○ 十二指肠型 FL 具有独特性,许多特征与原位 FL 重叠
- 眼附属器 FL
  ○ 该部位的 FL 大多数为 1~2 级
  ○ 不能区分 IE 期肿瘤和全身病变累及;必须分期
- 甲状腺 FL
  ○ 甲状腺 FL 为 3 级;常见滤泡间弥漫性分布
    - 偶尔出现 DLBCL 区域
  ○ 多数病例有淋巴上皮病变(类似于 MALT 淋巴瘤)
    - 限于甲状腺滤泡内或与上皮细胞团簇混杂
  ○ ±桥本甲状腺炎
- 睾丸 FL
  ○ FL 主要累及睾丸实质,其次是附件
    - 肿瘤性滤泡混杂在小管间或完全取代实质
  ○ 报告病例主要为 3A 级
    - 偶尔弥漫性生长的局部区域支持局部合并 DLBCL

结外 FL 的分级

- 为结内 FL 制定的分级标准也适用于结外 FL
  ○ 1~2 级(低级别)
  ○ 3A 和 3B 级
  ○ 主要由大细胞组成的弥漫区应报告为 DLBCL
- 没有进行严格的研究来证明这种方法在结外 FLs 中的科学价值

结外 FL 的报告形式

- 为结内 FL 制定的模式标准也适用于结外 FL
- 报告滤泡性成分的百分比
  ○ 滤泡性模式(>75%)
  ○ 滤泡和弥漫性模式(25%~75%)
  ○ 局部滤泡性模式(1%~24%)
  ○ 弥漫性模式(0%)
- 在某些结外部位,弥漫性模式的预后重要性存在争议

辅助检查

免疫组织化学

- 免疫表型与淋巴结 FL 相似
- 单一型 Ig(+),全 B 细胞抗原(+)
- CD10(+/-)
  - 滤泡内趋向于更强,在滤泡间区表达下调
  - FL 3 级 CD10 可为阴性
- BCL6(+);通常在滤泡间区下调
- BCL2(+)
  - 1 级 FL85%~90%为阳性
  - 3 级 FL 约 50%为阳性
- IRF4/MUM1(-/+)
  - 低级 FL 通常为阴性;3 级 FL 为阳性
  - 在高达 50%的伴有 DLBCL 区域病例中,IRF4/MUM1(+)
- 与滤泡树突状细胞(FDC)反应的抗体可以突显滤泡网架
  - CD21、CD23、CD35,其他
- 全 T 细胞抗原(-),CyclinD1(-)
- 胃肠道 FL
  - 多数病例 CD20(+),CD10(+),BCL2(+)
  - 约 60%的胃肠道 FL CD10(+)
  - 表达 IgA 和整合素 α4β7,黏膜归巢受体
- 眼附属器 FL
  - 多数病例 CD20(+),CD10(+),BCL6(+)及 BCL2(+)
- 甲状腺 FL
  - 部分 3A 级 FL BCL2(-);通常 CD10(-)
- 睾丸 FL
  - 通常 BCL2(-)

流式细胞术

- 单一型 sIg(+),IgM>IgG>IgA
- CD19(+),CD20(+),CD22(+)
- CD10(+/-),全 T 细胞抗原(-)

PCR

- IGH 和 Ig 轻链基因克隆性重排
  - IGH 基因可变区域广泛而持续的体细胞突变
  - PCR 检测假阴性率为 10%~40%
    - 可通过扩展引物的数量来减低
- 甲状腺 FL
  - 约 80%的病例 PCR 检测到单克隆性

基因学检查

- 约 60%的病例 DNA 印迹分析检测到 IGH-BCL2 重排
- 约 60%的病例 FISH 检测到 IGH-BCL2 融合基因
  - 结内 FL 和结外 FL 之间无明显差异
- 约 20%的病例存在 BCL6 基因重排
- 甲状腺 FL
  - FL 3 级很少见 IGH-BCL2 融合

- 睾丸 FL
  - 无论是通过 PCR 还是 FISH 检测,IGH-BCL2 融合并不常见
  - ±BCL6 易位
- t(14;18)(q32;q21)的发生频率取决于发病部位
  - 出现频率范围从大约 50%到 80%~90%
  - FISH 是检测这一易位的最敏感技术
  - FL 3B 通常与 t(14;18)(q32;q21)无关
- 除 t(14;18)(q32;q21)外,结外 FL 细胞遗传学异常的数据很少
- 有涉及 3q27/BCL6 易位的报道

鉴别诊断

MALT 淋巴瘤

- MALT 淋巴瘤是淋巴结外 FL 鉴别诊断的常见类型
- MALT 淋巴瘤可表现为结节性或弥漫性
  - 小圆淋巴细胞和单核细胞样淋巴细胞占优势
  - 淋巴上皮病变常见,通常很突出
  - 免疫表型:B 细胞抗原(+),BCL2(+),CD10(-),BCL6(-)
- 支持胃肠道 MALT 淋巴瘤而非 FL 的特征
  - 与其他结外部位 MALT 淋巴瘤的关系
  - MALT 淋巴瘤常见于胃
  - 与幽门螺杆菌感染有关
  - 与 t(11;18)(q21;q21)/BIRC3-MALT1 或 t(1;14)(p22;q32)/BCL10-IGH 相关
- 眼附属器支持 MALT 淋巴瘤而非 FL 的特征
  - 与自身免疫病或其他结外部位 MALT 淋巴瘤相关
  - 与 t(14;18)(q32;q21)/IGH-MALT1 相关
- 支持甲状腺 MALT 淋巴瘤而非甲状腺 FL 的特征
  - 通常与桥本甲状腺炎有关
  - 弥漫性或结节性甲状腺肿大
  - 反应性淋巴滤泡;许多浆细胞
  - 与 t(3;14)(p14.1;q32)/FOXP1-IGH 相关

反应性滤泡增生

- 生长方式和细胞学可类似 FL
- 支持结外反应性滤泡增生而非 FL 的特征
  - 滤泡显示极向;被清晰的套区包围
  - 滤泡具有多形性,并见可染小体巨噬细胞
  - 免疫表型:B 细胞抗原(+),CD10(+),BCL6(+),BCL2(-)
  - 无 IGH 基因单克隆重排的证据

套细胞淋巴瘤

- 通常累及胃肠道,也可累及其他结外部位
- 在胃肠道,套细胞淋巴瘤(MCL)可表现为多发性淋巴瘤样息肉病

结外滤泡性淋巴瘤鉴别诊断					
	小肠	胃	眼附属器	甲状腺	睾丸
临床特征					
年龄(中位数)	成人(52 岁)	成人	成人(60 岁)	成人(60 岁)	儿童和年轻人
性别(男∶女)	1∶1	1∶1	1∶2	1∶3	仅男性
部位	十二指肠,小肠	胃窦或胃体	泪腺,结膜	任何叶	睾丸及附件
症状	无症状,胃肠道筛查发现	腹痛	肿块	肿块	无痛性肿块
分期	ⅠE～ⅡE	ⅠE	ⅠE～ⅣE	3 级 FL 分期 ⅠE 期;低级别滤泡性淋巴瘤ⅡE～ⅣE 期	ⅠE
病理特征					
大体外观	黏膜息肉状或结节	结节或肿瘤	肿块	单或多结节肿块	散在肿块或弥漫受累
组织学分级	低级别	低或高级别	绝大部分低级别	部分为 FL1～2 级;部分为 FL 3a 级	3 级
免疫表型					
CD10	(+)	(+)	(+)	部分 3a 级 FL(−)	(+/−)
BCL2	(+)	(+)	(+)	部分 3a 级 FL(−)	(−)
分子特征					
IGH-BCL2	(+)	(+)	(+)	部分 FL1～2 级(+);部分 FL 3A 级(−)	(−)

FL,滤泡性淋巴瘤。

- 支持套细胞淋巴瘤而非结外 FL 的特征
  - 小的肿瘤性淋巴细胞均匀分布
  - 无中心母细胞
  - 免疫表型:B 细胞抗原(+),BCL2(+),CD5(+),CyclinD1(+),SOX11(+),CD10(−),BCL6(−)
  - 存在 t(11;14)(q13;q32)/*CCND1-IGH*

DLBCL

- DLBCL 是最常见的睾丸淋巴瘤
- 组织学上,睾丸结外 FL 可为 3 级,主要为弥漫性
- 支持 DLBCL 而非结外 FL 的特征
  - 系统性 DLBCL 患者有其他部位病变的证据
  - 睾丸原发性 DLBCL 中无滤泡性区域
  - 免疫表型:DLBCL 常为 CD10(−),BCL6(−)

慢性淋巴细胞白血病/小淋巴细胞性淋巴瘤

- 通常间质浸润形成明显的肿瘤
  - 增殖中心似滤泡结节
- B 细胞抗原(+),CD5(+),CD23(+),LEF1(+),CD200(+)

诊断依据

病理学精要

- 在实践中,将 FL 报告为明确的结外 FL,通常有一定问题

- 活检前可能未进行分期
- 重要的是在未获得充足信息之前,不要诊断结外 FL
- 通常需要补充报告以便涵盖相关信息

参考文献

1. Chouhan J et al: Gastrointestinal follicular lymphoma: using primary site as a predictor of survival. Cancer Med. 5(10):2669-2677, 2016
2. Kirkegaard MM et al: Conjunctival lymphoma--an international multicenter retrospective study. JAMA Ophthalmol. 134(4):406-14, 2016
3. Swerdlow SH et al: The 2016 revision of the World Health Organization (WHO) classification of lymphoid neoplasms. Blood. ePub, 2016
4. Freedman A: Follicular lymphoma: 2015 update on diagnosis and management. Am J Hematol. 90(12):1171-8, 2015
5. Rasmussen PK et al: Follicular lymphoma of the ocular adnexal region: a nation-based study. Acta Ophthalmol. 93(2):184-91, 2015
6. Chang ST et al: Follicular lymphoma in Taiwan: a low frequency of t(14;18), with grade 3A tumours more closely related to grade 3B than to low-grade tumours. Histopathology. 63(1):1-12, 2013
7. Yamamoto S et al: Gastrointestinal follicular lymphoma: review of the literature. J Gastroenterol. 45(4):370-88, 2010
8. Bacon CM et al: Follicular lymphoma of the thyroid gland. Am J Surg Pathol. 33(1):22-34, 2009
9. Bacon CM et al: Primary follicular lymphoma of the testis and epididymis in adults. Am J Surg Pathol. 31(7):1050-8, 2007
10. Lu D et al: Primary follicular large cell lymphoma of the testis in a child. Arch Pathol Lab Med. 125(4):551-4, 2001
11. Medeiros LJ et al: Lymphoid infiltrates of the orbit and conjunctiva. A morphologic and immunophenotypic study of 99 cases. Am J Surg Pathol. 13(6):459-71, 1989

MALT 淋巴瘤：BCL6(+)生发中心

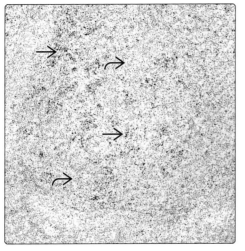

桥本甲状腺炎

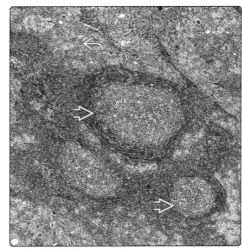

(左)此例甲状腺 MALT 淋巴瘤中，BCL6 免疫组织化学染色突显残留的生发中心细胞➘，其由于边缘区淋巴瘤细胞➚植入而被破坏。(右)图示桥本甲状腺炎。甲状腺实质内➔可见多个反应性滤泡➘。桥本甲状腺炎患者可表现为弥漫性或结节性甲状腺肿大

反应性淋巴滤泡

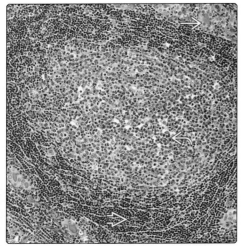

桥本甲状腺炎：BCL2

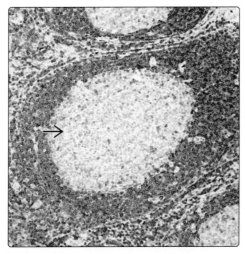

(左)此例桥本甲状腺炎病例中，一个反应性淋巴滤泡存在明显的套区➘，且生发中心有可染小体巨噬细胞➘。该淋巴滤泡部分被甲状腺滤泡包围➔。(右)桥本甲状腺炎的淋巴滤泡显示生发中心➔ BCL2(-)，支持为反应性滤泡。但建议谨慎与 FL 3 级区分，后者有约 40%的病例 BCL2 阴性

滤泡性淋巴组织增生：眼眶

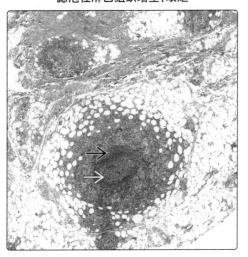

滤泡性淋巴组织增生：CD20

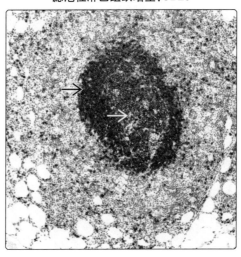

(左)患者表现为眼眶内肿块。切片显示纤维脂肪组织中散在的淋巴滤泡，有边界清楚的生发中心➔和套区➔，提示为滤泡性淋巴组织增生。(右)患者表现为眼眶肿块，诊断为滤泡性淋巴组织增生。CD20 免疫组织化学染色突显了一个良性淋巴滤泡的生发中心➔和套区淋巴细胞➔

套细胞淋巴瘤:淋巴瘤性息肉病

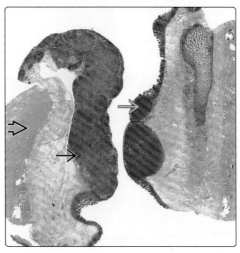

套细胞淋巴瘤:息肉样病变

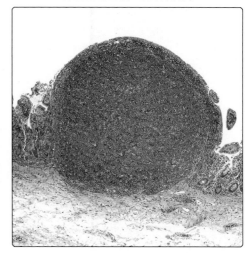

(左) 全景图示累及远端回肠的套细胞淋巴瘤,表现为多发性息肉样结构,称之为淋巴瘤性息肉病。肿瘤局限于黏膜➡及黏膜下层➡,固有肌层未受累➡。
(右) 低倍镜示套细胞淋巴瘤累及远端回肠,形成息肉样结构。淋巴瘤局限于黏膜,形成一个形态类似 FL 的结节

套细胞淋巴瘤:结节性模式

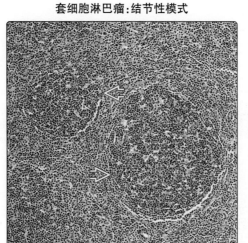

套细胞淋巴瘤:CyclinD1(+)

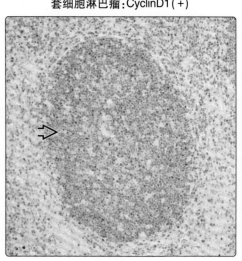

(左) MCL 累及远端回肠,表现为多发性息肉。肿瘤呈结节性➡,可与滤泡性淋巴瘤混淆。(右) 中倍镜显示套细胞淋巴瘤累及远端回肠。浸润的大多数淋巴样细胞 CyclinD1 免疫组织化学强阳性,支持套细胞淋巴瘤的诊断➡

回肠 DLBCL

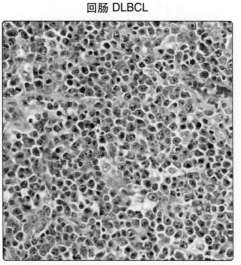

回肠 DLBCL:CD21

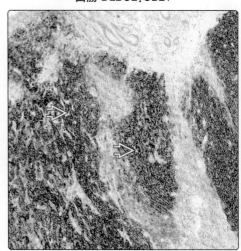

(左) 图示 DLBCL 累及远端回肠。患者表现为肠套叠。多数细胞体积大,细胞质中等丰富,细胞核中位,空泡状,核仁明显。(右) DLBCL 累及远端回肠,CD21 免疫组织化学染色显示淋巴瘤浸润的背景下,大量融合的 FDC 网➡。FDC 网状结构的存在增加了对滤泡或边缘区淋巴瘤可能性的怀疑

睾丸 DLBCL

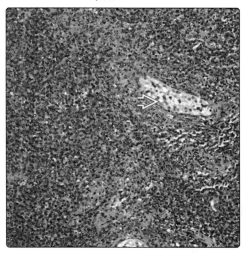

DLBCL 围绕生精小管

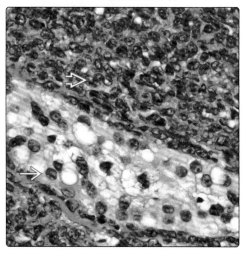

(左)图示老年患者表现为睾丸肿块的 DLBCL。肿瘤浸润睾丸实质。注意残余生精小管➡。(右)图示 DLBCL 浸润睾丸实质。生精小管周围➡有密集的大细胞浸润➡。DLBCL 是睾丸最常见的原发性淋巴瘤,老年人好发

睾丸 DLBCL:Ki-67 高表达

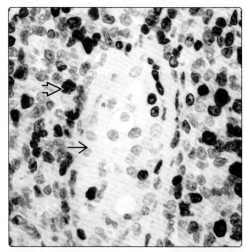

SLL/CLL 累及附睾

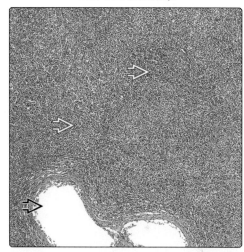

(左)图示睾丸 DLBCL。增殖标志物 Ki-67 显示,大多数肿瘤性淋巴细胞阳性➡。生精小管➡显示支持细胞偶尔有反应性增生。(右)图示小淋巴细胞淋巴瘤/慢性淋巴细胞白血病(SLL/CLL)累及睾丸。此区域显示扩张的附睾➡被有增殖中心➡的 SLL/CLL 浸润

SLL/CLL:副免疫母细胞

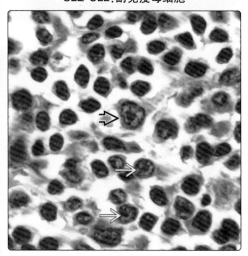

SLL/CLL 细胞:CD23(+)

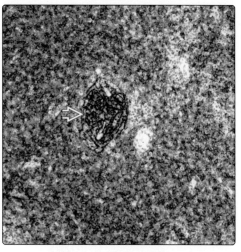

(左)高倍镜示 SLL/CLL 的增殖中心细胞大小有差异。副免疫母细胞➡被小淋巴细胞包围➡。(右)CD23 免疫组织化学染色凸显 SLL/CLL 的大多数肿瘤细胞。此外,CD23 凸显残留滤泡的 FDC 网结构➡

要　点

基本概念

- 原发性皮肤滤泡中心性淋巴瘤:发生于皮肤,由滤泡中心细胞构成的淋巴瘤
- 部分病例在临床和遗传学上与滤泡性淋巴瘤似有不同
- 主要是中心细胞;中心母细胞较少

临床特征

- 通常为头部和颈部孤立性红斑性病变
- 多部位病变患者复发更常见
- 局部放疗或手术切除治疗
- 即使多发性病变患者也预后良好
- 5 年生存率为 95%

镜下特征

- 淋巴细胞浸润真皮,不累及表皮
- 血管周围、皮肤附属器周围到弥漫性浸润真皮
- 滤泡性、滤泡性和弥漫性混合,或弥漫性

- 小到中等大小的中心细胞与数量不等的大中心母细胞混合

辅助检查

- 约 50% 的滤泡性病例中 CD10(+)
- BCL6(+);高达 60% 的病例中 BCL2(+/−)
- CD10(+)、BCL2(+)的 PCFCL 可能携带 t(14;18)(q32;q21)
- 有滤泡树突细胞(FDC)网
- 通过 FISH,约 30% 的 PCFCL 病例可检测到 *BCL2-IGH*

主要鉴别诊断

- 皮肤继发性滤泡性淋巴瘤
- 皮肤边缘区 B 细胞淋巴瘤
- 原发性皮肤弥漫大 B 细胞淋巴瘤(PCDLBCL),腿型
- PCDLBCL,其他(非腿型)
- 皮肤淋巴滤泡增生

(左)图示 PCFCL 表现为头皮 1cm 的红斑性结节➡。PCFCL 多见于头颈部。(右)正电子发射断层显像(PET)显示 PCFCL 累及头皮➡;SUV 是 4 个单位的标准摄取值。注意正常大脑所具有的高激发活性➡

PCFCL:头皮结节

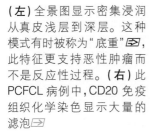

PET 扫描

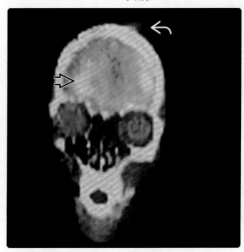

(左)全景图显示密集浸润从真皮浅层到深层。这种模式有时被称为"底重"➡,此特征更支持恶性肿瘤而不是反应性过程。(右)此 PCFCL 病例中,CD20 免疫组织化学染色显示大量的滤泡➡

PCFCL 侵犯真皮

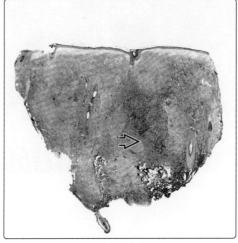

CD20

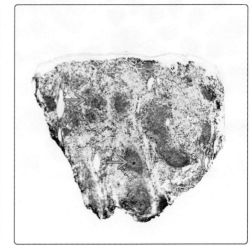

术语

缩写

- 原发性皮肤滤泡中心性淋巴瘤(primary cutaneous follicle center lymphoma,PCFCL)

同义词

- 皮肤滤泡性淋巴瘤(FL)
- 滤泡中心细胞淋巴瘤
- 中心母细胞/中心细胞淋巴瘤
- 背部 PCFCL 以前被称为
  - 背部网状组织细胞瘤
  - 克罗斯蒂(Crosti)病

定义

- 发生于皮肤,由滤泡中心细胞构成的淋巴瘤
  - 分期时,至少 6 个月病变局限在皮肤
  - 主要是中心细胞;中心母细胞较少
  - 滤泡性或弥漫性生长模式
  - 有 FDC 网
- 部分病例在临床和遗传学上与淋巴结 FL 似有不同
  - *BCL2-IGH* 基因重排频率低于淋巴结 FL

病因学/发病机制

病因学

- 未知

细胞起源

- 成熟的生发中心 B 淋巴细胞

临床特征

流行病学

- 发病率
  - 为第二位常见的结外 B 细胞淋巴瘤,仅次于胃肠道淋巴瘤
  - 每年 0.1~0.2/10 万人
  - 最常见的原发性皮肤 B 细胞淋巴瘤
- 年龄
  - 好发于成人(中位年龄:60 岁;范围:33~88 岁)
- 性别
  - 男:女=1.5:1

部位

- 通常在头、颈部
  - 主要影响头皮和前额
- 躯干较少见
- 5%的病例腿部受累

表现

- 通常为单发、坚硬、红斑至紫红色病变
  - 可能是大小不等的斑块、结节或瘤块
  - 病变范围从<1cm 到大的融合结节
- 15%的患者为多灶性

- 躯干病变通常表现为红斑丘疹或有形的斑块
  - 过去被称为"背部网状组织细胞瘤"

自然病程

- 如果不治疗,病变会逐渐增大
- 皮肤外部位的播散不常见(~10%)
- 与初发部位相比,复发多在近端部位
  - 30%~40%的患者复发

治疗

- 局部放疗或手术切除病变
- 以下患者需要全身治疗
  - 病变广泛、非常厚的皮肤肿瘤,或皮外病变

预后

- 较好,即使患者病变是多发性
  - 大多数患者通过治疗获得完全缓解
  - 多部位病变的患者复发更常见
- 5 年生存率为 95%;不受如下影响
  - 滤泡或弥漫性生长模式或细胞学分级
  - t(14;18)或 *BCL2-IGH* 基因重排
  - 疾病范围或出现复发

镜下特征

组织学特征

- 血管周围、皮肤附属器周围到弥漫真皮浸润
- 浸润真皮而不累及表皮(境界带)
- 生长模式
  - 纯滤泡
  - 滤泡和弥漫性混合
  - 纯弥漫性
- 细胞组成
  - 小到中等大小的中心细胞与数量不等的中心母细胞混合
  - 对于 PCFCL,不建议分级
    - 滤泡内大细胞的数量不影响 PCFCL 患者的预后
- 在小的或早期病变中,更易见淋巴滤泡和生发中心
  - 滤泡界限不清,由较单一的淋巴细胞组成
    - 通常缺乏可染小体巨噬细胞
    - 套区减少或缺失
- 不同程度的硬化
- 在约 75%的病例中,浸润可能直达皮下组织
  - 大多数滤泡位于真皮深处(底重)
- 晚期病变滤泡结构不太明显(如果有)
  - 通常由多叶、有裂或梭形淋巴细胞组成
  - 残余 FDC 网
- 伴有多量中心母细胞的极端病例,类似弥漫大 B 细胞淋巴瘤(DLBCL)
  - 如果发现滤泡成分,应视为 PCFCL
    - 与其他更典型的 PCFCL 一样预后均佳
  - 当大细胞呈单纯弥漫性生长时,诊断为 DLBCL

辅助检查

免疫组织化学

- 全 B 细胞抗原(+),PAX5(+)

- CD10 通常为阳性,但弥漫性生长模式可能为阴性
- 滤泡始终 BCL6(+)
- 在高达 60% 的病例中 BCL2(+/-)
  - 阳性时,BCL2 通常较弱
    - 滤泡性生长模式患者阳性率更高
- CD10(+)和 BCL2(+)的 PCFCL 可能携带 t(14;18)(q32;q21)
- 经固定的石蜡包埋组织切片中,可发现单型的 B 淋巴细胞
  - 约 1%~20% 的病例,利用常规免疫组织化学染色
  - 在皮肤浸润病变中,κ 和 λ mRNA 表达的作用尚未明确
- IRF4/MUM1 和 FOXP1 通常为阴性
- 细胞质 IgM(-),IgD(-)
- FDC 网
  - CD21(+)、CD23(+)和/或 CD35(+)
- T 细胞抗原(-)
  - 数量不等的反应性小 T 淋巴细胞

流式细胞术

- 单一表型表面 Ig(+),全 B 细胞抗原(+)
- CD10(+),CD19 弱(+),CD20 强(+),FMC-7(+)

原位杂交

- 通过 FISH,约 30% 的 PCFCL 病例可检测到 t(14;18)

基因学检查

- 单克隆 IGH 重排
  - 通过 PCR,在 40%~50% 的病例中可检出
  - IGH 可变区体细胞超突变很常见
- 在 PCFCL 中,IgH-BCL2 融合频率不一

阵列比较基因组杂交

- 少数病例染色体不平衡

基因表达谱

- 类似于生发中心样大 B 细胞淋巴瘤
  - REL 基因扩增很常见

鉴别诊断

皮肤继发性 FL

- 其他部位存在系统性 FL 的证据
  - 最常见部位是头颈部
- 免疫表型
  - BCL6(+)、CD10(+)、BCL2(+)
- 约 80%~90% 的病例中有 IGH-BCL2/t(14;18)(q32;q21)

皮肤边缘区 B 细胞淋巴瘤

- 通常为多灶
- 低级别惰性淋巴瘤,5 年生存率 99%
- 与伯氏疏螺旋体(Borrelia burgdorferi)有关,主要在欧洲
- 边缘区和滤泡间分布
- 混合细胞成分
  - 边缘区(中心细胞样)细胞
  - 单核细胞样细胞或小圆淋巴细胞

- 散在的大细胞,中心母细胞样
  - ±浆细胞分化
    - 表皮下或肿瘤前缘
- 免疫表型
  - B 细胞抗原(+),CD10(-),BCL6(-)
  - 常见反应性 CD123(+)的浆细胞样树突细胞簇
- FDC 标志物突显破坏并被植入的生发中心
  - 残留生发中心细胞 CD10(+)、BCL6(+)

原发性皮肤弥漫大 B 细胞淋巴瘤(PCDLBCL), 腿型

- 老年性疾病
- 肿瘤生长迅速,5 年生存率约为 50%
- 主要累及下肢;偶尔发生在身体其他部位
- 大的中心母细胞或免疫母细胞弥漫一致性浸润
  - 缺乏肿瘤性滤泡及小或大的中心细胞
- 非生发中心细胞(活化 B 细胞)免疫表型
  - B 细胞抗原(+),细胞质 IgM(+),BCL6(+)
  - BCL2(+),IRF4/MUM1(+),FOXP1(+)
  - CD10(-),CD138(-)
  - 缺乏 FDC 网

PCDLBCL,其他类型(非腿型)

- 不符合以下特征的 DLBCL
  - PCDLBCL,腿型
  - 具有弥漫性大细胞区域的 PCFCL
- 大的中心母细胞与反应性淋巴细胞混合存在
  - 原发性皮肤大 B 细胞淋巴瘤(PCLBCL)以大的免疫母细胞为主
- 灶性 FDC 网残余
  - CD21(+),CD23(+),CD35(+)
- 表型可为生发中心和非生发中心细胞型
- 成人发生的该类淋巴瘤预后优于 PCLBCL,腿型

皮肤淋巴滤泡增生

- 不同年龄均可发生的病变;可能与下列情况相关
  - 昆虫或蜱虫叮咬
  - 毛囊炎症
- 境界清楚的淋巴滤泡结构,具有明显的生发中心和套区
  - 多数滤泡位于真皮浅层(上方重)
- 常见可染小体巨噬细胞
- 免疫表型
  - B 细胞和 T 细胞混合存在;通常分区清晰
  - 生发中心 BCL6(+),BCL2(-)
- 无单克隆 IGH 重排的证据

诊断依据

临床相关病理学特征

- 分期时,至少 6 个月 FL 局限于皮肤

病理学精要

- 不建议对 PCFCL 进行组织学分级
- t(14;18)/IGH-BCL2 的频率低于结内 FL

原发皮肤滤泡细胞淋巴瘤的鉴别诊断

	PCFCL	皮肤继发性 FL	MZL	PPCDLBCL，腿型	FH
临床表现					
	红斑、结节或肿瘤	结内	红斑、斑块或结节	多发性球形隆起、红色肿瘤	丘疹或结节
好发部位					
	头颈、躯干	头颈	上肢；多个部位	下肢；非腿部位不常见	头颈；上肢
临床分期					
	Ⅰ期	晚期	Ⅰ期	Ⅰ期并很快进展为晚期	无
组织病理学					
	滤泡性，滤泡性和弥漫性，或弥漫性；表浅或深层播散	滤泡性，滤泡和弥漫性，或弥漫性；深在	滤泡或弥漫性；真皮浅层或深层	仅弥漫型性生长模式；深入真皮和皮下组织	滤泡性；真皮上层＞真皮深层或皮下
淋巴滤泡形态					
	生发中心界限不清和套区变薄	生发中心界限不清和套区变薄	单核样细胞植入残留的生发中心	淋巴滤泡结构消失	边界清楚的淋巴滤泡，具有明显的生发中心
细胞分型					
	小的中心细胞占优势；较少的中心母细胞；不需要分级	中心细胞和中心母细胞；要求分级	小淋巴细胞、单核样细胞与浆细胞的混合存在	大的中心母细胞或免疫母细胞；单形性；无中心细胞	小和大的中心细胞及中心母细胞的混合体，有可染小体
有价值的标志物					
	BCL6（＋），BCL2（弱 +/-）；CD10（+/-）；CD21（＋）网架；Ki-67 低	BCL6（+），BCL2（强 +）；CD10（+/-）；CD21（+）网架，Ki-67 低	BCL6（-），BCL2（+），CD10（-）；CD21（+）FDC；单一表型浆细胞	IRF4/MUM1（+），胞质 IgM（+），FOXP1（+），BCL6（+），BCL2（+），CD10（-）	BCL6（＋），BCL2（-）；CD10（+）；CD21（+）网架；Ki-67 高
细胞遗传学和分子标志物					
	IGH 重排（+），*BCL2* 重排（-/+），*BCL6* 重排（-）	*IGH* 重排（+），*BCL2* 重排（+），*BCL6* 重排（+）	*IGH* 重排（+），*BCL2* 重排（-），*BCL6* 重排（-）	*IGH* 重排（+），*BCL2* 重排（-），*BCL6* 重排（-）	*IGH* 重排（-），*BCL2* 重排（-），*BCL6* 重排（-）
预后					
	很好；局部复发率为 30%；5 年生存率为 95%	不一；可出现复发；5 年生存率为 60%～70%	很好；复发；5 年生存率≥95%	一般；5 年生存率为 55%	很好；无疾病相关死亡

FDC，滤泡树突细胞；FL，滤泡性淋巴瘤；FH，滤泡增生；MZL，边缘区淋巴瘤；PCDLBCL，原发性皮肤弥漫大 B 细胞淋巴瘤。

参考文献

1. Lucioni M et al: Primary cutaneous B-cell lymphoma other than marginal zone: clinicopathologic analysis of 161 cases: comparison with current classification and definition of prognostic markers. Cancer Med. 5(10):2740-2755, 2016

2. Pham-Ledard A et al: Diagnostic and prognostic value of BCL2 rearrangement in 53 patients with follicular lymphoma presenting as primary skin lesions. Am J Clin Pathol. 143(3):362-73, 2015

3. Plaza JA et al: Can cutaneous low-grade B-cell lymphoma transform into primary cutaneous diffuse large B-cell lymphoma? An immunohistochemical study of 82 cases. Am J Dermatopathol. 36(6):478-82, 2014

4. Dijkman R et al: Array-based comparative genomic hybridization analysis reveals recurrent chromosomal alterations and prognostic parameters in primary cutaneous large B-cell lymphoma. J Clin Oncol. 24(2):296-305, 2006

5. Hoefnagel JJ et al: Distinct types of primary cutaneous large B-cell lymphoma identified by gene expression profiling. Blood. 105(9):3671-8, 2005

6. Kim BK et al: Clinicopathologic, immunophenotypic, and molecular cytogenetic fluorescence in situ hybridization analysis of primary and secondary cutaneous follicular lymphomas. Am J Surg Pathol. 29(1):69-82, 2005

7. Kodama K et al: Primary cutaneous large B-cell lymphomas: clinicopathologic features, classification, and prognostic factors in a large series of patients. Blood. 106(7):2491-7, 2005

8. Willemze R et al: WHO-EORTC classification for cutaneous lymphomas. Blood. 105(10):3768-85, 2005

9. Goodlad JR et al: Primary cutaneous diffuse large B-cell lymphoma: prognostic significance of clinicopathological subtypes. Am J Surg Pathol. 27(12):1538-45, 2003

10. Mirza I et al: Primary cutaneous follicular lymphoma: an assessment of clinical, histopathologic, immunophenotypic, and molecular features. J Clin Oncol. 20(3):647-55, 2002

11. Aguilera NS et al: Cutaneous follicle center lymphoma: a clinicopathologic study of 19 cases. Mod Pathol. 14(9):828-35, 2001

肿瘤性滤泡

无细胞带（境界带）

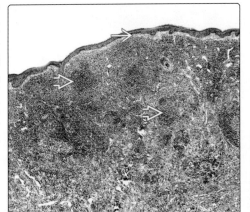

(左) PCFCL 显示真皮中有密集的淋巴细胞浸润，表皮下层无肿瘤细胞浸润（grenz zone）➡。肿瘤内界限不清的肿瘤性滤泡➡。**(右)** PCFCL 显示真皮中有密集的淋巴细胞浸润，表皮下层无肿瘤细胞浸润（grenz zone）➡。可见数个界限不清的滤泡➡

小的中心细胞

中心母细胞

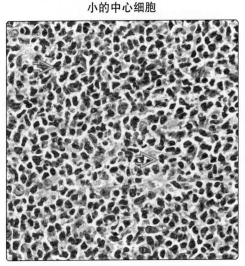

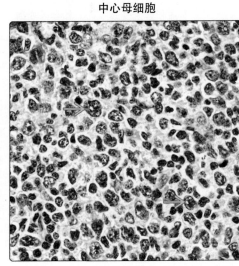

(左) 图示一例 PCFCL，肿瘤性滤泡主要由小的中心细胞构成➡。没有可染小体巨噬细胞。这是 PCFCL 最常见的细胞成分。**(右)** 图示 PCFCL 以大细胞为主的滤泡（中心母细胞）➡。目前，WHO 分类不建议对 PCFCL 进行分级。结内相似特征的病例可认定为 3A 级

中心细胞和中心母细胞

BCL2

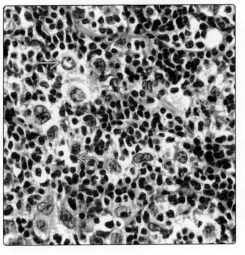

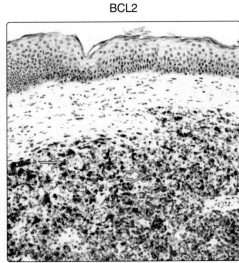

(左) 图示 PCFCL 由中心细胞➡和中心母细胞➡组成。这是 PCFCL 病例中第二常见的细胞成分。**(右)** 此例 PCFCL 中反应性淋巴细胞 BCL2 强 (+)➡，而 PCFCL 细胞 BCL2 弱 (+)➡。这种模式与淋巴结 FL 相反，FL 瘤细胞通常 BCL2 强 (+)。约 60% PCFCL 病例表达 BCL2

PCFCL：BCL6

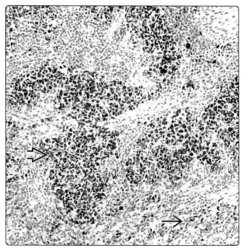

PCFCL：CD10

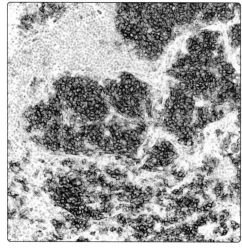

（左）PCFCL 显示肿瘤性淋巴细胞表达 BCL6。这种反应模式突显不规则的滤泡结构➡。注意 BCL6 在滤泡中表达很强，在滤泡间/弥漫区表达较弱➡。（右）此例 PCFCL 中，CD10（+）突显滤泡模式。CD10 在约 50%的滤泡模式 PCFCL 中表达，但在弥漫区呈阴性

PCFCL：弥漫性模式

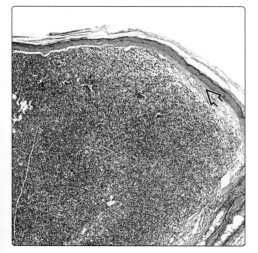

PCFCL，弥漫性模式：BCL6

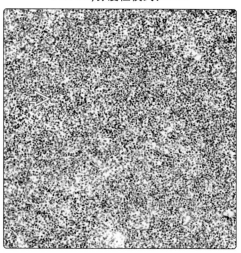

（左）PCFCL 显示弥漫性浸润模式，表皮下层无肿瘤细胞浸润（境界带➡）。HE 染色显示弥漫性浸润，但仍需特殊染色如 CD20、CD21 或 BCL6 确认。（右）在 PCFCL 病例中，始终表达的 BCL6 ➡突显 PCFCL 的弥漫性模式。而 CD10 在弥漫区呈阴性

PCFCL：硬化

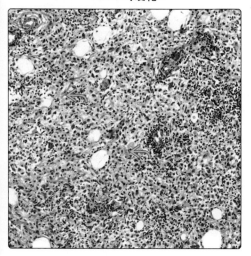

PCFCL：大细胞为主

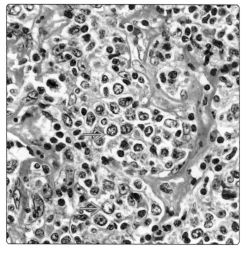

（左）PCFCL 表现为弥漫性模式，伴有硬化➡。肿瘤细胞浸润胶原纤维和脂肪组织中。（右图）图示主要由大细胞➡组成的 PCFCL 弥漫性生长区域。WHO 分类建议诊断为 PCFCL，而不是 DLBCL，因这些病变在临床上通常呈惰性

皮肤 FL　　　　　　　　　**继发性 FL**

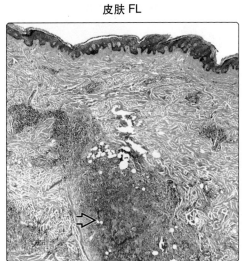

(左) 皮肤继发性 FL 显示深部肿瘤性滤泡➡。真皮或皮下深部组织的滤泡结构支持淋巴瘤的诊断，但不能区分原发性和继发性。
(右) 图示皮肤继发性 FL。该病例的肿瘤性滤泡➡部位较深。注意神经束周围的浸润➡

继发性 FL：皮下组织　　　**皮肤继发性 FL**

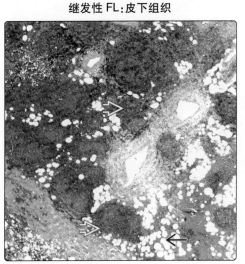

(左) 低倍镜示皮肤继发性 FL 深部的肿瘤性滤泡➡浸润皮下组织➡。(右) 高倍镜示皮肤继发性 FL 深部的肿瘤性滤泡➡

继发性 FL：CD21　　　　　**继发性 FL：BCL2**

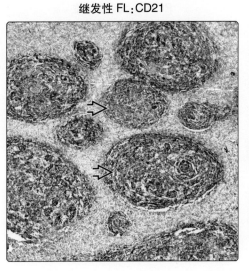

(左) 图示皮肤继发性 FL。CD21 免疫组化染色突显肿瘤性滤泡内的 FDC 网➡。FDC 网清晰可见，也可仅存残余纤维 (此处未显示)。
(右) 图示皮肤继发性 FL。免疫组织化学显示滤泡中心淋巴细胞 BCL2(强+)➡,而 PCFCL 的肿瘤性淋巴细胞 BCL2(弱+)

PCMZL

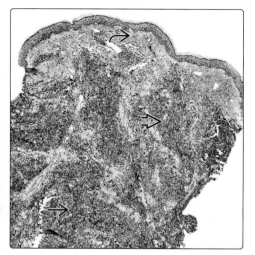

PCMZL：结节性模式

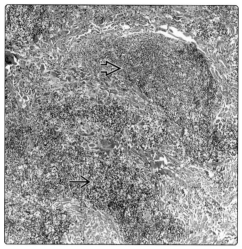

（左）原发性皮肤边缘区 B 细胞淋巴瘤（PCMZL）显示弥漫性➡和模糊结节性模式➡。病变位于真皮深处，无细胞区（境界带）➡将肿瘤与表皮分开。（右）PCM-ZL 在真皮中显示模糊结节性模式➡。PCMZL 中弥漫区➡很常见

PCMZL：单核细胞样淋巴细胞

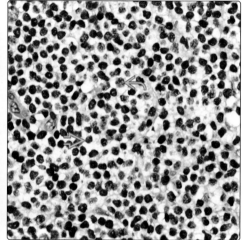

PCMZL：浆细胞样分化

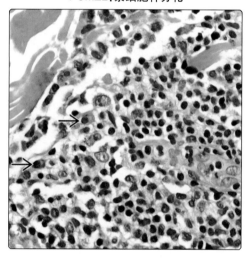

（左）图示 PCMZL 由单核细胞样淋巴细胞组成。后者为胞质淡染或透明，核中位不规则的小淋巴细胞➡。也可见散在大细胞➡。（右）PCMZL 显示局灶浆细胞样分化。浆细胞➡通常位于肿瘤的前缘或表皮下，并为单表型，可通过免疫组织化学染色证实

PCMZL：CD21

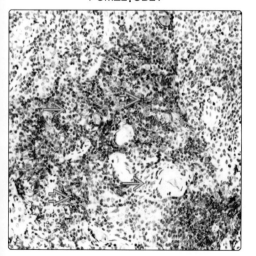

PCMZL：BCL6

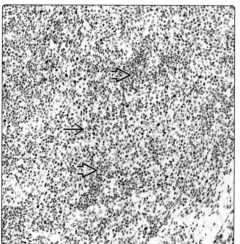

（左）此 PCMZL 病例中，CD21 免疫组织化学染色突显 FDC 网破坏➡。此变化因反应性生发中心被肿瘤性边缘区淋巴细胞植入所致➡。（右）此例 PCMZL 的 BCL6 免疫组织化学染色，突显淋巴滤泡中残留的生发中心细胞➡。该淋巴滤泡部分被边缘区淋巴细胞➡所植入

PCDLBCL,腿型

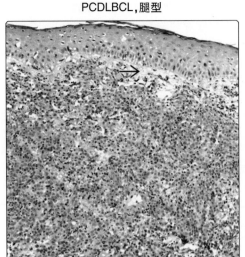

PCDLBCL,腿型:单形性

(左)图示 PCDLBCL 腿型。肿瘤局限于真皮,并通过一个狭窄的无细胞区与表皮分离➡️。(右) PCDLBCL 腿型由单形性大细胞组成。此区域的肿瘤细胞是具有明显中位核仁的免疫母细胞样➡️。没有中心细胞样细胞,反应性小淋巴细胞也非常少➡️

PCDLBCL,腿型:CD20

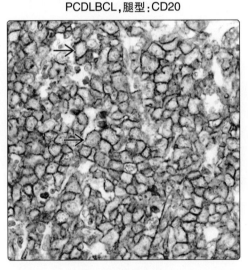

PCDLBCL,腿型:IRF4/MUM1

(左)显示 PCDLBCL 腿型。CD20 免疫组织化学突显单一形态的大肿瘤细胞➡️。注意,缺乏反应性细胞是该肿瘤的特点。(右)图示 PCDLBCL 腿型。IRF4/MUM1 免疫组织化学显示,部分肿瘤细胞(>30%)呈阳性➡️,这是该肿瘤的特征,符合非生发中心表型

PCDLBCL,腿型:Ki-67

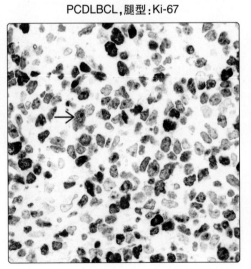

PCDLBCL,腿型:CD10

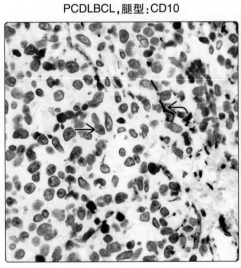

(左)Ki-67 免疫组织化学染色显示,PCDLBCL 病例中,约 90% 的肿瘤细胞➡️呈阳性,这与该类肿瘤常见的高增殖率一致。(右)图示 PCDLBCL 腿型。肿瘤细胞为 CD10(−)➡️,这是该肿瘤的特征,符合非生发中心表型。少数基质细胞 CD10 呈阳性➡️

PCDLBCL,非腿型

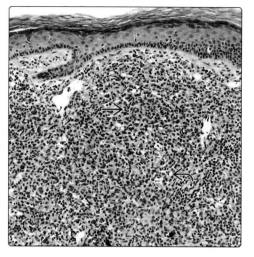

PCDLBCL,非腿型:中心母细胞

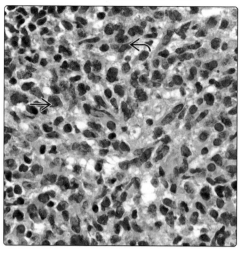

(左)图示 PCDLBCL,其他(非腿型)。浸润细胞呈呈多形性,大的肿瘤细胞➡、较小的肿瘤细胞和非肿瘤细胞➡相混合。要作出这一诊断,要求没有发现 FL 的区域。(右)图示 PCDLBCL,非腿型。在弥漫浸润的细胞中,大的肿瘤细胞➡与小及中等大小的淋巴细胞(非中心细胞样)➡混合存在。该诊断需未见肿瘤性滤泡

皮肤反应性淋巴组织增生

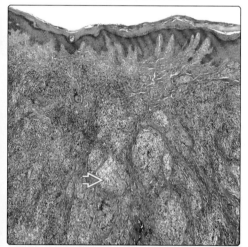

反应性淋巴滤泡:皮肤

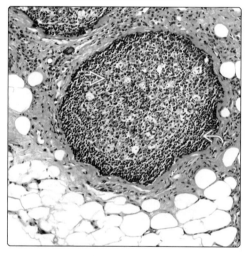

(左)图示皮肤反应性淋巴组织增生。真皮见致密的结节状➡浸润。此病变出现于蜱虫叮咬后的几周。高细胞密度引起淋巴瘤的怀疑。(右)具有典型深在淋巴滤泡的皮肤反应性淋巴组织增生,显示内含可染小体巨噬细胞的反应性生发中心➡和明显的套区➡。此病变出现于蜱虫叮咬几周后

反应性生发中心

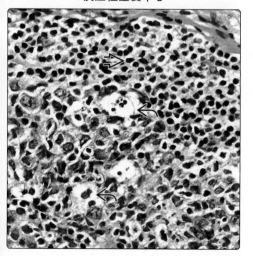

反应性淋巴滤泡增生:BCL2

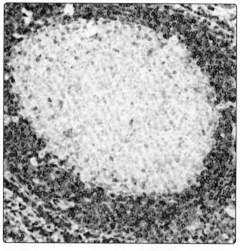

(左)图示皮肤反应性淋巴组织增生,内有可染小体巨噬细胞➡的生发中心很突出。滤泡周围有明显的套区➡。此病变是在蜱虫叮咬几周后出现的。(右)图示反应性淋巴滤泡中的 BCL2 免疫组织化学染色。生发中心 BCL2 阴性,支持反应性/非肿瘤性滤泡的形态学表现

要　点

基本概念

- 发生于纵隔的弥漫大 B 细胞淋巴瘤(DLBCL)
  - 推测为胸腺 B 细胞起源

病因学/发病机制

- JAK-STAT 和 NF-κB 途径激活
- 免疫监视逃逸

临床特征

- 最常见年龄范围:20~35 岁
- 男:女 = 1:2
- 不断增大的前纵隔肿块
- 纵隔结构和器官常有浸润
- 比其他类型 DLBCL 患者的预后好
  - 恰当治疗的治愈率为 80%~90%

镜下特征

- 弥漫至模糊结节状生长模式

- 通常有不同程度的硬化
- 围绕肿瘤细胞群的分隔性纤维化
- 大细胞具有丰富、透明或淡染的胞质
  - 细胞核卵圆形或分叶状,染色质空泡状
- 可出现霍奇金样细胞

辅助检查

- CD20(+),CD45/LCA(+),IRF4/MUM1(+/−)
- CD30(+)约 75%,通常较弱和/或局灶性
- 提示 PMBCL 的免疫表型特征
  - CD23(+),MAL(+),核 c-Rel(+)和 TRAF(+)
  - CD79a(+),缺乏表面/胞质 Ig
- 单克隆性 IGH 重排

主要鉴别诊断

- 结节硬化型霍奇金淋巴瘤
- DLBCL,非特指型
- 介于 DLBCL 和经典型霍奇金淋巴瘤(CHL)之间难以分类的 B 细胞淋巴瘤

PMBCL:CXR

PMBCL:胸部 CT 扫描

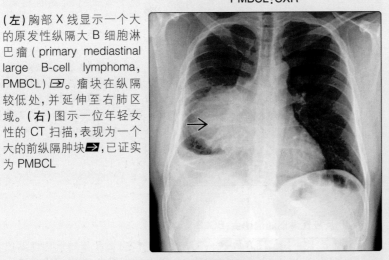
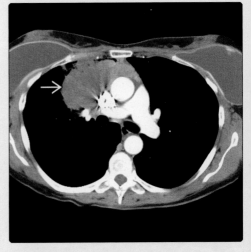

(左)胸部 X 线显示一个大的原发性纵隔大 B 细胞淋巴瘤 (primary mediastinal large B-cell lymphoma, PMBCL) ➡。瘤块在纵隔较低处,并延伸至右肺区域。(右)图示一位年轻女性的 CT 扫描,表现为一个大的前纵隔肿块➡,已证实为 PMBCL

伴残余胸腺的 PMBCL

PMBCL:透明细胞

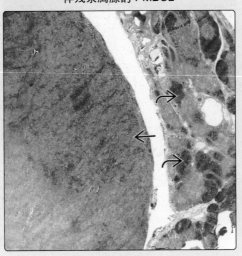
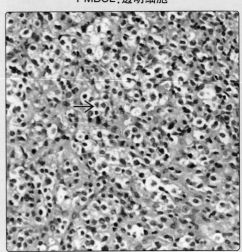

(左)图示 PMBCL ➡ 及邻近的残余胸腺组织➡。胸腺组织的确认有助于确定诊断。因为它支持淋巴瘤发生在胸腺区域,同时也不支持系统性淋巴结 DLBCL 侵犯纵隔。(右)PMBCL 的组织学切片,显示大量胞质淡染(收缩伪影)的大细胞➡和被称为肿瘤细胞分隔的纤细硬化

术语

缩写

- 原发性纵隔(胸腺)大 B 细胞淋巴瘤(primary mediastinal (thymic)large B-cell lymphoma,PMBCL)

同义词

- 纵隔大 B 细胞淋巴瘤
- 胸腺大 B 细胞淋巴瘤

定义

- 发生于纵隔的 DLBCL
  - 推测为胸腺髓质星状 B 细胞起源

病因学/发病机制

细胞起源

- 推测为胸腺髓质星状 B 细胞

临床特征

流行病学

- 发病率
  - 占所有非霍奇金淋巴瘤的 2%
- 年龄
  - 最常见范围:20~35 岁
- 性别
  - 男:女 = 1:2

表现

- 前上纵隔逐渐增大的肿块
- 常表现为纵隔的巨大病变
  - 直径大于 10cm 的大肿块
  - 见于约 75%的患者
- B 症状见于 20%~30%的病例
- 患者具有独特的血清化学特征
  - 高乳酸脱氢酶(LDH)水平和
  - 低血清 β2 微球蛋白
- 局部侵袭浸润邻近器官
  - 肺实质、胸壁、胸膜和心包
  - 约 30%的患者出现上腔静脉综合征
- 诊断时,胸外病变罕见
- 出现症状时,骨髓浸润极少
- 复发时,胸外部位常受累
  - 中枢神经系统、肝、肾上腺、卵巢和肾

治疗

- 药物
  - 剂量调整的化疗可获得较好的结果
    - DA-EPOCH+R:依托泊苷、泼尼松、长春新碱、环磷酰胺、阿霉素加利妥昔单抗
    - 好于 R-CHOP:利妥昔单抗、环磷酰胺、长春新碱、阿霉素和泼尼松
- 放疗
  - 对诱导有部分反应的患者,可使用受累区域的放射治疗

预后

- 通过恰当的治疗,治愈率为 70%~90%
- 复发发生在随访的前 2 年内
- 不良预后因素
  - 胸腔或心包积液,纵隔外扩散
  - B 症状,临床晚期,血清 LDH 水平高
  - 诱导治疗失败

影像学

影像学所见

- 前上纵隔大肿块
- FDG PET 扫描通常为阳性

大体特征

一般特征

- 切除标本中,可发现残留胸腺
- 目前,诊断通常通过穿刺活检确定

镜下特征

组织学特征

- 弥漫至模糊结节状的生长方式
  - 通常有不同程度的硬化
- 间质纤维化围绕单个淋巴瘤细胞,并将肿瘤细胞分割成簇
- 中等到大的淋巴样细胞
  - 细胞质中等到丰富淡染
    - 卵圆形或多叶状的泡状核
  - 可出现里-施和霍奇金(RS+H)样细胞
- 小 T 淋巴细胞和组织细胞反应性浸润
  - ±浆细胞和嗜酸性粒细胞
- 可见胸腺成分,如胸腺小体
  - 支持胸腺受累和 PMBCL 的诊断

细胞学特征

- 细胞学涂片可见大的淋巴瘤细胞
  - 与其他类型的大 B 细胞淋巴瘤不易区分
  - 广泛硬化可导致获取肿瘤细胞量降低

辅助检查

免疫组织化学

- 全 B 细胞标志物(+)
  - CD19、CD20、CD22、CD79a
- B 细胞转录因子(+)
  - BOB1、OCT2、PU.1、PAX5
- CD45/LCA(+),约 95%的病例 P63(+)
- 约 75%的病例 CD30(+/-),通常为弱和/或局灶性
- 约 75%的病例 IRF4/MUM1(+);CD23(+)(约 70%)
- 约 70%的病例 MAL(+)
  - 对 PMBCL 特异,但也在结节硬化型霍奇金淋巴瘤(NSHL)的 RS+H 细胞中表达
- BCL2(约 70%),BCL6(约 70%)
- 磷酸化核 STAT6(+)

- CD10(约 25%),CD15(−)
- T 细胞抗原(−);EBV-LMP(<5%)
- CyclinD1(−),CyclinE(−)

流式细胞术

- B 细胞免疫表型
- B 细胞受体和 sIg 的特征性不一致
  - CD79a(+)和 sIg(−)
- HLA Ⅰ类和Ⅱ类(HLA-DR)分子不同程度的缺失

原位杂交

- EBER(−)

基因学检查

- 单克隆性 *IGH* 重排
- 无单克隆性 T 细胞受体基因重排
- *BCL6* 基因高频突变
- 罕见或无涉及 *CCND1*、*BCL2*、*BCL6* 及 *MYC* 的重排

JAK-STAT 通路的激活

- 涉及 JAK2/9p24 的扩增或罕见易位
- 约 20%的病例中有 *PTPN1* 突变
- 约 45%的病例出现 *SOCS1* 突变
- IL13 受体、STAT1、JAK2 的高水平表达

NF-κB 途径的激活

- 70%的病例中 c-REL 过表达
  - 部分存在 2p16(*REL* 位点)扩增
- TRAF1 出现胞质表达
- 胞核 c-REL 与胞质 TRAF1 的结合,反映 NF-κB 的激活
  - 有助于区分 PMBCL 和 DLBCL 的其他亚型

逃避免疫监视

- 染色体 9p24 处的 *PD-L1* 和 *PD-L2* 扩增或易位
  - 见于 75%以上的病例
- 30%~40%的病例中 *CIITA* 重排
  - 与 HLA-DR 表达降低相关

比较基因组杂交

- 9p24/JAK2(约 75%)和 2p15/*REL*(约 50%)获得
- X 染色体和 12q31 获得
- 常见缺失区域:1p、3p、13q、15q 和 17p

鉴别诊断

结节硬化型 CHL

- 通常是年轻患者
- 女性略占优势
- 约 80%有纵隔受累
- 结节性生长模式伴硬化带
- 数量不等的大霍奇金/陷窝细胞和 RS+H
- 存在许多炎性细胞
  - 嗜酸性粒细胞、中性粒细胞、浆细胞
- 结节硬化型 CHL 的分级
  - 基于富细胞区的肿瘤细胞数量
- 多核变异型有片状大 RS+H 细胞

- 可模拟 DLBCL
- CHL 典型的免疫表型
- 常有大面积坏死
- 免疫表型 CD45/LCA(−),CD30(+),CD15(+/−),PAX5(弱+)
  - CD20(−/+),CD79a(−/+)
    - 20%的病例呈弱阳性和/或不同程度阳性
  - 其他 B 细胞转录因子缺失或表达微弱
  - 约 5%的结节硬化型 CHL 病例表达 T 细胞抗原
- 分子遗传特征
  - 单克隆性 *IGH* 重排
    - 单细胞 PCR 分析检测最佳
    - 在有许多 RS+H 细胞的情况下,标准 PCR 方法可呈阳性
  - 无单克隆性 TCR 基因重排的证据

介于 DLBCL 和 CHL 之间难以分类的 B 细胞淋巴瘤

- DLBCL 和 CHL 之间的中间特征
  - 临床、形态学、免疫表型、分子和/或甲基化
- 通常是年轻的成人,以男性为主
- 纵隔最常见
  - 锁骨上淋巴结可受累
- 最常见的情况:纵隔疾病
  - 组织学提示 CHL
    - 散在的大细胞,类似于 RS+H 细胞,伴有密集的炎症背景
    - 免疫表型与 DLBCL 一致,或对于 CHL 不寻常
      - □ CD45/LCA(+),CD20(+),PAX5(强+),CD30(弱+)
      - □ OCT-2(+),BOB1(+)
  - 组织学提示 DLBCL
    - 类似 DLBCL 的片状大淋巴瘤细胞
    - 免疫表型多与 CHL 一致
      - □ CD30(+),CD15(+)
      - □ 但 CD45/LCA(+),CD20(+),CD79a(+)
- 不常见的情况:非纵隔病变
  - 伴发或继发 DLBCL 和 CHL
    - 不同或相同的解剖部位/活检标本
  - DLBCL 复发后为 CHL
  - CHL 复发后为 DLBCL
- 分子遗传特征
  - 大多数病例有单克隆性 *IGH* 重排
  - 几乎无病例报告存在 *BCL6* 重排

DLBCL,非特指型

- 老年人,但也可发生在儿童和青年人
- 弥漫性生长模式
- 肿瘤细胞大,主要是中心母细胞和/或免疫母细胞样
- 可出现大的多形性细胞,具有 RS+H 样细胞特征
- 结外部位经常出现硬化
- 可出现大的间变性细胞;称为间变性变异型
  - 这些肿瘤可能有窦内生长模式
  - CD30(+/−)
- 免疫表型
  - CD19(+),CD20(+),CD22(+),CD79a(+)
  - PAX5(+),OCT2(+),BOB1(+)
  - 存在不同比例的 CD10(+)和 BCL6(+)

- CD45/LCA(+),CD15(−)
- CD30(−/+);如果阳性,通常较弱且局灶性,但间变性变异型除外
- 单表型免疫球蛋白(+)
  - 表面型;最佳检测方式为流式细胞术
  - 胞质型,在有浆细胞样分化的情况下
- 分子遗传学特征
  - 单克隆性 *IGH* 重排
  - t(14;18)(q32;q21)/*IGH-BCL2*(+)约有 20%~30%
  - t(3;14)(q27;q32)或 *BCL6* 与其他伙伴基因的易位约有 20%~30%
  - *MYC* 易位有 10%~15%
  - 约 10%病例存在 EBER 阳性
- 基因表达谱分析显示两个亚型
  - 生发中心 B 细胞
  - 活化 B 细胞
    - 该分型的预后较差

T 淋巴母细胞性白血病/淋巴瘤

- 青少年和青年
- 男性占优势
- 白细胞计数升高和骨髓受累常见
- 75%的患者有纵隔大肿块
- 组织学特征
  - 10%~20%的病例呈弥漫性模式伴星空现象
  - 肿瘤细胞小至中等大,染色质细腻(如"尘埃")
  - 可见硬化分隔淋巴瘤细胞为不同的细胞簇
    - 此特征可模拟 PMBCL
  - 核分裂活性高
- 不成熟的 T 细胞系
  - 不同程度表达 CD1a、CD2、CD3、CD4、CD5、CD7 和 CD8
  - 几乎所有病例 TdT(+)
  - CD34(+/−),CD99(−/+)
- 单克隆性 T 细胞受体基因重排
- 单克隆性 *IGH* 重排也很常见
  - 被称为"谱系背叛"

诊断依据

临床相关病理特征

- 年龄范围:20~35 岁
- 性别:女性为主
- 部位:前纵隔
- 无全身淋巴结肿大

病理学精华

- 形态学:弥漫性大细胞增生伴间质纤维化
- 免疫表型特征
  - CD45/LCA(+),CD20(+)
  - CD30(+不同程度且弱)
  - IRF4/MUM1(+/−),BCL2(+/−),BCL6(+/−)
  - CD79a(+)和缺乏表面/胞质免疫球蛋白表达

目前 PMBCL 的定义存在异议

- 诊断标准在很大程度上基于临床所见
  - 病变位于纵隔
  - 年轻女性>男性
- 淋巴结 DLBCL 可累及纵隔淋巴结
  - 分类为 PMBL 的病例中,约 25%可能不是 PMBL,而是淋巴结 DLBCL
- 然而,有提示 PMBCL 的免疫表型特征
  - CD23(+),MAL(+),核 c-Rel(+)和 TRAF(+)
  - CD79a(+)和缺乏表面/胞质免疫球蛋白

基因表达谱

- PMBCL 和 CHL 基因表达谱重叠
  - 特征与淋巴结 DLBCL 不同

参考文献

1. Gentry M et al: Performance of a commercially available MAL antibody in the diagnosis of primary mediastinal large B-cell lymphoma. Am J Surg Pathol. 41(2):189-194, 2017
2. Sarkozy C et al: Mediastinal gray zone lymphoma: clinico-pathological characteristics and outcomes of 99 patients from the Lymphoma Study Association. Haematologica. 102(1):150-159, 2017
3. Mansouri L et al: Frequent NFKBIE deletions are associated with poor outcome in primary mediastinal B-cell lymphoma. Blood. 128(23):2666-2670, 2016
4. Osumi T et al: Primary mediastinal large B-cell lymphoma in Japanese children and adolescents. Int J Hematol. ePub, 2016
5. Zinzani PL et al: Optimizing outcomes in primary mediastinal B-cell lymphoma. Hematol Oncol Clin North Am. 30(6):1261-1275, 2016
6. Bhatt VR et al: Primary mediastinal large B-cell lymphoma. Cancer Treat Rev. 41(6):476-85, 2015
7. Dunleavy K et al: Primary mediastinal B-cell lymphoma and mediastinal gray zone lymphoma: do they require a unique therapeutic approach? Blood. 125(1):33-9, 2014
8. Twa DD et al: Structural genomic alterations in primary mediastinal large B-cell lymphoma. Leuk Lymphoma. 1-27, 2014
9. Kondratiev S et al: Aberrant expression of the dendritic cell marker TNFAIP2 by the malignant cells of Hodgkin lymphoma and primary mediastinal large B-cell lymphoma distinguishes these tumor types from morphologically and phenotypically similar lymphomas. Am J Surg Pathol. 35(10):1531-9, 2011
10. Hoeller S et al: BOB.1, CD79a and cyclin E are the most appropriate markers to discriminate classical Hodgkin's lymphoma from primary mediastinal large B-cell lymphoma. Histopathology. 56(2):217-28, 2010
11. Pervez S et al: Mediastinal lymphomas: primary mediastinal (thymic) large B-cell lymphoma versus classical Hodgkin lymphoma, histopathologic dilemma solved? Pathol Res Pract. 206(6):365-7, 2010
12. Salama ME et al: The value of CD23 expression as an additional marker in distinguishing mediastinal (thymic) large B-cell lymphoma from Hodgkin lymphoma. Int J Surg Pathol. 18(2):121-8, 2010
13. Mottok A et al: Inactivating SOCS1 mutations are caused by aberrant somatic hypermutation and restricted to a subset of B-cell lymphoma entities. Blood. 114(20):4503-6, 2009
14. Rodig SJ et al: Expression of TRAF1 and nuclear c-Rel distinguishes primary mediastinal large cell lymphoma from other types of diffuse large B-cell lymphoma. Am J Surg Pathol. 31(1):106-12, 2007
15. Weniger MA et al: Gains of REL in primary mediastinal B-cell lymphoma coincide with nuclear accumulation of REL protein. Genes Chromosomes Cancer. 46(4):406-15, 2007
16. Calaminici M et al: CD23 expression in mediastinal large B-cell lymphomas. Histopathology. 45(6):619-24, 2004
17. Pileri SA et al: Primary mediastinal B-cell lymphoma: high frequency of BCL-6 mutations and consistent expression of the transcription factors OCT-2, BOB.1, and PU.1 in the absence of immunoglobulins. Am J Pathol. 162(1):243-53, 2003
18. Lamarre L et al: Primary large cell lymphoma of the mediastinum. A histologic and immunophenotypic study of 29 cases. Am J Surg Pathol. 13(9):730-9, 1989

PMBCL:硬化带

PMBL:多叶细胞核

(左)PMBCL 显示细胞性结节➡部分被纤维硬化带包围➡。多个区域存在挤压假像➡。(右)PMBCL 切片显示,胞质丰富的大细胞周围可见间质纤维化➡。多数淋巴瘤细胞核呈多叶状➡(Courtesy N. M. Quintanilla,MD.)

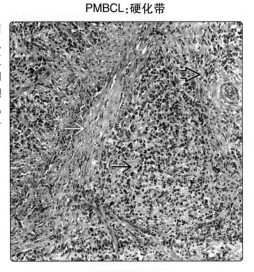

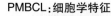

PMBCL:纤细的纤维化

PMBCL:细胞学特征

(左)PMBCL 显示特征性胞质丰富➡的大肿瘤细胞。纤细的纤维带➡围绕簇状的肿瘤细胞。(右)图示 PMBCL 患儿穿刺活检印片。巴氏(Papanicolaou)染色显示胞质丰富透明➡、胞核呈分叶状➡的大细胞

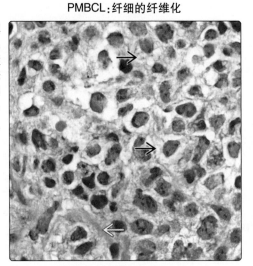

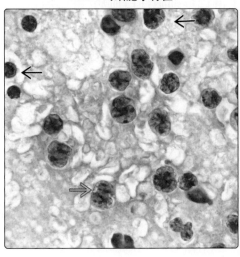

PMBCL:THRLBCL-样模式

PMBCL:强表达 CD20(+)

(左)这例 PMBCL 显示,在小淋巴细胞➡背景中散在大肿瘤细胞➡,类似于富于T细胞/组织细胞的大B细胞淋巴瘤(THRLBCL)。肿瘤其他区域可见成片的大肿瘤细胞(未显示)。(右)CD20 免疫组织化学染色突显所有大肿瘤细胞的胞膜阳性➡(Courtesy N. M. Quintanilla,MD.)

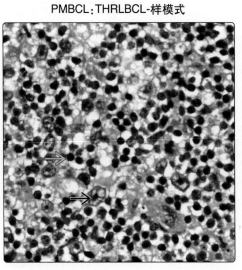

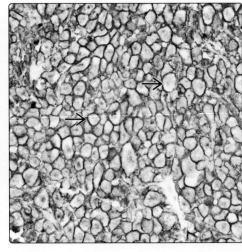

PMBCL：CD20（+）

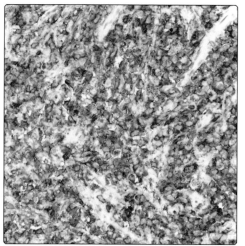

PMBCL：IRF4/MUM1（+）

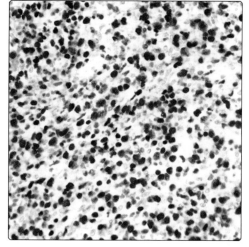

（左）CD20 免疫组织化学染色突显 PMBCL 的大肿瘤细胞，呈强而一致的 CD20 阳性。明显的背景强染提示挤压假象。（右）IRF4/MUM1 免疫组织化学染色突显此例 PMBCL 的淋巴瘤细胞核。75%的 PMBCL 病例表达 IRF4/MUM1

PMBCL：CD45（+）

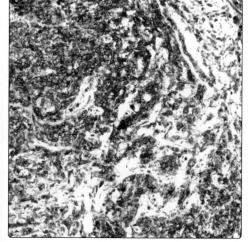

PMBCL：CD30（弱+）

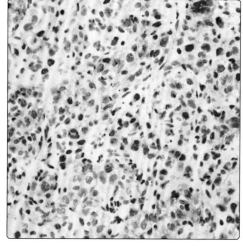

（左）CD45 免疫组织化学染色突显 PMBCL 均匀一致的肿瘤细胞。这种阳性反应在 PMBCL 病例中是恒定的。（右）活化标志物 CD30 免疫组织化学染色显示部分淋巴瘤细胞。PMBCL 细胞通常为 CD30（弱+）。这种 CD30 表达在 PMBCL 中是常见模式。相比之下，在 CHL 中 CD30 反应较强

PMBCL：CD3（-）

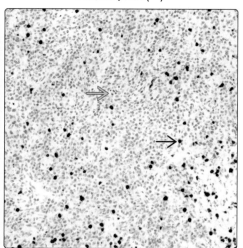

PMBCL：TdT（-）

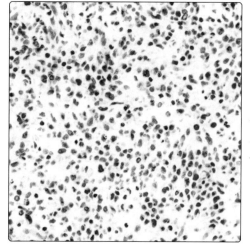

（左）本例 PMBCL 的淋巴瘤细胞，T 细胞标志物 CD3 免疫组织化学为阴性⮨。散在的阳性细胞是反应性小淋巴细胞⮨。（右）本例 PMBCL 中，淋巴样母细胞标志物 TdT 免疫组织化学为阴性。纵隔淋巴瘤 TdT 阳性则支持 B 或 T 细胞系淋巴母细胞性白血病/淋巴瘤

NSHL

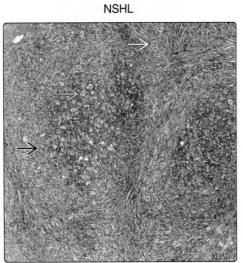

NSHL:CD30 (+)

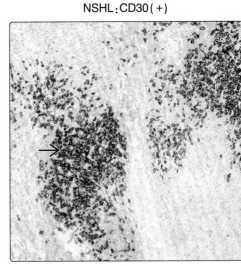

(左) NSHL 的特征是存在大的细胞性结节➡️,其中包含 RS+H 细胞➡️,周围有厚的纤维带➡️。(右) CD30 免疫组织化学染色突显 NSHL 细胞结节内的 RS+H 细胞➡️。与其他 NSHL 病例相比,该例 CD30 (+) 细胞数量增加,支持 NSHL 2 级的可能性

CHL:CD45/LCA (−)

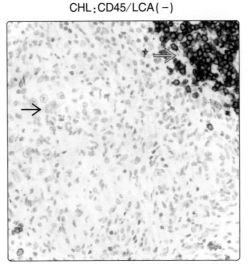

NSHL,合胞体变异型

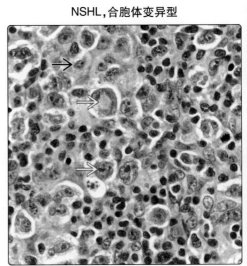

(左) 此例 CHL,肿瘤细胞的 CD45 免疫组织化学染色为阴性➡️。没有 CHL 病例表达 CD45/LCA。注意反应性淋巴细胞➡️ CD45/LCA (+)。(右) 本例 NSHL 显示成片➡️的大肿瘤细胞,背景中有少量嗜酸性粒细胞,支持合胞体变异型的诊断。此病例中,有许多大而多形的肿瘤细胞➡️

CHL:PAX5 弱 (+)

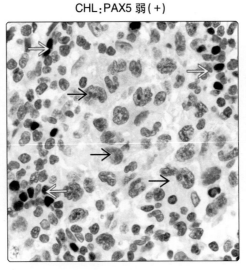

NSHL,合胞体变异型:CD30

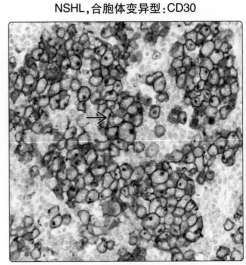

(左) PAX5 免疫组织化学染色突显 NSHL 细胞性结节内的 RS+H 细胞➡️。与其他 NSHL 病例相比,这个病例的特殊之处在于 PAX5 (+) 细胞数量增加,支持 NSHL 2 级的可能。反应性小 B 细胞也得以突显➡️。(右) CD30 免疫组织化学染色突显 NSHL 细胞性结节内的 RS+H 细胞➡️片状分布,支持 NSHL 合胞体变异型的可能

第 5 节　原发性中枢神经系统弥漫大 B 细胞淋巴瘤

术语

缩写

- 原发性中枢神经系统弥漫大 B 细胞淋巴瘤(primary diffuse large B-cell lymphoma of CNS,DLBCL-CNS)

同义词

- 原发性中枢神经系统淋巴瘤

定义

- 局限于 CNS 和/或眼内的 DLBCL
  - 排除免疫功能低下患者
  - WHO 分类中为独立类型
  - WHO 分类中包括眼内淋巴瘤
- 原发性玻璃体视网膜淋巴瘤
  - 局限于眼内部位的淋巴瘤;通常是 DLBCL
  - 亦称为原发性眼内淋巴瘤

病因学/发病机制

感染原

- 与已知病毒无病因学关系

淋巴瘤初始细胞的起源

- 未知;可能包括
  - 在生理状态下进入 CNS 的良性体循环 B 细胞
  - 系统性淋巴瘤细胞的播散
    - CNS 外的病灶已被免疫反应清除但
      □ CNS 微环境中免疫豁免的淋巴瘤细胞还存活

CNS 微环境的作用

- 免疫逃逸机制可能与发病相关
  - 淋巴瘤细胞染色体 9p24.1 拷贝数变化
    - 涉及 PD-L1 和 PD-L2 位点
  - 淋巴瘤细胞 6p21/Ⅱ型人类白细胞抗原(HLA)缺失
    - 降低免疫原性
- 淋巴瘤细胞的亲血管性可能是因为
  - 归巢受体与 CNS 内皮细胞表达的配体相互作用
- 罕见脑外复发,提示 CNS 微环境对肿瘤生长的重要性

分子的异质性

- 生发中心 B 细胞(GCB)和活化 B 细胞(或非 GCB)起源均可见
  - 在 DLBCL-CNS 中的预后价值尚不确定
- 以下特征支持生发中心 B 细胞起源
  - 免疫表型:CD10(+)和/或 BCL6(+)
  - *IGH* 基因体细胞高频突变
    - 突变持续存在
- 以下特征支持活化 B 细胞起源
  - IgM(+);缺乏免疫球蛋白类别转换重组
  - NF-κB 通路激活
- 淋巴瘤可能起源于生发中心 B 细胞,后者会分化为表达 IgM 的记忆 B 细胞。
  - 后面的成熟过程受阻

临床特征

流行病学

- 发病率
  - 原发性 DLBCL-CNS
    - 占所有非霍奇金淋巴瘤不到 1%
    - 约占所有结外淋巴瘤的 5%
    - 约占所有脑肿瘤的 2%~3%
    - 文献报道的 DLBCL-CNS 发病率正在增加
    - 约 20% 的患者会发生眼淋巴瘤
  - 原发性玻璃体视网膜淋巴瘤
    - 罕见,在美国约 400 例/每年
    - 约 90% 的患者会发生 CNS 淋巴瘤
    - 眼部病变要早于临床可见的脑部病变
- 年龄
  - 中位年龄:55~60 岁
- 性别
  - 男性略多
- 种族
  - 无种族倾向

部位

- 发病率依次递减:大脑、小脑和脑干
  - 60% 的患者为幕上
  - 约 1% 为脊髓
- 20%~40% 的患者为多灶性

表现

- DLBCL-CNS
  - 该组约 95% 的患者表现为脑实质病变
  - 50%~80% 的患者存在局部的神经症状和体征
  - 20%~30% 的患者存在精神症状和体征
  - 约 30% 的患者存在颅内压升高的症状和体征
  - 软脑膜受累者存在非对称性的颅神经病
  - 癫痫可能发生,但少见
    - 比其他脑肿瘤较少发生,因为淋巴瘤的位置较深
  - B 症状不常见
- 原发性玻璃体视网膜淋巴瘤
  - 约 5% 的 DLBCL-CNS 患者最初表现为眼内淋巴瘤
    - 视物模糊和飞蚊症
    - 裂隙灯检查可见淋巴瘤细胞
      □ 在玻璃体、视网膜和视网膜下上皮内
      □ 极少数情况下,淋巴瘤累及视乳头并形成肿块

实验室检查

- 脑脊液(CSF)分析
  - 约 25% 的病例经细胞学可发现淋巴瘤细胞
  - 评估 B 细胞的克隆性
    - 流式细胞术
    - PCR
- 血清乳酸脱氢酶(LDH)水平可能升高
- DLBCL-CNS 的血清学 HIV 阴性
  - HIV 阳性患者发生的脑 DLBCL 不包含在 DLBCL-CNS 中
- 原发性玻璃体视网膜淋巴瘤

○ 白介素-10(IL-10)水平升高,IL-10/IL-6 的比值升高

自然病程

- 如不进行治疗,多数患者在 3~6 个月内死亡
- 少数情况下,肿瘤可能自发消失
  ○ 所谓的鬼影瘤
  ○ 更常见的是皮质类固醇诱导的

治疗

- 治疗选择,风险,并发症
  ○ ≥60 岁的患者
    – 肿瘤对放疗敏感性低
    – 迟发性神经毒性的发生率高
    – 放射治疗可能不优先考虑
  ○ 难治性疾病
    – 强化疗(ICT)加自体干细胞移植(ASCT)
  ○ 挽救疗法
    – 二线化疗方法
    – 自体干细胞移植可能有效
  ○ 原发性玻璃体视网膜淋巴瘤
    – 尚无公认的最佳疗法
    – 系统化疗
      □ 针对双侧病变和/或脑受累的患者
    – 专用眼部放疗,眼内化疗
      □ 用于局限于眼的单侧病变
- 手术方法
  ○ CNS
    – 活检用于病理诊断
    – 只有因肿块效应而导致脑疝的时候才予以切除
  ○ 眼
    – 对玻璃体、脉络膜、视网膜进行活检以用于诊断
- 药物
  ○ 以大剂量甲氨蝶呤(MTX)为基础的化疗仅作为初始治疗
    – 对化疗高度敏感的肿瘤
    – 不经常使用
    – 与破坏血脑屏障的药物联合应用
    – 迟发性神经毒性不常见
- 放疗
  ○ 单纯全脑放疗(WBRT)
    – DLBCL-CNS 通常对放疗敏感
    – 即使影像学检查为局限性病变,显微镜下也为弥漫性
    – 迟发性神经毒性常见
    – 生存获益有限
- 大剂量甲氨蝶呤(MTX)为基础的化疗+WBRT
  ○ 中位生存时间:2~4 年
  ○ 5 年生存率:20%~40%
- 抗 CD20 单抗(利妥昔单抗)
  ○ 直接脑室内/鞘内注射
  ○ 可能对软脑膜和眼的病变有效
  ○ 以静脉内利妥昔单抗联合大剂量甲氨蝶呤为基础的化疗

预后

- 中位生存期:在不同的研究中为 17~45 个月
  ○ 5 年总生存率:约 25%

- 相比于系统性 DLBCL,其预后更差,可能是因为
  ○ 发生于免疫豁免部位
  ○ 肿瘤本身侵袭性强的生物学行为
- 提出了几个预后评分系统
  ○ 国际结外淋巴瘤研究组预后指数(0~5 分)
    – 年龄、一般状况、乳酸脱氢酶水平、脑脊液蛋白和深部结构的累及
  ○ Nottingham/Barcelona 评分(0~3 分)
    – 年龄、一般状况和脑部肿瘤累及的范围
  ○ Memorial Sloan Kettering 癌症中心预后评分
    – 年龄、卡氏功能状态评分(KPS)
- 眼部累及不是独立的危险因素
- 对皮质类固醇有反应是预后较好的指标
- 文献报道 BCL6 的表达与预后较好有关

影像学

一般特征

- 部位
  ○ 约 50% 为单一病灶
  ○ 脑室周围病变常见
  ○ 可有室管膜下浸润
  ○ 偶尔横跨胼胝体
  ○ 约 5% 有软脑膜累及
  ○ 约 20% 有眼内病变
- 概述
  ○ CT 和核磁所见不特异
  ○ 与炎症性、感染性病变及其他脑肿瘤的所见有重叠

磁共振所见

- 选择对比增强磁共振检查
- 均匀强化
- 单个(45%)或多个(35%)强化病灶
- 5%~10% 的病例为环形强化

CT 所见

- 如果磁共振有禁忌或无法检测,则采用对比增强 CT
- 均匀强化
- 阴性所见不能排除诊断

PET 所见

- 7% 的病例全身扫描显示有系统性疾病,即使
  ○ 全身 CT 扫描和骨髓检查结果阴性

大体特征

一般特征

- 脑实质中的白质受累
- 约 15% 的病例累及软脑膜
- 位置深在
  ○ 脑室周围
  ○ 胼胝体
  ○ 约 15% 累及软脑膜
  ○ 偶尔累及室管膜下
- 通常是界限清楚的肿块;也可边界不清,呈浸润性

- 界限不如转移癌清晰
- 周围脑实质相对保存较好
- 灰色;颗粒样外观
- 质地软

镜下特征

组织学特征

- 浸润性生长
  - 片状淋巴瘤细胞弥漫性浸润;斑片状分布
  - 与细胞较少的区域混合存在,二者无明显的界限
- 围血管生长
  - 在血管壁周围呈同心圆排列
  - 环带状的网织纤维
    - 位于血管壁内或血管周围
    - 与环状淋巴瘤细胞交替存在
    - 可延伸至周围脑实质
- 单细胞凋亡和地图样坏死明显
  - 无假栅栏样结构(不像胶质母细胞瘤)
- 肿瘤细胞比大多数胶质母细胞瘤的细胞更大、更圆
  - 部分病例的细胞体积较小,细胞多形性不太明显
  - 少数病例有浆细胞样分化
- 其间混杂的细胞包括
  - 反应性小淋巴细胞
    - 在有些病例中可能很明显
  - 陷入其中的正常和反应性的星形胶质细胞
  - 活化的小胶质细胞
  - 泡沫样组织细胞
- 缺乏微血管增生
- 皮质类固醇有淋巴毒性,会改变肿瘤的形态特征
  - 明显的凋亡和广泛的坏死
  - 活检可见片状巨噬细胞
  - 曾被称为鬼影细胞或消失瘤
  - 对类固醇的反应可持续数周到数月
  - 有可能无法做出明确的病理诊断
  - 有可能需要重复活检

细胞学特征

- 淋巴瘤细胞散在分布
- 中心母细胞或免疫母细胞形态
  - 中心母细胞形态最常见
- 无转移癌中所见的核相嵌现象
- 无星形细胞瘤中所见的纤细突起

辅助检查

冰冻切片

- 有用的技术,但存在不足
  - 缺乏细胞学的细节
  - 有核成角的人工假象
  - 细胞扭曲
- 有助于将 DLBCL 与星形细胞瘤鉴别开的特征
  - 斑片状受累
  - 围血管生长

- 单细胞凋亡更加明显
- 核更大、更圆,核仁更加明显
- 作为术中补充技术,细胞学检查(如:压片)有助于诊断

免疫组织化学

- B 细胞抗原(+)
  - CD19、CD20、CD22、CD79a、PAX5
- CD45/LCA(+),BCL2 常(+)
- 90%的病例 IRF4/MUM1(+)
- 60%~80%的病例 BCL6(+)
- 10%~20%的病例 CD10(+)
- 增殖指数(Ki-67)通常很高(>50%)
- 髓系相关抗原(-)
- T 细胞抗原(-)
  - CD3、CD5、CD43、CD45RO
  - 肿瘤内夹杂有反应性 T 细胞
- EBV-LMP1(-)
- 猴病毒(SV40)(-)、HHV6(-)、HHV8(-)

流式细胞术

- 可能显示
  - 免疫球蛋白轻链限制性
  - ±异常免疫表型
- 在以下标本的确诊中尤其有用
  - 眼的标本
  - 脑脊液

原位杂交

- EB 病毒编码的小 RNA(EBER)(-)
- 60%~75%的病例存在 6q 缺失(FISH 检测)

基因学检查

- 约 60%~90%的病例存在 *CDKN2A/P16* 双等位基因缺失
- 6q 缺失
  - 与总体生存期更短有关
  - 6q22-23 位点上的 *PRDM1* 基因可能作为肿瘤抑制基因起作用
    - 属于蛋白酪氨酸磷酸酶超家族
    - 涉及细胞连接和黏附
    - 76%的病例存在蛋白表达缺失
- DNA 甲基化引起的基因失活
  - *DAPK* 或 *MGMT*
  - *CDKN2A*(*P14ARF* 和 *P16INK4a*)

抗原受体基因

- *IGH* 基因单克隆性重排,无 *TCR* 基因单克隆性重排
- 持续存在的异常体细胞超突变(SHM)
  - 与 DLBCL 相比,增加 2~5 倍
- *IGHV4-34* 在 DLBCL-CNS 中优先使用
  - CNS 微环境可能有利于发生具有特定 *IGH* 基因的淋巴瘤;或
  - 嗜神经病毒或超抗原可能诱导 *IGHV4-34* 编码的抗体产生

易位

- 20%~50%的病例存在 *BCL6*(3q27)调控异常
  - 约 20%有易位
  - 存在大量的易位伙伴基因
- 约 15%的病例有重现性 *IGH* 基因易位
- *MYC* 和 *BCL2* 基因易位不常见(<5%)

阵列比较基因组杂交

- 常见 18q21 扩增,同时包括 *BCL2* 和 *MALT1* 基因
  - 与 NF-κB 通路激活有关

基因表达谱

- 基因表达谱研究显示,其特征与系统性 DLBCL 明显不同

突变分析

- 约 80%存在 *MYD88* L265P 突变,约 60%存在 *CD79B* Y196 突变
- *MYC*、*PAX5*、*PIM1*、*Rho/TTF* 突变
  - 由异常且持续存在的体细胞超突变所致
- *TP53* 突变罕见

鉴别诊断

HIV 感染相关的脑 DLBCL

- 有艾滋病的长期病史及晚期阶段
  - CD4(+)细胞计数很低
- 免疫母细胞形态常见
- 80%~100%的病例 EBV(+)

移植后淋巴组织增生性疾病累及 CNS

- 约 5%累及 CNS
- 从移植到诊断的中位时间为 4.4 年
- 影像学
  - 病变均匀强化或环形强化;通常多灶性
- 常累及大脑皮层下白质或基底节
- 组织学所见
  - 通常为单形性、血管中心性和侵血管性
  - 常见广泛的坏死,EBER 常(+)
- 中位生存期:约 50 个月

血管内大 B 细胞淋巴瘤

- 淋巴瘤细胞位于小血管,尤其是毛细血管的腔内
- 血管外的浸润很轻
- ±纤维素性血栓、出血和坏死
- 在诊断时已广泛播散
- ±噬血综合征和多器官衰竭

ALK(+)间变性大细胞淋巴瘤

- 临床特征可能似感染或结缔组织病
- 明显的反应性细胞浸润可能提示反应性状态
- 除了脑实质,约 75%的病例还累及软脑膜和硬脑膜

- 有标志性细胞,增殖率高
- T 细胞抗原(+)、CD30(+)、ALK(+)
- 大多数脑的 ALK(+)间变性大细胞淋巴瘤患者病程快速进展而死亡

孤立性浆细胞瘤

- 颅内病例罕见报道
- 多数位于硬脑膜附近(可似脑膜瘤)
- 偶有病例位于鞍内
  - 影像检查提示为垂体腺瘤
- CD138(+),免疫球蛋白轻链限制性表达(+)

高级别星形细胞瘤

- 组织浸润更加明显
- 细胞体积比 DLBCL 小,核较多形
- 没有血管侵犯

低分化癌

- 细胞有黏附性,可见核相嵌
- 腺癌有明显的核仁
- 与正常脑实质的交界处有清晰的界限
- 免疫表型
  - CK(+),肺癌转移时 TTF-1(+)
  - 组织特异性标志物有助于明确原发灶
    - 如甲状腺球蛋白、PSA、降钙素、癌胚抗原

转移性黑色素瘤

- 核仁明显
- 常见出血性背景
- 应努力寻找肿瘤细胞或巨噬细胞中的黑色素沉积
- S100(+)、HMB-45(+)、Melan-A(+)、tyrosinase(+)

脱髓鞘病变

- 激素治疗后富于巨噬细胞的病变可似脱髓鞘病变
- 影像学检查有助于鉴别

特发性炎症性病变

- 致密的淋巴浆细胞浸润;±轻度非典型性
- 多型浆细胞混合性浸润

参考文献

1. Chapuy B et al: Targetable genetic features of primary testicular and primary central nervous system lymphomas. Blood. 127(7):869-81, 2016
2. Witmer MT: Primary Vitreoretinal Lymphoma: Management of Isolated Ocular Disease. Cancer Control. 23(2):110-6, 2016
3. Braggio E et al: Genome-Wide Analysis Uncovers Novel Recurrent Alterations in Primary Central Nervous System Lymphomas. Clin Cancer Res. 21(17):3986-94, 2015
4. Vater I et al: The mutational pattern of primary lymphoma of the central nervous system determined by whole-exome sequencing. Leukemia. 29(3):677-85, 2015
5. Baraniskin A et al: Current strategies in the diagnosis of diffuse large B-cell lymphoma of the central nervous system. Br J Haematol. 156(4):421-32, 2012
6. Haldorsen IS et al: CT and MR imaging features of primary central nervous system lymphoma in Norway, 1989-2003. AJNR Am J Neuroradiol. 30(4):744-51, 2009

DLBCL-CNS：坏死

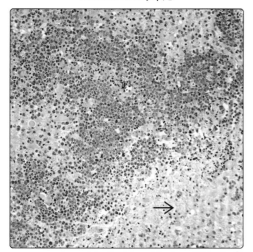

DLBCL-CNS：中心母细胞特征

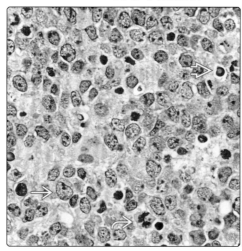

（左）图示累及顶枕骨区的 DLBCL-CNS 脑活检，成片的大淋巴瘤细胞，并见凝固性坏死区➡️。（右）图示累及顶枕骨区的 DLBCL-CNS 脑活检。大的淋巴瘤细胞具有中心母细胞特征➡️，细胞圆形至卵圆形，染色质空泡状，有 1~3 个核仁，胞质中等、嗜碱性。可见大量核分裂象➡️，偶见凋亡小体➡️

DLBCL-CNS：CD20（+）

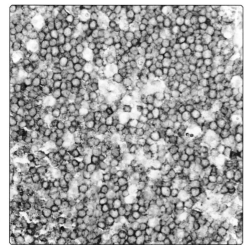

DLBCL-CNS：BCL6（+）

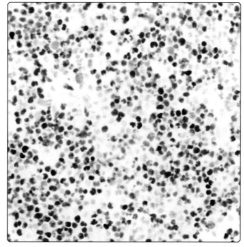

（左）图示 DLBCL-CNS 的脑活检。淋巴瘤细胞 CD20 阳性，CD3 阴性（未显示），支持 B 细胞来源。（右）图示 DLBCL-CNS 的脑活检。淋巴瘤细胞 BCL6 阳性（核着色）

DLBCL-CNS：血管侵犯

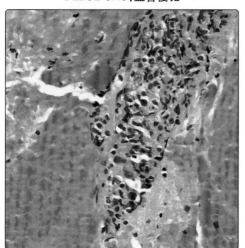

DLBCL-CNS：血管侵犯

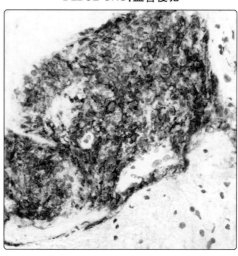

（左）图示 DLBCL-CNS 脑活检，肿瘤侵犯血管。淋巴瘤细胞体积大，核不规则，染色质深，瘤细胞浸润血管壁，导致管腔闭塞。（右）图示 DLBCL-CNS 脑活检，肿瘤侵犯血管，导致管腔闭塞。大的淋巴瘤细胞 CD20（+），支持 B 细胞来源

DLBCL-CNS：围血管分布

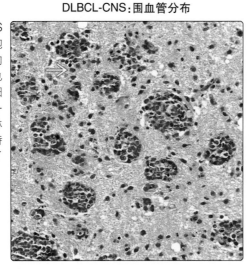

DLBCL-CNS：CD20（+）

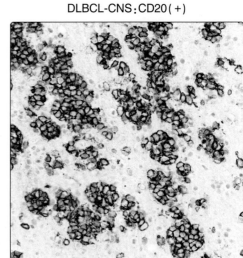

（左）图示一例 DLBCL-CNS 的额叶活检。淋巴瘤细胞体积中等偏大，显示明显的围血管分布。脑实质中也可见散在孤立的淋巴瘤细胞➡。（右）图示一例 DL-BCL-CNS 的额叶活检。淋巴瘤细胞表达 CD20，支持 B 细胞来源，同时也突显了其围血管的侵犯模式

DLBCL-CNS：大量凋亡

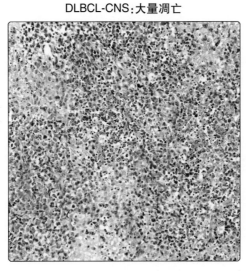

DLBCL-CNS：高倍放大

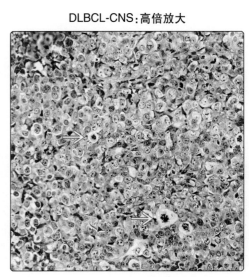

（左）此例 DLBCL-CNS 中，肿瘤细胞凋亡率极高。这个视野的肿瘤中可见大量凋亡细胞。（右）高倍放大图示一例 DLBCL-CNS。淋巴瘤细胞体积大，有中心母细胞特征。这个视野中核分裂象➡易见

DLBCL-CNS：弥漫性累及

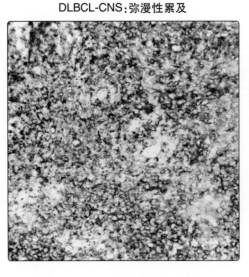

DLBCL-CNS：CD5（+）

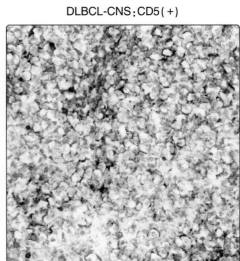

（左）图示 DLBCL-CNS 的脑活检。淋巴瘤细胞全 B 细胞抗原 CD20 阳性。（右）图示 DLBCL-CNS 的脑活检。淋巴瘤细胞为 B 细胞来源，但此例 CD5 也阳性

DLBCL-CNS:鬼影细胞

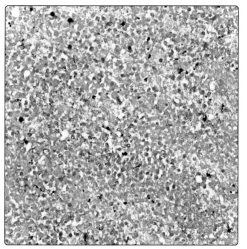

DLBCL-CNS:CD20(+)

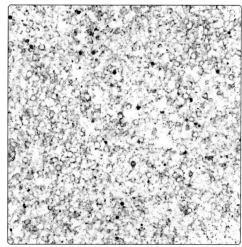

(左)DLBCL-CNS 脑活检显示成片的坏死细胞,并可见核碎屑。此视野中无活的肿瘤细胞存在。(右)DL-BCL-CNS 脑活检显示成片的 CD20 阳性坏死细胞。CD20 抗原在坏死组织中经常保留,当坏死性肿瘤疑为淋巴瘤时,这一点有助于确定其谱系来源

DLBCL-CNS:冰冻切片

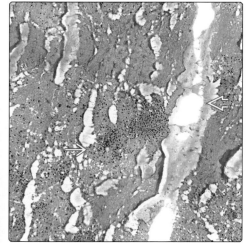

DLBCL-CNS:冰冻切片

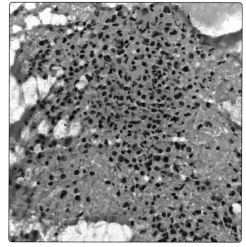

(左)DLBCL-CNS 的脑活检(冰冻切片)显示斑片状大的非典型淋巴瘤细胞➡浸润脑实质。注意,明显的水肿➡和出血会造成冰冻切片的假象。(右)DLBCL-CNS 的脑活检(冰冻切片)显示片状大的非典型淋巴瘤细胞。细胞核轮廓不规则,染色质不均匀,核仁明显

原发性玻璃体视网膜淋巴瘤

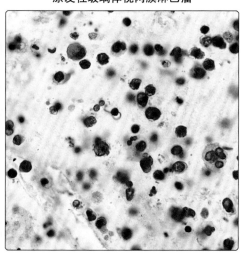

原发性玻璃体视网膜淋巴瘤:CD20(+)

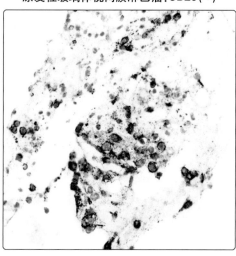

(左)在此细胞块标本中,可见退变的大淋巴瘤细胞,为 B 细胞来源。原发性玻璃体视网膜淋巴瘤也称原发性眼内淋巴瘤,WHO 分类中包含在原发性中枢 DLBCL 这一类别中。(右)图示原发性玻璃体视网膜淋巴瘤的细胞块。淋巴瘤细胞 CD20(+),支持 B 细胞来源。本例 T 细胞抗原阴性

(左)系统性 DLBCL 累及脑,显示中等至大的非典型淋巴样细胞弥漫性浸润,核分裂象➡多见,并可见凋亡细胞➡。(右)图示系统性 DLBCL 累及颞叶。本例肿瘤细胞 CD10(+)

系统性 DLBCL 累及脑

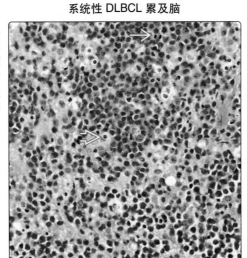

系统性 DLBCL 累及脑:CD10(+)

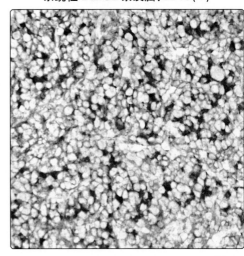

(左)图示系统性 DLBCL 累及颞叶。肿瘤细胞 BCL6(+)阳性,CD10(未显示)和 BCL6 的表达提示为生发中心 B 细胞免疫表型。(右)活检显示复发的系统性 DLBCL 累及胼胝体压部。HE 切片显示大的非典型淋巴样细胞呈斑片状浸润脑白质。可见明显的血管套袖➡

系统性 DLBCL 累及脑:BCL6(+)

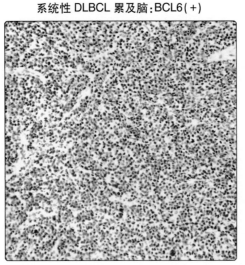

系统性 DLBCL:围血管

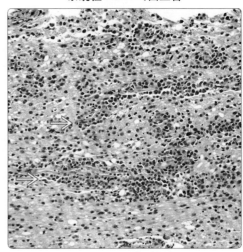

(左)复发的系统性 DLBCL 累及胼胝体压部,血管周围可见大的非典型淋巴瘤细胞,呈明显的中心母细胞形态。(右)图示复发的系统性 DLBCL 累及脑的胼胝体压部。肿瘤细胞表达 CD20,形成明显的血管周围套袖

系统性 DLBCL:中心母细胞形态

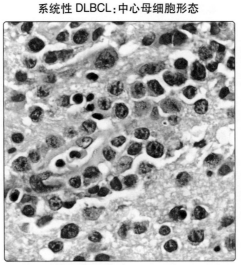

系统性 DLBCL 累及脑:CD20(+)

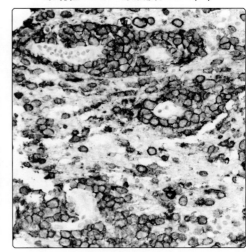

ALK(+)ALCL 累及脑

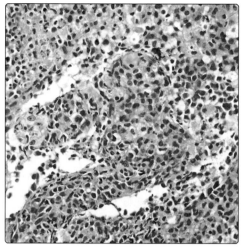

ALK：胞核和胞质表达

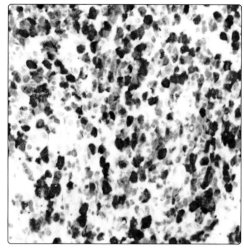

（左）图示 ALK(+) 间变性大细胞淋巴瘤(ALCL)累及脑。肿瘤细胞与炎细胞混合存在，视野中可见坏死。此患者是系统性 ALK(+) ALCL 播散至脑。（右）图示 ALK(+) ALCL 累及脑。肿瘤细胞 ALK 表达模式为胞核及胞质，符合 t（2；5）（p23；q35）/*NPM-ALK*

ALK(+) ALCL 累及脑：CD2(+)

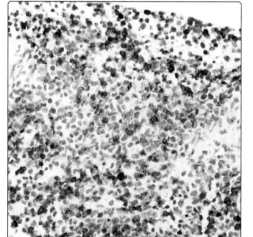

多形性 PTLD 累及脑

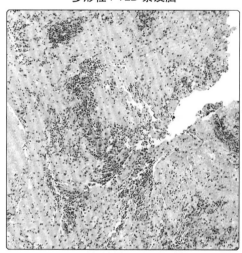

（左）图示 ALK(+) ALCL 累及脑。肿瘤细胞表达 CD2，支持 T 细胞来源。（右）图示多形性移植后 B 细胞性淋巴组织增殖性疾病(PTLD)累及脑。此患者的病变呈多灶性

多形性 PTLD 累及脑

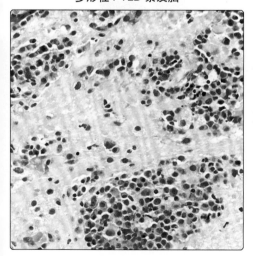

多形性 PTLD：EBER(+)

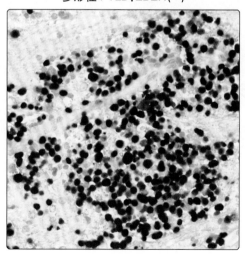

（左）图示多形性 B 细胞性 PTLD 累及脑。此病变由小和大的淋巴样细胞组成，有些细胞具有与组织细胞相关的浆细胞样特征。（右）图示多形性 B 细胞性 PTLD 累及脑。原位杂交显示很多细胞 EBER 强阳性

要 点

基本概念

- 脓胸相关淋巴瘤（PAL）
  - 大 B 细胞淋巴瘤
- 现版 WHO 分类为慢性炎症相关的弥漫大 B 细胞淋巴瘤（DLBCL-CI）；包括两种类型的肿瘤
  - PAL 和显微镜下 EBV（+）大 B 细胞淋巴瘤

病因学/发病机制

- 在 DLBCL-CI/PAL 之前存在慢性脓胸
  - 发生在长期慢性炎症的背景下
    - 通常是脓胸
  - 从脓胸到 PAL 潜伏期很长
- PAL 患者脓胸的原因
  - 人工气胸手术治疗肺结核
- 慢性炎症在发病机制中可能的作用
  - 产生活性氧
  - 局部免疫抑制
  - EBV（+）B 细胞分泌多种细胞因子（如白介素 10）
  - 白介素 6 可能是一种自分泌生长因子

- PAL 似乎起源于生发中心后 B 细胞
  - 淋巴瘤细胞通常有造成严重后果的 *IGH* 突变

临床特征

- PAL 患者的临床表现有
  - 胸/背痛、胸壁肿块/肿胀
  - B 症状、咳嗽、呼吸困难、咯血

镜下特征

- 弥漫大 B 细胞淋巴瘤
  - 中心母细胞、免疫母细胞或浆母细胞形态

辅助检查

- 非生发中心 B 细胞表型
- LMP1（+），EBER（+），HHV8（-）

主要鉴别诊断

- 纤维素相关 EBV（+）大 B 细胞淋巴瘤
- 原发性渗出性淋巴瘤
- 系统性淋巴瘤累及体腔内壁

PAL 的示意图

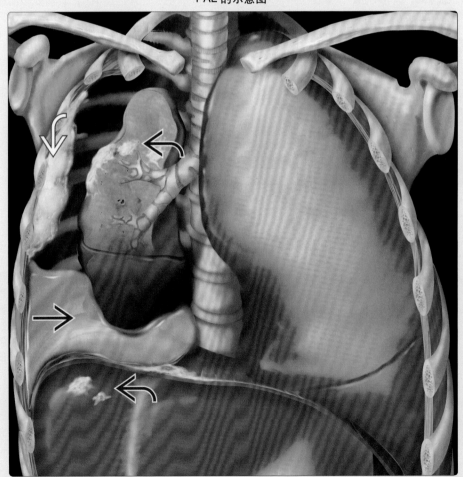

图示 PAL 患者的胸腔。肿瘤➠累及胸膜并包绕肺和/或局部侵犯相邻器官。可见肿瘤播散至肺和肝表面➡。胸腔积液➡通常与肿瘤相关。PAL 主要发生于日本，与人工气胸手术高度相关，该手术既往在日本常用于治疗结核患者。通常，从人工气胸手术到 PAL 发生之间有很长的潜伏期

术语

缩写

- 脓胸相关淋巴瘤(pyothorax-associated lymphoma, PAL)

同义词

- 慢性炎症相关的弥漫大 B 细胞淋巴瘤(DLBCL-CI)
  - 2008 版 WHO 分类中所使用的术语

定义

- PAL:发生于长期慢性炎症背景下的大 B 细胞肿瘤
  - 最常发生于长期脓胸背景下的胸膜腔
- 在 WHO 分类中,DLBCL-CI 还包括了其他罕见的肿瘤
  - 这些肿瘤是不同的,可能不属于此类
  - 推荐术语:纤维素相关 EBV(+)大 B 细胞淋巴瘤

病因学/发病机制

感染原

- 大多数报道的 DLBCL-CI 病例存在 EB 病毒(EBV)感染
  - 大多数病例 EBV(+)为Ⅲ型潜伏期模式

慢性炎症

- 在 PAL 之前存在慢性脓胸
  - 从脓胸出现到 PAL 经历非常长的时间
    - 中位时间:43 年(范围:19~67 年)
- 发生 PAL 的患者脓胸的原因
  - 采用人工气胸手术治疗肺结核所致
    - 在日本广泛使用,尤其是从 20 世纪 30 年代到 50 年代
    - 约 15%~20% 的 PAL 患者没有人工气胸的病史
  - 结核性胸膜炎是慢性脓胸的另一个原因
- 慢性炎症在发病机制中可能的作用
  - 产生活性氧
  - 局部免疫抑制
    - EBV(+)B 细胞可分泌多种细胞因子;如白介素 10 抑制 T 细胞增殖
    - 病变周围的纤维化可能限制参与免疫监视的细胞进入
  - 自分泌生长可能与之有关
    - 白介素 6 可能是一种自分泌生长因子
- PAL 患者也可能出现全身免疫抑制
  - 多数患者临床上不明显,但不排除有这种可能性

性别可能起作用

- PAL 明显多见于男性
  - 男性患者的预后明显更差
- 尚不清楚是否与激素状态、环境因素、患者的行为或遗传因素有关

遗传因素

- PAL 似乎起源于生发中心后 B 细胞,通常有造成严重后果

的 *IGH* 突变
  - EBV 可挽救细胞免于凋亡(生理状态下预计是会凋亡的)

临床特征

流行病学

- 发病率
  - 罕见
    - 大多数 DLBCL-CI 病例为日本报道的 PAL
    - 在日本,慢性脓胸的患者有 2% 会发生 PAL
    - PAL 在西方国家罕见
- 年龄
  - 成人
    - 中位年龄:65~70 岁
    - 年龄范围:29~88 岁
- 性别
  - 男性明显多见
    - 在不同的 PAL 研究中,男女比例为(8~12) : 1
- 种族
  - PAL 最常见于日本患者
    - 一定程度上与临床操作有关(如人工气胸)
    - 遗传因素也可能有关

部位

- 取决于 DLBCL-CI 的潜在原因
- 由于脓胸相关,胸膜腔是最常见的部位
  - 侵犯相邻的肺、骨、软组织和纵隔

表现

- PAL 患者的临床表现有
  - 50%~60% 有胸/背痛
    - 较少患者表现为肩部、上肢或腹痛
  - 约 40% 表现为胸壁肿块或肿胀
  - 约 50% 有 B 症状,尤其是发热
  - 约 25% 有咳嗽、呼吸困难或咯血
  - 初诊时淋巴结或骨髓受累不常见
  - 白血病期非常罕见
- PAL 患者的分期
  - Ⅰ~Ⅱ期:约 70%
  - Ⅲ~Ⅳ期:约 30%

实验室检查

- 常见白细胞增多($>10×10^9$/L)
- 以下指标血清水平升高
  - C 反应蛋白(CRP)
  - 乳酸脱氢酶(LDH)
- 部分病例血清神经元特异性烯醇化酶(NSE)轻度升高
  - 机制尚不明确

自然病程

- 随着疾病进展,可发生广泛的疾病播散

- 远处播散的部位(按发生频率排序)
  - 淋巴结(约 45%)
  - 对侧肺(约 19%)
  - 肝、骨或胃肠道(约 13%)
  - 中枢神经系统、皮肤或骨髓(约 12%)
  - 其他部位(均<10%)
    - 脾、肾、横膈、胰腺、心脏、膀胱、前列腺、睾丸

治疗

- 手术方法
  - 多数病变局限的 PAL 患者行外科完整切除治疗有效
  - 分期晚的病变不适用
- 药物
  - 联合化疗方案
    - 方案与 DLBCL 非特指型所用的相同
- 放疗
  - 放射治疗通常包括在治疗方案中

预后

- 预后差
  - 5 年生存率:20%~35%

影像学

胸片或 CT

- 以胸膜侵犯为主的肿块;在诊断时通常局限于胸腔内
  - 大小
    - <5cm:约 20%
    - >5cm:约 80%
    - 肿瘤可以很大(>10cm)
- 常有胸腔积液

大体特征

一般特征

- 以胸膜侵犯为主的肿块,可包绕或局部侵犯肺

镜下特征

组织学特征

- 成片的大细胞弥漫性生长
- ±大片坏死;±血管中心性生长方式
- 核分裂通常很高

细胞学特征

- 大细胞具有中心母细胞或免疫母细胞特征
  - ±浆细胞样分化
  - 极少数病例具有间变性特征

辅助检查

免疫组织化学

- 非生发中心 B 细胞免疫表型

- CD20(+),CD79a(+),PAX5(+),IRF4/MUM1(+)
- CD10(-),BCL6(-)
- 伴浆细胞样分化的病例可 CD138(+),单表型免疫球蛋白(+/-)
- 部分病例单表型胞质免疫球蛋白(+)
- EBV 感染的证据极为常见
  - EBNA-2(+),LMP1(+/-)
- CD43 常(+),Ki-67 通常很高,约 70% 的病例高达 100%
- 全 T 细胞抗原通常(-),但极少数病例可有异常表达
  - CD2、CD3、CD4、CD5 或 CD7
  - 异常表达可能与免疫抑制有关
- CD30(-/+),CD33(-),CD34(-),CD56(-),HHV8(-)

原位杂交

- 几乎所有病例均 EBER(+)

基因学检查

- 单克隆性 IGH 基因重排
- 约 70% 的 PAL 病例有 TP53 基因突变
- 常见复杂的核型
- 尚未发现重现性染色体易位

基因表达谱

- PAL 不同于淋巴结 DLBCL
  - 在 PAL 和淋巴结 DLBCL 之间,348 个基因的表达存在 2 倍的差异
    - 71 个基因的表达存在 5 倍的差异
    - 这些基因涉及凋亡、信号转导和干扰素反应
  - PAL 中 α 干扰素诱导蛋白 27(IFI27)的表达很高
    - 通过 α 干扰素刺激诱导 B 细胞产生
  - 干扰素诱导蛋白 56(IFI56)升高
    - EBV 调节这个基因,提示 EBV 感染影响基因表达
  - PAL 具有与淋巴结的活化 B 细胞型 DLBCL 相似的基因印迹

鉴别诊断

纤维素相关 EBV(+)大 B 细胞淋巴瘤

- WHO 分类将这些病例包含在 DLBCL-CI 中
  - 肿瘤的差异性足以被分类为独立的实体
- 文献中的其他同义词
  - 假性囊肿中显微镜下 DLBCL
  - 偶发性 EBV(+)非典型淋巴组织增殖
- 病变与多种不同的疾病有关
  - 不同部位的假性囊肿、脾假性囊肿、阴囊积液
  - 心房黏液瘤、人工心脏瓣膜
  - 慢性硬膜下血肿
  - 人造血管、外科网状植入物
  - 血管手术后的血肿、血栓
  - 慢性骨髓炎、骨和关节的金属植入物
- 发病机制
  - 与局部免疫抑制相关的封闭性缺氧空间
  - 均存在 EBV 感染

- 病理所见
  - 显微镜下簇状或岛屿状分布的大细胞
  - 非生发中心 B 细胞免疫表型
  - 不形成肿块；分期为 I E
- 手术切除后预后极好
  - 化疗对这些患者的作用尚不清楚

原发性渗出性淋巴瘤

- 发生于免疫缺陷的背景下
  - HIV 感染最常见
- 通常表现为浆液性渗出而不形成肿块
  - 少数病例可表现为淋巴结或其他器官的实性肿块
    - 称之为体腔外原发性渗出性淋巴瘤
- 肿瘤细胞具有免疫母细胞性、浆母细胞性或间变性细胞学特征
- 所有病例均与 HHV-8 感染相关
- 免疫表型
  - CD45/LCA(+)，CD138(+)，EMA(+)
  - 全 B 细胞标志物(-)，CD10(-)，BCL6(-)
- 同时感染 EBV 非常常见

系统性淋巴瘤累及体腔内壁

- 各种类型的系统性淋巴瘤均可累及体腔内壁
  - IV 期肿瘤；通常与预后差有关
  - 以组织侵犯为基础的肿块；通常可见渗出
- DLBCL 是最常见的 B 细胞淋巴瘤类型
  - 全 B 细胞抗原(+)，全 T 细胞抗原(-)
  - CD10(+/-) 和/或 BCL6(+/-)
  - EBV(-)，HHV8(-)
- 外周 T 细胞淋巴瘤非特指型是最常见的 T 细胞淋巴瘤类型
  - T 细胞抗原(+)；常有异常的免疫表型

EBV(+)DLBCL，非特指型

- 在 2008 版 WHO 中称为老年性 EBV(+)DLBCL
- 发生于 50 岁以上的患者，且没有已知的免疫缺陷或既往淋巴瘤病史
- 患者表现为结外肿块，不累及体腔
  - 常见部位：扁桃体、皮肤、肺、胃
- 肿瘤细胞具有免疫母细胞和/或浆母细胞的细胞学特征
  - 两种亚型：多形性和大 B 细胞淋巴瘤
- 免疫表型
  - CD20(+)，CD79a(+)，CD45/LCA(+)
  - IRF4/MUM1(+/-)，CD30(-/+)，CD15(-)
  - CD10(-)，BCL6(-)，T 细胞抗原(-)
- EBV(+)
  - 原位杂交 EBER(+)
  - 免疫组织化学 LMP1(+)和 EBNA-2(-/+)

起源于类风湿关节炎患者关节周围软组织的 DLBCL

- 受累患者有长期严重的类风湿关节炎病史
- 与移植物无关；不累及体腔；EBV(-)

淋巴瘤样肉芽肿

- 最常表现为双侧肺结节
  - 结节通常有中央坏死和空洞形成
- 血管中心性和血管破坏性的多形性淋巴组织浸润
- 不累及体腔
- 免疫表型
  - 全 B 细胞抗原(+)
- EBV(+)

诊断依据

临床相关病理特征

- 现版 WHO 分类中 DLBCL-CI 包括了两种类型的肿瘤
  - PAL(原型)
  - 其他显微镜下 EBV(+)大 B 细胞淋巴瘤
    - 建议从 DLBCL-CI 这一类别中去除

参考文献

1. Aguilar C et al: Large B-cell lymphoma arising in cardiac myxoma or intracardiac fibrinous mass: a localized lymphoma usually associated with Epstein-Barr virus? Cardiovasc Pathol. 24(1):60-4, 2015
2. Taniguchi A et al: Epstein-Barr Virus-Positive Pyothorax-Associated Lymphoma Arising from a Posttraumatic Empyema. Acta Haematol. 134(3):155-60, 2015
3. Yun JS et al: Diffuse Large B-cell Lymphoma Arising from Chronic Tuberculous Empyema. Korean J Thorac Cardiovasc Surg. 48(1):82-5, 2015
4. Sanchez-Gonzalez B et al: Diffuse large B-cell lymphoma associated with chronic inflammation in metallic implant. J Clin Oncol. 31(10):e148-51, 2013
5. Taniguchi A et al: Pyothorax-associated lymphoma (PAL) with biclonal Epstein-Barr virus infection: characterization of a novel PAL cell line with unique features. Leuk Res. 37(11):1545-50, 2013
6. Boroumand N et al: Microscopic diffuse large B-cell lymphoma (DLBCL) occurring in pseudocysts: do these tumors belong to the category of DLBCL associated with chronic inflammation? Am J Surg Pathol. 36(7):1074-80, 2012
7. Gruver AM et al: Fibrin-associated large B-cell lymphoma: part of the spectrum of cardiac lymphomas. Am J Surg Pathol. 36(10):1527-37, 2012
8. Abe Y et al: Usefulness of (18)F-FDG positron emission tomography/computed tomography for the diagnosis of pyothorax-associated lymphoma: A report of three cases. Oncol Lett. 1(5):833-836, 2010
9. Loong F et al: Diffuse large B-cell lymphoma associated with chronic inflammation as an incidental finding and new clinical scenarios. Mod Pathol. 23(4):493-501, 2010
10. Takakuwa T et al: Cell origin of pyothorax-associated lymphoma: a lymphoma strongly associated with Epstein-Barr virus infection. Leukemia. 22(3):620-7, 2008
11. Narimatsu H et al: Clinicopathological features of pyothorax-associated lymphoma; a retrospective survey involving 98 patients. Ann Oncol. 18(1):122-8, 2007
12. Vega F et al: Lymphomas involving the pleura: a clinicopathologic study of 34 cases diagnosed by pleural biopsy. Arch Pathol Lab Med. 130(10):1497-502, 2006
13. Aozasa K et al: Pyothorax-associated lymphoma: a lymphoma developing in chronic inflammation. Adv Anat Pathol. 12(6):324-31, 2005
14. Cheuk W et al: Metallic implant-associated lymphoma: a distinct subgroup of large B-cell lymphoma related to pyothorax-associated lymphoma? Am J Surg Pathol. 29(6):832-6, 2005
15. Nishiu M et al: Distinct pattern of gene expression in pyothorax-associated lymphoma (PAL), a lymphoma developing in long-standing inflammation. Cancer Sci. 95(10):828-34, 2004
16. Nakatsuka S et al: Pyothorax-associated lymphoma: a review of 106 cases. J Clin Oncol. 20(20):4255-60, 2002
17. Petitjean B et al: Pyothorax-associated lymphoma: a peculiar clinicopathologic entity derived from B cells at late stage of differentiation and with occasional aberrant dual B- and T-cell phenotype. Am J Surg Pathol. 26(6):724-32, 2002

PAL:中心母细胞性特征

间变性特征

(左) 图示一例 PAL,大部分淋巴瘤细胞为中心母细胞性。注意,这个视野中核分裂象很多(Courtesy S. Nakamura, MD.)**(右)** 这例 PAL 中,大部分淋巴瘤细胞具有间变性的细胞学特征。该肿瘤 PAX5(+)、CD30(+),并异常表达 T 细胞抗原(Courtesy S. Nakamura, MD.)

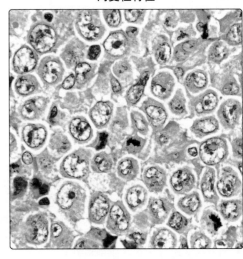

显著的凋亡

固定的假象或固定不良

(左) 这例 PAL 显示大片的凋亡和/或坏死,如视野中所示(Courtesy E. Drakos, MD, PhD.)**(右)** 图示一例 PAL,其中大部分淋巴瘤细胞体积大,胞质相对丰富,且因固定假象或保存不善而收缩(Courtesy E. Drakos, MD, PhD.)

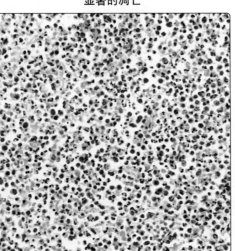

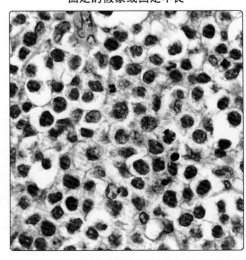

PAX5(+)

EBNA2(+)

(左) 这例 PAL 表达 PAX5,核着色,支持 B 细胞来源。**(右)** 这例 PAL 中,大部分细胞 EBNA2 阳性,支持为 Ⅲ 型 EBV 潜 伏 感 染 模 式(Courtesy S. Nakamura, MD.)

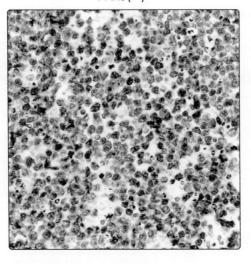

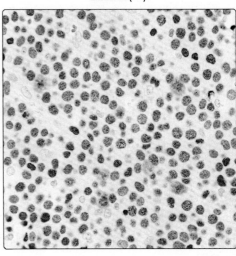

睾丸旁鞘膜积液内的 DLBCL

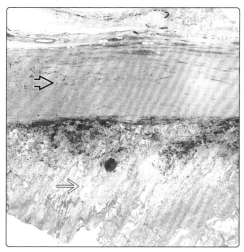

DLBCL：非典型细胞

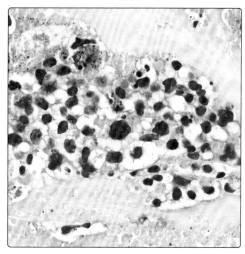

(左)图示长期睾丸旁鞘膜积液周围的纤维囊壁⤵,其内有大量的纤维素和碎屑⇨。(右)油镜放大观察鞘膜积液内容物,可见岛状分布的大而非典型淋巴样细胞。这些细胞 CD79(+)、IRF4/MUM1(+)、CD10(-),支持非生发中心 B 细胞免疫表型(未显示)

鞘膜积液内的 DLBCL：EBER(+)

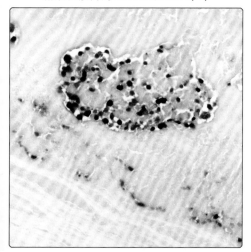

系统性 DLBCL 累及胸膜

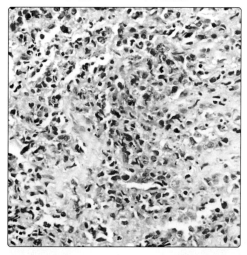

(左)鞘膜积液内容物的高倍镜放大,可见岛状分布的大而非典型淋巴样细胞,这些细胞 EBER 阳性。(右)图示系统性 DLBCL 累及胸膜。该肿瘤常有硬化。这个患者的疾病已广泛播散,并出现伴有呼吸症状的胸腔积液

系统性 DLBCL 累及胸膜：CD20(+)

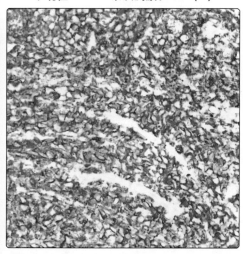

系统性 DLBCL 累及胸膜：BCL6(+)

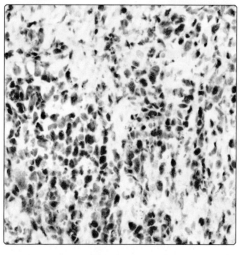

(左)图示系统性 DLBCL 累及胸膜。肿瘤细胞 CD20 强阳性,支持为 B 细胞来源。(右)图示系统性 DLBCL 累及胸膜。肿瘤细胞 BCL6(+),并且 CD10(+)(未显示),支持生发中心 B 细胞免疫表型

要　点

基本概念

- 主要或完全由免疫母细胞构成的原发性皮肤弥漫大 B 细胞淋巴瘤(PCDLBCL)
- 通常发生于小腿,但也可发生于其他部位的皮肤

病因学/发病机制

- 约 70% 的病例存在 *MYD88L265P* 激活突变

临床特征

- 占原发性皮肤 B 细胞淋巴瘤的 20%
- 大部分(约 85%)病例发生于小腿皮肤
  - 小部分(约 15%)发生于躯干、上肢、头和颈部皮肤
- 在诊断时呈单发或多发病灶
- 5 年生存率为 50%
- 复发常见
- 治疗通常需要全身 R-CHOP
- *MYD88L265P* 激活突变与预后不良有关

镜下特征

- 弥漫性累及真皮
- 片状单形性、体积大的免疫母细胞
- 背景反应性小 T 淋巴细胞很少
- 没有亲表皮性

辅助检查

- 全 B 细胞抗原(+),BCL2(+),BCL6(+)
- MUM1(+),FOXP1(+),IgM(+),CD10(−)
- 约 10%~20% 的病例 FISH 检测显示 *MYC*、*BCL6* 或 *IGH* 基因重排

主要鉴别诊断

- PCDLBCL,非特指型(PCDLBCL-NOS)
- 伴有大细胞增多的原发性皮肤滤泡中心性淋巴瘤(PCF-CL)
- 系统性 DLBCL 累及皮肤
- 浆母细胞性淋巴瘤累及皮肤
- EBV(+)DLBCL

PCDLBCL-LT:结节状病变

PCDLBCL-LT:深部侵犯

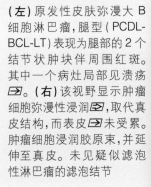
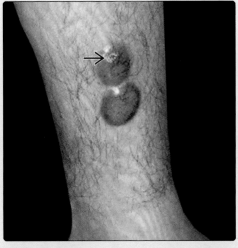
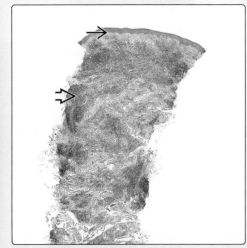

(左)原发性皮肤弥漫大 B 细胞淋巴瘤,腿型(PCDL-BCL-LT)表现为腿部的 2 个结节状肿块伴周围红斑。其中一个病灶局部见溃疡➡。(右)该视野显示肿瘤细胞弥漫性浸润➡,取代真皮结构,而表皮➡未受累。肿瘤细胞浸润胶原束,并延伸至真皮。未见疑似滤泡性淋巴瘤的滤泡结节

PCDLBCL-LT:免疫母细胞

PCDLBCL-LT:MUM1(+)

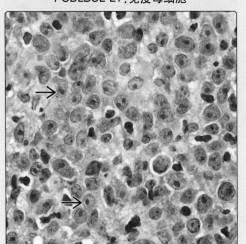
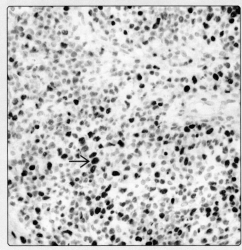

(左)PCDLBCL-LT 中的淋巴瘤细胞呈弥漫性、片状浸润,细胞核仁➡大而显著,通常圆形、居中,与免疫母细胞的特点一致。(右)约 50%~80% 的 PCDLBCL-LT 病例为 IRF4/MUM1(+)➡,提示生发中心后起源的标记。此例中,约 80% 的淋巴瘤细胞表达 MUM1

术语

缩写

- 原发性皮肤弥漫大 B 细胞淋巴瘤,腿型(primary cutaneous diffuse B-cell lymphoma,leg type,PCDLBCL-LT)

同义词

- 原发性皮肤大 B 细胞淋巴瘤,腿型
- PCDLBCL

定义

- 完全由大的免疫母细胞构成的 PCDLBCL
  - 通常发生于小腿,但也可发生于其他部位的皮肤

病因学/发病机制

细胞起源

- 起源于生发中心后的外周 B 细胞
  - 免疫表型:IRF4/MUM1(+),FOXP1(+)
  - 存在 *IGH* 可变(V)区基因的高频体细胞突变

抗原选择可能起作用

- 优先使用某些 *IGH*V 基因片段
  - 提示抗原刺激可能与发病机制有关

异常分子改变的作用

- 文献报道许多的基因重排和缺失
- *CD79B、CARD11* 和 *TNFAIP3/A20* 突变
- 约 70% 的病例存在 *MYD88L265P* 激活突变

临床特征

流行病学

- 发病率
  - 罕见
    - 占所有皮肤淋巴瘤的 4%
    - 占原发性皮肤 B 细胞淋巴瘤的 20%
- 年龄
  - 老年患者,中位年龄:60~70 岁
- 性别
  - 女性多见
    - 男:女比例为1:1.6,在有些研究中高达 1:4

部位

- 大部分病例发生于小腿皮肤;单侧或双侧
  - 约 85% 的病例
- 小部分病例发生于其他部位(躯干、上肢)的皮肤
  - 约 15% 的病例
  - 有相似的形态学和免疫表型特征
- 就诊时呈单发或多发病灶
  - 有些患者在初次诊断时就已播散

表现

- 皮肤的红色或红蓝色病灶
  - 斑块、疣状斑块或深在性斑块
  - 结节、肿块性病变
  - 通常伴有溃疡
  - 常见多发病灶
- 10%~20% 的病例有 B 症状

治疗

- 含蒽环类的全身化疗加利妥昔单抗(R-CHOP)
  - 对于难治性病例使用来那度胺和伊布替尼
- 放疗可用于老年患者的局限性病灶

预后

- 5 年生存率为 40%~50%
- 复发常见
- 提示预后不良的因素
  - 老年
  - 就诊时为多发性病灶
  - *CDKN2A* 失活
  - *MYD88L265P* 激活突变

镜下特征

组织学特征

- 弥漫性累及真皮
  - 浸润可以很深
- 有黏附性、形态单一的成片大细胞
  - 免疫母细胞
  - 细胞核通常很圆
- 大量核分裂象,常见核碎屑
- 背景反应性小 T 淋巴细胞很少
- 没有中心细胞(或小 B 淋巴细胞)
- 没有亲表皮性

辅助检查

免疫组织化学

- 全 B 细胞抗原(+)
- 胞质 IgM(+),IgD(+/-)
- BCL2(+),IRF4/MUM1(+),FOXP1(+)
- BCL6(+),CD10(-),p63(+/-)
- 缺乏滤泡树突细胞(FDC)网
  - CD21(-),CD23(-),CD35(-)
- T 细胞抗原(-),LMP1(-),HHV8(-)

原位杂交

- 10%~20% 的病例 FISH 检测显示 *MYC、BCL6* 或 *IGH* 基因重排
  - 无 *IGH-BCL2*/t(14;18)或 *BCL2* 基因重排
- EBER(-)

基因学检查

- *IGH* 基因单克隆性重排

阵列比较基因组杂交

- 存在涉及 *BCL2* 和 *MALT1* 基因的 18q21.31-33 扩增

基因表达谱

- 与活化 B 细胞表型的表达谱一致

PCDLBCL-LT、PCDLBCL-NOS 及伴有大细胞增多的 PCFCL 的鉴别诊断			
参数	PCDLBCL-LT	PCDLBCL-NOS	伴有大细胞增多的 PCFCL
人口信息			
年龄	70~80 岁	60~70 岁	50~60 岁
性别	女性为主	男：女＝2：1	男性稍多
临床特征			
部位	一侧或双侧腿部,病变可进展累及其他部位	头颈部最常见,其次为躯干或上肢	头颈部最常见,其次为躯干或上肢
	15%累及其他部位,如躯干,上肢	偶尔位于腿:预后比其他部位的更差	偶尔位于腿:预后比其他部位的更差
	单发或多发病灶	单发或多发病灶	单发或多发病灶
播散	约30%	约10%	约10%
形态特征			
	具有黏附性的成片免疫母细胞	弥漫性分布的大中心母细胞和小细胞	主要为中心细胞,伴中心母细胞数量增多
	细胞核圆形,核分裂象或核碎裂明显	大细胞通常有裂,多分叶状或梭形	中心细胞多见,混有数量增多的中心母细胞
	无中心细胞	常有小的中心细胞	小的中心细胞多见
反应性小 T 细胞	非常少,常位于血管周围	少,但比 PCDLBCL-LT 中多见	多见或大量存在
FDC 网	无	可能有碎片状的 FDC	常见
免疫组织化学			
BCL6	多数阳性	阳性	阳性
BCL2	约90%阳性	常阴性,或弱/灶阳	常阴性
CD10	阴性	不常阳性	滤泡区域阳性
MUM1	50%~80%阳性	少数阳性	阴性
FOXP1 和 MYC	阳性	少数阳性	阴性
BCL2(+)/MYC(+)	常阳性	不常阳性	阴性
分子遗传学			
	似系统性 DLBCL,有 MYD88L265P 激活突变	与淋巴结滤泡性淋巴瘤不同	与淋巴结滤泡性淋巴瘤不同
FISH 检测 MYC、BCL6 重排	可有	通常无	阴性
9p21.3 染色体缺失(包含 CDKN2A 和 CDKN2B)	文献报道发生于 67%的病例	无	无
BCL2 和 MALT1 基因扩增	常见	不常见	不常见
t(14;18)(q32;q21)	无	10%~40%的病例有	10%~40%的病例有
治疗			
	R-CHOP	放疗或手术切除	放疗或手术切除
预后			
复发	多见(80%)	常见(40%)	常见(40%)
5 年生存率	50%	90%	约95%
PCDLBCL-LT,原发性皮肤弥漫大 B 细胞淋巴瘤,腿型;PCDLBCL-NOS,原发性皮肤弥漫大 B 细胞淋巴瘤,非特指型;PCF-CL,原发性皮肤滤泡中心性淋巴瘤;FDC,滤泡树突细胞;R-CHOP,利妥昔单抗、环磷酰胺、阿霉素、长春新碱、泼尼松。			

鉴别诊断

PCDLBCL-NOS

- 不同于 PCDLBCL-LT 的 PCDLBCL
- 相比于 PCDLBCL-LT,其临床特征和预后与伴有大细胞增多的 PCFCL 更为相近
  - 组织病理和免疫表型特征有重叠
- 表现为头颈、躯干和上肢的大而隆起的病灶
  - 弥漫性生长方式
  - 主要为大的中心母细胞,通常还混合有少量的小淋巴细胞
- 支持 PCDLBCL-NOS,而非 PCDLBCL-LT 的特征
  - 病灶位于头颈部
  - 中心母细胞形态
  - MUM1(+),FOXP1(+),少数细胞 BCL2(+)
  - 有残存的 FDC 网
- 病变随时间而保持稳定,不进展
- 累及腿部(20%)的患者其病变侵袭性更强
- 治疗为局部放疗或切除
  - 对于进展性的病变采用多药联合化疗

伴有大细胞增多的 PCFCL

- 大部分 PCFCL 有滤泡结构
- 皮肤受累的部位
  - 主要位于头颈、躯干、后背、上肢
  - 有些 PCFCL 病例可发生于腿
- PCFCL 的组织学特征
  - 呈滤泡结构的区域可以是主要成分、局灶性或者缺乏
  - 中心细胞与中心母细胞混合存在
    - 大细胞可以是多分叶状或梭形
- 免疫表型
  - CD10(+),BCL6(+)
  - BCL2 通常(-);若(+),通常为局灶弱阳性
  - FDC 网存在
  - IRF4/MUM1(-),FOXP1(-),p63(-/+)
  - 呈弥漫性分布的 PCFCL 病例
    - 在弥漫性区域 CD10 通常(-)

系统性弥漫大 B 细胞淋巴瘤累及皮肤

- 依靠形态学和免疫表型可能很难与 PCDLBCL-LT 鉴别开
- 系统性淋巴瘤的临床病史是明确诊断的关键点

浆母细胞淋巴瘤累及皮肤

- 多数患者在就诊时已处于很晚期阶段
  - 黏膜受累常见
- 任何部位的皮肤均可累及,腿部不常见
- 组织学特征
  - 有黏附性的片状单形性浆母细胞,可与 PCDLBCL-LT 很相似
- 免疫表型
  - CD138(+),CD38(+),CD20(-)
  - 胞质单表型免疫球蛋白轻链(+)
  - 约 70% 的病例 EBER(+)

EBV(+)弥漫大 B 细胞淋巴瘤

- 皮肤受累可以是首发表现
- 肿瘤细胞通常比 PCDLBCL-LT 更加多形性
  - 浆细胞样或浆细胞分化更明显
  - 可见大的转化细胞,RS 样细胞

- 免疫表型与 PCDLBCL-LT 相似,EBER(+)

单形性移植后淋巴组织增殖性疾病

- 单形性移植后淋巴组织增殖性疾病可累及皮肤
- 有器官移植的临床病史
- 组织学特征
  - 肿瘤细胞通常比 PCDLBCL-LT 细胞更加多形性
    - 可见浆细胞样或浆细胞分化
    - 可见大的转化细胞,RS 样细胞
  - 坏死常见,通常为地图样坏死
- 免疫表型与 PCDLBCL-LT 相似,EBER(+)

诊断依据

临床相关病理特征

- PCDLBCL-LT 通常累及小腿,但也可发生于其他部位
  - 腿部是预后不良因素

病理学精华

- 成片的圆形免疫母细胞弥漫性累及真皮
  - 小的中心细胞非常少或缺乏
  - 反应性 T 细胞相对较少(与 PCFCL 相比)
- 免疫表型
  - BCL2(+),BCL6(+),MUM1(+),FOXP1(+),IgM(+)

参考文献

1. Hope CB et al: Primary cutaneous B-cell lymphomas with large cell predominance-primary cutaneous follicle center lymphoma, diffuse large B-cell lymphoma, leg type and intravascular large B-cell lymphoma. Semin Diagn Pathol. 34(1):85-98, 2017
2. Lucioni M et al: Primary cutaneous B-cell lymphoma other than marginal zone: clinicopathologic analysis of 161 cases: comparison with current classification and definition of prognostic markers. Cancer Med. 5(10):2740-2755, 2016
3. Wilcox RA: Cutaneous B-cell lymphomas: 2016 update on diagnosis, risk-stratification, and management. Am J Hematol. 91(10):1052-5, 2016
4. Pham-Ledard A et al: High frequency and clinical prognostic value of MYD88 L265P mutation in primary cutaneous diffuse large B-cell lymphoma, leg-type. JAMA Dermatol. 150(11):1173-9, 2014
5. Plaza JA et al: Can cutaneous low-grade B-cell lymphoma transform into primary cutaneous diffuse large B-cell lymphoma? An immunohistochemical study of 82 cases. Am J Dermatopathol. 36(6):478-82, 2014
6. Guyot A et al: Combined treatment with rituximab and anthracycline-containing chemotherapy for primary cutaneous large B-cell lymphomas, leg type, in elderly patients. Arch Dermatol. 146(1):89-91, 2010
7. Koens L et al: IgM expression on paraffin sections distinguishes primary cutaneous large B-cell lymphoma, leg type from primary cutaneous follicle center lymphoma. Am J Surg Pathol. 34(7):1043-8, 2010
8. Pham-Ledard A et al: IRF4 expression without IRF4 rearrangement is a general feature of primary cutaneous diffuse large B-cell lymphoma, leg type. J Invest Dermatol. 130(5):1470-2, 2010
9. Grange F et al: Primary cutaneous diffuse large B-cell lymphoma, leg type: clinicopathologic features and prognostic analysis in 60 cases. Arch Dermatol. 143(9):1144-50, 2007
10. Senff NJ et al: Reclassification of 300 primary cutaneous B-Cell lymphomas according to the new WHO-EORTC classification for cutaneous lymphomas: comparison with previous classifications and identification of prognostic markers. J Clin Oncol. 25(12):1581-7, 2007
11. Zinzani PL et al: Prognostic factors in primary cutaneous B-cell lymphoma: the Italian Study Group for Cutaneous Lymphomas. J Clin Oncol. 24(9):1376-82, 2006
12. Kodama K et al: Primary cutaneous large B-cell lymphomas: clinicopathologic features, classification, and prognostic factors in a large series of patients. Blood. 106(7):2491-7, 2005
13. Wiesner T et al: Genetic aberrations in primary cutaneous large B-cell lymphoma: a fluorescence in situ hybridization study of 25 cases. Am J Surg Pathol. 29(5):666-73, 2005

PCDLBCL-LT: 无细胞带

PCDLBCL-LT: CD20(+)

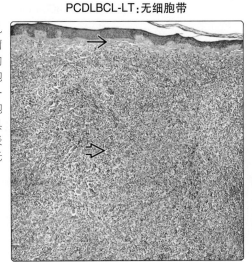

(左) 这例 PCDLBCL-LT 几乎完全填满真皮➡。肿瘤呈弥漫性分布,与未受累的表皮之间有明显的无细胞带➡。(右) 这例 PCDL-BCL-LT 中,淋巴瘤细胞 CD20 强阳性➡,并形成具有黏附性的片状外观。表皮➡未受累,可见明显的无细胞带➡

PCDLBCL-LT: CD10(−)

PCDLBCL-LT: BCL6(+)

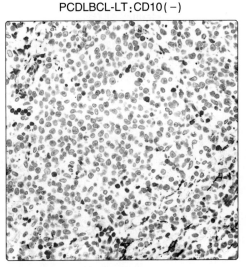

(左) 免疫组织化学染色显示生发中心细胞标志物 CD10,淋巴瘤细胞呈阴性。在 PCDLBCL-LT 中,淋巴瘤细胞通常 CD10(−),符合非生发中心起源的淋巴瘤细胞。(右) 大多数 PCDL-BCL-LT 病例表达 BCL6。此例中,约 60% 的瘤细胞呈阳性➡。此标志物突显肿瘤的弥漫性分布方式

PCDLBCL-LT: BCL2(+)

PCDLBCL-LT: Ki-67

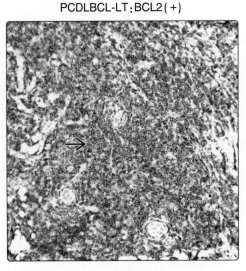
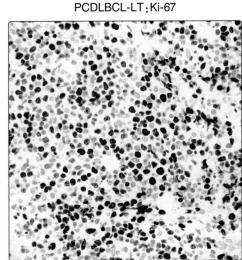

(左) 大多数 PCDLBCL-LT 强表达 BCL2➡,如此例中所示。此标志物突显了肿瘤细胞成片分布的特点。(右) 增殖标志物 Ki-67 免疫组织化学染色显示约 90% 的淋巴瘤细胞阳性。在 PC-DLBCL-LT 中,增殖标志物 Ki-67 显示淋巴瘤细胞有很高的增殖活性

PCDLBCL-NOS:头皮

PCDLBCL-NOS:中心母细胞形态

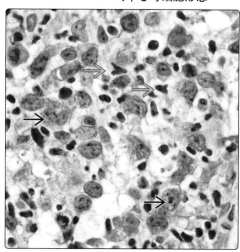

(左)PCDLBCL 的头皮活检显示弥漫性生长方式,疑似 DLBCL-LT。病灶直径为 1.2cm,活检 1 年余病情稳定而无进展。(右)高倍镜显示头皮病灶中的大细胞具有中心母细胞形态,具有小核仁➡。此外,背景可见小的中心细胞➡

PCDLBCL-NOS:CD10(-)

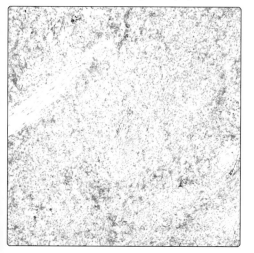

PCDLBCL-NOS:IRF4/MUM1

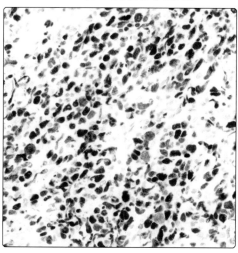

(左)一例 PCDLBCL 的 CD10 免疫组织化学染色显示大细胞阴性。CD10(-)既可见于 PCDLBCL-NOS,也可见于 PCDLBCL-LT。(右)一例 PCDLBCL-NOS 的 MUM1 免疫组织化学染色显示大细胞阳性。MUM1(+)提示其最可能的分型为 PCDLBCL-LT;然而,PCDLBCL-NOS 也可表达 MUM1

PCDLBCL-NOS:FOXP1

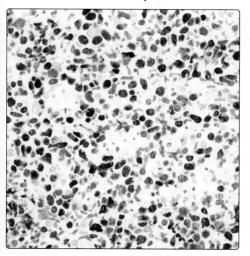

PCDLBCL-NOS:CD21

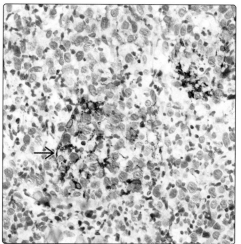

(左)一例 PCDLBCL-NOS 的 FOXP1 免疫组织化学染色显示大细胞阳性。FOXP1 在 PCDLBCL-LT 中通常阳性,但在 PCDLBCL-NOS 中也可阳性。(右)一例 PCDLBCL-NOS 的 FDC 标志物 CD21 免疫组织化学染色,显示有 FDC 网➡的残存,此特征支持 PCDLBCL-NOS 的诊断,而非 PCDLBCL-LT

PCFCL:头皮

PCFCL

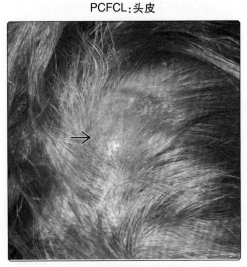

(左)头颈部是 PCFCL 最常见的部位。病变呈结节状 ➡,隆起皮面,不形成溃疡。
(右)图示 PCFCL 呈明显弥漫性分布 ➡。淋巴瘤细胞不侵犯表皮,有明显的无细胞带 ➡。在有些病例中,生发中心细胞标志物可突显肿瘤性滤泡结构

PCFCL:大细胞增多

PCFCL:大细胞

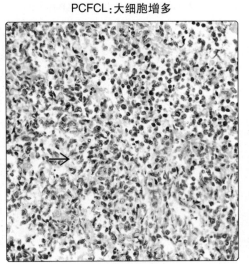
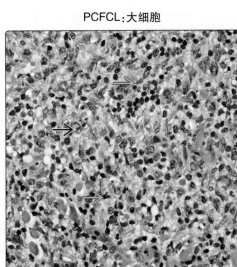

(左)这例伴有大细胞 ➡增多的 PCFCL 最初被诊断为 PCDLBCL。患者未接受化疗,10 年之后仍然无病生存。(右)这例 PCFCL 显示大细胞 ➡增多,疑似 PCDL-BCL。与 PCDLBCL-LT 不同的是,肿瘤细胞呈多分叶状、不规则、梭形(大的中心细胞和中心母细胞),并混有小的中心细胞 ➡

PCFCL:围血管浸润

PCFCL:BCL2(−)

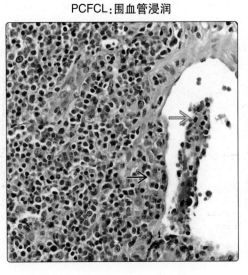
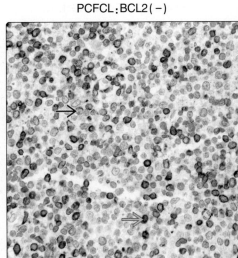

(左)PCFCL 通常可见血管侵犯 ➡或血管周围浸润 ➡方式。这些特征在 PCDL-BCL-LT 中不常见。(右)多数 PCFCL 病例 BCL2 阴性。在一些 PCFCL 病例中,淋巴瘤细胞可以 BCL2(+) ➡,但通常弱表达或仅有少数细胞表达,如该视野所示。反应性小 T 细胞 BCL2 强阳性 ➡

原发性纵隔大 B 细胞淋巴瘤:皮肤

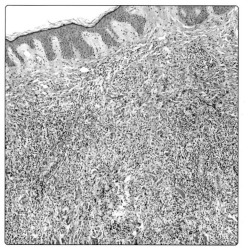

具有多分叶核的大细胞

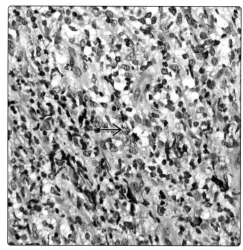

(左)图示一例原发性纵隔(胸腺)大 B 细胞淋巴瘤播散至皮肤。低倍镜下其浸润方式似原发性皮肤淋巴瘤。(右)高倍镜示原发性纵隔(胸腺)大 B 细胞淋巴瘤播散至皮肤。淋巴瘤细胞呈多分叶状➡、卵圆形,似纵隔中的原发性淋巴瘤细胞

系统性 DLBCL:免疫母细胞

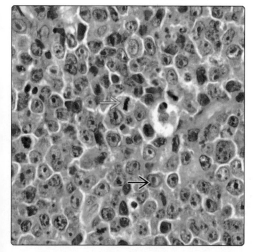

DLBCL:EBV(+)

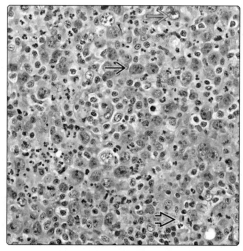

(左)图示一例系统性 DL-BCL,免疫母细胞变异型累及皮肤。淋巴瘤细胞似 PC-DLBCL-LT 中所见的免疫母细胞➡。可见大量核分裂象➡。(右)图示 EBV(+) DLBCL 累及皮肤。淋巴瘤细胞为大➡而多形性的 RS 样➡细胞和浆细胞样细胞。背景可见多量中性粒细胞及嗜酸性粒细胞➡

浆母细胞淋巴瘤:皮肤

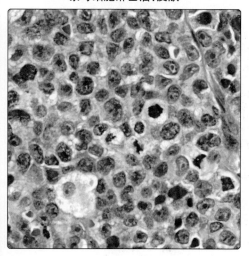

浆母细胞淋巴瘤:EBER

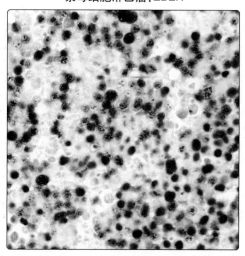

(左)图示浆母细胞淋巴瘤累及皮肤。浆母细胞淋巴瘤通常显示为具有黏附性的浆母细胞或免疫母细胞增生,这些特征与 PCDL-BCL-LT 有重叠。(右)图示浆母细胞淋巴瘤累及皮肤。与 PCDLBCL-LT 不同,浆母细胞淋巴瘤 EBER 原位杂交通常阳性

要点

术语

- 具有免疫母细胞或浆母细胞特征的弥漫性肿瘤
- 免疫表型与肿瘤性浆细胞有重叠
- 侵袭性的临床病程
- 预后差

病因学/发病机制

- 与免疫缺陷有关
  - 最常见的是HIV感染
- 少数发生于非免疫缺陷患者

临床特征

- 主要为结外病变
  - <10%的患者为结内病变
- 常起病于口腔黏膜
- 非口腔部位也可发生

镜下特征

- 大的肿瘤细胞,具有不同程度的免疫母细胞或浆母细胞

特征
  - 发生于HIV(+)患者口腔的肿瘤为免疫母细胞形态
- 星空现象多见
- 高核分裂活性和凋亡率

辅助检查

- 全B细胞抗原:弱阳或阴性
- 浆细胞标记(+)
- EBER(+),HHV8(−)
- 高增殖指数(Ki-67),MYC(+)

主要鉴别诊断

- 弥漫大B细胞淋巴瘤,免疫母细胞变异型(DLBCL-IB)
- 浆母细胞性浆细胞骨髓瘤
- HHV8(+)弥漫大B细胞淋巴瘤
- ALK(+)大B细胞淋巴瘤[ALK(+)LBCL]

浆母细胞性淋巴瘤:PET扫描

(左)PET扫描显示浆母细胞性淋巴瘤(PBL)广泛播散➡。该患者HIV(+),首次发病表现为左颚部的PBL。这张PET扫描图显示淋巴结和胃肠道➡受累。(右)这例PBL的特点是大而非典型的淋巴样细胞弥漫性浸润,并有明显的星空现象。其中的"星"指胞质透明的组织细胞➡

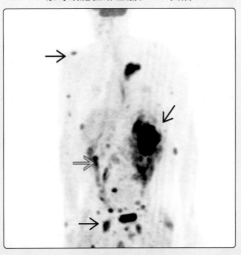

PBL:星空现象

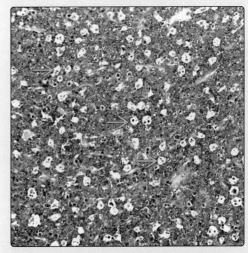

PBL:浆母细胞形态

(左)图示PBL累及一位HIV(+)患者的口腔黏膜。淋巴瘤细胞为浆母细胞:体积大,多形性,有明显的核仁➡。这些特征更常见于HIV感染背景下的口腔、鼻和鼻旁区域。(右)肿瘤细胞形态似浆细胞,核偏位,有核周空晕,细胞质嗜碱性➡。浆细胞形态在淋巴结和远离头颈部的结外部位更常见

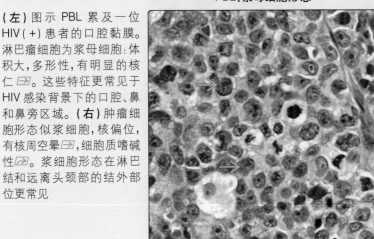

PBL:浆细胞形态

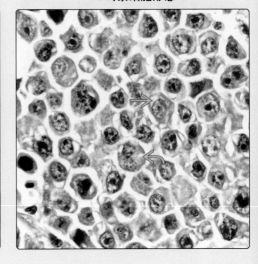

术语

缩写

- 浆母细胞性淋巴瘤(plasmablastic lymphoma,PBL)

定义

- PBL 最初被描述为弥漫大 B 细胞淋巴瘤(DLBCL)累及口腔的罕见变异型
  - 15/16 的患者因感染 HIV 而呈免疫缺陷状态
- PBL 现在的定义为大肿瘤细胞的弥漫性增殖
  - 具有免疫母细胞或浆母细胞的细胞学特征
  - 具有浆细胞免疫表型:CD38(+),CD138(+),CD20(-)

病因学/发病机制

感染原

- EBV(+)
- 与 HIV 感染高度相关
- 在因其他原因所致的免疫缺陷患者中也有报道
  - 移植后、自身免疫疾病、年老

发病机制

- 多数浆细胞具有 *IGH* 高突变性,似生发中心后细胞
- Blimp1 使 PAX5 和 BCL6 失活
  - 中心细胞转化为浆母细胞,然后为浆细胞
- EBV 使浆母细胞免除 B 细胞受体诱导的凋亡
- *MYC* 因易位或扩增而失调

临床特征

流行病学

- 发病率
  - 未知,但罕见
    - 发生率:PBL 占所有非霍奇金淋巴瘤不到 1%
- 年龄
  - 取决于临床背景
    - HIV(+)患者:中位年龄 40 岁
    - HIV(-)患者:儿童或老年人
- 性别
  - 男性为主,男女比例 7:1
    - 与 HIV(+)感染人群有关

表现

- PBL 最常起病于结外部位的黏膜
  - 主要分两组:口腔和非口腔部位
  - 为快速生长且常伴疼痛的肿块
- 口腔是最常见的部位
  - 90%的患者 HIV(+)
    - 患者的 CD4(+)细胞计数极低
  - 从 HIV(+)到发生 PBL 的平均时长为:5 年

- 60%患者在诊断时为局限性病变(I 期)
- PBL 常发生在黏膜附近
  - 常累及牙龈
  - 多浸润相邻的骨组织
- 非口腔型 PBL
  - 在 HIV(+)患者中较少见
  - 60%患者在诊断时已广泛播散(Ⅳ 期)
  - 最常见的非口腔部位是
    - 胃肠道、皮肤和骨
  - 少见的非口腔部位是
    - 肝、肺、脾、乳腺、心脏
  - 罕见的 PBL(个案报道)部位
    - 纵隔、外阴、骨髓
- PBL 不常(7%)累及淋巴结
  - 主要发生于移植后患者
- PBL 在其病程中可广泛播散
- 国际预后指数(IPI):评分通常为中等或高
- 文献报道一些病例有骨髓瘤或淋巴瘤病史
  - 解释为已有肿瘤的浆母细胞转化可能更合适
- 极少数病例有慢性淋巴细胞性白血病或滤泡性淋巴瘤病史

治疗

- CHOP(环磷酰胺、阿霉素、长春新碱和泼尼松)
  - 有的方案中包括利妥昔单抗和/或放疗
- 曾用过更强的化疗方案,但无获益
- 加用抗逆转录病毒治疗可改善预后

预后

- 所有亚型均预后差:HIV(+)、HIV(-)及非免疫缺陷者
- 多数病例在诊断后 1 年内死亡
- 在一个大的综述报道中,预后与以下因素不相关
  - 年龄、性别、CD4(+)细胞计数、HIV 载量
  - 分期、PBL 的解剖部位、EBV 感染状态
  - 是否采用 CHOP 化疗

影像学

影像学所见

- PBL 在 PET 扫描呈呈阳性
- PET 或 CT 扫描可显示广泛的骨累及

镜下特征

组织学特征

- 弥漫性生长方式
- 常有星空现象,见可染小体巨噬细胞
- 常有大量的凋亡小体和核分裂象
- 常见融合成片的坏死

细胞学特征

- 组织学切片中可见单一增殖的大肿瘤细胞

- 在涂片或印片中细胞形态更加多样化
- PBL 病例可表现出如下细胞学谱系
  - 免疫母细胞/浆母细胞形态
    - 胞质中等或不明显
      - 浆细胞的特征不易识别
    - 细胞有明显的中位核仁
    - 更多见于口腔、鼻、鼻旁区域和 HIV(+)患者
  - 浆细胞形态
    - 细胞胞质更丰富,核偏位
      - 浆细胞的特征明显
    - 更多见于非口腔部位,淋巴结和 HIV(-)患者
- PBL 中双核或多核细胞常见
- PBL 细胞质通常深嗜碱性
  - 在 PBL 中通常没有 Dutcher 小体和 Russell 小体

辅助检查

免疫组织化学

- 免疫表型对于 PBL 的诊断至关重要
- 浆细胞相关的标志物强阳性
  - IRF4/MUM1(+), CD38(+), CD138/syndecan1(+), VS38/p63(+)
  - PRMD1/BLIMP1(+), XBP1(+)
- 全 B 细胞标志物通常阴性
  - CD20、CD22 和 PAX5
  - 约 50% 的病例 CD79a(+),通常为弱阳性
- Ki-67 高:多数病例中>70%
- 50%~70% 的病例单表型胞质免疫球蛋白轻链(+)
- MYC 表达常见
- EMA 常(+);少部分病例 CD30(+)
- 一些病例存在 T 细胞标志物异常表达
  - CD3、CD4、CD7、CD43
- 少部分 PBL 生发中心 B 细胞抗原(+)
  - BCL6 阳性不常见,约 40% 的病例 CD10(+)
- 具有浆细胞特征的病例 CD56 可以阳性
- BCL2 常(-)
- ALK1(-), CD117(-), Cyclin-D1(-)
- HHV8(-)
- EBV-LMP1 和 LMP2 阴性
  - 与 EBV 潜伏期受限相一致
- PBL 和浆母细胞性骨髓瘤之间,任何免疫组织化学标志物的表达率均无显著差异

原位杂交

- 约 75% 的病例 EBER(+)
  - EBER 有助于鉴别 PBL 和浆母细胞性 PCM,后者 EBER(-)

PCR

- 单克隆性 *IGH* 重排
- T 细胞受体基因通常为胚系构型
- *IGH* 可变区体细胞突变常见

基因学检查

- 少部分 PBL 病例有 t(8;14)(q24;q32)或 *MYC-IGH* 融合
  - HIV(+)患者

鉴别诊断

DLBCL-IB

- DLBCL-IB 和 PBL 的形态有重叠
  - 区分二者需借助免疫表型
  - DLBCL-IB 通常 CD20(+)和/或 PAX5(+)
  - CD45/LCA 常(+)
  - CD10(+/-), BCL6(+/-)
- 相反,PBL 则 CD20(-), CD38(+), CD138/syndecan-1(+), VS38/p63(+)
  - CD4 或 CD56 可(+)

弥漫大 B 细胞淋巴瘤,非特指型(DLBCL-NOS)

- 通常具有中心母细胞的细胞学特征
  - 浆细胞分化不常见
- DLBCL-NOS 的免疫表型不同于 PBL
  - CD19(+), CD20(+), CD22(+), PAX5(+)
  - CD45/LCA 常(+)
  - 大部分病例 CD10 和/或 BCL6 强阳性

浆母细胞性 PCM

- 浆母细胞性 PCM 和 PBL 在组织形态上有很大的重叠
  - 二者的鉴别通常需要结合临床
  - 浆母细胞性 PCM 和 PBL 可具有几乎完全相同的免疫表型谱
- 支持浆母细胞性 PCM 的特征有
  - 存在血清单克隆蛋白(副蛋白)
  - 血中检出副蛋白血症和/或尿中检出过量轻链(本-周蛋白)
  - 放射检查有骨髓受累的溶骨性病变
  - EBER(-)
- HIV 阳性并不能支持就是 PBL 而排除浆母细胞性 PCM
- 存在具有非典型性但更成熟的浆细胞支持浆母细胞性 PCM 诊断

HHV8(+)DLBCL

- 患者有多中心型 Castleman 病的临床和组织学特征
  - 通常 HIV(+)
- 特征性地累及淋巴结和/或脾
- 免疫表型有助于诊断
  - 所有病例均 HHV8(+)
  - Igλ(+), CD20(+/-)
  - CD138/syndecan-1(-), EBER(-)

ALK(+)DLBCL

- 罕见的淋巴瘤
- 免疫母细胞/浆母细胞形态
- 常见窦内生长方式
- 有独特的免疫表型
  - 所有病例均 ALK(+)
  - CD138/syndecan-1(+), VS38/p63(+)
  - 多数病例表达 IgA 和单表型胞质轻链
  - CD4(+)和 CD45/LCA(+)常见
  - CD79a(-/+), CD20(-), CD30(-)

PBL、DLBCL-IB 和浆母细胞性 PCM 的鉴别诊断

	PBL	DLBCL-IB	浆母细胞性 PCM
CD10	(−)	(+/−)	(−/+)
CD20	(−)	(+)	(−)
CD30	(−/+)	(−/+)	(−)
CD79a	(−/+)	(+)	(−)
CD45/LCA	(−/+)	(+)	(−/+)
CD56	(+/−)	(−)	(+/−)
CD138	(+)	(−)	(+)
BCL2	(−/+)	(−/+)	(−/+)
BCL6	(−/+)	(−/+)	(−)
EBER	(+)	(−/+)	(−)
EBV-LMP	(−)	(−)	(−)
HHV8	(−)	(−)	(−)
IRF-4/MUM1	(+)	(−/+)	(+)
P53	(+/−)	(+/−)	(+/−)
PAX5	(−)	(+)	(−)

PBL，浆母细胞淋巴瘤；DLBCL-IB，弥漫大 B 细胞淋巴瘤，免疫母细胞变异型；PCM，浆细胞骨髓瘤。

- ALK 的阳性模式与细胞遗传学异常有关
  - 多数病例存在 t（2；17）（p23；q23）/*CLTC-ALK*
    - 阳性模式为胞质颗粒状着色
  - 部分病例存在 t（2；5）（p23；q35）/*NPM-ALK*
    - 阳性模式为胞核和胞质着色
    - 与核仁磷酸蛋白的定位一致

髓系肉瘤

- 又称髓外髓细胞肿瘤或粒细胞肉瘤
- 细胞染色质不成熟（母细胞性），核膜薄
- 约 50% 的病例中可见嗜酸性晚幼粒细胞
- 免疫表型有助于诊断
  - MPO（+），Lysozyme（+），CD68（+），CD117（+），CD11c（+）
  - TdT（+/−），CD34（+/−）
  - 浆细胞标志物（−）

伯基特淋巴瘤（BL）

- BL 和 PBL 均具备结外部位，星空现象和高增殖率的特征
- BL 可发生于 HIV（+）患者，但很少有浆细胞样分化
- 免疫表型有助于诊断
  - BL 全 B 细胞抗原（CD19，CD20，PAX5）阳性
  - CD10（+），BCL6（+），CD45/LCA（+），BCL2（−）

低分化或未分化癌

- 其弥漫性或窦内生长方式及高核分裂象可能与 PBL 有些相似
- 癌可表达 CD138/syndecan-1
- 免疫表型有助于诊断
  - 癌 CK（+），CD38（−），IRF4/MUM1（−）
    - 上皮性肿瘤可表达 CD138

- 电镜下通常可见桥粒或细胞连接

恶性黑色素瘤

- 黑色素瘤细胞可以有丰富的嗜酸性胞质，似浆细胞样细胞
  - 可见黑色素颗粒
- 免疫表型有助于诊断
  - S100（+），HMB45（+），MelanA（+）
  - 黑色素瘤 CD38（−），IRF4/MUM1（−）
- 电镜下通常可见黑色素小体

参考文献

1. Han X et al: Plasmablastic lymphoma: Review of 60 Chinese cases and prognosis analysis. Medicine (Baltimore). 96(9):e5981, 2017
2. Tchernonog E et al: Clinical characteristics and prognostic factors of plasmablastic lymphoma patients: analysis of 135 patients from the LYSA group. Ann Oncol. 28(4):843-848, 2017
3. Castillo JJ et al: The biology and treatment of plasmablastic lymphoma. Blood. 125(15):2323-30, 2015
4. Loghavi S et al: Stage, age, and EBV status impact outcomes of plasmablastic lymphoma patients: a clinicopathologic analysis of 61 patients. J Hematol Oncol. 8:65, 2015
5. Loghavi S et al: Epstein-Barr virus-positive plasmacytoma in immunocompetent patients. Histopathology. 67(2):225-34, 2015
6. Bogusz AM et al: Plasmablastic lymphomas with MYC/IgH rearrangement: report of three cases and review of the literature. Am J Clin Pathol. 132(4):597-605, 2009
7. Carbone A et al: Plasmablastic lymphoma: one or more entities? Am J Hematol. 83(10):763-4, 2008
8. Reid-Nicholson M et al: Plasmablastic lymphoma: Cytologic findings in 5 cases with unusual presentation. Cancer. 114(5):333-41, 2008
9. Borenstein J et al: Plasmablastic lymphomas may occur as post-transplant lymphoproliferative disorders. Histopathology. 51(6):774-7, 2007
10. Vega F et al: Plasmablastic lymphomas and plasmablastic plasma cell myelomas have nearly identical immunophenotypic profiles. Mod Pathol. 2005 Jun;18(6):806-15. Erratum in: Mod Pathol. 18(6):873, 2005
11. Delecluse HJ et al: Plasmablastic lymphomas of the oral cavity: a new entity associated with the human immunodeficiency virus infection. Blood. 89(4):1413-20, 1997

PBL：单形性细胞浸润

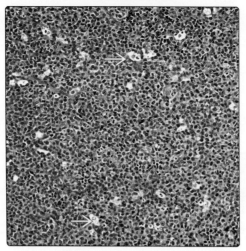

PBL：免疫母细胞形态

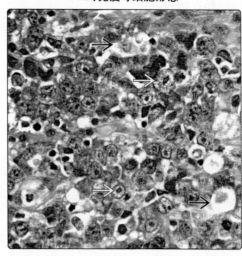

(左) 这例 PBL 的特征是成片形态相对单一的大细胞，局部可见星空现象➡。肿瘤累及口腔黏膜并浸润上颌骨。(右) 图示由大而多形性的细胞构成的 PBL。注意肿瘤细胞大小不一，具有免疫母细胞形态 (核染色质空泡状和明显的中位核仁)➡。见可染小体巨噬细胞➡

PBL：浆细胞样细胞

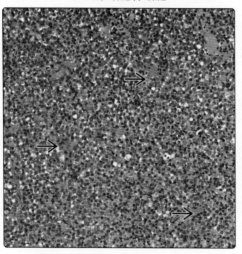

PBL：浆细胞样形态

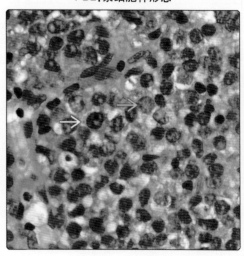

(左) 这例 PBL 的特征是单形性、体积大的肿瘤细胞弥漫性浸润，并可见丰富的血管➡。此例中，肿瘤细胞表现出更明显的浆细胞分化。未见明显的星空现象。(右) 肿瘤细胞表现出不同程度的浆细胞样分化。有些细胞胞质相对丰富，核偏位，似浆细胞➡。其他细胞则分化不明显➡

PBL：核碎裂

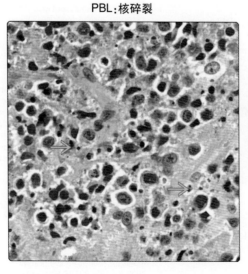

PBL：细胞学特征

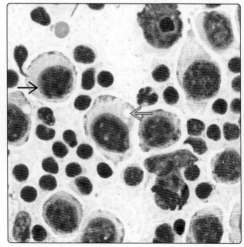

(左) PBL 中常见坏死和多量核碎裂➡ (因凋亡而导致的细胞核和细胞碎片)，与肿瘤的高级别相一致。(右) PBL 的细胞学制片显示大细胞有丰富的嗜碱性胞质，偶有胞质内空泡➡和偏位的核➡

PBL：大的浆细胞样细胞

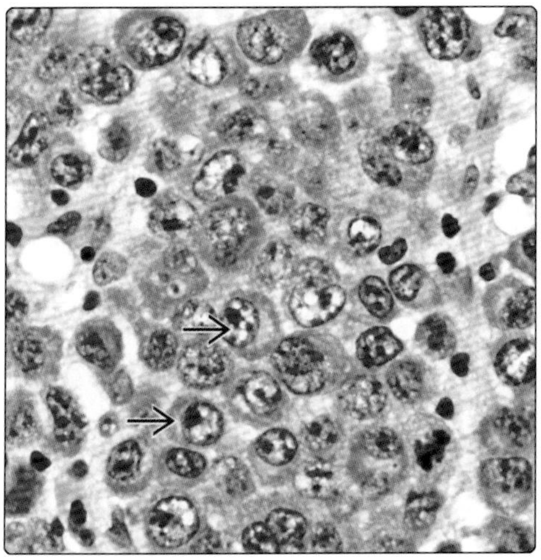

PBL：浆细胞样形态

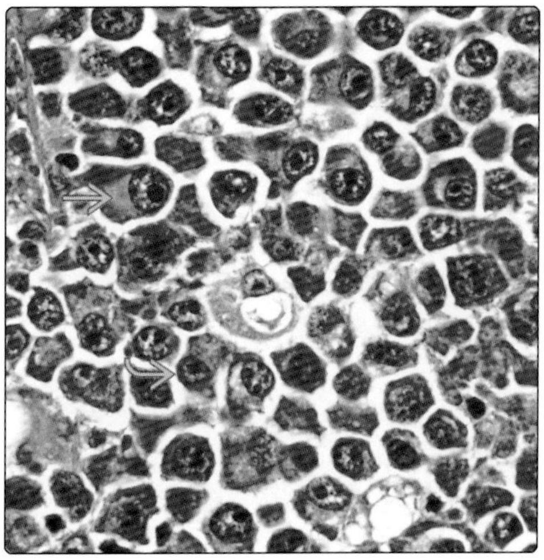

(左) 图示由具有浆细胞形态或分化➡的大肿瘤细胞构成的 PBL。当此形态为主时，很难与浆母细胞性骨髓瘤鉴别。**(右)** 这例 PBL 显示肿瘤细胞体积大，核大而形态一致，有明显的浆细胞分化。注意其丰富的胞质，可见核旁高尔基区➡，核偏位➡。这些特征需与浆母细胞性浆细胞肿瘤鉴别

PBL：免疫母细胞形态

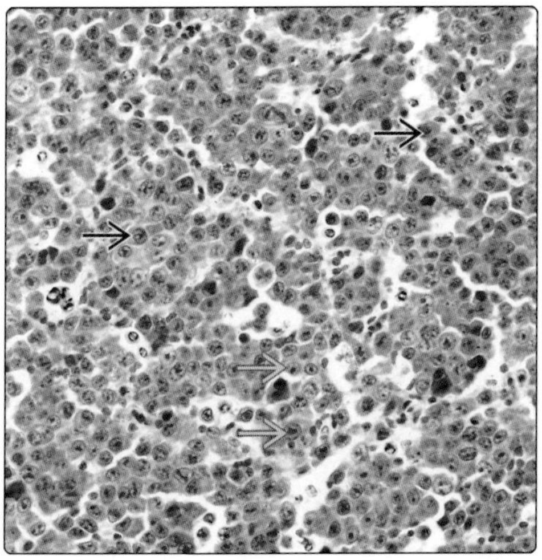

PBL：CD138

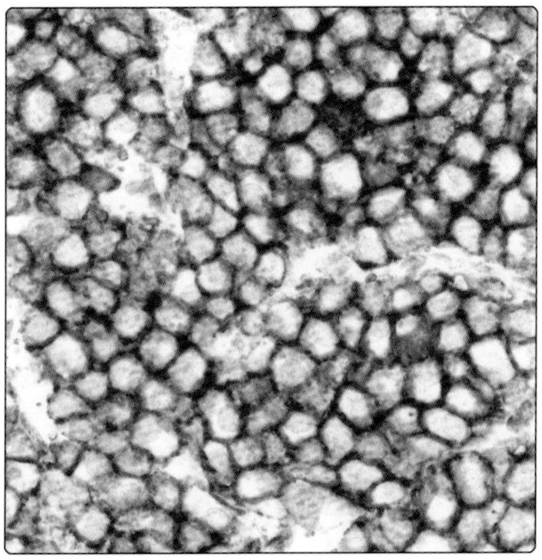

(左) 图示由大的肿瘤细胞构成的 PBL，瘤细胞有明显的中位核仁➡，符合免疫母细胞形态。此外可见大量浆细胞分化➡的细胞，这一特征需鉴别浆母细胞性骨髓瘤。**(右)** 在 PBL 中，肿瘤细胞强表达 CD138/syndecan，如图所示。通常在 PBL 病例中强表达的其他浆细胞相关抗原包括 IRF4/MUM1、Vs38/p63 和 CD38

PBL：IRF4/MUM1

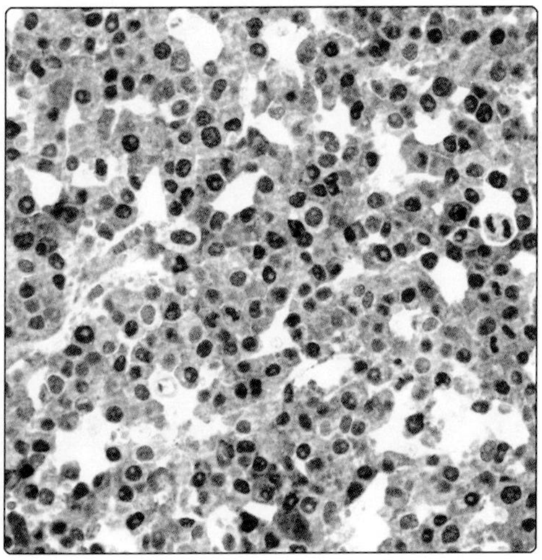

PBL：PAX5

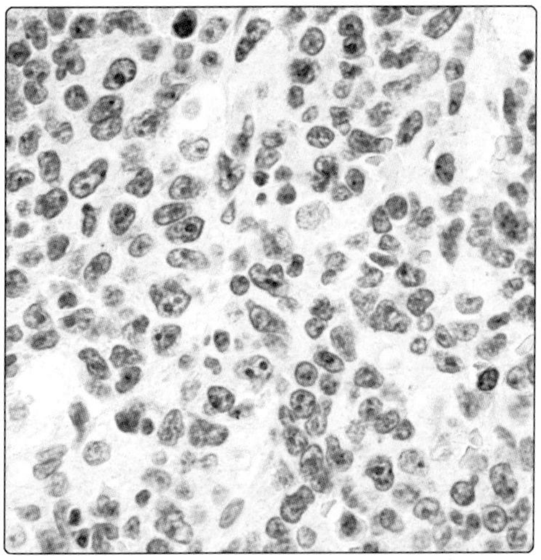

(左) 在 PBL 中，肿瘤细胞核强表达 IRF4/MUM1。**(右)** PBL 中的肿瘤细胞 PAX5 阴性。B 细胞标志物强表达支持 DLBCL 诊断而非 PBL。PAX5 在浆细胞中是下调的

PBL：CD20

PBL：κ 表达

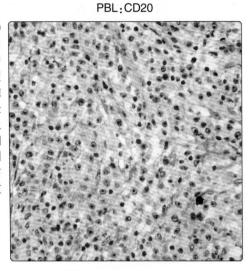
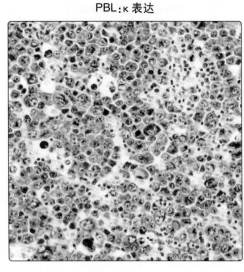

(左) PBL 的肿瘤细胞 CD20 阴性,如图所示。任何 B 细胞标志物的强表达均支持 DLBCL 而非 PBL 或骨髓瘤。(右) PBL 的肿瘤细胞可表达胞质免疫球蛋白轻链。此例中,肿瘤细胞表达 Igκ 轻链。注意并非所有细胞均阳性,有些细胞是阴性。为了准确地评判,与 Igλ 轻链进行对比是至关重要的

PBL：CD56

PBL：CD10(+)

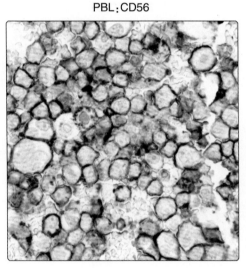
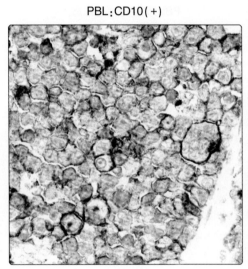

(左) 近 1/2 的 PBL 中,肿瘤细胞 CD56 阳性 (胞膜着色)。CD56 在部分浆细胞瘤/骨髓瘤病例中也可阳性,因此,这个标志物不能用于鉴别 PBL 和浆细胞肿瘤。(右) 近 40% 的 PBL 中,肿瘤细胞 CD10 阳性。CD10 在部分 PCM 病例中也可阳性。因此,CD10 的表达不能用于鉴别 PBL 和浆细胞肿瘤

PBL：Ki-67

PBL：EBER

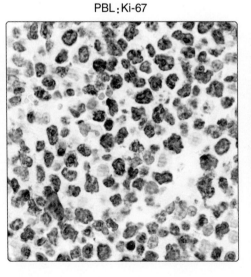
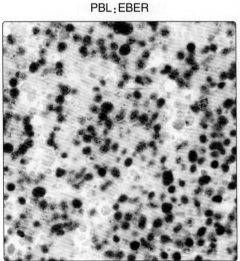

(左) 增殖指数 Ki-67/MIB-1 染色显示,约 90% 的肿瘤细胞阳性。大多数 PBL 病例的增殖指数均 >70%。(右) 约 70% 的 PBL 病例 EBER 原位杂交阳性。注意,EBER 阳性仅在极少数 PCM 中有过报道。因此,EBER 的阳性支持 PBL,基本可以排除 PCM

DLBCL

DLBCL：免疫母细胞

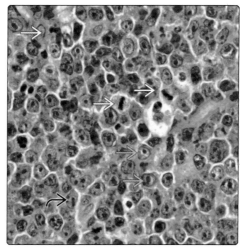

（左）图示 DLBCL-IB 累及口腔。肿瘤呈弥漫性，由中等至大的细胞构成。注意，局灶见星空现象➡和坏死➡。（右）图示 DLBCL-IB 累及口腔。肿瘤由中等至大、具有免疫母细胞➡形态的淋巴样细胞构成。还可见浆细胞分化➡和核分裂象➡

DLBCL：CD20

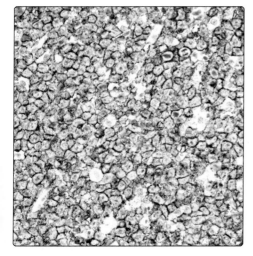

DLBCL-IB：CD138

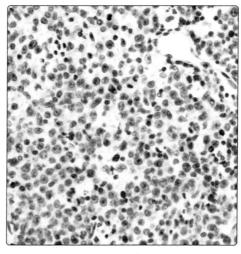

（左）CD20 强表达支持 DLBCL-IB 的诊断。此外，肿瘤细胞不表达浆细胞标志物，包括 CD138/syndecan-1。相反，PBL 则 CD20（−）而 CD138（+）。（右）图示 DLBCL-IB 伴浆细胞分化。肿瘤细胞 CD138/syndecan-1 阴性，而 CD20 强阳性

浆母细胞性骨髓瘤

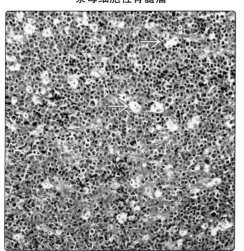

PCM：浆母细胞性

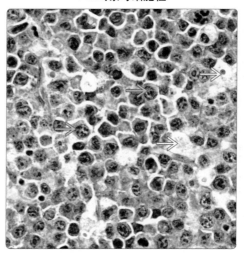

（左）浆母细胞性骨髓瘤显示肿瘤性浆细胞弥漫性浸润。注意，可见星空现象➡。其鉴别诊断是 PBL。（右）高倍镜示浆母细胞性 PCM 的肿瘤性浆细胞弥漫性浸润。肿瘤细胞呈明显的浆细胞分化➡。注意，可见星空现象➡

浆母细胞性骨髓瘤：CD4

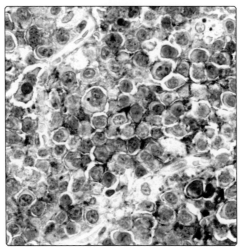

浆母细胞性骨髓瘤：PAX5

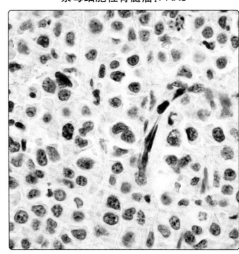

(左)一例浆母细胞性 PCM 显示 CD4 表达。在浆母细胞性 PCM 中常见 CD56、CD10 和 CD4 的表达。注意,这些标志物并不特异,也可表达于 PBL 中。(右)浆母细胞性 PCM 中 PAX5 (-),如图所示。在 PBL 中也可呈阴性表达。因此,PAX5 的失表达不能用于鉴别 PBL 和骨髓瘤

浆母细胞性骨髓瘤：Ki-67

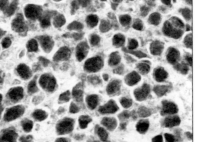

浆母细胞性骨髓瘤：EBER

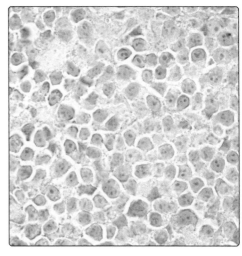

(左)Ki-67/MIB-1 染色显示,在浆母细胞性骨髓瘤中增殖指数通常很高。该例浆母细胞性骨髓瘤中,几乎所有细胞均表达 Ki-67。(右)浆母细胞性 PCM 通常 EBER 阴性。EBER 阳性的结果不太可能是 PCM,而更支持是 PBL

髓外浆细胞瘤

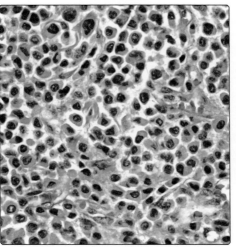

髓外浆细胞瘤：CD138

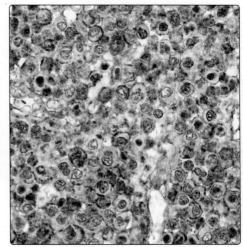

(左)图示髓外浆细胞瘤累及大肠。此例中,浆细胞分化程度中等,其特点更像骨髓瘤而非 PBL。(右)图示髓外浆细胞瘤累及大肠。肿瘤细胞 CD138 强阳性。此外,瘤细胞 CD20 和 PAX5 阴性,这是骨髓瘤和 PBL 的表型特征

浆母细胞性肿瘤：小肠

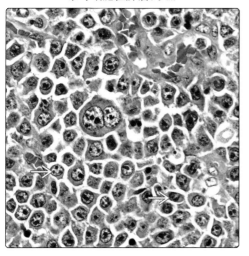

浆母细胞性肿瘤：CD7

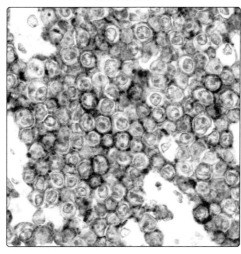

(左) 图示多灶性高级别浆母细胞性肿瘤累及克罗恩病患者的小肠。鉴别诊断包括浆母细胞性浆细胞瘤和 PBL。其中存在体积小、分化好的浆细胞➡，支持浆细胞瘤的诊断而非 PBL。(右) 图示浆母细胞性肿瘤累及小肠。肿瘤细胞表达 T 细胞标志物 CD7

浆母细胞性肿瘤：CD3

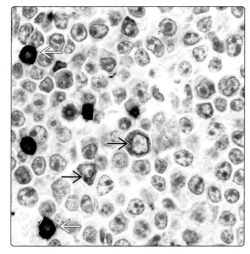

浆母细胞性肿瘤：EBER

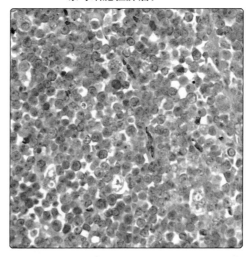

(左) 图示浆母细胞性肿瘤累及小肠。肿瘤细胞 CD3 (胞质)➡局灶弱阳性。作为对比，反应性小 T 细胞➡的 CD3 强阳性。(右) 浆母细胞性肿瘤累及小肠，形态学上更像是浆母细胞性浆细胞瘤。肿瘤细胞 EBER 阴性。若 EBER 阳性则不太可能是 PCM

ALK (+) LBCL

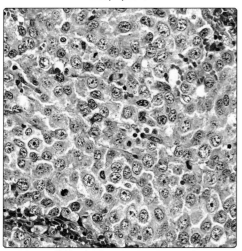

ALK (+) LBCL

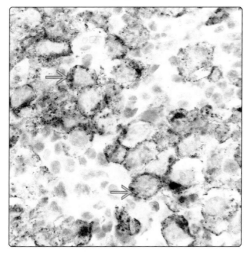

(左) 一例 ALK (+) LBCL 的 HE 染色。肿瘤呈弥漫性浸润，由具有浆母细胞形态的免疫母细胞构成。肿瘤细胞 CD79a 和 ALK (未显示) 局灶阳性，CD30 阴性。(右) ALK (+) LBCL 显示 ALK 阳性，呈胞质内粗颗粒状➡着色模式。此阳性模式对提示 t (2 ; 17) (p23 ; q23)／CLTC-ALK

要　点

基本概念

- 原发性渗出性淋巴瘤(PEL)是人类疱疹病毒 8 型(HHV8)感染相关的大 B 细胞淋巴瘤
  - 两个亚型:经典型和体腔外/实性变异型

病因学/发病机制

- HHV8 感染对于诊断至关重要
  - γ疱疹双链 DNA 嗜淋巴细胞病毒
  - 通过体液,尤其是唾液传播
  - 感染在非洲与南美洲区域流行
  - 地中海沿岸血清阳性率为 5%~20%
  - 北美、北欧、亚洲的血清阳性率<5%

临床特征

- PEL 常有临床和实验室所见的严重免疫抑制(通常是 HIV 感染)
- 经典型 PFL
  - 淋巴瘤细胞在胸膜、腹膜和/或心包积液中生长
  - 约 25%患者可伴有体腔内肿物
- 体腔外/实性变异型 PEL
  - 患者表现为体腔外肿物

镜下特征

- 经典型 PEL 体腔积液细胞学特征
  - 大细胞,核圆形至不规则,核仁突出,胞质丰富
- 体腔外/实性变异型 PEL 组织学特征
  - 弥漫性生长,常见星空现象,核分裂象多见

辅助检查

- HHV8(+)对诊断必不可少
- 浆细胞相关标志物(+),全 B 细胞标志物(-)
- 基因表达谱
  - 浆细胞和 EBV 转化淋巴细胞的特征

原发性渗出性淋巴瘤:细胞离心涂片　　　　原发性渗出性淋巴瘤:细胞块

(左)原发性渗出性淋巴瘤胸水细胞离心涂片显示,肿瘤细胞体积大,核不规则,核仁明显,胞质丰富、微空泡状。(Courtesy W. Chen, MD.)(右)原发性渗出性淋巴瘤胸水细胞块显示,肿瘤细胞体积大,呈浆母细胞样和/或间变细胞样形态,背景可见多量血细胞

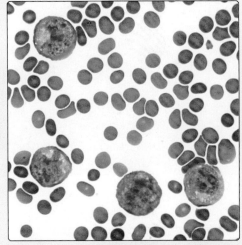
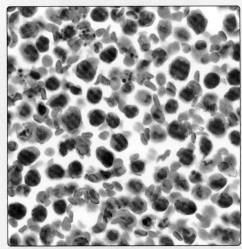

原发性渗出性淋巴瘤:HHV8(+)　　　　原发性渗出性淋巴瘤:EBER(+)

(左)原发性渗出性淋巴瘤胸水细胞块显示,几乎所有肿瘤细胞都强表达 HHV8。HHV8 感染的证据是 PEL 诊断的重要依据。(右)图示原发性渗出性淋巴瘤胸水细胞块的 EBER 原位杂交检测。同起源于 HIV 感染的几乎所有病例一样,该肿瘤 EBER(+)

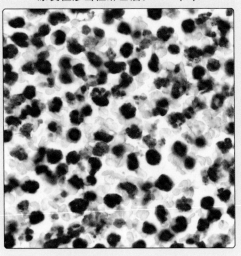
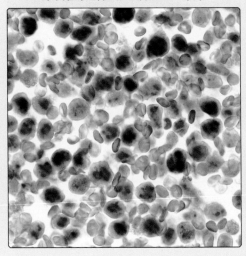

术语

缩写

- 原发性渗出性淋巴瘤(primary effusion lymphoma,PEL)

同义词

- 体腔淋巴瘤

定义

- 人类疱疹病毒 8 型(HHV-8)感染相关的大 B 细胞肿瘤,常累及体腔
  - 胸膜腔、心包和腹膜腔
- HHV-8(+)淋巴瘤与罕见的表现为实性肿块的 PEL 无法区分
  - 故将后者命名为 PEL 体腔外或实性变异型

病因学/发病机制

感染原

- PEL 起源于 HHV8 感染的 B 细胞,常合并有 EB 病毒(EBV)感染
  - HIV 感染几乎恒定伴随 EBV 感染
- HHV8(又名卡波西肉瘤疱疹病毒)
  - γ疱疹双链 DNA 嗜淋巴细胞病毒
  - 通过体液,尤其是唾液传播
  - 编码多个细胞基因同源物
    - 参与细胞增殖与细胞凋亡调控
  - HHV8 通过感染 B 细胞来逃避宿主细胞毒性 T 细胞的免疫监视
    - 终身潜伏感染
- 世界范围的 HHV8 血清阳性率
  - 区域流行性,撒哈拉以南的非洲、南美洲亚马逊地区可高达 50%
  - 地中海沿岸国家为 5%~20%
  - 亚洲、欧洲及北美洲为 1%~5%
- HHV8 也与以下肿瘤相关
  - 卡波西肉瘤
  - 多中心性 Castleman 病(MCD)
  - MCD 相关的浆母细胞性/大 B 细胞淋巴瘤

临床相关性

- HIV 感染或其他严重的获得性免疫缺陷
  - 既往艾滋病很常见
- PEL 也可发生在无免疫缺陷的患者
  - 在 HHV8 流行地区,80~90 岁的老年患者
    - 这些肿瘤通常 EBV(-)
- 罕见的 PEL 病例可与丙型肝炎和/或乙型肝炎相关

发病机制

- 在 PEL 中,B 细胞分化进程受阻
  - 部分由于活化 B 细胞受体 1(ABF-1)和分化抑制因子 2(ID2)的过表达
    - 这些分子可抑制 TCF3/E2A(B 细胞转录因子)
    - TCF3/E2A 受抑制可下调 B 细胞特异性基因表达

临床特征

流行病学

- 发病率
  - 罕见
    - 在 HIV(-)患者的全部侵袭性淋巴瘤中占比<0.5%
    - 在所有 HIV 感染相关淋巴瘤中占比约 4%

表现

- PEL 常有临床和实验室所见的严重免疫抑制
  - CD4(+)T 细胞明显减少
- 经典型 PEL
  - 淋巴瘤细胞于胸膜、腹膜和/或心包积液中生长
    - 约 25%患者可伴有体腔内肿物
  - 通常无明显体腔外肿物和/或器官肿大
  - 常伴有 B 症状
  - 临床症状常由大量恶性积液引起
    - 呼吸困难常见(胸膜腔和心包受压)
    - 腹胀(因腹膜疾病)
  - 病程中可发生全身系统性播散
    - 淋巴结、结外部位,骨髓罕见
- 体腔外或实性变异型 PEL
  - 患者表现为体腔外肿物
    - 随着病情进展,常出现恶性浆膜腔积液
  - 胃肠道和淋巴结常受累
- 中枢神经系统受累罕见
  - 有脑脊液受累的个案报道
- 标准 Ann Arbor 分期不适用,根据定义,所有 PEL 均为Ⅳ期
- 一些患者同时存在卡波西肉瘤

治疗

- 抗逆转录病毒治疗可改善预后
- α 干扰素和西多福韦(抑制 HHV8 复制的抗病毒药物)用于体腔内治疗
- 抗病毒治疗(更昔洛韦)
- 进一步追加治疗尚未有明确共识
  - 环磷酰胺、多柔比星、长春新碱、泼尼松(CHOP)
  - 利妥昔单抗可能对 PEL 患者无效(CD20 通常为阴性)
  - 一些研究应用硼替佐米治疗,通过蛋白酶体抑制剂抑制 NF-κB 通路起到治疗作用

预后

- 通常较差,中位生存<6 个月

影像学

影像学所见

- 双侧或单侧胸腔积液
- 心包积液、腹腔积液
- 壁层胸膜、心包或腹膜轻度增厚

- 无实性肿瘤包块、器官实质异常或纵隔增大

镜下特征

组织学特征

- 经典型 PEL
  - 常通过渗出液的细胞学标本获得诊断
  - 活检标本可显示肿瘤细胞黏附在间皮细胞表面
- 体腔外/实性变异型 PEL
  - 成片的大细胞弥漫生长
  - 星空现象常见,核分裂象多见
  - 可见坏死
  - 肿瘤细胞体积大,核圆形至不规则,核仁突出,胞质丰富。常见如下细胞学谱系
    - 免疫母细胞性:核圆,突出的中央核仁
    - 浆母细胞性:核偏位,胞质丰富±核旁淡染区
    - 间变细胞性:多核细胞及 RS 样细胞

细胞学特征

- 大的异型细胞,核多不规则,核仁突出,胞质丰富(±空泡状胞质)
- 细胞形态学表现:免疫母细胞性、浆母细胞性、间变细胞性

辅助检查

免疫组织化学

- HHV8(+)是诊断必需的
- 经典型 PEL
  - 浆细胞相关标志(+)
    - CD138、VS38c、IRF4/MUM1
    - CD38、EMA
  - CD45/LCA(+),CD71(+),HLA-DR(+)
  - CD30(+/−),表面 Ig(−),胞质 Ig(+/−)
  - 多数病例 Notch(+)
    - 细胞核、细胞质表达模式
  - 全 B 细胞标志物(−)
    - 包括 CD19、CD20、CD79a 和 PAX5
  - CD10(−),CD15(−),BCL6(−),LMP(−)
  - T 细胞抗原异常表达
    - CD4、CD7、CD45RO
- 体腔外/实性变异型 PEL
  - 与经典型 PEL 免疫表型相似,除了
    - CD45/LCA(+)或 CD138(+)更少见
    - 约 20%病例 CD20(+)和/或 CD79a(+)

流式细胞术

- 经典型 PEL:与免疫组织化学的免疫表型类似
- 结果
  - CD45/LCA(+),CD71(+)
  - HLA-DR(+);CD23(+)约 20%
  - 表面 Ig 轻链罕见表达
  - CD19(−),CD20(−),CD22(−)
    - 约 10%病例 CD20 弱表达

- CD2(−),CD3(−),CD10(−),FMC-7(−)
- 一些病例异常表达 T 细胞标志物
  - CD45RO(约 90%),CD7(约 30%),CD4(约 20%)

原位杂交

- 约 80%病例 EBER(+)
  - 几乎 100%病例 HIV(+)

基因学检查

- 单克隆性 *IGH* 重排
- 高频率 *IGH* 可变区体细胞超突变
- 部分病例存在单克隆性 T 细胞受体基因重排
- 常为复杂核型
- 无重现性染色体异常
- 无 *MYC*、*BCL2*、*BCL6*、*CCND1* 的重排
- *TP53* 和 *RAS* 基因突变罕见

阵列比较基因组杂交

- 基因获得:1q21-41、4q28-35、7q、8q、11、12、17q、19p、20q
- 基因缺失:4q、11q25、14q32
  - 选择素-P 配体基因(12q24.11)扩增

基因表达谱

- HIV(+)PEL 的研究显示
  - 其表达谱具有独特性
    - 呈现浆细胞和 EBV 转化淋巴细胞的特征

鉴别诊断

慢性炎症相关性弥漫大 B 细胞淋巴瘤

- 发生在长期慢性炎症基础上的淋巴瘤
- 又名脓胸相关淋巴瘤
  - 慢性胸膜炎的病史
    - 结核分枝杆菌感染和/或脓胸
    - 人工气胸作为治疗的一部分
- 主要见于日本,常发生于老年男性
- 常表现为大的胸膜肿物
  - 直接侵犯邻近结构和器官
- 大的异型 B 细胞
  - 免疫母细胞形态最常见
- CD20(+),CD79a(+)
- EBER(+),LMP1(+),HHV8(−)
- *TP53* 突变约 70%

体腔受累的系统性弥漫大 B 细胞淋巴瘤,非特指型

- 非霍奇金淋巴瘤患者在病程中可同时或随后发生体腔受累
- 任何系统性淋巴瘤均可累及任一浆膜腔
  - 最常见类型是弥漫大 B 细胞淋巴瘤,非特指型
  - 胸膜受累可为单侧或双侧
    - 单侧受累时左侧受累更常见
- 通常无免疫抑制的病史

	原发性渗出性淋巴瘤	弥漫大 B 细胞淋巴瘤,非特指型	浆母细胞性淋巴瘤	慢性炎症相关弥漫大 B 细胞淋巴瘤
年龄	青年或中年	中位年龄:60~70 岁	任何年龄	中位年龄:37 岁
相关疾病	HIV(+),卡波西肉瘤,多中心性 Castlemen 病	无	HIV(+),其他免疫缺陷病	脓胸或其他引起慢性炎症的疾病
解剖部位	体腔	全身性疾病;±浆膜腔受累	结外;罕见体腔受累	胸膜腔
HHV8	(+)	(−)	(−)	(−)
EBV	(+)	(−)	(+/−)	(+)
免疫表型	CD30(+),CD38(+),CD45/LCA(+/−),CD138(+),CD79a(−),CD19(−),CD20(−)	CD19(+),CD20(+),CD30(−/+),CD138(−/+)	CD38(+),CD138(+),CD19(−),CD20(−),CD45/LCA(−)	CD19(+),CD20(+),CD138(−)
细胞遗传学	复杂核型;无重现性异常	部分存在 t(14;18)(q32;q21) 或 3q27/BCL6 易位	部分存在 t(8;14)(q24;q32)/MYC	复杂核型;TP53 突变约70%
预后	差,中位生存期<6 个月	变化不等。依临床因素和生物学特性而定	差,中位生存期<1 年	5 年生存率为 20%~35%

起源于 HHV8 相关多中心性 Castlemen 病的浆母细胞性淋巴瘤

- 患者常有多中心性 Castlemen 病(MCD)的临床和组织学特征
  - 通常 HIV(+),EBER(+)
- 特征性累及淋巴结和/或脾
- 免疫表型
  - HHV8(+),Igλ(+),CD20(+/−),CD79a(−)
  - CD38(−/+),CD138(−)

浆母细胞性淋巴瘤

- 口腔型与非口腔型
- HIV(+)及 EBV(+)相关
- 浆母细胞性淋巴瘤具有如下细胞学特征
  - 免疫母细胞性
    - 常见于口腔及 HIV(+)患者
  - 浆母细胞性
    - 非口腔部位更常见
- 免疫表型
  - 浆细胞相关标志物强阳性
    - IRF4/MUM1、CD38、CD138、VS38/p63
  - 胞质 Ig(+)约 60%~70%,CD79a(+)约 70%~80%
  - CD45/LCA(−)或弱(+);CD20(−),HHV8(−)

浆母细胞性浆细胞骨髓瘤

- 常有浆细胞骨髓瘤的临床表现
  - 血副蛋白和/或尿液中过量的轻链(本-周蛋白)
  - 骨髓受累;出现溶骨性病变
- 出现不典型浆细胞;EBER(−)

伯基特淋巴瘤

- 伯基特淋巴瘤(BL)与 PEL 的结外受侵部位类似,并且均具有高增殖活性
- 伯基特淋巴瘤可发生于 HIV(+)患者,但浆细胞分化罕见
- 免疫表型

  - 全 B 细胞抗原(+),CD10(+),BCL6(+)
  - MIB1/Ki-67 高表达(约 100%),BCL2(−)
- MYC 基因与免疫球蛋白基因发生易位

恶性黑色素瘤

- 黑色素瘤细胞具有丰富的嗜酸性胞质,形似浆细胞样分化
- S100(+),HMB45(+),MelanA(+)
- 电子显微镜(EM)可见黑色素小体

低分化或未分化癌

- 癌细胞可表达 CD138
- CK(+),CD38(−),IRF4/MUM1(−)
- 电子显微镜通常可见桥粒或细胞连接

参考文献

1. Gonzalez-Farre B et al: HHV8-related lymphoid proliferations: a broad spectrum of lesions from reactive lymphoid hyperplasia to overt lymphoma. Mod Pathol. ePub, 2017
2. Dittmer DP et al: Kaposi sarcoma-associated herpesvirus: immunobiology, oncogenesis, and therapy. J Clin Invest. 126(9):3165-75, 2016
3. Guillet S et al: Classic and extracavitary primary effusion lymphoma in 51 HIV-infected patients from a single institution. Am J Hematol. 91(2):233-7, 2016
4. Juskevicius D et al: Extracavitary primary effusion lymphoma: clinical, morphological, phenotypic and cytogenetic characterization using nuclei enrichment technique. Histopathology. 65(5):693-706, 2014
5. Okada S et al: Current status of treatment for primary effusion lymphoma. Intractable Rare Dis Res. 3(3):65-74, 2014
6. Rohner E et al: HHV-8 seroprevalence: a global view. Syst Rev. 3:11, 2014
7. Kim Y et al: Extracavitary/solid variant of primary effusion lymphoma. Ann Diagn Pathol. 16(6):441-6, 2012
8. Pan ZG et al: Extracavitary KSHV-associated large B-Cell lymphoma: a distinct entity or a subtype of primary effusion lymphoma? Study of 9 cases and review of an additional 43 cases. Am J Surg Pathol. 36(8):1129-40, 2012
9. Luan SL et al: Primary effusion lymphoma: genomic profiling revealed amplification of SELPLG and CORO1C encoding for proteins important for cell migration. J Pathol. 222(2):166-79, 2010
10. Klein U et al: Gene expression profile analysis of AIDS-related primary effusion lymphoma (PEL) suggests a plasmablastic derivation and identifies PEL-specific transcripts. Blood. 101(10):4115-21, 2003

原发性渗出性淋巴瘤:巴氏染色

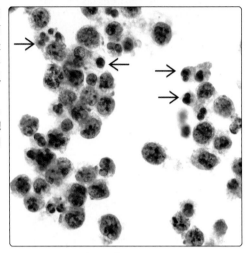

PEL 细胞块:CD38

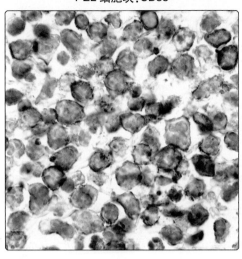

(左)原发性渗出性淋巴瘤(PEL)细胞体积大,核呈椭圆形或不规则,染色质呈轻度开放状态,胞质相对丰富,略呈空泡状。注意该视野中凋亡的细胞➡。(右)图示 PEL 胸腔积液细胞块,绝大部分病例的肿瘤细胞表达浆细胞相关标志物,如图所示的 CD38

PEL 细胞块:CD45/LCA

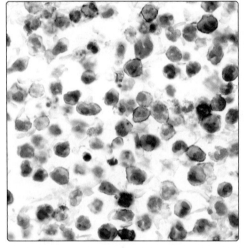

体腔外变异型 PEL:结肠

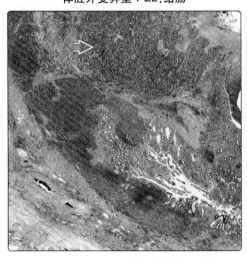

(左)图示 PEL 胸腔积液细胞块,瘤细胞常不同程度弱表达 CD45/LCA,不表达全 B 细胞标志物(图未展示)。(右)该男性艾滋病患者出现发热、盗汗及右半结肠巨大肿物。右半结肠肿物切除后病理形态学提示为体腔外/实性变异型 PEL ➡

体腔外变异型 PEL:星空现象

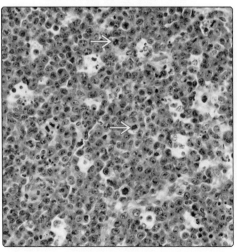

体腔外变异型 PEL:Ki-67

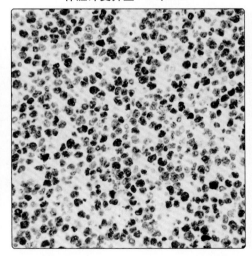

(左)图示体腔外/实性变异型 PEL。肿瘤细胞体积大,核偏位,核仁明显,胞质丰富,形态似浆母细胞。该视野可见星空现象及核分裂象➡。(右)图示体腔外/实性变异型 PEL,肿瘤细胞增殖活性高,如 Ki-67 免疫组织化学所示。该病例同时 HHV8(+)和 EBER(+)(图未展示)

体腔外变异型 PEL：淋巴结

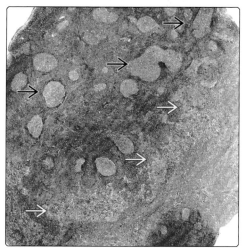

体腔外变异型 PEL：间变性

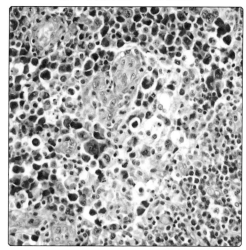

(左)图示体腔外/实性变异型 PEL 累及 HIV(+)患者的淋巴结。肿瘤细胞主要累及淋巴窦➡️,该视野可见淋巴滤泡增生➡️。(右)图示被体腔外/实性变异型 PEL 累及的 HIV(+)患者的淋巴结。部分肿瘤细胞呈间变的大或巨细胞,核不规则,可见多个核仁,胞质丰富

体腔外变异型 PEL：HHV8

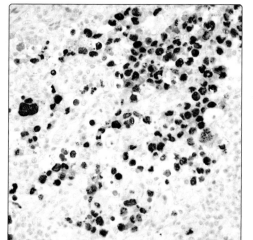

体腔外变异型 PEL：EBER

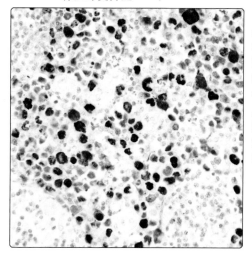

(左)图示被体腔外/实性变异型 PEL 累及的 HIV(+)患者的淋巴结。肿瘤细胞 HHV8 呈现特征性的核斑点状阳性模式。(右)图示被体腔外/实性变异型 PEL 累及的 HIV(+)HIV(+)患者的淋巴结。EBER 原位杂交检测显示肿瘤细胞同时感染EB病毒

体腔外变异型 PEL：CD138

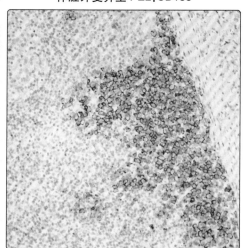

体腔外变异型 PEL：IRF4/MUM1

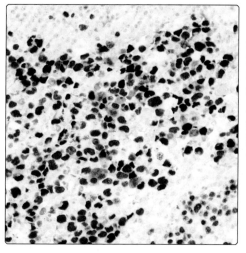

(左)被体腔外/实性变异型 PEL 累及的 HIV(+)患者的淋巴结。PEL 的肿瘤细胞通常表达浆细胞相关标志物,包括 CD138。(右)图示被体腔外/实性变异型 PEL 累及的 HIV(+)患者的淋巴结。PEL 中的淋巴瘤细胞通常表达 IRF4/Mum1 和其他浆细胞相关标志物

弥漫大 B 细胞淋巴瘤：胸膜

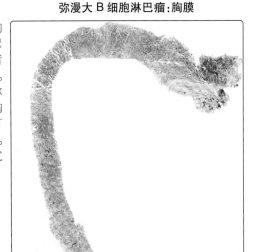

弥漫大 B 细胞淋巴瘤累及胸膜：硬化

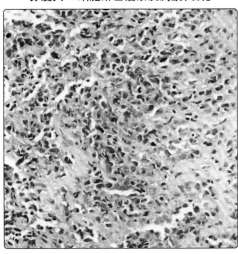

(左)细针穿刺标本显示胸膜已被弥漫大 B 细胞淋巴瘤(DLBCL)所取代。患者有淋巴结 DLBCL 病史。(右)细针穿刺标本显示弥漫大 B 细胞淋巴瘤侵犯胸膜。注意，硬化性间质中可见成簇的大淋巴样细胞。这种伴有硬化的浸润模式在 PEL 中不常见

DLBCL：免疫母细胞变异型

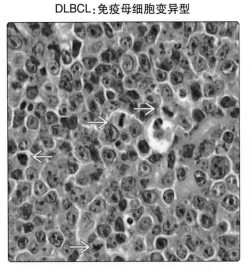

DLBCL-IB：CD20

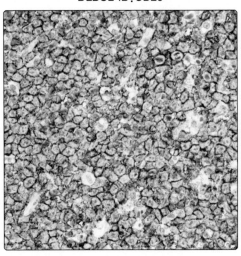

(左)该例弥漫大 B 细胞淋巴瘤，免疫母细胞变异型；肿瘤细胞呈浆细胞样分化(核偏位，核周淡染区)。核分裂象常见➡。免疫母细胞变异型的弥漫大 B 细胞淋巴瘤(DLBCL-IB)需要与原发性渗出性淋巴瘤相鉴别。(右)CD20 强(+)支持 DLBCL-IB 的诊断。此外，肿瘤细胞 CD138(-)(未显示)不支持原发性渗出性淋巴瘤的诊断

浆母细胞性淋巴瘤

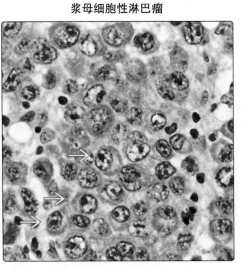

浆母细胞性淋巴瘤：CD138

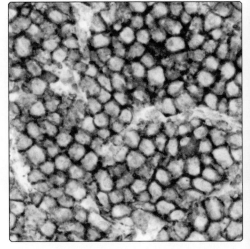

(左)浆母细胞性淋巴瘤由大的肿瘤细胞组成，部分细胞呈免疫母细胞样特征，伴有不同程度的浆细胞样分化(偏位核，丰富的嗜碱性胞质和核旁淡染区)➡。(右)与 PEL 相似，浆母细胞性淋巴瘤的瘤细胞也呈 CD138 强表达(如图所示)，且 B 细胞标志物通常阴性。然而，浆母细胞性淋巴瘤 HHV8 通常阴性(未显示)

浆母细胞性淋巴瘤:CD56

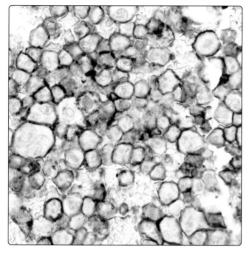

浆母细胞性淋巴瘤:EBER

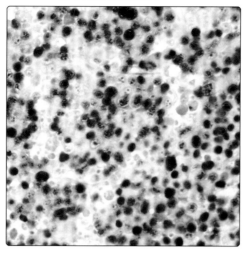

(左)30%~50%的浆母细胞性淋巴瘤表达 CD56。部分浆细胞骨髓瘤也表达 CD56。尽管有限,但根据我们的经验,CD56 在原发性渗出性淋巴瘤中通常阴性。(右)与原发性渗出性淋巴瘤相似,浆母细胞性淋巴瘤在 HIV 感染的情况下,淋巴瘤细胞通常 EBER(+)

伯基特淋巴瘤

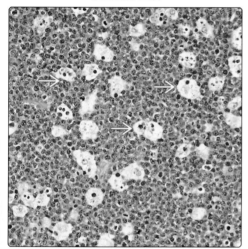

伯基特淋巴瘤:胞质空泡状

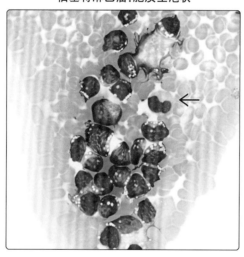

(左)伯基特淋巴瘤的肿瘤细胞中等大小,与正常组织细胞的核大小相当。瘤细胞核呈椭圆形,可见多个小核仁,胞质嗜碱性。吞噬固缩核的巨噬细胞➡常形成明显的星空现象。(右)伯基特淋巴瘤细胞印片显示肿瘤细胞中等大小,胞质嗜碱性,量较少或中等,伴有许多空泡。可见巨噬细胞➡

伯基特淋巴瘤:Ki-67

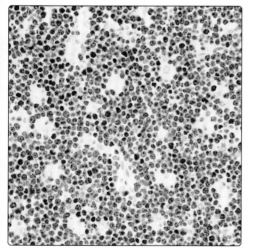

伯基特淋巴瘤:BCL2

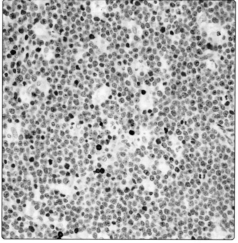

(左)伯基特淋巴瘤常显示高增殖活性,几乎所有的肿瘤细胞都表达 MIB-1 (Ki-67)。此外,几乎所有肿瘤细胞 MIB-1 的表达强度都一致。(右)伯基特淋巴瘤通常 BCL2 阴性。少数伯基特淋巴瘤可弱表达 BCL2,但 BCL2 强表达不支持伯基特淋巴瘤的诊断

要 点

基本概念

- 结外,主要发生在肺的血管中心性和/或血管破坏性的淋巴组织增殖性疾病
  - 肿瘤性 B 细胞 EBV(+)
  - 多量混杂性 T 细胞、组织细胞、±浆细胞

病因学/发病机制

- 部分患者具有潜在的免疫抑制

临床特征

- 最多见于年轻人(30~40 岁)
- 肺是最常受累的部位
  - 双肺多发性结节(最常见)
- 其他受累部位:皮肤和中枢神经系统
- 大部分患者临床表现为进展性
- 有文献报道 α-2b 干扰素对 1、2 级淋巴瘤样肉芽肿有效
- 3 级淋巴瘤样肉芽肿的治疗类似弥漫大 B 细胞淋巴瘤(DLBCL)

镜下特征

- 淋巴细胞透壁性浸润血管壁;±坏死
- 病理分级依据为 EB 病毒(EBV)阳性大 B 细胞的数量和坏死程度
- 3 级淋巴瘤样肉芽肿预后差

辅助检查

- 大细胞来源于 B 细胞
- CD45/LCA(+),EBER(+),CD30(+/-),CD15(-)
- 单克隆性 *IGH* 重排见于 2 级(50%)和 3 级(70%)淋巴瘤样肉芽肿病例

主要鉴别诊断

- 韦格纳肉芽肿病
- DLBCL,非特指型
- 经典型霍奇金淋巴瘤
- 外周 T 细胞淋巴瘤
- 结外 NK/T 细胞淋巴瘤,鼻型

双肺结节

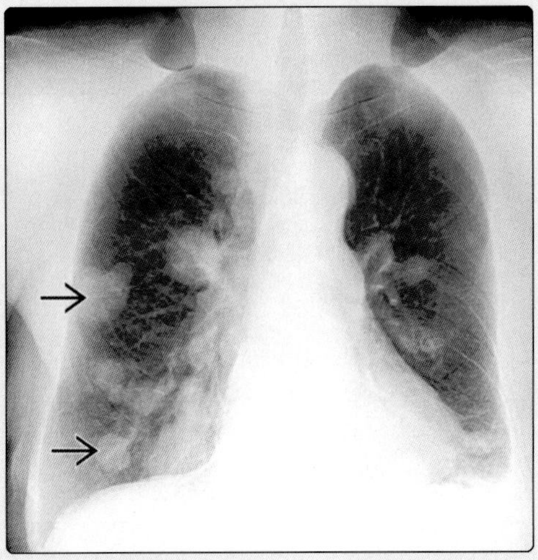

肺多发肿物

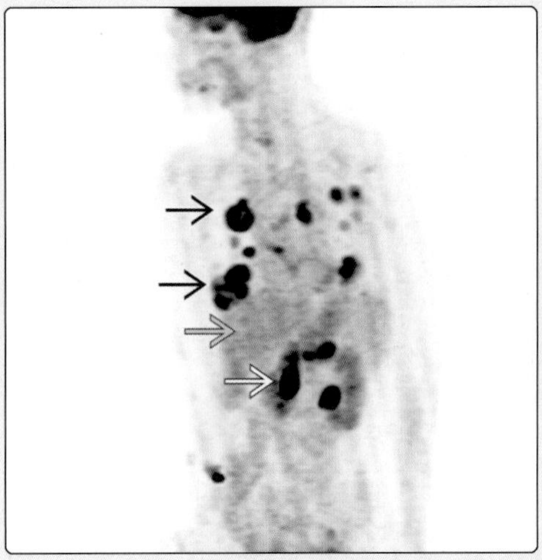

(左)胸片显示双肺结节,中下肺叶的结节较大且有融合➡,CT 引导下肺穿刺诊断为淋巴瘤样肉芽肿。(右)淋巴瘤样肉芽肿患者的 PET/CT 显示双肺多发高代谢肿物➡及左侧肾上腺 3.5cm 单发肿物➡,肝 FDG 摄取增高➡,脾摄取正常

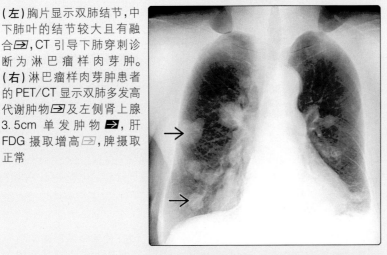

肺淋巴瘤样肉芽肿:血管受累

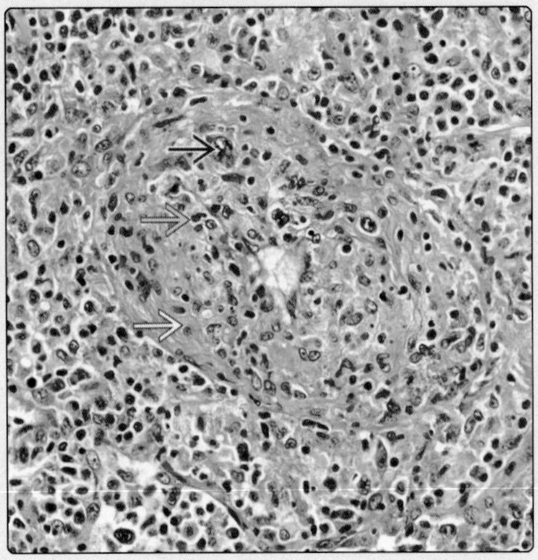

肺淋巴瘤样肉芽肿:EBER(+)

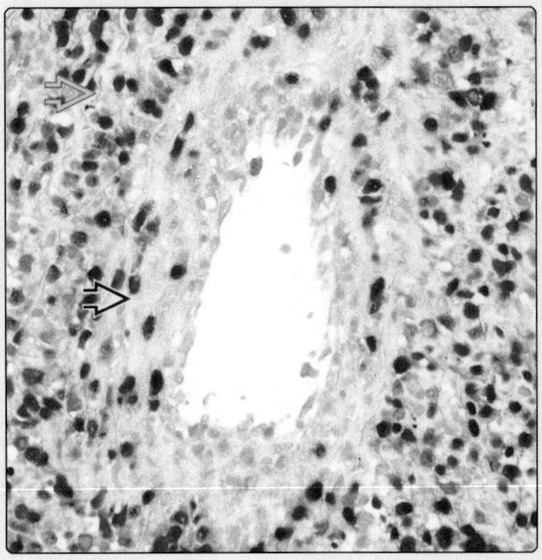

(左)淋巴瘤样肉芽肿形态学特征为小淋巴细胞➡、异型大淋巴细胞及组织细胞➡透壁性浸润血管壁全层➡。(右)EBER 原位杂交检测显示,本例淋巴瘤样肉芽肿的血管壁内➡及血管周➡有许多 EBV(+)细胞,多量 EBV(+)细胞提示预后差,该例病理分级为 3 级(即 DLBCL)

术语

缩写

- 淋巴瘤样肉芽肿(lymphomatoid granulomatosis,LYG)

同义词

- 血管中心性免疫增殖性病变(已废用)

定义

- 肺血管中心性和/或血管破坏性淋巴组织增殖性疾病
  - 其他结外部位:皮肤、肾、脑
  - 肿瘤性细胞为 EBV(+)的大 B 细胞
    - 数量差异较大
  - EBV(+)B 细胞与 T 细胞、组织细胞及浆细胞混杂

病因学/发病机制

感染原

- EBV
  - 逃避免疫监视的永生化 B 细胞

与免疫缺陷相关

- 先天性和获得性因素
  - Wiskott-Aldrich 综合征
  - HIV 感染
  - 大剂量化疗
  - 实质器官移植后的免疫抑制

临床特征

流行病学

- 发病率
  - 罕见
- 年龄
  - 范围较广
  - 最多见于年轻人(30~40 岁)
- 性别
  - 男:女>2:1
- 种族
  - 尚不清楚,西方国家更常见

表现

- 大多数患者的临床症状取决于受累的器官
- 肺是最常见的受累部位
- 常见症状有咳嗽、胸痛、咯血、呼吸困难
  - 双肺多发结节(最常见)
    - 大结节可出现空洞;约 25% 的病例。
  - 肺受累的罕见形式
    - 间质和/网织结节状模式
  - 病变可自行消失或扩散(变化不定)
  - 其他部位受累
    - 皮肤(约 40%~50%),尤其是下肢皮肤
    - 中枢神经系统(约 30%)
    - 肾(约 30%)和肝(约 30%)
    - 淋巴结和脾受累罕见

实验室检查

- 外周血
  - EBV-DNA 升高
- 潜在的免疫缺陷证据

治疗

- 据报道 α-2b 干扰素对 1、2 级淋巴瘤样肉芽肿有效
- 调节免疫缺陷患者的免疫功能
- 3 级淋巴瘤样肉芽肿的治疗与 DLBCL 相似

预后

- 3 级淋巴瘤样肉芽肿预后差
- 大多部患者呈进展性病程
  - 中位生存:14 个月
- 高达 25% 的患者可能自发缓解

大体特征

一般特征

- 边界清楚的肺结节
  - 主要分布于中下肺叶
  - 结节可有中央坏死、囊性变和/或出血

镜下特征

组织学特征

- 血管中心性和血管破坏性的淋巴和组织细胞浸润
  - 透壁性浸润的淋巴细胞性"血管炎"
- 小淋巴细胞与组织细胞、浆细胞及数量不等的异型大淋巴细胞混合存在
- 不同程度的坏死
  - 趋化因子介导的血管纤维素样坏死
- 肉芽肿或多核巨细胞不常见
- 病理分级依据为 EBV(+)大 B 细胞的数量和坏死程度
  - 1 级和 2 级为恶性潜能未定
    - 一些病例可自发缓解或 α-2b 干扰素治疗有效
  - 3 级被认为是 DLBCL 的一种亚型
  - 推荐多部位取材
    - 同一患者可能存在不同级别的病变
    - 提示病变的进展过程

细胞学特征

- 异型大细胞,核呈圆形或椭圆形,核仁突出

辅助检查

免疫组织化学

- 全 B 细胞标志物阳性
  - CD19、CD20、CD22、CD79a、PAX5

淋巴瘤样肉芽肿的组织学分级			
分级	背景细胞	异型大细胞	坏死	EBER(+)细胞数/高倍镜视野
1 级	多形性淋巴细胞	无或极少	无或局灶	<5
2 级	多形性淋巴细胞,伴少量大细胞或免疫母细胞	散在或小簇分布	常见	5~20;很少超过 50
3 级	除异型大淋巴细胞外,至少可见局灶多形性淋巴细胞浸润	成簇分布或聚集成片,可见霍奇金样细胞	大片坏死	>50

- CD45/LCA(+),CD30(+/-)
- EBV-LMP1(+/-),CD15(-)
- 体积小的细胞为反应性 T 细胞:CD3(+),CD4>CD8
- 组织细胞表达 CD68 和 CD163
- 浆细胞表达多型 Ig

原位杂交

- 大 B 细胞 EBER(+)

基因学检查

- *IGH* 基因单克隆性重排见于 2 级(50%)和 3 级(70%)的病变
- *IGH* 基因单克隆性重排在 1 级病变中罕见(10%)

鉴别诊断

韦格纳肉芽肿

- 系统性坏死性血管炎
  - 主要累及上、下呼吸道及肾
- 标志性的组织学特征
  - 液化和/或凝固坏死,呈地图状分布
  - 嗜酸性粒细胞(+),可见多核巨细胞,无明显肉芽肿形成
  - 累及动脉和静脉的破坏性、白细胞碎裂性血管炎

DLBCL

- 肺原发性 DLBCL 占所有肺肿瘤不足 1%
- 组织学特征
  - 大的肿瘤细胞成片分布(中心母细胞和/或免疫母细胞)
  - ±凝固性坏死区域
  - 常侵犯正常肺组织结构,如支气管壁和胸膜
- DLBCL 与 3 级淋巴瘤样肉芽肿有两点不同
  - 3 级淋巴瘤样肉芽肿至少局灶有多形性炎细胞背景和血管侵犯
  - 3 级淋巴瘤样肉芽肿病例 EBV(+),这与大多数 DLBCL 不同

经典型霍奇金淋巴瘤

- 通常由淋巴结连续性扩散累及肺
- 肺单发肿块或双肺多发结节
- 组织学特征和免疫表型与淋巴结内经典型霍奇金淋巴瘤一致
  - RS 细胞和霍奇金细胞
  - 免疫表型

- CD30(+),CD15(+/-),CD45/LCA(-)
- PAX5(+),表达强度比周围反应性 B 细胞弱

外周 T 细胞淋巴瘤

- 高达 20%的患者在症状出现时有肺受累
  - 另有 20%患者在病程进展过程中出现肺受累
- 常为异型淋巴样细胞弥漫性生长
- 免疫表型
  - 异常 T 细胞免疫表型,通常 CD5 和 CD7 表达下调
  - CD4(+/-),CD8(-/+)

结外 NK/T 细胞淋巴瘤,鼻型

- 上呼吸-消化道好发
- 由于核碎裂和血管侵犯而呈"污秽"样坏死
  - 相比于淋巴瘤样肉芽肿的嗜酸性及凝固性坏死
- 异型淋巴样细胞弥漫浸润
- 免疫表型
  - CD2(+),CD56(+),表面 CD3(-)
  - EBV(+),细胞毒性标志物(+)

真菌或分枝杆菌感染

- 形态良好的坏死性肉芽肿,粒细胞(+)
- 淋巴和组织细胞浸润,伴实质的坏死和血管炎
  - 形态学似 1 级淋巴瘤样肉芽肿
- 肺结核
  - 肉芽肿性炎伴干酪样坏死
  - 坏死区域可发现结核分枝杆菌

坏死性结节病

- 成年女性,常无症状
- 肉芽肿包围、浸润并破坏肺动脉和静脉;坏死(+)

参考文献

1. Chavez JC et al: Lymphomatoid granulomatosis: a single institution experience and review of the literature. Clin Lymphoma Myeloma Leuk. 16 Suppl:S170-4, 2016
2. Piña-Oviedo S et al: Primary pulmonary lymphomas. Adv Anat Pathol. 22(6):355-75, 2015
3. Song JY et al: Lymphomatoid granulomatosis–a single institute experience: pathologic findings and clinical correlations. Am J Surg Pathol. 39(2):141-56, 2015
4. Colby TV: Current histological diagnosis of lymphomatoid granulomatosis. Mod Pathol. 25 Suppl 1:S39-42, 2012
5. Katzenstein AL et al: Lymphomatoid granulomatosis: insights gained over 4 decades. Am J Surg Pathol. 34(12):e35-48, 2010
6. Haque AK et al: Pulmonary lymphomatoid granulomatosis in acquired immunodeficiency syndrome: lesions with Epstein-Barr virus infection. Mod Pathol. 11(4):347-56, 1998

肺淋巴瘤样肉芽肿：坏死

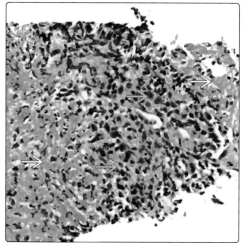

CD20 (+)

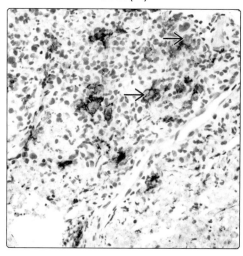

（左）CT 引导下 20G 粗针穿刺活检标本，肺淋巴瘤样肉芽肿（LYG）中可见坏死➡、混合性淋巴和组织细胞浸润，包括大小不等的异型细胞➡。（右）CT 引导下 20G 粗针穿刺肺 LYG 活检标本，显示淋巴和组织细胞浸润，并有散在 CD20 (+) 的大 B 细胞➡

肺穿刺活检：EBER(+)

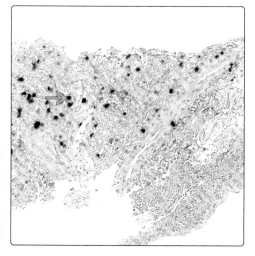

1 级到 3 级病变的进展

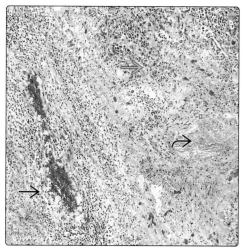

（左）CT 引导下 20G 粗针穿刺的 LYG 活检标本，显示淋巴和组织细胞浸润，并有散在 EBER(+) 的大肿瘤细胞➡。EBV 检出是诊断 LYG 的重要特征依据。（右）图示一例 LYG 患者的切除肺活检。其中一个静脉见 1 级 LYG 病变和血管侵犯➡，同一标本中也可见 3 级 LYG 病变➡，提示疾病的进展过程。另见一个纤维素样坏死的静脉➡

1 级病变伴有血管侵犯

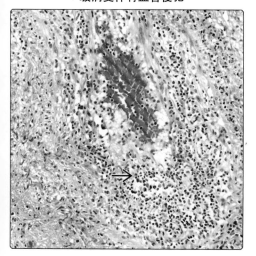

3 级病变：核碎裂

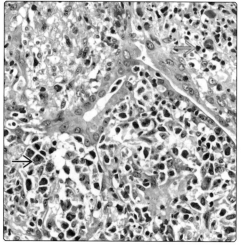

（左）该视野显示中等大小的静脉显著受侵➡。浸润的淋巴细胞体积小，且混合有极少量的免疫母细胞，这些是 1 级 LYG 的特点。（右）该视野显示片状具有免疫母细胞形态的大细胞➡。此外，有符合 3 级 LYG 特点的核碎裂➡。同一患者同时表现有 1 级和 3 级病变，提示疾病的进展

(左) CT 显示 64 岁女性患者的左肺上叶有 5cm 肿物 ➡,经皮穿刺活检诊断为 2 级 LYG。(右) CT 引导下 19G 粗针穿刺的肺 LYG 活检标本,显示有广泛坏死 ➡,这与淋巴和组织细胞浸润➡相关

CT 扫描

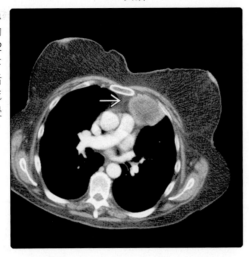

肺 LYG:淋巴和组织细胞浸润

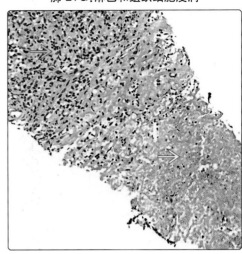

(左) 本例 LYG 中,肿瘤由散在的大细胞、混合性的多量小淋巴细胞、组织细胞及少量嗜酸性粒细胞组成。该视野示未见血管中心性病变模式。(右) LYG 显示表达 CD20 的异型大细胞成簇分布。虽然 HE 切片中未见血管中心性病变,但 CD20 免疫组织化学染色突显了病变的血管中心性➡

肺 LYG:大细胞

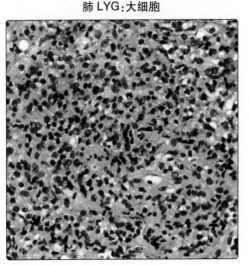

以血管为中心的 CD20(+)细胞

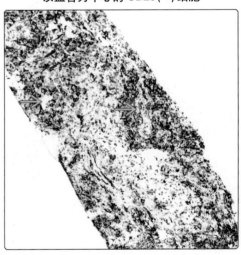

(左) CT 引导下 19G 粗针穿刺活检的 LYG 标本,显示浸润的细胞主要是 CD3(+)T 细胞。同一层面组织中,也可见 EBV(+)的异型大细胞呈簇状分布在血管周围(未展示)。(右) 这一肺 LYG 病例的每个高倍镜视野中可见 5~10 个 EBER 阳性大细胞➡

LYG:CD3

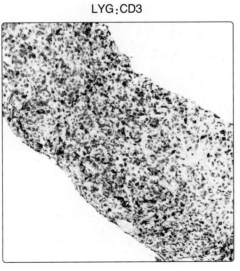

少量 EBV(+)细胞

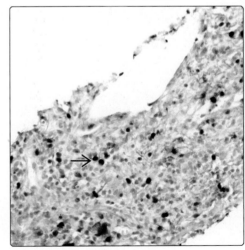

肺 LYG：开胸肺活检

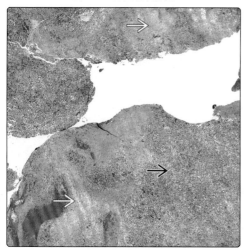

3 级 LYG

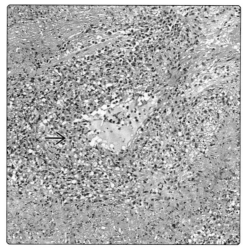

(左)29 岁男性患者开胸肺活检,诊断为肺 3 级 LYG。镜下可见大片地图样坏死➡️及密集的淋巴和组织细胞浸润➡️,浸润在部分区域呈弥漫性,部分区域呈血管中心性。(右)29 岁男性 3 级 LYG 患者,镜下示淋巴和组织细胞血管中心浸润模式➡️及坏死。异型大细胞与多量小淋巴细胞和组织细胞混合存在

3 级 LYG：大细胞

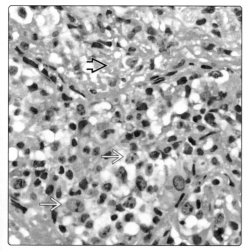

3 级 LYG：多量 EBER(+)细胞

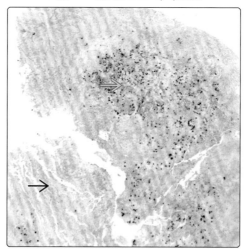

(左)29 岁男性患者开胸肺活检,诊断为 3 级 LYG。镜下示大的肿瘤细胞成簇分布➡️,混有小淋巴细胞及纤维素样坏死➡️。(右)29 岁男性患者开胸肺活检,诊断为 3 级 LYG。每个高倍视野>20 个 EBER(+)的大细胞➡️,支持 3 级 LYG。另可见坏死➡️。3 级 LYG 被认为是 DLBCL 的一个亚型

BCL6(+)

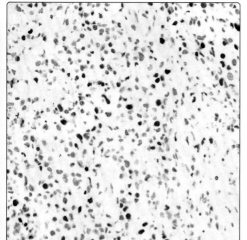

高增殖活性

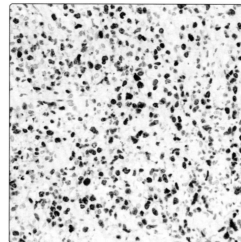

(左)29 岁男性患者开胸肺活检,诊断为 3 级 LYG。镜下可见大的肿瘤细胞表达 BCL6。(右)29 岁男性患者开胸肺活检,诊断为 3 级 LYG。MIB-1/Ki-67 显示肿瘤细胞增殖活性高(约 80%~90%)

真皮及皮下脂肪内 LYG

皮肤 LYG：大细胞

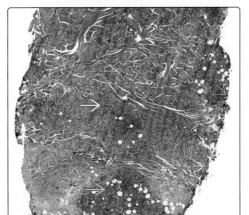

(左)一例肺 LYG 患者出现皮下结节,皮肤活检标本显示淋巴和组织细胞广泛浸润真皮➡及皮下脂肪➡,包含多量的 T 细胞和组织细胞,以及少量异型大 B 细胞,后者表达 CD20、CD30、LMP1 和 EBER(未展示)。
(右)高倍镜显示 LYG 侵犯皮肤的病例,视野中见散在的异型大细胞➡

皮肤 LYG：CD20(+)

皮肤 LYG：EBER(+)

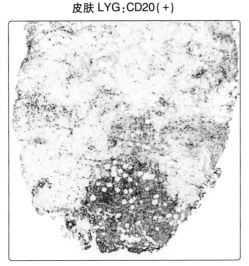
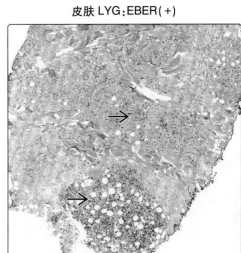

(左)一例肺 LYG 患者出现皮下结节,皮肤活检标本中抗 CD20 抗体突显许多 B 细胞。(右)该患者皮肤活检标本中,EBER 原位杂交突显肿瘤内有大量的阳性细胞➡,支持 3 级 LYG 的诊断

胃 LYG

胃 LYG：CD20(+)

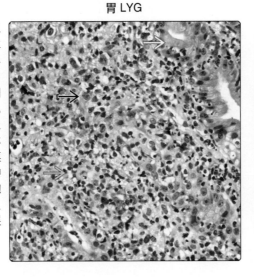
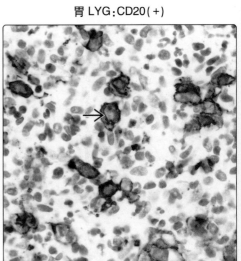

(左)一例肺 LYG 患者出现多发性胃溃疡,胃活检标本显示,在多量组织细胞和小淋巴细胞背景➡中可见胃黏膜腺体➡及大的肿瘤细胞➡,符合 LYG 的诊断。
(右)该病例胃活检标本显示,在多量组织细胞和小淋巴细胞背景中可见胃黏膜腺体及 CD20 阳性➡的肿瘤性大细胞,这些肿瘤细胞也表达 CD30、CD79a、CD45/LCA 和 EBER(未展示)

韦格纳肉芽肿病:肺

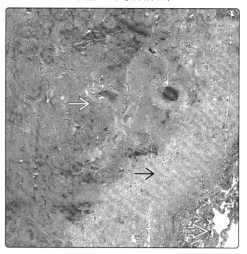

韦格纳肉芽肿病:肺

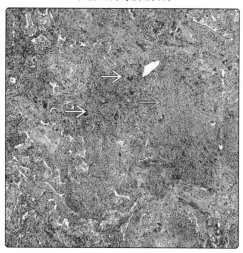

(左)图示肺韦格纳肉芽肿病伴广泛凝固性坏死➡。条带状肉芽组织➡围绕坏死组织,并将其与肺实质➡分隔。(右)肺韦格纳肉芽肿病显示,致密的炎细胞➡,包括多核巨细胞➡,浸润并破坏正常肺结构

韦格纳肉芽肿病:血管炎

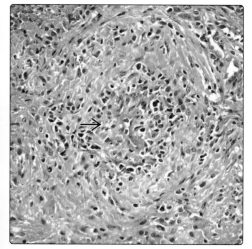

韦格纳肉芽肿病:巨细胞

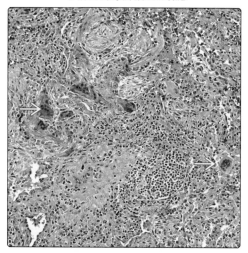

(左)肺韦格纳肉芽肿病显示淋巴细胞性血管炎➡。散在的大淋巴样细胞浸润血管壁,混合有小淋巴细胞和浆细胞。(右)肺韦格纳肉芽肿病显示淋巴样细胞浸润,伴纤维化及散在多核巨细胞➡。形态良好的肉芽肿并不是韦格纳肉芽肿病的特征性改变

吞噬弹力纤维现象

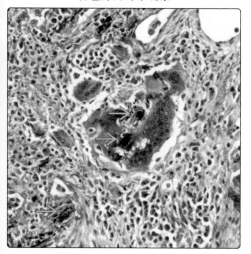

血管炎:VVG 染色

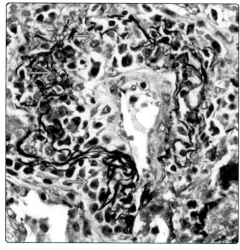

(左)韦格纳肉芽肿病中,多核巨细胞内可见弹力纤维(吞噬弹力纤维现象)➡。Verhoeff-van Gieson(VVG)染色显示出黑色的弹力纤维。(右)在韦格纳肉芽肿病中,弹力纤维染色可显示白细胞溶解性血管炎特征性的破坏血管壁结构。VVG染色显示出黑色的弹力纤维

肺 CHL

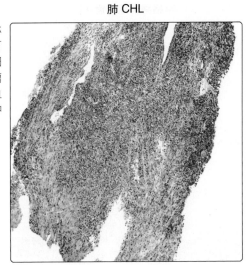

CHL：血管周淋巴瘤细胞

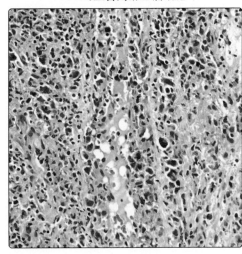

（左）肺 CHL 显示密集的淋巴和组织细胞浸润，混合有大的肿瘤细胞及小淋巴细胞。（右）肺 CHL 中，肿瘤细胞围绕在中等大小的血管周围，似淋巴瘤样肉芽肿改变

CHL：坏死

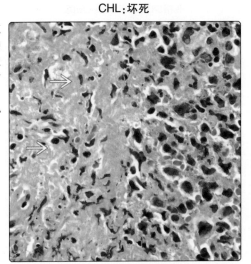

CHL：PAX5（+）

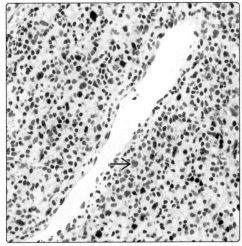

（左）肺 CHL 显示坏死区域➡。（右）图示肺 CHL，肿瘤性大细胞 PAX5 弱阳性➡。这些肿瘤细胞同时 CD30（+），EBER（+），CD15（局灶+），CD45/LCA（－），OCT2（－）及 BOB1（－）（未展示）

CHL：CD15（+）

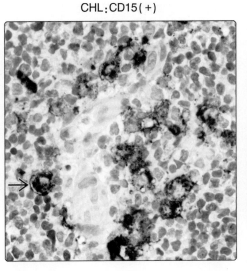

CHL：CD45RB/LCA（－）

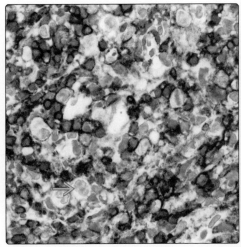

（左）图示肺 CHL。肿瘤性大细胞 CD15（+）➡。这些细胞同时 CD30（+），PAX5（+），EBER（+），CD45/LCA（－），OCT2（－）及 BOB1（－）（未展示）。（右）图示肺 CHL。肿瘤性大细胞 CD45/LCA（－）➡。这些细胞同时 CD30（+），PAX5（+），EBER（+），CD15（局灶+），OCT2（－）及 BOB1（－）（未展示）

外周 T 细胞淋巴瘤, 非特指型: 坏死

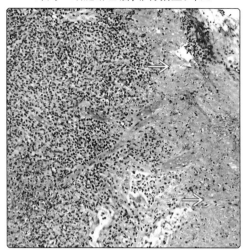

外周 T 细胞淋巴瘤, 非特指型: 异型细胞

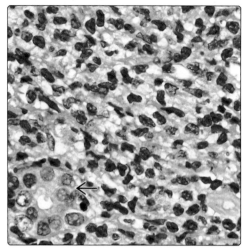

(左) 外周 T 细胞淋巴瘤, 非特指型伴有坏死➡及血管受侵, 这些形态特征常见于淋巴瘤样肉芽肿。然而异型细胞显示 T 细胞表型, 且原位杂交 EBER(−)。(右) 高倍镜显示外周 T 细胞淋巴瘤, 非特指型, 肿瘤细胞为中等大小的异型细胞, 并可见残存的上皮➡

外周 T 细胞淋巴瘤, 非特指型: CD3

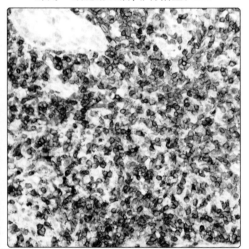

外周 T 细胞淋巴瘤, 非特指型: 血管中心性浸润

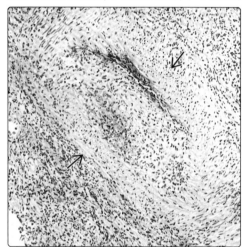

(左) 外周 T 细胞淋巴瘤, 非特指型的肿瘤细胞表达 CD3, 该项免疫组织化学勾勒出胞膜及胞质 CD3 表达。(右) 外周 T 细胞淋巴瘤 (非特指型) 的肿瘤细胞侵犯血管➡

结外 NK/T 细胞淋巴瘤, 鼻型

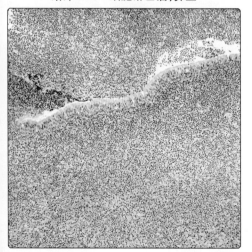

结外 NK/T 细胞淋巴瘤, 鼻型: EBER(+)

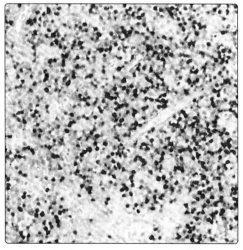

(左) 结外 NK/T 细胞淋巴瘤, 鼻型显示 T 细胞表型。该肿瘤的瘤细胞可显示 T 细胞表型、NK 细胞表型或者 T/NK 未确定表型。(右) 结外 NK/T 细胞淋巴瘤, 鼻型显示 T 细胞表型。肿瘤细胞 EBER 阳性, 其组织学上具有血管中心性及血管破坏性, 此特征也常见于淋巴瘤样肉芽肿

要　点

基本概念

- 以选择性血管内生长为特征的大 B 细胞淋巴瘤
  - 结外病变,累及小血管

临床特征

- 中年或老年患者
- 任何结外部位均可受累
- 无或轻度淋巴结肿大
- 两种主要的临床变异型
  - 西方
    - 中枢神经系统和皮肤受累为主要表现
  - 亚洲
    - 噬血综合征、全血细胞减少
    - 骨髓受累
    - 中枢神经系统及皮肤受累少见
  - 两种变异型的临床表现多有重叠

镜下特征

- 淋巴瘤细胞主要位于小血管管腔内
- 累及肝窦、脾窦和骨髓淋巴瘤细胞体积大
  - 空泡状染色质,可见核仁,核分裂象常见

辅助检查

- 全 B 细胞标志物(+)
- BCL2(+),MUM1/IRF4(+)
- CD5(+)约 30%,其他 T 细胞标志物阴性
- CD10(+)约 10%,BCL6(+)约 25%
- Ki-67 高表达

主要鉴别诊断

- 肝脾 T 细胞淋巴瘤
- T 细胞大颗粒淋巴细胞白血病
- 侵袭性 NK 细胞白血病/淋巴瘤
- 脾边缘区 B 细胞淋巴瘤

IVLBCL

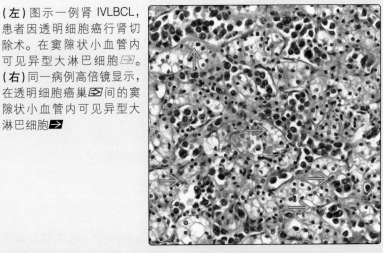

肾 IVLBCL

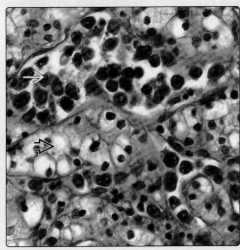

(左)图示一例肾 IVLBCL,患者因透明细胞癌行肾切除术。在窦隙状小血管内可见异型大淋巴细胞➯。(右)同一病例高倍镜显示,在透明细胞癌巢➯间的窦隙状小血管内可见异型大淋巴细胞➡

肾 IVLBCL:CD20(+)

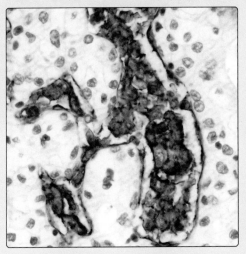

肾 IVLBCL:CD3(-)

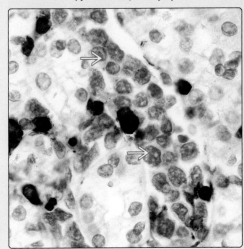

(左)血管内的大细胞 CD20 阳性,T 细胞抗原标志物阴性(未展示),支持 B 细胞来源及 IVLBCL 的诊断。(右)毛细血管内的淋巴瘤大细胞➡显示 CD3 阴性、CD20 阳性,支持其 B 细胞来源及 IVLBCL 的诊断

术语

缩写

- 血管内大 B 细胞淋巴瘤(intravascular large B-cell lymphoma,IVLBCL)

同义词

- 嗜血管性大细胞淋巴瘤
- 血管内皮细胞性(血管内)淋巴瘤
- 血管内淋巴瘤病

定义

- 以血管内生长为特征的大 B 细胞淋巴瘤

病因学/发病机制

病因未明

- 可能的机制
  - 趋化因子与趋化因子受体间的相互作用
    - 例如,CXCL9(表达于内皮细胞)与 CXCR3(表达于 IVLBCL)间的相互作用
  - IVLBCL 细胞表面黏附分子表达下调
    - 例如,CD29 与 CD54

临床特征

部位

- 肿瘤选择性生长于小血管腔内,尤其是毛细血管
  - 任何结外部位均可受累
  - 无或轻度淋巴结肿大
- 一些患者,肿瘤可扩展到血管外
  - 通常是与血管相邻部位,或血管周围
- 一部分 IVLBCL 病例可能来源于低级别 B 细胞淋巴瘤

表现

- 中年或老年患者,中位年龄:67 岁
- 男:女=1.3:1
- IVLBCL 可累及各个脏器,临床症状不特异
  - 不明原因发热
  - 全身乏力
  - 体能状态下降
- 临床诊断困难,一些病例死后尸检才诊断
- 两种主要变异型
  - 西方 IVLBCL
    - 以神经系统和皮肤受累表现为主
    - 许多患者中枢神经系统受累
  - 亚洲 IVLBCL
    - 噬血综合征
    - 发热及 B 症状
    - 全血细胞减少与骨髓受侵
    - 皮肤与中枢神经系统受累少见
  - 两种变异型临床表现多有重叠
- 皮肤病变
  - 临床表现多样:斑块、斑片状毛细血管扩张、蜂窝织炎、溃疡性结节
  - 皮肤受累有时是随机活检发现,皮肤肉眼并没有明显改变
  - 皮肤变异型
    - 常发生于女性
    - 发病年龄相较其他类型 IVLBCL 更为年轻
    - 预后更好
- 肾
  - 肌酐升高
  - 蛋白尿
  - 肾功能不全
- 肝
  - 肝大
  - 胆红素与肝酶升高
- 中枢神经系统
  - 意识改变
  - 运动与感觉异常
  - 癫痫
  - 痴呆
- 肺
  - 呼吸困难与缺氧
- 造血系统
  - 脾大
  - 噬血
  - 贫血、血小板减少与白细胞减少
- 其他
  - 血清乳酸脱氢酶(LDH)升高
  - 腹水
  - 内分泌功能失调(垂体功能减退)
  - 多脏器衰竭

治疗

- 利妥昔单抗为基础的化疗+针对中枢神经系统的治疗
  - R-CHOP+大剂量甲氨蝶呤

预后

- 侵袭性病程,常为致死性
- 尚未建立有效的预测指标进行危险分层

镜下特征

组织学特征

- 淋巴瘤细胞主要位于小血管腔内
- 血管外可见少量肿瘤细胞
  - 常位于受累血管周围
  - 一些患者的尸检可发现血管外肿物
- 肝窦、脾窦和骨髓受累
- 脾:红髓受累

527

- 肾:肿瘤细胞位于肾小球毛细血管和肾小管周围毛细血管腔内
- 大脑:肿瘤细胞位于小血管内
- 外周血
  - ±与纤维素性血栓、出血和坏死相关
  - 一些淋巴瘤细胞常见于血涂片的边缘较薄处
    - 极少出现白细胞增多

细胞学特征

- 肿瘤细胞通常较大,染色质呈空泡状,核仁明显
- 一些病例肿瘤细胞可见块状染色质,核不规则或有凹陷
- 核分裂象多见

辅助检查

免疫组织化学

- 全 B 细胞标志物(+)
  - CD19、CD20、CD22、CD79a、PAX5
- CD5(+)30%,CD10(+)10%,BCL6(+)25%
- BCL2(+)90%,MUM1/IRF4(+)
- Ki-67 显示高增殖活性
- CD2(-),CD3(-)

基因学检查

- PCR 可检测到 *IGH* 基因单克隆性重排
- T 细胞受体基因呈胚系构型
- 尚未有报道能确定诊断的细胞遗传学异常

鉴别诊断

肝脾 T 细胞淋巴瘤

- 一些报道的血管内 T 细胞淋巴瘤可能是γδT 细胞淋巴瘤或肝脾 T 细胞淋巴瘤
- 年轻男性更多见
- 肝脾肿大
- 骨髓活检
  - 早期病变:小到中等大小淋巴瘤细胞,窦内生长模式
  - 晚期病变:大的母细胞样淋巴瘤细胞,间质浸润或弥漫生长
- T 细胞标志物:CD2(+),CD3(+),细胞毒标志物 TIA(+),GzB(+)
- B 细胞标志物(-)
- *TCR* 基因单克隆性重排(+),60%患者可出现等臂染色体7q 和/或 8 号染色体三体

T 细胞大颗粒淋巴细胞白血病

- 惰性临床病程,生存期长
- 通常与感染相关
- 外周血:大颗粒淋巴细胞增多
- 骨髓:常呈间质浸润,但窦内生长亦可见
- CD8(+),GzB(+),Pf(+),CD16(+),CD57(+),CD5(弱+)
- *TCR* 重排(+)

侵袭性 NK 细胞白血病/淋巴瘤

- 白血病细胞胞质内可见嗜天青颗粒
- NK 细胞标志物(+),GzB(+),Pf(+)
- EBV(+/-),表面 CD3(-),CD5(-)
- 无 T 细胞受体基因单克隆性重排

外周 T 或 NK 细胞淋巴瘤伴血管内生长方式

- T 细胞淋巴瘤或 NK 细胞淋巴瘤极少出现血管内生长
- T 细胞或 NK 细胞标记阳性
- 这些罕见的淋巴瘤在 WHO 分类中不作为独立的诊断类别

脾边缘区淋巴瘤

- 脾:红、白髓均可浸润
- 肿瘤细胞体积小,胞质丰富淡染
- 患者常表现为全血细胞减少
  - 外周血涂片中可见到绒毛状淋巴细胞
- 全 B 细胞标志物(+),CD3(-),CD10(-)
- *IGH* 重排(+),染色体 7q22-36 等位基因缺失(约 40%)

弥漫大 B 细胞淋巴瘤

- 肿瘤细胞学(也可免疫表型)相同
  - 与 DLBCL 不同,IVLBCL 多无淋巴结肿大或肿块
- 结内 DLBCL 复发时,可出现 IVLBCL 的形态学改变

原发性渗出性淋巴瘤

- 原发性渗出性淋巴瘤体腔外变异型极少出现血管内生长
- 该病常有免疫缺陷病史;HHV8(+),EBV(+)

诊断依据

病理学精要

- 大的淋巴样细胞局限于血管内生长
  - B 细胞免疫表型

参考文献

1. Tahsili-Fahadan P et al: Neurologic manifestations of intravascular large B-cell lymphoma. Neurol Clin Pract. 6(1):55-60, 2016
2. Crane GM et al: HHV-8-positive and EBV-positive intravascular lymphoma: an unusual presentation of extracavitary primary effusion lymphoma. Am J Surg Pathol. 38(3):426-32, 2014
3. Orwat DE et al: Intravascular large B-cell lymphoma. Arch Pathol Lab Med. 136(3):333-8, 2012
4. Shimada K et al: Presentation and management of intravascular large B-cell lymphoma. Lancet Oncol. 10(9):895-902, 2009
5. Ferreri AJ et al: The addition of rituximab to anthracycline-based chemotherapy significantly improves outcome in 'Western' patients with intravascular large B-cell lymphoma. Br J Haematol. 143(2):253-7, 2008
6. Gleason BC et al: Intravascular cytotoxic T-cell lymphoma: a case report and review of the literature. J Am Acad Dermatol. 58(2):290-4, 2008
7. Nakamichi N et al: NK-cell intravascular lymphomatosis--a mini-review. Eur J Haematol. 81(1):1-7, 2008
8. Ferreri AJ et al: Variations in clinical presentation, frequency of hemophagocytosis and clinical behavior of intravascular lymphoma diagnosed in different geographical regions. Haematologica. 92(4):486-92, 2007
9. Ponzoni M et al: Definition, diagnosis, and management of intravascular large B-cell lymphoma: proposals and perspectives from an international consensus meeting. J Clin Oncol. 25(21):3168-73, 2007
10. Shimizu I et al: Asian variant of intravascular lymphoma: aspects of diagnosis and the role of rituximab. Intern Med. 46(17):1381-6, 2007
11. Estalilla OC et al: Intravascular large B-cell lymphoma. A report of five cases initially diagnosed by bone marrow biopsy. Am J Clin Pathol. 112(2):248-55, 1999
12. Khalidi HS et al: Intravascular large B-cell lymphoma: the CD5 antigen is expressed by a subset of cases. Mod Pathol. 11(10):983-8, 1998

肾 IVLBCL：Ki-67 高表达

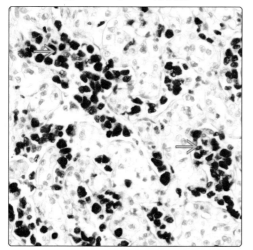

IVLBCL 导致肾小球扩张

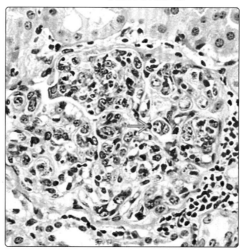

（左）IVLBCL 常表现为高增殖活性,几乎所有的肿瘤细胞均表达 Ki-67 ➡。（右）图示肾小球内毛细血管广泛受累,并充满体积大的淋巴瘤细胞。瘤细胞染色质呈空泡状,可见小核仁 ➡。IVLBCL 患者的肾小球中经常会出现瘤细胞

IVLBCL 累及肾小球

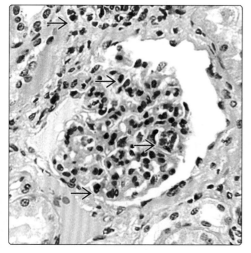

IVLBCL 累及肾小球：CD20（+）

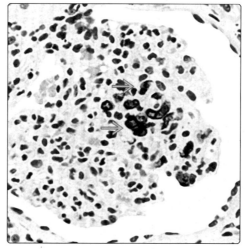

（左）肾小球部分毛细血管中可见小簇或单个淋巴瘤细胞 ➡,支持 IVLBCL 诊断。（右）一例 IVLBCL 患者的肾切除标本。肾小球毛细血管内见少量大的淋巴瘤细胞簇状聚集,瘤细胞表达 CD20 ➡

IVLBCL 累及子宫内膜

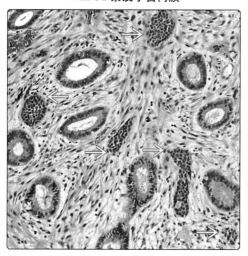

IVLBCL 累及子宫内膜：CD20（+）

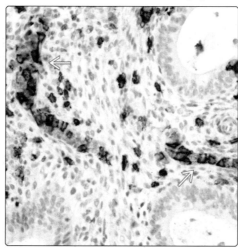

（左）IVLBCL 累及子宫内膜。子宫内膜小血管中充满大的肿瘤细胞 ➡。内膜腺体未见明确异常。（右）CD20 突显血管内大的肿瘤细胞 ➡,提示来源于 B 细胞,支持 IVLBCL 诊断

IVLBCL 累及肺

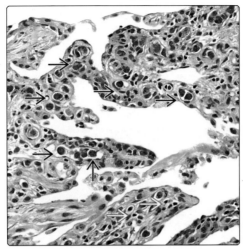

IVLBCL 累及肝

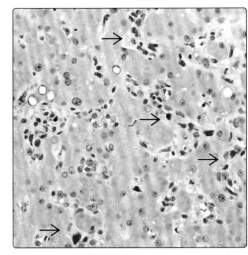

(左) 一例 IVLBCL 累及肺, 活检标本示肿瘤细胞体积大, 位于肺泡壁毛细血管内 ➡。对比周围反应性淋巴细胞, 注意肿瘤细胞体积大而明显 ➡。(右) 图示一例 IVLBCL 累及肝, 肿瘤细胞位于肝窦内 ➡

IVLBCL 累及骨髓

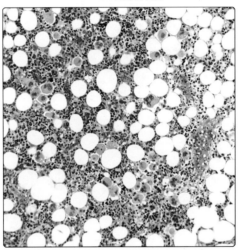

IVLBCL：骨髓窦内

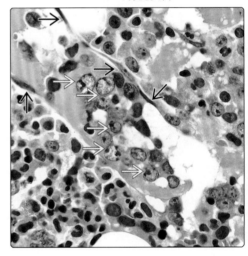

(左) HE 图示一例 IVLBCL 患者的骨髓内细胞显著增生, 包括巨核细胞的增生; 低倍镜下很难识别窦内肿瘤细胞的微小浸润。(右) 视野中, 大的淋巴瘤细胞填满窦隙。肿瘤细胞呈特征性的开放染色质, 核仁明显 ➡, 其体积大于邻近血管的内皮细胞 ➡

IVLBCL 累及骨髓：CD20(+)

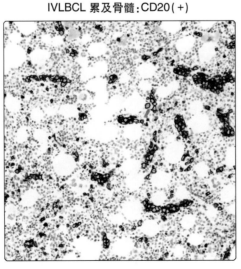

IVLBCL：外周血涂片

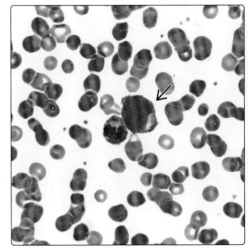

(左) 图示 IVLBCL 累及骨髓, 窦内生长的肿瘤细胞很容易用 B 细胞标志物来识别, 如 CD20;(右) IVLBCL 患者外周血涂片中可见体积大的淋巴瘤细胞 ➡

T 细胞淋巴瘤累及脑

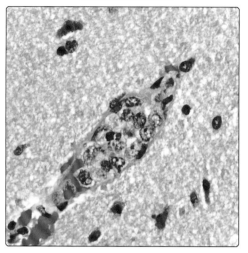

T 细胞淋巴瘤累及脑：CD3

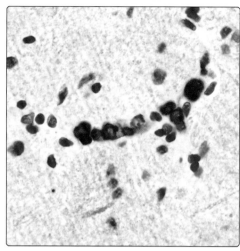

(左)脑活检标本显示血管内 T 细胞淋巴瘤。体积大的淋巴瘤细胞聚集在小的毛细血管腔内。肿瘤细胞呈异常的细胞毒性 T 细胞免疫表型。(右)脑活检标本显示血管内 T 细胞淋巴瘤。肿瘤细胞表达 CD3(如图所示)、CD8、CD56、TIA1、GzB 和 CD56,不表达 BF1(T 细胞抗原受体标志物)及 B 细胞标志物

肝脾 T 细胞淋巴瘤：骨髓

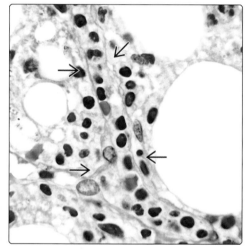

肝脾 T 细胞淋巴瘤侵及骨髓：CD3

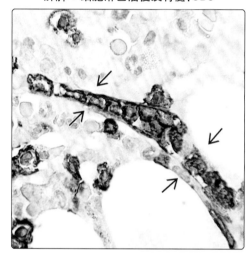

(左)图示肝脾 T 细胞淋巴瘤累及骨髓。肿瘤细胞多数体积较小,主要聚集在血窦内➡。(右)肝脾 T 细胞淋巴瘤累及骨髓。窦内的肿瘤细胞可以用抗 CD3 抗体显示➡

T 细胞大颗粒淋巴细胞白血病累及脾

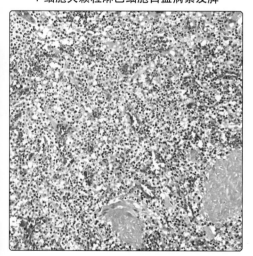

T 细胞大颗粒淋巴细胞白血病累及脾：CD8(+)

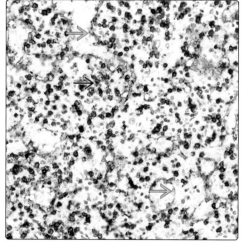

(左)图示 T 细胞大颗粒淋巴细胞白血病累及脾。脾红髓内髓索和髓窦被肿瘤细胞填充后扩张,脾白髓通常不受累,也可表现为增生(未显示此视野)。(右)T 细胞大颗粒淋巴细胞白血病中 CD8(+)肿瘤细胞➡侵及脾红髓中的髓索。同时肿瘤细胞 CD3(+),TIA (+)及 GzB(+)。注意,脾窦内衬细胞➡也 CD8(+)

要 点

基本概念

- 由累及组织的单克隆性浆细胞组成的肿瘤
  - 无骨髓受累的证据
  - 临床和实验室均无骨髓瘤的证据
- 浆细胞瘤的两种常见类型
  - 髓外浆细胞瘤(EP)
    - 起源于非骨组织的浆细胞肿瘤
    - 头颈部是最常见的发病部位(90%)
      □ 鼻咽、鼻窦和扁桃体
    - 约 15% 进展为浆细胞骨髓瘤
    - 淋巴结受累少见
  - 骨孤立性浆细胞瘤(SPB)
    - 局灶性(单发)骨肿瘤
    - 胸椎是最常见的受累部位
    - 50% 进展为浆细胞骨髓瘤
    - 10 年生存率为 50%

临床特征

- 髓外浆细胞瘤预后显著优于骨孤立性浆细胞瘤

- 单克隆病种球蛋白(M 蛋白)在 SPB 中约占 50%,而 EP 中低于 25%

镜下特征

- 弥漫浸润的浆细胞
- 可见不同成熟阶段的浆细胞
- 发生于头颈部和胃肠道的 EP 常显示成熟浆细胞的细胞学特点

辅助检查

- CD138(+),CD38(+),MUM1/IRF4(+)
- 胞质轻链限制

主要鉴别诊断

- 伴有明显浆细胞样分化的低级别淋巴瘤
- 浆母细胞性淋巴瘤
- ALK 阳性大 B 细胞淋巴瘤

淋巴结

滤泡旁模式

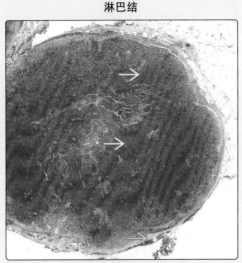
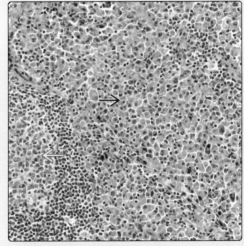

(左)图示淋巴结大部分结构被浆细胞瘤破坏➡。淋巴结被膜完整,无浆细胞瘤浸润➡。(右)图示浆细胞瘤累及淋巴结。肿瘤呈滤泡旁生长模式➡,主要由成熟的浆细胞组成。注意旁边见伴有生发中心增生的淋巴滤泡➡

分化良好的浆细胞

CD138(+)

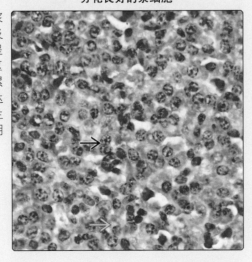
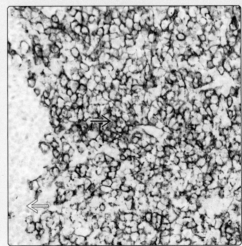

(左)淋巴结浆细胞瘤的浆细胞分化良好,细胞形态及核大小较一致➡,染色质呈团块状,核旁可见淡染区➡。(右)图示浆细胞瘤累及淋巴结,肿瘤细胞强表达CD138➡,该视野中,增生的淋巴滤泡 CD138 是呈阴性➡

术语

缩写

- 髓外浆细胞瘤（extramedullary plasmacytoma，EP）
- 骨孤立性浆细胞瘤（solitary plasmacytoma of bone，SPB）

同义词

- 骨外或骨的浆细胞瘤

定义

- 由累及组织的单克隆性浆细胞组成的肿瘤
  - 无骨髓受累证据
  - 无多发性骨髓瘤的临床特征
  - 尿和血清检测中可能有少量或无 M 蛋白

病因学/发病机制

免疫失调

- 在一些病例中，T 或 B 细胞功能缺陷或自身免疫功能失调可能具有重要的作用

临床特征

流行病学

- 发生率
  - 罕见
    - 占所有恶性浆细胞肿瘤不足 5%
  - SPB 比 EP 更多见
- 年龄
  - 中位年龄：约 55 岁
    - IgA(+)的 EP 发病年龄更小
- 性别
  - 男：女约为(2~3)：1

表现

- EP
  - 头颈部是最常见的受累部位(90%)
    - 上呼吸道：鼻咽、鼻窦和扁桃体
    - 鼻塞、鼻出血、占位
    - 约 15%病例可蔓延至颈部淋巴结
  - 胃肠道是第二常见部位
  - 其他少见部位
    - 淋巴结、膀胱、乳腺、甲状腺、睾丸、脑部、皮肤
- SPB
  - 骨痛、脊髓压迫症状、病理性骨折
    - 胸椎是最常见发病部位
    - 腰椎及颈椎是第二常见部位
    - 膝盖或肘以下的远端肢体受侵罕见

实验室检查

- 高达 50%的 SPB 病例可检测到 M 蛋白，而 EP 病例检出率低于 25%
  - 约 20%的 EP 病例有 IgA 型的副蛋白
  - 非涉及的免疫球蛋白水平在正常范围内
- 无贫血或肌酐升高

治疗

- 放疗
- 手术
- 化疗：适应证为多发性浆细胞瘤或已进展为多发性骨髓瘤
  - 硼替佐米(万珂)、来那度胺、地塞米松
  - 复发难治病例可选择靶向治疗，如抗 CD38 的达雷木单抗

预后

- SPB 的生存率优于骨髓瘤患者
  - 50%的 SPB 生存期可达 10 年
  - 10 年的无病生存率为 25%~40%
  - 50%的 SPB 可进展为浆细胞骨髓瘤
- EP 的预后显著优于 SPB
  - 约 2/3 的病例可生存达 10 年以上
  - EP 中约 15%可进展为浆细胞骨髓瘤
- 多数病例在诊断后 3~4 年内进展，危险因素包括
  - 肿块大(>5cm)
  - M 蛋白持续存在
  - 游离轻链比例升高
- SPB 和 EP 都常复发

影像学

一般特征

- EP
  - 无骨累及的证据

镜下特征

组织学特征

- 浆细胞弥漫浸润
- 发生于头预部和胃肠道的 EP 常显示成熟浆细胞的细胞学特征
- 浆细胞可显示从分化差到分化良好的谱系
- 成熟浆细胞
  - 核圆形、偏位，核周块状染色质，胞质内核旁淡染区
- 不成熟浆细胞
  - 核多形性，染色质均匀且不成熟
- 浆母细胞型或间变型
  - 核大，核仁居中(免疫母细胞样)

淋巴结

- 浆细胞呈弥漫片状分布
- 淋巴结部分受累者，浆细胞呈滤泡旁或副皮质区浸润模式
  - ±残存淋巴滤泡

辅助检查

免疫组织化学

- 免疫表型与浆细胞骨髓瘤类似
  - CD138(+)，CD38(+)，MUM1/IRF4(+)，胞质轻链限制
  - CD79a(+)，通常 IgG(+)或 IgA(+)
  - CD56(+)在 SPB(约 50%)中比在 EP(约 10%)更常见
  - CyclinD1(+)见于小部分病例

－ 小部分病例因 CCND1 扩增而表达 CyclinD1

流式细胞术

- 评估胞质免疫球蛋白需应用细胞透化法

原位杂交

- EBER 常为阴性

基因学检查

- EP 和 SPB 的细胞遗传学异常与浆细胞骨髓瘤类似
  - 染色体获得约占 80%
  - 13q 缺失约占 40%
  - T(4;14)(FGFR3/IGH)可能发生
  - IGH 重排约占 30%～40%
  - T(11;14)(CCND1/IGH)常为阴性

鉴别诊断

伴有明显浆细胞样分化的低级别淋巴瘤

- 形态学上有重叠
  - B 细胞成分支持黏膜相关淋巴组织边缘区淋巴瘤（MALT 淋巴瘤）的诊断
- B 细胞显示 CD20(+)，CD43(+/-)
- B 细胞为单克隆，免疫球蛋白多为 IgM
- 浆细胞瘤不发生 MALT 相关染色体异位
- 一些 EP 病例可能是伴有明显浆细胞分化的 MALT 淋巴瘤
  - 临床资料支持这一观点
    - MALT 淋巴瘤患者，复发后诊断为 EP
    - EP 患者，复发后诊断为 MALT 淋巴瘤

浆母细胞性淋巴瘤

- 临床表现有重叠
  - 口腔、鼻窦和鼻咽
  - 多见于 HIV(+)的患者
- 免疫组织化学反应谱系与 EP 相似
- EBER 常为阳性，而 EP 或 SPB 的 EBER 常为阴性

ALK(+)大 B 细胞淋巴瘤

- 多发生于儿童或青年
- 形态为免疫母细胞
- CD138(+)，ALK(+)，CD30(-)

伴有浆细胞样分化的弥漫大 B 细胞淋巴瘤(DL-BCL)

- 通常归类于 DLBCL，非特指型或免疫母细胞型
- 部分睾丸 DLBCL 常伴有浆细胞样分化
- 大细胞核偏位、胞质嗜碱性
- CD45(+)，胞质免疫球蛋白轻链限制
- 非生发中心 B 细胞表型
- 约 30% 存在 MYC 重排

Castleman 病，浆细胞变异型

- 患者表现为淋巴结肿大

- 小淋巴滤泡
- 浆细胞片状浸润使滤泡间区扩大
- 浆细胞具有多形性
- 部分病例可检测到 HHV8，多见于 HIV 感染患者

免疫抑制相关浆细胞瘤

- 浆细胞瘤是移植后淋巴细胞增生性疾病（PTLD）的罕见类型
- 浆细胞瘤偶尔可发生于应用免疫调节剂治疗的患者
- 通常为结外受累，骨受累罕见
- EBV-LMP(+)或 EBER(+)
- 病史对确定诊断很重要

诊断依据

临床相关病理特征

- EP 常发生于呼吸消化道，淋巴结受累罕见
- 血清 M 蛋白持续存在提示该病向骨髓瘤转化风险高
- 骨髓活检和影像学（核磁）检查对于排除骨髓瘤至关重要
- 多发性骨髓瘤髓外扩散与 EP 具有不同的生物学特性

病理学精华

- 在细胞形态学上，EP 及 SPB 的肿瘤细胞与骨髓瘤的肿瘤细胞无法区分

参考文献

1. Dayton VD et al: Unusual extramedullary hematopoietic neoplasms in lymph nodes. Hum Pathol. ePub, 2016
2. de Waal EG et al: Progression of a solitary plasmacytoma to multiple myeloma. A population-based registry of the northern Netherlands. Br J Haematol. 175(4):661-667, 2016
3. Finsinger P et al: Clinical features and prognostic factors in solitary plasmacytoma. Br J Haematol. 172(4):554-60, 2016
4. Palumbo A et al: Daratumumab, Bortezomib, and Dexamethasone for Multiple Myeloma. N Engl J Med. 375(8):754-66, 2016
5. Ghodke K et al: A retrospective study of correlation of morphologic patterns, MIB1 proliferation index, and survival analysis in 134 cases of plasmacytoma. Ann Diagn Pathol. 19(3):117-23, 2015
6. Horn H et al: Diffuse large B-cell lymphomas of immunoblastic type are a major reservoir for MYC-IGH translocations. Am J Surg Pathol. 39(1):61-6, 2015
7. Cox MC et al: Clinicopathologic characterization of diffuse-large-B-cell lymphoma with an associated serum monoclonal IgM component. PLoS One. 9(4):e93903, 2014
8. Guo SQ et al: Prognostic factors associated with solitary plasmacytoma. Onco Targets Ther. 6:1659-66, 2013
9. Yu SC et al: Expression of CD19 and lack of miR-223 distinguish extramedullary plasmacytoma from multiple myeloma. Histopathology. 58(6):896-905, 2011
10. Shao H et al: Nodal and extranodal plasmacytomas expressing immunoglobulin a: an indolent lymphoproliferative disorder with a low risk of clinical progression. Am J Surg Pathol. 34(10):1425-35, 2010
11. Dores GM et al: Plasmacytoma of bone, extramedullary plasmacytoma, and multiple myeloma: incidence and survival in the United States, 1992-2004. Br J Haematol. 144(1):86-94, 2009
12. Bink K et al: Primary extramedullary plasmacytoma: similarities with and differences from multiple myeloma revealed by interphase cytogenetics. Haematologica. 93(4):623-6, 2008
13. Menke DM et al: Primary lymph node plasmacytomas (plasmacytic lymphomas). Am J Clin Pathol. 115(1):119-26, 2001
14. Hussong JW et al: Extramedullary plasmacytoma. A form of marginal zone cell lymphoma? Am J Clin Pathol. 111(1):111-6, 1999

成片的浆细胞

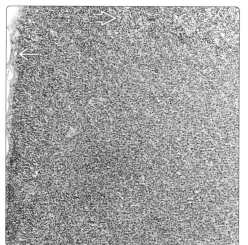

分化良好的浆细胞

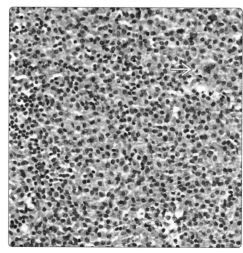

（左）图示浆细胞瘤累及淋巴结，片状分化良好的浆细胞取代淋巴结结构，低倍镜下呈粉紫色。该视野可见淋巴结被膜➡及未受累的淋巴结实质➡。（右）图示浆细胞瘤累及淋巴结，片状分化良好的浆细胞取代淋巴结结构。该视野可见散在的多核浆细胞➡

κ 轻链原位杂交

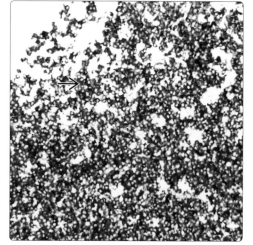

λ 轻链原位杂交

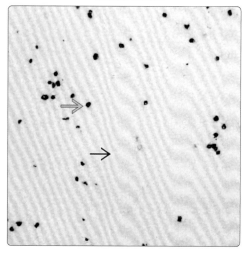

（左）淋巴结浆细胞瘤原位杂交显示，浆细胞表达胞质免疫球蛋白 κ 轻链 RNA➡。（右）淋巴结浆细胞瘤原位杂交显示，浆细胞不表达免疫球蛋白 λ 轻链 RNA➡。该视野见少量反应性浆细胞表达 λ 轻链 RNA➡

流式细胞术：CD38

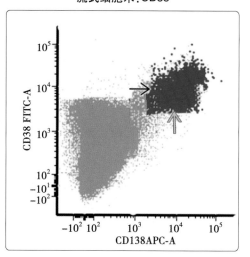

流式细胞术：CD138

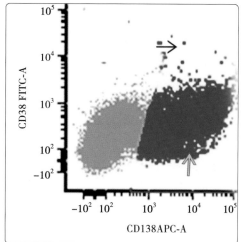

（左）浆细胞肿瘤的流式细胞术直方图显示设门策略检测临床标本中的浆细胞群。蓝色显示的是共表达 CD38➡和 CD138➡的浆细胞。（右）图示一位接受抗-CD38 达雷木单抗治疗的浆细胞骨髓瘤复发患者，其流式细胞术直方图显示肿瘤细胞表达 CD138➡，但不表达 CD38➡

浆细胞瘤:结肠

浆细胞瘤:肺

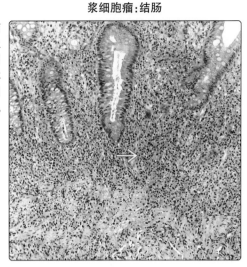

(左)图示浆细胞瘤累及结肠。肿瘤细胞在结肠腺体之间浸润➡,该病需与伴有明显浆细胞样分化的 MALT 淋巴瘤相鉴别。(右)高倍镜图示肺穿刺活检的浆细胞瘤。浆细胞小且分化成熟

浆细胞骨髓瘤:皮肤

间变性浆细胞骨髓瘤

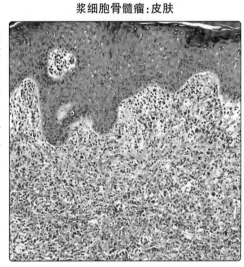

(左)图示浆细胞瘤累及皮肤。患者曾有浆细胞骨髓瘤病史,因此该皮肤病变不能诊断为髓外浆细胞瘤(EP)。肿瘤累及真皮,并伴有轻度纤维化。(右)与左图为同一病例,视野中见大的、间变形态的肿瘤性浆细胞。

骨孤立性浆细胞瘤

牙龈肿物

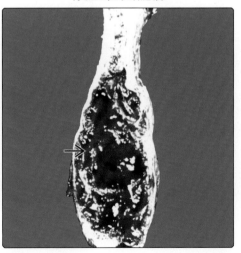

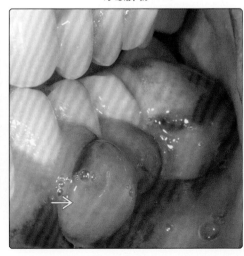

(左)图示肋骨内大的出血性浆细胞瘤➡,扩展至骨髓区。(右)图示牙龈肿物➡,活检显示成片的浆细胞增生。因患者曾有多发性骨髓瘤病史,故不能诊断为浆细胞瘤。牙龈病变可能代表疾病的系统性播散

浆细胞骨髓瘤:鼻区

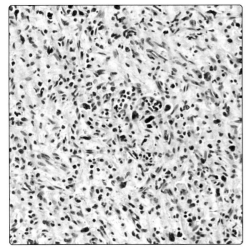

浆细胞骨髓瘤:CyclinD1

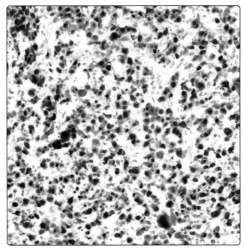

(左)图示浆细胞肿瘤累及鼻区。患者曾有浆细胞骨髓瘤的病史,因此该肿瘤不能诊断为髓外浆细胞瘤。(右)与左图为同一病例,肿瘤细胞核及胞质表达 Cy-clinD1

边缘区 B 细胞淋巴瘤:皮下

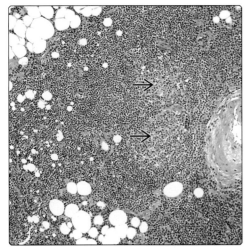

边缘区 B 细胞淋巴瘤:浆细胞样分化

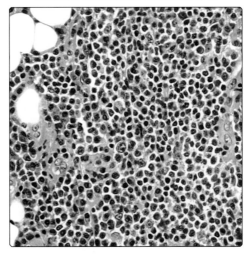

(左)图示 MALT 型边缘区 B 细胞淋巴瘤累及皮下,伴有浆细胞样分化。注意两个残留的生发中心➡。淋巴样成分的存在支持诊断是 MALT 淋巴瘤,而不是浆细胞瘤。(右)图示肿瘤细胞成分复杂,混合有小淋巴细胞、浆细胞样淋巴细胞、浆细胞及散在的大细胞

浆母细胞性淋巴瘤:淋巴结

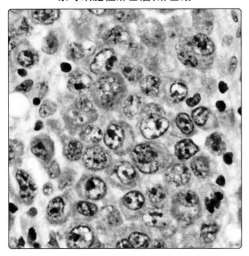

浆母细胞性淋巴瘤:EBER

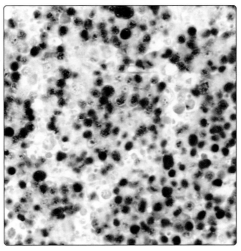

(左)图示浆母细胞性淋巴瘤累及淋巴结。肿瘤细胞大而高度异型,伴有明显浆细胞样分化。(右)图示浆母细胞性淋巴瘤累及淋巴结。其肿瘤细胞 EBER 通常阳性,而浆细胞肿瘤中 EBER 极少阳性。因此,EBER 阳性不支持浆细胞骨髓瘤的诊断

浆母细胞性淋巴瘤: κ 轻链

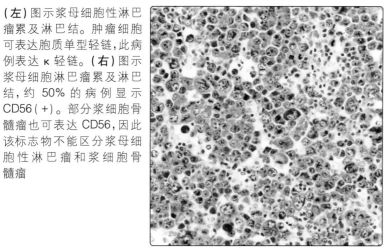

浆母细胞性淋巴瘤: CD56 (+)

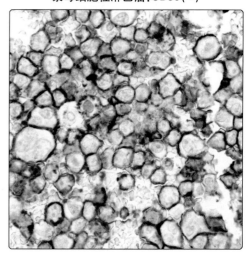

(左) 图示浆母细胞性淋巴瘤累及淋巴结。肿瘤细胞可表达胞质单型轻链, 此病例表达 κ 轻链。(右) 图示浆母细胞淋巴瘤累及淋巴结, 约 50% 的病例显示 CD56 (+)。部分浆母细胞骨髓瘤也可表达 CD56, 因此该标志物不能区分浆母细胞性淋巴瘤和浆细胞骨髓瘤

浆母细胞性淋巴瘤: Ki-67

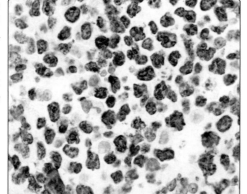

ALK (+) 大 B 细胞淋巴瘤: 凋亡

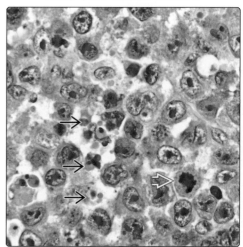

(左) 通过 Ki-67/MIB-1 染色显示, 浆母细胞性淋巴瘤增殖指数通常较高 (> 70%)。(右) 图示 ALK (+) 大 B 细胞淋巴瘤累及淋巴结, 肿瘤细胞核大, 有显著的中央核仁。凋亡细胞➡及核分裂象⇒可见

ALK (+) 大 B 细胞淋巴瘤: 颗粒性 ALK 表达模式

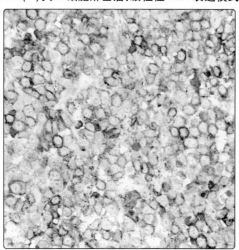

ALK (+) 大 B 细胞淋巴瘤: EMA

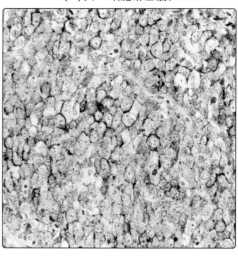

(左) 图示 ALK (+) 大 B 细胞淋巴瘤累及淋巴结。肿瘤细胞 ALK 呈胞质内颗粒性强表达, 提示因 t (2 ; 17) (p23 ; q23) 易位而形成的 CLTC-ALK 融合蛋白的存在。(右) 图示 ALK (+) 大 B 细胞淋巴瘤累及淋巴结。肿瘤细胞 EMA 胞膜强阳性。事实上, 所有 ALK (+) 大 B 细胞淋巴瘤都表达 EMA

ALK(+)大 B 细胞淋巴瘤:IgA

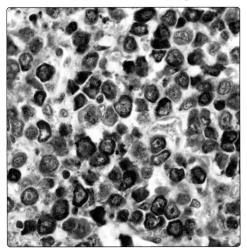

ALK(+)大 B 细胞淋巴瘤:CD30

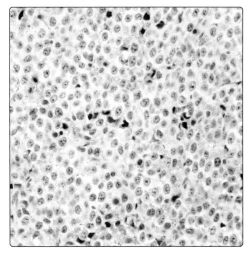

(左)图示 ALK(+)大 B 细胞淋巴瘤累及淋巴结。肿瘤细胞胞质强表达 IgA(+)。超过 90% 的病例都会表达 IgA,而 IgG 表达非常罕见。(右)图示 ALK(+)大 B 细胞淋巴瘤累及淋巴结。肿瘤细胞 CD30(-)。不表达 CD30 的特点,可与间变性大细胞淋巴瘤相鉴别

DLBCL 伴有浆细胞样分化

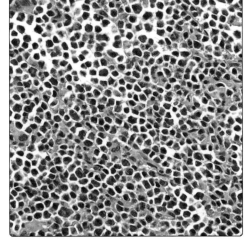

DLBCL:CD45(+)

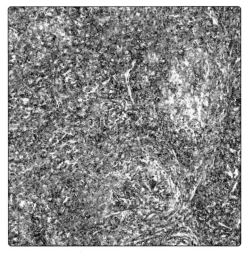

(左)图示伴有浆细胞样分化的 DLBCL 累及睾丸。肿瘤细胞大且伴有浆细胞样分化(核偏位,胞质较丰富)(右)图示伴有浆细胞样分化的 DLBCL 累及睾丸。肿瘤细胞强表达 CD45/LCA

DLBCL:CD20(+)

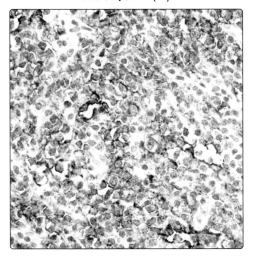

DLBCL:κ 轻链

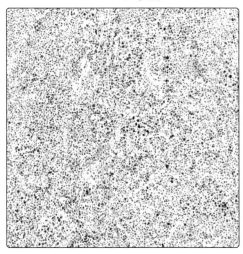

(左)图示伴有浆细胞样分化的 DLBCL 累及睾丸。部分肿瘤细胞表达 CD20。(右)图示伴有浆细胞样分化的 DLBCL 累及睾丸。部分肿瘤细胞表达单型 κ 轻链

要　点

病因学/发病机制

- 约占原发性睾丸淋巴瘤的 80%~90%

临床特征

- 表现
  - 成年男性
  - 单侧睾丸无痛性肿大
  - 约 40% 与鞘膜积液有关
- 可扩散至对侧睾丸、中枢神经系统及其他结外部位
- 治疗
  - R-CHOP 方案
  - 对侧睾丸±区域淋巴结放疗
  - 常规鞘内注射甲氨蝶呤
- 5 年总体生存率约 85%,无进展生存率约 60%

分子特征

- 基因表达谱:活化 B 细胞型占 80%~90%
- 发病机制与免疫逃逸相关
  - 9p24.1 拷贝数改变与基因融合

- PDL1 和 PDL2 位点
  - CIITA 重排约占 10%
- CDKN2A/P16 双等位基因缺失;BCL6 功能失调

镜下特征

- 大的淋巴瘤细胞弥漫浸润
  - 中心母细胞约占 90%;免疫母细胞约占 10%

辅助检查

- 全 B 细胞抗原标志物(+);CD10(-),IRF4/MUM1(+),BCL6(+)
- 基因突变
  - MYD88 L265P 突变约 80%,CD79B 突变约 50%,TP53 突变少见

主要鉴别诊断

- 精原细胞瘤
- 胚胎性癌
- 髓系肉瘤
- B 或 T 淋巴母细胞性白血病/淋巴瘤

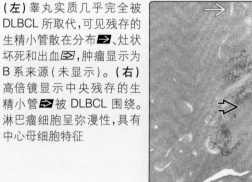

睾丸 DLBCL

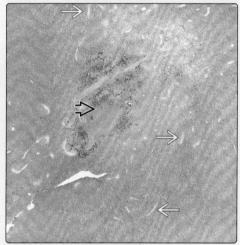

睾丸 DLBCL

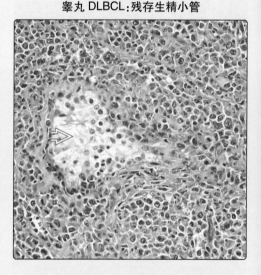

睾丸 DLBCL:残存生精小管

(左)睾丸实质几乎完全被 DLBCL 所取代,可见残存的生精小管散在分布➡,灶状坏死和出血➡,肿瘤显示为 B 系来源(未显示)。(右)高倍镜显示中央残存的生精小管➡被 DLBCL 围绕。淋巴瘤细胞呈弥漫性,具有中心母细胞特征

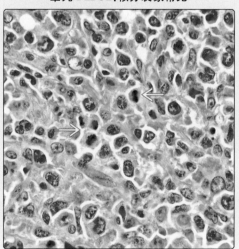

睾丸 DLBCL:核分裂象常见

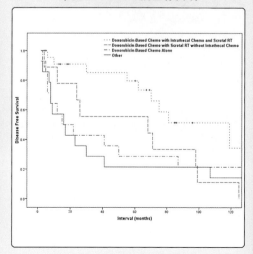

睾丸 DLBCL:无病生存曲线

(左)油镜显示一例由中心母细胞组成的 DLBCL,并可见核分裂象➡。(右)MD Anderson 癌症中心睾丸 DLBCL 的无病生存曲线图。实线:采用其他治疗的患者;点划线:蒽环类(Dox)为基础化疗(CT);虚线:Dox 为基础的化疗+对侧阴囊放疗(SRT);点线:Dox 为基础的化疗+SRT+鞘内注射化疗

术语

缩写

- 弥漫大 B 细胞淋巴瘤(diffuse large B-cell lymphoma,DLBCL)

同义词

- 原发性睾丸 DLBCL
- 原发性睾丸淋巴瘤

定义

- 局限于、并认定起源于睾丸的大 B 细胞淋巴瘤

病因学/发病机制

- 睾丸淋巴瘤占所有睾丸肿瘤的 1%~7%
  - 淋巴瘤是 60 岁以上男性睾丸最常见的肿瘤
  - DLBCL 占所有原发性睾丸淋巴瘤的 80%~90%
- HIV 阳性的男性患者发病率增加
  - 该部分患者年龄小于免疫功能正常的患者
- 儿童常继发于其他全身系统性淋巴瘤
  - 伯基特淋巴瘤;淋巴母细胞性淋巴瘤;DLBCL

临床特征

表现

- 原发性睾丸 DLBCL 可有以下临床表现
  - 单侧睾丸无痛性肿大
    - 体格检查可触及明显的睾丸肿块
  - 相关鞘膜积液约占 40%
  - 全身症状见于 25%~40% 的患者
    - 发热、食欲缺乏、夜间盗汗、体重减轻
  - ±局部扩散至附睾、精索、阴囊皮肤
  - ±扩散至腹膜后淋巴结
  - 3%~5% 的患者可有双侧睾丸受累
- 独特的扩散方式(至结外部位)
  - 对侧睾丸
  - 中枢神经系统(CNS)
  - 韦氏环、皮肤、肺

治疗

- 手术
  - 睾丸切除术
- 药物治疗
  - 化疗
    - R-CHOP 方案
    - 常规追加鞘内注射甲氨蝶呤
- 放疗
  - 对侧睾丸和/或区域淋巴结放疗

预后

- 联合治疗对生存率有改善
  - 蒽环类为基础的化疗
  - 对侧睾丸放疗

- 5 年总体生存率约 85%,无进展生存率约 60%
- 利妥昔单抗和鞘内注射化疗的疗效尚未被证实
- 患者有持续的晚期复发几率
  - 对侧睾丸或中枢神经系统

影像学

超声所见

- 无明显包膜的低回声肿物

大体特征

大小

- 中位直径约 6cm
  - 鱼肉状、实性肿块

镜下特征

组织学特征

- 大的淋巴瘤细胞弥漫成片分布
  - 起初在生精小管之间浸润,之后完全取代睾丸实质
  - ±核分裂象多见,坏死
- 睾丸相关改变
  - ±生精阻滞,间质纤维化,生精小管玻璃样变性

细胞学特征

- 90% 呈中心母细胞样,10% 呈免疫母细胞样

辅助检查

免疫组织化学

- 全 B 细胞抗原(+)
- BCL6(+)75%~90%,MUM1/IRF4(+)40%~70%,CD10(+)20%~40%
  - 非生发中心 B 细胞免疫表型最常见
- 胞质 Ig(+)约 50%,Ki-67 高表达
- CD5(+)约 10%,全 T 细胞抗原(-),CyclinD1(-)

PCR

- *IGH* 单克隆性重排,*TCR* 基因呈胚系构型

基因学检查

- 常规细胞遗传学分析
  - 6q 缺失,3q27 异常
- 基因表达谱
  - 80%~90% 为活化 B 细胞型
- 突变分析
  - *MYD88* L265P 突变约 80%,*CD79B* 约 50%,*TP53* 突变罕见
  - *CDKN2A/P16* 双等位基因缺失;*BCL6* 功能失调
  - *FOXP1* 重排约 7%
- 免疫逃避宿主 T 细胞反应
  - 9p24.1/PD-L1/PD-L2 拷贝数改变与基因融合
  - *CIITA* 重排约占 10%
    - *CIITA* 编码主要组织相容复合体(MHC)调节蛋白

鉴别诊断

精原细胞瘤

- 成年男性最常见的生殖细胞肿瘤
  - 平均年龄约 40 岁,年龄大于 30 岁的患者>75%
- 肿瘤细胞呈巢状、条索状或片状分布,其间见纤细的纤维间隔
  - 胞质淡染,胞膜清晰,核呈方形
- 间质见多量反应性淋巴细胞或组织细胞
  - ±罕见情况下,肉芽肿性炎会掩盖肿瘤细胞
- 标本固定不佳时,精原细胞瘤可形似淋巴瘤
  - 部分病例可出现浆细胞样形态
- 免疫组织化学有助于鉴别诊断
  - SALL4(+),OCT3/4(+),KIT/CD117(+),PLAP(+)
  - CD45/LCA(-),CD3(-),CD20(-),CD30(-)
- 常见 12p 等臂染色体

胚胎性癌

- 单纯性的胚胎性癌罕见
  - 通常是混合性生殖细胞肿瘤的一部分
- 患者更年轻(相对于精原细胞瘤)
  - 中位年龄:约 30 岁
- 生长方式多样:实性、乳头状、管状等
  - 常见坏死与出血
- 大细胞,核多形且具异型性
- 免疫组织化学有助于鉴别诊断
  - SALL4(+),OCT3/4(+),SOX2(+),CD30(+)
  - KIT/CD117(-),CD45/LCA(-),CD3(-),CD20(-)
- 常见 12p 等臂染色体

髓系肉瘤

- 急性髓系白血病可累及睾丸,并形成肿块
  - 罕见情况下,可发生孤立性睾丸受累
- 中等大小的肿瘤细胞弥漫性分布
  - 核膜薄,核仁细小
- 免疫组织化学对诊断只管重要
  - MPO(+),溶菌酶(+),CD43(+),CD68(+),KIT/CD117(+)

其他类型淋巴瘤

- B/T 淋巴母细胞性白血病/淋巴瘤累及睾丸
  - 睾丸是已知的"肿瘤避难所"
  - 细胞小,具有母细胞样染色质;TdT(+)
- 伯基特淋巴瘤可累及睾丸
  - 常为全身性疾病的一部分
  - 星空现象,大量凋亡,细胞体积中等大小
  - CD10(+),BCL6(+),BCL2(-),Ki-67 极高表达
  - 几乎总是存在 MYC 易位
    - t(8;14)(q24;q32)最常见,约占 80% 的病例
- 滤泡性淋巴瘤
  - 全身性病变可累及睾丸
    - 罕见情况下可查到睾丸肿块
    - CD10(+),BCL6(+),BCL2(+)
    - t(14;18)(q32;q21)/IGH-BCL2(+)
  - 极少患者为 IE 期
    - 儿童比成人更常见

- 惰性临床病程;无需化疗
    - CD10(+),BCL6(+),BCL2(-)
    - 无 t(14;18)(q32;q21)/IGH-BCL2 证据
- 结外 NK/T 细胞淋巴瘤,鼻型
  - 罕见情况下可表现为睾丸肿块
  - 细胞体积小至大不等,±围血管生长
  - CD3(+),CD56(+),EBER(+),CD5(-),CD20(-)

睾丸炎

- 多种原因导致的睾丸炎症
  - 肉芽肿性炎
    - 外伤:对精子溢出,反应性的形成肉芽肿
    - 感染:分枝杆菌感染
  - 病毒感染:腮腺炎病毒及其他
  - 免疫缺陷患者的真菌和寄生虫感染
- 反应性淋巴细胞、组织细胞,伴有肉芽肿及坏死
  - 无成片的大 B 细胞

诊断依据

临床相关病理特征

- 睾丸 DLBCL 具有独特的生物学特征
  - 排除全身系统性疾病很重要
  - 目前标准治疗
    - R-CHOP,对侧睾丸放疗,鞘内注射甲氨蝶呤
      - 最大限度减少对侧睾丸和中枢神经系统复发
  - 需要新的治疗手段
    - PD1-PD-L1/L2 轴和 MYD88 的抑制剂可能有效

病理学精要

- 老年男性最常见的睾丸肿瘤
- 非生发中心 B 细胞免疫表型
- MYD88 和 CD79B 突变
- 9p24.1/PD-L1 与 PD-L2 拷贝数改变与基因融合

参考文献

1. Deng L et al: Primary testicular diffuse large B-cell lymphoma displays distinct clinical and biological features for treatment failure in rituximab era: a report from the International PTL Consortium. Leukemia. 30(2):361-72, 2016
2. Kridel R et al: Diffuse large B-cell lymphoma with testicular involvement: outcome and risk of CNS relapse in the rituximab era. Br J Haematol. ePub, 2016
3. Kemal Y et al: Primary testicular lymphoma: a single centre experience. Exp Oncol. 37(3):223-6, 2015
4. Twa DD et al: Recurrent genomic rearrangements in primary testicular lymphoma. J Pathol. 236(2):136-41, 2015
5. Ahmad SS et al: Primary testicular lymphoma. Clin Oncol (R Coll Radiol). 24(5):358-65, 2012
6. Vitolo U et al: First-line treatment for primary testicular diffuse large B-cell lymphoma with rituximab-CHOP, CNS prophylaxis, and contralateral testis irradiation: final results of an international phase II trial. J Clin Oncol. 29(20):2766-72, 2011
7. Mazloom A et al: Outcome of patients with diffuse large B-cell lymphoma of the testis by era of treatment: the M. D. Anderson Cancer Center experience. Leuk Lymphoma. 51(7):1217-24, 2010
8. Booman M et al: Genomic alterations and gene expression in primary diffuse large B-cell lymphomas of immune-privileged sites: the importance of apoptosis and immunomodulatory pathways. J Pathol. 216(2):209-17, 2008
9. Vitolo U et al: Primary testicular lymphoma. Crit Rev Oncol Hematol. 65(2):183-9, 2008
10. Bacon CM et al: Primary follicular lymphoma of the testis and epididymis in adults. Am J Surg Pathol. 31(7):1050-8, 2007
11. Zucca E et al: Patterns of outcome and prognostic factors in primary large-cell lymphoma of the testis in a survey by the International Extranodal Lymphoma Study Group. J Clin Oncol. 21(1):20-7, 2003

睾丸 DLBCL：星空现象

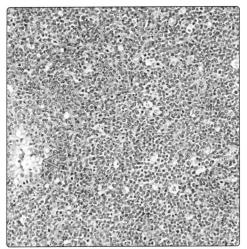

睾丸 DLBCL：中心母细胞变异型

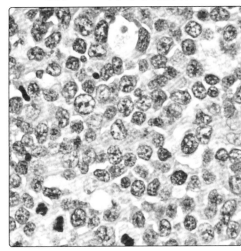

(左)图示睾丸 DLBCL 该视野可见星空现象及残存生精小管⊠。(右)高倍镜示睾丸 DLBCL，肿瘤显示星空现象、多量中心母细胞、凋亡细胞和核分裂象

睾丸 DLBCL：CD20

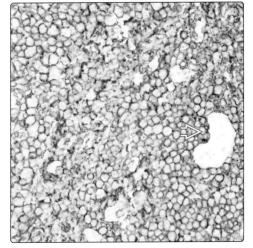

睾丸 DLBCL：CD3

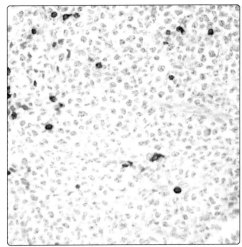

(左)本例大淋巴瘤细胞 CD20(+)，CD3(−)(未展示)，支持 B 细胞来源。残存生精小管 CD20(−)⊠。(右)本例大淋巴瘤细胞 CD20(+)(前图已示)，但 CD3(−)。此视野中可见少量反应性 T 细胞 CD3(+)

睾丸 DLBCL：IRF4/MUM1

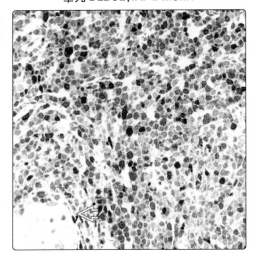

睾丸弥 DLBCL：Ki-67

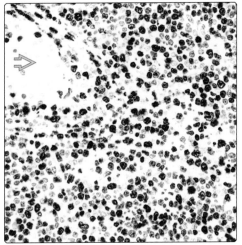

(左)80%~90%的原发性睾丸 DLBCL 为非生发中心 B 细胞免疫表型。图示肿瘤也是非生发中心 B 细胞免疫表型，IRF4/MUM1(+)、BCL6(+)，但 CD10(−)。视野中残存的生精小管不表达 IRF4/MUM1⊠。(右)大的淋巴瘤细胞显示高增殖活性，Ki-67 阳性细胞大于 90%。残存生精小管⊠基本不表达 Ki-67

睾丸精原细胞瘤

精原细胞瘤:大的淡染细胞

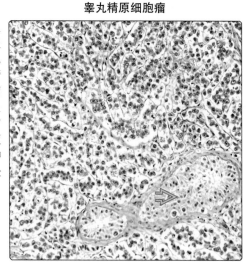

(左)精原细胞瘤呈弥漫生长模式,肿瘤由胞质丰富淡染、胞界清晰的细胞组成。其内可见正常的生精小管 ➡。(右)精原细胞瘤的瘤细胞体积大,核居中、略呈方形,核仁明显。胞质丰富淡染,该视野中有一定程度的收缩。小淋巴细胞在肿瘤间纤细的纤维间质中浸润。核分裂象 ➡可见

睾丸胚胎性癌

胚胎性癌:CD30

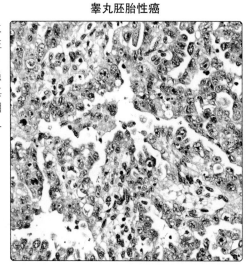

(左)胚胎性癌的瘤细胞大而相互黏附。细胞异型性明显,核分裂象多见。(右)胚胎性癌常显示 CD30 膜强阳性。重要的是不能将其与其他 CD30(+)淋巴瘤相混淆,如间变变异型 DLBCL

睾丸髓系肉瘤

髓系肉瘤:MPO

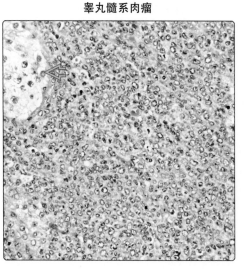
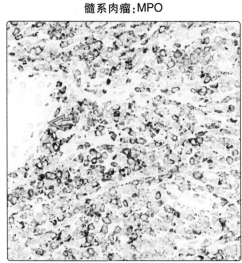

(左)本例髓系肉瘤在睾丸中表现为肿块,患者接受睾丸切除术治疗。肿瘤细胞弥漫性取代睾丸实质,瘤细胞核膜薄,可见小核仁。可见残存的生精小管 ➡。(右)肿瘤细胞 MPO 阳性,同时表达溶菌酶,但不表达 CD3 和 CD20(未展示)。视野中可见 MPO 阴性的生精小管 ➡

T-LBL 累及睾丸

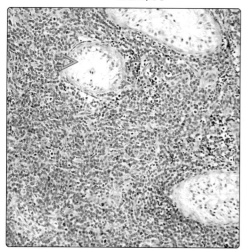

T-LBL：母细胞样核

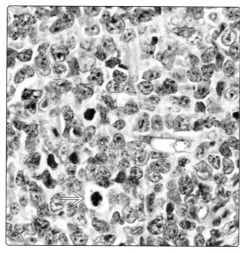

（左）年轻男性患者，诊断为 T 淋巴母细胞性淋巴瘤/淋巴母细胞性白血病（T-LBL）。肿瘤细胞弥漫浸润睾丸，残存少量生精小管 ➡️。（右）T-LBL 累及睾丸，肿瘤细胞体积中等大小，有未成熟的染色质及多量核分裂象 ➡️。肿瘤细胞表达 CD3 和 TdT（未展示）

睾丸滤泡性淋巴瘤

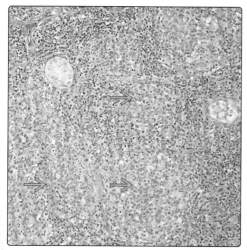

睾丸滤泡性淋巴瘤：CD21

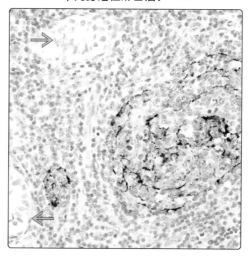

（左）表现为睾丸肿物的儿童患者，无其他临床症状和体征。肿瘤呈滤泡性生长模式 ➡️，可见残存的生精小管。患者在睾丸切除术后未接受其他治疗。（右）CD21 突显肿瘤性滤泡内的滤泡树突细胞。生精小管显示 CD21 阴性 ➡️

睾丸鼻型 NK/T 细胞淋巴瘤

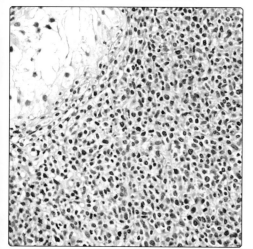

睾丸鼻型 NK/T 细胞淋巴瘤：EBER

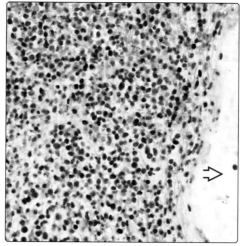

（左）表现为睾丸肿物的老年男性患者，接受睾丸切除术治疗，诊断为睾丸鼻型 NK/T 细胞淋巴瘤。肿瘤细胞多数较小，表达 CD3 和 CD56，不表达 CD20（未展示）。（右）淋巴瘤细胞显示 EBER 阳性，支持鼻型结外 NK/T 细胞淋巴瘤。视野中生精小管 ➡️ 显示 EBER 阴性

要　点

基本概念

- 脾边缘区淋巴瘤

病因学/发病机制

- 抗原驱动/选择的可能作用
  - *IGHV* 基因体细胞高频突变
  - 选择性使用 *IGHV* 基因(机械性重复)
  - 与丙型肝炎病毒(HCV)感染相关

临床特征

- 约占全部淋巴瘤的 1%
- 患者表现为脾大,±全血细胞减少
- 临床过程通常呈惰性,可观望
- 有症状的脾大或全血细胞减少、出现 B 症状或进行性淋巴结肿大时,需要治疗

镜下特征

- 脾:小淋巴细胞选择性地累及白髓
  - 典型的双相结构(biphasic pattern)

- 骨髓常被累及,约 40% 是窦性
- 外周血:绒毛淋巴细胞

辅助检查

- 免疫表型
  - 全 B 细胞标志物(+),CD11c(+),CD22(+),CD79a(+),CD79b(+)
  - FMC7(+),CD200(弱+),CD5(−/+)
  - CD3(−),CD25(−),CD43(−),CD103(−),CD123(−)
- 常规细胞遗传学
  - 约 40% 的病例 7q31-32 缺失或等位缺失
- SMZL 的基因突变
  - NOTCH 通路突变约 40%,*KLF2* 突变约 40%

主要鉴别诊断

- 脾边缘区或滤泡增生
- 其他类型的小 B 细胞淋巴瘤
- 毛细胞白血病
- 毛细胞白血病变异型

SMZL:大体表现

SMZL:白髓双相结构

(左)大体图示脾被 SMZL 累及。白髓增宽,有大量粟粒状的微小结节➡。(右)图示 SMZL 增宽的白髓表现为典型的双相结构,中央为深染(蓝色)区➡,周围为浅染区。红髓➡也有不十分明显的受累

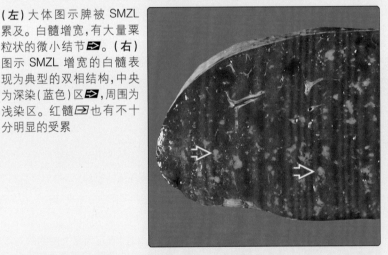

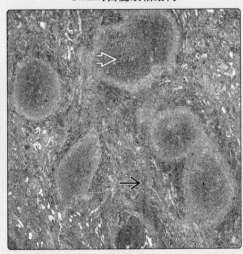

SMZL:白髓扩大

SMZL:外周血涂片

(左)高倍镜示 SMZL 中一个增宽的白髓结节,表现为典型的双相结构:深染(蓝色)的中央区➡,较浅的周围区➡。(右)外周血涂片瑞氏-吉姆萨染色显示 2 个小淋巴细胞,胞质呈绒毛状突起,其中一个表现出特征性的"极向"绒毛➡。视野中还可见一个单核细胞和一个有核红细胞

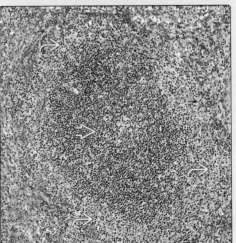

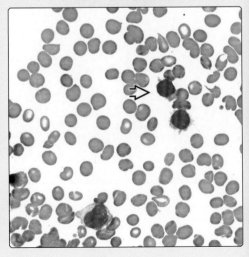

术语

缩写

- 脾边缘区淋巴瘤(splenic marginal zone lymphoma,SMZL)

同义词

- 脾淋巴瘤伴循环绒毛淋巴细胞

定义

- 来源于脾的小 B 细胞淋巴瘤
  - 起源于分化阶段不明的 B 细胞
  - 很可能是边缘区或边缘区前体 B 细胞
- 常累及脾门淋巴结和骨髓

病因学/发病机制

感染原

- 在南欧,与丙型肝炎感染有关

抗原选择或驱动

- 免疫球蛋白可变区基因的选择性使用
  - 约 30%使用 *IGHV1-2** *04*
- 10%的病例 B 细胞受体为典型模式

NF-κB 通路活化

- 通过活化性基因突变或通路抑制因子的失活

临床特征

流行病学

- 发病率
  - 约占所有淋巴细胞性肿瘤的 1%
  - 每年 0.13/100 000 人
- 年龄
  - 中位年龄:60~69 岁
  - <50 岁的患者少见
- 性别
  - 无性别倾向

表现

- >90%的患者有脾大
  - 脾门淋巴结肿大
- 约 90%的患者有骨髓累及
- 常见外周血淋巴细胞增多(所谓的绒毛淋巴细胞)
  - 约 50%的患者有轻微的淋巴细胞增多;约 10%的患者呈明显的白血病阶段
- 约 25%的患者有腹腔淋巴结肿大;约 20%的患者有肝肿大
- 外周淋巴结肿大不常见
- 达 1/3 的患者有单克隆血清蛋白
- 约 20%的患者有血小板减少,约 30%的患者有贫血

- 约 10%的患者存在自身免疫异常

治疗

- 多数患者随访观察
- 有下列状况的患者需要治疗
  - 存在脾大症状或血细胞减少
  - 系统性(B)症状;进行性淋巴结肿大
- 可选择的治疗方案包括:利妥昔单抗、嘌呤类似物或细胞毒性制剂
- 丙型肝炎感染的患者可能对 γ 干扰素或利巴韦林治疗有效

预后

- 临床进程通常呈惰性
- 5%~10%的患者可发生弥漫大 B 细胞淋巴瘤转化
  - 血液中可发生幼淋巴细胞转化
- 临床预后不良因素包括
  - 大肿块,血细胞减少,低蛋白血症,血清乳酸脱氢酶升高
- 可能与不良预后有关的分子因素
  - *TP53* 突变,7q 缺失,*NOTCH2* 或 *KLF2* 突变

大体特征

一般特征

- 弥漫性粟粒状的白色小结节

镜下特征

组织学特征

- 选择性地累及白髓
- 双相结构:白髓结节呈中央深染、周围淡染
  - 两种成分都是肿瘤性过程的一部分
  - 生发中心和套区通常消失,但也可以存在
- 红髓弥漫性受累的程度较低
- 小淋巴细胞取代白髓,并浸润红髓
  - 主要为小的圆形至略不规则形、胞质稀少的淋巴细胞
  - 边缘区可见小、中、大的胞质淡染的淋巴细胞
  - 核分裂象罕见
  - 部分细胞可见浆细胞样分化;并可以很明显
- 脾内常见上皮样组织细胞
  - 常见小的聚集灶;红髓多于白髓
  - 上皮样组织细胞可以很多,偶尔可能会掩盖淋巴瘤细胞
- SMZL 恒定累及脾门淋巴结
  - 部分被扩张的淋巴窦取代
- 外周血淋巴细胞体积小,常显示单极性的胞质突起
  - 也称为绒毛淋巴细胞
- 骨髓累及可以为结节型、间质型、梁旁型或混合型
  - 滤泡树突细胞[CD21(+),CD23(+)]常聚集
  - 约 40%的病例有窦隙成分
  - 5%~10%的病例有反应性生发中心
- 肝表现为肝窦模式±门管区受累

实验室检查

免疫组织化学

- CD19(+),CD20(+),CD22(+),CD79a(+)
  - CD5 和 CD23 罕见(+)
- PAX5(+),BCL2(+),DBA. 44(+/-),CD43(-/+)
- Cyclin-D1(-),CD3(-),CD10(-),BCL6(-)
- LEF1(-),IRTA1(-),annexin-A1(-),SOX11(-)

流式细胞术

- 单表型表面免疫球蛋白轻链
  - IgM(+);常有 IgD(+)
- CD19(+),CD20(+),CD22(+),CD79b(+)
- CD11c(+),FMC7(+),CD200(弱+)
- CD3(-),约 20% 的 CD5(弱+),CD10(-)
- CD25(-),CD43(-),CD103(-),CD123(-)

基因学检查

- 常规细胞遗传学
  - 约 40% 的病例有 7q31-32 缺失
  - 未发现重现性染色体易位
- IGH 基因单克隆性重排
- 约 50% 存在 IGH 可变区(IGHV)基因超突变
  - 超突变与预后无关
- 选择性使用 IGHV,约 30% 使用 IGHV1-2*04
- 部分病例表现为高甲基化谱
- 基因表达谱提示 AKT1 和 B 细胞受体信号通路活化
- SMZL 中的基因突变
  - 约 40% 的病例存在 NOTCH 通路突变
    - 约 25% 的 NOTCH2,约 5% 的 NOTCH1,其他基因
    - 功能获得性突变
  - 40% 存在 KLF2 突变;可以抑制 NF-κB 通路抑制因子的基因
  - TP53,TRAF3,TNFAIP3,5%~15% 存在 CARD11

鉴别诊断

脾边缘区或滤泡增生

- 通常与自身免疫过程或免疫缺陷有关
- 脾通常不超过 400g;可以是正常大小
- 白髓显示生发中心、套区和边缘区
  - 三相结构(与 SMZL 的双相结构相比较)
- 红髓保留完好,脾窦和脾索中仅见极少量淋巴细胞
- 无单克隆性 B 细胞群的免疫表型或分子依据

慢性淋巴细胞白血病/小淋巴细胞淋巴瘤

- 白髓被小淋巴细胞浸润扩展,细胞核圆形到卵圆形,染色质团块状,胞质稀少
  - 增殖中心的存在,支持此诊断
  - 无双相结构的依据
- 常见红髓累及,并很广泛

- CD5(+),CD20(弱+),CD23(+),CD22(弱-/+),FMC7(-),LEF1(+)

套细胞淋巴瘤

- 脾受累时常有脾肿大
- 白髓被中心细胞浸润扩大
  - 中心细胞中等大小,核质比高,核轮廓不规则
- 红髓呈小结节或聚集状受累
- CD20(强+),CD5(+),CD22(+),FMC7(+),CD23(-)
- 常规细胞遗传学、FISH 或 RT-PCR 均可检测到 t(11;14)(q13;q32)
  - 免疫组织化学 CyclinD1(+)

滤泡性淋巴瘤

- 沿原有滤泡生长的粟粒状模式
- 肿瘤性淋巴细胞为中心细胞和中心母细胞
- 肿瘤性滤泡与结内滤泡性淋巴瘤相似
- CD10(+),BCL6(+),LMO2(+),BCL2(+/-)
- 骨髓累及常表现为梁旁模式
- 外周血中,淋巴细胞核有裂、胞质稀少("臀状"细胞)

Waldenström 巨球蛋白血症(WM)

- 存在血清副蛋白增高和骨髓累及时,很难与 SMZL 鉴别
  - 通常 WM 患者的脾不是很大
- 动脉周围小淋巴细胞、浆细胞样淋巴细胞和浆细胞聚集
- 缺少边缘区细胞分化的特点
- 骨髓累及时,WM 与 SMZL 类似
  - 梁旁聚集在 SMZL 中更常见
  - 髓窦样累及在 WM 中罕见

毛细胞白血病

- 患者表现为脾肿大,常有全血细胞减少
  - 单核细胞减少症很常见
- 红髓累及伴白髓消失
- 在血涂片中,淋巴细胞有圆形或肾形核并且
  - 胞质丰富伴周围突起("毛")
- 组织化学染色:抗酒石酸酸性磷酸酶(+)
- CD11c(比较强的+),CD22(比较强的+),CD25(+),CD103(+),FMC(+)
- 免疫组织化学 DBA. 44(+),annexin-A1(+)

毛细胞白血病变异型

- 患者常伴有淋巴细胞增多和循环单核细胞
- 在脾和骨髓中,形态学类似于毛细胞白血病
  - 血涂片中淋巴细胞可见小核仁
- CD11c(+),CD103(+/-),FMC7(+),CD25(-),annexin-A1(-)

脾弥漫性红髓小 B 细胞淋巴瘤

- 主要累及脾红髓;无微结节
- 血涂片可见绒毛淋巴细胞;骨髓活检呈窦内浸润
- DBA. 44(+),CD5(-),CD11c(-),CD25(-),CD103(-)

免疫组织化学

抗体	反应	解读
annexin-A1	阴性	如果阳性,考虑 HCL
BCL2	阳性	残存 GC 细胞阴性
BCL6	阴性	残存 GC 细胞阳性;转化的 SMZL 可以阳性
CD5	阴性	通常阴性;一小部分病例可以弱阳性
CD20	阳性	较强阳性
CD21	阴性	标记白髓结节中央的 FDC 细胞
CD23	阴性	FDC 网阳性;如果淋巴瘤细胞阳性,考虑 CLL
CD43	阴性	如果阳性,考虑 CLL 或 MCL
CyclinD1	阴性	阳性时考虑 MCL
CyclinD3	阴性	阳性时考虑 SDRPSBCL
DBA44	阳性	约 20%病例阳性
Ki-67	不适用	淋巴瘤通常增殖指数低;残存 GC 细胞高 Ki-67
PAX5	阳性	

HCL,毛细胞白血病;GC,生发中心;SMZL,脾边缘区淋巴瘤;FDC,滤泡树突细胞;CLL,慢性淋巴细胞白血病;MCL,套细胞淋巴瘤;SDRPSBCL,脾弥漫性红髓小 B 细胞淋巴瘤。

流式细胞术

抗体	结果	解读
CD3	阴性	
CD5	通常阴性	约 20%的病例弱阳性
CD10	阴性	阳性时考虑滤泡性淋巴瘤
CD11c	约 50%阳性	
CD20	阳性	较强
CD22	阳性	较强
CD23	通常阴性	约 30%的病例阳性
CD25	通常阴性	约 25%的病例阳性
CD79b	通常阳性	
CD103	阴性	约 10%的病例阳性
CD123	阴性	
FMC7	阳性	大多数病例阳性
IgM	阳性	大多数病例
IgD	阳性	约 60%的病例

参考文献

1. Starr AG et al: Splenic marginal zone lymphoma: excellent outcomes in 64 patients treated in the rituximab era. Hematology. 1-7, 2017
2. Arcaini L et al: Splenic marginal zone lymphoma: from genetics to management. Blood. 127(17):2072-81, 2016
3. Perrone S et al: Splenic marginal zone lymphoma: prognostic factors, role of watch and wait policy, and other therapeutic approaches in the rituximab era. Leuk Res. 44:53-60, 2016
4. Parry M et al: Genetics and prognostication in splenic marginal zone lymphoma: revelations from deep sequencing. Clin Cancer Res. 21(18):4174-83, 2015
5. Brisou G et al: A restricted IGHV gene repertoire in splenic marginal zone lymphoma is associated with autoimmune disorders. Haematologica. 99(10):e197-8, 2014
6. Martínez N et al: Whole-exome sequencing in splenic marginal zone lymphoma reveals mutations in genes involved in marginal zone differentiation. Leukemia. 28(6):1334-40, 2014
7. Arribas AJ et al: Splenic marginal zone lymphoma: comprehensive analysis of gene expression and miRNA profiling. Mod Pathol. 26(7):889-901, 2013
8. Liu L et al: Splenic marginal zone lymphoma: a population-based study on the 2001-2008 incidence and survival in the United States. Leuk Lymphoma. 54(7):1380-6, 2013
9. Kiel MJ et al: Whole-genome sequencing identifies recurrent somatic NOTCH2 mutations in splenic marginal zone lymphoma. J Exp Med. 209(9):1553-65, 2012
10. Remstein ED et al: The prevalence of IG translocations and 7q32 deletions in splenic marginal zone lymphoma. Leukemia. 22(6):1268-72, 2008
11. Isaacson PG et al: The histopathology of splenic lymphoma with villous lymphocytes. Blood. 84(11):3828-34, 1994

SMZL:脾门淋巴结

SMZL:生发中心

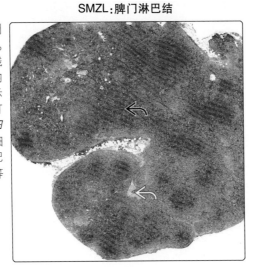

(左) 低倍镜示 SMZL 病例随脾切除的脾门淋巴结。可见模糊不清的结节伴残存的淋巴滤泡➡和扩张的脾窦➡。(右) 中倍镜示 SMZL 浸润脾门淋巴结。可见界限不清的生发中心➡几乎完全被肿瘤性淋巴细胞取代,肿瘤细胞由小淋巴细胞和胞质透明➡的中等大小细胞混合组成

SMZL 累及肝

SMZL 累及骨髓

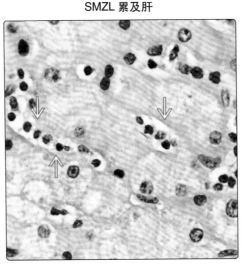

(左) 粗针穿刺肝活检标本可见血窦内的 SMZL 细胞➡。(右) 空心针骨髓活检标本切片显示不易觉察的 SMZL 浸润。骨髓三系造血细胞正常,肿瘤性细胞浸润不明显

骨髓中 SMZL:CD20(+)

SMZL:幼淋巴细胞转化

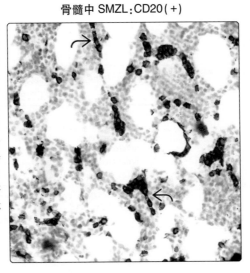

(左) CD20 免疫组织化学突显 SMZL 在骨髓中的窦样➡生长模式,其特点为线性浸润。此模式可见于 30%~50% 的 SMZL 病例,但也可以见于其他淋巴瘤。(右) 瑞氏-吉姆萨染色显示大量有核仁的淋巴细胞➡,符合 SMZL 幼巴细胞转化。此特征与 B 细胞幼淋巴细胞白血病类似,后者表现为显著的白细胞增多,且多数的淋巴细胞有核仁

SMZL 扩大的白髓

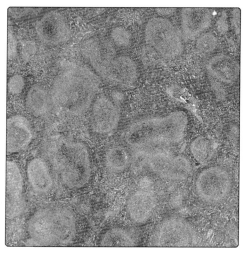

SMZL:双相结构

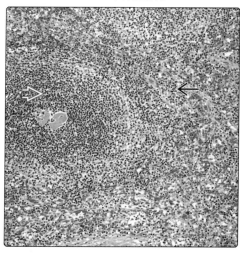

（左）低倍镜显示 SMZL 优先取代和扩张白髓。结节具有双相结构或靶样外观。（右）图示 SMZL 的双层结构模式扩张白髓➡️。注意中心深染淋巴细胞和周围淡染淋巴细胞。此外，红髓➡️轻微受累

SMZL:白髓结节

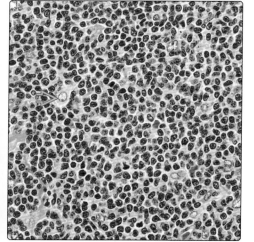

SMZL:白髓结节周围

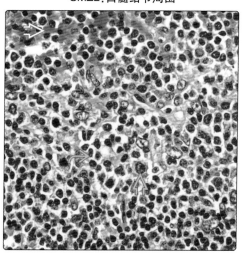

（左）图示 SMZL 累及的白髓结节的中心。大部分淋巴细胞体积小，核圆形至轻微不规则形，染色质深染。此视野中见散在上皮样组织细胞➡️。（右）图示 SMZL 白髓和红髓的交汇处，可见红髓➡️中的小淋巴细胞。交汇处的小淋巴细胞与胞质透亮中等大小的细胞混合➡️，罕见核仁明显的大淋巴细胞➡️

SMZL:红髓受累

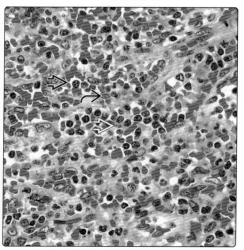

SMZL:CD20（+）

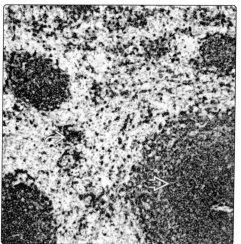

（左）图示 SMZL 浸润红髓。脾窦由上皮细胞➡️排列而成，内含小淋巴细胞和红细胞➡️。由于大量小至中等大小的淋巴瘤细胞➡️的存在，脾索增厚。（右）CD20 免疫组织化学染色突显 B 细胞主要位于白髓➡️，而红髓➡️受累程度较小，表现为小的 B 细胞聚集灶

SMZH

SMZH:边缘区

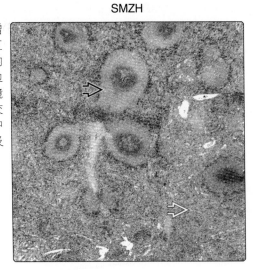

（左）低倍镜示脾边缘区增生（SMZH）的白髓➡️和红髓➡️。白髓有一个深染的中心，周围包绕着淡染的边缘区细胞层。（右）高倍镜示 SMZH 白髓和红髓的交汇处。可见残存的生发中心➡️、套区➡️、边缘区➡️及红髓➡️

CLL/SLL 累及脾白髓

CLL/SLL 累及脾白髓

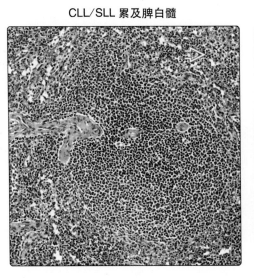
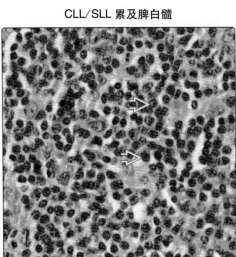

（左）中倍镜示慢性淋巴细胞白血病/小淋巴细胞淋巴瘤（CLL/SLL）取代原有的生发中心/白髓。红髓围绕在肿瘤性结节被周围➡️。（右）高倍镜示 CLL/SLL 的淋巴瘤细胞位于原有的生发中心/白髓。肿瘤性淋巴细胞为一致性的圆形细胞，并显示明显的小核仁➡️

FL 累及脾

FL 累及脾：Ⅰ级

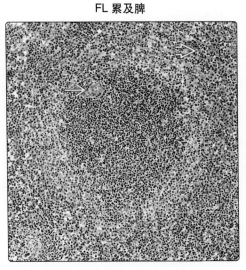
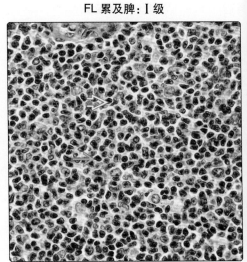

（左）图示滤泡性淋巴瘤（FL）取代脾白髓。淋巴瘤累及原有的生发中心,这一点可通过存在偏心的中央小动脉➡️而认定。周围见红髓➡️。（右）图示Ⅰ级滤泡性淋巴瘤累及脾。中心母细胞计数 <5 个/HPF；大多数细胞为体积小、核不规则的中心细胞➡️。散在的小淋巴细胞符合反应性 T 细胞➡️

MCL 累及脾

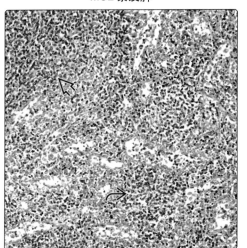

MCL：中等大小的淋巴细胞

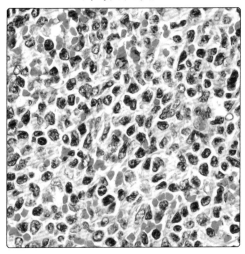

（左）一例脾套细胞淋巴瘤（MCL）。肿瘤性淋巴细胞取代白髓➘，也浸润红髓➘。与 SMZL 不同，没有明显的双层结构。（右）高倍镜示累及脾的 MCL 的细胞特征。淋巴细胞中等大小，核不规则（中心细胞样）。免疫组织化学 Cyclin-D1 阳性可明确诊断

HCL：脾中的血湖

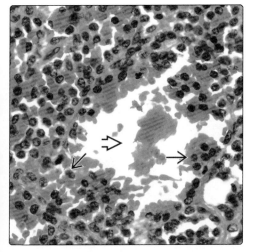

HCL：煎蛋样细胞

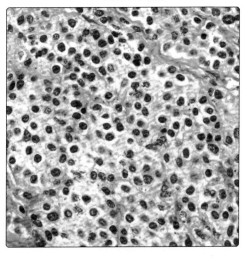

（左）图示血湖➘在典型毛细胞白血病（HCL）累及的脾中。这一内衬白血病细胞➘的囊腔内含有许多红细胞。（右）毛细胞白血病由成片的细胞组成。这些细胞核中位、卵圆形、深染，胞质丰富透明，胞膜清晰可见。这一特点使 HCL 细胞得名煎蛋样外观

HCL-V 血涂片

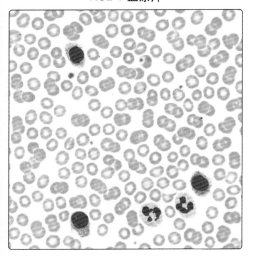

HCL-V 取代脾红髓

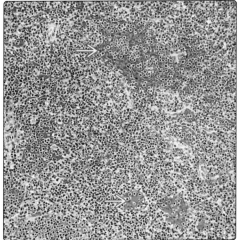

（左）外周血涂片示 3 个毛细胞白血病变异型（HCL-V）细胞和 2 个中性粒细胞。HCL-V 的淋巴细胞具有绒毛状胞质突起和小核仁。（右）图显示 HCL-V 弥漫性取代脾红髓。该视野也可见多量大小不等的血湖➘

要　点

基本概念

- 成熟 B 淋巴细胞白血病伴胞质突起

临床特征

- 乏力、疲劳、左腹痛
- 伴单核细胞减少的全血细胞减少
- 现今常在疾病的早期即被诊断
  - 单核细胞减少不多见
  - 巨脾少见
- 克拉屈滨治疗预后很好

大体特征

- 肉眼可见均匀的肉红色切面

镜下特征

- 血液中有少量具有胞质突起的毛细胞

- 脾主要表现为红髓受累,伴白髓萎缩或消失
- 骨髓显示煎蛋样或梭形的恶性 B 细胞及网状纤维化

辅助检查

- 流式细胞术显示特征性免疫表型
  - 表面 Ig(强+),全 B 细胞标志物(+),CD11c(+),CD22(+)
  - CD25(+),CD103(+),CD123(+)
  - CD5(−),CD10(−)
- 免疫组织化学
  - DBA. 44(CD76)(+),annexin-A1(+),T-bet(+),*BRAF* V600E 特异性突变(+)

主要鉴别诊断

- 毛细胞白血病变异型
- 脾弥漫性红髓小 B 细胞淋巴瘤
- 脾边缘区淋巴瘤/脾淋巴瘤伴绒毛淋巴细胞

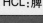
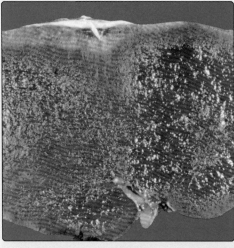

HCL:脾

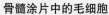
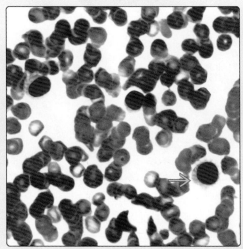

骨髓涂片中的毛细胞

(左) HCL 累及脾的大体切面呈均匀的肉红色,未见白髓结节。这一表现与红髓扩张及白髓减少一致。(右) HCL 瑞氏-吉姆萨染色显示 3 个中等大小的淋巴细胞,核卵圆形,胞质中等丰富。每个细胞的胞质是不同的,但其中一个细胞⇨清楚地显示出胞质突起("毛")

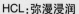

HCL:弥漫浸润

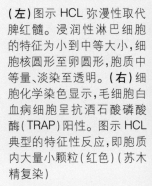
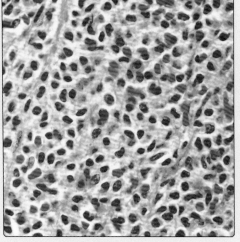

HCL:TRAP(+)

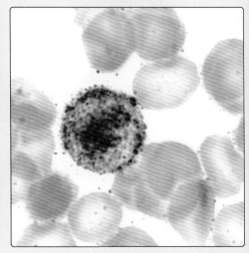

(左)图示 HCL 弥漫性取代脾红髓。浸润性淋巴细胞的特征为小到中等大小,细胞核圆形至卵圆形,胞质中等量、淡染至透明。(右)细胞化学染色显示,毛细胞白血病细胞呈抗酒石酸磷酸酶(TRAP)阳性。图示 HCL 典型的特征性反应,即胞质内大量小颗粒(红色)(苏木精复染)

术语

缩写

- 毛细胞白血病(hairy cell leukemia,HCL)

同义词

- 白血病性网状内皮增生症(已废弃)

定义

- B 细胞肿瘤,小到中等大小的淋巴细胞,核卵圆形,胞质丰富,有"毛"状突起
- 主要累及血液、骨髓和脾

病因学/发病机制

病因学

- 未知;患病风险与遗传特征和接触农药有关

细胞起源

- 来源于生发中心后成熟阶段的成熟记忆 B 细胞

发病机制

- 丝裂原活化蛋白激酶调控肿瘤生长
  - 磷酸化的 MEK 和 ERK
- 毛细胞过表达 β-肌动蛋白的同源异构体,以支撑胞质的"毛"状突起
- TNF-α 具有抗凋亡作用
- 白血病细胞过表达整合素,后者与脾红髓和脾窦结合
- 几乎所有病例都存在 BRAF V600E 突变
  - BRAF V600E(-)患者存在 IGHV4-34 分子变异型
    - 与 MAP2K1 突变相关

临床特征

流行病学

- 发病率
  - 不常见(约占淋巴样白血病的 2%)
- 年龄
  - 中老年人(中位年龄:52 岁)
    - 年轻人不常见
- 性别
  - 男:女 = 5:1

表现

- 乏力和疲劳
- 由脾肿大引起的左腹痛
- 继发于中性粒细胞减少和反复机会性感染的发热
- 继发于血小板减少的出血

- 巨脾以往常见,但现在较少
  - 脾脏较小与疾病的早期发现有关
- 肝肿大
- 淋巴结受累不常见,如果受累也是极小程度。
  - 20~30 年前更常见(由于疾病发现较晚)

实验室检查

- 全血细胞计数和外周血涂片
  - 全血细胞减少是典型表现
  - 单核细胞减少是 HCL 的特征
    - 患者全血细胞减少是重要的线索
  - 循环血液中可见毛细胞,通常数量较少
    - 毛细胞体积小到中等大小,胞质有中等、淡染
    - 胞质突起("毛")通常环绕一圈
    - 中央型卵圆形核或豆状核,染色质均匀;无核仁
    - 胞质空泡或包涵体代表核糖体-板层复合体
- 骨髓活检
  - HCL 以间质型或弥漫型累及骨髓
    - 常见网状纤维化
  - 由于纤维化,穿刺经常出现"干抽"

治疗

- 目前的治疗:氯丙嗪或喷司他汀(嘌呤类似物)作为单一药物使用
  - 70%~98%的患者可以达到完全缓解
    - 这两种药物都与骨髓抑制有关
      - 有时会出现严重的免疫抑制,可持续数个(>24)月
  - 10 年复发率约 40%
- 新疗法对于顽固性或复发性的患者很有希望
  - 抗 CD20(利妥昔单抗)、抗 CD22(莫西单抗)和抗 CD25 单克隆抗体
  - BRAF 抑制剂维莫非尼和达拉非尼很有应用前景
  - BTK 抑制剂依鲁替尼
- 过去采用脾切除和 IFN-α 来治疗
  - 自发性脾破裂的患者需行脾切除术

预后

- 很好(10 年生存率约 90%)
  - 中位生存期:>12 年
  - 完全缓解与较长的无病期相关
    - 没有证据表明有微小残留病变
- 预后不良的因素
  - 严重贫血
  - 脾超过肋缘下 10cm
  - 不典型的免疫表型
  - TP53 突变
  - IGH 重排中使用 IGHV4-34
  - 首次缓解后 24 个月内疾病复发
- 第二种恶性肿瘤的高风险

- 高达 30% 的长期生存者
- 霍奇金淋巴瘤、非霍奇金淋巴瘤
- 多种不同类型的实体瘤

大体特征

一般特征

- 脾增大，表面呈均匀的肉红色
  - 无白髓或白髓不明显
  - 红髓可能在血湖区域出现出血
  - 坏死不常见（除非继发梗死）

镜下特征

组织学特征

- 红髓弥漫性消失（脾索和脾窦）
- 红细胞湖和假脾窦
  - 从微观到肉眼均可见
  - 正常血液流向红髓被阻断的结果
  - 血湖周围被毛细胞围绕，没有内皮细胞被覆
- 白髓消失或萎缩
- 细胞学特性
  - 毛细胞核卵圆形到豆状核，胞质丰富透明
  - 细胞核不重叠，间隔较宽，胞质淡染（煎蛋样外观）
  - 核分裂象罕见或未见
- 罕见的母细胞性 HCL 被报道
  - 非典型性的大细胞，大量核分裂象，有时可见坏死
  - 典型的免疫表型
  - 部分患者有经典 HCL 病史

淋巴结

- 典型的病例常累及淋巴结的副皮质区域
  - 淋巴滤泡不受影响；通常仅累及淋巴窦

辅助检查

免疫组织化学

- 全 B 细胞抗原（+），全 T 细胞抗原（−）
- DBA.44（CD76）（+），CD25（+），CD103（+），CD123（+），T-bet（+），TRAP（+）
- 在 B 细胞肿瘤中，annexin-A1 是 HCL 的特异性标志物
  - 在粒细胞和 T 细胞中也阳性
  - 在部分受累的骨髓标本中很难检测
- BCL2（+），CD45/LCA（+）；CD10（−），BCL6（−）
- 部分细胞 CyclinD1 弱阳性
- 相关 T 淋巴细胞具有细胞毒性：CD3（+），CD8（+），CD57（+）
- 突变特异性的抗 BRAF V600E 抗体 VE1 在 >80% 的 HCL 病例中阳性
  - 针对最常见的点突变产生的单克隆抗体

- 胞质着色

流式细胞术

- HCL 的免疫表型具有特征性
- 表面 Ig 轻链强阳性（λ>κ）
  - HCL 可以表达表面 IgM、IgD 或 IgG
  - 罕见情况下，表达两种 Ig 重链
- CD19（+），CD20（+），CD11c 强（+），CD22（+）
- CD25（+），CD103（+），CD123（+），CD200/OX2（+），FMC7（+）
- CD5，CD10 和 CD23 阴性
  - 据报道，极个别病例 CD5 或 CD10 阳性

基因学检查

- IGH 基因单克隆性重排
- 大多数病例显示 IGH 可变区基因体细胞超突变
  - 与生发中心后成熟阶段的细胞一致
  - IGH 可变区基因无突变与侵袭性临床进程相关
- BRAF V600E 突变几乎见于所有 HCL 病例
  - 热点突变位于外显子 11（密码子 468）和 15（密码子 595-600）
  - 只有约 1% 的其他 B 细胞淋巴组织增殖性疾病携带此突变
  - 二代测序比焦磷酸测序或一代测序更灵敏
- BRAF V600E（−）患者存在 IGHV4-34 分子变异型
  - 与更具侵袭性疾病进程有关
- KLF2 转录因子或 CDKN1B/p27 细胞周期抑制因子的突变
  - 在 16% 的 HCL 患者中重现
- 基因表达谱显示细胞因子和黏附分子上调
- 阵列比较基因组杂交：HCL 具有稳定的基因组
- 相关的 T 淋巴细胞可表现为单克隆性或寡克隆性 T 细胞受体基因重排
- 细胞遗传学水平上无重现性结构或数目的异常

电子显微镜

- 有特征性的核糖体-板层复合体，但不具特异性

细胞化学

- TRAP 在 HCL 细胞中显示胞质颗粒
  - 经酒石酸盐处理后，酸性磷酸酶在 HCL 细胞中通常会显得更亮

鉴别诊断

毛细胞白血病变异型

- 与 HCL 相比不常见
- 类似于 HCL 的弥漫性脾红髓受累
- 外周血淋巴细胞增多（通常白细胞高），单核细胞计数正常
- 细胞学特征与 HCL 不同
  - 可见明显的核仁（但不是很大）
  - 胞质透明至嗜碱性，胞质突起通常较少

- 细胞化学染色 TRAP 通常为阴性(或弱阳性)
- 免疫表型:表面 Ig 较强(+),CD11c(+),DBA.44(+),CD103(+/−)
  ○ annexin-A1(−/+),CD25(−),CD123(−)

脾弥漫性红髓小 B 细胞淋巴瘤

- 主要累及红髓,白髓消失,与 HCL 类似
- 外周血淋巴细胞可见细毛状胞质突起
- 骨髓受累通常呈窦内型
- 免疫表型:IgM(+),IgD(−),CD5(−),CD25(−),CD11c(+),CD103(−/+),CD123(−)
- 此病与 HCL 变异型常重叠,两者的关系尚不清楚

脾边缘区淋巴瘤/脾淋巴瘤伴绒毛淋巴细胞

- 白髓明显扩张,呈双层模式
  ○ 中心由小的淋巴细胞(深染区)组成,外围是胞质淡染、较大的边缘区细胞
- 肿瘤呈结节状继发累及红髓
- 细胞化学染色 TRAP 常呈弱阳性
- 免疫表型:表面 Ig 较强(+),全 B 细胞抗原(+)
  ○ CD10(−),CD5(弱−/+),CD23(弱−/+)

慢性淋巴细胞白血病/小淋巴细胞淋巴瘤

- 白髓扩张,形成均匀的结节
  ○ 红髓常受累
    − 当广泛受累时,可观察到增殖中心
- 淋巴细胞呈圆形至卵圆形,染色质团块状,胞质稀少
- 免疫表型独特
  ○ 表面 Ig 轻链弱表达(κ>λ),IgD(+/−),CD19(+),CD20(弱+)
  ○ CD5(+),CD23(+),CD11c(−/+),CD22(弱+/−),CD25(−),CD103(−)
- 常见 12 号染色体三体及 13q14、11q23、17p 染色体缺失

套细胞淋巴瘤

- 白髓扩张形成大结节
  ○ 经常出现融合结节
- 红髓受累,类似小淋巴样细胞聚集
- 淋巴细胞中等大小,核圆形至不规则
  ○ 罕见或缺乏大的淋巴样细胞(除非是母细胞性或多形性变异型)
- 免疫表型:CD5(+),CD10(−),CD23(−),表面 Ig(+)、全 B 细胞抗原(+)
  ○ CyclinD1(强+)
    − 相比之下,约50%的 HCL 病例中可表现 CyclinD1(弱+)
- 常规细胞遗传学/FISH:t(11;14)(q13;q32)/CCND1-IGH

系统性肥大细胞增多症

- 肥大细胞胞质淡染,与 HCL 或边缘区淋巴瘤细胞类似
- 疾病可累及白髓、红髓或两者皆有
- 肥大细胞聚集常与嗜酸性粒细胞或肉芽肿有关
- 血管周围受累是典型表现
- 免疫表型:CD2(−/+),CD25(+),CD43(+),CD68(+),CD117(+),类胰蛋白酶(+)
- 大部分病例有 KIT 突变(D816V)

急性髓系白血病/髓系肉瘤

- 急性髓系白血病可累及红髓(单独或主要累及)
- 髓系肉瘤形成肿块,常取代红髓和白髓
- 细胞学特征对诊断有帮助:嗜酸性粒细胞(+/−),胞质颗粒(+/−)
- 风干的细胞印片行细胞化学染色(例如:髓过氧化物酶、丁酸酯酶)有助于诊断
- 免疫表型:MPO(+),CD13(+),CD33(+),CD34(+),CD117(+)

诊断依据

病理学精要

- 全血细胞减少伴单核细胞减少
- 外周血涂片中 HCL 细胞很少
- 骨髓间质型或弥散型受累
  ○ 低倍镜下呈煎蛋样外观
- 脾红髓弥漫性受累伴白髓结节消失

参考文献

1. Grever MR et al: Consensus guidelines for the diagnosis and management of patients with classic hairy cell leukemia. Blood. 129(5):553-560, 2017
2. Thompson PA et al: How I manage patients with hairy cell leukaemia. Br J Haematol. ePub, 2017
3. Tiacci E et al: Genomics of hairy cell leukemia. J Clin Oncol. 35(9):1002-1010, 2017
4. Swerdlow SH et al: The 2016 revision of the World Health Organization (WHO) classification of lymphoid neoplasms. Blood. 127(20):2375-90, 2016
5. Morgan EA et al: Immunohistochemical detection of hairy cell leukemia in paraffin sections using a highly effective CD103 rabbit monoclonal antibody. Am J Clin Pathol. 139(2):220-30, 2013
6. Tiacci E et al: Constant activation of the RAF-MEK-ERK pathway as a diagnostic and therapeutic target in hairy cell leukemia. Haematologica. 98(4):635-9, 2013
7. Andrulis M et al: Application of a BRAF V600E mutation-specific antibody for the diagnosis of hairy cell leukemia. Am J Surg Pathol. 36(12):1796-800, 2012
8. Verma S et al: Rapid detection and quantitation of BRAF mutations in hairy cell leukemia using a sensitive pyrosequencing assay. Am J Clin Pathol. 138(1):153-6, 2012
9. Tiacci E et al: BRAF mutations in hairy-cell leukemia. N Engl J Med. 364(24):2305-15, 2011
10. Nordgren A et al: Characterisation of hairy cell leukaemia by tiling resolution array-based comparative genome hybridisation: a series of 13 cases and review of the literature. Eur J Haematol. 84(1):17-25, 2010
11. Forconi F et al: Hairy cell leukemias with unmutated IGHV genes define the minor subset refractory to single-agent cladribine and with more aggressive behavior. Blood. 114(21):4696-702, 2009
12. Cannon T et al: Hairy cell leukemia: current concepts. Cancer Invest. 26(8):860-5, 2008
13. Hisada M et al: Second cancer incidence and cause-specific mortality among 3104 patients with hairy cell leukemia: a population-based study. J Natl Cancer Inst. 99(3):215-22, 2007
14. Tiacci E et al: Evolving concepts in the pathogenesis of hairy-cell leukaemia. Nat Rev Cancer. 6(6):437-48, 2006
15. Else M et al: Long remissions in hairy cell leukemia with purine analogs: a report of 219 patients with a median follow-up of 12.5 years. Cancer. 104(11):2442-8, 2005
16. Went PT et al: High specificity of combined TRAP and DBA.44 expression for hairy cell leukemia. Am J Surg Pathol. 29(4):474-8, 2005
17. Miranda RN et al: Immunohistochemical detection of cyclin D1 using optimized conditions is highly specific for mantle cell lymphoma and hairy cell leukemia. Mod Pathol. 13(12):1308-14, 2000
18. Miranda RN et al: Somatic mutation analysis of IgH variable regions reveals that tumor cells of most parafollicular (monocytoid) B-cell lymphoma, splenic marginal zone B-cell lymphoma, and some hairy cell leukemia are composed of memory B lymphocytes. Hum Pathol. 30(3):306-12, 1999

疑似毛细胞白血病的初步检查

诊断与初步评估	说明
全血细胞计数	大多数患者表现为全血细胞减少
外周血涂片检查	涂片上毛细胞稀少或罕见
流式细胞术免疫表型分析	B 细胞表达 CD19、CD20 和 CD22；HCL 特异性标记：CD11c、CD25、CD103、CD123、CD200
骨髓针吸及穿刺活检	采用免疫组织化学 CD20、DBA.44 或 VE1(*BRAF* V600E) 对肿瘤负荷评价最佳
血液或骨髓标本的分子检测	*BRAF* V600E 检测通过等位基因特异性聚合酶链反应，二代测序优于一代测序或焦磷酸测序
临床病史及体格检查	评估患者肾功能并排除感染，以接受氯丙嗪或喷司他汀的治疗
治疗适应征	
实验室参数	血红蛋白<110g/L，血小板计数<100×10^9/L，中性粒细胞绝对数<1×10^9/L
临床参数	症状性脾肿大，淋巴结肿大，不明原因的体重下降>10%，过度疲劳，进行性淋巴细胞增多

Grever MR et al：Consensus guidelines for the diagnosis and management of patients with classic hairy cell leukemia. Blood 129(5)：553-560,2017.

脾小淋巴细胞浸润的鉴别诊断

	HCL	HCL 变异型	SDRPSBCL	CLL/SLL	SMZL/SLVL	MCL
组织病理学特征						
模式	弥漫性红髓，伴白髓消失	弥漫性红髓，伴白髓消失	弥漫性红髓，伴白髓消失	结节状白髓及继发红髓累及	结节状白髓，双层结构，继发红髓累及	结节状白髓及继发红髓累及
组织切片的细胞学特征	小，圆形至卵圆形，染色质深染，胞质透明，胞膜厚	小至中等大小的淋巴细胞，有核仁和透明胞质	小至中等大小的淋巴细胞，有核仁和透明至粉染的胞质	伴有小核仁的小圆形淋巴细胞，混合有幼淋巴细胞	白髓中心小淋巴细胞被边缘区淋巴细胞包围	淋巴细胞均匀一致，体积小，圆形或不规则形；粉染的组织细胞
血涂片或组织印片的细胞学特征	卵圆形或豆状淋巴细胞伴长的胞质突起	圆形淋巴细胞，核仁明显，丰富蓝染的胞质，小绒毛	圆形淋巴细胞，核仁小，偶有小绒毛	小圆形淋巴细胞，染色质团块状，胞质稀少	圆形至卵圆形的淋巴细胞，具有极性的胞质突起	圆形至不规则的淋巴细胞，胞质稀少；多形性变异型的 MCL 细胞大
流式细胞术免疫表型						
阳性(所有病例的 CD19 和 CD20)	CD11c,CD22,CD25,CD103,CD123,CD200,FMC7	CD11c,CD22,CD103,IgG(+/-),FMC7	CD11c,CD103(-/+),IgG,IgD(+/-),FMC7	CD5,CD11c(-/+),CD23,CD200	CD5(-/+),CD11c,CD25,IgM	CD5,CD79b,FMC7
阴性	CD5,CD10(+)(高达 20%)	CD5,CD10,CD25,CD123,CD200	CD5,CD10,CD25,CD123	CD10,CD22,CD79b,CD103,FMC7	CD5(弱+)(10%),CD10,CD103,CD123,CD200	CD23(弱+)(10%),CD10,CD200
免疫组织化学						
DBA.44 和 TRAP*	阳性	罕见	阴性	8%	5%	5%
annexin-A1	阳性	罕见	阴性	阴性	阴性	阴性
cyclinD1	约 50%阳性	阴性	阴性	阴性	阴性	约 100%阳性
特异突变 *BRAF*V600E	阳性	阴性	阴性	阴性	阴性	阴性

HCL，毛细胞白血病；SDRPSBCL，脾弥漫性红髓小 B 细胞淋巴瘤；CLL/SLL，慢性淋巴细胞性白血病/小淋巴细胞性淋巴瘤；SMZL/SLVL，脾边缘区淋巴瘤/脾淋巴瘤伴绒毛状淋巴细胞；MCL，套细胞淋巴瘤。annexin，膜联蛋白；cyclin，周期蛋白；* 免疫组织化学 TRAP 的特异性不如酶细胞化学 TRAP 的特异性强。

脾血湖

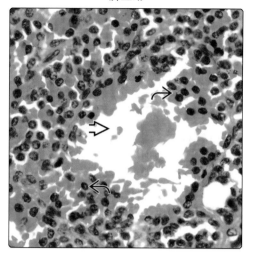

HCL：CD20（+）

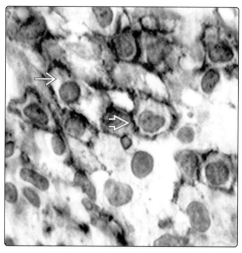

（左）脾切片示红髓内的血湖。血湖内 ⬅️ 含有红细胞和毛细胞 ➡️，内衬线样排列的肿瘤性毛细胞而非内皮细胞。慢性淋巴细胞白血病中也见血湖，尽管不太常见。（右）B 细胞标志物 CD20 免疫组织化学勾画出脾中毛细胞的细胞膜 ➡️。此图也显示了白血病细胞丰富而透明的胞质 ➡️

HCL 累及骨髓

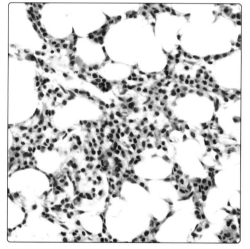

HCL 的骨髓：网状纤维

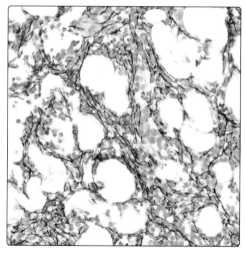

（左）骨髓切片示正常的细胞量。大部分骨髓细胞为单核细胞，无巨核细胞、髓细胞和红细胞前体细胞。此 HCL 病例未经治疗，显示 HCL 细胞导致正常造血功能衰竭。（右）HCL 浸润的骨髓中，网状染色显示弥漫性、中度增加的细网状纤维，有许多交叉。这种程度的纤维化可导致骨髓"不易抽吸"（干抽）

HCL 累及骨髓：CD11c（+）

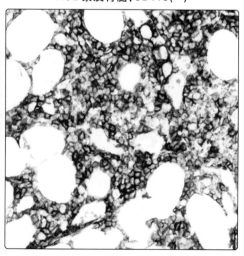

HCL：抗 BRAF V600E（+）

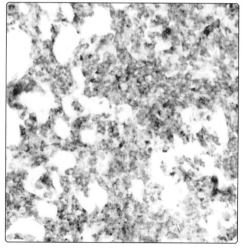

（左）抗 CD11c 免疫组织化学显示大量 HCL 细胞。此病例的常规染色切片显示细胞增多，但白血病细胞浸润不明显。（右）使用针对 BRAF V600E 突变的抗体，免疫组织化学显示此病例的大多数 HCL 细胞表达突变蛋白。阳性着色位于胞质，尽管很弱

（左）B 细胞标志物 CD20 的免疫组织化学显示，骨髓中大多数细胞为 B 细胞➡。仅残留少数正常的造血细胞➡。（右）annexin-A1 是一种粒细胞蛋白，也是 HCL 的高敏感性标志物。然而，当骨髓标本中白血病细胞稀少时，annexin-A1 的反应性很难解释。红细胞前体细胞➡和巨核细胞➡呈阴性

HCL：CD20（+）

HCL：骨髓中 annexin-A1（+）

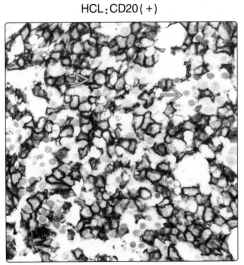

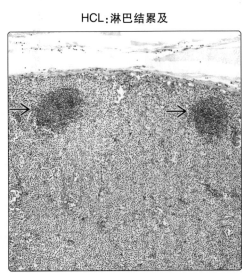

（左）cyclinD1 在小部分 HCL 细胞中呈阳性➡，通常强度较弱。HCL 细胞虽然表达 cyclinD1，但缺乏套细胞淋巴瘤特征性的 t（11；14）（q13；q32）。（右）HCL 累及的淋巴结，显示同质性的白血病细胞群使滤泡间区扩大。可见淋巴滤泡残留➡

HCL：cyclinD1 弱阳性

HCL：淋巴结累及

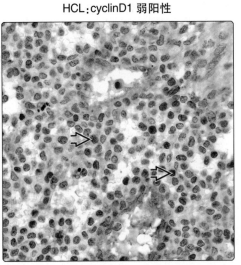

（左）HCL 累及的淋巴结切片显示，部分区域为同质性的 HCL 细胞群➡，其他区域显示类似于脾中所见的血湖➡。（右）HCL 累及淋巴结的组织印片显示大量毛细胞➡，HCL 细胞胞质丰富淡染。需注意，这种印片中，HCL 细胞没有显示出胞质突起（毛）

HCL：淋巴结中的血湖

HCL：淋巴结印片

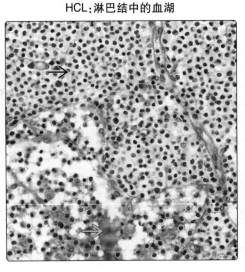

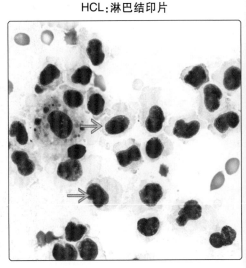

HCL：DBA. 44(+)

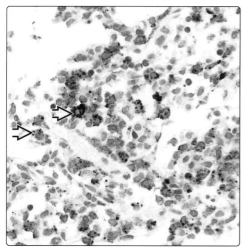

HCL 变异型

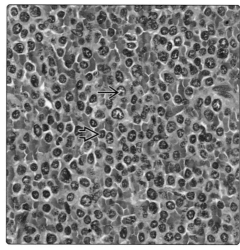

（左）图示一个 HCL 病例中，DBA. 44 在大多数肿瘤细胞中呈颗粒状阳性➡。DBA. 44 在其他淋巴组织肿瘤中也可呈阳性，包括脾边缘区淋巴瘤和 HCL 变异型。（右）图示 HCL 变异型弥漫性浸润脾红髓和脾窦，与 HCL 相似。HCL 变异型的肿瘤细胞通常胞质中等量，细胞核呈空泡状➡，核仁小而明显➡

HCL 变异型：外周血

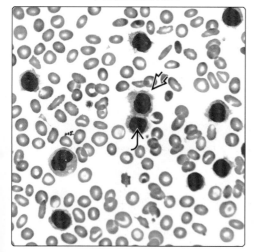

SDRPSBCL

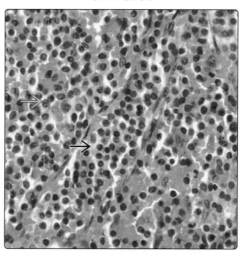

（左）一例 HCL 变异型的外周血瑞氏-吉姆萨染色显示，特征性的中等大小淋巴细胞，胞质中等、浅嗜碱性，局灶胞膜突起➡，核卵圆形，染色质分散。可见明显的核仁➡。（右）脾弥漫性红髓 B 细胞淋巴瘤（SDRPSBCL）显示细胞浸润脾窦➡和红髓脾索➡。淋巴瘤细胞体积中等，胞质清晰，核圆形，无核仁

SDRPBCL：CD20(+)

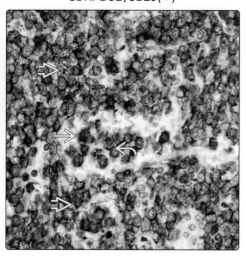

SDRPSBCL：CD34

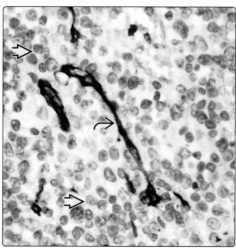

（左）CD20 免疫组织化学染色显示 SDRPSBCL 肿瘤细胞呈弥漫阳性，可见脾索➡和脾窦➡扩张。淋巴瘤细胞➡大小和阳性程度一致。（右）CD34 免疫组织化学染色显示 SDRPSBCL 红髓脾索内的线性小血管➡。脾索因肿瘤细胞➡的存在而明显增宽（Courtesy J. Cok, MD. ）

脾 CLL/SLL

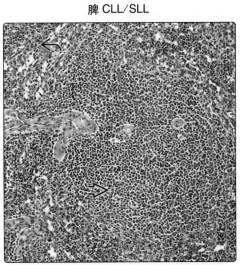

CLL/SLL：白髓受累

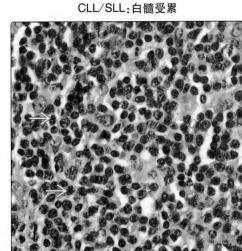

（左）在慢性淋巴细胞白血病/小淋巴细胞淋巴瘤（CLL/SLL）中，肿瘤细胞主要分布于白髓➡，继发累及红髓➡。低倍镜下，肿瘤细胞均匀一致。（右）图示 CLL/SLL 累及脾白髓。淋巴细胞体积小，圆形至椭圆形，染色质团块状，偶尔有明显的小核仁➡。增殖中心在脾不常见

CLL/SLL：血湖

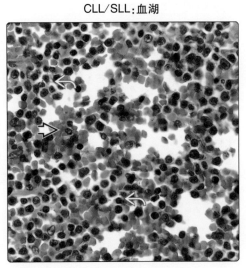

CLL/SLL：嗜碱性胞质

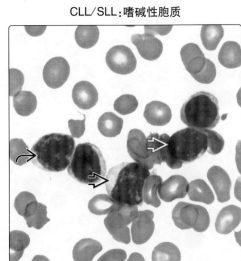

（左）CLL/SLL 累及脾红髓，偶尔会破坏结构形成血湖，特征是红细胞➡在 CLL/SLL 细胞➡间聚集，类似 HCL 中所见。（右）CLL/SLL 细胞通常胞质少，核圆形至卵圆形，染色质团块状➡。有时淋巴细胞表现为不典型特征，胞质丰富嗜碱性➡，核不规则➡。无胞质突起

SMZL

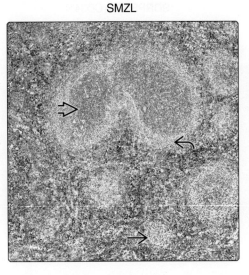

SMZL：绒毛淋巴细胞

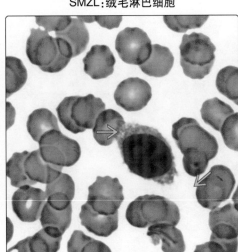

（左）脾边缘区淋巴瘤（SMZL）显示双相结构的细胞结节主要累及白髓，其特点是由小淋巴细胞➡组成的中心暗区被淡染的边缘区➡围绕，簇状淋巴瘤细胞继发累及红髓➡。（右）SMZL/脾淋巴瘤伴绒毛淋巴细胞（SLVL）血涂片显示淋巴细胞核圆形至椭圆形，胞质两极突起➡，约 50% 的 SMZL/SLVL 病例可见这一特征

脾 MCL

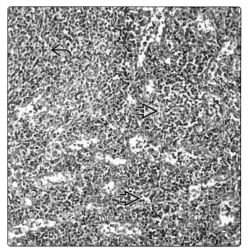

MCL:不规则核

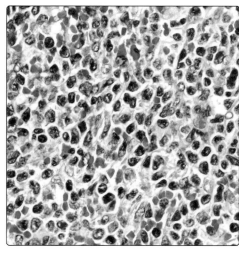

（左）图示套细胞淋巴瘤（MCL）主要累及白髓➘。此外,红髓脾索内继发簇状的瘤细胞➋。（右）MCL 的特征是小至中等大小的淋巴细胞均匀一致,染色质团块状,核轮廓不规则

MCL:外周血

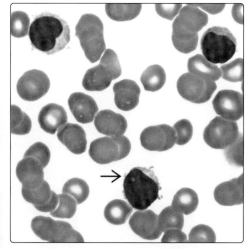

脾系统性肥大细胞增多症

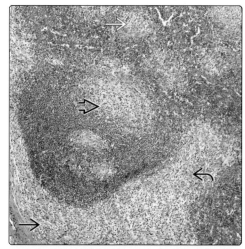

（左）一例 MCL 病例的外周血瑞氏-吉姆萨染色显示,小至中等大小的淋巴细胞,核圆形至卵圆形,一些细胞有明显的偏位核仁➋。MCL 细胞的胞质没有毛状突起。（右）累及脾的系统性肥大细胞增多症显示,肿瘤结节位于白髓➋和红髓➔。脾的纤维性包膜➋增厚和可见纤维性小梁➋

系统性肥大细胞增多症:透明胞质

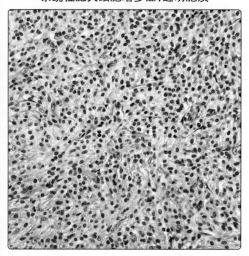

急性髓系白血病累及脾

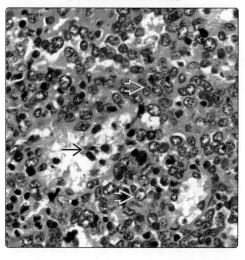

（左）系统性肥大细胞增多症累及脾,高倍镜下示弥漫性增生模式。肿瘤细胞呈卵圆形,核染色质深染,胞质淡染,类似 HCL 的煎蛋样外观。肿瘤细胞表达CD117 和胰蛋白酶（未显示）。（右）急性髓系白血病细胞浸润并扩张脾红髓脾索➋。细胞中等大小,核卵圆形,染色质空泡状。脾窦含有中性粒细胞➋

要　点

术语

- 成熟 B 细胞肿瘤,累及外周血、骨髓和脾
- 形态上与经典毛细胞白血病(HCL)非常相似

分类

- 目前暂时归类在无法分类的脾 B 细胞淋巴瘤/白血病的类别下

临床特征

- 脾肿大(85%)
- 肝肿大(20%)
- 外周淋巴结肿大(15%)
- 90%的患者有白细胞增多伴淋巴细胞增多
- 单核细胞计数正常
- 脾切除术可以缓解症状性贫血、血小板减少和腹痛

- 50%的患者使用嘌呤类似物±利妥昔单抗有部分缓解

镜下特征

- 弥漫性浸润红髓脾索和脾窦伴白髓消失
- 细胞体积小,核圆形至卵圆形伴有核仁
- 约 10%的病例组织学上可转化为大细胞或母细胞淋巴瘤

辅助检查

- 表面 Ig(较强+),通常 IgG(+),CD11c(+),CD22(+),CD103(+/-),FMC7(+)
- CD5(-),CD10(-),CD23(-),CD25(-)

主要鉴别诊断

- 脾弥漫性红髓小 B 细胞淋巴瘤
- 经典 HCL
- 脾边缘区淋巴瘤

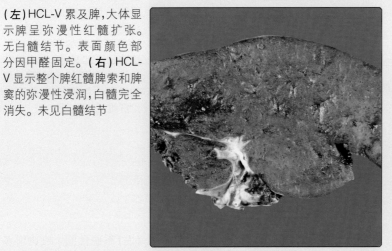

HCL-V:脾大体表现

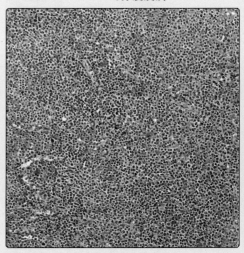

HCL-V:弥漫浸润

(左)HCL-V 累及脾,大体显示脾呈弥漫性红髓扩张。无白髓结节。表面颜色部分因甲醛固定。(右)HCL-V 显示整个脾红髓脾索和脾窦的弥漫性浸润,白髓完全消失。未见白髓结节

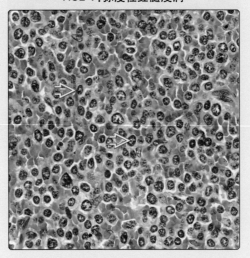

HCL-V:弥漫性红髓浸润

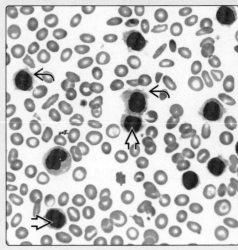

HCL-V:外周血

(左)HCL-V 显示小至中等大小的淋巴细胞弥漫性浸润红髓,细胞核仁明显➡,胞质不清。(右)一例 HCL-V 患者外周血涂片显示典型的 HCL-V 细胞形态。白血病细胞胞质轻度嗜碱性,有小的绒毛状突起➡,核卵圆形,染色质分散,核仁小➡。这些细胞也被特指为嗜碱性绒毛淋巴细胞

术语

缩写

- 毛细胞白血病变异型(hairy cell leukemia variant,HCL-V)

同义词

- 脾 B 细胞淋巴瘤伴绒毛淋巴细胞
  - 这个术语也用于脾边缘区淋巴瘤

定义

- 成熟小 B 细胞肿瘤,主要累及外周血、骨髓和脾
- 是 2008 年和 2016 年 WHO 分类中的暂定命名
  - 在无法分类的脾 B 细胞淋巴瘤/白血病的总名称下

病因学/发病机制

环境暴露

- 与接触致癌物、病毒感染或辐射没有已知的相关性

细胞起源

- 活化的成熟记忆 B 细胞

临床特征

流行病学

- 发病率
  - 比经典 HCL 发病率低 10 倍
    - 占所有淋巴细胞性白血病的<0.4%
  - 在亚洲国家可能比较常见
    - HCL-V 主要是日本人
- 年龄
  - 中位年龄:71 岁
- 性别
  - 男女比例 1.6:1

表现

- 脾肿大(85%)
- 肝肿大(20%)
- 淋巴结肿大
  - 常见脾门淋巴结大
  - 不常见外周淋巴结大(15%)

实验室检查

- 90%的患者有白细胞增多(>10×10⁹/L)伴淋巴细胞增多
  - 中位白细胞计数:$34×10^9$/L
  - 单核细胞计数正常
- 40%的患者血小板减少(<100×10⁹/L)
- 30%的患者贫血(血红蛋白<10g/L)

治疗

- 50%的患者使用嘌呤类似物±利妥昔单抗可部分缓解
  - 喷司他丁或克拉屈滨

- 很少能达到完全缓解
- 对 α 干扰素耐药
- 脾切除有利于症状性贫血、血小板减少或腹痛
  - 通常导致部分缓解

预后

- 惰性临床过程;中位生存时间为 9 年
- 发病与脾大、脾功能亢进和血细胞减少有关
- 5%~10%的患者有大细胞淋巴瘤的组织学转化
  - B 症状、明显的淋巴细胞增多或淋巴结肿大可提示转化
  - 预后不良

大体特征

一般特征

- 脾大伴弥漫性结构消失

镜下特征

组织学特征

- 脾
  - 弥漫性浸润红髓的脾索和脾窦
    - 脾窦被丰富的淋巴细胞充满或扩张
    - 可见红细胞血湖
  - 白髓萎缩或完全消失
  - 中等大小的淋巴细胞,胞质少或中等丰富,淡染
    - 细胞通常圆形;可见小而明显的核仁
    - 煎蛋或蜂窝状外观少见
  - 组织学转变的特征是大细胞或母细胞样染色质的细胞
    - 核分裂象高
- 肝:汇管区和肝窦浸润
- 骨髓
  - 间质性和结节性淋巴细胞分布
  - 随着疾病的进展,髓窦模式更加常见

细胞学特征

- 外周血涂片
  - 循环 HCL-V 细胞很容易识别
    - 一些作者提出需 20%~30%的绒毛状淋巴细胞才能诊断
  - 胞质丰富,呈蓝色嗜碱性
    - 胞质突起短,不均匀地分布在细胞周围
  - 圆形至卵圆形细胞核,核仁明显

主要模式/损伤类型

- 淋巴样的,弥漫性

主要细胞/间隔类型

- 淋巴细胞增多症

辅助检查

免疫组织化学

- B 细胞抗原(+),DBA.44(+)

- 抗酒石酸酸性磷酸酶（TRAP）
  - 免疫组织化学阳性
  - 细胞化学通常为阴性或弱阳性
- CD123（−），annexin-A1（−），CD10（−），BCL6（−）
- 特异性突变 *BRAF*V600E（−）

流式细胞术

- 强表达表面免疫球蛋白（Ig）
  - 通常为 IgG；有时 IgM 和 IgD 共表达
- CD11c（+），CD22（+），CD79b（+）（约 20%），CD103（+）（约 70%），FMC7（+）
- CD5（−），CD10（−），CD23（−），CD25（−），CD27（−/+）

基因学检查

- *IGH* 和 Ig 轻链基因单克隆性重排
- HCL-V 细胞携带 *MYC* 转录本
- 部分病例中 *TP53* 基因缺失
  - 有更高的组织学转化风险
- 40% 的 HCL-V 患者有 *MAP2K1* 突变
  - 经典 HCL 病例中有 22% 存在 *MAP2K1* 突变
- 有些病例表现出复杂的核型
  - 涉及 8q24/*MYC*、14q32/*IGH*、del（17p）/*TP53*

鉴别诊断

脾弥漫性红髓小 B 细胞淋巴瘤

- 暂定命名，WHO 分类归于无法分类的脾 B 细胞淋巴瘤/白血病的总名称下
  - 与 HCL-V 有很大的重叠
- 成熟 B 细胞性小淋巴细胞呈弥漫性累及红髓和髓窦
  - 细胞学表现为圆形中位核，核仁不明显
  - 偶有胞质突起
- 淋巴细胞增多的程度较低，IgM/IgD 表达高于 HCL-V

经典 HCL

- 在使用目前的诊断标准时，不太可能与 HCL-V 混淆
  - 患者表现为全血细胞减少和单核细胞减少
- 血涂片中白血病 HCL 细胞很少
- 组织切片中呈煎蛋样外观
- CD25（+），CD103（+），CD123（+），annexin-A1（+）
- T-bet（+），c-MAF（+），抗 *BRAF* V600E 突变（+）
- *BRAF* V600E 突变存在于大多数病例中

脾边缘区淋巴瘤/脾淋巴瘤伴绒毛淋巴细胞

- 白髓明显的结节状受累，伴继发性红髓受累
  - 白髓有双层结构的组织学表现
- 淋巴细胞中等大小，胞质丰富
- 血涂片：细胞有极性的胞质突起（绒毛淋巴细胞）
- IgM（+），IgD（+/−），CD11c（+），CD79b（+）
- CD5（−/+），CD10（−），CD23（−/+），CD43（−），CD103（−），annexin-A1（−）

B 细胞幼淋巴细胞性白血病

- 伴有明显外周血淋巴细胞增多的侵袭性疾病
  - 中等大小的淋巴细胞，中央核仁明显

- 细胞缺乏胞质绒毛突起
- 明显的脾肿大
  - 突出的结节状白髓受累，伴继发性红髓受累
  - 没有 1 000 倍（油镜）放大的情况下，组织切片中很难观察到核仁
- IgM（+），IgD（+/−），B 细胞抗原（+），CD5（+/−），CD79b（+），CD10（−）

慢性淋巴细胞白血病/小淋巴细胞淋巴瘤

- 突出的白髓结节状累及，伴继发性红髓受累
  - 白髓呈单一的细胞形态
- 小而圆的淋巴细胞、幼淋巴细胞和副免疫母细胞
- IgM（+），IgD（+/−），CD5（+），CD10（−），CD22（−），CD23（+），CD79b（−/+），CD200（+）

套细胞淋巴瘤

- 突出的白髓结节状累及，伴继发性红髓受累
  - 白髓呈单一的细胞形态
- 单一肿瘤细胞群
- IgM（+），IgD（+），CD5（+）；cyclin-D1（强+），CD23（−/+），CD10（−），DBA.44（−），CD200（−）

诊断依据

临床相关病理特征

- 常见白细胞增多和淋巴细胞增多

病理学精要

- 脾：红髓脾索和脾窦弥漫性扩张伴白髓消失
- 血：细胞体积小，可见明显的核仁和胞质突起
- CD11c（+），CD22（+），CD103（+/−），CD25（−），TRAP 细胞化学（−）

参考文献

1. Mason EF et al: Detection of activating MAP2K1 mutations in atypical hairy cell leukemia and hairy cell leukemia variant. Leuk Lymphoma. 58(1):233-236, 2017
2. Thompson PA et al: How I manage patients with hairy cell leukaemia. Br J Haematol. ePub, 2017
3. Swerdlow SH et al: The 2016 revision of the World Health Organization (WHO) classification of lymphoid neoplasms. Blood. 127(20):2375-90, 2016
4. Matutes E et al: Hairy cell leukaemia-variant: disease features and treatment. Best Pract Res Clin Haematol. 28(4):253-63, 2015
5. Uppal G et al: The utility of BRAF V600E mutation-specific antibody VE1 for the diagnosis of hairy cell leukemia. Am J Clin Pathol. 143(1):120-5, 2015
6. Pillai V et al: CD200 flow cytometric assessment and semiquantitative immunohistochemical staining distinguishes hairy cell leukemia from hairy cell leukemia-variant and other B-cell lymphoproliferative disorders. Am J Clin Pathol. 140(4):536-43, 2013
7. Ponzoni M et al: Bone marrow histopathology in the diagnostic evaluation of splenic marginal-zone and splenic diffuse red pulp small B-cell lymphoma: a reliable substitute for spleen histopathology? Am J Surg Pathol. 36(11):1609-18, 2012
8. Kanellis G et al: Identification of MNDA as a new marker for nodal marginal zone lymphoma. Leukemia. 23(10):1847-57, 2009
9. Petit B et al: Among 157 marginal zone lymphomas, DBA.44(CD76) expression is restricted to tumour cells infiltrating the red pulp of the spleen with a diffuse architectural pattern. Histopathology. 54(5):626-31, 2009
10. Traverse-Glehen A et al: Splenic red pulp lymphoma with numerous basophilic villous lymphocytes: a distinct clinicopathologic and molecular entity? Blood. 111(4):2253-60, 2008
11. Del Giudice I et al: The diagnostic value of CD123 in B-cell disorders with hairy or villous lymphocytes. Haematologica. 89(3):303-8, 2004

第 16 节　毛细胞白血病变异型

脾 HCL-V 的鉴别诊断					
	HCL-V*	HCL	SDRPSBCL*	SMZL/SLVL	B-PLL
临床表现					
中位年龄	71 岁	50 岁	77 岁	66 岁	70 岁
淋巴结肿大	10%~30%	罕见	N/A	10%~30%	10%~30%
实验室结果					
	白细胞增多伴淋巴细胞增多,单核细胞正常	全血细胞减少伴淋巴细胞减少和单核细胞减少	正常或轻度淋巴细胞增多,单核细胞正常	正常或白细胞增多伴淋巴细胞增多	明显的白细胞增多伴淋巴细胞增多
组织病理学特征					
分布	红髓	红髓	红髓	白髓	白髓和红髓
模式	白髓消失,血湖罕见	白髓消失,有血湖	白髓消失,无血湖	白髓明显	白髓明显
细胞特性	核圆形,核仁明显	煎蛋样外形	核圆形,核仁不明显	双层结构,有小细胞和一些大细胞	中等大小细胞,有核仁
骨髓特性	间质模式;无网状纤维化	弥漫性浸润;网状纤维化	窦内模式	窦内、间质或结节状模式	间质模式或小梁旁结节模式
血液和骨髓涂片或印片的细胞学特征					
细胞质	丰富,淡染到嗜碱性,有小突起	丰富,淡染,在整个细胞周围有突起	中等丰富;偶有极性绒毛突起	短绒毛或极性胞质突起	少至中等,无突起
细胞核	染色质致密,核仁突出	卵圆形,染色质分散,无核仁	圆形至卵圆形,±小而明显的核仁	小,圆形至卵圆形,偶有小核仁	大,圆形至卵圆形,核仁明显
流式细胞术免疫表型标记					
CD25（IL2-R）	0%~6%	96%	0%	10%	10%~30%
CD103	36%~60%	100%	0%~38%	0%~25%	(−)
CD11c	87%~100%	100%	97%	20%~40%	10%~30%
CD123(IL3-R)	7%	95%	16%	3%	0%
HCL 分数**	0~2	3~4	0~2	0~2	N/A
重链同种型	IgG;IgD 或 IgM（不常见）	IgG、IgM;同时有多个亚型	IgM、 IgM/IgD 或 IgG(不常见)	IgM、IgD 或两者皆有;IgG 或 IgA(不常见)	IgM 和 IgD
其他标志物	CD22（+）, FMC7（+）、CD5（−）、CD10（−）、CD23（−）,CD79a(−/+),CD200(−)	CD22（+）,FMC7（+）,CD79b(+/−)、CD5（−）、CD10（−）、CD43（−）,CD200(+)	IgD（−/+）、CD5（−）、CD10（−）、CD23(−)	FMC7（+）、CD22（+）、CD79b（+）、CD5[（+）,约10%]、和 CD10（−）,CD23（−）	CD22（+）,CD79b（+）,CD5[（+）,30%],CD23[（+）,20%],ZAP70[（+）,60%]
免疫组织化学标记					
annexin-A1	(−)	(+)	(−)	(−)	(−)
DBA.44	(+)	100%	(+)(25%)	40%~85%	N/A
其他标志物		MNDA（+）、CyclinD1[弱（+）]、T-bet(+)、c-MAF(+)	P53（+/−）、CyclinD1(−)	MNDA(+)	
TRAP 细胞化学	(−)或弱(+)	较强(+)	(−)	(−)或弱(+)	(−)
治疗					
	50%的病例用嘌呤类似物有部分缓解	嘌呤类似物,利妥昔单抗;针对耐药病例的新药物	脾切除反应良好	脾切除可能比化疗效果好	脾切除和 R-CHOP 化疗

HCL,毛细胞白血病;SDRPSBCL,脾弥漫性红髓小 B 细胞淋巴瘤;SMZL/SLVL,脾边缘区淋巴瘤/脾淋巴瘤伴绒毛淋巴细胞;B-PLL,B 细胞前淋巴细胞性白血病;R-CHOP,利妥昔单抗、环磷酰胺、阿霉素、长春新碱、泼尼松。* WHO 造血和淋巴组织肿瘤分类中的暂定分类,这些是密切相关的;** 每个阳性标记 1 分:CD25、CD11c、CD103 或 HC2/CD123。

(左)HCL-V 免疫组织化学染色显示 B 细胞标志物 CD79a 阳性。肿瘤细胞浸润红髓脾索➡和脾窦➡。(右)annexin-A1 免疫组织化学染色显示 HCL-V 脾索➡和脾窦➡内细胞呈阴性。视野中的粒细胞表达 annexin-A1➡

HCL-V:CD79a

HCL-V:annexin-A1

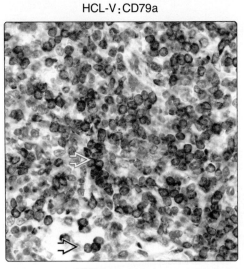

(左)HCL-V 累及骨髓,表现为细胞轻度增生和不典型淋巴细胞窦内聚集➡。累及骨髓血窦是 HCL-V 的特征。(右)HCL-V 累及骨髓。淋巴瘤细胞 PAX5 阳性,显示血窦模式➡

HCL-V:骨髓血窦

HCL-V 骨髓:PAX5

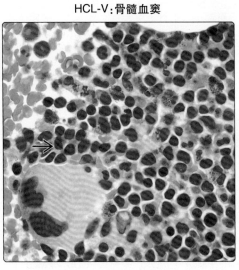

(左)部分 HCL-V 患者可发生组织学转化。本例中肿瘤细胞体积大,染色质开放,胞质丰富➡。转化的 HCL-V 临床进程通常是侵袭性的。(右)肝切片显示肝细胞➡和肝窦结构保留。此图显示 HCL-V 细胞主要分布在肝窦,部分肝窦明显扩张➡

HCL-V:母细胞样形态

肝 HCL-V

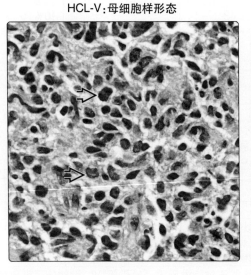

经典 HCL:胞质淡染

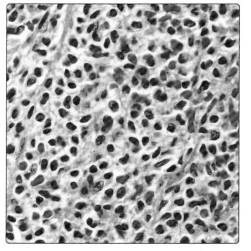

经典 HCL:血湖

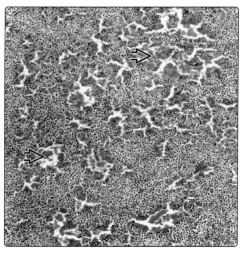

（左）经典 HCL 弥漫浸润脾红髓。HCL 细胞胞质丰富淡染,呈煎蛋样外观。HCL-V 也可以呈煎蛋样外观,但通常是局灶性的。（右）血湖➨被肿瘤性淋巴细胞包围。而血湖在 HCL-V 中并不常见

经典 HCL:TRAP(+)

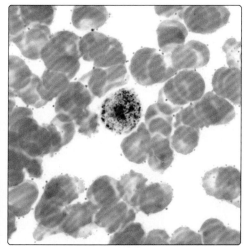

SDRPSBCL:红髓浸润

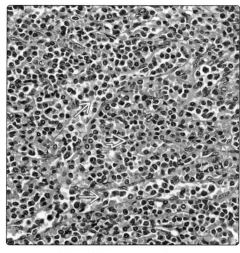

（左）TRAP 细胞化学染色显示经典 HCL 细胞有丰富的胞质颗粒。HCL-V 中没有或仅有稀少 TRAP 颗粒。（右）脾弥漫性红髓小 B 细胞淋巴瘤/白血病（SDRPS-BCL）取代红髓脾索➨和脾窦➨。脾索和脾窦内充满了小至中等大小的淋巴细胞,核圆形,无核仁

SDRPSBCL:外周血

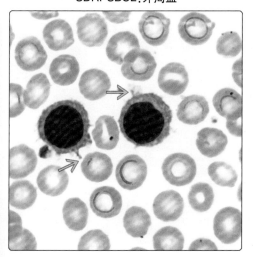

无法分类的脾 B 细胞淋巴瘤

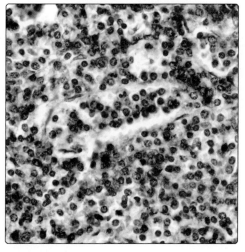

（左）一例 SDRPSBCL 外周血涂片显示肿瘤性淋巴细胞,呈中等量嗜碱性胞质和短绒毛突起➨。（右）本例无法分类的脾 B 细胞淋巴瘤/白血病在形态上与 SDRPSBCL 相同;但肿瘤性淋巴细胞 Annexin-A1 呈阳性反应,这是 HCL 的特异性标志物。WHO 分类建议使用“无法分类”来命名这一疾病

第七章　结外B细胞淋巴瘤

SMZL

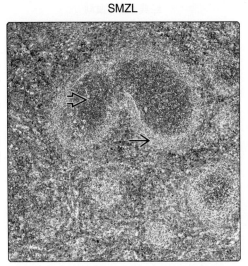

SMZL:白髓

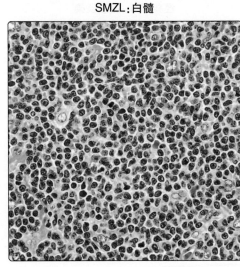

(左)脾边缘区淋巴瘤(SMZL)/脾淋巴瘤伴绒毛淋巴细胞显示一个典型双层结构模式累及白髓,中央深染区小淋巴细胞➡️被周围淡染区包围➡️。(右)高倍镜示 SMZL 累及一个白髓结节的中心部位,以小细胞为主,胞质极少,形成较暗的外观

SMZL:绒毛淋巴细胞

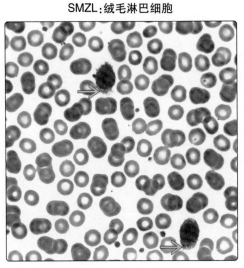

B-PLL

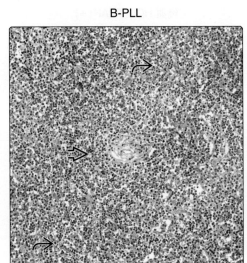

(左)此例 SMZL 病例中的绒毛淋巴细胞➡️支持"具有绒毛淋巴细胞的脾淋巴瘤"的名称。沿淋巴细胞的一个轴相,胞质向两极突起。(右)B 细胞幼淋巴细胞白血病(B-PLL)累及脾,HE 染色切片显示,视野中肿瘤细胞广泛浸润白髓➡️和红髓➡️

B-PLL:窦样模式

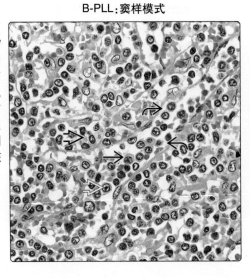

B-PLL:外周血

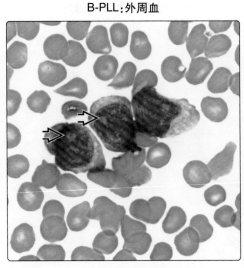

(左)脾 B-PLL 显示,中等至大的肿瘤细胞浸润脾索➡️和脾窦➡️,大多数细胞有嗜酸性核仁➡️。部分细胞可见少至中等量的胞质➡️。(右)外周血涂片的瑞氏-吉姆萨染色显示 B-PLL 的累及。肿瘤细胞体积中等到大,核卵圆形至不规则,核仁明显➡️

CLL/SLL:累及白髓

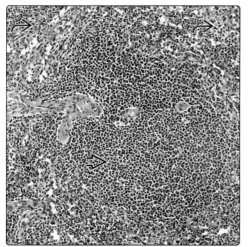

CLL/SLL:小圆形淋巴细胞

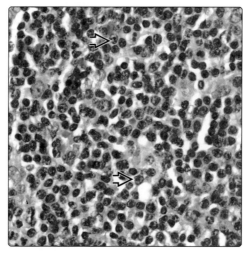

(左)慢性淋巴细胞白血病/小淋巴细胞淋巴瘤(CLL/SLL)表现为均匀一致的细胞取代脾白髓➡️,伴有较少程度的继发性红髓受累➡️。(右)高倍镜示 CLL/SLL 累及脾,肿瘤细胞小、圆形至椭圆形,染色质团块状,胞质稀疏;偶尔淋巴细胞显示小核仁➡️。也可见散在的大细胞

CLL/SLL:骨髓针吸涂片

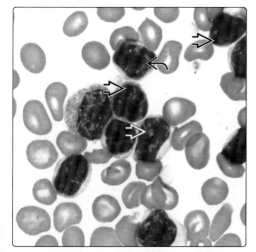

脾 MCL

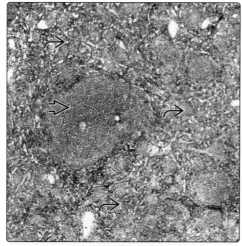

(左)骨髓涂片瑞氏-吉姆萨染色显示,CLL/SLL 具有通常的形态,包括块状染色质➡️,其间穿插着清晰的空隙➡️(足球样)。可见小而明显的核仁➡️。(右)套细胞淋巴瘤(MCL)累及脾,HE染色显示白髓结节均匀扩张➡️,并有红髓的继发性受累➡️

MCL:累及白髓和红髓

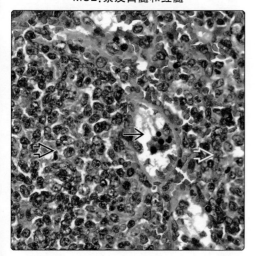

MCL:外周血

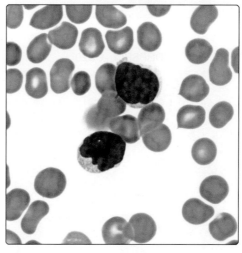

(左)HE 染色切片显示白髓➡️和红髓脾索➡️中的 MCL。一个开放的脾窦➡️将白髓和红髓分开。(右)外周血涂片瑞氏-吉姆萨染色显示,MCL 肿瘤细胞小至中等大小,核轮廓不规则,染色质呈团块状

要　点

基本概念

- 成熟 B 细胞肿瘤,累犯外周血、骨髓和脾
- 目前 WHO 分类中属于暂定类型
  - 可能与毛细胞白血病变异型密切相关

临床特征

- 低水平淋巴细胞增多
- 脾肿大(通常是巨大的)
- 临床惰性;诊断时通常为Ⅳ期疾病
- 患者对脾切除通常反应良好

镜下特征

- 肿瘤细胞弥漫性浸润红髓的脾索和脾窦,并且白髓消失
- 单一性、小至中等大小的淋巴细胞
  - 圆形和空泡状核;小核仁
- 骨髓:间质或结节状浸润模式
  - 常见窦内累犯

- 外周血和骨髓涂片
  - 淋巴细胞有小而基底宽的胞质突起(绒毛)
  - 胞质绒毛在细胞周围分布不均匀

辅助检查

- IgG(+)或 IgMD(+),B 细胞标志物(+),CD11c(+)
- CD180(+),约 75% 的病例 CyclinD3(+)
- 1/3 CD103(+),CD123(-/+),CD25(-)
- 1/3 的病例核型异常
  - 10% 的病例具有复杂的核型
- 5%~15% 的病例有基因突变
  - CCND3、NOTCH1、NOTCH2、MAP2K1、ARID1A
  - SYK、BRAF、TP53、SF3B1、MYD88

主要鉴别诊断

- 毛细胞白血病
- 毛细胞白血病变异型
- 脾边缘区淋巴瘤

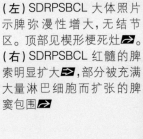

(左)SDRPSBCL 大体照片示脾弥漫性增大,无结节区。顶部见楔形梗死灶➜。
(右)SDRPSBCL 红髓的脾索明显扩大➡,部分被充满大量淋巴细胞而扩张的脾窦包围➡

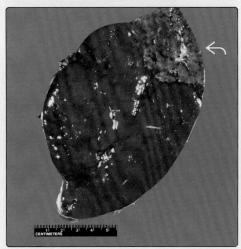

SDRPSBCL:脾大体表现

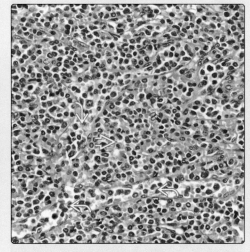

SDRPSBCL:累及红髓

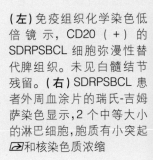

(左)免疫组织化学染色低倍镜示,CD20(+)的 SDRPSBCL 细胞弥漫性替代脾组织。未见白髓结节残留。(右)SDRPSBCL 患者外周血涂片的瑞氏-吉姆萨染色显示,2 个中等大小的淋巴细胞,胞质有小突起➡和核染色质浓缩

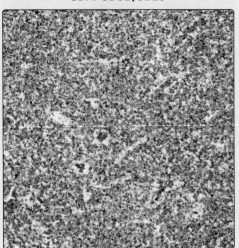

SDRPSBCL:CD20

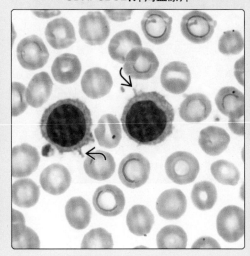

SDRPSBCL:外周血涂片

术语

缩写

- 脾弥漫红髓小 B 细胞淋巴瘤(splenic diffuse red pulp small B-cell lymphoma,SDRPSBCL)

同义词

- 脾边缘区淋巴瘤(SMZL),弥漫变异型
- SMZL 伴弥漫性红髓受累
- 脾红髓淋巴瘤伴有大量嗜碱性绒毛淋巴细胞

定义

- 成熟 B 细胞肿瘤,累犯外周血、骨髓和脾
- 目前 WHO 分类中
  - 将其归入无法分类的脾 B 细胞淋巴瘤/白血病的类别下
  - 包括毛细胞白血病(HCL)变异型和 SDRPSBCL

病因学/发病机制

细胞起源

- 未知功能的 B 细胞

临床特征

流行病学

- 发病率
  - 罕见;占非霍奇金淋巴瘤或慢性淋巴细胞白血病的<1%
  - 约 10%经脾切除而诊断的 B 细胞淋巴瘤
- 年龄
  - 年龄范围:40~79 岁(中位年龄:67 岁)
- 性别
  - 没有明显的倾向
    - 可能男性稍占优势

表现

- 临床上呈惰性
  - 罕见 B 症状
- 脾肿大(通常巨大)
  - 症状与脾大小成比例
- 临床分期常为Ⅳ期伴骨髓受累
- 约 10%的患者有红斑和瘙痒性皮肤丘疹
- 罕见外周淋巴结肿大
  - 约 1/3 的患者有脾门淋巴结肿大

实验室检查

- 白细胞增多,中位白细胞计数为 $26×10^9/L$(范围:3.5~$86.0×10^9/L$)
  - 中位淋巴细胞计数:$18×10^9/L$
- 约 40%的病例有血小板减少(<$100×10^9/L$)
- 约 10%的病例有贫血(血红蛋白<10g/L)
- 约 40%的病例血清乳酸脱氢酶(LDH)升高
- 约 5%的病例有血清副蛋白血症

治疗

- 外科手术方法

- - 脾切除后临床反应良好
- 药物
  - 对治疗方案没有共识

预后

- 临床为惰性,但无法治愈
  - 5 年总体生存率:93%
  - 罕见的情况下可转化为高级别 B 细胞淋巴瘤
    - 弥漫大 B 细胞淋巴瘤或 B 幼淋巴细胞白血病样表现

大体特征

一般特征

- 显著的脾肿大伴弥漫性淤血
  - 重量范围:500~5 500g(中位重量:2 000g)
- 切面均质,肉红色
- 很少或没有代表白髓的褐色小斑点

镜下特征

组织学特征

- 脾
  - 肿瘤细胞弥漫浸润红髓脾索、脾窦,白髓消失
  - 单形性圆形,小至中等大小的淋巴细胞
    - 泡状核,偶见明显核仁
    - 少至中等量的淡染或嗜酸性胞质
    - 分裂活性低
- 骨髓
  - 间质或结节状浸润模式
    - 常见窦内侵犯
  - 所见类似于 SMZL
  - 轻微纤维化,易针吸活检
  - 在骨髓涂片中,淋巴细胞表现为
    - 小而宽基底的胞质突起(绒毛)
    - 分布不均匀的胞质绒毛
- 淋巴结(脾门)
  - 局部或弥漫性被肿瘤细胞替代;弥漫性模式
- 外周血涂片
  - 淋巴细胞显示小而宽基底的胞质突起(绒毛)
  - 绒毛不均匀地分布在细胞周围:有极性突起

辅助检查

免疫组织化学

- 全 B 细胞抗原(+),CD11c(+)
- 约 75%的病例 cyclinD3(+)
- 近期报道 cyclinA2(+)
- 据个案报道 annexin-A1(+)
- BCL2(+),约 30%的病例 P53(+),约 20%的病例 DBA.44(+)
- CD5(-),CD10(-),CD25(-),cyclinD1(-)
- CD8(-)且突显脾索被淋巴瘤细胞扩张

流式细胞术

- 免疫表型特点
  - CD19(+),CD20(+),CD22(+)
  - CD11c(+),CD180(+),2/3 的 IgG(+),1/3 的 IgMD(+)

- ○ 1/3 的 CD103(+),10% 的 CD123(+)
- ○ CD3(-),CD4(-),CD5(-),CD8(-)
- ○ CD10(-),CD23(-),CD25(-),CD43(-)

基因学检查

- 1/3 的病例核型异常
  - ○ 10% 病例具有复杂核型
  - ○ 文献报道过 3 号和/或 18 号染色体三体
  - ○ 报道少数病例存在 t(9;14)(g13;q32)/*PAX5-IGH*
  - ○ 10% 的病例携带 del(7q)
- 阵列比较基因组杂交
  - ○ 9p21、10q23、14q31-32 和 19p13 缺失
  - ○ 部分病例存在 del(7q31.3)
- *IGH* 基因单克隆性重排
- 70%~80% 的病例携带 *IGH* 可变区基因的体细胞突变
  - ○ *VH3-23*、*VH4-34* 和 *VH1.69* 的优势使用
- *IGH* 可变区的利用类似经典 HCL
  - ○ 在 *VH1.2* 基因使用上无差别(与 SMZL 相似)

基因突变

- 少部分 SDRPSBCL 病例存在基因突变
  - ○ 一些突变可能与预后较差有关
- 5%~10% 的 SDRPSBCL 中可见基因突变
  - ○ *CCND3*、*NOTCHI*、*NOTCH2*、*MAP2K1*、*ARID1A*
  - ○ *SYK*、*BRAF*、*SF3B1*、*MYD88* L265P
  - ○ 约 15% 的病例存在 *TP53* 突变

细胞化学

- TRAP 通常是阴性,但也可以部分(+)

鉴别诊断

HCL

- 弥漫性侵犯脾红髓
  - ○ 细胞呈煎蛋样外观
- 外周血和骨髓涂片
  - ○ 淋巴细胞被"毛状"胞质突起均匀围绕
  - ○ 缺乏或没有明显核仁
- 免疫组织化学表型
  - ○ CD11c(+),CD25(+),CD103(+),CD123(+),annexin-A1(+)
- 全血细胞计数
  - ○ 全血细胞减少伴单核细胞减少
- 经典 HCL 几乎普遍存在 *BRAF* V600E 突变

HCL 变异型

- 与 SDRPSBCL 有许多相似之处和大量的重叠
- 外周血和骨髓涂片
  - ○ 极性细胞质突起
    - 中央核,每个细胞都有明显的核仁
- 全血细胞计数
  - ○ 比 SDRPSBCL 更常见贫血和血小板减少
  - ○ 淋巴细胞增多程度比 SDRPSBCL 更高
- 20%~40% 的病例存在 *MAP2K1* 突变

SMZL

- 双层结构特点的白髓受累

- 外周血和骨髓涂片
- 极性胞质突起
- 中央核,核仁明显
- "SMZL 弥漫变异型"可能与 SDRPSBCL 同义
- 基因突变
  - ○ 约 40% 的病例存在 *KLF2* 突变
  - ○ 约 25% 的病例存在 *NOTCH2* 突变

诊断依据

病理学精华

- 累及外周血、骨髓和脾的成熟 B 细胞肿瘤
- 脾红髓被小 B 细胞弥漫性取代
  - ○ 淋巴瘤细胞具有小而宽基底的胞质突起(绒毛)
- 骨髓可见窦内累犯

参考文献

1. Ben Younes K et al: Cyclin A2 as a potential differential marker of splenic diffuse red pulp small B-cell lymphoma: a report of the first case. Ann Hematol. 96(3):511-512, 2017
2. Curiel-Olmo S et al: Splenic diffuse red pulp small B-cell lymphoma displays increased expression of cyclin D3 and recurrent CCND3 mutations. Blood. 129(8):1042-1045, 2017
3. Traverse-Glehen A et al: Splenic diffuse red pulp lymphoma has a distinct pattern of somatic mutations amongst B-cell malignancies. Leuk Lymphoma. 58(3):666-675, 2017
4. Arcaini L et al: Splenic marginal zone lymphoma: from genetics to management. Blood. 127(17):2072-81, 2016
5. Julhakyan HL et al: A Single-center experience in splenic diffuse red pulp lymphoma diagnosis. Clin Lymphoma Myeloma Leuk. 16 Suppl:S166-9, 2016
6. Martinez D et al: NOTCH1, TP53, and MAP2K1 mutations in splenic diffuse red pulp small B-cell lymphoma are associated with progressive disease. Am J Surg Pathol. 40(2):192-201, 2016
7. Swerdlow SH et al: The 2016 revision of the World Health Organization (WHO) classification of lymphoid neoplasms. Blood. ePub, 2016
8. Matutes E et al: Hairy cell leukaemia-variant: disease features and treatment. Best Pract Res Clin Haematol. 28(4):253-63, 2015
9. Clipson A et al: KLF2 mutation is the most frequent somatic change in splenic marginal zone lymphoma and identifies a subset with distinct genotype. Leukemia. 29(5):1177-85, 2015
10. Mendes LS et al: Annexin A1 expression in a splenic diffuse red pulp small B-cell lymphoma: report of the first case. Histopathology. 63(4):590-3, 2013
11. Raess PW et al: BRAF V600E is also seen in unclassifiable splenic B-cell lymphoma/leukemia, a potential mimic of hairy cell leukemia. Blood. 122(17):3084-5, 2013
12. Ponzoni M et al: Bone marrow histopathology in the diagnostic evaluation of splenic marginal-zone and splenic diffuse red pulp small B-cell lymphoma: a reliable substitute for spleen histopathology? Am J Surg Pathol. 36(11):1609-18, 2012
13. Traverse-Glehen A et al: Splenic diffuse red pulp small-B cell lymphoma: toward the emergence of a new lymphoma entity. Discov Med. 13(71):253-65, 2012
14. Baseggio L et al: Relevance of a scoring system including CD11c expression in the identification of splenic diffuse red pulp small B-cell lymphoma (SRPL). Hematol Oncol. 29(1):47-51, 2011
15. Kanellis G et al: Splenic diffuse red pulp small B-cell lymphoma: revision of a series of cases reveals characteristic clinico-pathological features. Haematologica. 95(7):1122-9, 2010
16. Petit B et al: Among 157 marginal zone lymphomas, DBA.44(CD76) expression is restricted to tumour cells infiltrating the red pulp of the spleen with a diffuse architectural pattern. Histopathology. 54(5):626-31, 2009
17. Matutes E et al: Splenic marginal zone lymphoma proposals for a revision of diagnostic, staging and therapeutic criteria. Leukemia. 22(3):487-95, 2008
18. Traverse-Glehen A et al: Splenic red pulp lymphoma with numerous basophilic villous lymphocytes: a distinct clinicopathologic and molecular entity? Blood. 111(4):2253-60, 2008
19. Del Giudice I et al: The diagnostic value of CD123 in B-cell disorders with hairy or villous lymphocytes. Haematologica. 89(3):303-8, 2004
20. Mollejo M et al: Splenic small B-cell lymphoma with predominant red pulp involvement: a diffuse variant of splenic marginal zone lymphoma? Histopathology. 40(1):22-30, 2002

SDRPSBCL 的鉴别诊断				
	SDRPSBCL	HCL	HCL 变异型	SMZL
临床表现				
脾肿大	有	有	有	有
淋巴结肿大	18%	罕见	10%~30%	60%~70%;腹部
实验室所见				
	淋巴细胞 1~28×10⁹/L	全血细胞减少伴淋巴细胞和单核细胞减少	白细胞增多伴淋巴细胞增多,单核细胞计数正常	5%~10%的患者白细胞计数升高
组织病理学特征				
分布	红髓;不常见血湖	红髓;常见血湖	红髓;不常见血湖	白髓
白髓	消失	消失	消失	扩张,双层结构
细胞	细胞中等大小,核圆形或不规则,染色质块状	煎蛋样外观	中等大小的圆形细胞,明显的偏位核仁	中等大小,胞质中等量淡染
骨髓	累犯间质,也可累犯髓窦	弥漫性浸润	累犯间质和髓窦	骨小梁旁及非骨小梁旁;1/3 的病例为髓窦
外周血、骨髓涂片或印片的细胞学特征				
胞质	少至中等量,淡染,伴小而不均匀分布的绒毛	丰富,透亮,伴长突起	丰富,淡染至蓝色,伴有极性的小绒毛	双相;小细胞的胞质少,中等大小细胞的胞质淡染(单核细胞样)
胞核	圆形至卵圆形,无或有小核仁	卵圆形或豆状核	圆形至卵圆形,有明显的核仁	圆形至轻微不规则形
流式细胞术免疫表型				
CD25	0%	95%	0%	约 25%
CD103	38%	100%	36%	<10%
CD11c	67%	100%	100%	约 50%
CD123	约 10%	100%	约 90%	<5%
免疫组织化学和分子标志物				
annexin-A1	阴性	阳性	阴性	阴性
TRAP(细胞化学)	阴性或极少阳性	阳性	阴性	阴性或极少阳性
DBA.44	约 85%	>95%	>95%	约 20%
cyclinD1	0%	50%,弱阳性	0%	0%
cyclinD3	75%	阴性	阴性	阴性
重链同种型	IgM、IgG>IgD	IgG 或同时有多个同种型	大部分病例中是 IgG	IgM,常有 IgD
其他标志物	CD5 (14%), CD43 (13%), BRAF V600E (-)	FMC7(+),CD79b (+/-),BRAF V600E(+)	FMC7 (+), CD5 [(+) 10%], CD23 (-),CD79b(+/-), BRAF V600E(-)	FMC7(+),CD5(-/+),CD23 (-/+),CD79b(+/-)
基因突变	许多低频率的基因突变	*BRAF* V600E	20% ~ 40% 存在 *MAP2K1* 突变	约 40%存在 KLF2 突变,约 25% 存在 NOTCH2 突变,5%~15%存在 TRAF3、TNFAIP3、CARD11、TP53 突变
治疗				
	有症状时,行脾切除;对所需化疗方案没有共识	嘌呤类似物;利妥昔单抗,细胞毒性药物和用来治疗复发的 BRAF 抑制剂	脾切除;50% 的病例对嘌呤类似物有部分反应	有症状时,行脾切除;采用利妥昔单抗和细胞毒性化疗

HCL,毛细胞白血病;SDRPSBCL,脾弥漫红髓小 B 细胞淋巴瘤;SMZL,脾边缘区淋巴瘤。

SDRPSBCL：红髓扩张

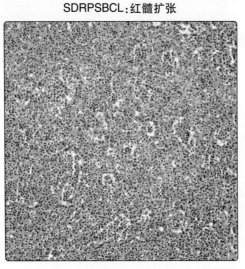

SDRPSBCL：脾窦扩张

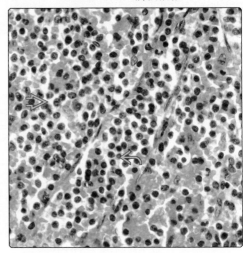

(左)图示 SDRPSBCL 弥漫性替代脾的正常结构。未见残余白髓结节。(右)图示 SDRPSBCL 的瘤细胞累及脾索➪和脾窦➦

SDRPSBCL 累及脾

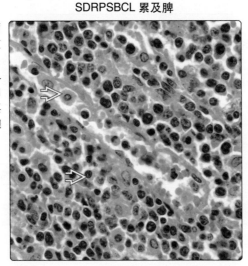

SDRPSBCL：CD8

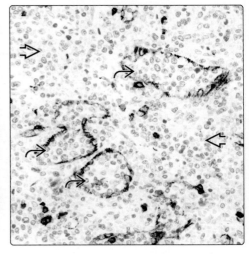

(左) SDRPSBCL 的淋巴瘤细胞具有独特的嗜酸性胞质➥。(Courtesy J. Cok, MD.)(右) 在 SDRPSBCL 中,抗 CD8 抗体突显脾窦内皮细胞。三个脾窦➦和其间的脾索➥见淋巴瘤细胞浸润导致扩张

SDRPSBCL 累及骨髓

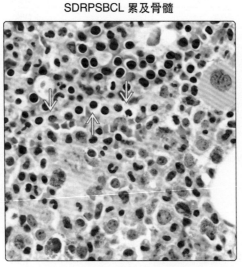

SDRPSBCL 累及骨髓：CD20(+)

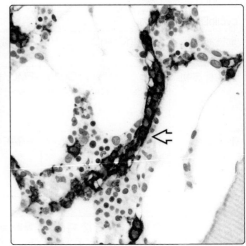

(左)图示 SDRPSBCL 骨髓活检标本。淋巴瘤累及骨髓呈窦性分布模式➡。此模式并非 SDRPSBCL 所特有,在脾的其他类型小 B 细胞淋巴瘤也可见。(右)图示 SDRPSBCL 骨髓活检标本。抗 CD20 抗体显示淋巴瘤细胞呈窦性分布➥

脾 HCL

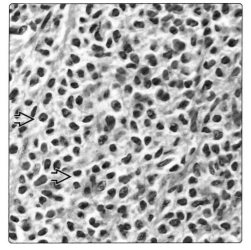

HCL：血湖

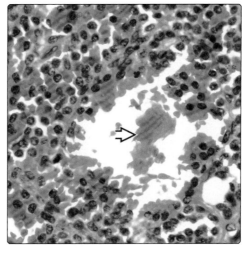

（左）HCL 示被小至中等大小的淋巴细胞弥漫性浸润脾红髓，细胞核呈圆形、卵圆形或豆状。胞质丰富、淡染或透亮➡️。（右）被 HCL 累及的脾中可见"血湖"➡️。SDRPSBCL 可出现血湖，但在经典 HCL 中很少见

HCL：血涂片

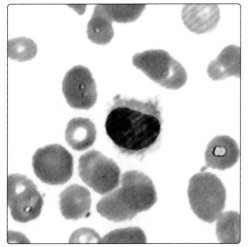

HCL：TRAP（抗酒石酸酸性磷酸酶）（+）

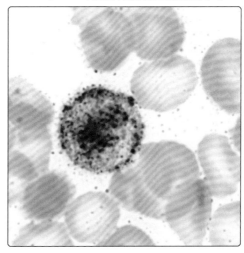

（左）HCL 的瑞氏-吉姆萨染色显示一个中等大小的淋巴细胞，核卵圆形，绒毛状突起围绕整个细胞。（右）一例典型 HCL 的 TRAP 染色显示，整个胞质中有良好的弥漫性反应。在 SDRPS-BCL 病例中，TRAP 通常呈阴性

HCL：CD20（+）

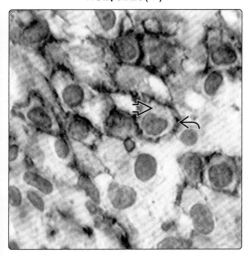

HCL：CyclinD1（弱+）

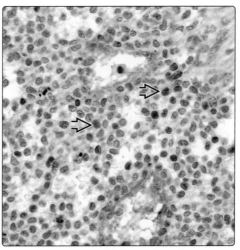

（左）图示一例典型 HCL 的 CD20 免疫染色，肿瘤细胞明显膜阳性➡️，留下清晰的胞质边缘，使细胞呈煎蛋样外观➡️。（右）图示一例典型 HCL 的 CyclinD1 免疫染色，部分肿瘤细胞核弱阳性➡️。这些病例不携带 t(11; 14) (q13; q32)

脾 HCL 变异型:弥漫性模式

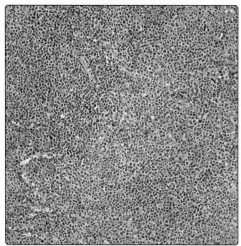

脾 HCL 变异型:有核仁的细胞

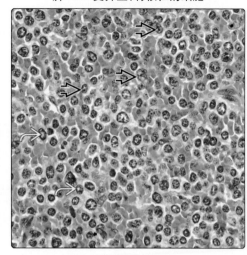

(左)此图像中,HCL 变异型的肿瘤细胞弥漫性地破坏脾结构,此视野中未见残存的白髓。(右)脾 HCL 变异型由弥漫浸润的小到中等大小的淋巴细胞构成,细胞染色质呈空泡状➡。淋巴细胞显示小的中位核仁➪

HCL 变异型:血涂片

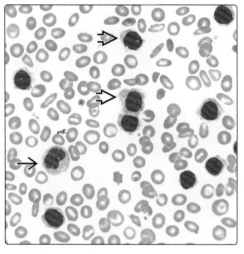

HCL 变异型:胞质突起

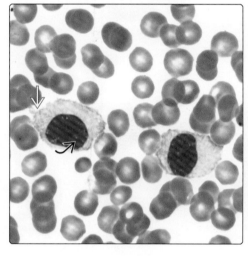

(左)HCL 变异型的外周血涂片瑞氏-吉姆萨染色显示大量肿瘤性淋巴细胞。一些淋巴细胞可见短绒毛➡。此视野可见一个单核细胞➪。(右)HCL 变异型的外周血涂片瑞氏-吉姆萨染色显示小至中等大小的淋巴细胞,胞质丰富,细胞周围只有部分有突起➡。细胞核呈卵圆形,其中可见一个小核仁➪

HCL 变异型:CD79a(+)

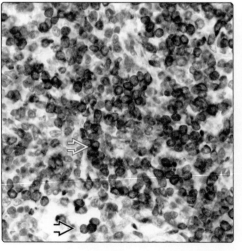

HCL 变异型:P53[部分(+)]

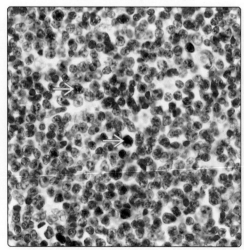

(左)HCL 变异型的 CD79a 免疫染色,显示了红髓脾索➡和脾窦内➪的肿瘤性 B 淋巴细胞。(右)HCL 变异型的 P53 免疫染色显示,部分细胞中过表达➡P53,可能是 TP53 基因突变或缺失所致

SMZL

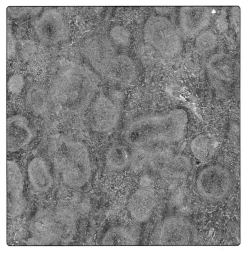

SMZL：扩大的白髓结节

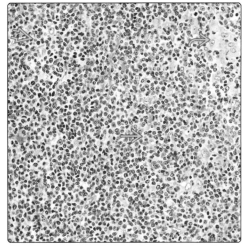

（左）SMZL 低倍镜显示白髓明显扩张。淋巴瘤以双层或靶样模式使白髓扩大。（右）SMZL 累及白髓结节，高倍镜示双相结构。胞质极少的淋巴瘤细胞呈深蓝色➡️，单核细胞样胞质的淋巴瘤细胞呈淡染色➡️，上皮样组织细胞簇分布在淋巴瘤的周围➡️

SMZL 累及脾：CD20

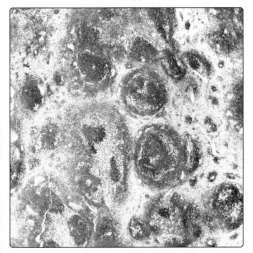

SMZL 累及脾：BCL2

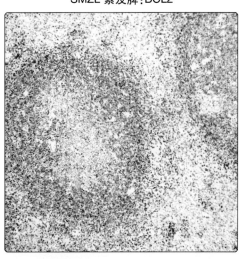

（左）抗 CD20 抗体显示白髓被 SMZL 取代并扩张。此视野可见被 SMZL 累及的红髓较少。（右）抗 BCL2 抗体突显白髓被 SMZL 取代并扩张。白髓中心区域是残存的反应性生发中心，其 BCL2 阴性

SMZL 累及肝

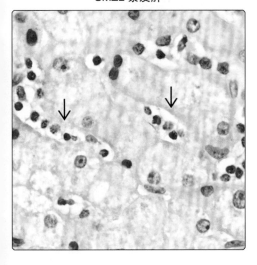

SMZL 累及外周血

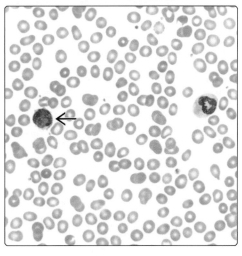

（左）肝细针穿刺标本示 SMZL 细胞累及肝窦➡️。（右）SMZL 外周血涂片示小淋巴瘤细胞➡️，细胞形状不规则，有绒毛状胞质突起。注意与粒细胞的大小比较

要　点

术语

- 源于脾的弥漫大 B 细胞淋巴瘤(DLBCL)
- 须除外有非脾 DLBCL 或播散性疾病病史的患者

临床特征

- 主要影响成年人(中位年龄:64 岁)
- 症状常与脾大有关
  - 左上腹疼痛、腹胀
- 40%的患者伴有发热、体重减轻
- 血小板减少、白细胞减少和血清乳酸脱氢酶升高
- Kehoe 团队提出的分期系统
  - Ⅰ期:病变局限于脾
  - Ⅱ期:病变累及脾和脾门淋巴结
  - Ⅲ期:病变累及脾、脾门淋巴结和肝
- 80%的患者为Ⅰ期或Ⅱ期
  - 5 年生存率约 80%

镜下特征

- 三种大体和组织学模式

- 大结节型(约 50%)
  - 大的肿块;与未受累的脾组织截然分界
- 微结节型(约 33%)
  - 累及白髓;±富于 T 细胞/组织细胞
- 红髓型(10%~20%)
  - 无肿块
  - 弥漫性侵犯红髓脾索和脾窦
- 形态多样的大细胞呈片状生长
- 全 B 细胞标志物(+),Ig(+),CD5(-/+),CD10(-/+)
- CD23(-/+),Ki-67 通常较高

主要鉴别诊断

- 系统性 DLBCL
- 富于 T 细胞/组织细胞的大 B 细胞淋巴瘤
- 脾边缘区淋巴瘤
- 外周 T 细胞淋巴瘤

DLBCL:脾大体

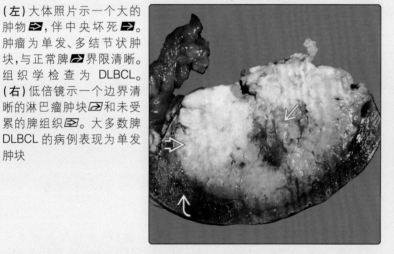

锐利的边界

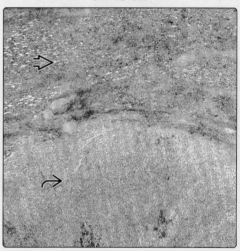

(左)大体照片示一个大的肿物➡,伴中央坏死➡。肿瘤为单发、多结节状肿块,与正常脾➡界限清晰。组织学检查为 DLBCL。(右)低倍镜示一个边界清晰的淋巴瘤肿块➡和未受累的脾组织➡。大多数脾 DLBCL 的病例表现为单发肿块

中心母细胞变异型

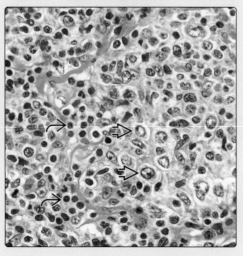

CD20(+)

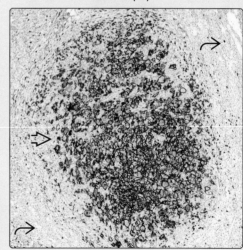

(左)高倍镜示脾 DLBCL,成片的大中心母细胞➡和散在的反应性小淋巴细胞➡混合存在。多数原发性脾 DLBCL 病例表现为中心母细胞形态特征。(右)CD20 免疫组织化学染色显示,CD20(+)的大肿瘤细胞➡组成边界清晰的 DLBCL 结节,周围环绕未受累的脾实质➡

第 18 节　源于脾的弥漫大 B 细胞淋巴瘤

术语

缩写

- 弥漫大 B 细胞淋巴瘤(diffuse large B-cell lymphoma, DL-BCL)

定义

- 源于脾的 DLBCL
- 诊断时须除外有非脾 DLBCL 或播散性疾病病史的患者
- 未被 WHO 分类正式认可

病因学/发病机制

感染原

- 没有已知的病因
- 原发性脾 DLBCL 与丙型肝炎病毒感染有关
  ○ 在意大利和台湾更常见

临床特征

流行病学

- 发病率
  ○ 占所有淋巴瘤的<1%
  ○ 因非霍奇金淋巴瘤累及而行脾切除的标本中,约 40% 为脾 DLBCL
- 年龄
  ○ 主要影响成年人(中位年龄:64 岁)
    – 男女比例约 1~2 : 1

表现

- 大多数患者(约 95%)表现为脾大
  ○ 腹痛,常为左侧;腹胀
- 常伴有全身症状(如发热、不适和体重减轻)
- 由 Kehoe 团队提出分期系统
  ○ I 期:病变局限于脾
  ○ II 期:病变累及脾和脾门淋巴结
  ○ III 期:病变累及脾、脾门淋巴结和肝
- 约 80% 的患者为 I 期或 II 期
- 约 10% 的患者发生骨髓受累(通常为局灶性)
- 实验室异常指标包括
  ○ 白细胞减少(约 20%)
  ○ 血小板减少(约 50%)
  ○ 血清乳酸脱氢酶水平高

治疗

- 类似于全身性 DLBCL 病例的化疗
  ○ R-CHOP 方案最常用
- 脾切除通常用于诊断目的

预后

- 以肿块为表现的原发性 DLBCL 患者 5 年生存率为 80%
- 微结节型或富于 T 细胞/组织细胞的 DLBCL 患者生存率较差
- 红髓型 DLBCL 患者临床常为侵袭性病程

大体特征

一般特征

- 脾重量从正常至 3 000g 以上(平均重量:1 000g)
- 多数病例表现为被正常脾组织包绕的孤立性或多发性大结节
  ○ 肿瘤大小不定(直径 4~18cm)
  ○ 肿瘤可经脾被膜延伸至邻近组织
- 微结节型中的一些肿瘤可累及脾白髓
- 小部分肿瘤弥漫性累及脾红髓

镜下特征

组织学特征

- 大结节型(约 50%)
  ○ 单个(或少数)大的结节或肿块
  ○ 结节/肿块通常破坏白髓和红髓
  ○ 约 1/3 的病例仅仅或主要累及白髓
  ○ 常见坏死;±肿瘤内或肿瘤周围硬化
  ○ 周围未受累的脾与肿瘤界限清晰
    – 通常是截然分界
- 微结节型(约 30%)
  ○ 淋巴瘤仅仅或主要累及白髓
  ○ 这种模式更常见于富于 T 细胞/组织细胞病例
- 红髓型(约 10%~20%)
  ○ 弥漫性脾索受累
    – 肉眼检查常未见明显的肿块
  ○ 淋巴结很少受累
  ○ 常见骨髓和肝窦浸润
- 细胞形态多样(中心母细胞、免疫母细胞、间变性细胞等)
  ○ 免疫母细胞形态相对多见

细胞学特征

- 单一形态,大的卵圆形细胞
- 常见淋巴腺小体

辅助检查

免疫组织化学

- CD19(+),CD20(+),CD22(+),CD79a(+),PAX5(+)
- BCL2(+/-),约 50% 的 MUM1(+),20%~30% 的 CD43(+)
- 约 20% 的 BCL6(+),约 20% 的 CD10(+),Ki-67 通常高
- CD36(-),CD5(-/+),CD23(-/+),CyclinD1(-)

流式细胞术

- 成熟 B 细胞谱系,表面 Ig(+)
  ○ 多数病例 CD5(-)、CD23(-)

基因学检查

- IGH 基因单克隆性重排

- 常规细胞遗传学显示一些异常
  - 50%的患者为复杂核型
  - 7p22 获得、8p22 缺失、19p13 获得、t(3;6)
  - 位点 9p24 及 14g32,18 号染色体三体

鉴别诊断

系统性 DLBCL

- 病理学特征可与源于脾的 DLBCL 相同
- 完整分期后可进行区分
- 大多数脾 DLBCL 表现为系统性或继发性累及

富于 T 细胞/组织细胞的大 B 细胞淋巴瘤

- 以小 T 淋巴细胞为主;大 B 淋巴瘤细胞成分<10%
- 脾的这一类型 DLBCL 常为播散性疾病的表现
- 与微结节型一样,微结节变异型累及白髓

脾边缘区淋巴瘤

- 大量小结节累及整个脾白髓
  - 小结节可融合形成大肿块
- 边缘区模式表现为具有双层结构
- 散在的大细胞,没有成片大细胞或坏死

外周 T 细胞淋巴瘤

- 可以累及白髓或红髓
- 细胞组成比 DLBCL 更具多样性
  - 肿瘤细胞大小差异较大
  - 混合的嗜酸性粒细胞和浆细胞
  - 血管常增多
- 部分病例组织细胞增多,伴噬血综合征
- 免疫表型:成熟 T 细胞谱系
  - CD2(+),CD3(+),CD5(+),CD7(+),通常 CD4(+)

经典型霍奇金淋巴瘤

- 主要累及白髓
- 炎症背景中散在 R-S 细胞和霍奇金细胞
- 免疫表型:CD15(+/-),CD30(+),CD45(-),PAX5(常弱+)

结节性淋巴细胞为主型霍奇金淋巴瘤

- 主要累及白髓
- 大量小淋巴细胞和散在的多叶核大淋巴细胞(爆米花细胞)
- 免疫表型:B 细胞标志物(+),EMA(+),CD15(-),小 T 细胞围绕呈玫瑰花环结构
- 结节内滤泡树突细胞网状结构保留

套细胞淋巴瘤,多形性变异型

- 肿瘤选择性地累及白髓
- 一致性的中等至大细胞,染色质空泡状,偶尔有明显的核仁
- 免疫表型:表面 Ig(+),全 B 细胞标志物(+),CD5(+)
- cycinD1(+),SOX11(+),t(11;14)(q19;32)/CCND1-IGH(+)

有慢性淋巴细胞白血病(CLL)病史的 DLBCL(Richter 综合征)

- 由于 CLL 浸润白髓,导致脾弥漫性增大伴粟粒样改变
- 大的肿块,常伴有坏死,被 DLBCL 累犯
- 免疫表型:大细胞 CD5(+),CD23(+/-)(和 CLL 一样)

滤泡性淋巴瘤

- 肉眼可见大量小结节,可融合并分布于整个脾
- 通常只累及白髓(除非很广泛)
- 中心细胞和中心母细胞混合存在
- 免疫表型:CD10(+),BCL6(+),结节内滤泡树突细胞网存在

炎性假瘤

- 罕见的脾良性病变,通常影响成人
- 患者表现为腹痛和发热
- 病变也可以偶然通过影像学检查发现
- 由炎症细胞、成纤维细胞和纤维母细胞组成的单个或多结节性肿块

滤泡树突细胞肉瘤样炎性假瘤

- 炎性假瘤的独特亚型
- 由滤泡树突细胞标记阳性的梭形细胞组成
- 通常 EB 病毒 RNA 阳性

化疗后富于组织细胞的假瘤

- 患者有 DLBCL 病史并接受过治疗
- 脾的肿块肉眼上可能类似 DLBCL
- 显微镜检查显示
  - 多量组织细胞,坏死,淋巴瘤细胞残影

参考文献

1. Khandakar B et al: Primary splenic red pulp diffuse large B-cell lymphoma with anaplastic features. Stem Cell Investig. 3:9, 2016
2. Bairey O et al: Characteristics of primary splenic diffuse large B-cell lymphoma and role of splenectomy in improving survival. Cancer. 121(17):2909-16, 2015
3. Yu SC et al: Early-stage splenic diffuse large B-cell lymphoma is highly associated with hepatitis C virus infection. Kaohsiung J Med Sci. 29(3):150-6, 2013
4. Shimizu-Kohno K et al: Malignant lymphoma of the spleen in Japan: a clinicopathological analysis of 115 cases. Pathol Int. 62(9):577-82, 2012
5. Kashimura M et al: Primary splenic diffuse large B-cell lymphoma manifesting in red pulp. Virchows Arch. 453(5):501-9, 2008
6. Wani NA et al: Primary lymphoma of the spleen: an experience with seven patients. Int Surg. 90(5):279-83, 2005
7. Dogan A et al: Micronodular T-cell/histiocyte-rich large B-cell lymphoma of the spleen: histology, immunophenotype, and differential diagnosis. Am J Surg Pathol. 27(7):903-11, 2003
8. Mollejo M et al: Large B-cell lymphoma presenting in the spleen: identification of different clinicopathologic conditions. Am J Surg Pathol. 27(7):895-902, 2003
9. Brox A et al: Primary non-Hodgkin lymphoma of the spleen. Am J Hematol. 38(2):95-100, 1991
10. Falk S et al: Primary malignant lymphomas of the spleen. A morphologic and immunohistochemical analysis of 17 cases. Cancer. 66(12):2612-9, 1990
11. Kehoe J et al: Primary lymphoma of the spleen. Clinical features and outcome after splenectomy. Cancer. 62(7):1433-8, 1988
12. Spier CM et al: Malignant lymphoma with primary presentation in the spleen. A study of 20 patients. Arch Pathol Lab Med. 109(12):1076-80, 1985
13. Harris NL et al: Diffuse large cell (histiocytic) lymphoma of the spleen. Clinical and pathologic characteristics of ten cases. Cancer. 54(11):2460-7, 1984

DLBCL：脾内肿块

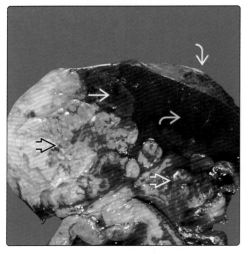

DLBCL 伴坏死

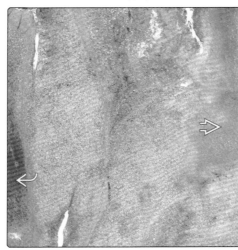

（左）脾 DLBCL 大体照片显示一个多结节状肿瘤➡。肿瘤扩展至脾门脂肪➡并呈灶性梗死➡。可见保存完好的脾⬈和脾被膜➡。（右）脾 DLBCL 显示大片凝固性坏死➡。坏死在大结节型肿瘤中很常见。边缘可见未受累的脾组织⬈

核分裂活性

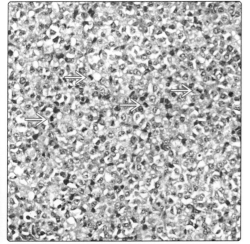

PAX5

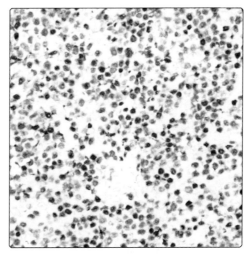

（左）脾 DLBCL 显示成片的大细胞，大多数具有中心母细胞特征。核分裂像多见，图中显示有四个➡。（右）此例脾 DLBCL 中，淋巴瘤细胞 PAX5 核阳性，支持 B 细胞谱系

浆细胞性特征

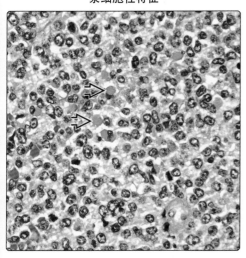

κ（+）

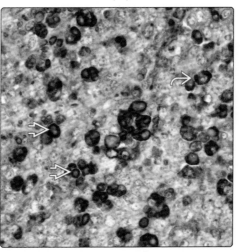

（左）本例脾 DLBCL 中可见免疫母细胞样细胞，部分具有明显的浆细胞样分化。一些淋巴瘤细胞具有嗜酸性胞质的免疫球蛋白小体（卢梭小体）➡。（右）本例脾 DLBCL 中，κ 轻链免疫组织化学染色显示浆细胞样细胞➡阳性。κ 在胞质卢梭小体中也呈阳性➡。λ阴性，未显示

脾 DLBCL：免疫母细胞性

THCRLBL 累及脾

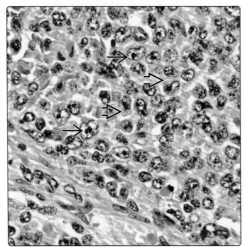
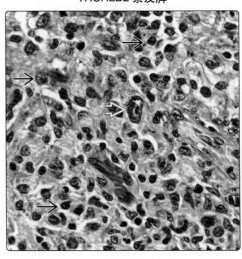

(**左**) 脾 DLBCL 显示大多数肿瘤细胞为具有浆细胞样胞质➔和显著中央核仁➔的免疫母细胞。(**右**) 累及脾的富于 T 细胞/组织细胞的大 B 细胞淋巴瘤 (THCRLBL) 显示大量反应性小细胞➔和一个罕见的大肿瘤细胞➔。具有 THCRLBL 特征的肿瘤常呈微结节模式

脾 DLBCL：间变性变异型

间变性变异型：CD20 (+)

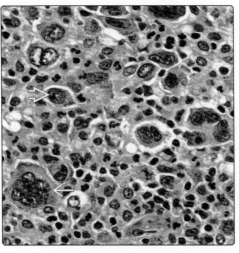
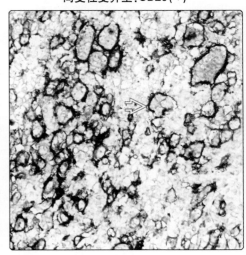

(**左**) 高倍镜示原发性脾 DLBCL 细胞具有间变性形态学特征。一些肿瘤细胞是单个核细胞➔，而另一些是多核巨细胞➔。(**右**) 免疫组织化学 CD20 显示淋巴瘤细胞包括大的间变性形态，CD20 阳性支持 B 细胞谱系。视野中显示一个有不典型核分裂象➔的淋巴瘤细胞

间变性变异型：CD30 (+)

间变性变异型：CD5 (−)

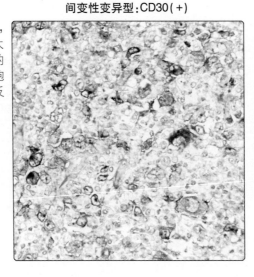
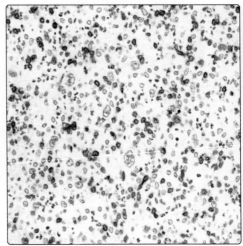

(**左**) 原发性脾 DLBCL 中，包括间变形细胞在内的大细胞表达 CD30。(**右**) 大的淋巴瘤细胞不表达 T 细胞抗原 CD5。视野中许多反应性小 T 细胞 CD5 阳性

脾红髓：大体形态

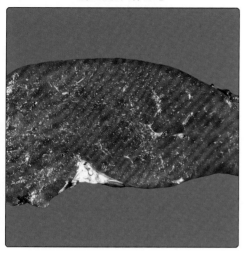

DLBCL 累及脾红髓

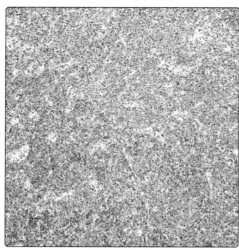

(左)一例脾 DLBCL 患者的脾切除标本,肿瘤累及红髓,无肉眼可见的结节。(右)视野中,DLBCL 细胞广泛浸润脾红髓,未形成明显的肿块。通过影像学检查,该患者无其他部位 DLBCL 的证据

DLBCL 累及红髓

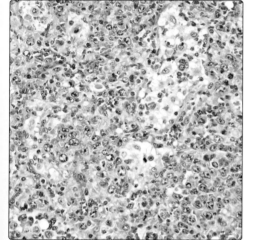

脾红髓：CD20

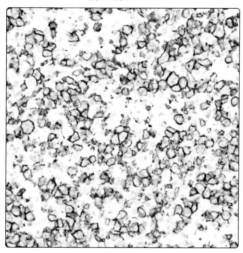

(左)视野中,DLBCL 细胞广泛浸润脾索和脾窦。淋巴瘤细胞具有中心母细胞的特征。(右)DLBCL 细胞 CD20 呈强阳性,支持 B 细胞谱系

脾红髓：CD3

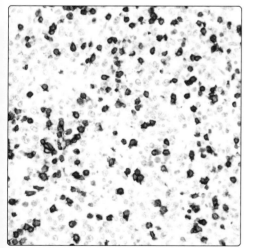

脾红髓：Ki-67

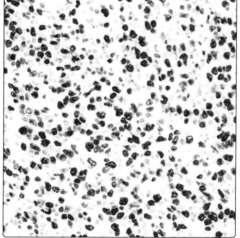

(左)DLBCL 细胞不表达 CD3。许多反应性 CD3(+)细胞混杂在肿瘤间。(右)本例脾 DLBCL 中,多数细胞 Ki-67 阳性,显示淋巴瘤细胞增殖活性高

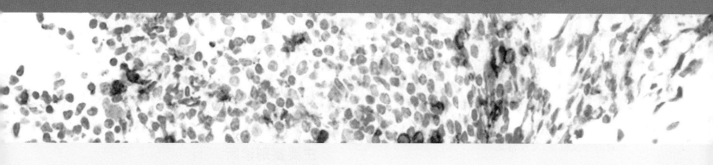

第八章
结内 T 细胞淋巴瘤

要　点

分类

- 无法归入特定 T 细胞淋巴瘤类别的成熟 T 细胞淋巴瘤
  - 异质性比较大的疾病群体

临床特征

- 约占所有非霍奇金淋巴瘤病例的 6%
- 多见于中老年人；儿童罕见
- 进展期的疾病伴 B 症状
- 预后差，复发常见
- 治疗使用联合化疗±巩固疗法
  - 对治疗反应差；复发常见

镜下特征

- 淋巴结副皮质区或弥漫性结构破坏
- 细胞学形态谱系广
- 背景常存在多量炎症细胞
- ±分支状毛细血管后微静脉增生

- ±高增殖率和凋亡率

辅助检查

- 全 T 细胞抗原(+)
- CD4(+)CD8(−)，或少见 CD4(−)CD8(+)
- 约 80% 的病例中存在异常的 T 细胞免疫表型
- CD30 可为(+)，偶见 CD15(+)
- 细胞毒性分子标记(+/−)
- *TCRB@* 和/或 *TCRG@* 基因单克隆性重排
- 部分患者存在 t(5;9)(q33;q22)
- 存在一个或多个全 T 细胞抗原丢失或缺失

主要鉴别诊断

- 血管免疫母细胞性 T 细胞淋巴瘤
- 成人 T 细胞白血病/淋巴瘤
- 间变性大细胞淋巴瘤
- 经典型霍奇金淋巴瘤

淋巴结 PTCL

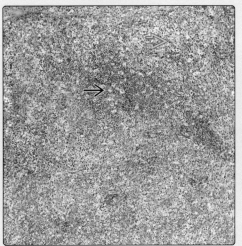

血管增生

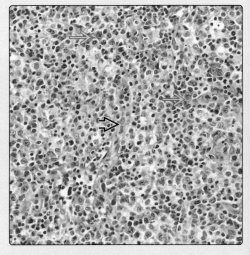

(左)图示外周 T 细胞淋巴瘤(PTCL)累及淋巴结。淋巴结结构几乎完全被淋巴瘤取代，呈副皮质区增生模式➡。见一个有生发中心的淋巴滤泡残存➿。(右)图示 PTCL 累及淋巴结。肿瘤细胞体积小至中等大小，胞质相对较丰富➡。可见反应性嗜酸性粒细胞浸润和血管增生➿

星空现象

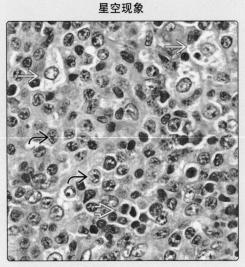

PTCL：透明细胞

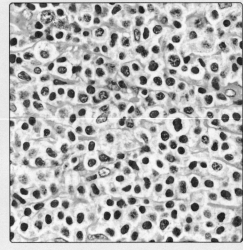

(左)图示 PTCL 呈星空现象，提示高增殖率。"星星"样的组织细胞➡与肿瘤性淋巴细胞➿及嗜酸性粒细胞➿混杂存在。(右)图示 PTCL 累及淋巴结。此病例中的肿瘤细胞胞质丰富、透明，核深染、位于细胞中心

术语

缩写

- 外周 T 细胞淋巴瘤,非特指型(peripheral T-cell lymphoma, not otherwise specified,PTCL-NOS)

同义词

- 外周 T 细胞淋巴瘤,非特指型
- 胸腺后 T 细胞淋巴瘤
- T 免疫母细胞肉瘤

定义

- 无法归入特定 T 细胞淋巴瘤类别的成熟 T 细胞淋巴瘤
  - 目前 WHO 分类中的一组异质性疾病
  - PTCL-NOS 中的部分亚型可能以单独类别出现
    - PTCL 伴有辅助 T 细胞表型
    - PTCL 伴有细胞毒性 T 细胞表型
  - 在某种程度上说,PTCL-NOS 为排除性诊断

病因学/发病机制

病因学和发病机制

- 有证据证明异常 T 细胞信号可驱动促使 T 淋巴细胞增殖
- PTCL 的具体病因不清楚
  - 一旦确定了某个亚群的病因或发病机制,那么这个亚型很可能会被重新分类

PTCL-NOS 中的体细胞突变

- *TET2*、*IDH2*、*DNMT3A*、*CD28*、*RHOA*
  - 不常见
  - 没有证据显示为驱动突变

PTCL-NOS 亚型中的染色体易位

- t(5;9)(q33;q22)
- 在滤泡辅助 T 细胞来源的肿瘤中更常见

临床特征

流行病学

- 发病率
  - 约占所有非霍奇金淋巴瘤病例的 6%
    - 约占所有 T 细胞和 NK 细胞肿瘤病例的 50%
- 年龄
  - 主要见于中年人;在儿童中罕见
- 性别
  - 男女比例约为 2∶1

部位

- 通常累及淋巴结
- 结外部位也常受累,包括
  - 骨髓、脾、肝、肺和皮肤

表现

- 大多数患者表现为进展期疾病,伴有 B 症状
- 约 10% 的病例可出现巨大肿块
- 白血病期很少出现
- 可出现细胞因子相关的副肿瘤现象,包括
  - 瘙痒和/或嗜酸性粒细胞增多
  - 噬血细胞综合征
- 在 PTCL 发病前,可出现免疫异常相关性疾病,包括
  - 桥本甲状腺炎、类风湿关节炎
  - 免疫性血小板减少性紫癜

实验室检查

- 常见血清乳酸脱氢酶(LDH)水平升高

治疗

- 联合化疗±巩固治疗
  - 联合蒽环类药物和烷化剂的诱导化疗方案
  - 巩固治疗
    - 自体造血干细胞移植
    - 放射治疗
- 难治性或复发性 PTCL 的治疗
  - 联合化疗,但对最佳疗法尚无共识
    - 对合适的患者进行异体造血干细胞移植
  - 建议参加临床试验

预后

- 对治疗的总体反应较差,复发常见
- 5 年总生存率和无病生存率:20%~30%
- 不良预后的相关因素
  - 分期高
  - 国际预后指数高(IPI)
  - 可预测不良预后的特征
    - EB 病毒(EBV)(+)
    - 基因表达谱显示 NF-κB 失调或高增殖特征
    - 细胞毒性 T 细胞免疫表型
- 少部分患者疾病局限且 IPI 低,预后较好

影像学

影像学所见

- 肿大淋巴结通常 FDG PET 信号增强

镜下特征

组织学特征

- 淋巴结
  - 副皮质区浸润或弥漫性结构破坏
  - 毛细血管后微静脉分支状增生
    - 需进一步评估,以除外血管免疫母细胞性 T 细胞淋巴瘤
  - 高增殖率和凋亡率
  - 常存在炎症细胞背景,包括

- 嗜酸性粒细胞、浆细胞、小淋巴细胞
- 上皮样组织细胞、大 B 细胞
  ○ 部分病例中,肿瘤中可见纤维化
- 增生的纤维带可分隔肿瘤,似有结节样改变
- 皮肤
  ○ PTCL 常浸润真皮和皮下组织;可形成伴有中心溃疡的结节
  ○ 可见嗜血管现象和皮肤附属器受累
- 脾
  ○ 大体上呈单个或多发的鱼肉样结节
  ○ 累及白髓,伴动脉周围鞘的植入
  ○ 一些病例以红髓浸润为主

细胞学特征

- 细胞学形态谱系广,肿瘤性 T 细胞体积小、中等或大
- 肿瘤细胞胞质稀疏或丰富
  ○ 胞质透明、嗜酸性或嗜碱性
- 细胞核多样
  ○ 泡状、深染,或多形
  ○ 可见多核或 RS 样细胞核

PTCL 的形态学变异型

- 淋巴上皮样(Lennert 淋巴瘤)
  ○ 淋巴结结构弥漫性破坏
  ○ 以小淋巴细胞为主,核轻度不规则
  ○ 上皮样组织细胞聚集成簇
  ○ 散在非典型性更为明显的大细胞,包括偶见 RS 样细胞[通常 EBV(+)]
  ○ 肿瘤细胞常 CD8(+)
- PTCL 伴滤泡生长模式
  ○ 也称为 PTCL 的滤泡周、滤泡内或副皮质区结节变异型
  ○ 低倍镜下,T 细胞淋巴瘤在滤泡内聚集,与滤泡性淋巴瘤相似
  ○ 滤泡周围区域增大,并包绕增生的滤泡,类似结内边缘区 B 细胞淋巴瘤
  ○ 生发中心进行性转化的背景中,PTCL 的小结节状聚集
  ○ 肿瘤细胞为 T 细胞,通常 CD4(+)
- T 区
  ○ 以滤泡周或滤泡内生长模式为主
  ○ 反应性滤泡残存,可有滤泡增生
  ○ 肿瘤细胞体积小或中等大小,胞质透明或嗜酸性
    - 细胞核的多形性不明显
  ○ 间质常有血管增生及混杂分布的反应性细胞
- PTCL 伴辅助性 T 细胞表型
  ○ 约 20% 的 PTCL-NOS 病例表达辅助性 T 细胞标志物:PD1、CXCL13、BCL6
  ○ 基因表达谱(GEP)特征与血管免疫母细胞性 T 细胞淋巴瘤类似
  ○ 与 TET2 或 IDH2 基因突变相关
  ○ 临床上,高 IPI 病例更具侵袭性
  ○ 常有 B 细胞增殖和 EBV(+),与 B 细胞肿瘤相关性较低
- PTCL-NOS 伴相关 B 细胞增殖

  ○ 约 10%(或更少)的 PTCL 病例伴有大量 B 细胞
  ○ B 细胞可为小的成熟浆细胞、浆细胞样大 B 淋巴细胞或浆母细胞
  ○ B 细胞常 EBV(+)
- 胃肠道惰性 T 淋巴组织增殖性疾病
  ○ 近期认识的惰性 T 淋巴组织增殖,可能不会发生进展
  ○ 临床表现为腹痛、腹泻和消化不良
  ○ 密集的、非破坏性浸润口腔、食管、胃、小肠和大肠
    - 主要由小的成熟淋巴细胞组成;CD8(+)

辅助检查

免疫组织化学

- 成熟 T 细胞免疫表型
  ○ 全 T 细胞抗原(+)
  ○ CD4(+)/CD8(-),或 CD4(-)/CD8(+)
  ○ TdT(-),CD1a(-),CD99(-)
  ○ 全 B 细胞抗原(-)
- T 细胞受体(TCR)的表达模式与正常 T 细胞相似
  ○ 95% 的病例为 TCRαβ(+)
  ○ 少部分 PTCL-NOS 病例为 TCRγδ(+)
- 约 80% 的病例有异常 T 细胞免疫表型
  ○ 一个或多个的全 T 细胞抗原丢失或缺失
    - 常有 CD2、CD3、CD5、CD7 或 TCR 缺失
    - 与正常 T 细胞相比,抗原表达强度减低(弱阳性)
  ○ CD4 和 CD8 共表达或共缺失
  ○ 罕见 B 细胞抗原的异常表达
    - CD20 最常见
- CD30 可(+),偶见 CD15(+)
  ○ 通常 PTCL 仅部分肿瘤细胞表达 CD30
  ○ 常显示大细胞,染色强度强弱不一
- 部分 PTCL 表达细胞毒性分子标记
  ○ TIA1、granzyme B(GzB)和 Perforin(Pf)
    - 这些病例常为 CD8(+),CD56(+)
  ○ 与结内 PTCL 相比,结外 PTCL 更常见
  ○ 与美国或欧洲相比,细胞毒性 T 细胞免疫表型更常见于日本
    - 这些肿瘤通常为 EBV(+)
- PTCL 的增殖率(Ki-67)差别较大
  ○ 小细胞组成的肿瘤中 Ki-67 较低
  ○ 大细胞组成的肿瘤中 Ki-67 通常很高

流式细胞术

- 用流式细胞术检测细胞的异常免疫表型更为可靠
  ○ 与免疫组织化学染色相比,用流式细胞术检测的敏感性更好
- 一个或更多的全 T 细胞表面抗原丢失或缺失
  ○ 常有 CD2、CD3、CD5、CD7 或 TCR 缺失
- CD4 和 CD8 共表达或共缺失

原位杂交

- 5%~10% 的 PTCL 病例 EBER(+)

基因学检查

- *TCRB@* 和/或 *TCRG@* 基因单克隆性重排
- 约 1/3 的 PTCL 病例存在 *IGH* 基因单克隆性重排
  - 无论是否存在相关的 B 细胞增殖
- 偶尔存在染色体易位
  - 据报道,在 30 例 PTCL 中,有 5 例检测到 t(5;9)(q33;q22),导致
    - IL-2 诱导激酶(*ITK*)和脾酪氨酸激酶(*SYK*)基因的破坏
    - *ITK-SYK* 融合基因形成和 SYK 的过表达
  - 在 2 例 PTCL 中发现有 t(14;19)(q11;q13)
    - 导致 19q13 染色体上的 *PVRL2* 与 *TCRA/TCRD@* 位点等位连接
- 由大细胞组成的 PTCL 出现高频率的
  - 异常克隆、三倍体或四倍体克隆,以及复杂克隆(>4 处异常)
- 3 号染色体三体与淋巴上皮样变异型 PTCL 相关
- 涉及 7p15、7q35 和 14q11(*TCRB@* 位点)的染色体重排不常见

阵列比较基因组杂交

- 染色体 7q、8q、17q 和 22q 的重现性获得
- 染色体 4q、5q、6q、9p、10q、12q 和 13q 的重现性缺失

基因表达谱

- 异质性特征与 PTCL 中肿瘤细胞和炎症细胞的变化相符合
  - 部分病例中 NF-κB 失调
  - 增殖特征已经被确定
- 另一个研究发现了两个亚型
  - *GATA3* 和靶基因 *CCR4*、*IL18RA* 及 *CXCR7* 高表达型
    - Th2 细胞因子过表达
    - 与预后较差相关
  - *TBX21*(T-bet)和靶基因 *CXCR3*、*IL2RB*、*CCL3* 及 *IFNG* 高表达型
    - Th1 细胞因子过表达
    - 与预后较好相关

鉴别诊断

血管免疫母细胞性 T 细胞淋巴瘤

- 与 PTCL-NOS 相似,患者表现为进展期疾病
- 与 PTCL-NOS 不同,患者通常还出现
  - 与肿瘤相关的免疫缺陷
  - 多克隆性高 γ 球蛋白血症
- 组织学上,多形性的小细胞和大细胞浸润
- 明显的分支状高内皮微静脉(HEV)
- 免疫表型
  - 表达滤泡辅助性 T 细胞[CD4(+)]相关标志物
    - CD10、BCL6、CXCL13、PD1、ICOS、SAP、CCR5
  - 通常围绕 HEV 存在扩大的滤泡树突状细胞群
    - CD21(+),CD23(+),和/或 CD35(+)
- 大多数血管免疫母细胞性 T 细胞淋巴瘤病例中存在 EBV

(+)B 细胞
- 最常见的细胞遗传学异常
  - 3 号染色体三体、5 号染色体三体和附加的 X 染色体
- *TCRB@* 和/或 *TCRG@* 基因单克隆性重排
  - 25%~35% 病例中 PCR 检测有 *Ig* 基因单克隆性重排

成人 T 细胞白血病/淋巴瘤

- 由人类 T 细胞白血病病毒 1 型(HTLV 1)感染所致
  - HTLV 1 整合进入了肿瘤细胞的基因组
  - 在非流行地区血清学检查阳性即可确诊
- 患者常表现为高钙血症
- 白血病期常见
  - 血涂片中细胞为多分叶状和花状
- 组织学和免疫表型上,与 PTCL-NOS 难以区分

ALK 阳性间变性大细胞淋巴瘤

- 常见于儿童及青少年
- 易侵犯淋巴窦
- 肿瘤细胞具有黏附性和间变性,核有凹痕,呈肾形
- 独特的免疫表型
  - 一致性 CD30(+),呈胞膜和核旁阳性表达模式
  - ALK(+),呈核和胞质、胞质,或胞膜阳性表达模式
- *ALK* 位点异常(+);t(2;5)(p23;q35)最常见

ALK 阴性间变性大细胞淋巴瘤

- 组织学上,可与 PTCL-NOS 有重叠
  - 淋巴窦累及和间变性的细胞学特征支持间变性大细胞淋巴瘤
- ALK(−),无 *ALK* 位点异常的证据
- 一致性 CD30(+),呈胞膜和核旁阳性表达模式

蕈样霉菌病累及淋巴结

- 组织学上,可与 PTCL-NOS 非常相似
- 临床上,患者表现为
  - 皮肤病变
  - 外周血中 Sézary 细胞±
- 经常出现皮肤病变

肝脾 T 细胞淋巴瘤(HSTCL)

- 脾大明显,常见肝大
  - 淋巴结肿大不常见,若出现,则仅见于脾周淋巴结
- HSTCL 累及肝、脾和骨髓的血窦
  - 骨髓内髓窦扩张
- HSTCL 细胞单一,并有
  - 核中等大小,核仁不明显
- 免疫表型上,HSTCL 细胞呈
  - CD2(+),表面 CD3(+),CD7(+),通常 TCRγδ(+)
  - TIA1(+),GzB(−/+),granzyme M(GzM)(+),CD4(−),CD5(−),通常 CD8(−)
- 约 60% 的病例中出现等臂染色体 7q 和/或 8 号染色体三体

结外 NK/T 细胞淋巴瘤,鼻型

- 通常患者仅出现结外病变

- ○ 上呼吸消化道
- ○ 鼻外部位:皮肤、软组织、胃肠道和睾丸
- 多种形态的淋巴样细胞浸润
  - ○ ±血管侵犯,常伴有大片的纤维素样坏死
- 免疫表型
  - ○ 胞质 CD3(+),表面 CD3(-)
  - ○ CD2(+),CD56(+),细胞毒性蛋白(+)
- EBV(+),单克隆性
- 与 PTCL-NOS 不同,通常出现胚系 *TCRB@* 和/或 *TCRG@* 基因
  - ○ 约 1/3 病例表面 CD3(+),同时出现 *TCRB@* 和/或 *TCRG@* 基因单克隆性重排

肠病相关性 T 细胞淋巴瘤(EATL)

- 以前分为两型:Ⅰ型(经典型)和Ⅱ型
- 经典型(以往包括 80%~90%的病例)
  - ○ 保留为该类别中唯一的疾病
    - – 与乳糜泻密切相关
  - ○ 上皮内见 T 淋巴细胞的肠道肿瘤,肿瘤细胞通常体积大
  - ○ 免疫表型
    - – CD3(+),CD7(+),CD30(+/-),CD103(+)
    - – CD4(-),CD5(-),CD8(-),CD56(-/+),TCRαβ(+/-)
- 以前的Ⅱ型肠病相关性 T 细胞淋巴瘤(以往包括 10%~20%的 EATL 病例)
  - ○ 目前 WHO 2016 版中被列为独立类型
    - – 称为单形性嗜上皮性肠 T 细胞淋巴瘤(MEITL)
  - ○ 细胞形态单一,中等大小
  - ○ 散发,与乳糜泻不相关
  - ○ 免疫表型
    - – CD3(+),CD4(-),CD8(+),CD30(+/-),CD56(+),TCRγδ(+)
- 通常(高达 70%)存在染色体 9q31.3-qter 复杂节段扩增、16q12.1 缺失和 *MYC* 扩增

皮下脂膜炎样 T 细胞淋巴瘤

- 非典型淋巴细胞浸润皮下脂肪组织
  - ○ 累及脂肪小叶
  - ○ 通常不累及脂肪间隔、被覆表皮和真皮
- 免疫表型
  - ○ CD3(+),CD8(+),TCRαβ(+),细胞毒性蛋白(+)

经典型霍奇金淋巴瘤(CHL)

- 在 CHL 中,背景细胞不具有非典型性
- RS 细胞和霍奇金细胞的免疫表型
  - ○ CD15(+),CD30(+),PAX5(弱+)
- 没有证据显示 CHL 中存在 *TCRB@* 和/或 *TCRG@* 基因的单克隆性重排

富于 T 细胞/组织细胞的大 B 细胞淋巴瘤

- 在活检组织中,肿瘤细胞占所有细胞的比例<10%
  - ○ 肿瘤细胞为 B 细胞
  - ○ *IGH* 基因单克隆性重排
  - ○ 没有证据显示存在 *TCRB@* 和/或 *TCRG@* 基因的单克隆

性重排

边缘区 B 细胞淋巴瘤

- PTCL-NOS 可有多量胞质淡染或透明的肿瘤细胞
  - ○ 形态类似边缘区(单核细胞样)B 细胞
  - ○ 肿瘤细胞副皮质区分布可模仿边缘区模式
- 组织学上,PTCL-NOS 显示
  - ○ 细胞非典型性更常见
  - ○ 核分裂象指数更高
- 免疫表型:单型 Ig(+),全 B 细胞抗原(+),T 细胞抗原(-),常有浆细胞分化

滤泡性淋巴瘤

- 伴有滤泡性增生模式的 PTCL-NOS,类似滤泡性淋巴瘤
- B 细胞源性肿瘤细胞特征
  - ○ 单型 Ig(+),B 细胞抗原(+),CD10(+),BCL6(+)
  - ○ *IGH-BCL2*/(14;18)(q32;q21)和 *IGH* 基因单克隆性重排

肉芽肿性淋巴结炎

- PTCL 可与慢性肉芽肿性炎症相关
- 出现细胞非典型性支持 PTCL
- 异常 T 细胞免疫表型或单克隆性支持 PTCL

诊断依据

临床相关病理特征

- 大多数患者表现为淋巴结肿大
  - ○ 结外受累常见
  - ○ 临床进展期常见
- 需要新的治疗方法

参考文献

1. Swerdlow SH et al: The 2016 revision of the World Health Organization (WHO) classification of lymphoid neoplasms. Blood. 127:2375-80, 2016
2. Attygalle AD et al: Peripheral T-cell and NK-cell lymphomas and their mimics; taking a step forward - report on the lymphoma workshop of the XVIth meeting of the European Association for Haematopathology and the Society for Hematopathology. Histopathology. 64(2):171-99, 2014
3. Iqbal J et al: Gene expression signatures delineate biological and prognostic subgroups in peripheral T-cell lymphoma. Blood. 123(19):2915-23, 2014
4. Moskowitz AJ et al: How I treat the peripheral T-cell lymphomas. Blood. 123(17):2636-44, 2014
5. Swerdlow SH et al: Cytotoxic T-cell and NK-cell lymphomas: current questions and controversies. Am J Surg Pathol. 38(10):e60-e71, 2014
6. Armitage JO: The aggressive peripheral T-cell lymphomas: 2013. Am J Hematol. 88(10):910-8, 2013
7. Piccaluga PP et al: Molecular profiling improves classification and prognostication of nodal peripheral T-cell lymphomas: results of a phase III diagnostic accuracy study. J Clin Oncol. 31(24):3019-25, 2013
8. Lemonnier F et al: Recurrent TET2 mutations in peripheral T-cell lymphomas correlate with TFH-like features and adverse clinical parameters. Blood. 120(7):1466-9, 2012
9. Hartmann S et al: High resolution SNP array genomic profiling of peripheral T cell lymphomas, not otherwise specified, identifies a subgroup with chromosomal aberrations affecting the REL locus. Br J Haematol. 148(3):402-12, 2010
10. Warnke RA et al: Morphologic and immunophenotypic variants of nodal T-cell lymphomas and T-cell lymphoma mimics. Am J Clin Pathol. 127(4):511-27, 2007
11. Went P et al: Marker expression in peripheral T-cell lymphoma: a proposed clinical-pathologic prognostic score. J Clin Oncol. 24(16):2472-9, 2006
12. Geissinger E et al: Nodal peripheral T-cell lymphomas and, in particular, their lymphoepithelioid (Lennert's) variant are often derived from CD8(+) cytotoxic T-cells. Virchows Arch. 445(4):334-43, 2004

CD3

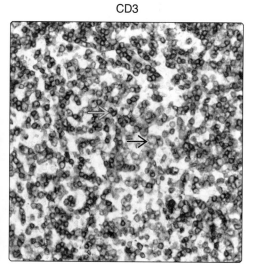

CD20

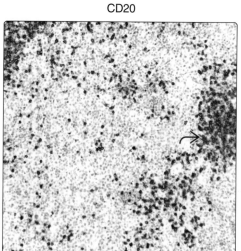

（左）图示 PTCL 累及淋巴结。该病例中,大部分淋巴细胞 CD3（+）,支持 T 细胞谱系。淋巴细胞体积小➡及中等➡。（右）图示 PTCL 累及淋巴结。肿瘤细胞 CD20（-）。CD20 阳性细胞为残存的淋巴滤泡➡

Ki-67

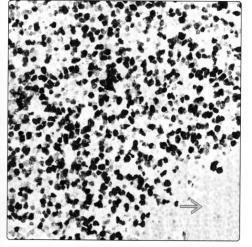

骨髓的 PTCL

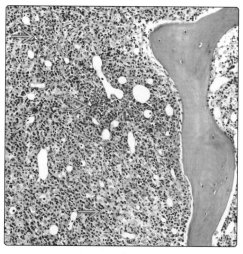

（左）图示 PTCL 累及淋巴结。Ki-67 免疫组织化学染色显示肿瘤细胞增殖活性高。见一个良性初级滤泡,几乎没有任何阳性细胞➡。（右）图示 PTCL 累及骨髓。PTCL 患者通常表现为系统性疾病,常有骨髓受累。境界不清的大淋巴细胞聚集➡提示淋巴瘤累及区域。造血细胞➡围绕淋巴瘤聚集灶

皮肤的 PTCL

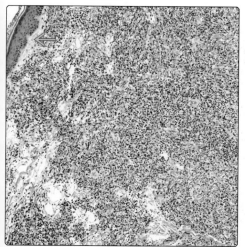

皮肤 PTCL-NOS

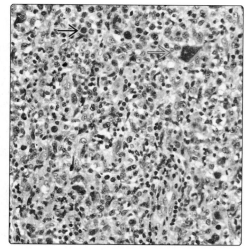

（左）低倍镜图示 PTCL-NOS 累及皮肤。肿瘤取代大部分真皮,但无嗜表皮性。注意浸润的肿瘤细胞与表皮间的分界带➡。（右）高倍镜图示 PTCL-NOS 累及皮肤。该病例中,大部分肿瘤细胞体积中等➡,但也存在一些大的、多核细胞➡。中等体积的细胞和大细胞均为 CD3 阳性

(左)图示 PTCL 累及皮肤。绝大多数浸润的淋巴细胞体积中等➡,表达 T 细胞标志物 CD3。(右)图示 PTCL 累及皮肤。该病例中,肿瘤细胞不表达 CD5,符合 PTCL 中 T 细胞的异常表型。约 80% 的 PTCL 病例中存在异常免疫表型。CD5(+)➡细胞被认为是反应性 T 淋巴细胞

皮肤 PTCL:CD3

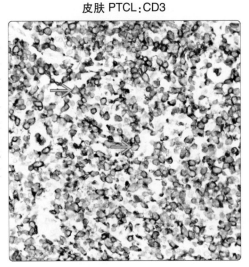

皮肤 PTCL:CD5

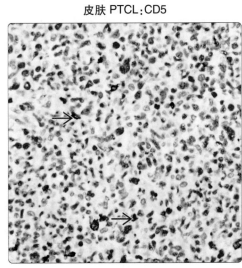

(左)流式细胞术检测免疫表型显示一小部分 T 淋巴细胞共表达全 T 细胞标志物 CD3 和 CD7➡。但大部分淋巴细胞仅表达 CD3 而不表达 CD7➡,符合异常 T 细胞免疫表型。(右)图示 PTCL 累及的骨髓活检标本,流式细胞术检测免疫表型,显示大部分淋巴细胞表达 T 细胞标志物 CD3➡。一部分 CD3(+)淋巴细胞表达 CD30➡

PTCL:CD7 丢失

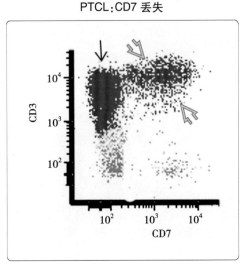

PTCL:CD30 表达

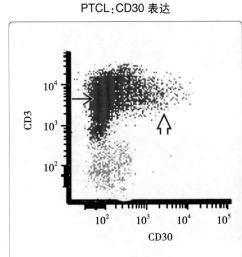

(左)图示 PTCL-NOS 累及淋巴结。该例肿瘤细胞以小细胞为主。肿瘤细胞增殖指数较低(未显示)。(右)图示 PTCL 累及淋巴结。该例肿瘤细胞体积大,胞质较丰富,核卵圆形、泡状,可见单个核仁。肿瘤细胞增殖指数较高(未显示)

PTCL:小细胞

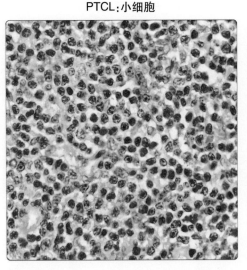

PTCL:大细胞

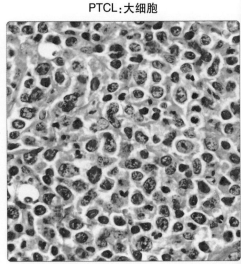

淋巴上皮样变异型

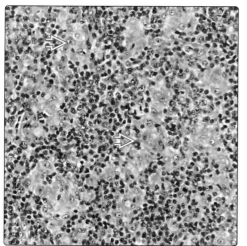

淋巴上皮样变异型: CD3

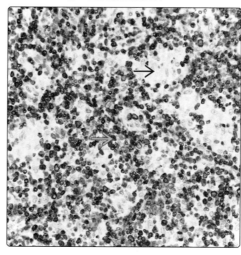

(左) 图示淋巴上皮样变异型 (Lennert 淋巴瘤) PTCL-NOS 累及淋巴结。肿瘤性淋巴细胞与上皮样组织细胞簇➡相关。肿瘤细胞体积小, 非典型性不明显。
(右) 图示淋巴上皮样变异型 (Lennert 淋巴瘤) PTCL 累及淋巴结。T 细胞标志物 CD3 免疫组织化学染色显示肿瘤性小淋巴细胞阳性➡, 而组织细胞➡ CD3 阴性

PTCL: HE

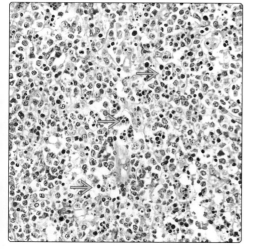

PTCL: CD3

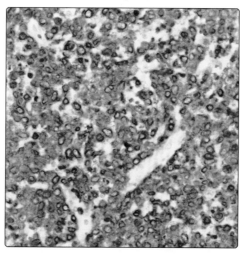

(左) 图示 PTCL 累及淋巴结。注意该区域出现大量凋亡➡。肿瘤细胞 CD8 (+), 表达细胞毒性蛋白 (细胞毒性免疫表型)。(右) 图示 PTCL-NOS 累及淋巴结。大量淋巴样细胞 CD3 (+), 支持 T 细胞谱系。很多肿瘤细胞也表达细胞毒分子

TIA1 表达

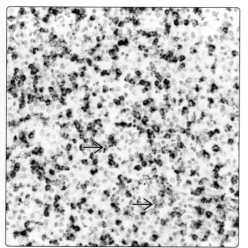

EBV

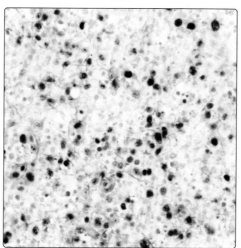

(左) 图示具有细胞毒性免疫表型的 PTCL 累及淋巴结。多量肿瘤细胞表达细胞毒性标志物 TIA1。阳性反应模式为胞质颗粒状➡。
(右) 图示具有细胞毒性免疫表型的 PTCL 累及淋巴结。原位杂交显示大部分肿瘤细胞 EBER (+)

AITL

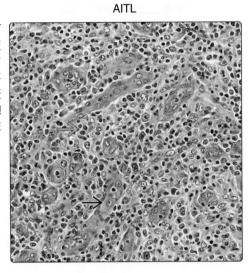

AITL：PD1

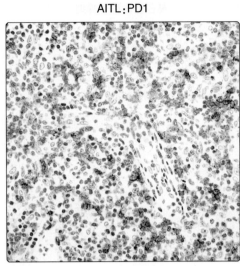

(左) 血管免疫母细胞性 T 细胞淋巴瘤 (AITL) 的特征是大量高内皮微静脉 ➡ 与肿瘤性淋巴细胞 ➡ 混合存在。(右) AITL 病例中，免疫组织化学显示肿瘤细胞 PD1 阳性，支持滤泡辅助性 T 细胞分化

ATLL

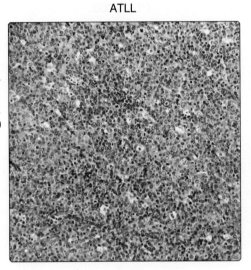

ATLL：CD30

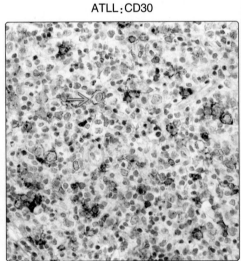

(左) 成人 T 细胞白血病/淋巴瘤 (ATLL) 累及的淋巴结中，见大淋巴细胞浸润，与 PTCL 难以区分。(右) ATLL 累及的淋巴结中，见散在 CD30 阳性的大肿瘤细胞 ➡。ATLL 病例中常见 CD30 表达

ALK 阳性 ALCL

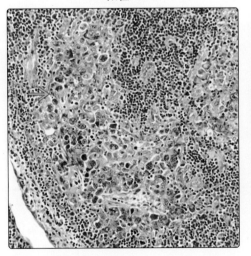

ALK 阳性 ALCL：标志性细胞

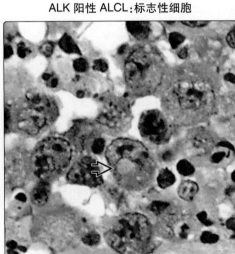

(左) ALK 阳性间变性大细胞淋巴瘤 (ALCL) 累及淋巴结，呈窦内 ➡ 生长模式。(右) ALCL 的特征是见大的间变细胞，部分细胞核呈肾形 ➡ [标志性 (hallmark) 细胞]

淋巴结蕈样霉菌病

蕈样霉菌病

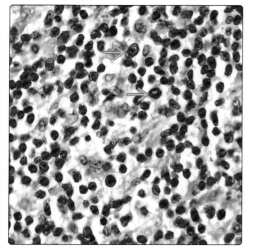
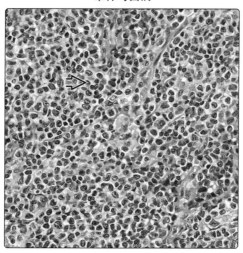

(左)图示一例蕈样霉菌病患者的淋巴结,滤泡间区散在体积中等的非典型淋巴细胞➡。(右)一例蕈样霉菌病患者的淋巴结,见片状体积中等的淋巴细胞⇒,与PTCL-NOS 难以区分

鼻 NK/T 细胞淋巴瘤

鼻 NK/T 细胞淋巴瘤:CD56

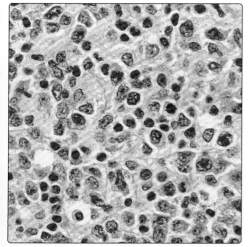
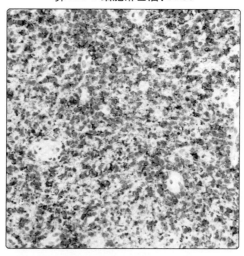

(左)结外 NK/T 细胞淋巴瘤,鼻型累及的淋巴结,见体积中等和大的多形性细胞浸润。(右)图示结外NK/T 细胞淋巴瘤,鼻型,大部分肿瘤细胞 CD56(+)

EATL

MEITL

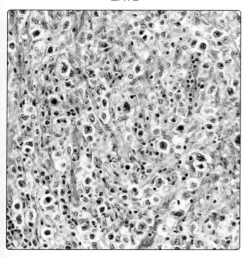
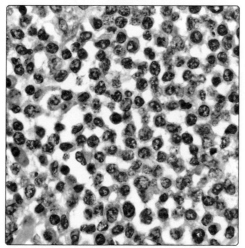

(左)图示肠病相关性 T 细胞淋巴瘤(EATL)(原名EATL Ⅰ型)累及空肠。肿瘤由多形性小细胞和大细胞组成。该患者有乳糜泻病史。(右)图示单形性嗜上皮性肠道 T 细胞淋巴瘤(MEITL),原名 EATL Ⅱ型,累及小肠。该患者无乳糜泻病史,而出现肠穿孔

要 点

基本概念

- 起源于 CD4(+)滤泡辅助性 T 细胞(TFH)的外周 T 细胞淋巴瘤,其特征为
  - 淋巴结肿大、系统性疾病,常见免疫失调和免疫缺陷
- AITL 是"结内伴 TFH 表型 T 细胞淋巴瘤"统称中的类型之一

病因学/发病机制

- TET2、IDH2、DNMT3A 和 RHOA(一种小 GTP 酶蛋白)等表观遗传修饰基因的体细胞突变

临床特征

- 进展期疾病,全身淋巴结肿大、肝大和/或脾大
- 侵袭性强,中位生存期<3 年
- 贫血、嗜酸性粒细胞增多症、多克隆性高 γ 球蛋白血症

镜下特征

- 淋巴结

- 部分或全部结构破坏
- 肿瘤性 T 细胞胞质透明/淡染
- 分支状高内皮静脉增生
- 滤泡树突状细胞(FDC)增生

辅助检查

- CD2(+),CD3(+),CD4(+),CD5(+),TCRαβ(+)
- CD10(+/−),BCL6(+/−),CXCL13(+/−),PD1(+/−)
- 数量不等的 B 免疫母细胞(+)
- TRB 或 TRG 单克隆性重排
- 约 80%~90%的病例中 EBER(+)

主要鉴别诊断

- 病毒性淋巴结炎及药物反应
- 经典型霍奇金淋巴瘤
- 富于 T 细胞/组织细胞的大 B 细胞淋巴瘤
- 外周 T 细胞淋巴瘤,非特指型(PTCL-NOS)

AITL:Ⅰ型	Ⅱ型

(左)在一些 AITL 病例中,淋巴结部分受累,淋巴瘤细胞➡包绕反应性淋巴滤泡➡,称为Ⅰ型生长模式。
(右)图示 AITL 累及淋巴结,可见残存的淋巴滤泡➡,一些淋巴滤泡几乎无法辨认➡,滤泡间区➡扩大,被膜下窦(边缘窦)开放➡。此类部分淋巴结受累被称为Ⅱ型生长模式

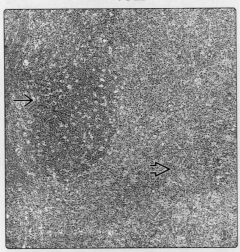 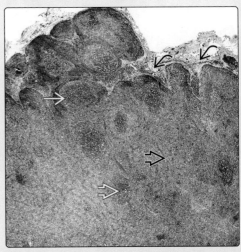

Ⅲ型	AITL:高内皮微静脉

(左)在一例典型的 AITL 病例中,淋巴结结构完全被浸润的多形性细胞取代,伴分支状血管增生。此类形式被称为Ⅲ型生长模式。
(右)图示 AITL 累及淋巴结,高内皮微静脉(HEV)增多➡,伴混合性细胞浸润。肿瘤细胞➡在 HEV 周围簇状聚集

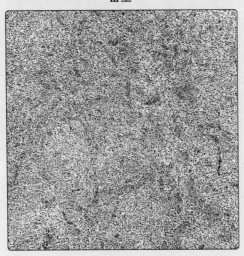 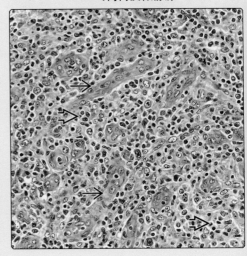

第 2 节　血管免疫母细胞性 T 细胞淋巴瘤

术语

缩写

- 血管免疫母细胞性 T 细胞淋巴瘤(angioimmunoblastic T-cell lymphoma，AITL)

同义词

- 血管免疫母细胞性淋巴结病伴异常蛋白血症(AILD)
  - AILD 样(型)T 细胞淋巴瘤
- 免疫母细胞性淋巴结病

定义

- 起源于 CD4(+)滤泡辅助性 T 细胞(TFH)的外周 T 细胞淋巴瘤，其特征为
  - 淋巴结肿大、系统性疾病，常见免疫失调和免疫缺陷
- AITL 是"结内伴 TFH 表型 T 细胞淋巴瘤"统称中的类型之一
  - AITL
  - 滤泡性 T 细胞淋巴瘤
  - 结内 PTCL-NOS，伴有辅助性 T 细胞表型

病因学/发病机制

体细胞突变

- AITL 中表观遗传修饰基因的体细胞突变与 PTCL-NOS 常有交叉
  - 约 50% *TET2*，20% *IDH2*，33% *DNMT3A*
- 约 50% 的 AITL 病例中存在 *RHOA*(*RAS* 家族中的一个小 GTP 酶蛋白)的 p. Gly17Val 体细胞突变
- 其他基因的体细胞突变检测率很低;意义不明

免疫失调

- AITL 是滤泡辅助性 T 细胞肿瘤
  - 滤泡辅助性 T 细胞上调 CXCR5 和 CXCL13
    - CXCL13 通过增强 B 细胞粘附于高内皮微静脉 (HEV)，而促进 B 细胞募集
    - CD21(+)的 FDC 围绕 HEV 扩展
    - 导致 B 细胞扩增、浆细胞分化和高 γ 球蛋白血症

病毒感染

- 大多数 AITL 病例中，可检测出 EBV(+)的 B 细胞
  - 很可能为宿主免疫力低下的继发事件
- EBV 和 HHV-6B 可能
  - 调节细胞因子和趋化因子的分泌或膜受体的表达

临床特征

流行病学

- 发病率
  - 占所有非霍奇金淋巴瘤病例的 1.2% 和所有 PTCL 病例的 18%
  - 与非裔或亚裔美国人相比，白种人更常见
  - 与北美洲和亚洲相比，AITL 在欧洲更常见
- 年龄
  - 中位值:多数研究显示，中位发病年龄为 59~65 岁
- 性别
  - 男性略占优势(但不同研究中结果不同)

表现

- 亚急性或急性系统性疾病
- 进展期疾病，伴全身淋巴结肿大、肝大和/或脾大
- B 症状常见(发热、体重减轻、盗汗)
- >50% 的患者出现皮疹
  - 类似炎症性皮肤病，全身性或躯干为主的斑丘疹
- 其他系统性症状
  - 关节痛或关节炎
  - 胸腔积液、腹水和/或水肿
- 据报道部分病例在使用抗生素后发生 AITL

实验室检查

- 全血细胞计数
  - 贫血
    - 冷球蛋白或冷凝集素
    - 多数患者抗人球蛋白试验(Coombs 试验)阳性
  - 嗜酸性粒细胞增多症
  - 淋巴细胞减少(淋巴细胞增多罕见)
  - 血小板减少症
- 多克隆性高 γ 球蛋白血症
- ±自身抗体
  - 类风湿因子、抗核因子、抗平滑肌抗体
- 血清乳酸脱氢酶和 β2 微球蛋白水平升高

治疗

- 最佳治疗方案尚未达成共识
- 条件允许的患者，可联合化疗后进行自体造血干细胞移植
- 类固醇对无法进行化疗的患者有一定疗效

预后

- 侵袭性疾病，中位生存时间<3 年
  - 约 30% 患者可长期生存
- 不良预后因素
  - 男性、纵隔淋巴结肿大和贫血
  - 整体免疫状态也影响生存
- AITL 的组织学特征与预后无相关性

影像学

影像学所见

- 全身淋巴结肿大，器官累及，全身水肿

镜下特征

组织学特征

- 淋巴结

- ○ 部分或全部结构被破坏;常见淋巴结周围浸润
  - 肿瘤分布于副皮质区
  - 被膜下窦开放
- ○ 肿瘤细胞小至中等大小,胞质透明至淡染,胞膜清楚,异型性小
  - 肿瘤细胞常在滤泡和 HEV 周围聚集成簇状
- ○ 背景细胞数量不等,形态多样
  - 反应性小淋巴细胞、浆细胞、嗜酸性粒细胞和组织细胞
  - ±B 免疫母细胞;较突出
  - ±B 细胞来源的 RS 和霍奇金(RS+H)样细胞;通常 EBV(+)
- ○ FDC 增生,通常围绕 HEV
- ○ 描述淋巴结病变的三种模式
  - Ⅰ:结构部分保留,存在增生性或正常淋巴滤泡
  - Ⅱ:结构大部分破坏,伴残存淋巴滤泡;±滤泡结构紊乱、不规则
  - Ⅲ:结构完全被取代;±几乎没有退化的("枯竭")淋巴滤泡
- 骨髓
  - ○ 小梁旁或非小梁旁的结节性或间质性分布
    - 肿瘤细胞通常体积小;±胞质透明;难以识别
    - 反应性细胞包括 B 细胞、浆细胞、嗜酸性粒细胞和组织细胞
    - ±EBV(+)细胞
  - ○ 未受累的骨髓±与 AITL 相关的反应性改变
- 外周血
  - ○ 淋巴细胞增多不常见
  - ○ ±非典型淋巴细胞或活化淋巴细胞(所谓的免疫细胞)
  - ○ 流式细胞术免疫表型在许多患者中检测出 CD10(+)T 细胞
- 皮肤
  - ○ 病变表现各异,并不总是由肿瘤浸润所致
    - 病变可从真皮非特异性血管周围轻度淋巴细胞浸润到明显的淋巴瘤细胞浸润,但后者不常见
- 积液
  - ○ 本质上非肿瘤性;产生机制不明
- **AITL 的形态学变异型**
  - ○ 上皮样细胞丰富型
    - 上皮样组织细胞聚集成小簇,边界不清(Lennert 样反应)
  - ○ 透明细胞丰富型
    - 淋巴瘤细胞显著增殖,呈簇状或片状,胞质透明/淡染
  - ○ 滤泡性 T 细胞淋巴瘤
  - ○ 肿瘤细胞丰富型
    - 形态单一,而非多形性
    - 大多数肿瘤细胞表达滤泡辅助性 T 细胞标志物,FDC 网破坏紊乱
  - ○ 浆细胞丰富型
    - 多量浆细胞;可类似浆细胞肿瘤
    - 浆细胞缺乏非典型性,通常 EBV(-)
  - ○ B 细胞丰富型
    - 背景细胞可由多量小 B 淋巴细胞组成

- EBV(+/-)
- **AITL 基础上继发的淋巴瘤**
  - ○ 弥漫大 B 细胞淋巴瘤(DLBCL)最常见
    - 通常 EBV(+)
    - EBV(+)DLBCL 可发生于 AITL 诊断之前
  - ○ 患者可发展为经典型霍奇金淋巴瘤
    - 通常 EBV(+)
  - ○ 有报道可发生小 B 细胞淋巴瘤和浆细胞瘤
    - 通常 EBV(-)

细胞学特征

- 由于存在多种形态的细胞成分,通过细针穿刺样本诊断 AITL 较为困难

辅助检查

免疫组织化学

- CD2(+),CD3(+),CD5(+),βF1/TCRαβ(+)
- ±CD7 表达减少或异常丢失
- 通常 CD4(+),CD8(-)
- 在大多数病例中,T 细胞呈滤泡辅助性 T 细胞免疫表型
  - ○ CD10(+),BCL6(+),CXCL13(+),CXCR5(+),ICOS(+)和/或 PD1(+)
- FDC 围绕 HEV 增生
  - ○ FDC 相关标志物如 CD21、CD23、CD35 和 Clusterin 阳性
- 存在不同数量的 B 免疫母细胞
  - ○ CD19(+),CD20(+),PAX5(+),CD79a(+)
  - ○ 通常 EBER(+);部分病例 LMP1(+/-)

流式细胞术

- 通常 CD4:CD8 比例正常
  - ○ 因反应性 T 细胞数量多于肿瘤性 T 细胞数量所致
- ±CD7 和/或 CD26 表达减少或丢失
- 与蕈样霉菌病相反,外周血或骨髓中 sCD3 阳性细胞减少或丢失
- ±部分 T 细胞共表达 CD10,主要见于 AITL 累及的淋巴结
  - ○ <5%的正常 CD3(+)/CD4(+)淋巴细胞可表达 CD10
- 在约 15%的病例中可检测到单克隆性 B 细胞群

原位杂交

- 在 80%~90%的病例中 EBER(+)

PCR

- 75%~90%的病例中出现 *TRB* 或 *TRG* 基因单克隆性重排
- 约 25%的病例中出现 *IGH* 基因单克隆性重排

基因学检查

- 最常见的可重复性异常:3、5、21 号染色体三体,X 染色体获得和 6q 缺失

阵列比较基因组杂交

- 11q13,19 和 22q,19 获得

- 13q 缺失

基因表达谱

- 相关研究表明 AITL 累及的活检标本中主要有两种成分
  - 肿瘤性 T 细胞具有滤泡辅助性 T 细胞的基因表达特征
    - 表达 CD10、BCL6、CXCL13、PD1（CD279）、ICOS、SAP 或 CCR5
  - 其他基因特征与反应性炎症和间质细胞相同

鉴别诊断

病毒感染或免疫失调引起的反应性增生

- 这些疾病可与早期的 AITL（Ⅰ 型）有重叠
- 缺少 CD10 或滤泡辅助性 T 细胞标志物阳性的非典型透明 T 细胞
- 支持反应性增生而非 AITL 的特征
  - 生发中心细胞一致性表达 CD10
- 血管可有增生；但通常不是 HEV
- 通常以 CD8（+）T 细胞为主（尤其是病毒感染时）

药物反应

- 药物反应的患者可出现 B 症状，全身淋巴结肿大和积液，与 AITL 相似
- 药物反应的组织学特征也可与 AITL 相似
  - 副皮质区扩大，伴混合性细胞浸润
  - HEV 增生
- 无证据表明存在滤泡辅助性 T 细胞免疫表型
- 病史对于确诊至关重要

经典型霍奇金淋巴瘤，混合细胞型

- 在部分 AITL 病例中，存在 RS 细胞和霍奇金样细胞；EBV（+）；B 细胞抗原（+）
- 经典型霍奇金淋巴瘤缺乏具有透明胞质的肿瘤性 T 细胞；无 HEV 或 FDC 增生

富于 T 细胞/组织细胞的大 B 细胞淋巴瘤

- 支持富于 T 细胞/组织细胞的大 B 细胞淋巴瘤而非 AITL 诊断的特征
  - B 细胞（肿瘤细胞）体积大；在 AITL 中，存在许多小 B 细胞和 B 免疫母细胞
  - T 细胞缺乏非典型性；无 FDC 增生；EBV（-）
  - IGH 基因单克隆性重排

PTCL-NOS

- PTCL-NOS 缺乏诊断 AITL 所需特征
  - 无 FDC 增生；±HEV 增生
  - B 细胞明显减少；大部分病例中 EBV（-）
- 基因表达谱显示部分 PTCL-NOS 有滤泡辅助性 T 细胞的基因特征
  - 提示部分早期 AITL 的病例被归入目前的 PTCL-NOS 类

型中

原发性皮肤 CD4（+）小/中等大小 T 淋巴细胞增殖性疾病

- 目前 WHO 分类中的暂定类型，不认为是淋巴瘤
- 表现为局部的、孤立的皮肤病变，无提示蕈样霉菌病的斑片或斑块
- 表达滤泡辅助性 T 细胞标志物

老年 EBV（+）DLBCL

- 多形性亚型可与 AITL 相似
- 支持老年 EBV（+）DLBCL 而非 AITL 的特征
  - 无 FDC 增生
  - EBV（+）的大 B 细胞通常明显增多且呈片状
  - 无证据表明存在异常 T 细胞免疫表型或 TRB 或 TRG 基因单克隆性重排

木村病

- 头颈部（包括唾液腺）皮下肿块，与局部淋巴结肿大相关
- 生发中心增生
  - 生发中心内见多核细胞、纤维化和蛋白质类物质；滤泡溶解
- 滤泡间区嗜酸性粒细胞浸润并嗜酸性脓肿形成

血管淋巴组织增生伴嗜酸性粒细胞浸润/上皮样血管瘤

- 与显著的多形炎症细胞浸润相关，类似 AITL
- 通常发生在结外；无系统性症状或疾病
- 无证据表明存在异常 T 细胞免疫表型或 T 细胞克隆性

参考文献

1. Loghavi S et al: Immunophenotypic and diagnostic characterization of angioimmunoblastic T-cell lymphoma by advanced flow cytometric technology. Leuk Lymphoma. 57(12):2804-2812, 2016
2. Ondrejka SL et al: Angioimmunoblastic T-cell Lymphomas With the RHOA p.Gly17Val Mutation Have Classic Clinical and Pathologic Features. Am J Surg Pathol. 40(3):335-41, 2016
3. Swerdlow SH et al: The 2016 revision of the World Health Organization (WHO) classification of lymphoid neoplasms. Blood. 127:2375-90, 2016
4. Attygalle AD et al: Peripheral T-cell and NK-cell lymphomas and their mimics; taking a step forward - report on the lymphoma workshop of the XVIth meeting of the European Association for Haematopathology and the Society for Hematopathology. Histopathology. 64(2):171-99, 2014
5. Odejide O et al: A targeted mutational landscape of angioimmunoblastic T-cell lymphoma. Blood. 123(9):1293-6, 2014
6. Yoo HY et al: A recurrent inactivating mutation in RHOA GTPase in angioimmunoblastic T cell lymphoma. Nat Genet. 46(4):371-5, 2014
7. de Leval L et al: Advances in the understanding and management of angioimmunoblastic T-cell lymphoma. Br J Haematol. 148(5):673-89, 2010
8. Khokhar FA et al: Angioimmunoblastic T-cell lymphoma in bone marrow: a morphologic and immunophenotypic study. Hum Pathol. 41(1):79-87, 2010
9. Attygalle AD et al: Histologic evolution of angioimmunoblastic T-cell lymphoma in consecutive biopsies: clinical correlation and insights into natural history and disease progression. Am J Surg Pathol. 31(7):1077-88, 2007
10. Willenbrock K et al: Frequent occurrence of B-cell lymphomas in angioimmunoblastic T-cell lymphoma and proliferation of Epstein-Barr virus-infected cells in early cases. Br J Haematol. 138(6):733-9, 2007
11. Baseggio L et al: Identification of circulating CD10 positive T cells in angioimmunoblastic T-cell lymphoma. Leukemia. 20(2):296-303, 2006

AITL：Ⅰ型

AITL：反应性生发中心

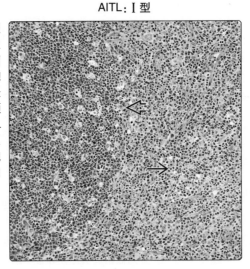
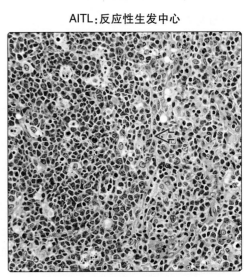

(左)图示 AITL 早期变异型(所谓Ⅰ型)一个增生的生发中心➡,周围见包括肿瘤细胞➡在内的混合性细胞浸润。AITL 的组织学生长模式不能预测临床分期和预后。(右)高倍镜图示 AITL 早期变异型,见一个无套区的"裸"生发中心➡。滤泡周围见包括肿瘤细胞在内的多形性细胞浸润

AITL：CD3

AITL：CD4

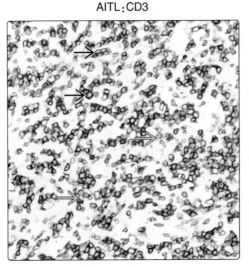
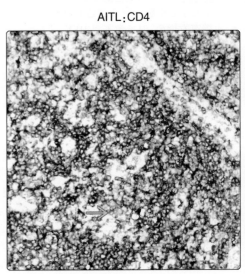

(左)本例 AITL 中,多量小 T 细胞 CD3 阳性。这些 T 细胞包括反应性细胞和肿瘤细胞,常以反应性细胞为主。反应性 T 细胞常为强阳性➡,而肿瘤细胞可为弱阳性➡。(右)CD4(+)细胞数量多,包括反应性细胞和肿瘤细胞。抗 CD4 抗体也可与组织细胞反应,组织细胞通常体积大、淡染➡

AITL：CD8

AITL：CD20

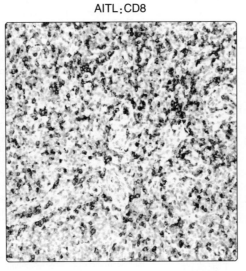
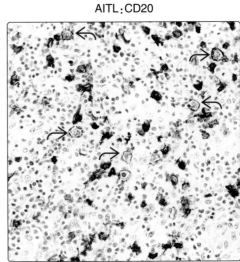

(左)AITL 中见散在的 CD8(+)T 细胞,且常为 CD4(+)细胞的一部分。与 AITL 相比,PTCL-NOS 中通常以 CD4 阳性或者 CD8 阳性的细胞为主。(右)AITL 中,CD20 染色显示散在 B 细胞阳性,包括小 B 细胞和 B 免疫母细胞➡。AITL 中 B 细胞的数量差异较大

AITL：CD10

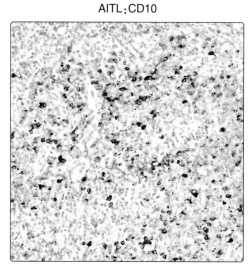

AITL：PD1

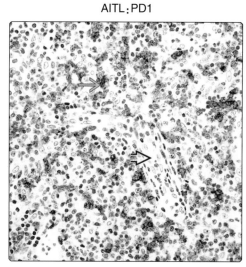

（左）AITL 中，肿瘤细胞显示滤泡辅助性 T 细胞免疫表型，表达 CD10、BCL6、CX-CL13 和/或 PD1。图示部分肿瘤细胞 CD10 阳性。（右）该例 AITL 中，肿瘤细胞 PD1（+）。应注意，肿瘤细胞 ⇨ 主要分布于 HEV ⇨ 周围

AITL：EBER

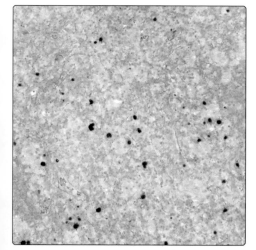

AITL：CD21

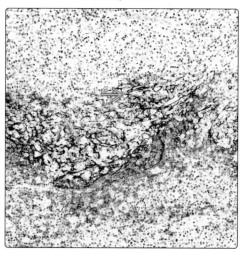

（左）许多 AITL 病例中，存在 EBV（+）的 B 免疫母细胞，EBER 原位杂交可突显此类细胞。（右）在一例典型的 AITL 病例中，FDC 扩大并形成网状结构 ⇨，常包绕 HEV，这是 AITL 的典型特征，而其他类型 T 细胞淋巴瘤中少见

透明细胞变异型 AITL

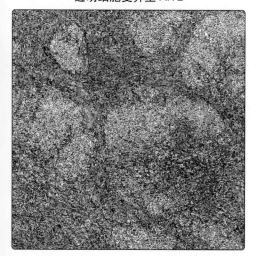

片状透明细胞

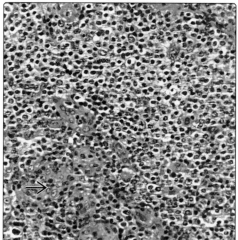

（左）图示透明细胞变异型 AITL 中大量透明细胞聚集，此型约占 AITL 病例的 10%。（右）高倍镜图示一例透明细胞变异型 AITL，肿瘤细胞体积小，缺乏显著的非典型性，胞质丰富、透明。存在许多 HEV ⇨

源自 AITL 病例的 DLBCL

DLBCL：CD20

(左) 约 20% 的 AITL 病例存在克隆性 B 细胞增生。在一些病例中，克隆性 B 细胞明显增生，符合 DLBCL 的诊断标准，如图所示。(右) 本例 DLBCL 合并 AITL，CD20 染色显示体积大的转化 B 细胞

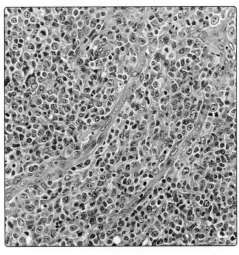

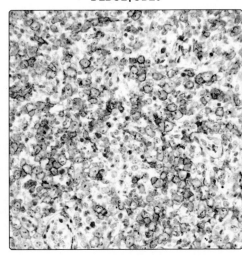

AITL 累及骨髓

多形性细胞浸润

(左) 累及骨髓的 AITL 通常表现为小梁旁、非小梁旁或两种模式同时存在的结节性浸润。(右) AITL 累及的骨髓中，多形性细胞浸润小梁旁，包括小淋巴细胞、嗜酸性粒细胞和组织细胞，肿瘤细胞不易辨别。在骨髓中，EBV (+) 的细胞可稀少或缺乏

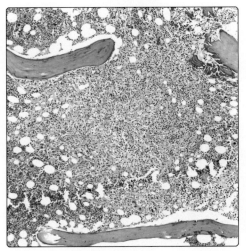

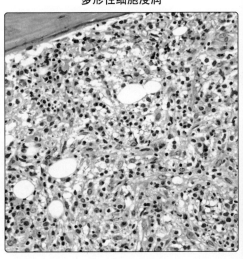

AITL 累及皮肤

血管周围浸润

(左) 图示 AITL 累及皮肤，肿瘤以血管周围浸润为主。不同 AITL 患者皮肤病变的组织学改变各异，可以从轻微的非特异性血管周围淋巴细胞浸润到明显的淋巴瘤细胞浸润。(右) 高倍镜示 AITL 累及皮肤，血管周围混合性细胞浸润，包括小至中等大小的淋巴细胞、浆细胞和少量嗜酸性粒细胞

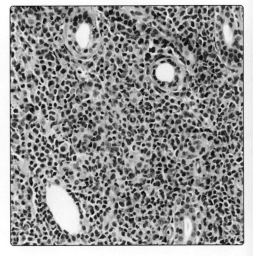

AITL 累及皮肤:CD3

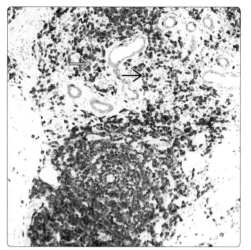

AITL 累及外周血

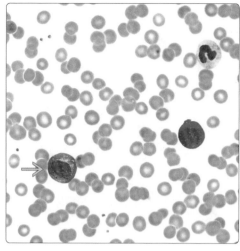

（左）AITL 累及皮肤,图示大多数浸润的淋巴细胞表达 CD3。淋巴细胞可分布于间质➡、血管周围和皮肤附属器周围。（右）图示一例 AITL 的外周血涂片中存在非典型淋巴细胞,其中一个细胞呈浆细胞样。经流式细胞术检测免疫表型,一部分 T 细胞共表达 CD10,支持 AITL 的诊断

AITL:CD4 和 CD10

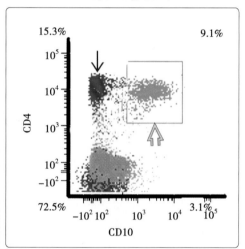

AITL:CD10 和 CD20

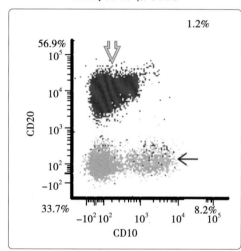

（左）骨髓抽吸标本的流式细胞术免疫表型检测,图示一异常 CD4 (+) / CD10 (+) 细胞亚群➡,支持 AITL 的诊断。反应性 T 细胞➡数量多于异常 T 细胞。（右）AITL 患者骨髓抽吸标本的流式细胞术,显示存在大量 B 细胞➡ (占所有淋巴细胞的 56.9%)。异常淋巴细胞 CD10 (+) ➡ (占所有淋巴细胞的 8.2%)。此图有助于确定 CD10 (+) 细胞的分布

药物反应:滤泡增生

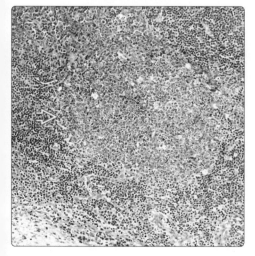

药物反应:滤泡间区增生

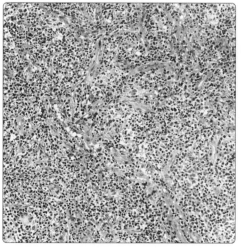

（左）图示药物反应患者的反应性淋巴结,滤泡增生明显➡和滤泡间区扩大的现象共同存在,与 AITL 相似。（右）图示药物反应患者的反应性淋巴结,滤泡间区扩大,血管增生（尽管不如 HEV 增生明显）,包括嗜酸性粒细胞在内的多形性细胞浸润。这些改变类似早期 AITL

MCHL

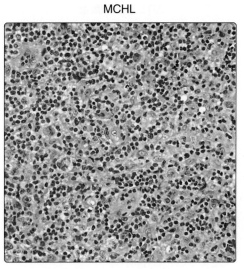

RS 细胞

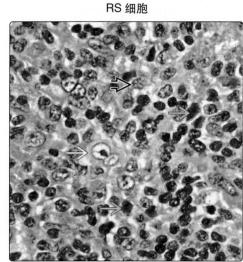

(左) 图示一例混合细胞型霍奇金淋巴瘤 (MCHL), 散在非典型大细胞 (霍奇金细胞), 与 AITL 相似的混合性细胞浸润。(右) 图示 MCHL 伴 RS 细胞➡。反应性细胞的背景中包含多量嗜酸性粒细胞➡、小淋巴细胞和组织细胞🔁

木村病

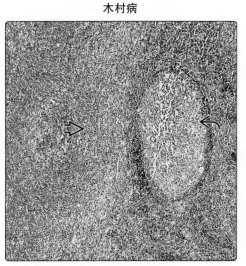

木村病: 嗜酸性粒细胞

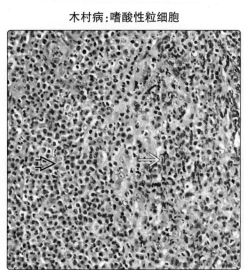

(左) 低倍镜图示木村病累及的淋巴结, 淋巴滤泡增生🔁, 滤泡间区嗜酸性粒细胞明显增多🔁。(右) 高倍镜图示木村病累及的淋巴结, 淋巴滤泡增生➡, 嗜酸性粒细胞明显增多🔁。滤泡 (滤泡溶解) 内嗜酸性粒细胞浸润, 其中可见单个细胞坏死和核碎裂

ALHE

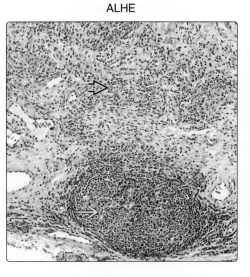

ALHE: 上皮样内皮细胞

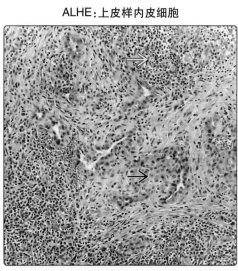

(左) 图示 28 岁男性血管淋巴组织增生伴嗜酸性粒细胞浸润 (ALHE) / 上皮样血管瘤患者的唇部组织活检, 软组织间见一体积大的反应性淋巴滤泡➡, 血管增生, 嗜酸性粒细胞增多🔁。(右) 图示 ALHE / 上皮样血管瘤, 除嗜酸性粒细胞➡和淋巴细胞增生外, 还可见上皮样内皮细胞明显增生🔁

TCHRLBCL

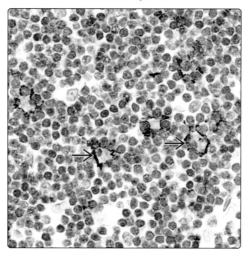

TCHRLBCL:CD20

(左)富于 T 细胞/组织细胞的大 B 细胞淋巴瘤(TCHR-LBCL),图示由小淋巴细胞和组织细胞➡构成的背景中散在体积大的肿瘤细胞➡。(右)图示 TCHRLBCL 的 CD20 染色,显示体积大的肿瘤性 B 细胞➡。与 AITL 不同,这些大 B 细胞通常为 EBV(-)

PTCL-NOS 累及骨髓

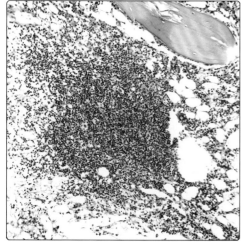

PTCL-NOS,小细胞变异型

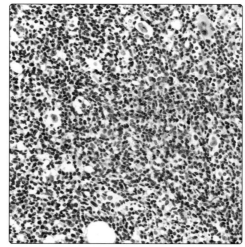

(左)图示 PTCL-NOS,小细胞变异型在骨髓内结节性浸润。(右)图示 PTCL-NOS,小细胞变异型浸润骨髓,与 AITL 相比,PTCL-NOS 浸润的淋巴细胞形态更为单一,大部分体积小、深染

PTCL-NOS:CD4

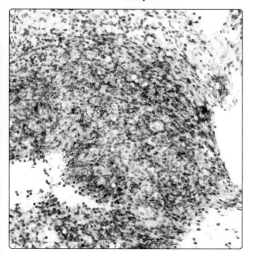

PTCL-NOS:CD8

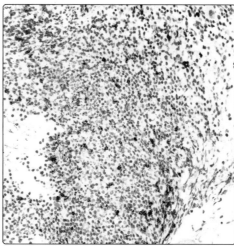

(左)骨髓内 PTCL-NOS,小细胞变异型的 CD4 染色,图示散在 CD4(+)的肿瘤细胞。(右)图示骨髓内 PTCL-NOS,小细胞变异型。与 AITL 不同,本例中仅存在个别 CD8(+)的 T 细胞,而 AITL 中常见 CD4(+)与 CD8(+)的 T 细胞混合存在

第3节 成人T细胞白血病/淋巴瘤,HTLV 1(+)

要 点

基本概念

- 由人类T细胞淋巴瘤病毒1型(HTLV 1)感染引起的成熟T细胞白血病/淋巴瘤
- 有4种临床变异型
  - 急性型、淋巴瘤型、慢性型、闷燃型

临床特征

- 除纵隔淋巴结外,全身淋巴结肿大
- 肝脾肿大,皮肤病变
- 白血病累及,高钙血症,溶骨性病变
- 新型靶向疗法
  - 莫格利珠单抗(CCR4单抗)
- 急性型和淋巴瘤型
  - 中位生存期:6~12个月

镜下特征

- 淋巴结:弥漫性结构破坏
  - 细胞成分多样
- 外周血中见花样细胞

- 骨和骨髓
  - 破骨细胞活化,骨溶解

辅助检查

- HTLV 1(+)可作为替代检查
  - 仅适用于非流行地区
- 免疫表型
  - CD2(+),CD3(+),CD5(+),TCRα/β(+)
  - CD25(+),CCR4(+),FOXP3(+),CD62(L-selectin)(+)
  - CD45RO(+);大多数病例CD4(+),CD8(-)
- 复杂的细胞遗传学异常
- HTLV 1基因单克隆性整合入宿主基因组
- TCR基因单克隆性重排
- 约25%的病例中存在*CCR4*突变

主要鉴别诊断

- 外周T细胞淋巴瘤,非特指型
- 血管免疫母细胞性T细胞淋巴瘤
- 蕈样霉菌病/Sézary综合征

ATLL 外周血

(左)图示白血病期ATLL,肿瘤性淋巴细胞的核轮廓不规则➡。注意细胞体积中等至大,细胞核呈花样。(右)本例ATLL弥漫累及淋巴结,可见"星空"现象,提示细胞增殖活跃

ATLL 累及淋巴结

ATLL 累及骨

(左)图示54岁女性患者,ATLL累及的股骨呈溶骨性改变,骨内见体积中等至大的肿瘤细胞浸润➡。骨小梁被大量活化的破骨细胞➡吸收。(右)ATLL的流式细胞术免疫表型检测显示,存在一群细胞CD3(+),CD4(+)和CD25(+)。左侧矩形图显示CD4(y轴)vs. CD3;右侧矩形图显示CD25(y轴)vs. CD19

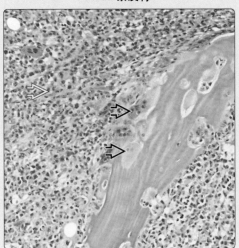

ATLL 免疫表型

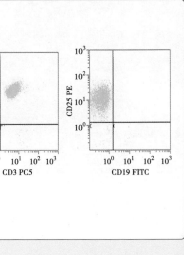

术语

缩写

- 成人 T 细胞白血病/淋巴瘤(adult T-cell leukemia/lymphoma,ATLL)

同义词

- 人类 T 细胞淋巴瘤病毒 1 型(HTLV 1)相关性 T 细胞淋巴瘤
- T 细胞淋巴瘤小细胞型或多形性中等和大细胞型〔HTLV 1(+)〕
- T 免疫母细胞肉瘤

定义

- 由 HTLV-1 感染引起的外周 T 细胞白血病/淋巴瘤
- 已有 4 种临床变异型
  - 急性型、淋巴瘤型、慢性型、闷燃型
- 第 5 种临床变异型已被提出:皮肤型

病因学/发病机制

感染原

- HTLV 1 是 C 型逆转录病毒,δ 逆转录病毒属
- 单链 RNA,在感染过程中可
  - 在宿主体内转化为双链 DNA
  - 单克隆性整合入宿主细胞基因组
    - 所有细胞都具有相同的前病毒整合位点

发病机制

- HTLV 1 主要有 4 种传播途径
  - 母婴间通过母乳喂养垂直传播
  - 与感染者性交传播
  - 输注被污染的血制品
  - 吸毒者间共用被污染的针头和注射器
- HTLV 1 可感染未成熟的胸腺细胞和成熟的 CD4(+)T 细胞
- HTLV 1 通过细胞与细胞间接触传播
- HTLV 1 的基因组构成
  - 每个末端均有长末端重复序列
  - 结构基因:*gag*,*pol* 和 *env*
  - pX 区域编码 tax、rex、p12、p13、p21 和 p30 蛋白
- 在疾病早期,HTLV-1 转化细胞的过程中需 p40 tax 病毒蛋白
  - 许多细胞基因都通过 tax 转录激活
    - 生长因子白细胞介素(IL) -2
    - IL-2 的高亲和力受体 α 亚基(IL-2Rα;CD25) 促进自分泌
    - JAK/STAT 通路在 HTLV 1 感染的细胞中选择性激活
  - tax 可抑制基因转录,这些基因可
    - 参与细胞周期负调控
    - 抑制 DNA 修复和肿瘤抑制相关蛋白
- HBZ 对于维持感染、细胞增殖和克隆性扩增很重要

- 病毒携带者对免疫系统的伤害可导致 ATLL 发生
- HTLV 1 感染引起明显免疫缺陷,可导致机会性感染

分子异常

- 仅 HTLV 1 感染不足以引发 ATLL
- 分子模型提示 6 或 7 次"打击"发病机制参与 ATLL 的发生

临床特征

流行病学

- 发病率
  - HTLV 1 的流行地区
    - 日本西南部、撒哈拉以南非洲地区
    - 加勒比海盆地:牙买加和马提尼克
    - 南美洲:巴西北部、哥伦比亚和法属圭亚那
  - 日本的 HTLV 1 携带者中,ATLL 的累积发病率约为 2.5%
  - 在非流行地区,HTLV 1 感染的发病率低
    - 在北美洲和欧洲发病率极低
    - 感染的发病率有上升的趋势
  - 各个国家间血清阳性率不同,可能的相关因素是
    - 基因易感性,文化和地理因素
    - 约 10%的患者有阳性家族史
- 年龄
  - 范围:20~80 岁;平均:58 岁
  - 在中美洲和南美洲,ATLL 发病的中位年龄较低,为 40~50 岁
- 性别
  - 男女比例约 1.5:1

部位

- 淋巴结
- 结外部位:主要为皮肤和外周血
  - 其他部位:脾、肺、肝、胃肠(GI)道和中枢神经系统

表现

- 常见广泛淋巴结肿大和外周血受累
- 4 种临床变异型:急性型、淋巴瘤型、慢性型、闷燃型
  - 急性型
    - 约占日本病例的 50%
    - 白细胞数目增多、皮疹和淋巴结肿大
    - 常见外周血受累和高钙血症
  - 淋巴瘤型
    - 约占日本病例的 20%
    - 淋巴结肿大和皮肤病变
  - 慢性型
    - 约占日本病例的 20%
    - 淋巴细胞数目增多和轻度器官受累
  - 闷燃型
    - 约占日本病例的 5%
    - 皮肤或肺部病变
    - 无白细胞数目增多,可有 5%的非典型淋巴细胞
- 皮肤病变

- ○ 红斑鳞屑性皮疹、皮肤斑块或结节
- 常见T细胞免疫缺陷
  - ○ 与肺孢子菌肺炎和类圆线虫病相关

内镜所见

- 胃、结肠和小肠可受累
  - ○ 可见水肿、糜烂或息肉样病变
- 建议行上消化道内镜活检以分期

实验室检查

- HTLV 1血清阳性可替代病毒单克隆性整合检测
  - ○ 仅适用于HTLV 1低感染率的区域
- 全血计数:白细胞计数升高,循环肿瘤性淋巴细胞升高(白血病期)
- 血清乳酸脱氢酶水平升高可反映疾病负荷/活动性
- 急性型患者更常出现高钙血症
  - ○ ±相关溶骨性病变
- 常见嗜酸性粒细胞增多症和中性粒细胞增多症
- 侵袭性ATLL患者出现可溶性IL-2受体α链水平升高

自然病程

- 慢性型或闷燃型患者可进展为急性型或淋巴瘤型

治疗

- 可选择方案、风险、并发症
  - ○ 慢性型和闷燃型
    - 等待观察
  - ○ 急性型和淋巴瘤型
    - 抗病毒药物;化疗
    - 异基因造血干细胞移植
- 药物
  - ○ 齐多夫定(AZT)/α干扰素(IFN)治疗可实现长期反应
    - 具有野生型P53和IRF4低表达的患者预后较好
  - ○ 单克隆抗CCR4抗体(莫格利珠单抗)
    - 对ATLL细胞具有良好的细胞毒性作用
  - ○ 无标准的化疗方案
    - 通常呈一过性反应或无反应

预后

- 急性型和淋巴瘤型
  - ○ 中位生存期:13个月
- 慢性型和闷燃型临床过程长
  - ○ 5年生存率接近100%

影像学

X射线所见

- 部分患者出现广泛的溶骨性病变
  - ○ 颅骨、骨盆、脊柱和长骨可受累

CT所见

- 全身CT扫描检测淋巴结和结外疾病

镜下特征

细胞学特征

- ATLL细胞形态多样
  - ○ 不规则/多分叶状核,染色质均一、致密,可见小核仁
  - ○ 胞质无颗粒、嗜碱性

淋巴结

- ATLL首先累及副皮质T区,B细胞区不受累
- 随后,ATLL弥漫性取代整个淋巴结
- 根据ATLL累及淋巴结的细胞类型和生长模式可分为
  - ○ 多形性小细胞型(通常形态单一)
  - ○ 多形性中等和大细胞型/模式;最常见
  - ○ 间变性大细胞型[类似间变性大细胞淋巴瘤(ALCL)]
    - CD30(+),间变性淋巴瘤激酶(ALK)(-)
  - ○ 血管免疫母细胞性T细胞淋巴瘤样型
    - 肿瘤细胞体积中等至大,胞质丰富、透明
    - 炎症细胞浸润,高内皮微静脉增生
    - 肿瘤细胞CD3(+)、CD10(-)、PD1(-)、CXCL13(-)
    - 无滤泡树突状细胞增生
  - ○ 霍奇金淋巴瘤样型
    - 见RS细胞和霍奇金样细胞为特征
    - 较小的淋巴细胞呈现明显的非典型性,与霍奇金淋巴瘤不同
- 核分裂象和凋亡多少不等
  - ○ 急性型和淋巴瘤型通常很高
- 炎症性背景细胞散在,包括嗜酸性粒细胞

外周血和骨髓

- ATLL细胞体积中等或大,可达正常淋巴细胞的3倍
  - ○ 核扭曲或多分叶状,染色质粗,核仁明显
  - ○ 这些具有独特形态的细胞被称为花样细胞
  - ○ 胞质嗜碱性,±空泡
- 一些ATLL患者中,肿瘤细胞的大小和形状较一致
- 骨髓受累可能很难确定
  - ○ ATLL通常呈斑片状和间质浸润
  - ○ 可见骨质吸收增加
    - 破骨细胞活化,且数量可增多

皮肤

- 皮肤病变常见于ATLL患者:40%~70%
- 红斑、丘疹或肿瘤性结节
- 红斑性病变常由真皮层血管周围的小细胞组成
- 丘疹和结节常由取代真皮层的大细胞组成
- 可见嗜表皮现象,包括明显的Pautrier样微脓肿

辅助检查

免疫组织化学

- 全T细胞抗原(+)
  - ○ CD2、CD3、CD5和T细胞受体(TCR)α/β

成人 T 细胞白血病/淋巴瘤变异型的临床病理学特征

特征	急性型	淋巴瘤型	慢性型	闷燃型
淋巴细胞增多症	有;常很高	无	有;轻度升高	无
外周血花样细胞	大量	多,但白血病期无	约占淋巴细胞的 5%	罕见;小于淋巴细胞的 5%
血清钙	高	不定	见于小部分患者	正常
乳酸脱氢酶	升高	升高	轻微升高	正常
淋巴结肿大	有	有	不常见;轻度	无
肝大	很常见	常见	不常见;轻度	无
脾大	很常见	常见	不常见;轻度	无
溶骨性病变	很常见	很常见	无	无
总生存时间(中位值)	6~12 个月	9~12 个月	长期	长期

成人 T 细胞白血病/淋巴瘤的鉴别诊断

特征	ATLL	PTCL-NOS	AITL	ALCL	MF/SS
临床特征					
男女比例	1.5:1	2:1	1:1	1.5:1	2:1
表现	4 种变异型	外周淋巴结肿大	系统性淋巴结肿大;肝脾大	淋巴结和/或结外病变	皮肤惰性疾病;多年后可进展
皮肤病变	红斑、皮疹或斑片	结节	皮疹或丘疹	结节	斑片、丘疹、斑块或肿瘤结节
实验室检查					
	高钙血症,HTLV(+)	±嗜酸性粒细胞增多症	高 γ 球蛋白血症	无特异性	白细胞增多症;循环血中见脑回样细胞
病理学特征					
淋巴结	结构完全破坏,散在反应性细胞	从滤泡间区增生到弥漫性增生,背景细胞多种形态	滤泡间区增生或弥漫性增生,血管增生,背景细胞多种形态	窦内浸润,多形性大细胞;肾形核	继发累及,从副皮质区增生发展至完全破坏
皮肤	常见 Pautrier 样微脓肿	结节或肿瘤	散在血管周围浸润	结节或较大的肿瘤	苔藓样浸润;多达 40% 的病例有 Pautrier 微脓肿
细胞学特征					
	多分叶核、花样细胞	细胞不规则,单形性或多形性	细胞小至不规则形,胞质透明	马蹄形或肾形的大细胞核	脑回样细胞
免疫表型					
	CD4(+),CD25(+),FOXP3(+),CD7(-);细胞毒性分子(-)	CD4(+),βF1(+);CD7、CD5 表达丢失;CD56、细胞毒性抗原、CD8 表达不定	T 细胞 CD10、BCL6、CXCL13、PD1 阳性;B 细胞增生;EBV(+/-)	CD4(+);EMA(+/-),CD25(+),CD30(+),细胞毒性标志物(+),ALK(+/-)	通常 CD4(+),CD7、CD5、CD26 常表达丢失
细胞遗传学或分子学特征					
	HTLV-1 单克隆性整合;TCR 基因单克隆性重排	TCR 基因单克隆性重排;复杂核型	TCR 基因单克隆性重排;约 20% 的病例见 IGH 基因单克隆性重排	ALK(+) ALCL 病例中存在涉及 2p23 的 ALK 基因易位	TCR 基因单克隆性重排;复杂核型

ATLL,成人 T 细胞白血病/淋巴瘤;PTCL-NOS,外周 T 细胞淋巴瘤,非特指型;AITL,血管免疫母细胞性 T 细胞淋巴瘤;ALCL,间变性大细胞淋巴瘤;MF/SS,蕈样肉芽肿病/Sézary 综合征。

- CD25(+),CCR4(+),HLA-DR(+),CD62(L-selectin)(+)
- FOXP3(+),一种调节 T 细胞标志物
- CD45RO(+);大多数病例 CD4(+),CD8(-)
- IRF4/MUM1(+/-),CD15(-/+),CD30(-/+),CD56(-/+)
- Ki-67/MIB-1 显示高增殖指数

流式细胞术

- ATLL 是一种成熟 T 细胞肿瘤
  - CD2(+),CD3(+),CD5(+),CD45RO(+),TCRα/β(+)
  - CD1a(-),CD2(+),CD7(-),CD10(-),PD1(-)
- 约 90% 的病例 CD4(+),CD8(-)

基因学检查

- 存在 TCR 基因单克隆性重排
- 所有 ATLL 患者均发现有 HTLV 1 前病毒 DNA 的单克隆性整合
- 在 1/3 的 ATLL 患者中,观察到缺陷型 HTLV-1 整合入 ATLL 细胞
- DNA 印迹法可有助于确认病毒整合
- 约 25% 的病例中存在 *CCR4* 突变,约 15% 的病例中存在 *RHOA* 突变
- 肿瘤抑制基因的突变或缺失
  - 约见于 50% 的 ATLL 病例
  - 也可能存在肿瘤抑制基因的表观遗传沉默
- *NOTCH1* 信号被上调
- HTLV 1 对微小 RNA 功能的影响
  - tax 驱动的过表达:miR-146a、miR-130b
  - 可能存在非 tax 蛋白依赖机制
    - miR-155、miR-93
- 常见复杂的细胞遗传学异常
  - 数量和结构异常
  - 急性型>淋巴瘤型>慢性型或闷燃型
- 聚合酶链式反应(PCR)可对 HTLV 1 进行定量分析

电子显微镜

- 病毒颗粒(80~120 nm)可见于细胞质和细胞外间隙

阵列比较基因组杂交(Array CGH)

- 获得:1q、2p、3/3p、4q、7p、7q
- 丢失:10p、13q、16q 和 18p

基因表达谱

- 不同亚型的 ATLL 具有不同基因表达谱特征
- 采用 AZT/IFNα 治疗导致 IFN 反应基因的上调
  - 与临床反应相关

主要鉴别诊断

外周 T 细胞淋巴瘤,非特指型(PTCL-NOS)

- 肿瘤细胞谱系可从小细胞到大的多形性细胞

- 支持 PTCL-NOS 而非 ATLL 的特征
  - 患者来自西半球
  - 反应性细胞背景,包括嗜酸性粒细胞、浆细胞和组织细胞
  - HTLV 1 血清学阴性,或缺乏分子证据

血管免疫母细胞性 T 细胞淋巴瘤(AITL)

- 多形性细胞浸润,伴有高内皮微静脉增生
- 肿瘤细胞胞质透明,呈小簇状分布
- 支持 AITL 而非 ATLL 的特征
  - 淋巴瘤细胞 CD10(+),PD1(+),BCL6(+)或 CXCL13(+)
  - CD21(+)的滤泡树突状细胞不规则增生
  - 高 γ 球蛋白血症,嗜酸性粒细胞增多症

间变性大细胞淋巴瘤(ALCL)

- 肿瘤细胞通常体积大,胞质丰富,核多形或呈肾形
- 白血病性累及罕见
- 支持 ALCL 而非 ATLL 的特征
  - 在部分受累的淋巴结内,呈窦内分布
  - 淋巴瘤细胞 CD30 强阳性
  - 涉及 *ALK* 基因易位和免疫组织化学 ALK(+)

蕈样肉芽肿病/Sézary 综合征(MF/SS)

- 皮肤病变病史长,可继发淋巴结累及
- 支持 MF/SS 而非 ATLL 的特征
  - Sézary 细胞呈脑回样、体积小、深染
  - MF/SS 中 CD25 的表达不定;ATLL 中 CD25 强阳性
  - 可见小的表皮内微脓肿及轻度海绵状水肿

HTLV 1 阳性反应性淋巴结炎

- 淋巴结结构保存,无细胞非典型性
- 滤泡间和副皮质区的 T 细胞区域扩大
- 无证据显示存在异常免疫表型或单克隆性 T 细胞群

参考文献

1. Watanabe T: Adult T-cell leukemia: molecular basis for clonal expansion and transformation of HTLV-1-infected T cells. Blood. 129(9):1071-1081, 2017
2. Yoshida N et al: CCR4 frameshift mutation identifies a distinct group of adult T cell leukaemia/lymphoma with poor prognosis. J Pathol. 238(5):621-6, 2016
3. Nagata Y et al: Variegated RHOA mutations in adult T-cell leukemia/lymphoma. Blood. ePub, 2015
4. Nicot C: Tumor Suppressor inactivation in the pathogenesis of adult T-cell leukemia. J Oncol. 2015:183590, 2015
5. Satake M et al: The incidence of adult T-cell leukemia/lymphoma among human T-lymphotropic virus type 1 carriers in Japan. Leuk Lymphoma. 56(6):1806-12, 2015
6. Cook LB et al: The role of HTLV-1 clonality, proviral structure, and genomic integration site in adult T-cell leukemia/lymphoma. Blood. 123(25):3925-31, 2014
7. Ishitsuka K et al: Human T-cell leukaemia virus type I and adult T-cell leukaemia-lymphoma. Lancet Oncol. 15(11):e517-26, 2014
8. Ohshima K: Pathological features of diseases associated with human T-cell leukemia virus type I. Cancer Sci. 98(6):772-8, 2007

ATLL:PET/CT

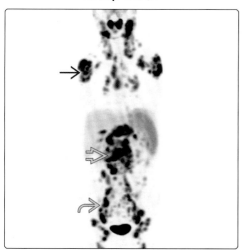

ATLL:淋巴结

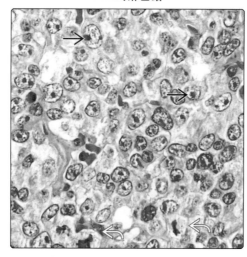

(左)PET/CT 显示 ATLL 患者横膈上下存在广泛的高 FDG 病变。腋窝➡、肠系膜➡和髂窝➡淋巴结肿大。(右)ATLL 累及淋巴结病例中,肿瘤细胞体积大,部分细胞核仁明显➡,似免疫母细胞。注意此区域中核分裂象➡多见

ATLL:CD3(+)

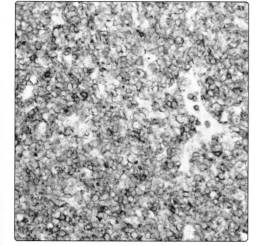

ATLL:CD4(+)

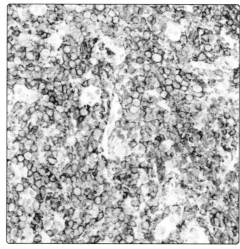

(左)ATLL 累及淋巴结病例中,免疫组织化学染色显示肿瘤性 T 细胞 CD3(+)。大多数 ATLL 病例 CD2、CD3、CD5 和 TCRαβ 阳性,而常常 CD7(−)。(右)CD4 免疫组织化学染色将 ATLL 肿瘤细胞突显出来。大多数 ATLL 病例 CD4(+)、CD8(−)

ATLL:IRF4/MUM1(+)

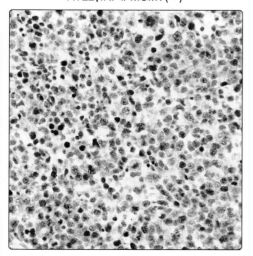

ATLL:CD25(+)

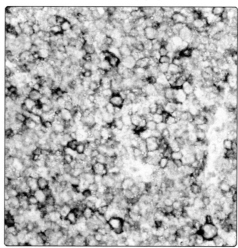

(左)图示 ATLL 累及淋巴结,肿瘤细胞 IRF4/MUM1 强阳性。大部分 ATLL 病例均可见 IRF4/MUM1 表达升高。(右)图示 ATLL 累及淋巴结,免疫组织化学染色显示肿瘤细胞 CD25 强阳性。侵袭性 ATLL 病例中,血清可溶性 IL-2 受体 α 链(CD25)水平升高

ATLL: 部分细胞 CD30 (+)

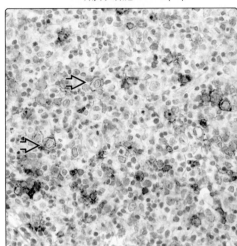

ATLL 具有霍奇金样特征

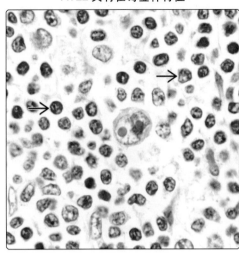

(左) 该例 ATLL 累及淋巴结病例中, 部分肿瘤细胞表达 CD30 ➡。与间变性大细胞淋巴瘤中典型的弥漫强阳性不同, ATLL 中 CD30 反应不等、强弱不一。(右) 图示霍奇金样 ATLL 累及淋巴结, 大细胞 CD15 (+), 且 CD30 (+)。但是, 大细胞 CD3 也阳性。周围淋巴细胞➡具有非典型性, 更支持 ATLL 的诊断, 而不是霍奇金淋巴瘤

ATLL 细针穿刺涂片

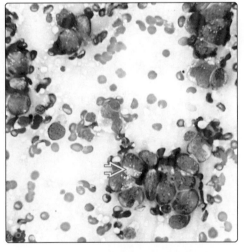

ATLL 累及皮肤

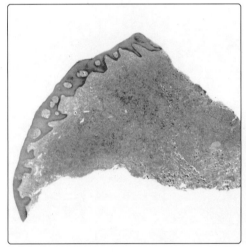

(左) 图示 ATLL 患者腋下淋巴结细针穿刺涂片, 见大的非典型淋巴细胞, 核不规则, 胞质嗜碱性、空泡状➡。(右) 图示皮肤活检标本, ATLL 广泛累及真皮层。患者有多发皮肤结节

皮肤 ATLL: Pautrier 样微脓肿

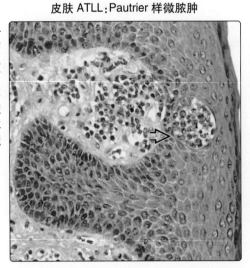

ATLL 累及淋巴结

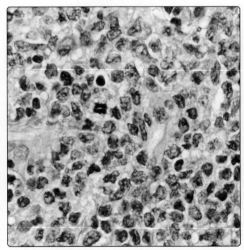

(左) 该视野显示, 多量 ATLL 细胞浸润表皮, 形成界限清楚的 Pautrier 样微脓肿➡。区分 ATLL 与 MF 几乎不可能, 但相比之下, MF 中淋巴细胞聚集灶较小, 且细胞较少。(右) 图示淋巴结标本中, ATLL 细胞多形性, 体积中等至大

ATLL 累及舌

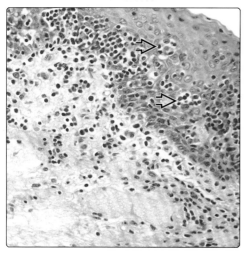

ATLL:累及舌肌

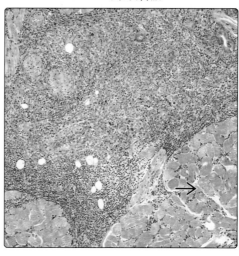

(左)图示 ATLL 累及的舌活检标本,形态不规则、深染核的小淋巴细胞浸润鳞状上皮,形成 Pautrier 样微脓肿 ➡。(右)同一 ATLL 累及的舌活检标本,舌肌间见小至中等大小的淋巴瘤细胞弥漫性浸润。该视野见未受累的骨骼肌 ➡

ATLL 累及舌

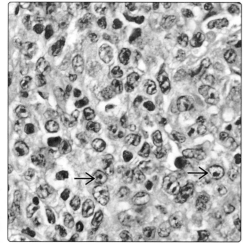

ATLL:CD3(+)

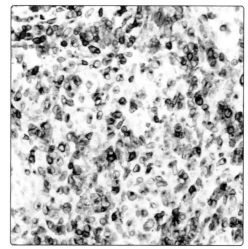

(左)图示 ATLL 累及的舌活检标本,肿瘤由混合性的小和大细胞组成,细胞核不规则。可见大的转化细胞,核仁明显 ➡。(右)舌活检标本的 CD3 免疫组织化学染色,显示 ATLL 细胞强阳性,支持 T 细胞谱系

ATLL 累及舌:CD20(-)

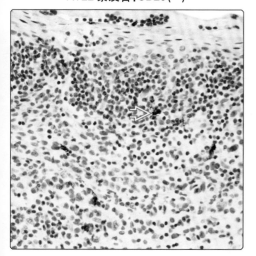

ATLL:Ki-67

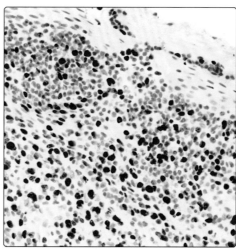

(左)舌活检标本的 CD20 免疫组织化学染色,显示 ATLL 细胞阴性,支持 T 细胞源性。肿瘤内散在反应性 B 细胞 ➡。(右)本例舌活检标本的 Ki-67 免疫组织化学染色,显示多量 ATLL 细胞阳性,增殖率为 40%～50%

ATLL 伴有 EBV(+)大细胞

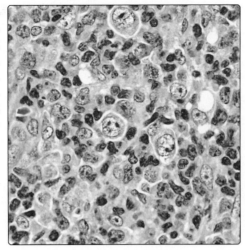

ATLL:FOXP3 阳性

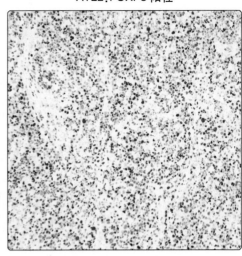

(左)图示 ATLL 累及的淋巴结活检标本。视野中较小的淋巴样细胞是 CD3 阳性的肿瘤性 T 细胞(未显示)。大细胞是 EBV(+)B 细胞。
(右)图示 ATLL 累及的淋巴结活检标本。免疫组织化学 FOXP3 染色显示,几乎所有淋巴瘤细胞均阳性

ATLL 伴 EBV(+)大细胞:PAX5(+)

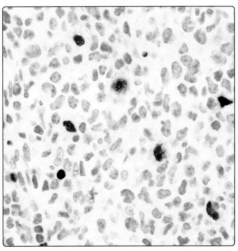

ATLL 伴 EBV(+)大细胞:EBER

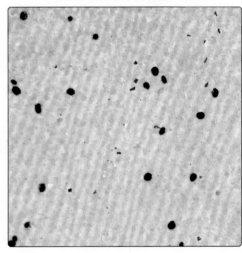

(左)图示 ATLL 累及的淋巴结活检标本,大细胞 PAX5 阳性,支持 B 细胞源性。
(右)图示 ATLL 累及的淋巴结活检标本,PAX5 阳性的大细胞同时 EBER(+)。这些 B 细胞的存在很可能是由于 ATLL 导致宿主免疫抑制的结果

ATLL 骨髓抽吸液涂片

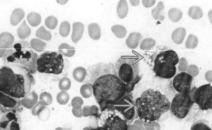

ATLL 骨髓活检

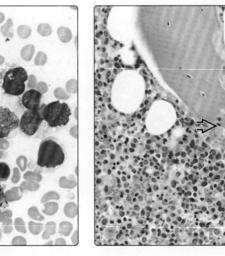

(左)图示 ATLL 骨髓抽吸液涂片,淋巴瘤细胞体积中等至大,胞质嗜碱性、空泡状,核不规则形➡。(右)该例 ATLL 的骨髓活检标本,可见骨小梁两侧骨质吸收和破骨细胞增多⧄,呈苹果核样。骨髓受累是 ATLL 患者独立的预后不良因素

AITL

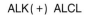

AITL:PD1

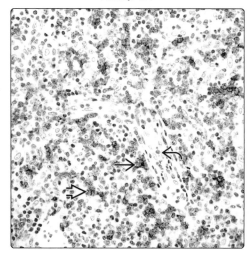

(左)图示 AITL 的特征是非典型淋巴细胞(通常胞质透明➡,伴高内皮微静脉增生➡。(右)该例 AITL 累及的淋巴结中,PD1 免疫组织化学染色突显肿瘤细胞➡,呈小簇状分布在血管周围➡。注意明显的高内皮微静脉➡

ALK(+) ALCL

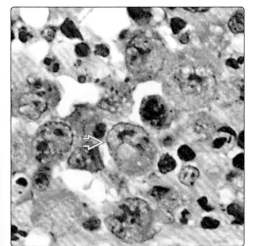

ALK(+) ALCL:一致性的 CD30(+)

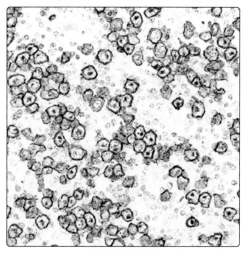

(左)该例 ALK (+) ALCL 的特征是大细胞具有肾形核➡,胞质丰富、核旁凹陷。(右)ALK(+) ALCL 中 CD30 免疫组织化学染色,突显大量肿瘤细胞,呈强的细胞膜和高尔基区(靶点样)阳性,而 ATLL 肿瘤细胞通常 CD30 的阳性表达不定

MF

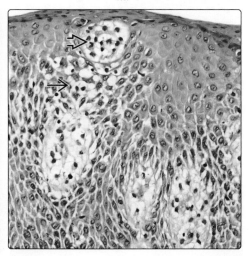

MF/SS

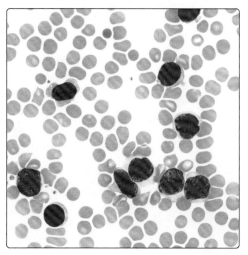

(左)MF 皮肤活检标本中,见 Pautrier 微脓肿➡和表皮轻度海绵状水肿➡。ATLL 中的 Pautrier 样微脓肿通常细胞更为丰富、黏附性更强,且缺乏海绵状水肿。(右)图示 MF/SS 患者外周血涂片,淋巴细胞核呈脑回样,而 ATLL 细胞核呈多分叶状或花样

要　点

基本概念

- CD30(+) 的系统性 T 细胞或裸细胞淋巴瘤,伴有涉及 2p23/间变性淋巴瘤激酶(ALK)的染色体异常。

临床特征

- 儿童和成人
  - 男性多见
- 大多数患者临床分期Ⅲ/Ⅳ期
- 结外受累常见(60%)
- 对化疗反应很好
  - 5 年生存率:80%~90%
- 国际预后指数(IPI)通常较高

镜下特征

- 淋巴瘤细胞谱系从小细胞到大细胞
- 具有特征性的标志性(hallmark)细胞
  - 大;怪异的马蹄形/肾形核
  - 明显的核旁嗜酸性高尔基区

- 组织变异型
  - 普通型或经典型:约 80%
  - 淋巴组织细胞型:5%~10%
  - 小细胞型:5%~10%
  - 肉瘤样型:约 1%

辅助检查

- 需要免疫组织化学染色明确诊断
  - ALK(+),CD30(+)
- 其特征是具有涉及 ALK 基因的染色体易位
- t(2;5)(p23;q35)最常发生,约占 75%

主要鉴别诊断

- ALK 阴性 ALCL
- 原发性皮肤 ALCL
- 外周 T 细胞淋巴瘤,非特指型
- 经典型霍奇金淋巴瘤
- 表达 CD30 的弥漫大 B 细胞淋巴瘤

ALK(+) ALCL 累及淋巴结　　　　　ALK(+) ALCL:坏死

(左)图示经典型 ALK(+) ALCL 累及淋巴结。肿瘤细胞具有黏附性,常窦内生长(Courtesy M. Lim, MD, PhD.)(右)常见坏死,尤其是具有广泛累及的 ALK (+) ALCL 病例

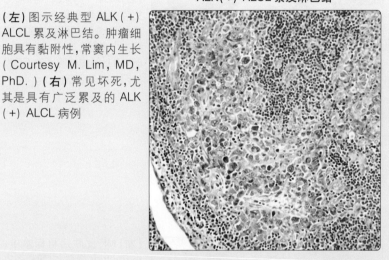
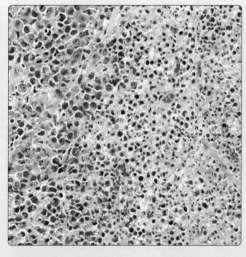

ALK(+) ALCL:标志性细胞　　　　　t(2;5)/NPM-ALK 示意图

(左)肿瘤细胞体积大、多形性,部分细胞核呈马蹄形,称为标志性细胞➡。(右)NPM-ALK 编码包含 ALK 酪氨酸激酶(TK)域的融合蛋白。NPM 的寡聚化结构域(OD)可使 NPM-ALK 蛋白之间形成同二聚体,以及 NPM-ALK 与野生型(WT) NPM 形成异二聚体。野生型 NPM 具有的核定位信号(NLS)可介导异二聚体进入细胞核

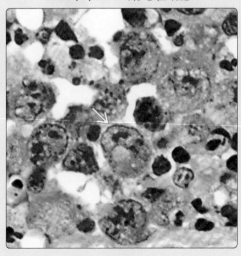
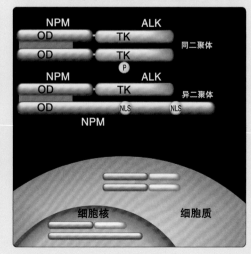

术语

缩写

- 间变性淋巴瘤激酶阳性间变性大细胞淋巴瘤［anaplastic lymphoma kinase（ALK）（+）anaplastic large cell lymphoma（ALCL）］

定义

- CD30(+)的系统性 T 细胞或裸细胞淋巴瘤,伴有涉及 2p23/ALK 的染色体异常
- 目前 WHO 将系统性 ALCL 分为两种类型
  - ALK 阳性和 ALK 阴性
- 原发性皮肤 ALCL 是一个独特类型,也是由 CD30 阳性淋巴瘤细胞组成的

临床特征

表现

- 儿童和年轻人
- 男性多见
- B 症状,尤其是发热
- 大多数患者临床分期Ⅲ/Ⅳ期
- 结外受累常见(60%)
  - 尤其是皮肤、软组织和肺
  - 骨髓(5%~30%)
  - 中枢神经系统受累罕见
- 国际预后指数(IPI)常较高

治疗

- 强效化疗,多柔比星为主的治疗方案

预后

- 5 年生存率:80%~90%

镜下特征

组织学特征

- 肿瘤细胞:大、不规则形和奇异形
  - 常具有多分叶状核
- 肿瘤细胞谱从小细胞到大细胞
  - 细胞大小不一,这点有助于鉴别 ALCL 与经典型霍奇金淋巴瘤
- 特征性的标志性细胞
  - 大细胞具有怪异的马蹄形或肾形核
  - 明显的核旁嗜酸性高尔基区
- 组织学变异型
  - 普通型或经典型:约 80%
  - 单一形态型:5%~10%
    - WHO 分类中未被确认的变异型
    - 与普通型/经典型有重叠
  - 淋巴组织细胞型:5%~10%
  - 小细胞型:5%~10%
  - 肉瘤样型:约 1%

辅助检查

免疫组织化学

- CD30 一致强阳性:膜和高尔基区模式

- ALK 阳性,表达模式与潜在的基因异常相关
  - 细胞质和核:t(2;5)
  - 细胞质,非粗颗粒状:大多数变异型的染色体易位
  - 细胞质,粗颗粒状:t(2;17)
  - 细胞膜:t(2;X)
- ALCL 可以是 T 细胞谱系或裸细胞性
  - T 细胞谱系病例中,常见异常 T 细胞免疫表型
    - 大多数肿瘤 CD3(-),CD5(-),或 T 细胞受体(-)
      - 提示 T 细胞信号缺陷
- 细胞毒性分子(+),Clusterin(+),EMA(+/-),CD45/LCA(+/-)
- BCL2(-),EBV(-),B 细胞抗原(-)

基因学检查

- ALK(+) ALCL 的特征是具有涉及染色体 2p23 的 ALK 基因易位
- 用于确定 ALK 异常的方法
  - 常规细胞遗传学方法,FISH
  - FISH,长片段 PCR
- 染色体易位
  - t(2;5)(p23;q35)见于 75%~80%病例
    - t(2;5)染色体易位使染色体 5q35 上的核磷蛋白(NPM)基因与染色体 2p23 上的 ALK 基因并列
    - t(2;5)染色体易位导致新的融合蛋白 NPM-ALK 表达
  - 变异型染色体异常见于约 25%的病例
- 在部分病例中可出现其他细胞遗传学异常
- ALK(+) ALCL 具有独特的基因表达谱和微 RNA 特征
  - 部分特征与 ALK(-) ALCL 相同

鉴别诊断

ALK(-) ALCL

- 形态上与 ALK(+) ALCL 相似
  - CD30 一致强阳性,但 ALK 阴性
- 临床和基因上,ALK(-) ALCL 具有异质性
  - 具有 TP63 重排的病例:预后差
  - 具有 DUSP22 重排的病例:预后好
  - 两者均阴性的第三组:预后介于中间

经典型霍奇金淋巴瘤

- RS 细胞和霍奇金细胞
  - CD30(+),PAX5(+),CD15(+)约 70%
  - EMA(-),CD45/LCA(-),ALK(-)

弥漫大 B 细胞淋巴瘤

- 10%~15%的病例 CD30(+)
- PAX5(+),ALK(-),T 细胞抗原(-)

ALK 阳性大 B 细胞淋巴瘤

- 弥漫大 B 细胞淋巴瘤的独特亚型,具有 t(2;17)或罕有 t(2;5)
  - 浆母细胞形态
  - CD138(+),IgA(+),CD4(+/-),CD79α(-/+),CD30(-)

外周 T 细胞淋巴瘤,非特指型

- 细胞学特征不具有间变性,非窦内生长方式
- CD3(+),CD5(+),T 细胞受体(+)

免疫组织化学			
抗体	反应	染色模式	备注
ALK1	阳性	细胞核和细胞质	75% 为 t(2;5)；具有变异型 2p23 异常的肿瘤染色模式呈细胞质或细胞膜阳性
CD30	阳性	细胞膜和细胞质	一致强阳性
CD45	阳性	细胞膜	50% 的病例阳性
CD3	阴性	细胞膜和细胞质	CD3 和 CD5 通常阴性；其他 T 细胞标志物（CD2、CD4 和 CD43）通常阳性
EMA	阳性	细胞膜	
clusterin	阳性	高尔基区	80%~90% 的病例阳性
TIA	阳性	细胞质	GzB 和 Pf 通常也阳性
BCL2	阴性	细胞质	
ALK，间变性淋巴瘤激酶；EMA，上皮膜抗原；TIA，T 细胞限制性细胞间抗原；GzB，粒酶 B；Pf，穿孔素；clusterin，簇集素。			

ALK(+) ALCL 中的染色体易位/转位	
染色体易位	基因
t(2;5)(p23;q35)	ALK 和 NPM1
t(1;2)(p25;p23)	TPM3 和 ALK
t(2;3)(p23;q21)	ALK 和 TFG
inv(2)(p23;q35)	ALK 和 ATIC
t(X;2)(q11~12;p23)	moesin 和 ALK
t(2;17)(p23;q25)	ALK 和 CLTCL
t(2;19)(p23;q13.1)	ALK 和 TPM4
t(2;17)(p23;q25)	ALK 和 ALO17
t(2;22)(p23;q11.2)	ALK 和 MYH9
t(2;11)(p23;q12.3)	ALK 和 EEF1G
ALCL，间变性大细胞淋巴瘤；moesin，膜突蛋白。	

皮肤 CD30 阳性淋巴组织增殖性疾病

- 肿瘤谱系
  - 淋巴瘤样丘疹病
  - 原发性皮肤 ALCL
- 诊断依赖于临床和组织学表现相结合
- 淋巴瘤样丘疹病：几周后可自发消退的成群或播散性丘疹
  - 多种组织学亚型
- 原发性皮肤 ALCL 通常表现为单发结节，生长迅速，并常出现溃疡
  - CD30(+)，CD2(+)，CD4(+)，经常 CD3(−)，CD5(−)

其他表达 ALK 蛋白的肿瘤

- 实体瘤中可出现 ALK 融合基因和/或表达
  - 肺腺癌
    - 约占所有非小细胞的 6%；患者较年轻
    - 黏液型 > 实体型 > 乳头状 > 腺泡状 > 贴壁型
  - 炎性肌成纤维母细胞瘤
- ALK 蛋白的表达也可见于
  - 神经母细胞瘤、胶质母细胞瘤
  - 腺泡状横纹肌肉瘤
  - 乳腺癌

参考文献

1. Wang X et al: Expression of p63 protein in anaplastic large cell lymphoma: Implications for genetic subtyping. Hum Pathol. ePub, 2017
2. Werner MT et al: Nucleophosmin-anaplastic lymphoma kinase (NPM-ALK): the ultimate oncogene and therapeutic target. Blood. 129(7):823-831, 2017
3. Palacios G et al: Novel ALK fusion in anaplastic large cell lymphoma involving EEF1G, a subunit of the eukaryotic elongation factor-1 complex. Leukemia. ePub, 2016
4. Turner SD et al: Anaplastic large cell lymphoma in paediatric and young adult patients. Br J Haematol. 173(4):560-72, 2016
5. Hapgood G et al: The biology and management of systemic anaplastic large cell lymphoma. Blood. 126(1):17-25, 2015
6. Xing X et al: Anaplastic large cell lymphomas: ALK positive, ALK negative, and primary cutaneous. Adv Anat Pathol. 22(1):29-49, 2015
7. Parrilla Castellar ER et al: ALK-negative anaplastic large cell lymphoma is a genetically heterogeneous disease with widely disparate clinical outcomes. Blood. 124(9):1473-80, 2014
8. Medeiros LJ et al: Anaplastic large cell lymphoma. Am J Clin Pathol. 127(5):707-22, 2007
9. Falini B: Anaplastic large cell lymphoma: pathological, molecular and clinical features. Br J Haematol. 114(4):741-60, 2001
10. Stein H et al: CD30(+) anaplastic large cell lymphoma: a review of its histopathologic, genetic, and clinical features. Blood. 96(12):3681-95, 2000
11. Stein H et al: The expression of the Hodgkin's disease associated antigen Ki-1 in reactive and neoplastic lymphoid tissue: evidence that Reed-Sternberg cells and histiocytic malignancies are derived from activated lymphoid cells. Blood. 66(4):848-58, 1985

ALK(+) ALCL:淋巴组织细胞变异型

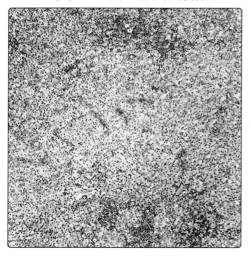

ALK(+) ALCL:淋巴组织细胞变异型

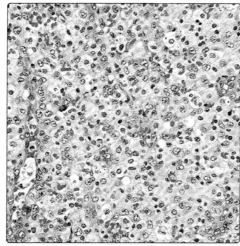

（左）低倍镜图示 ALK(+) ALCL 淋巴组织细胞变异型,见大量组织细胞和小淋巴细胞簇。(右)高倍镜图示 ALK(+) ALCL 淋巴组织细胞变异型,由相对较少的肿瘤细胞和较多的反应性淋巴细胞及组织细胞组成。肿瘤细胞倾向沿血管排列

淋巴组织细胞变异型 CD30(+)

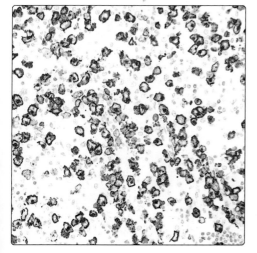

ALK(+) ALCL:小细胞变异型

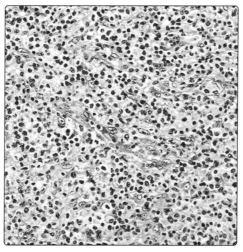

（左）图示 ALK(+) ALCL 淋巴组织细胞变异型,抗 CD30 抗体突显淋巴瘤细胞,倾向沿血管排列。(右) ALCL 小细胞变异型,以多量小的肿瘤细胞为特征。可有少量大肿瘤细胞,但不常见。CD30 或 ALK 免疫组织化学染色有助于辨识这一变异型

ALK(+) ALCL:小细胞变异型

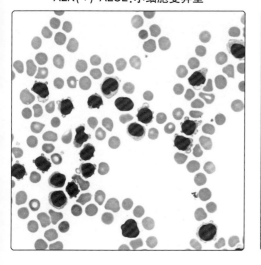

ALK(+) ALCL:单形性变异型

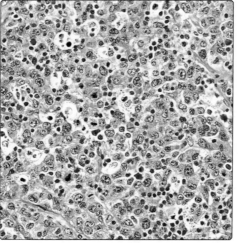

（左）图示小细胞变异型 ALCL 外周血涂片。ALK(+) ALCL,尤其是小细胞变异型,可发展为白血病。(右)图示 ALK(+) ALCL 单形性变异型。肿瘤细胞体积中等至大,形态单一。某种程度上类似于弥漫大 B 细胞淋巴瘤(DLBCL)或浆母细胞淋巴瘤

ALK(+) ALCL:肉瘤样变异型

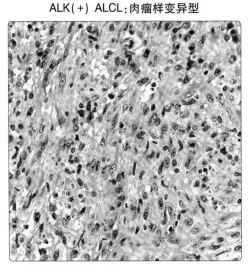

ALK(+) ALCL 淋巴结窦内浸润

(左) 图示 ALK(+) ALCL 肉瘤样变异型。此型具有特征性的梭形肿瘤细胞。(右) ALK 免疫组织化学染色显示 ALK(+) ALCL 细胞明显侵犯淋巴窦。窦内生长模式在没有广泛受累的淋巴结中尤其明显

ALK(+) ALCL CD30(+)

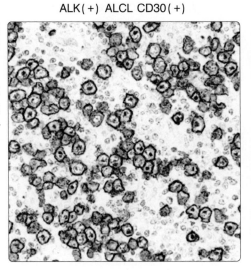

ALK 呈细胞质和细胞核阳性

(左) ALK(+) ALCL 肿瘤细胞强表达 CD30。注意特征性的膜和核旁(高尔基区)着色模式(靶点样)。(右) 图示 ALK(+) ALCL。ALK 染色呈胞质和核共着色模式,提示存在 t(2;5)(NPM-ALK)

ALK(+) ALCL:CD3(-)

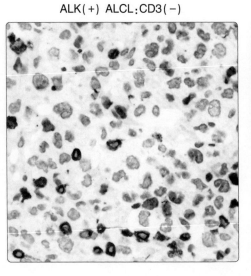

ALK(-) ALCL

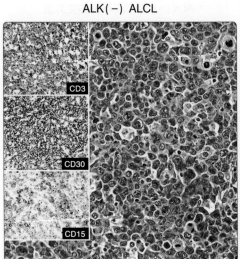

(左) ALK(+) ALCL 肿瘤细胞常 CD3(-),这与肿瘤中 T 细胞受体信号缺陷有关。(右) 图示 ALK(-) ALCL 的组合图像,该病例在形态学上与 ALK(+) ALCL 无法区分,可见标志性细胞。肿瘤细胞 CD3 阳性,CD15 部分阳性,CD30 阳性,而 ALK 阴性(未显示)

ALK 阳性大 B 细胞淋巴瘤

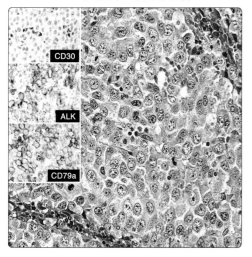

DLBCL，非特指型

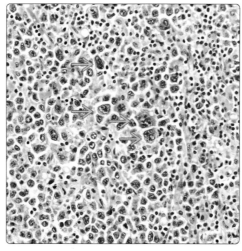

（左）图示伴有 t（2；17）染色体易位的 ALK 阳性大 B 细胞淋巴瘤的组合图像，肿瘤细胞呈浆母细胞形态，且 ALK 阳性（细胞质内颗粒状着色），CD79a 阳性，CD30 阴性。（右）图示 DLBCL，非特指型。肿瘤细胞具有间变形态➡，CD30 一致强阳性，CD20 阴性，但 PAX5 阳性，支持 B 细胞源性和 DLBCL 的诊断

结节硬化型霍奇金淋巴瘤

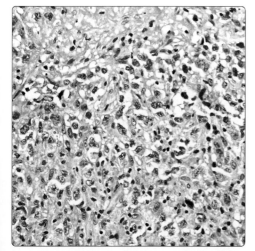

结节硬化型霍奇金淋巴瘤 PAX5（+）

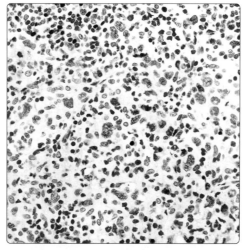

（左）淋巴结结节硬化型霍奇金淋巴瘤，合体细胞变异型，特征是出现多量片状分布的里-施和霍奇金细胞（RS＋H），与 ALCL 相似。需要进行免疫组织化学染色与 ALCL 区分。（右）淋巴结结节硬化型霍奇金淋巴瘤，合体细胞变异型，其特征是出现多量霍奇金细胞，肿瘤细胞 PAX5（+）（图示），CD15（+），CD30（+），且 ALK（−）

皮肤 ALCL

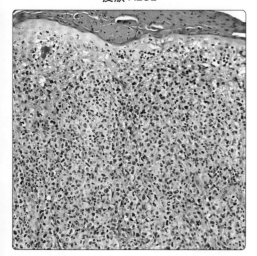

皮肤 ALCL：CD30（+）

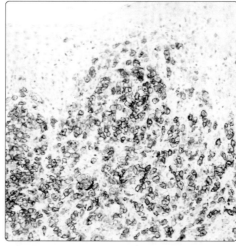

（左）皮肤 ALCL 的特征是真皮层充满片状间变性细胞。（右）原发性皮肤 ALCL 的特征是真皮层充满片状 CD30（+）的间变性细胞

要 点

基本概念

- 组织学上相似于 ALK 阳性 ALCL,且 CD30 阳性
  - 缺乏间变性大细胞淋巴瘤激酶(ALK)

临床特征

- ALK(-) ALCL 有三个亚型
  - 约 30% 的病例存在 6p25.3/DUSP22 基因易位
    - 预后好,与 ALK(+) ALCL 相似
  - 约 8% 的病例存在 3q28/TP63 基因易位
    - 患者预后非常差
  - 其余病例两者均为阴性
    - 患者预后介于两者之间

镜下特征

- 与经典型 ALK(+) ALCL 极为相似
  - 与 ALK(+) ALCL 相比,通常细胞更为间变性,标志性细胞较少
  - 黏附性生长模式;常见窦内累及

- 具有 DUSP22 重排的病例显示
  - 片状生长,多形性小于其他 ALK(-) ALCL 病例
  - 常见面包圈细胞

辅助检查

- CD30 一致强阳性,ALK(-)
  - CD30 染色呈靶点样
- 常有异常的 T 细胞免疫表型
  - 小部分病例为裸细胞表型
- 常表达细胞毒性分子
- B 细胞标志物(-),通常 EBV(-)
- TCR 基因单克隆性重排

主要鉴别诊断

- ALK(+) ALCL
- 外周 T 细胞淋巴瘤,非特指型
- 皮肤 ALCL
- 乳腺假体相关 ALCL

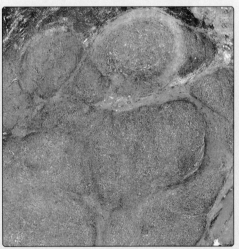

ALK(-) ALCL:模糊结节状

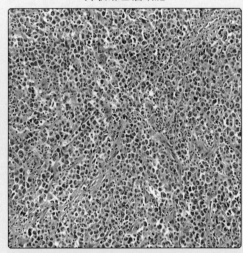

片状淋巴瘤细胞

(左)低倍镜图示肿瘤呈模糊结节状排列,周围有致密的纤维条带,呈经典霍奇金样外观。(右)中倍镜图示肿瘤由片状淋巴瘤细胞组成,与经典型霍奇金淋巴瘤不同

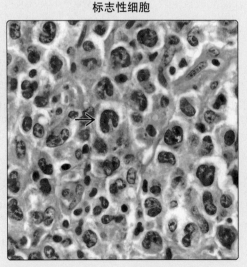

标志性细胞

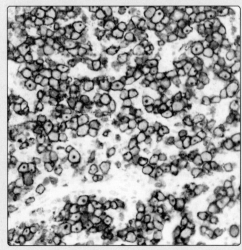

ALK(-) ALCL:CD30(+)

(左)油镜放大观察,见多量标志性细胞,核呈马蹄形,视野中显示一个最典型的标志性细胞⮕。标志性细胞是 ALCL 的特征,但不具特异性。(右)典型的 ALCL 病例 CD30 呈一致强阳性表达,以及细胞膜和核旁(靶点样)表达模式

术语

缩写

- 间变性淋巴瘤激酶阴性间变性大细胞淋巴瘤［anaplastic lymphoma kinase（ALK）（-）anaplastic large cell lymphoma（ALCL）］

定义

- 组织学上类似 ALK(+) ALCL 的淋巴瘤
  - CD30 一致强阳性
  - 但缺乏 ALK 表达

临床特征

表现

- 无年龄倾向
- 无性别倾向,或男性略多
- 可有结外受累(皮肤、肝和肺)
- 常见 B 症状

治疗

- 多柔比星为主的化疗方案

预后

- 国际预后指数(IPI)常较高
- 根据分子表现不同,预后不同
  - 具有 *DUSP22* 重排的病例预后好
    - 与 ALK(+) ALCL 患者的预后相似
  - 具有 *TP63* 重排的病例预后非常差
  - 其余病例预后介于中间
    - 比 ALK(+) ALCL 差,但好于外周 T 细胞淋巴瘤,非特指型

镜下特征

组织学特征

- 大多数普通型病例与经典 ALK(+) ALCL 极为相似
  - 肿瘤细胞体积大,包括标志性细胞
  - 黏附性生长方式,常见窦内侵犯
- 标志性细胞不如经典型 ALK(+) ALCL 常见
- ALK(-) ALCL 的间变性特点通常比 ALK(+) ALCL 更明显
- 具有 *DUSP22* 重排的 ALK(-) ALCL 病例显示
  - 片状生长方式
  - 多形性较小;常见面包圈细胞

辅助检查

免疫组织化学

- 在免疫表型上 ALK(-) ALCL 与 ALK(+) ALCL 有许多共同特点
- CD30 一致强阳性
- ALK(-) ALCL 至少表达一种 T 细胞抗原,例如
  - CD2、CD3、CD4、CD5、CD7、CD43、CD45RO 和 T 细胞受体
  - 缺乏 T 细胞标志物表达的被称为"裸细胞"型
- 常见的异常 T 细胞免疫表型
  - CD3、CD5 和 T 细胞受体丢失
- 50% 的病例表达细胞毒性分子
  - TIA1、GzB、Pf
- Clusterin 通常阳性
- 约 25% 的病例 ERBB4(+)
  - 与截断的 ERBB4 转录本有关
- CD15(-/+),BCL2(+/-)
- 免疫组织化学 LMP1(-),B 细胞抗原(-),CD45/LCA 常(-)
  - 流式细胞术通常显示 CD45(+)

原位杂交

- EBV 编码小 RNA(EBER)(-)

PCR

- *TCR* 基因单克隆性重排

基因学检查

- 约 30% 携带 6p25.3 位点易位
  - 涉及 *DUSP22*(*IRF4* 附近)
  - 与预后较好相关,类似 ALK(+) ALCL
- 约 8% 具有 3q28 易位
  - 涉及 *TP63*
- 其余约 2/3 病例为阴性

鉴别诊断

ALK(+) ALCL

- 组织学上,ALK(+) ALCL 与 ALK(-) ALCL 无法区分
  - ALK(-) ALCL 肿瘤细胞常更具有间变性
  - ALK(+) ALCL 有小细胞变异型
    - ALK(-) ALCL 中无小细胞变异型
- 免疫表型上,ALK(+) ALCL 与 ALK(-) ALCL 有许多共同特征
  - 共性
    - 常出现异常 T 细胞免疫表型
    - CD30(+)(强且一致)
    - Clusterin(+)
    - 大多数病例表达细胞毒性分子
  - 差异
    - ALK(+)
      - 表达模式不同;大多数为细胞核和细胞质阳性
    - 不表达 EBV(EBER 和 LMP1)
    - BCL2(-)
    - 通常 CD15(-)

外周 T 细胞淋巴瘤,非特指型

- 通常缺乏标志性细胞
- 仅部分细胞 CD30(+)
- 通常表达 LCA(CD45)、CD3、CD5 和 T 细胞受体
  - ALK(-) ALCL 通常丢失一种或多种 T 细胞抗原
- 不常表达细胞毒性分子(在西方国家)
- ALK(-) ALCL 似乎预后更好

ALK(−) ALCL 免疫组织化学			
抗体	反应	染色模式	备注
CD30	阳性	细胞膜和细胞质	一致强阳性
clusterin	阳性	高尔基区	80%~90%病例阳性
BCL2	阳性	细胞质	许多(约60%)病例阳性
CD15	阴性	不适用	小部分病例阳性
EBER	阴性	不适用	非常少的病例阳性
ALK1	阴性	不适用	
CD3	阴性	不适用	CD3 表达常丢失,但部分病例阳性;CD5 和 T 细胞受体也经常阴性
PAX5	阴性	不适用	极少数病例阳性
ALCL,间变性大细胞淋巴瘤;clusterin,簇集素。			

原发性皮肤 ALCL

- 诊断需要结合临床和影像学分期检查
  - 病变局限于皮肤
- CD30 一致强阳性
- 缺乏 ALK(或非常少见)
  - 高达 20% 的系统性 ALCL 患者可出现皮肤病变
  - ALK 的表达有助于鉴别系统性 ALK(+) ALCL 与皮肤 ALCL
- 皮肤 ALCL EMA 常阴性
- 约 15% 的病例发生 DUSP22 重排

乳腺假体相关 ALCL

- 乳腺假体周围的局限性淋巴瘤
- 与质地粗糙的假体有关
  - 用于整容或重建手术
- 假体植入后发展为淋巴瘤的中位时间是 8 年
- 通常表现为渗出性
  - 少数情况下在围绕假体的包膜内形成肿瘤包块
- 约 20% 的患者出现局部淋巴结肿大
  - 就诊或随访时发现
- 细胞学上,与 ALK(+) ALCL 和 ALK(−) ALCL 相同
- CD30 一致性表达,同时 T 细胞抗原常丢失
  - ALK(−),部分病例 EMA(+)
- 大多数病例 TCR 基因单克隆性重排
- 复杂核型
- 对于大多数患者,手术治疗该肿瘤是必不可少的
- 化疗可用于部分患者

弥漫大 B 细胞淋巴瘤

- 部分病例(3%~4%)具有间变性特点
- 一些病例呈窦内浸润
- 可有低级别 B 细胞淋巴瘤的病史
- CD30 常(+);染色模式通常不似 ALCL 一致
- B 细胞抗原(+)
- IGH 基因单克隆性重排

诊断依据

临床相关病理特征

- ALK(−) ALCL 是一种异质性疾病,至少有三种分子亚型

- 具有 DUSP22 重排的病例预后好
- 具有 TP63 重排的病例预后非常差
- 其余病例预后介于其间

参考文献

1. King RL et al: Morphologic features of ALK-negative anaplastic large cell lymphomas with DUSP22 rearrangements. Am J Surg Pathol. 40(1):36-43, 2016
2. Scarfò I et al: Identification of a new subclass of ALK-negative ALCL expressing aberrant levels of ERBB4 transcripts. Blood. 127(2):221-32, 2016
3. Turner SD et al: Anaplastic large cell lymphoma in paediatric and young adult patients. Br J Haematol. 173(4):560-72, 2016
4. Werner MT et al: Nucleophosmin-anaplastic lymphoma kinase (NPM-ALK): the ultimate oncogene and therapeutic target. Blood. ePub, 2016
5. Hapgood G et al: The biology and management of systemic anaplastic large cell lymphoma. Blood. 126(1):17-25, 2015
6. Onaindia A et al: Primary cutaneous anaplastic large cell lymphomas with 6p25.3 rearrangement exhibit particular histological features. Histopathology. 66(6):846-55, 2015
7. Miranda RN et al: Breast implant-associated anaplastic large-cell lymphoma: long-term follow-up of 60 patients. J Clin Oncol. 32(2):114-20, 2014
8. Parrilla Castellar ER et al: ALK-negative anaplastic large cell lymphoma is a genetically heterogeneous disease with widely disparate clinical outcomes. Blood. 124(9):1473-80, 2014
9. Pletneva MA et al: Anaplastic large cell lymphoma: features presenting diagnostic challenges. Arch Pathol Lab Med. 138(10):1290-4, 2014
10. Salaverria I et al: Genomic profiling reveals different genetic aberrations in systemic ALK-positive and ALK-negative anaplastic large cell lymphomas. Br J Haematol. 140(5):516-26, 2008
11. Savage KJ et al: ALK- anaplastic large-cell lymphoma is clinically and immunophenotypically different from both ALK+ ALCL and peripheral T-cell lymphoma, not otherwise specified: report from the International Peripheral T-Cell Lymphoma Project. Blood. 111(12):5496-504, 2008
12. Medeiros LJ et al: Anaplastic large cell lymphoma. Am J Clin Pathol. 127(5):707-22, 2007
13. Kadin ME: Pathobiology of CD30+ cutaneous T-cell lymphomas. J Cutan Pathol. 33 Suppl 1:10-7, 2006
14. Bonzheim I et al: Anaplastic large cell lymphomas lack the expression of T-cell receptor molecules or molecules of proximal T-cell receptor signaling. Blood. 104(10):3358-60, 2004
15. Herling M et al: Absence of Epstein-Barr virus in anaplastic large cell lymphoma: a study of 64 cases classified according to World Health Organization criteria. Hum Pathol. 35(4):455-9, 2004
16. Falini B et al: ALK+ lymphoma: clinico-pathological findings and outcome. Blood. 93(8):2697-706, 1999
17. Stein H et al: The expression of the Hodgkin's disease associated antigen Ki-1 in reactive and neoplastic lymphoid tissue: evidence that Reed-Sternberg cells and histiocytic malignancies are derived from activated lymphoid cells. Blood. 66(4):848-58, 1985

ALK (-) ALCL : 星空现象

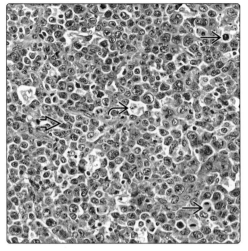

滤泡间分布

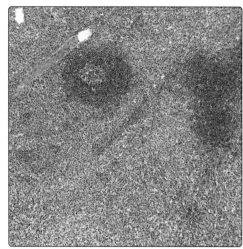

（左）图示 ALK (-) ALCL 病例的星空现象。胞质丰富的巨噬细胞➦代表"星星"，而成片的肿瘤细胞代表"天空"➡。核分裂象➡易见。（右）该例 ALK (-) ALCL 累及淋巴结,部分区域见滤泡残存

窦内浸润

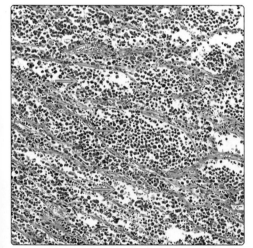

窦内 CD30 阳性细胞

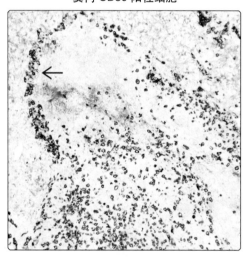

（左）中倍镜图示 ALK (-) ALCL 呈明显的窦内生长模式。膨胀的淋巴窦➡似扩张的血管样结构,通过血管或淋巴细胞标志物可突显此特点。（右）该例 ALK (-) ALCL 累及淋巴结,免疫组织化学 CD30 染色突显淋巴瘤细胞,主要累及被膜下窦➡

凝固性坏死

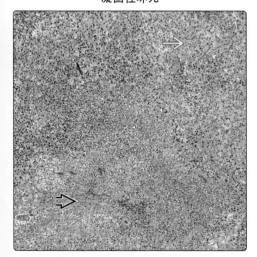

嗜酸性粒细胞丰富变异型

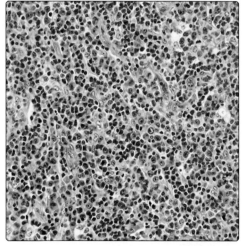

（左）由于 ALK (-) ALCL 病例通常生长迅速,坏死➡并不少见。视野上半部分见存活的肿瘤细胞➡。（右）该例 ALK (-) ALCL 背景中,见多量反应性嗜酸性粒细胞。所谓的嗜酸性粒细胞丰富变异型不常见,对嗜酸性粒细胞存在的机制尚不清楚

ALK(−) ALCL:霍奇金样

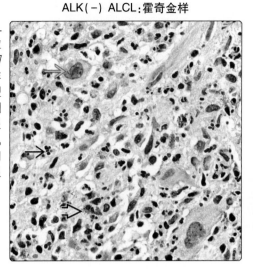

ALK(−) ALCL:肉瘤样

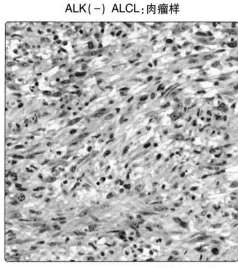

(左) 这例 ALK(−) ALCL 显示,小淋巴细胞、中性粒细胞➡和嗜酸性粒细胞➡的炎症背景中,散在大的非典型肿瘤细胞➡,似经典型霍奇金淋巴瘤。(右) 这例 ALK(−) ALCL,肿瘤细胞呈梭形,似肉瘤样束状排列。肿瘤细胞 CD30 强阳性,同时表达 T 细胞抗原(未显示)

马蹄形核

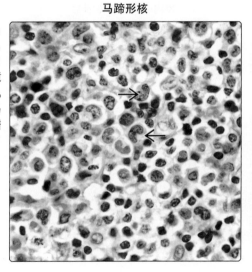

标志性细胞

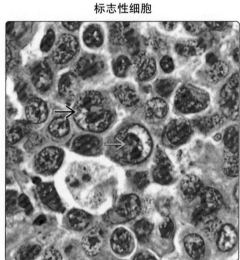

(左) 图示 ALK(−) ALCL,部分肿瘤细胞核呈马蹄形,符合标志性细胞➡。(右) 图示 ALK(−) ALCL,油镜下可见两个标志性细胞。细胞体积大,核怪异,呈马蹄形➡,且有明显的核旁嗜酸性区,与高尔基区对应➡

ALK(−) ALCL:印片

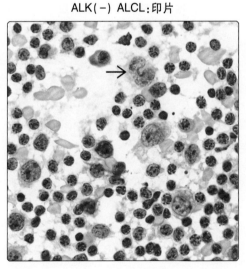

骨髓中 ALK(−) ALCL

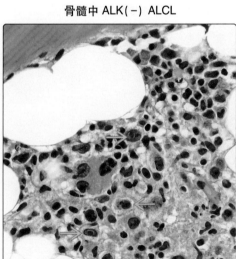

(左) 视野中见许多大的肿瘤细胞,包括一个标志性细胞➡,伴小的反应性淋巴细胞和少数浆细胞。(右) 视野中见散在大的非典型细胞➡,呈疏松的细胞簇,与骨髓造血细胞混杂存在。该患者有淋巴结 ALK(−) ALCL 的病史

ALK(−) ALCL:CD43(+)

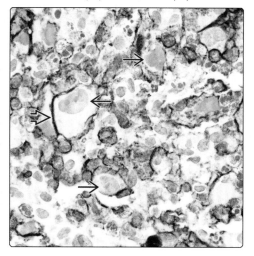

ALK(−) ALCL:CD3(−)

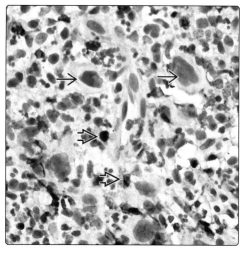

（左）这例 ALK（−）ALCL 瘤细胞 CD43 阳性➡，支持 T 细胞源性。淋巴瘤细胞具有明显的间变性，整体大小和形状各异，细胞核增大➡。（右）正如图所示，CD3 阴性的 ALK（−）ALCL 并不少见。视野中反应性小淋巴细胞 CD3 阳性，代表阳性内对照➡

高增殖率

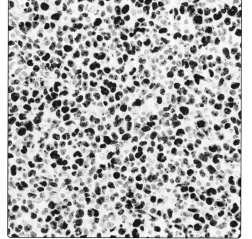

ALK(−) ALCL:CD15(+)

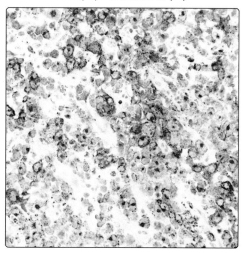

（左）图示 ALK（−）ALCL 中的大多数淋巴瘤细胞 Ki-67 阳性，提示高增殖率，此类肿瘤常见。（右）图示 ALK（−）ALCL，肿瘤细胞 CD15 阳性。只有小部分 ALK（−）ALCL 中可见 CD15 的表达

外周 T 细胞淋巴瘤，非特指型

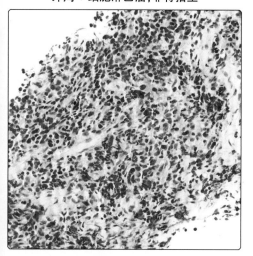

外周 T 细胞淋巴瘤:CD30(+)

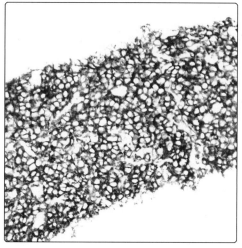

（左）图示穿刺标本，CD30 强阳性的 T 细胞淋巴瘤累及。因肿瘤细胞不显示间变性，最好诊断为外周 T 细胞淋巴瘤，非特指型。（右）该例外周 T 细胞淋巴瘤，瘤细胞 CD30 强阳性表达。区分 ALK（−）ALCL 和 CD30 阳性外周 T 细胞淋巴瘤的标准尚未确定

第九章
结外 NK 细胞/T 细胞淋巴瘤

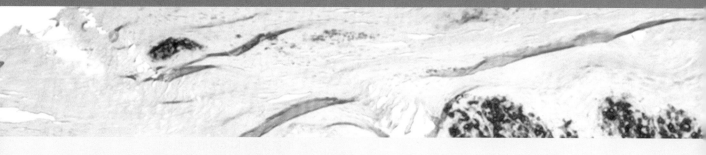

要　点

基本概念

- 乳腺假体相关间变性大细胞淋巴瘤(BI-ALCL)

病因学/发病机制

- 使用生理盐水和硅酮充注的表面有纹理的假体
- 发病可能与塑形过程有关

临床特征

- 约 70% 的患者表现为渗出
- 约 30% 的患者表现为肿块,伴或不伴渗出
- 手术完全切除包膜和植入物有助获得最长无进展生存期和总生存期。

影像学

- 超声对探查假体周围渗出最敏感
- PET/CT 对检测、随访肿块及监测复发最敏感

镜下特征

- 包膜的腔侧可见纤维坏死物质,含有单个或成簇的肿瘤细胞
- 肿瘤细胞体积大、多形,胞质丰富
  - 有时可见肾形核(标志性细胞)
- 部分病例可见肿瘤穿透包膜至周围组织

辅助检查

- CD30 均匀一致地阳性,表现为细胞膜阳性和高尔基体区点状阳性
- T 细胞抗原(+);异常免疫表型(+/-)
- 细胞毒抗原(+/-)、EMA(+/-)、clusterin(+/-)
- 增殖指数(Ki-67)通常很高
- *TCR* 基因单克隆性重排

主要鉴别诊断

- 原发性皮肤 ALCL 播散至乳腺
- ALK(-)ALCL 和 ALK(+)ALCL
- 外周 T 细胞淋巴瘤,非特指型

肿瘤演进假说

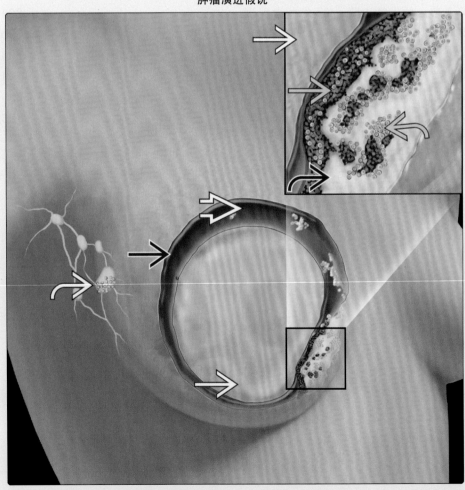

BI-ALCL 发生模式图。假体➡周围渗出➡为本病最常见、亦是早期的临床表现,病变局限在纤维性包膜内➡。在假体和包膜之间有一层纤维素样坏死层,内含有淋巴瘤细胞➡。方框内显示肿瘤进展,肿块由肿瘤细胞簇➡及硬化性背景组成。肿瘤细胞位于硬化性背景中,沿包膜浸润➡。局灶淋巴结受累也提示肿瘤进展。在本例中,淋巴瘤细胞累及腋窝淋巴结➡

第 1 节　乳腺假体相关间变性大细胞淋巴瘤

术语

缩写

- 乳腺假体相关间变性大细胞淋巴瘤（breast implant-associated anaplastic large cell lymphoma，BI-ALCL）

同义词

- 浆液肿相关 ALCL

定义

- 发生于乳腺假体周围的 T/裸细胞型 ALCL，ALK(−)
- 2016 年 WHO 分类中为暂定类型

病因学/发病机制

病因学

- 不清楚；使用生理盐水和硅酮充注的表面有纹理的假体
- 致瘤因素和发病机制尚不明确，可能机制有
  - 假体成分或其塑形过程
    - 光面假体不引起 BI-ALCL
  - 自身免疫介导的细胞因子
  - 塑形假体表面的细菌：拉尔斯顿菌属
    - 可能导致 T 淋巴细胞受到慢性抗原刺激
  - 部分病例伴有 *JAK1* 和 *STAT3* 激活突变
- 遗传易感性
  - 目前已报道约 50% 的病例为整形所致，约 50% 为乳腺重建所致
    - 调查了近千万使用假体整形的女性，近五十万使用假体重塑的女性
      - 伴有乳腺癌病史的患者发生率增加，提示易感性增加

发病机制

- 假体的使用，无论是纯粹用于改善美观，还是乳腺癌患者的乳房重建手术
- 通常在假体周围形成反应性纤维包膜
  - 微量的假体渗漏可引起周围组织反应
- 几乎所有与假体和渗出相关的病例均为 ALK(−)ALCL

临床特征

流行病学

- 发病率
  - 原发性乳腺淋巴瘤罕见（占所有非霍奇金淋巴瘤的 0.4%~0.7%）
  - 大多数为 B 细胞淋巴瘤；大多数类型为
    - 弥漫大 B 细胞淋巴瘤
    - 黏膜相关淋巴组织结外边缘区 B 细胞淋巴瘤
  - 所有原发性乳腺淋巴瘤中，T 细胞淋巴瘤<10%

- 最常见的类型为外周 T 细胞淋巴瘤，非特指型
- 迄今为止，与乳腺假体相关的淋巴瘤中，ALK(−)ALCL 最常见
  - 病例对照研究证实乳腺假体与 ALK(−)ALCL 相关
  - 使用乳腺假体的女性进行前瞻性随访研究
    - 一些设计欠严谨的研究中发现淋巴瘤风险并未增加
    - 一项长期随访的研究显示该相关性，但尚需进一步证实
- 年龄
  - 中位年龄：52 岁
- 性别
  - 所有报道的患者均为女性

部位

- 在乳腺假体周围，位于纤维性包膜之中

表现

- 约 70% 表现为渗出
  - 没有 B 症状
- 约 30% 患者表现为肿块，伴或不伴渗出
  - 部分患者有 B 症状
- 肿瘤出现在假体植入后的 3~19 年（中位时间 9 年）
  - 有报道接受多次乳腺手术治疗的患者，其间隔期短（<3 年）
- 乳腺假体周围水肿
  - >90% 的病例为单侧
  - 罕见为双侧：同时发生或随访后出现
    - 尚无双侧病例的克隆相关性研究
- 如出现渗出，其量为 80~720mL
- 病变通常为局部的，分期为 I E
  - 约 17% 的病例在发病时伴有局部区域淋巴结肿大
  - 约 23% 的病例在随访时（ⅡE 期）出现局部区域淋巴结肿大
- 乳腺可出现挛缩或不对称

实验室检查

- 血细胞计数和血生化正常
- 伴有肿块的患者可出现轻度的白细胞和嗜酸性粒细胞升高

治疗

- 手术治疗
  - 完全切除包膜和假体以达到最佳无进展生存期和总生存期
    - 切除可触及的或影像上怀疑的局部肿大淋巴结
  - 手术切缘干净可获得最佳治疗效果
- 辅助治疗
  - 可选辅助化疗、放疗等，或不选择
- 免疫治疗
  - 抗 CD30 单抗（维布妥昔单抗）可用于进展期或难治性

病例

预后

- 完全切除肿瘤和假体可获得极佳的无进展生存期和总生存期
  - 需要切缘阴性
- 若更换假体或手术切除不净,数月内可出现反复渗出
  - 通常由错误的诊断导致
- 有些病例出现疾病进展
  - 由渗出发展成单一肿瘤、局部侵袭或淋巴结侵犯
  - 原因通常是原发肿瘤切除不完全
- <10% 的患者出现致死性疾病
  - 由疾病进展、纵隔受累、呼吸道梗阻引起

影像学

影像学表现

- 多种检查可显示乳腺渗出
  - 超声是显示假体周围渗出的最敏感方法
- PET/CT 是检查和随访肿瘤及复发的最敏感方法

大体特征

一般特征

- 增厚的包膜,腔面被纤维素样物广泛覆盖
- 少数病例有明显的瘤块
- 包膜内可见纤维蛋白性液体
- 假体通常是完整的、未受损的
  - 大体上无假体渗漏或回缩的依据

镜下特征

一般特征

- 有淋巴瘤细胞
  - 可表现为渗出:混杂在肿瘤液化坏死区
  - 可位于增厚包膜的腔侧
  - 可穿透包膜
- 包膜腔侧的纤维坏死物质中可见单个肿瘤细胞或细胞团
  - 肿瘤广泛坏死和淋巴瘤影细胞
    - 很少见到完好的肿瘤细胞
  - 大量核分裂象和核碎屑
- 细胞体积大、多形,胞质丰富,透明至嗜酸性,染色质粗
  - 有时出现肾形核细胞(标志性细胞)
- 纤维坏死层与周围纤维组织轻度融合,包膜增厚
- 包膜内多种炎症细胞
  - 小淋巴细胞、组织细胞、浆细胞和嗜酸性粒细胞
- 大量核分裂象

淋巴结

- 15%~20% 的患者在就诊或随访时出现淋巴结受累
- 最常见被膜下窦受累

- 滤泡周围、滤泡间或弥漫形式较少见
- 偶尔类似结节硬化型霍奇金淋巴瘤

肿块(突破包膜)

- 大量淋巴瘤细胞突破包膜
  - 淋巴瘤细胞通常在包膜的腔侧
- 侵犯周围的脂肪组织或骨骼肌
- 侵犯乳腺实质
- 大细胞聚集或与淋巴细胞、组织细胞或嗜酸性粒细胞混杂
- 不同程度坏死,肿块体积大时更显著
- 评估手术切缘非常重要
  - 切缘肿瘤细胞残存将导致复发率高

辅助检查

细胞学

- 大体或影像学上表现为渗出,常描述为"浆液肿"
  - 浆液肿这一术语并不恰当,因为液体是由肿瘤液化坏死导致的
    - 混杂不等量的肿瘤细胞
    - 蛋白浓度高
- 通过细针穿刺或手术获取
  - 大体上液体浑浊、呈黄色伴有纤维素样物质沉积
- 大量多形性细胞、体积大、胞质丰富、呈空泡状
  - 细胞核大,圆形、卵圆形或多叶核,中位
    - 核仁明显
- 有些标本仅由核碎屑或纤维坏死物质组成

免疫组织化学

- 淋巴瘤细胞一致性强表达 CD30
  - 细胞膜阳性和高尔基体区点状阳性
- T 细胞抗原(+);通常免疫表型异常
  - 有些病例为裸细胞型,不表达 T 细胞标志物
- 细胞毒抗原:GzB、Pf 和 TIA1
- EMA、clusterin 及 CD45/LCA(+/-)
- 增殖指数(Ki-67)通常很高
- CD15(-/+),ALK(-),B 细胞抗原(-),EBV-LMP1(-)

原位杂交

- EBV 编码 RNA(EBER)(-)

PCR

- 检测病例中,约 90% 出现 T 细胞受体 γ 链基因单克隆性重排
  - 确定裸细胞为 T 细胞来源
- 无 IGH 基因单克隆性重排证据
- 无特征性染色体易位
  - 无 ALK 异常

基因学检查

- 缺乏数据

BI-ALCL 的鉴别诊断

	BI-ALCL	原发性皮肤 ALCL	ALK(+) 或 ALK(−) ALCL
临床特征			
临床表现	重建手术或美容因素	肢体多部位反复皮损	结内或结外病变
临床分期	Ⅰ 期	播散至乳腺为 Ⅳ 期	通常为 Ⅳ 期
合并假体或渗出	是	否	否
自发消退	无	常有	无
病理特征			
大体	假体周围渗出	疼痛或占位;如影响到乳腺假体时,通常位于包膜外	浸润性肿块
肿瘤大小	渗出层、肿瘤大小数厘米	>2cm	>3cm
低倍镜改变	小或大的肿瘤细胞团	纤维基质中可见丰富的大细胞	乳腺实质内片状大而多形的细胞
高倍镜改变	大的多形性细胞,核染色质浓集,标志性细胞不常见	大的多形性细胞,核染色质浓集,肾形核标志性细胞常见	大的多形性细胞,核染色质浓集,肾形核标志性细胞常见
特殊检查			
特异性标志物	CD30(+),ALK(−);T 细胞标志物(+)	CD30(+),ALK(−),T 细胞标志物(+)	如果 ALK(+),通常位于细胞核和细胞质
分子遗传学	T 细胞受体 γ 链基因单克隆性重排、无 *DUSP22* 或者 *TP63* 基因重排	TCR 基因单克隆性重排;部分病例出现 *DUSP22* 或者 *TP63*,*NPM1-TYK2* 基因重排	大多数 ALK (+) 病例为 t (2;5)(p23;q35);ALK(−);部分病例存在 *DUSP22* 或者 *TP63* 重排

鉴别诊断

原发性皮肤 ALCL/CD30(+)T 细胞淋巴组织增生殖性疾病

- 原发性皮肤 ALCL 患者,肿瘤极少播散至有假体的乳腺
  - 皮肤 ALCL 进展为 BI-ALCL 需 1~4 年
- 少数文献报道,播散至乳腺的原发性皮肤 ALCL 预后良好

ALK(−) ALCL

- 当乳腺受累时,通常为Ⅳ期
  - 无原发性皮肤 CD30 阳性 T 细胞淋巴组织增殖性疾病
- ±可触及的肿块,与乳腺假体无关
- ALK(−) ALCL 细胞学特点与 BI-ALCL 相似

ALK(+) ALCL

- 当乳腺受累时,通常为Ⅳ期
- ±可触及的肿块,与乳腺假体无关
- ALK(+) ALCL 细胞学特点与 BI-ALCL 相似

外周 T 细胞淋巴瘤,非特指型

- 当乳腺受累时,通常为Ⅳ期
- 与乳腺假体无关
- 细胞学改变多样,细胞体积小至大或多形性
- T 细胞抗原(+)

- CD30(−/+),ALK(−)

参考文献

1. Blombery P et al: Whole exome sequencing reveals activating JAK1 and STAT3 mutations in breast implant-associated anaplastic large cell lymphoma anaplastic large cell lymphoma. Haematologica. 101(9):e387-90, 2016
2. Clemens MW et al: Complete surgical excision is essential for the management of patients with breast implant-associated anaplastic large-cell lymphoma. J Clin Oncol. 34(2):160-8, 2016
3. Hu H et al: Bacterial biofilm infection detected in breast implant-associated anaplastic large-cell lymphoma. Plast Reconstr Surg. 137(6):1659-69, 2016
4. Kadin ME et al: Biomarkers provide clues to early events in the pathogenesis of breast implant-associated anaplastic large cell lymphoma. Aesthet Surg J. 36(7):773-81, 2016
5. Swerdlow SH et al: The 2016 revision of the World Health Organization (WHO) classification of lymphoid neoplasms. Blood. 127:2375-90, 2016
6. Wang SS et al: Breast implants and anaplastic large cell lymphomas among females in the California Teachers Study cohort. Br J Haematol. 174(3):480-3, 2016
7. Brody GS et al: Anaplastic large cell lymphoma occurring in women with breast implants: analysis of 173 cases. Plast Reconstr Surg. 135(3):695-705, 2015
8. Adrada BE et al: Breast implant-associated anaplastic large cell lymphoma: sensitivity, specificity, and findings of imaging studies in 44 patients. Breast Cancer Res Treat. 147(1):1-14, 2014
9. Miranda RN et al: Breast implant-associated anaplastic large-cell lymphoma: long-term follow-up of 60 patients. J Clin Oncol. 32(2):114-20, 2014
10. Velusamy T et al: A novel recurrent NPM1-TYK2 gene fusion in cutaneous CD30-positive lymphoproliferative disorders. Blood. 124(25):3768-71, 2014
11. Aladily TN et al: Anaplastic large cell lymphoma associated with breast implants: a report of 13 cases. Am J Surg Pathol. 36(7):1000-8, 2012
12. Talwalkar SS et al: Lymphomas involving the breast: a study of 106 cases comparing localized and disseminated neoplasms. Am J Surg Pathol. 32(9):1299-309, 2008
13. Medeiros LJ et al: Anaplastic large cell lymphoma. Am J Clin Pathol. 127(5):707-22, 2007

渗出:MR

包膜完整切除

(左)MR 图示 BI-ALCL。假体不对称,左侧乳腺假体移位➡️,纤维包膜强化➡️,其下可见渗出➡️。右侧乳腺假体完整,没有移位➡️。(Courtesy N. Haideri, MD.)
(右)BI-ALCL 包膜完整切除(包括假体和内容物),切缘干净,可见黄色渗出➡️和假体➡️,均位于纤维性包膜内➡️

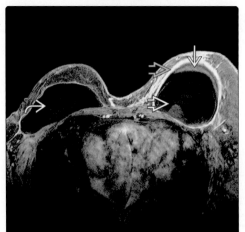
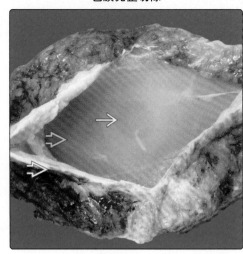

包膜的腔面

取出的假体

(左)肉眼图示 BI-ALCL 典型包膜外观。包膜表面不规则,但未见明确肿物和病变。组织学显示包膜的管腔面可见一层淋巴瘤细胞。
(右)图示从 BI-ALCL 患者取出的完整(未破裂)假体,表面有纹理。在假体表面可见细颗粒物质附着

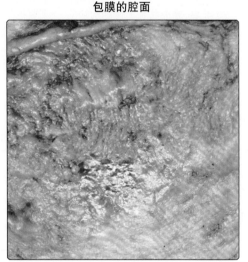
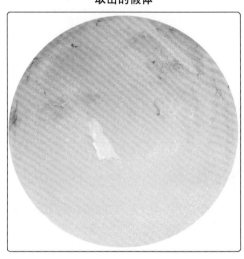

BI-ALCL:腔面

纤维坏死渗出:CD30

(左)高倍镜图示 BI-ALCL 腔侧大的淋巴瘤细胞➡️呈小簇状,漂浮或埋藏在纤维坏死物质中➡️,误称为"浆液肿"。淋巴瘤细胞也可以沿包膜排列➡️。(右)免疫组织化学 CD30 染色示纤维坏死物质(误称为"浆液肿")中存在很多影细胞,提示为肿瘤液化性坏死,而不是"浆液"

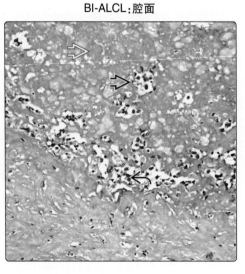
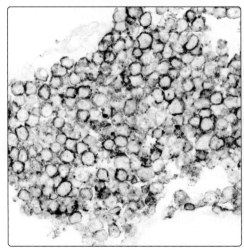

肿物：PET/CT

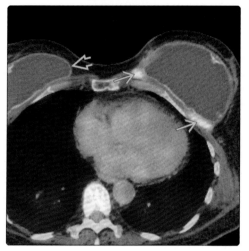

完整切除

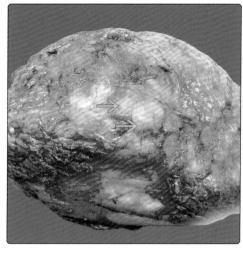

（左）PET/CT 图示两处肿块⇨位于左侧乳腺假体旁的包膜内。注意本例在假体周围无渗出。右侧乳腺假体完整，见包膜均匀增厚⇨。（右）图示手术完整切除的 BI-ALCL 肿瘤。肿瘤有完整的包膜，切缘干净。注意标本表面呈不规则结节状⇨

肿物：横断面

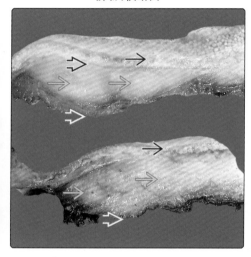

肿块及包膜侵犯

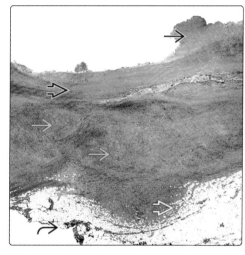

（左）图示肿物⇨包膜的横断面。一段变形的假体⇨与包膜⇨相连。肿瘤距墨汁染色的边缘⇨＜1mm。（右）低倍镜图示包膜包绕假体。包膜增厚⇨；腔侧可见坏死碎片⇨。肿块呈多结节状⇨，累及脂肪组织⇨。手术切缘干净⇨。患者接受完整肿物包膜切除术，术后 2 年无疾病

BI-ALCL：大细胞

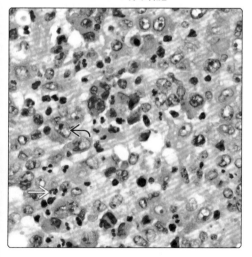

细胞学特征

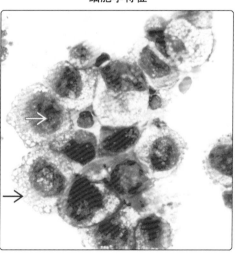

（左）图示 BI-ALCL 大细胞⇨，细胞核呈空泡状，核仁明显。肿瘤细胞与炎症细胞⇨混杂。（右）BI-ALCL 肿瘤细胞体积大，多形性，多数胞质空泡状⇨。细胞核大，通常核仁明显⇨

BI-ALCL 嗜酸性粒细胞浸润

标志性细胞

(左) 图示 BI-ALCL 由大而多形的肿瘤细胞和大量嗜酸性粒细胞组成 ➡。淋巴瘤细胞体积大 ➡，核呈空泡状，核仁明显。(右) 图示肿瘤由多形性的肿瘤细胞组成。有些细胞体积大，核偏位、呈锯齿状，高尔基体区明显，即所谓的标志性细胞 ➡

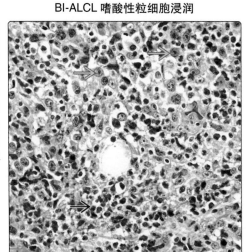
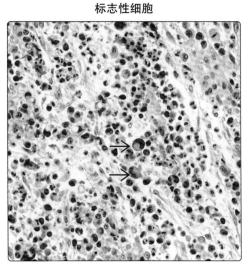

BI-ALCL：CD30 (+)

CD4 (+)

(左) 免疫组织化学 CD30 染色示肿瘤细胞呈强阳性，表达模式为细胞膜阳性 ➡ 和高尔基体区点状阳性 ➡。(右) 大部分 BI-ALCL 表达辅助性 T 细胞标志物 CD4 ➡，常常是唯一支持 T 细胞来源的免疫标志物

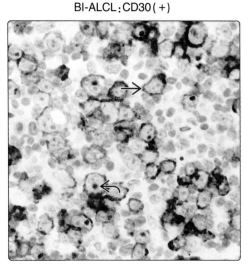
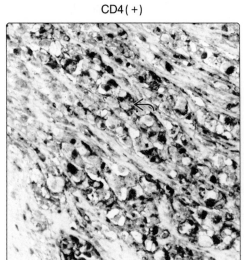

BI-ALCL：EMA (+)

TIA1 (+)

(左) 约 60% 的 BI-ALCL 阳性表达 EMA ➡。(右) 图示大多数肿瘤细胞 TIA1 阳性 ➡，TIA1 为细胞毒颗粒标志物。大多数 BI-ALCL 显示细胞毒免疫表型

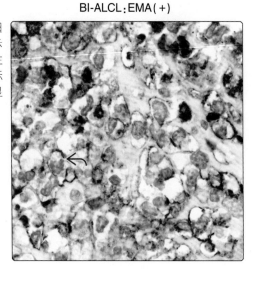
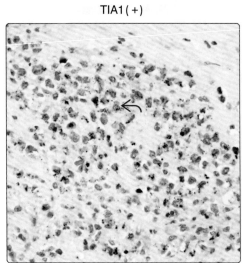

BI-ALCL：CD3（−）

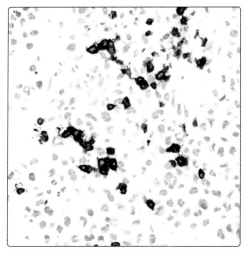

CD5（−）

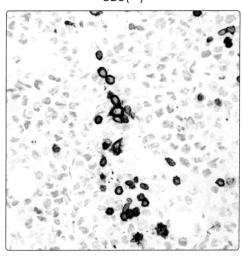

（左）免疫组织化学 CD3 染色图示肿瘤细胞阴性，散在反应性小淋巴细胞阳性，可作为内参照。大约 70% 的 BI-ALCL 不表达 CD3。有些病例显示裸细胞型，增加了诊断难度。（右）免疫组织化学 CD5 染色图示肿瘤细胞 CD5 阴性。<30% 的 BI-ALCL 阳性表达 CD5

BI-ALCL 局限在腔侧

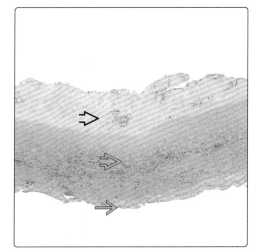

包膜腔侧：CD30（+）

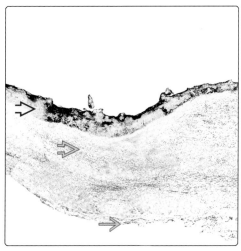

（左）低倍镜图示 BI-ALCL 位于包膜的腔侧➡。包膜增厚➡，伴有炎症细胞浸润。手术切缘➡距肿瘤较远。（右）免疫组织化学 CD30 染色示 ALCL 细胞位于包膜腔侧➡。包膜增厚➡，伴炎症细胞浸润，但包膜内无肿瘤细胞。手术切缘➡距肿瘤较远

BI-ALCL 穿透包膜

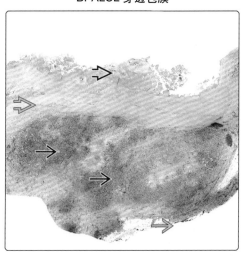

穿透包膜：CD30（+）

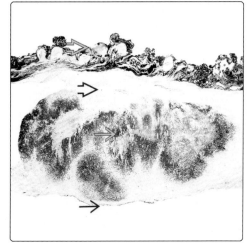

（左）图示 BI-ALCL 穿透包膜➡及其腔侧肿瘤➡，见肿瘤及坏死碎片。包膜增厚➡，手术切缘无肿瘤细胞➡。（右）免疫组织化学 CD30 染色示 ALCL 细胞位于包膜腔侧➡，并穿透包膜➡。包膜增厚➡。肿瘤细胞穿透包膜，侵犯周围软组织。肿瘤未累及手术切缘➡

BI-ALCL 累及淋巴结

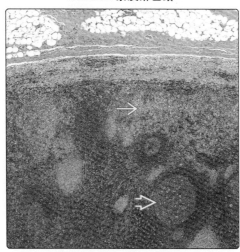

（左）BI-ALCL 患者切除的腋窝淋巴结，图示淋巴滤泡增生➡，被膜下窦扩张➡，内含有淋巴瘤细胞。（右）BI-ALCL 腋窝淋巴结行免疫组织化学 CD30 染色示ALCL 细胞位于被膜下窦内➡，而生发中心明显的淋巴滤泡➡阴性

淋巴窦：CD30（+）

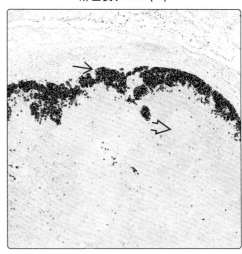

BI-ALCL：霍奇金淋巴瘤样

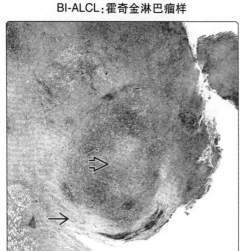

（左）BI-ALCL 患者的腋窝淋巴结结构破坏，大细胞结节状增生➡，结节周围包绕硬化带➡，增生模式类似于结节硬化型霍奇金淋巴瘤。（右）BI-ALCL 的切缘➡深部显示肿瘤突破包膜。淋巴瘤细胞浸润软组织，但未累及切缘。患者未接受辅助治疗，术后 2 年无疾病

切缘深部

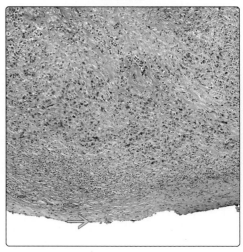

对侧包膜完整切除

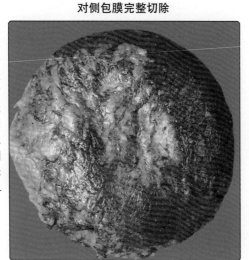

（左）大体图示完整切除包膜和假体。标本中未检见BI-ALCL 肿瘤病变。对于一侧有 BI-ALCL，而对侧乳腺无可疑肿瘤的最佳处理方法需由患者和内科医生进一步讨论。（右）低倍镜图示 BI-ALCL 患者的对侧乳腺。包膜腔面见滑膜样细胞➡，包膜轻度增厚➡，无炎症细胞浸润。无 BI-ALCL侵犯的依据

包膜内衬滑膜样细胞

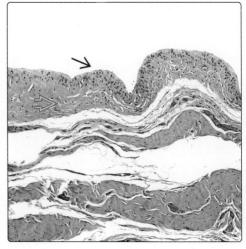

乳腺实质 ALK（-）ALCL

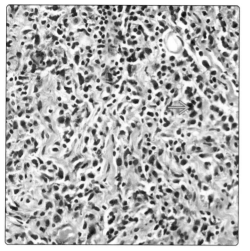

ALK（-）ALCL：CD30（+）

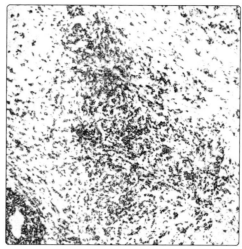

（左）患者无乳腺假体植入史，乳腺肿块活检示大细胞➡及小淋巴细胞浸润。<10%的原发乳腺淋巴瘤为 T 细胞来源，<1%为 ALCL。（右）免疫组织化学 CD30 染色示所有大细胞均阳性，符合 ALCL。无假体植入史的乳腺 ALCL 在原发乳腺淋巴瘤中占比<1%

乳腺 ALK（+）ALCL

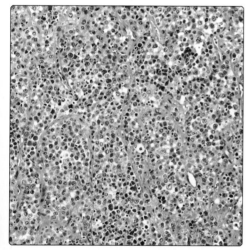

ALK 免疫组织化学染色

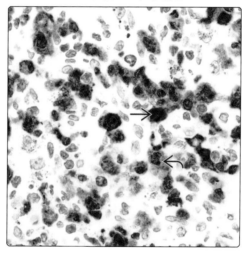

（左）患者无乳腺假体植入史，Ⅳ期肿瘤，乳腺肿块大小为 4cm。可通过临床病史和肿瘤表达 ALK 与 BI-ALCL 进行鉴别。（右）免疫组织化学 ALK 图示大的肿瘤细胞核➡和胞质➡阳性。表达模式符合 t（2；5）（p23；q35），患者无乳腺假体植入史

乳腺 PTCL-NOS

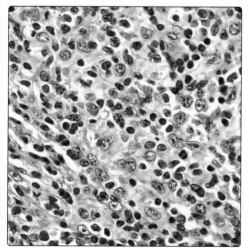

PTCL-NOS：CD3（+）

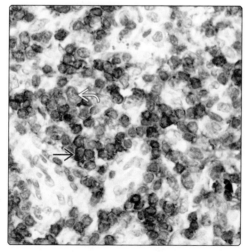

（左）患者无乳腺假体植入史，确诊为外周 T 细胞淋巴瘤，非特指型（PTCL-NOS）。肿瘤细胞体积大，多形性➡，组织学类似 ALCL，但免疫组织化学 CD30 染色示局灶弱阳性。（右）CD3 是常用的 T 细胞标志物，免疫组织化学 CD3 染色示小的➡和大的➡肿瘤细胞均阳性

要　点

病因学/发病机制

- 通常可检测到 EB 病毒(EBV),可能参与发病

临床特征

- 鼻病例通常指累及上呼吸消化道的肿瘤
  - 鼻腔、鼻咽、鼻旁窦、上腭
  - 10%~20% 的患者出现局部淋巴结肿大
- 鼻外病例指累及鼻以外任何部位的肿瘤
  - 皮肤是最常见的鼻外受累部位
- 鼻和鼻外患者可出现骨髓累及
  - 见于 10%~20% 的患者

镜下特征

- 结外 NK/T 细胞淋巴瘤的细胞学表现多样

- 小细胞的肿瘤可能被误认为是慢性炎症
- 坏死及合并的急慢性炎症可能导致误诊
- 血管中心特征和血管破坏有助于诊断,但不是恒定存在的
  - 在小的活检标本中很可能缺少这类病变

辅助检查

- 所有肿瘤都阳性表达细胞毒性蛋白和 EBV
- 约 2/3 肿瘤为 NK 细胞来源
- 约 1/3 肿瘤为细胞毒性 T 细胞来源

主要鉴别诊断

- EBV 阳性细胞毒性外周 T 细胞淋巴瘤,非特指型
- 弥漫大 B 细胞淋巴瘤
- 韦格纳肉芽肿病

NK/T 细胞淋巴瘤:印片

NK/T 细胞淋巴瘤:淋巴结

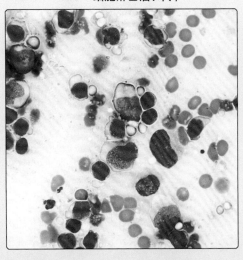
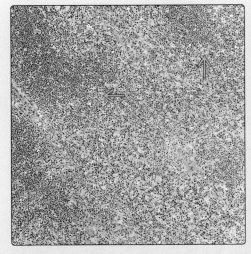

(左)印片 Diff-Quik 染色图示 NK/T 细胞淋巴瘤累及颈部淋巴结。肿瘤细胞体积中等至大,胞质中等、淡染。患者有鼻腔 NK/T 细胞淋巴瘤病史。(右)NK/T 细胞淋巴瘤累及淋巴结。低倍镜图示肿瘤浸润破坏髓质和副皮质区。淋巴结皮质的部分 B 细胞区➡残存

NK/T 细胞淋巴瘤:淋巴结

NK/T 细胞淋巴瘤:GzB

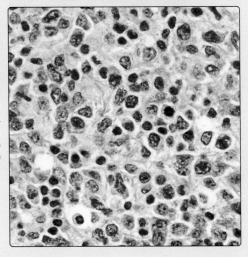
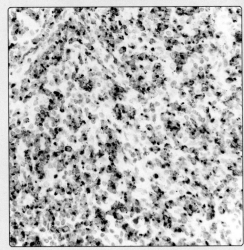

(左)高倍镜图示 NK/T 细胞淋巴瘤累及淋巴结。肿瘤细胞 CD3ε、细胞毒性蛋白和 EBER(+),但是 CD5 和 CD56(-),无 *TCRγ* 链基因单克隆性重排,提示为 NK 细胞来源。(右)免疫组织化学 GzB 染色图示 NK/T 细胞淋巴瘤累及淋巴结。大量的肿瘤细胞阳性,支持细胞毒来源

术语

同义词

- 多形性网状细胞增生症
- 恶性中线网状细胞增生症
- 血管中心性 T 细胞淋巴瘤

定义

- 主要为 NK 细胞或 T 细胞来源的结外淋巴瘤
  - 特点为坏死、细胞毒免疫表型及 EBV 感染
  - 血管破坏很常见

病因学/发病机制

感染原

- 这些肿瘤中 EBV 恒定阳性,提示 EBV 参与致病过程
  - 以单克隆的游离形式存在
  - 以 I 型,或者以 II 型潜伏感染模式更常见
    - LMP1(+)、LMP2(+) 和 EBNA1(+)
  - EBV(+)NK 细胞分泌白介素(IL)-2 和 IL-9
    - 参与 NK 细胞活化和增殖

流行病学

- 在亚洲人和中南美洲土著人多见
- 在美国罕见,但是发生率在升高

临床特征

表现

- 鼻及鼻外肿块
  - 鼻病例肿物通常位于上呼吸消化道
    - 鼻腔、鼻咽、鼻旁窦和上腭
    - 患者通常表现为
      - □ 鼻破坏、偏位
      - □ 面部肿胀、隆起、眼球外转运动受损
      - □ 中线结构破坏
  - 鼻外病例肿物可累及鼻外任何部位
    - 皮肤是最常见的鼻外受累部位
    - 其他部位:睾丸、胃肠道、肾、腮腺
    - 有部分患者伴有鼻部疾病
- 10%~20%的患者出现局部淋巴结肿大
  - 罕有患者仅表现为淋巴结肿大
- 10%~15%的患者骨髓受累

自然病程

- 可以播散至任何解剖部位
  - 可发生白血病期

治疗

- 选择、风险和并发症
  - 鼻:放疗和联合化疗
  - 鼻外:联合化疗
    - 激素、甲氨蝶呤、异环磷酰胺、左旋门冬酰胺酶和依托泊苷(SMILE)

预后

- 大多预后差
  - 鼻外肿瘤患者预后最差
  - 鼻肿瘤患者预后不良的相关因素
    - 国际预后指数(IPI)或者韩国 NK/T 细胞预后评分高
    - C 反应蛋白升高,贫血(<11g/dL),或者血小板下降(低于正常值)
    - 大细胞>40%
    - Ki-67(增殖率)>50%
- 韩国 NK/T 细胞预后评分的主要依据是
  - B 症状、分期、血清 LDH 和区域淋巴结

影像学

基本特征

- 部位
  - 鼻:检查显示肿块可以破坏中线,使邻近器官移位或破坏骨组织
  - 鼻外:检查通常显示为肿块

镜下特征

组织学特征

- 结外 NK/T 细胞淋巴瘤病变较弥漫,通常可见凝固性坏死
  - 细胞大小不一,体积小至大
  - 细胞印片显示肿瘤细胞含有嗜天青颗粒
  - 血管中心性和血管破坏性很常见,但也可以没有
  - 黏膜部位可见溃疡和炎症细胞
  - 病变处上皮可呈假上皮瘤样增生
  - 病程中可合并吞噬红细胞现象
- 淋巴结
  - NK/T 细胞淋巴瘤常先累及副皮质,伴或不伴髓质受累
- 骨髓
  - 常呈间质浸润,无明显细胞聚集
  - EBER 原位杂交有助于检出病变

细胞学特征

- 结外 NK/T 细胞淋巴瘤很少通过细针穿刺评估
- 炎症细胞混杂,使疾病辨识困难

辅助检查

免疫组织化学

- 65%~75%的病例为 NK 细胞来源
  - CD2(+),胞质 CD3ε(+)、CD56(+/-)、CD94(+)、细胞毒标志物(TIA、GzB 和 Pf)(+)
    - T 细胞和 NK 细胞均表达 CD3ε
  - CD4(-)、CD5(-)、CD8(-)、TCRβ(-)

- 25%~35% 的病例为真性 T 细胞来源
  - CD2(+)、CD3ε(+)、CD5(+)、CD8(+/-)、TCRβ(βF-1)(+)、CD56(-/+)、细胞毒标志物(+)
- NK 和 T 细胞来源的肿瘤 EBV 均阳性
  - 可采用各种分子检测方法(DNA 印迹法、原位杂交)
    - 原位杂交 EBER 检测方便而敏感
  - DNA 印迹法可显示 EBV 为游离克隆状态
    - EBV 出现于克隆增殖之前，提示 EBV 参与发病
  - EBV 潜伏膜蛋白不同程度表达(通常较 EBER 表达细胞少)

PCR

- NK 细胞肿瘤无 *TCR* 基因单克隆性重排

基因学检查

- 已发现多种基因缺失或突变
  - 约 1/3 病例出现 *JAK3* 突变
    - 导致 STAT3 磷酸化(活化)
  - *TP53*、*CTNNB1*、*KRAS*、*KIT*、*KMT2D*、*ARID1A*
  - *TP15* 和 *TP16* 常通过甲基化失活

阵列比较基因组杂交

- 比较基因组杂交检查显示多种基因获得和缺失
  - 常见获得：1q21-q44、2q13-q14、2q31-q32、6p25-p11、7q11-q34、7q35-36、17q21、20q11
  - 常见缺失：6q16-q25、11q23、11q24-q25、13q14、17p13
    - 30%~50% 病例出现 6q16-q25 缺失

基因表达谱

- 独特的基因表达谱
  - NK 细胞和细胞毒性 T 细胞病例聚类一起
  - 与活化的 NK 细胞一致
- 与基因过表达相关
  - 血管形成、基因毒性应激、增殖和 EBV
- JAK-STAT、AKT 和 NF-κB 通路激活
- 血小板源性生长因子 α 过表达

微小 RNA 表达谱

- 上调：miR-155 和 miR-21
- 下调：miR-342-5p、miR-26b、miR-363、miR-150 和 miR-28-5p

鉴别诊断

致死性中线肉芽肿

- 该临床综合征除结外 NK/T 细胞淋巴瘤外，还包括
  - 侵袭性韦格纳肉芽肿病
  - 感染、可卡因滥用(通常表现为炎症，不伴血管炎)

韦格纳肉芽肿病

- 典型患者包括肺和肾病变
- 经典组织学三联征少见(<25% 病例)

- 血管炎、肉芽肿性炎和地图状坏死
- 常见上皮溃疡
- 混合性炎症细胞浸润
  - 粒细胞(包括嗜酸性粒细胞)、淋巴细胞、组织细胞和浆细胞
  - 韦格纳肉芽肿病中淋巴细胞并不丰富

累及上呼吸消化道的 B 细胞淋巴瘤

- 最常见为弥漫大 B 细胞淋巴瘤
- 这些肿瘤通常显示为单一体积大的细胞
- 免疫表型：CD19(+)、CD20(+)、CD79a(+)、PAX5(+)、CD3(-)
- 分子检测显示 *IGH* 基因单克隆性重排；EBV(-)

外周 T 细胞淋巴瘤，非特指型，累及上呼吸消化道

- 组织学特征类似于结外 NK/T 细胞淋巴瘤
  - 这些肿瘤缺乏 CD56，且 EBV 阴性

感染

- 很多微生物可以感染鼻部
- 混合炎症细胞浸润，包括粒细胞
- 无单克隆证据，EBV(-)

分期

- Ann Arbor 分期对结外 NK/T 细胞淋巴瘤并不适用
  - 在韩国建议使用 3 级系统进行分期

参考文献

1. Haverkos BM et al: Extranodal NK/T cell lymphoma, nasal type (ENKTL-NT): an update on epidemiology, clinical presentation, and natural history in North American and European cases. Curr Hematol Malig Rep. 11(6):514-527, 2016
2. Tse E et al: Diagnosis and management of extranodal NK/T cell lymphoma nasal type. Expert Rev Hematol. 9(9):861-71, 2016
3. Jeon YK et al: Epstein-Barr virus-positive nodal T/NK-cell lymphoma: an analysis of 15 cases with distinct clinicopathological features. Hum Pathol. 46(7):981-90, 2015
4. Takata K et al: Primary cutaneous NK/T-cell lymphoma, nasal type and CD56-positive peripheral T-cell lymphoma: a cellular lineage and clinicopathologic study of 60 patients from Asia. Am J Surg Pathol. 39(1):1-12, 2015
5. Bouchekioua A et al: JAK3 deregulation by activating mutations confers invasive growth advantage in extranodal nasal-type natural killer cell lymphoma. Leukemia. 28(2):338-48, 2014
6. Huang Y et al: Molecular underpinning of extranodal NK/T-cell lymphoma. Best Pract Res Clin Haematol. 26(1):57-74, 2013
7. Li S et al: Extranodal NK/T-cell lymphoma, nasal type: a report of 73 cases at MD Anderson Cancer Center. Am J Surg Pathol. 37(1):14-23, 2013
8. Ng SB et al: Activated oncogenic pathways and therapeutic targets in extranodal nasal-type NK/T cell lymphoma revealed by gene expression profiling. J Pathol. 223(4):496-510, 2011
9. Au WY et al: Clinical differences between nasal and extranasal natural killer/T-cell lymphoma: a study of 136 cases from the International Peripheral T-Cell Lymphoma Project. Blood. 113(17):3931-7, 2009
10. Kim TM et al: Clinical heterogeneity of extranodal NK/T-cell lymphoma, nasal type: a national survey of the Korean Cancer Study Group. Ann Oncol. 19(8):1477-84, 2008
11. Schwartz EJ et al: Immunohistochemical characterization of nasal-type extranodal NK/T-cell lymphoma using a tissue microarray: an analysis of 84 cases. Am J Clin Pathol. 130(3):343-51, 2008
12. Takahashi E et al: Nodal T/NK-cell lymphoma of nasal type: a clinicopathological study of six cases. Histopathology. 52(5):585-96, 2008

结外 NK/T 细胞淋巴瘤:CT 扫描

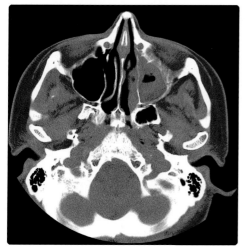

结外 NK/T 细胞淋巴瘤

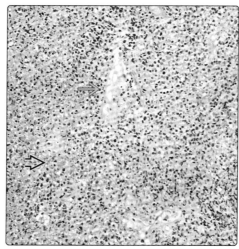

(左)CT 扫描显示上颌窦几乎完全不透光,鼻咽部黏膜增厚。这个患者为结外 NK/T 细胞淋巴瘤。(右)结外 NK/T 细胞淋巴瘤,NK 细胞来源。中倍镜图示肿瘤细胞体积中等。可见坏死⊠和血管侵犯➡

结外 NK/T 细胞淋巴瘤

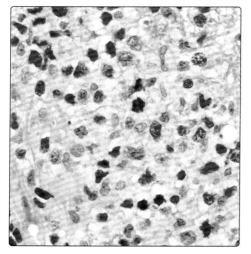

结外 NK/T 细胞淋巴瘤:CD56

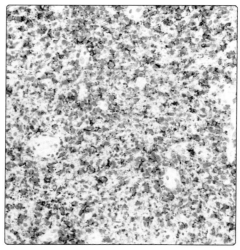

(左)高倍镜图示 NK 细胞来源的结外 NK/T 细胞淋巴瘤的细胞特点。肿瘤细胞体积中等,核不规则,胞质淡染。该视野中可见核分裂象。(右)免疫组织化学(IHC)CD56 染色示肿瘤细胞阳性。结外 NK/T 细胞淋巴瘤通常(但并非所有)阳性表达 CD56。CD56 提示 NK 细胞来源,但不是其特有的

结外 NK/T 细胞淋巴瘤:CD3

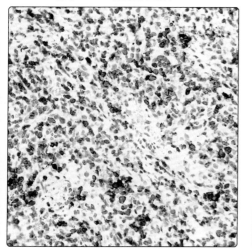

结外 NK/T 细胞淋巴瘤:TIA1

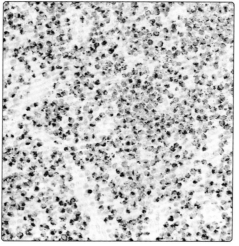

(左)IHC CD3 染色示肿瘤细胞阳性。该抗体检测胞质中 CD3 的 ε 链。CD3ε 在 T 细胞和 NK 细胞中均阳性。(右)IHC TIA1 染色示所有肿瘤细胞强阳性。TIA1、GzB 和 Pf 均为细胞毒标志物,在结外 NK/T 细胞淋巴瘤中常表达

结外 NK/T 细胞淋巴瘤: 鼻咽部

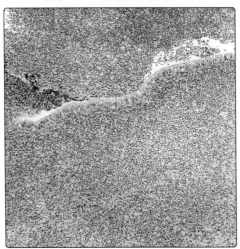

结外 NK/T 细胞淋巴瘤: CD8

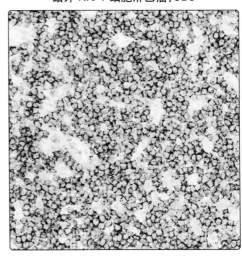

(左) 鼻咽部活检标本示 T 细胞来源的结外 NK/T 细胞淋巴瘤累及。本例肿瘤细胞主要为小细胞。T 细胞表达 CD8、EBER 和 T 细胞受体γ链基因单克隆性重排。(右) IHC 染色示肿瘤细胞 CD8(+),支持 T 细胞来源

结外 NK/T 细胞淋巴瘤: 骨髓

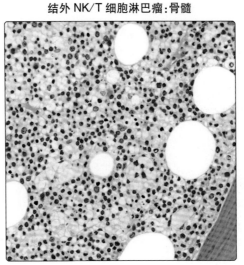

结外 NK/T 细胞淋巴瘤: EBER

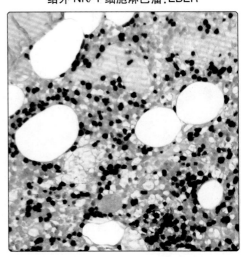

(左) 图示结外 NK/T 细胞淋巴瘤累及骨髓。患者原发肿瘤位于鼻咽部。(右) EBER 原位杂交结果示肿瘤细胞呈间质性浸润模式

结外 NK/T 细胞淋巴瘤: 胃肠道

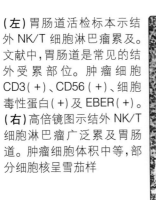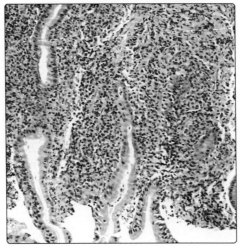

结外 NK/T 细胞淋巴瘤: 胃肠道

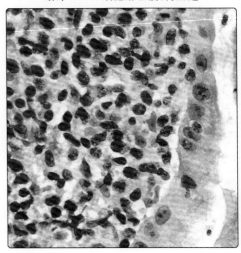

(左) 胃肠道活检标本示结外 NK/T 细胞淋巴瘤累及。文献中,胃肠道是常见的结外受累部位。肿瘤细胞 CD3(+)、CD56(+)、细胞毒性蛋白(+)及 EBER(+)。(右) 高倍镜图示结外 NK/T 细胞淋巴瘤广泛累及胃肠道。肿瘤细胞体积中等,部分细胞核呈雪茄样

肾上腺 NK/T 细胞淋巴瘤:CT

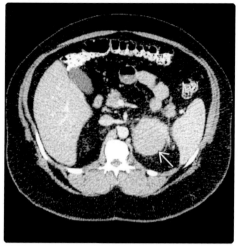

肾上腺 NK/T 细胞淋巴瘤

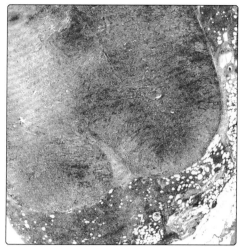

(左)腹部 CT 扫描示左肾上腺增大➡。手术显示结外 NK/T 细胞淋巴瘤广泛破坏正常组织。患者治疗失败,肿瘤广泛扩散,包括右侧肾上腺,最终患者死亡。肿瘤累及肾上腺非常罕见。(右)图示右侧肾上腺切除标本,肾上腺正常结构破坏,结外 NK/T 细胞淋巴瘤广泛累及

肾上腺 NK/T 细胞淋巴瘤

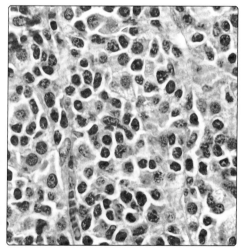

结外 NK/T 细胞淋巴瘤:EBER

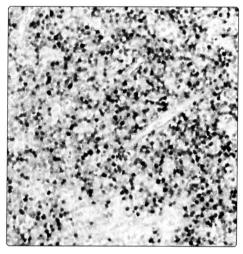

(左)高倍镜图示结外 NK/T 细胞淋巴瘤取代了正常肾上腺皮质。该视野中可见散在分布的泡沫状胞质的肾上腺皮质细胞。(右)肾上腺标本 EBER 原位杂交结果示大量肿瘤细胞阳性。该肿瘤具有典型的结外 NK/T 细胞淋巴瘤的免疫表型

乳腺假体 NK/T 细胞淋巴瘤

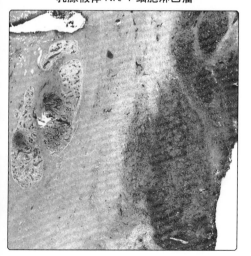

乳腺假体 NK/T 细胞淋巴瘤

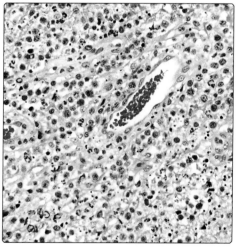

(左)低倍镜图示结外 NK/T 细胞淋巴瘤累及乳腺假体标本,假体周围可见纤维性包膜。肿瘤细胞 CD3(+)、CD56(+)、EBER(+)及 CD5(+),支持 NK 细胞来源。(右)高倍镜图示淋巴瘤细胞体积大,凋亡明显

乳腺假体 NK/T 细胞淋巴瘤: Ki-67

结外 NK/T 细胞淋巴瘤

(左) IHC Ki-67 染色示肿瘤细胞增殖活性高。(右) 图示结外 NK/T 细胞淋巴瘤累及面颊部骨骼肌。该视野中央可见坏死。肿瘤细胞免疫表型支持 NK 细胞来源, EBER(+)

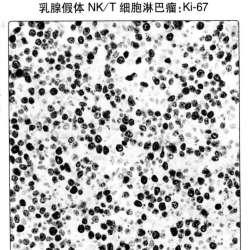

结外 NK/T 细胞淋巴瘤: 骨骼肌

结外 NK/T 细胞淋巴瘤: 皮肤

(左) 结外 NK/T 细胞淋巴瘤累及面颊部骨骼肌。该视野中肿瘤细胞体积小, 胞质淡染, 在肌纤维间浸润。(右) 皮肤标本示结外 NK/T 细胞淋巴瘤在血管周围浸润。肿瘤细胞继发坏死和出血

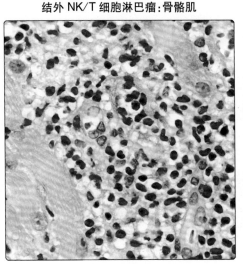
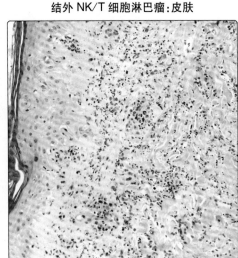

结外 NK/T 细胞淋巴瘤: 皮肤

结外 NK/T 细胞淋巴瘤: 皮肤

(左) 皮肤活检标本示结外 NK/T 细胞淋巴瘤累及。低倍镜图示肿瘤细胞主要为大细胞。该视野可见血管周围坏死、出血和淋巴瘤细胞。(右) 高倍镜图示肿瘤细胞体积大, 呈非典型性, CD3ε、CD56、细胞毒性蛋白及 EBER 均阳性

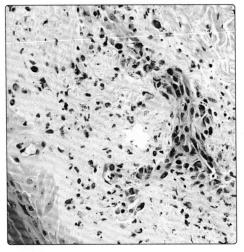
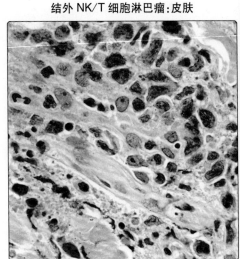

睾丸 NK/T 细胞淋巴瘤

睾丸 NK/T 细胞淋巴瘤

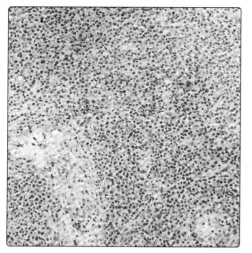

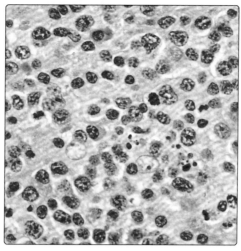

（左）低倍镜图示结外 NK/T 细胞淋巴瘤累及睾丸（视野左下见曲细精管）。肿瘤细胞 CD3、CD56、细胞毒性蛋白及 EBER 均阳性。（右）高倍镜图示肿瘤由大细胞组成，凋亡细胞及核分裂象易见

鼻咽部 PTCL-NOS

鼻咽部 PTCL-NOS

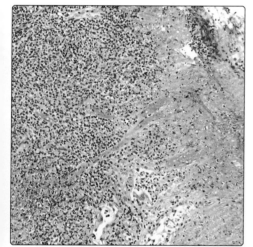

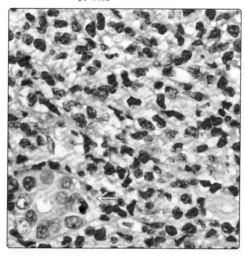

（左）低倍镜图示外周 T 细胞淋巴瘤，非特指型（PTCL-NOS）累及鼻咽部。该视野中见肿瘤细胞出现大量坏死。肿瘤侵犯血管壁、T 细胞来源，原位杂交 EBER（−）。（右）高倍镜图示肿瘤细胞体积中等，具有非典型性。该视野可见残存的腺上皮 ➡

鼻咽部 PTCL-NOS：CD3

鼻咽部 PTCL-NOS：EBER

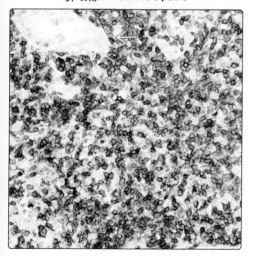

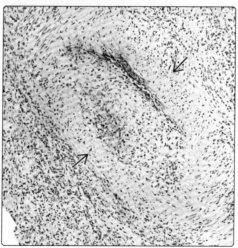

（左）IHC CD3 染色示 PTCL-NOS 肿瘤细胞表达 CD3ε。NK 细胞和 T 细胞均表达 CD3ε，但仅有 T 细胞表达胞膜 CD3 和 T 细胞受体复合物。该视野的腺上皮 CD3 阴性 ➡。（右）高倍镜图示 PTCL-NOS 的原位杂交 EBER 检测阴性。该视野中见肿瘤侵犯血管 ➡

要　点

基本概念

- 临床侵袭性的结外和系统性 T 细胞淋巴瘤
- 脾、肝和骨髓受累

临床特征

- 占所有非霍奇金淋巴瘤<1%
- 中位年龄 35 岁
- 有 B 症状,预后差
- 巨脾;通常肝大
- 浅表淋巴结不大或轻度增大

镜下特征

- 病变分布
  - 脾:红髓和窦内
  - 骨髓和肝:窦内
- 淋巴瘤细胞体积小至中等大小
  - 胞质透明,无嗜天青颗粒
  - 偶见母细胞形态

- 非淋巴样细胞通常具有轻至中度生成障碍的特点
  - 与贫血或骨髓增生异常综合征相关的细胞遗传学异常无关

辅助检查

- 典型免疫表型:CD3(+),CD4(-),CD8(-/+),CD5(-),CD56(+),TCRγδ(+)
  - 非活化细胞毒细胞:TIA1(+),GzB(-)
- 部分病例表达 TCRαβ
- 约 50% 的病例出现 7q 等臂染色体
- FISH 检测可见约 70% 的病例出现 8 号染色体三体
- 约 60% 的病例出现 SETD2、INO80、ARID1B 基因突变
- 约 30% 的病例 STAT5B 基因突变

主要鉴别诊断

- T 细胞大颗粒淋巴细胞白血病
- T 细胞性幼淋巴细胞白血病
- 侵袭性 NK 细胞白血病/淋巴瘤

HSTCL:腹部 CT

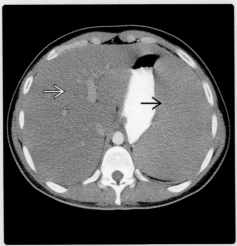

(左)一例 18 岁肝脾 T 细胞淋巴瘤(HSTCL)患者腹部 CT,图示肝➡和脾➡显著增大。未见灶性病变。
(右)HSTCL 脾受累,高倍镜图示脾窦几乎未开放➡,两侧可见显著增生的细胞索➡。肿瘤细胞体积中等大小,呈母细胞形态,可见少数吞噬红细胞现象➡

红髓浸润

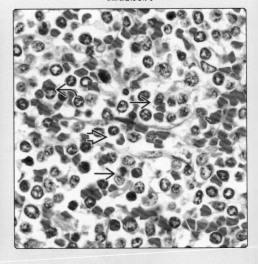

骨髓窦性侵犯

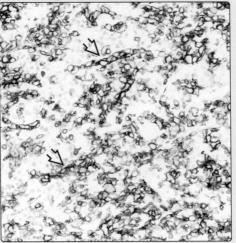

(左)免疫组织化学 CD3 染色示 HSTCL 的肿瘤细胞在骨髓中大多呈线状模式浸润,导致髓窦扩张➡。(右)图示肿瘤细胞体积大,胞质中等、嗜碱性、无颗粒,核染色质空泡状,核仁明显➡。视野中可见小淋巴细胞➡和有核红细胞➡

HSTCL 细胞

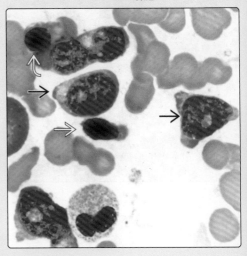

第 3 节　肝脾 T 细胞淋巴瘤

术语

缩写

- 肝脾 T 细胞淋巴瘤（hepatosplenic T-cell lymphoma，HSTCL）

同义词

- 历史名称：吞噬红细胞性 γ-T 细胞淋巴瘤

定义

- 侵袭性结外、系统性 T 细胞淋巴瘤；通常为 TCRγδ（+）
  - 脾、肝和骨髓受累
  - 非活化细胞毒免疫表型

病因学/发病机制

病因学

- 80% 的患者病因不明确

与慢性免疫抑制相关

- 约 20% 的患者
- 接受实体器官移植者
- 长期使用巯基嘌呤治疗的炎症性肠病患者
  - 与肿瘤坏死因子抑制剂关系尚未确定

临床特征

流行病学

- 发病率
  - 在全部非霍奇金淋巴瘤占比<1%
- 年龄
  - 年轻成年人
    - 中位年龄 35 岁
- 性别
  - 男性多于女性

表现

- 全身系统性症状（B 症状）
- 70%~80% 的患者出现显著的脾大
  - 约 50% 患者出现肝大
- 浅表淋巴结肿大少见或无
  - 脾门淋巴结可出现肿大
- 血细胞减少常见
  - 60%~70% 的患者出现血小板减少
    - 严重程度与临床进展相关
  - 就诊时很少出现白血病期
    - 可在病程中出现
- 血清乳酸脱氢酶升高

治疗

- 含蒽环类标准化疗药物无效

- 常常使用含阿糖胞苷成分和 2-腺苷脱氨酶抑制剂（喷司他丁）
- 早期诊断并采用异基因干细胞移植，可治愈本病

预后

- 预后差
  - 中位生存时间：12 个月
  - 高胆红素水平、TCRαβ 表达和 8 号染色体三体提示预后差

大体特征

一般特征

- 脾
  - 弥漫增大，无具体肿块表现
  - 巨脾
    - >1 000g、肋下>6cm 或者影像检查>20cm
  - 实质均匀、呈弥漫紫红色

镜下特征

组织学特征

- 脾
  - T 细胞在红髓的髓窦和髓索中浸润
    - 白髓萎缩
  - 可观察到噬血现象
- 肝
  - 肝窦内浸润
  - 可见肝门和肝门周围轻度浸润
- 淋巴结
  - 约 10% 的病例出现脾门淋巴结肿大
  - 肿瘤浸润通常局限于窦内
- 骨髓
  - 病变具有特征性，诊断可能不需要进行脾切除
  - 骨髓三系增生
  - 浸润模式
    - 病变浸润轻微，常规 HE 可能很难观察
    - 免疫组织化学检测 T 细胞标志物有助于评估范围和浸润模式
    - 窦内浸润模式常见
    - 进展期病变可呈弥漫浸润
- 非淋巴样细胞可出现轻至中度生成障碍的特征
  - 可类似骨髓增生异常综合征
  - 与血细胞减少或骨髓增生异常综合征相关细胞遗传异常无关

细胞学特征

- 小至中等大小，核不规则
  - 核染色质疏松，可见小核仁
  - 胞质透明，无嗜天青颗粒
- 中等至大，核仁明显，可类似母细胞
  - 在早期或晚期可出现此特征

HSTCL 的诊断标准
支持 HSTCL 的标准
B 症状
巨脾
淋巴细胞浸润导致骨髓髓窦扩张
淋巴细胞胞质内缺乏嗜天青颗粒
免疫表型为 CD3(+),CD5(−),CD4/CD8(−),CD56(+),TIA1(+),GzB(−),TCRγ(+)
等臂染色体 7q 缺失或者 8 号染色体三体
TCR 基因单克隆性重排
不支持 HSTCL 的标准
无脾大
淋巴结肿大
结外组织受累
外周血淋巴细胞>5×10⁹/L
肿瘤细胞含嗜天青颗粒
具有 EBV、HIV 或 HTLV-1 感染证据
表达 CD5、CD8、CD57、GzB 和 TCRαβ
TCR 基因无单克隆性重排

外周血淋巴细胞 $>5×10^9/L$

Yabe M et al:Distinguishing between hepatosplenic T-cell lymphoma and γδ T-cell large granular lymphocytic leukemia:a clinicopathologic,immunophenotypic,and molecular analysis. *Am J Surg Pathol*. 2017;41:82-93.

HSTCL 的鉴别诊断			
	HSTCL	T-LGL 白血病	NK 细胞白血病
临床特征			
主要年龄	年轻成人	老年人	50~60 岁
男女比	5:1	1:1	1:1
B 症状	常有	不常有	常见
脾	巨脾	正常或轻度增大	增大
实验室检查	血细胞减少	中性粒细胞减少;轻度淋巴细胞增多	血细胞减少
潜在疾病	20%出现免疫失调	60%伴风湿性关节炎	未知
病理特征			
脾	红髓扩张	红髓扩张	表现多样
骨髓细胞学	细胞增生	正常	表现多样
骨髓受累模式	髓窦型,伴髓窦扩张	间质型	间质型或灶性浸润
细胞学特征			
细胞大小	小至大	小至中	中至大
细胞质	无颗粒	含颗粒	表现多样
细胞核	不规则、染色浓集	圆形至卵圆形;染色质浓集	不规则
免疫表型特征			
特征性标志物	CD56、CD16、TCRγ	CD8、CD57、TCRβF1	EBER、CD16、CD94
通常阳性	CD2、CD3、CD7、TIA1	CD2、CD3、CD5、TIA1、GzB	CD56、胞质 CD3
通常阴性	CD4、CD5、CD7、GzB(60%)、TCRβF1(80%)	CD4、CD16、CD56、TCRγ	sCD3、CD4、CD5、TCRβF1、TCRγ
细胞遗传学或分子学标志物			
特征性	7(q10)插入,+8、*STAT5B* 突变	*STAT3* 和 *STAT5B* 突变	(6)(q21;q25)缺失;11q 缺失;无 *TCR* 基因单克隆性重排
STAT5B 突变	不常见	常见	罕见
HSTCL,肝脾 T 细胞淋巴瘤;T-LGL,T 细胞大颗粒淋巴细胞。			

辅助检查

免疫组织化学

- 特异性抗体 TCRγδ 可用于石蜡组织切片中
  - 很少情况下,TCRγδ 表达缺失(TCR 沉默)
- TCRβF1 抗体与 TCR 抗原决定簇 αβ 反应,通常(−)
- CD3(+),CD5(−),CD7(+),CD56(+/−)
- 非活化性细胞毒免疫表型
  - TIA1(+)、GzM(+)、GzB(−)、Pf(−)
- CD19(−),CD20(−),CD25(−),CD30(−)

流式细胞术

- 对确定 HSTCL 的免疫表型非常有帮助
- 大多数病例为 TCRγδ(+)
  - 流式细胞术检测 TCRγδ 表型非常可靠
- 约 20% 的病例表达 TCRαβ
  - 临床病理和细胞遗传学特点与 TCRγδ 的病例类似
  - 妇女多见
- CD2(+),CD3(+),CD7(+),CD16(−/+),CD56(+/−)
- KIR(+),CD94(弱+或−)
- CD4(−),CD5(−),CD8(−/+),CD57(−)

基因学检查

- *TCR* 基因单克隆性重排
- 约 50% 的病例出现 7q 等臂染色体(非特异性)
- 7p22.1p14.1 缺失和 7q22.11q31.1 获得
- FISH 检测约 70% 的病例为 8 号染色体三体
  - 经典核型非常少见
- 与 NK/T 细胞淋巴瘤的基因表达谱类似
- 染色质修饰基因常出现突变
  - 约 60% 的病例伴有 *SETD2*、*INO80* 和 *ARID1B*
- 约 30% 的病例出现 *STAT5B* 基因突变
  - JAK-STAT 通路活化
- 约 10% 的病例出现 *STAT3* 基因突变,约 9% 的病例出现 *PIK3CD* 基因突变

鉴别诊断

T 细胞大颗粒淋巴细胞白血病(T-LGL)

- 老年患者,临床呈惰性
- 外周血中大颗粒淋巴细胞计数轻微升高
- 脾:红髓和髓窦扩张
  - 脾大小正常或轻度增大
- 骨髓受累呈间质型,但亦可见髓窦型
- 典型免疫表型:CD8(+),CD57(+),TCRαβ(+)
  - 活化的细胞毒免疫表型:TIA1(+),GzB(+),Pf(+)
  - CD5(弱+),CD16(+),CD56(−)
- HSTCL 和伴有 TCRγδ 表达的 T-LGL 白血病鉴别困难
  - 肿瘤性淋巴细胞含有嗜天青颗粒支持 T-LGL 白血病
  - CD8(+)、CD57(+)支持 T-LGL 白血病

侵袭性 NK 细胞白血病/淋巴瘤

- 患者伴有肝脾大、B 症状和侵袭性过程

- 胞质内含嗜天青颗粒
- 骨髓浸润呈间质型和弥漫型;非髓窦型
- NK 细胞标志物(+),胞膜 CD3(−),TCR(−),EBV(+)
- 活化性细胞毒免疫表型:TIA1(+),GzB(+),Pf(+)
- 无 *TCR* 基因单克隆性重排

T 细胞性幼淋巴细胞白血病

- 白细胞计数非常高,通常>100×10^9/L
- 淋巴细胞核仁明显
- 肝脾大;有些亚型全身淋巴结肿大
- 脾:红髓受累,白髓萎缩
- T 细胞标志物(+),CD52(强+),TCL1(+/−)
- 核型:14q 插入或者 t(14;14)(q11;q32)

伴 γδ(+)表型的非脾细胞毒性 T 细胞淋巴瘤

- T 细胞淋巴瘤伴细胞毒表型和 TCRγδ 表达,但是无肝脾大或无脾大
- 主要为原发性皮肤 γδT 细胞淋巴瘤,临床侵袭性
- 少见肠病相关性 T 细胞淋巴瘤表达 TCRγδ

参考文献

1. McKinney M et al: The genetic basis of hepatosplenic T-cell lymphoma. Cancer Discov. 7(4):369-379, 2017
2. Yabe M et al: Hepatosplenic T-cell lymphoma arising in patients with immunodysregulatory disorders: a study of 7 patients who did not receive tumor necrosis factor-α inhibitor therapy and literature review. Ann Diagn Pathol. 26:16-22, 2017
3. Yabe M et al: Distinguishing between hepatosplenic T-cell lymphoma and γδ T-cell large granular lymphocytic leukemia: A clinicopathologic, immunophenotypic, and molecular analysis. Am J Surg Pathol. 41(1):82-93, 2017
4. Karpate A et al: Cutaneous presentation of hepatosplenic T-cell lymphoma-a potential mimicker of primary cutaneous gamma-delta T-cell lymphoma. Virchows Arch. 469(5):591-596, 2016
5. Yabe M et al: Prognostic factors of hepatosplenic T-cell lymphoma: Clinicopathologic study of 28 cases. Am J Surg Pathol. 40(5):676-88, 2016
6. Yabe M et al: Dyspoietic changes associated with hepatosplenic T-cell lymphoma are not a manifestation of a myelodysplastic syndrome: Analysis of 25 patients. Hum Pathol. 50:109-17, 2016
7. Montgomery M et al: Hepatosplenic T-cell lymphoma: A population-based study assessing incidence and association with immune-mediated disease. Gastroenterol Hepatol (N Y). 11(3):160-3, 2015
8. Yabe M et al: Clinicopathologic, Immunophenotypic, Cytogenetic, and Molecular Features of γδ T-Cell Large Granular Lymphocytic Leukemia: An Analysis of 14 Patients Suggests Biologic Differences With γδ T-Cell Large Granular Lymphocytic Leukemia. Am J Clin Pathol. 144(4):607-19, 2015
9. Finalet Ferreiro J et al: Integrative Genomic and Transcriptomic Analysis Identified Candidate Genes Implicated in the Pathogenesis of Hepatosplenic T-Cell Lymphoma. PLoS One. 9(7):e102977, 2014
10. Nicolae A et al: Frequent STAT5B mutations in γδ hepatosplenic T-cell lymphomas. Leukemia. 28(11):2244-8, 2014
11. Ok CY et al: Lymphoma with features intermediate between aggressive T-large granular lymphocytic leukemia and hepatosplenic T-cell lymphoma: a diagnostic dilemma? Clin Lymphoma Myeloma Leuk. 14(3):e95-e100, 2014
12. Falchook GS et al: Hepatosplenic gamma-delta T-cell lymphoma: clinicopathological features and treatment. Ann Oncol. 20(6):1080-5, 2009
13. Vega F et al: Hepatosplenic and other gammadelta T-cell lymphomas. Am J Clin Pathol. 127(6):869-80, 2007
14. Macon WR et al: Hepatosplenic alphabeta T-cell lymphomas: a report of 14 cases and comparison with hepatosplenic gammadelta T-cell lymphomas. Am J Surg Pathol. 25(3):285-96, 2001
15. Vega F et al: Hepatosplenic gamma/delta T-cell lymphoma in bone marrow. A sinusoidal neoplasm with blastic cytologic features. Am J Clin Pathol. 116(3):410-9, 2001
16. Alonsozana EL et al: Isochromosome 7q: the primary cytogenetic abnormality in hepatosplenic gammadelta T cell lymphoma. Leukemia. 11(8):1367-72, 1997
17. Kadin ME et al: Erythrophagocytic T gamma lymphoma: a clinicopathologic entity resembling malignant histiocytosis. N Engl J Med. 304(11):648-53, 1981

HSTCL 浸润红髓

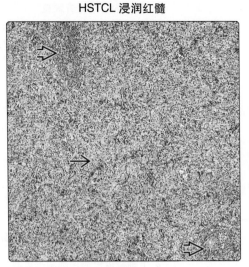

红髓髓索

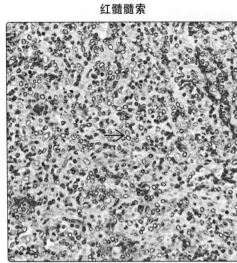

(左)低倍镜图示 HSTCL 细胞弥漫浸润,脾红髓扩张➡。可见萎缩残存的白髓➡。(右)中倍镜图示 HSTCL 侵犯脾红髓,髓索内可见大量的中等大小淋巴细胞➡。开放的髓窦很难找到

CD3(+)

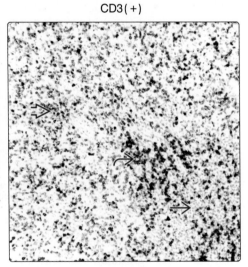

CD56(+)

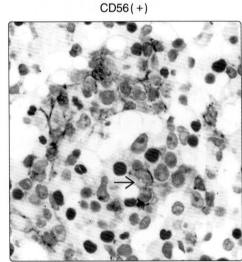

(左)免疫组织化学 CD3 染色示 HSTCL 的 T 细胞主要分布在脾红髓。肿瘤细胞弱表达 CD3➡,反应性 T 细胞强表达➡。可见残存的白髓➡。(右)免疫组织化学 CD56 染色示脾红髓中的 HSTCL 细胞阳性。淋巴瘤细胞中等大小,核不规则➡。相比之下,T 细胞大颗粒淋巴细胞白血病的肿瘤细胞 CD56 阴性,而 CD57 阳性

脾红髓 TIA1(+)

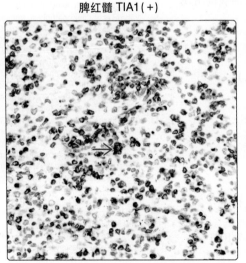

脾红髓 GzB(+)

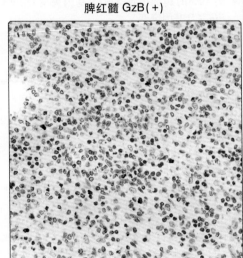

(左)免疫组织化学 TIA1 染色示脾 HSTCL,大部分肿瘤性淋巴细胞都含有细胞毒颗粒➡。(右)与 TIA1 相比,GzB 的免疫组织化学标记仅在极少量淋巴细胞中阳性。60% 的病例显示 TIA1(+) 和 GzB(-),支持非活化细胞毒表型,这与脾 HSTCL 一致

HSTCL：TCRγδ(+)

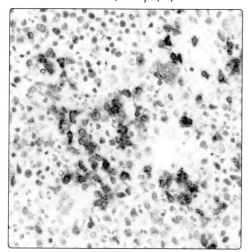

HSTCL：βF1(−)

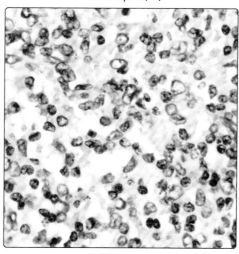

(左) 免疫组织化学 TCRγδ 染色示多量 HSTCL 淋巴细胞,支持 TCRγδ 免疫表型。(右) βF1 为 TCRα/β 的一个抗原决定簇。免疫组织化学 βF1 染色示极少量脾 HSTCL 的淋巴细胞表达。无 TCRγδ 情况下,过去采用阴性来支持 TCRγδ 表型

骨髓侵犯

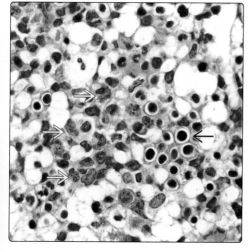

HSTCL：小细胞

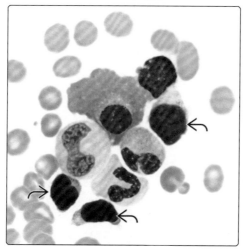

(左) HSTCL 累及骨髓。核呈不规则形的细胞疑似肿瘤➡。亦可见红系前体细胞➡,核呈圆形,核周可见透明晕。(右) 骨髓穿刺涂片 HSTCL 的肿瘤性淋巴细胞。淋巴细胞体积小至中等大小,核不规则,染色质浓集➡

HSTCL：大细胞

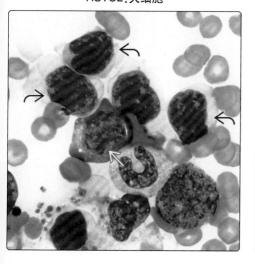

噬血现象

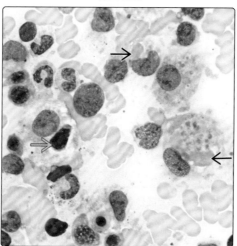

(左) 骨髓穿刺涂片示 HSTCL 的肿瘤性淋巴细胞。淋巴细胞体积大,胞质丰富,无嗜天青颗粒,细胞核轮廓明显不规则➡,有时可见核仁➡。(右) HSTCL 患者,全血细胞减少,骨髓涂片示噬血现象➡。组织细胞胞质内含有吞噬的红细胞和淋巴细胞➡

HSTCL:母细胞形态

有核仁的淋巴瘤细胞

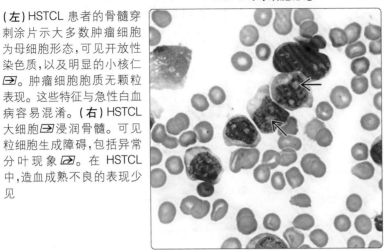
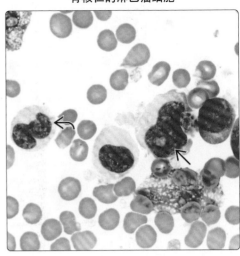

(左) HSTCL 患者的骨髓穿刺涂片示大多数肿瘤细胞为母细胞形态,可见开放性染色质,以及明显的小核仁➡。肿瘤细胞胞质无颗粒表现。这些特征与急性白血病容易混淆。(右) HSTCL 大细胞➡浸润骨髓。可见粒细胞生成障碍,包括异常分叶现象➡。在 HSTCL 中,造血成熟不良的表现少见

HSTCL:淋巴结

HSTCL:肝窦

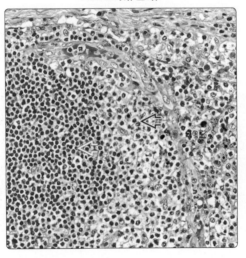
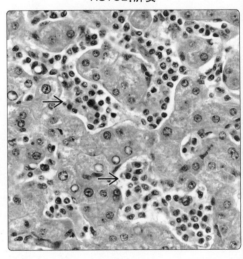

(左) 中倍镜图示 HSTCL 患者脾门淋巴结有肿瘤累及➡,肿瘤细胞位于残存的淋巴滤泡周围➡。(右) 肝 HSTCL 图示大量肿瘤性淋巴细胞位于肝窦内➡。该肿瘤细胞 CD3 和 CD56 阳性,而 CD4 和 CD8 阴性

PCR:TCRγ 基因克隆性重排

7q 等臂染色体 3 体

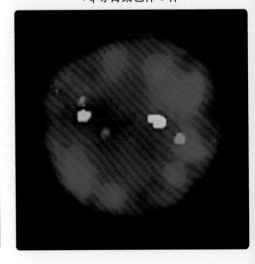

(左) 聚合酶链反应(PCR)检测结果示 HSTCL 患者的 TCRγ 基因克隆性重排。红色峰➡代表双等位基因克隆性重排。红色、蓝色、黑色和绿色的低峰➡代表多克隆性 T 细胞背景。(右) FISH 检测结果阳性,提示存在 7q 等臂染色体,图示间期细胞有 3 个红色信号(7q31 区域)和 2 个绿色信号,表明 7 号染色体有 2 个着丝粒

多克隆性背景

骨髓:巨核细胞发育异常

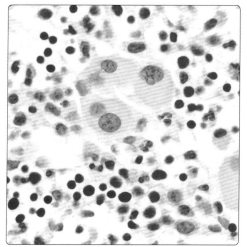

骨髓:粒细胞生成障碍

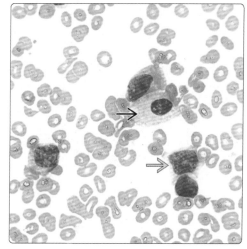

(左)图示 HSTCL 累及骨髓,巨核细胞发育不良,该特点在 HSTCL 患者中常见。这些改变与骨髓增生异常综合征不同。(右)骨髓涂片示 HSTCL 的淋巴瘤细胞➡和分叶少的髓系细胞➡,该特点在 HSTCL 患者中常见。这些改变与骨髓增生异常综合征不同

流式细胞术:TCRγδ

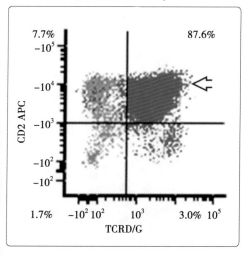

流式细胞术:CD56(+)

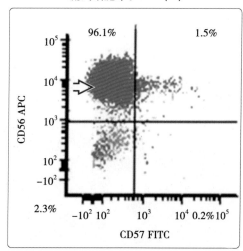

(左)图示 HSTCL 患者脾细胞悬液的流式细胞术免疫表型,86.7% 的细胞为共表达 CD2 和 TCRγδ 的异常 T 细胞➡,是 HSTCL 的特征性改变。(右)脾细胞悬液流式细胞术分析显示 96.1% 的细胞表达 CD56➡,部分细胞(<20%)CD57 阴性。这些表型支持 HSTCL 诊断

HSTCL 累及脾:CD8

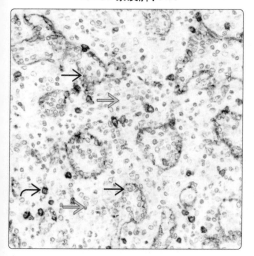

HSTCL:GzB

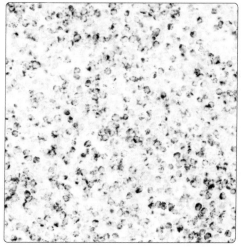

(左)免疫组织化学 CD8 染色示脾窦内皮细胞➡。HSTCL 淋巴瘤细胞在脾窦内聚集导致红髓索扩张➡,罕见反应性小淋巴细胞表达 CD8➡。(右)图示 HSTCL 的大部分淋巴瘤细胞表达细胞毒标志物 GzB。约 40% 的 HSTCL 表达 GzB

T-LGL：累及脾

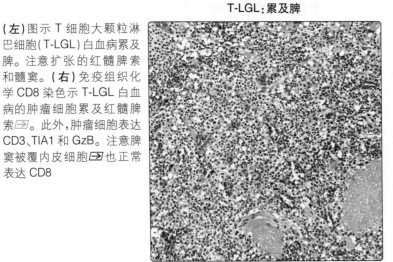

T-LGL：CD8(+)

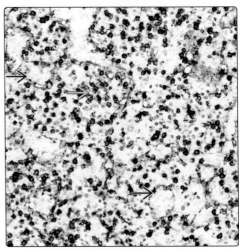

(左)图示 T 细胞大颗粒淋巴细胞(T-LGL)白血病累及脾。注意扩张的红髓脾索和髓窦。(右)免疫组织化学 CD8 染色示 T-LGL 白血病的肿瘤细胞累及红髓脾索➡。此外,肿瘤细胞表达 CD3、TIA1 和 GzB。注意脾窦被覆内皮细胞➡也正常表达 CD8

骨髓 T-LGL

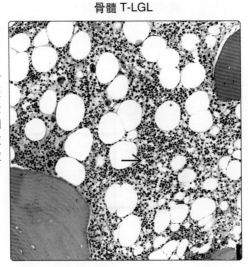

骨髓 T-LGL：TIA1(+)

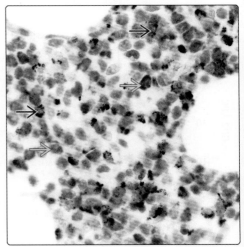

(左)图示 T-LGL 白血病累及骨髓。注意骨髓细胞量正常,而间质内有少量淋巴样细胞浸润➡。(右)T-LGL 白血病累及骨髓,免疫组织化学检测细胞毒性蛋白 TIA1 图示间质内肿瘤细胞强阳性➡。注意中性粒细胞➡呈非特异性、非颗粒性胞质着色

骨髓 T-LGL：CD57(+)

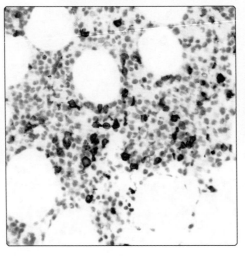

T-LGL：外周血涂片

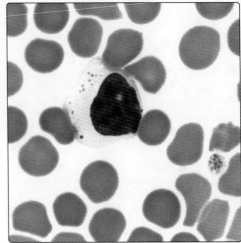

(左)T-LGL 白血病累及骨髓,免疫组织化学 CD57 染色示肿瘤性淋巴细胞阳性。此外,肿瘤细胞表达 TIA1、TCRβF1、CD8 和 GzB,不表达 CD4 和 CD56。(右)T-LGL 白血病患者外周血涂片,图示中等大小淋巴细胞,胞质中等至丰富,可见纤细至粗块状嗜天青颗粒。颗粒内含有细胞毒性酶 Pf 和 GzB

T-PLL

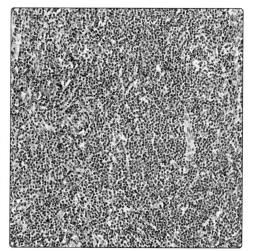

T-PLL 累及红髓脾索

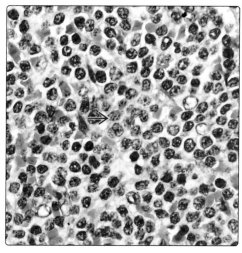

（左）中倍镜图示脾 T 细胞性幼淋巴细胞白血病（T-PLL），见弥漫一致的肿瘤细胞浸润脾索。白髓结构不清，提示已被肿瘤破坏。（右）高倍镜图示 T-PLL 累及脾，见中等大小淋巴细胞，染色质开放，侵占红髓脾索➡

T-PLL：外周血

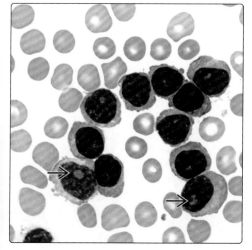

侵袭性 NK 细胞白血病

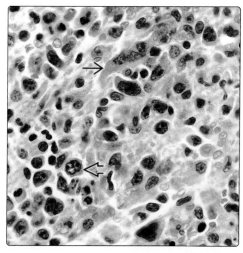

（左）外周血涂片示大量中等大小的淋巴细胞，胞质嗜碱，核位于中央或偏位，核仁明显➡，这些表现是 T-PLL 的特征性改变（Courtesy K. Foucar, MD.）（右）侵袭性 NK 细胞白血病累及骨髓，间质内肿瘤细胞体积中等大小，核呈多形性➡。一些肿瘤细胞含有丰富的胞质➡（亦称"蝌蚪"细胞）（Courtesy K. Foucar, MD.）

侵袭性 NK 细胞白血病：EBER（+）

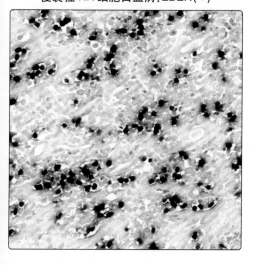

侵袭性 NK 细胞白血病：骨髓涂片

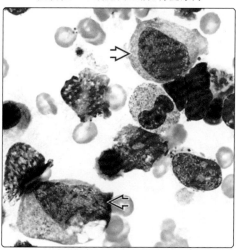

（左）EBER 原位杂交图示侵袭性白血病浸润骨髓（Courtesy K. Foucar, MD.）（右）骨髓穿刺涂片示侵袭性 NK 细胞白血病细胞体积大而多形➡（Courtesy K. Foucar, MD.）

要 点

基本概念

- 起源于肠道上皮内 T 细胞的淋巴瘤
- 常常伴有潜在乳糜泻

病因学/发病机制

- 典型的肠病相关性 T 细胞淋巴瘤(EATL)发生在有明确乳糜泻患者
  - 与谷蛋白不耐受相关
  - 难治性乳糜泻是前期病变
- 与 HLA-DQ2.2、HLA-DQ5 或者 HLA-DQ8 相关
- 麦醇溶蛋白和组织型谷氨酰胺转移酶抗体

临床特征

- 在小肠吸收不良相关的 T 细胞淋巴瘤病例中占 80%~90%
- EATL 大多数发生在空肠,少见于回肠和十二指肠
- 部分患者表现为小肠梗阻或穿孔

- 由于诊断延误,预后非常差

镜下特征

- 淋巴结通常部分受累,累及副皮质区或窦内
- 病变穿透肠道黏膜
- 淋巴瘤细胞伴反应性淋巴细胞、组织细胞或嗜酸性粒细胞

辅助检查

- CD3(+)、CD7(+)、CD103/HML1(+)
  - 部分病例可见 CD30 局灶(+)
- 9q34 扩增(58%~70%病例)

主要鉴别诊断

- 单形性嗜上皮性肠 T 细胞淋巴瘤(MEITL)
- 外周 T 细胞淋巴瘤,非特指型
- 结外 NK/T 细胞淋巴瘤
- 成人 T 细胞白血病/淋巴瘤

空肠 EATL:破坏性生长

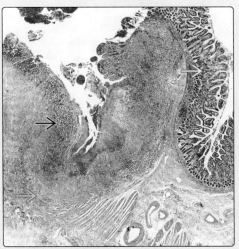

(左)低倍镜图示 EATL 破坏黏膜➡和浸润空肠肌层➡。可见非肿瘤性上皮➡。
(右)高倍镜图示 EATL 细胞多形➡,隐窝上皮内见多量淋巴瘤细胞➡

上皮内淋巴细胞

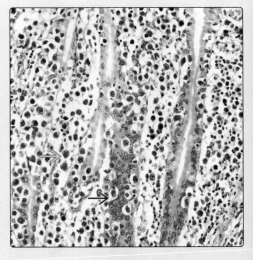

相邻小肠

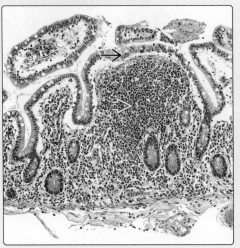

(左)图示邻近 EATL 的黏膜内见小灶状非典型细胞➡,疑似淋巴瘤。上皮内淋巴细胞增多➡,如果出现异常免疫表型和 TCR 基因单克隆性重排,则认为是 EATL 的前期病变。(右)EATL 患者邻近受累的小肠黏膜,见上皮内淋巴细胞➡数量增多,绒毛变平➡,提示存在肠道病变

上皮内淋巴细胞

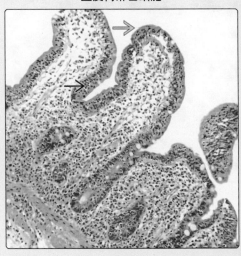

第 4 节　肠病相关性 T 细胞淋巴瘤

术语

缩写

- 肠病相关性 T 细胞淋巴瘤（enteropathy-associated T-cell lymphoma，EATL）

同义词

- 肠道 T 细胞淋巴瘤
- 肠病型肠道 T 细胞淋巴瘤
- 1 型 EATL
- 经典型 EATL（1 型 EATL）
  - EATL 过去包括 2008 年 WHO 中的 1 和 2 型

定义

- 肠道上皮内 T 细胞发生的 T 细胞淋巴瘤
  - 通常合并乳糜泻

病因学/发病机制

与乳糜泻相关

- 占吸收不良相关肠道 T 细胞淋巴瘤的 80%~90%
- 这些肿瘤
  - 与 HLA-DQ2.2、HLA-DQ5 或者 HLA-DQ8 相关
    - HLA 等位基因将谷蛋白免疫原性肽提呈给 CD4 阳性 T 细胞
  - 麦醇溶蛋白和组织型谷氨酰胺转移酶抗体
    - TCRαβ(+) 淋巴细胞的细胞毒效应
      □ 接触麦醇溶蛋白后，肠上皮细胞和抗原呈递细胞分泌 IL-15
      □ IL-15 刺激 TCRαβ(+) 淋巴细胞产生细胞毒
      □ TCRγδ(+) 淋巴细胞设法中和 TCRαβ(+) 淋巴细胞
      □ 然而，在乳糜泻疾病中，TCRαβ(+) 细胞数量明显多于 TCRγδ(+) 细胞
  - 乳糜泻患者未受累的小肠黏膜存在病变证据
  - 相关临床表现
    - 疱疹样皮炎和脾功能减退
    - 谷蛋白过敏
- 难治性乳糜泻（RCD）是前期病变
  - 定义
    - 尽管严格避免谷蛋白饮食超过 12 月，但肠病相关组织学改变持续存在，或
    - 症状持续需要临床干预，与严格避免谷蛋白敏感饮食无关
  - 有些 RCD 的上皮内淋巴细胞
    - 免疫表型异常
    - TCR 基因单克隆性重排
    - 1q 获得
    - 可认为这些病例是原位 EATL

临床特征

流行病学

- 发病率
  - 西方国家年发病率为(0.5~1)/100 万人
    - 在乳糜泻高流行地区发病率最高
      □ 特别是北欧
    - 约占所有小肠淋巴瘤的 35%
    - 占所有胃肠道淋巴瘤的比例<5%
- 年龄
  - 中位年龄：60 岁
- 性别
  - 男女发病相同

部位

- EATL 最常发生于空肠；少数发生于回肠和十二指肠
  - 通常累及肠系膜淋巴结
  - 病变呈多灶性
- 胃和结肠极少发生
  - RCD 可以累及十二指肠、胃或结肠
- 患者通常无浅表淋巴结肿大
- EATL 可以播散至肝、骨髓、脾、皮肤和其他器官

表现

- 乳糜泻临床病史
  - 大多数成人期发病的乳糜泻
  - 乳糜泻典型症状
    - 腹泻，伴有大块、恶臭及漂浮状大便
    - 吸收不良：贫血、体重下降及维生素缺乏
    - 疱疹样皮炎
  - 避免谷蛋白饮食治疗可降低淋巴瘤发生风险
  - 其他乳糜泻相关的淋巴瘤
    - 弥漫大 B 细胞淋巴瘤和肠外淋巴瘤
- EATL 的临床表现
  - 大多数患者体重下降、腹痛和腹泻
    - 非特异性，与乳糜泻有重叠
  - 有些患者伴有 B 症状
  - 很多患者表现为小肠梗阻或穿孔
  - 淋巴瘤多发生在乳糜泻诊断后 5~10 年
    - 临床复发通常发生在停止谷蛋白饮食的缓解期之后
    - 淋巴瘤可发生在 RCD 恶化进展期
  - 与 MEITL 患者临床表现相似，但无乳糜泻病史

内镜检查

- 淋巴瘤
  - 多发溃疡性或黏膜隆起性肿物
  - 1 个或多个大溃疡或
  - 大肿物（不常见）
- 黏膜改变与 RCD 相关
  - 扇贝状、裂隙状、反折消失或镶嵌样改变

实验室检查

- 乳糜泻
  - 血清学
    - 抗组织谷氨酰胺转移酶抗体 IgA 和肌内膜抗体 IgA
      □ 这些是很敏感和特异性检查
    - 抗麦醇溶蛋白抗体检测
      □ 敏感性和特异性低，不再常规使用

- ○ HLA 分型
  - － 对于分辨不清的患者,DQ2 和 DQ8 检查有帮助

治疗

- 约 50% 的患者需要腹腔镜治疗出血、穿孔或梗阻等并发症
- 联合化疗通常采用
  - ○ 环磷酰胺、多柔比星、长春新碱和泼尼松（CHOP）
  - ○ 顺铂、阿糖胞苷、依托泊苷和甲泼尼龙（ESHAP）
  - ○ 卡莫司汀、依托泊苷、阿糖胞苷和美法仑（BEAM）
- 常因耐受性差而终止化疗
  - ○ 手术切除术后,腹膜炎
  - ○ 乳糜泻患者发生严重营养不良
- 对某些患者,干细胞移植可获得更好的效果

预后

- 由于确诊延误导致患者预后差
  - ○ 中位生存期:10 月
  - ○ 5 年总生存率:20%
  - ○ 吸收不良和营养不良
  - ○ 并发症:胃肠道出血和穿孔

影像学

一般特征

- 肠系膜淋巴结肿大常见
  - ○ 大小不一、表现各异
  - ○ 乳糜泻患者可出现囊性改变
- 小肠钡餐
  - ○ 乳糜泻相关改变
    - － 小肠扩张;黏膜融合或消失
  - ○ 淋巴瘤相关改变
    - － 溃疡;溃疡性或外生性肿物
- 计算机断层扫描（CT）通常不敏感,特别是当疾病局限于黏膜时
- MR 分辨率高,比 CT 更好地确定肿物病变和评价治疗反应
- 正电子发射断层成像（PET）显示 EATL 的摄取值较乳糜泻的高
  - ○ 可用于监测治疗后的 EATL

大体特征

一般特征

- 多个溃疡性或黏膜隆起性斑块、结节或溃疡
  - ○ 浸润小肠壁
    - － 肠腔狭窄伴环形溃疡形成,穿孔,伴或不伴有腹膜炎
- 大的外生性肿物少见
- 可出现淋巴结肿大
  - ○ 淋巴瘤,或反应性
- 残留小肠黏膜可能增厚,黏膜皱襞减少

镜下特征

组织学特征

- 肠系膜淋巴结

- ○ 30% ~ 40% 病例表现为淋巴瘤
  - － 通常部分受累,累及副皮质区或窦内
  - － 肿瘤远处的淋巴结可出现广泛坏死
- ○ 多数表现为反应性改变
  - － 滤泡或副皮质增生
  - － 窦扩张可以非常明显,可呈囊性
    - □ 该特征与乳糜泻相关
- 弥漫浸润伴溃疡形成,侵占正常黏膜,常穿透黏膜层
  - ○ 淋巴瘤细胞混杂反应性淋巴细胞、组织细胞或嗜酸性粒细胞
  - ○ 淋巴瘤细胞位于单个隐窝内很常见
- 在大多数病例中,淋巴瘤细胞体积中等至大
  - ○ 核圆形或成角、空泡状,核仁明显,胞质中等至丰富
- 在少部分病例中
  - ○ 淋巴瘤细胞呈高度多形性,类似于间变性大细胞淋巴瘤
- 通常伴有炎症背景
  - ○ 组织细胞、嗜酸性粒细胞、中性粒细胞、小淋巴细胞和浆细胞
- 紧邻淋巴瘤的黏膜上皮内可见淋巴细胞
- 远离淋巴瘤的小肠通常呈肠病相关改变
  - ○ 绒毛萎缩、隐窝增生
  - ○ 上皮内淋巴细胞增加
  - ○ 固有层淋巴细胞和浆细胞增加

辅助检查

免疫组织化学

- CD3(+),CD7(+),CD103/HML1(+)
- 细胞毒性蛋白(+):TIA1>GzB>Pf
- CD8(-/+),TCRβ(+/-)
  - ○ 有些病例 CD30 局灶(+)
    - － 主要见于具有间变形态的病例
- P53 过表达
  - ○ TP53 基因突变少见
- 通常阴性的标志物:CD4、CD5、CD56、TCRγδ、EBV
- 紧邻肿瘤的上皮内淋巴细胞显示相似的异常免疫表型
  - ○ CD3(+),CD4(-),CD5(-),CD8(-)
  - ○ 细胞毒性蛋白通常(-)
- 无 EATL 的乳糜泻
  - ○ 无并发症的病例,上皮内淋巴细胞免疫表型正常
    - － CD3(+),CD5(-),CD8(+)
  - ○ 在 RCD 中,上皮内淋巴细胞通常显示免疫表型异常
    - － CD3(+),CD5(-),CD8(-)

基因学检查

- TCR 基因单克隆性重排

阵列比较基因组杂交

- 9q34 扩增(58% ~ 70% 的病例)
  - ○ 候选基因:ABL1 和 NOTCH1
- 约 30% 的病例出现 9p21 杂合缺失
  - ○ 抑癌基因 p14/p15/p16 位点
    - － 与 p16 表达缺失有关
- 16q12.1 缺失(23% 的病例)

EATL 的鉴别诊断

特征	EATL	MEITL	PTCL	ENKTCL	ATLL
临床特点					
中位年龄（岁）	50~60	60	60~70	45	60
男∶女比例	1∶1	2∶1	2∶1	2∶1	1.5∶1
发病率	占伴有肠病 TCL 的 80%	占伴有肠病 TCL 的 10%~20%	最常见的肠道 TCL	继发>原发	原发>继发
地理分布	北欧	全球范围，亚洲	全球范围	亚洲和拉丁美洲	日本、加勒比海、南美
临床分期	Ⅰ 或 Ⅱ	Ⅰ 或 Ⅱ	Ⅲ 或 Ⅳ	Ⅲ 或 Ⅳ	Ⅲ 或 Ⅳ
病理特点					
解剖位置	空肠>回肠>十二指肠>胃	小肠	胃、小肠和大肠	胃、小肠	胃和肠道
大体改变	结节、丘疹，肠腔狭窄	斑块和结节	明显的肿块	肿块、穿孔	斑块、结节、肿块
组织学特点	细胞体积大；多形性	单形性；细胞体积中等大小	多形性；大细胞	小至大或母细胞样细胞	小至大细胞；核呈花样
邻近黏膜	上皮内淋巴细胞与肿瘤细胞类似	上皮内淋巴细胞与肿瘤细胞类似	未知	上皮内淋巴细胞	未知
肿瘤远处黏膜	乳糜泻	正常	正常	正常	未知
免疫表型特点					
高度特异性标志物	CD30、CD103	CD8、CD56	CD3	cCD3、CD56、EBER	CD25、FOXP3
通常阳性的标志物	CD3、CD7、TIA1	TIA1>GzB、TCRγ	CD2、CD4、CD7	CD2、CD7、TIA1、GzB	CD3、CD4、CD30
通常阴性的标志物	CD4、CD5、CD8、CD56、TCRγ	CD4、CD5	CD8、TCRγ	sCD3、CD4、CD5	TCRγ
TCR	TCRβ（+）	TCRγ	TCRβ（+）	双阴	TCRβ（+）
病因和发病机制					
EBER	阴性	阴性	罕见（+）	阳性	阴性
淋巴瘤前病变	难治性乳糜泻	上皮内淋巴细胞增多症	未知	未知	未知
遗传学改变					
突变	JAK/STAT	SETD2、STAT5（36%）、JAK3	KRAS、RHOA、VAV-1	DDX3X、TP53、STAT3	JAK/STAT

EATL，肠病相关性 T 细胞淋巴瘤；MEITCL，单形性嗜上皮性肠 T 细胞淋巴瘤；PTCL，外周 T 细胞淋巴瘤；ENKTCL，结外 NK/T 细胞淋巴瘤；ATLL，成人 T 细胞白血病/淋巴瘤；TCL，T 细胞淋巴瘤。

- ○ 这些改变几乎相互独立
- ○ 在 EATL 和 MEITL 均可见
- ○ 其他类型的外周 T 细胞淋巴瘤罕见
- 其他染色体异常，在 EATL 和 MEITL 均有报道
  - ○ 1q32.2-q41 和 5q34-q35.2
  - ○ 7q11.23-q21.3 和 8q13.3-q21
- 1q 和 5q 高频获得几乎是 EATL 特异性的

- ○ 相比之下，MYC 的 8q24 扩增在 MEITL 更特异

鉴别诊断

MEITL

- 既往命名的 EATL 单形性型（2 型 EATL）
- 与乳糜泻或其他危险因素不相关

- 10%～20%的肠道淋巴瘤伴有吸收不良
- 淋巴瘤细胞单一,体积中等大小,圆形,核深染,胞质淡染
- 背景炎症细胞少
- 残留的小肠黏膜通常呈肠病相关改变
  ○ 上皮内淋巴细胞明显增多
  ○ 这些改变与乳糜泻无关
- 免疫表型
  ○ CD3(+),CD8(-/+),CD56(+),TCRβ(+)或者 TCRγ(+),CD4(-)
  ○ 紧邻小肠上皮淋巴细胞常显示相似的异常免疫表型

外周 T 细胞淋巴瘤,非特指型

- 胃肠道 T 细胞淋巴瘤中最多见的类型
  ○ 通常是系统疾病的表现
- 形态学特点与 EATL 和 MEITL 有重叠
- 紧邻的肠上皮无肠病相关改变
- 大多数病例 CD4(+),细胞毒性蛋白(-)
- 比较基因组杂交检查通常显示
  ○ 7q、8q、17q、和 22q 染色体获得
  ○ 4q、5q、6p、9p、10q、12q 和 13q 染色体缺失

结外 NK/T 细胞淋巴瘤

- 形态特点与 EATL 有重叠
  ○ 单个或多个溃疡,很少形成肿物
- 未见肠病相关病变的报道
- 胞膜 CD3(-),胞质 CD3ε(+)
- CD2(+),CD4(-),CD8(-),CD5(-),CD56(+)
- 细胞毒性蛋白(+)
- 几乎所有病例 EBV 编码的 RNA(EBER)(+)

成人 T 细胞白血病/淋巴瘤

- 胃比小肠更常受累
  ○ 通常提示系统疾病
- 大体和镜下特点与 EATL 重叠
  ○ 淋巴瘤细胞大小不一,形态各异;通常核呈花样
  ○ 然而,无肠病相关病变
- 大多数病例 CD4(+),CD8(-)
- 绝大数多数病例 CD25 强(+)
- 很少病例 CD4(-),CD8(+)或 CD4(+),CD8(+)
- 与 HTLV 1 感染相关

ALK 阴性间变性大细胞淋巴瘤

- 累及小肠不常见
  ○ 最常见累及的结外部位是骨、皮肤和软组织
- 形态特点与一些 1 型 EATL 病例有重叠
- 无肠病相关的病变
- CD30 一致性强表达

ALK 阳性间变性大细胞淋巴瘤

- 累及小肠不常见

- 形态特点与一些 1 型 EATL 病例有重叠
- 无肠病相关的病变
- CD30 一致性强表达;ALK(+),ALK 基因异常

诊断依据

病理学精要

- 发生在肠上皮内淋巴细胞的 T 细胞淋巴瘤
- 大多数患者合并乳糜泻

参考文献

1. Abate F et al: Activating mutations and translocations in the guanine exchange factor VAV1 in peripheral T-cell lymphomas. Proc Natl Acad Sci U S A. 114(4):764-769, 2017
2. Kooy-Winkelaar YM et al: CD4 T-cell cytokines synergize to induce proliferation of malignant and nonmalignant innate intraepithelial lymphocytes. Proc Natl Acad Sci U S A. 114(6):E980-E989, 2017
3. Almeida LM et al: Presence of DQ2.2 associated with DQ2.5 increases the risk for celiac disease. Autoimmune Dis. 2016:5409653, 2016
4. Boddicker RL et al: Genetic alterations affecting GTPases and T-cell receptor signaling in peripheral T-cell lymphomas. Small GTPases. 1-7, 2016
5. Chen Y et al: Occult recurrence of monomorphic epitheliotropic intestinal T-cell lymphoma and the role of MATK gene expression in diagnosis. Hematol Oncol. ePub, 2016
6. Nicolae A et al: Mutations in the JAK/STAT and RAS signaling pathways are common in intestinal T-cell lymphomas. Leukemia. 30(11):2245-2247, 2016
7. Ondrejka S et al: Enteropathy-associated T-cell lymphoma. Curr Hematol Malig Rep. 11(6):504-513, 2016
8. Swerdlow SH et al: The 2016 revision of the World Health Organization (WHO) classification of lymphoid neoplasms. Blood. 127(20):2375-90, 2016
9. Jiang L et al: Exome sequencing identifies somatic mutations of DDX3X in natural killer/T-cell lymphoma. Nat Genet. 47(9):1061-6, 2015
10. Tomita S et al: Genomic and immunohistochemical profiles of enteropathy-associated T-cell lymphoma in Japan. Mod Pathol. 28(10):1286-96, 2015
11. Arps DP et al: Classic versus type II enteropathy-associated T-cell lymphoma: diagnostic considerations. Arch Pathol Lab Med. 137(9):1227-31, 2013
12. Jantunen E et al: Autologous stem cell transplantation for enteropathy-associated T-cell lymphoma: a retrospective study by the EBMT. Blood. 121(13):2529-32, 2013
13. Malamut G et al: Enteropathy associated T cell lymphoma in celiac disease: a large retrospective study. Dig Liver Dis. 45(5):377-84, 2013
14. Sun J et al: Primary intestinal T-cell and NK-cell lymphomas: a clinicopathological and molecular study from China focused on type II enteropathy-associated T-cell lymphoma and primary intestinal NK-cell lymphoma. Mod Pathol. 2011 Jul;24(7):983-92. Epub 2011 Mar 18. Erratum in: Mod Pathol. 24(9):1284, 2011
15. Ko YH et al: Enteropathy-associated T-cell lymphoma--a clinicopathologic and array comparative genomic hybridization study. Hum Pathol. 41(9):1231-7, 2010
16. Laird J et al: The value of small bowel magnetic resonance imaging in the management of enteropathy associated T-cell lymphoma. Br J Haematol. 2008 Jul;142(1):136-7. Epub 2008 May 8. Erratum in: Br J Haematol. 143(2):304, 2008
17. Verbeek WH et al: Incidence of enteropathy--associated T-cell lymphoma: a nation-wide study of a population-based registry in The Netherlands. Scand J Gastroenterol. 43(11):1322-8, 2008
18. Deleeuw RJ et al: Whole-genome analysis and HLA genotyping of enteropathy-type T-cell lymphoma reveals 2 distinct lymphoma subtypes. Gastroenterology. 132(5):1902-11, 2007
19. Cejkova P et al: Amplification of NOTCH1 and ABL1 gene loci is a frequent aberration in enteropathy-type T-cell lymphoma. Virchows Arch. 446(4):416-20, 2005
20. Obermann EC et al: Loss of heterozygosity at chromosome 9p21 is a frequent finding in enteropathy-type T-cell lymphoma. J Pathol. 202(2):252-62, 2004
21. Hoffmann M et al: 18F-fluoro-deoxy-glucose positron emission tomography (18F-FDG-PET) for assessment of enteropathy-type T cell lymphoma. Gut. 52(3):347-51, 2003
22. Isaacson PG: Gastrointestinal lymphoma. Hum Pathol. 25(10):1020-9, 1994
23. Holmes GK: Mesenteric lymph node cavitation in coeliac disease. Gut. 27(6):728-33, 1986

空肠 EATL：间变细胞

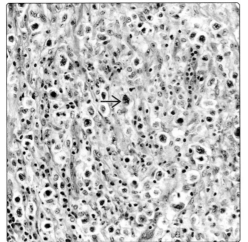

间变细胞：CD30(+)

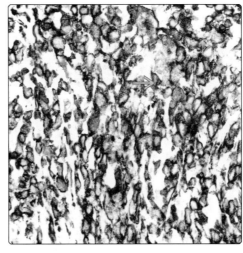

（左）EATL 累及空肠。淋巴瘤细胞体积大、多形性➡。背景中可见大量嗜酸性粒细胞和少量中性粒细胞。（右）细胞活化标志物 CD30 免疫组织化学染色突显出大的间变细胞➡。CD30 可在部分 EATL 病例中表达，主要表达在间变形态的细胞中

炎症性背景

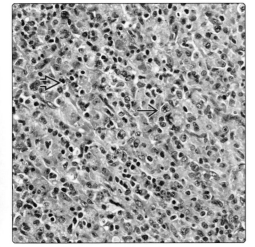

乳糜泻：胃

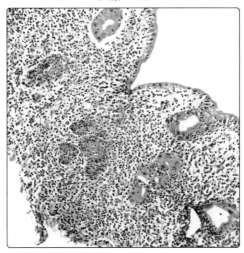

（左）图示 EATL 病变由大而多形的瘤细胞➡和显著的炎症细胞组成，炎症细胞包括淋巴细胞、浆细胞和嗜酸性粒细胞➡。（右）图示 EATL 患者胃活检标本，见严重的乳糜泻相关病变

上皮内淋巴细胞：CD3(+)

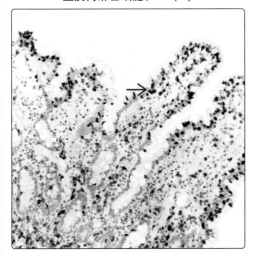

上皮内淋巴细胞：CD56(-)

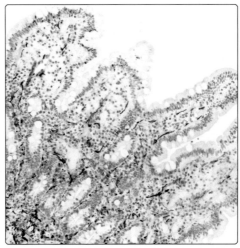

（左）EATL 相邻的未受累小肠黏膜，免疫组织化学 CD3 染色示上皮内淋巴细胞➡阳性。（右）EATL 相邻的未受累小肠黏膜，免疫组织化学 CD56 染色示上皮内淋巴细胞 CD56(-)

（左）MEITL 之前也称作 2 型 EATL。肿瘤由单形性、中等大小的淋巴瘤细胞组成。本患者无乳糜泻病史。
（右）MEITL 累及空肠。淋巴瘤细胞强表达 CD56 ➡

空肠 MEITL

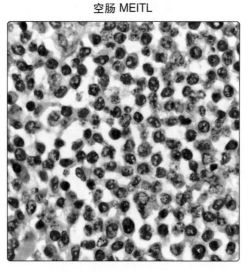

空肠 MEITL:CD56（+）

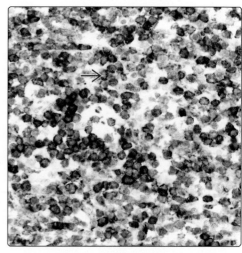

（左）MEITL 相邻的黏膜上皮内见多量淋巴细胞 ➡。这些淋巴细胞可以是多克隆或单克隆；本例病变后期，MEITL 和相邻的黏膜淋巴细胞可以显示出相似的 *TCR* 基因单克隆性重排。
（右）MEITL 累及肠系膜淋巴结。可见反应性生发中心 ➡。淋巴瘤取代了部分淋巴结结构 ➡

MEITL 相邻的肠黏膜

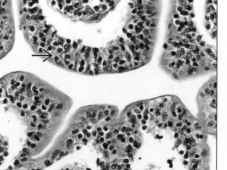

MEITL:肠系膜淋巴结

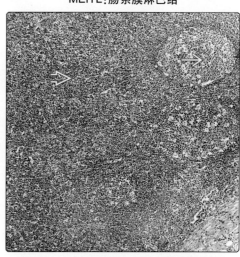

（左）图示外周 T 细胞淋巴瘤（PTCL），非特指型，累及胃。PTCL 是胃肠道最常见的 T 细胞淋巴瘤。浸润细胞呈多形性 ➡，也可见体积大的多形性细胞 ➡。（右）免疫组织化学 CD3 染色示 PTCL 累及胃，胃黏膜内可见大量体积小至中等的 CD3 阳性 T 细胞 ➡

PTCL:胃

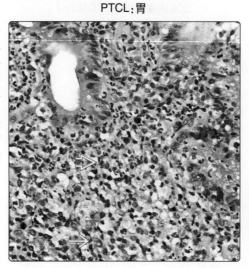

PTCL:CD3（+）

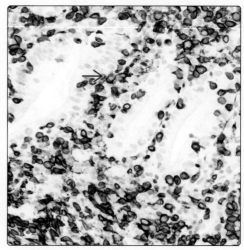

PTCL：CD4（+）

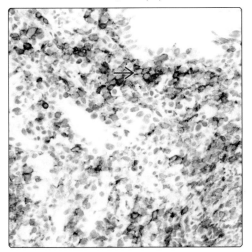

PTCL：EBER（+）

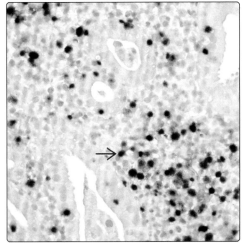

（左）PTCL 累及胃，免疫组织化学 CD4 染色突显出 PTCL 患者胃黏膜内的淋巴瘤细胞 ➡。（右）EBER 原位杂交图示 PTCL 患者胃黏膜中的淋巴瘤细胞 ➡。EBER 在 PTCL 中罕见表达，需要怀疑结外 T/NK 细胞淋巴瘤。该患者淋巴瘤细胞表达 CD4，支持 PTCL

ENKTCL

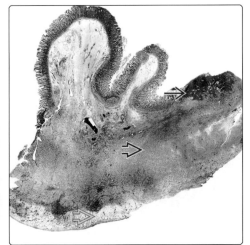

ENKTCL：腺体间浸润

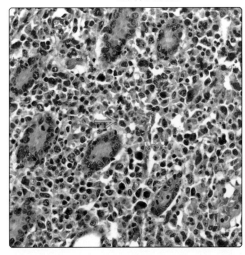

（左）低倍镜图示 ENKTCL 累及十二指肠壁全层，表面黏膜溃疡形成 ➡，固有肌层 ➡ 和浆膜层均可见淋巴瘤细胞浸润 ➡。浸润模式与 EATL 相似。（右）高倍镜图示十二指肠原发结外 NK/T 细胞淋巴瘤浸润肠黏膜，多形性大细胞 ➡ 在腺腔间浸润，类似 EATL

ENKTCL：EBER（+）

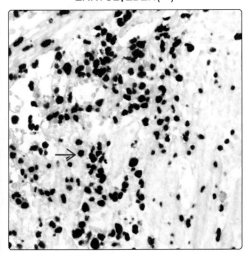

ENKTCL 相邻的肠黏膜：CD3（+）

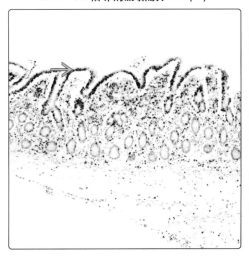

（左）十二指肠溃疡性病变进行 EBER 原位杂交检测，图示肿瘤细胞阳性 ➡。这是 ENKTCL 不常见的表现。胃肠道既可以原发 ENKTCL，也可继发。（右）免疫组织化学 CD3 染色图示 ENKTCL 相邻的肠黏膜内可见大量的 CD3 阳性的淋巴细胞 ➡，提示乳糜泻，该特点并不是 ENKTCL 的特征性病变。患者无乳糜泻和吸收不良病史

要　点

基本概念

- 来源于肠道上皮内 T 细胞的淋巴瘤
  - 单形性淋巴瘤细胞
- 常见的免疫表型:CD56(+),CD8(+/−),TCRγδ(+)
- 曾用名:肠病相关性 T 细胞淋巴瘤(EATL),2 型

病因学/发病机制

- 不明确
- 可能存在潜在乳糜泻,但非其特征

临床特征

- 大部分累及空肠或回肠
- 部分患者表现为小肠梗阻或穿孔
  - 由于诊断延误常常预后差
    - 并发症:出现穿孔或梗阻
- 通常采用联合化疗
- 化疗耐受性差

镜下特征

- 透壁性、致密的淋巴样细胞浸润
- 淋巴瘤细胞体积小至中等大小、圆形
  - 核深染、胞质淡染
- 背景炎症细胞不明显
- 相邻黏膜常见上皮内淋巴细胞

辅助检查

- CD3(+),CD8(+),CD56(+),TCRγδ(+),TCRβ(+),CD4(−)
- TCR 基因单克隆性重排
- 染色体 9q34 获得或 16q12.1(23%)缺失

主要鉴别诊断

- EATL
- 外周 T 细胞淋巴瘤,非特指型
- 结外 NK/T 细胞淋巴瘤
- 成人 T 细胞白血病/淋巴瘤

MEITL 全层观

上皮内淋巴细胞

(左)MEITL 小肠壁全层观,可见淋巴瘤浸润黏膜层➡、黏膜下层➡、固有肌层➡至浆膜层➡。(右)图示 MEITL 的淋巴瘤细胞呈单形性➡,隐窝内➡及表面上皮内➡均可见大量淋巴细胞

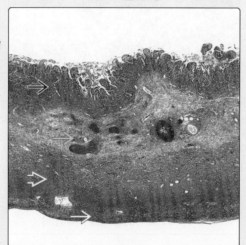
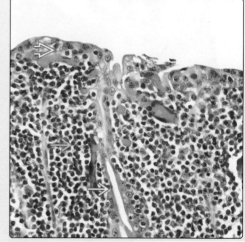

空肠受累

MEITL:CD56(+)

(左)MEITL 此前被称为是 2 型 EATL。肿瘤由体积中等大小的单形性淋巴瘤细胞➡组成,患者无乳糜泻病史。(右)免疫组织化学 CD56 染色示 MEITL 强表达 CD56,CD56 表达是 MEITL 区别于典型 EATL 的重要特征

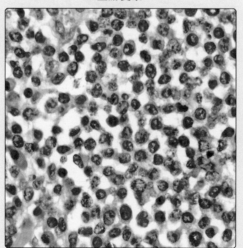
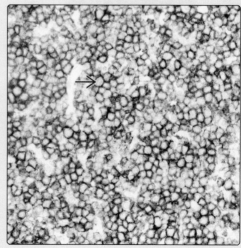

术语

缩写

- 单形性嗜上皮性肠 T 细胞淋巴瘤（monomorphic epitheliotropic intestinal T-cell lymphoma，MEITL）

同义词

- EATL，2 型（2008 WHO 分类）
- 肠道 T 细胞淋巴瘤

定义

- 起源于上皮内 T 细胞的肠道 T 细胞淋巴瘤
  - 单形性淋巴瘤细胞
  - 最常见的免疫表型为 CD56(+)，CD8(+/−)，TCRγδ(+)

病因学/发病机制

不明

- 无乳糜泻病史
- 部分病例中可见前驱病变，表现为上皮内淋巴细胞具有以下特征
  - 免疫表型异常
  - *TCR* 基因单克隆性重排

临床特征

流行病学

- 发病率
  - 西方国家发病率每年(0.5~1)/100 万人
    - 全球分布，亚洲更多见
    - 占胃肠道所有淋巴瘤病例<5%
- 年龄
  - 中位年龄：60 岁
- 性别
  - 男女发病率相同

部位

- MEITL 常起源于空肠或回肠
  - 通常累及肠系膜淋巴结
- 十二指肠、胃和结肠极少发生
- 患者通常无浅表淋巴结肿大
- MEITL 可以播散至肝、脾、皮肤和其他器官

表现

- 占肠道 T 细胞淋巴瘤的 10%~20%，伴有吸收障碍
- 大部分患者出现体重下降、腹痛和腹泻
- 有些患者伴有 B 症状
- 很多患者表现为小肠梗阻或穿孔
  - 这些患者常需经开腹手术确诊
- 患者没有腹腔病史

内镜检查

- 淋巴瘤
  - 黏膜隆起性肿块伴多发溃疡，或
  - 单个或多个大溃疡，或
  - 大肿块不常见

治疗

- 约50%的患者需要开腹手术治疗出血、穿孔或梗阻等并发症
- 联合化疗通常采用
  - 环磷酰胺、多柔比星、长春新碱和泼尼松（CHOP）
  - 顺铂、阿糖胞苷、依托泊苷和甲泼尼龙（ESHAP）
  - 卡莫司汀、依托泊苷、阿糖胞苷和美法仑（BEAM）
- 化疗常因耐受性差而终止
- 配型合适的患者可进行干细胞移植

预后

- 由于诊断延误和相关特征而预后差
  - 身体状况差
  - 吸收不良和营养不良
  - 并发症：胃肠道出血和穿孔

影像学

一般特征

- 淋巴瘤相关改变
  - 溃疡；溃疡性病变或形成肿块
- CT 通常不敏感，特别是当疾病局限于黏膜内时
- MR 分辨率高，比 CT 能更好地确定肿物病变和评价治疗反应

大体特征

一般特征

- 黏膜隆起性肿块伴多发溃疡，或单个或多个溃疡，或形成大肿块
  - 浸润肠壁
    - 穿孔，伴或不伴有腹膜炎
  - 淋巴结肿大，可由淋巴瘤累及或反应性增生所致

镜下特征

组织学特征

- 透壁性，致密的淋巴细胞浸润
  - 致密的肿瘤细胞浸润黏膜层、黏膜下层及固有肌层
    - 不同程度的嗜上皮性浸润可破坏肠道腺体
  - 无血管侵犯；无凝固性坏死
- 淋巴瘤细胞体积小到中等大，圆形，核深染，胞质淡染
- 背景几乎不伴炎症细胞浸润
- 相邻肠黏膜常表现为显著的上皮内淋巴细胞增多
  - 可能是淋巴瘤的前驱病变
  - 这些改变与乳糜泻无关
  - 无隐窝增生，无绒毛变钝

MEITL 与 EATL 之间的鉴别诊断要点		
特征	MEITL	EATL
临床特征		
发生率	占伴有肠病 TCL 的 10%~20%	占伴有肠病 TCL 的 80%
地理分布	全球性,亚洲多发	北欧
中位年龄	60 岁	60 岁
男:女	1:1	1:1
临床表现	腹痛、出血、穿孔	腹痛、出血、穿孔
乳糜泻病史	无	常见
自身抗体	不特异	麦角胺、转氨酶、肌内膜
病理特征		
解剖学部位	小肠、胃、结肠	空肠>回肠>十二指肠;胃部
大体表现	斑块、溃疡、裂隙;肿块少见	斑块、溃疡、裂隙;肿块少见
组织学特征	单形性,细胞体积小到中等大	细胞体积大,多形性
背景细胞	很少	炎症细胞常见,甚至可以部分掩盖淋巴瘤
免疫表型		
较特异的标志物	CD8、CD56、MATK	CD30、CD103
通常阳性的全 T 细胞标志物	CD3、CD7;细胞毒抗原	CD3、CD7;细胞毒抗原
通常阴性的标志物	CD4、CD5	CD4、CD5、CD8
TCR	$\gamma\delta(+)>\alpha\beta(+)>\gamma\delta(-)/\alpha\beta(-)$	$\alpha\beta(+)>\gamma\delta(-)/\alpha\beta(-)$
阵列比较基因组杂交		
9q34 获得	常见	常见
16q.12.1 缺失	常见	常见
8q24/MYC 获得	常见	不常见
分子学特征		
突变	*STAT5B*(36%);*JAK3*、*GNAI2*、*SETD2* 异常(90%)	*JAK1*、*STAT3*
致病通路	JAK/STAT 及 G 蛋白偶联受体激活	JAK/STAT 及 AKT 激活
预后结局		
5 年生存率	<20%	<20%
TCL,T 细胞淋巴瘤。		

辅助检查

免疫组织化学

- ○ CD3(+),CD8(+),CD56(+),CD4(-)
- ○ TCRγδ(+)>TCRβ(+)/TCRβ(+)>TCRγδ(-)/TCRβ(-)
- ○ 相邻上皮内淋巴细胞常显示相似的免疫表型异常
    - CD3(+),CD8(+),CD5(-)
- ○ MATK/Lsk:巨核细胞相关酪氨酸激酶对诊断 MEITL 具有一定敏感性及特异性
    - 大部分淋巴瘤细胞核阳性
    - 生发中心暗区 B 中心母细胞可作为内对照

基因学检查

- *TCR* 基因单克隆性重排

阵列比较基因组杂交

- 9q34 扩增(约 70% 的病例)
- 16q12.1 缺失(23% 的病例)

- ○ 这些改变几乎相互独立
- ○ 在 EATL 和 MEITL 均可见
- 相比之下,*MYC* 的 8q24 扩增在 MEITL 更特异
    - ○ 相反,1q 和 5q 获得在 EATL 更为常见

鉴别诊断

EATL

- 以前被称为 EATL,1 型(2008 WHO 分类)
- 80%~90%的肠道淋巴瘤伴有吸收不良
- 与乳糜泻相关
- 免疫表型
    - ○ CD3(+),CD7(+),CD103(+),细胞毒性蛋白(+)
    - ○ CD8(-/+),TCRβ(-/+),CD4(-),CD5(-),CD56(-)
        - 部分病例 CD30 可灶性阳性
    - ○ 紧邻小肠黏膜上皮内淋巴细胞常显示相似的免疫表型异常
        - CD3(+),CD5(-),CD8(-),CD4(-)
- 淋巴瘤细胞常常体积中等大小至大
    - ○ 核圆形或成角、泡状,核仁明显

- ○ 胞质淡染,量中等到丰富
- 少数病例
  - ○ 淋巴瘤细胞高度多形性,与间变性大细胞淋巴瘤相似
- 常伴有明显的炎症背景
  - ○ 组织细胞、嗜酸性粒细胞、中性粒细胞、小淋巴细胞及浆细胞
- 残留的小肠黏膜通常呈肠病相关改变
  - ○ 上皮内淋巴细胞增多
  - ○ 固有层淋巴细胞及浆细胞增多

外周 T 细胞淋巴瘤,非特指型

- 原发于肠道者少见
  - ○ 通常是系统性疾病的表现
- 形态学特点与 EATL 和 MEITL 有重叠
- 大多数病例 CD4(+),细胞毒性蛋白(−)

结外 NK/T 细胞淋巴瘤

- 多为系统性病变累及肠道的表现
- 形态特点与 EATL 有重叠
- 未见肠病相关病变的报道
- 胞膜 CD3(−),胞质 CD3ε(+)
- CD2(+),CD4(−),CD8(−),CD5(−),CD56(+)
- 细胞毒性蛋白(+)
- 几乎所有病例 EBER(+)

成人 T 细胞白血病/淋巴瘤

- 通常是系统疾病的表现
- 可表现为小肠肿块
- 形态特点与 EATL 重叠
  - ○ 然而,无肠病相关病变
- 大多数病例 CD4(+),CD8(−)
  - ○ 绝大多数病例 CD25 强(+)
- 与 HTLV-1 感染相关

ALK 阴性间变性大细胞淋巴瘤

- 肿瘤累及小肠不常见
  - ○ 最常见的结外受累部位是骨、皮肤和软组织
- 形态特点与一些 1 型 EATL 病例有重叠
- CD30 呈一致性强阳性

ALK 阳性间变性大细胞淋巴瘤

- 肿瘤累及小肠不常见
- 形态特点与一些 1 型 EATL 病例有重叠
- 无肠病相关的病变
- CD30 呈一致性强阳性;ALK(+);ALK 基因异常

诊断依据

病理学精要

- MEITL 常和吸收不良相关
- 与乳糜泻无关
- 单形性 T 细胞浸润
- 相邻黏膜常有上皮内淋巴细胞

参考文献

1. Aiempanakit K et al: Erythema multiforme-like cutaneous lesions in monomorphic epitheliotropic intestinal T-cell lymphoma: a rare case report. J Cutan Pathol. 44(2):183-188, 2017
2. Kooy-Winkelaar YM et al: CD4 T-cell cytokines synergize to induce proliferation of malignant and nonmalignant innate intraepithelial lymphocytes. Proc Natl Acad Sci U S A. ePub, 2017
3. Chen Y et al: Occult recurrence of monomorphic epitheliotropic intestinal T-cell lymphoma and the role of MATK gene expression in diagnosis. Hematol Oncol. ePub, 2016
4. Nairismägi ML et al: JAK-STAT and G-protein-coupled receptor signaling pathways are frequently altered in epitheliotropic intestinal T-cell lymphoma. Leukemia. 30(6):1311-9, 2016
5. Nicolae A et al: Mutations in the JAK/STAT and RAS signaling pathways are common in intestinal T-cell lymphomas. Leukemia. 30(11):2245-2247, 2016
6. Ondrejka S et al: Enteropathy-associated T-cell lymphoma. Curr Hematol Malig Rep. 11(6):504-513, 2016
7. Roberti A et al: Type II enteropathy-associated T-cell lymphoma features a unique genomic profile with highly recurrent SETD2 alterations. Nat Commun. 7:12602, 2016
8. Swerdlow SH et al: The 2016 revision of the World Health Organization (WHO) classification of lymphoid neoplasms. Blood. 127:2375-90, 2016
9. Tomita S et al: Genomic and immunohistochemical profiles of enteropathy-associated T-cell lymphoma in Japan. Pathology. 48 Suppl 1:S159-S160, 2016
10. Morgan EA et al: Profile of CD103 expression in T-cell neoplasms: immunoreactivity is not restricted to enteropathy-associated T-cell lymphoma. Am J Surg Pathol. 38(11):1557-70, 2014
11. Jantunen E et al: Autologous stem cell transplantation for enteropathy-associated T-cell lymphoma: a retrospective study by the EBMT. Blood. 121(13):2529-32, 2013
12. Malamut G et al: Enteropathy associated T cell lymphoma in celiac disease: a large retrospective study. Dig Liver Dis. 45(5):377-84, 2013
13. Wilson AL et al: Intestinal γδ T-cell lymphomas are most frequently of type II enteropathy-associated T-cell type. Hum Pathol. 44(6):1131-45, 2013
14. Chan JK et al: Type II enteropathy-associated T-cell lymphoma: a distinct aggressive lymphoma with frequent γδ T-cell receptor expression. Am J Surg Pathol. 35(10):1557-69, 2011
15. Delabie J et al: Enteropathy-associated T-cell lymphoma: clinical and histological findings from the international peripheral T-cell lymphoma project. Blood. 118(1):148-55, 2011
16. Ferreri AJ et al: Enteropathy-associated T-cell lymphoma. Crit Rev Oncol Hematol. 79(1):84-90, 2011
17. Sun J et al: Primary intestinal T-cell and NK-cell lymphomas: a clinicopathological and molecular study from China focused on type II enteropathy-associated T-cell lymphoma and primary intestinal NK-cell lymphoma. Mod Pathol. 2011 Jul;24(7):983-92. Epub 2011 Mar 18. Erratum in: Mod Pathol. 24(9):1284, 2011
18. Tan SY et al: Nuclear expression of MATK is a novel marker of type II enteropathy-associated T-cell lymphoma. Leukemia. 25(3):555-7, 2011
19. Ko YH et al: Enteropathy-associated T-cell lymphoma--a clinicopathologic and array comparative genomic hybridization study. Hum Pathol. 41(9):1231-7, 2010
20. Rubio-Tapia A et al: Clinical staging and survival in refractory celiac disease: a single center experience. Gastroenterology. 136(1):99-107; quiz 352-3, 2009
21. Chuang SS et al: The phenotype of intraepithelial lymphocytes in Taiwanese enteropathy-associated T-cell lymphoma is distinct from that of the West. Histopathology. 53(2):234-6, 2008
22. de Mascarel A et al: Mucosal intraepithelial T-lymphocytes in refractory celiac disease: a neoplastic population with a variable CD8 phenotype. Am J Surg Pathol. 32(5):744-51, 2008
23. Laird J et al: The value of small bowel magnetic resonance imaging in the management of enteropathy associated T-cell lymphoma. Br J Haematol. 2008 Jul;142(1):136-7. Epub 2008 May 8. Erratum in: Br J Haematol. 143(2):304, 2008
24. Verbeek WH et al: Incidence of enteropathy–associated T-cell lymphoma: a nation-wide study of a population-based registry in The Netherlands. Scand J Gastroenterol. 43(11):1322-8, 2008
25. Deleeuw RJ et al: Whole-genome analysis and HLA genotyping of enteropathy-type T-cell lymphoma reveals 2 distinct lymphoma subtypes. Gastroenterology. 132(5):1902-11, 2007
26. Zettl A et al: Enteropathy-type T-cell lymphoma. Am J Clin Pathol. 127(5):701-6, 2007
27. Hoffmann M et al: 18F-fluoro-deoxy-glucose positron emission tomography (18F-FDG-PET) for assessment of enteropathy-type T cell lymphoma. Gut. 52(3):347-51, 2003

MEITL 累及空肠：单形性细胞

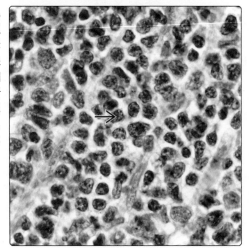

上皮内淋巴瘤细胞

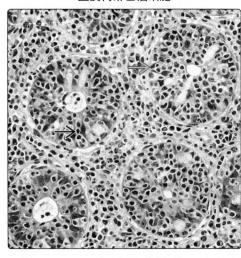

(左)图示 MEITL 累及空肠。淋巴瘤细胞形态单一，体积中等大小➡。(右)图示 MEITL 累及的结肠黏膜，腺上皮内见显著的淋巴瘤细胞浸润➡。该视野中的所有结肠腺体➡内均见淋巴瘤细胞浸润。在 MEITL 中，黏膜上皮内淋巴细胞增多可以非常显著

MEITL：CD3(+)

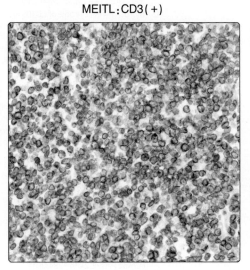

CD8(+)

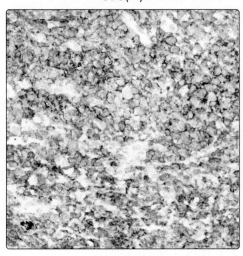

(左)免疫组织化学 CD3 染色示 MEITL 中增生的淋巴细胞绝大多数为 T 细胞，CD3 一致性强阳性。(右)免疫组织化学 CD8 染色示 MEITL 中的大部分肿瘤细胞表达 CD8。大多数 MEITL 表达 CD8，个别病例 CD4(−)/CD8(−)

MEITL：TIA1(+)

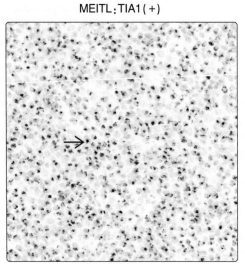

GzB(+)

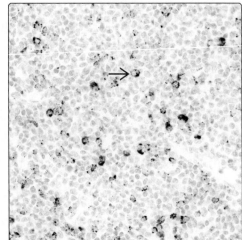

(左)免疫组织化学 TIA1 染色示 MEITL 多数细胞表达 TIA1➡，呈一致性强表达，支持该肿瘤的细胞毒性免疫表型。(右)免疫组织化学 GzB 染色示 MEITL 部分淋巴瘤细胞表达细胞毒性标志物 GzB➡

EATL:βF1(+)

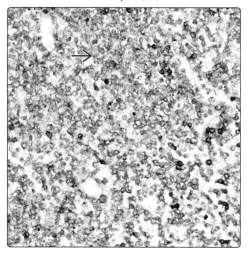

MEITL:TCRγδ(+)

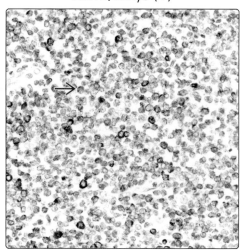

（左）免疫组织化学 βF1 染色示 EATL 肿瘤细胞表达 TCR 标志物 βF1 ➡。非肿瘤性 T 细胞则表现为更强的阳性反应 ➡。（右）免疫组织化学 TCRγδ 染色示 MEITL 肿瘤细胞 ➡ 对 TCRγδ 呈现弱的阳性反应，本例同时 βF1 阳性。部分 MEITL 病例表达一个、两个或不表达任何一个 TCR 标志物

MEITL 相邻区:CD8(+)

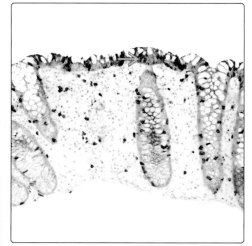

MEITL 相邻区:CD5(-)

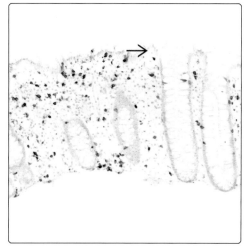

（左）免疫组织化学 CD8 染色示 MEITL 相邻肠黏膜上皮内散在淋巴细胞表达 CD8 ➡。（右）免疫组织化学 CD5 染色示 MEITL 相邻肠黏膜上皮内淋巴细胞 CD5（-）➡。MEITL 相邻肠黏膜上皮内淋巴细胞 CD8（+）/CD5（-），免疫表型与淋巴瘤细胞一致

MEITL 相邻区域小肠黏膜

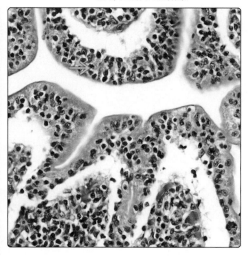

MEITL 累及淋巴结

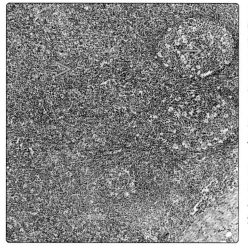

（左）MEITL 相邻区域小肠黏膜绒毛内见大量上皮内淋巴细胞 ➡，提示 MEITL 的前驱病变，尤其是当上皮内淋巴细胞与肿瘤细胞具有一致的免疫表型或出现 *TCR* 基因单克隆性重排；该患者 MEITL 病变和相邻黏膜内淋巴细胞具有相似的 *TCR* 基因重排改变。（右）图示 MEITL 患者受累的肠系膜淋巴结，可见反应性生发中心 ➡，淋巴瘤破坏了部分淋巴结结构 ➡

(左)EATL 之前被称为 1 型 EATL。低倍镜图示 EATL 肿瘤体积大➡️伴溃疡形成➡️,同时显示了未被受累的肠黏膜。(右)空肠黏膜内见多量大而多形的细胞致密浸润,许多浸润细胞侵犯上皮细胞➡️

EATL:溃疡性病变

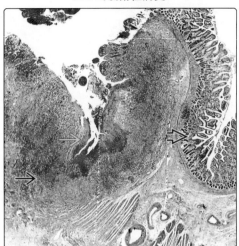

EATL:上皮内淋巴细胞

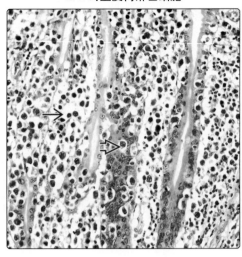

(左)EATL 相邻区域的小肠黏膜结构存在,免疫组织化学 CD3 染色突显出未受累小肠黏膜内的大量上皮内淋巴细胞➡️。(右)EATL 患者相邻未受累的小肠黏膜固有层淋巴细胞 CD8(+),而上皮内淋巴细胞 CD8(-)➡️

上皮内淋巴细胞:CD3(+)

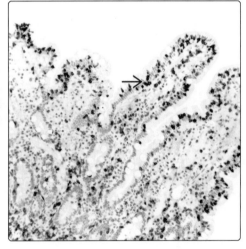

EATL 相邻部位:CD8(+)

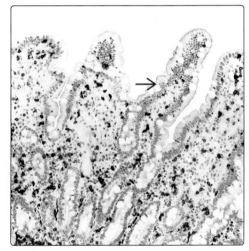

(左)图示小肠 EATL 肿块邻近肠黏膜组织学改变。黏膜内可见小灶淋巴瘤细胞聚集➡️,同时可见上皮内淋巴细胞➡️增多。(右)图示 EATL 患者胃活检标本,见严重的乳糜泻相关病变

EATL:邻近小肠

乳糜泻:胃

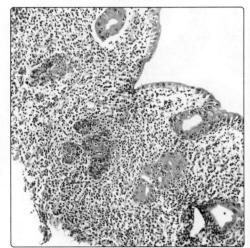

PTCL:胃

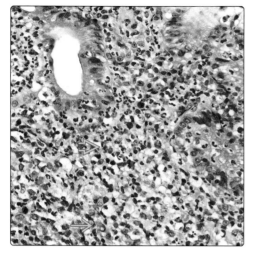

PTCL:CD4(+)

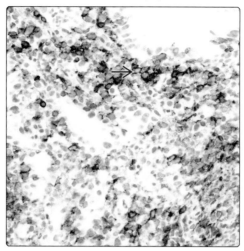

(左)图示外周 T 细胞淋巴瘤(PTCL),非特指型,累及胃壁。PTCL 是胃肠道最常见的 T 细胞淋巴瘤。浸润细胞呈多形性➡,也可见体积大的多形性细胞➡。(右)PTCL 累及胃,免疫组织化学 CD4 染色突显出 PTCL 患者胃黏膜内的淋巴瘤细胞➡

结外 NK/T 细胞淋巴瘤

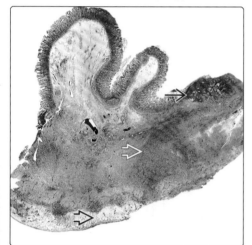

ENKTCL:大细胞

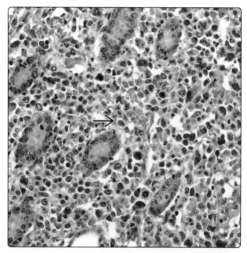

(左)低倍镜图示结外 NK/T 细胞淋巴瘤(ENKTCL)累及十二指肠壁全层,表面黏膜溃疡形成➡,固有肌层➡和浆膜层➡均可见淋巴瘤细胞浸润。浸润模式与 EATL 相似(Courtesy B. Beltran, MD.)。(右)高倍镜图示十二指肠原发 ENKTCL 浸润肠黏膜,多形性大细胞➡在腺腔间浸润,类似 EATL

ENKTCL:EBER(+)

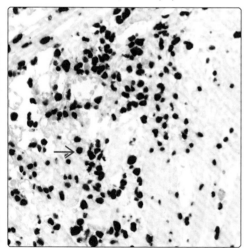

ENKTCL 相邻区域的肠黏膜:CD3(+)

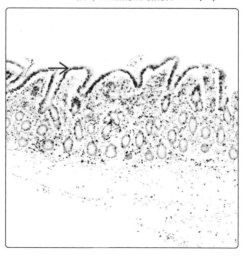

(左)十二指肠溃疡性病变进行 EBER 原位杂交检测,图示肿瘤细胞阳性➡。胃肠道既可以原发 ENKTCL,也可继发。(右)免疫组织化学 CD3 染色图示 ENKTCL 相邻的肠黏膜内可见大量 CD3(+)的淋巴细胞➡,可能提示乳糜泻,该特点并不是 ENKTCL 的特征性病变。患者无乳糜泻和吸收不良病史

要　点

基本概念

- 好发于皮下组织的细胞毒性 T 细胞受体 TCRαβ（＋）的 T 细胞淋巴瘤

分类

- 皮下脂膜炎样 T 细胞淋巴瘤（SPTCL）在 2008 年 WHO 分类里做了重要更新，在 2016 年 WHO 分类内未改变
  - TCRγδ（＋）肿瘤现划分为原发性皮肤 γ/δT 细胞淋巴瘤

临床特征

- 患者表现为孤立或多发的皮下结节或斑块
- 下肢＞上肢＞躯干
- 15%～20% 的患者可发生噬血细胞综合征
- SPTCL 临床呈惰性
  - 最近观点趋向于单独使用免疫抑制剂，至少在初始阶段

镜下特征

- SPTCL 原发于皮下脂肪组织
  - 累及脂肪小叶及脂肪间隔
  - 很少或无（深）真皮受累
  - 淋巴瘤细胞小到中等大小
- 肿瘤细胞环绕并破坏单个脂肪细胞膜
- 细胞凋亡，核溶解碎片，脂肪坏死

辅助检查

- βF1/TCRαβ（＋）；全 T 细胞抗原（＋）
- CD8（＋），CD4（－）；细胞毒性蛋白（＋）
- *TCR* 基因单克隆性重排

主要鉴别诊断

- 狼疮性脂膜炎
- 原发性皮肤 γ/δT 细胞淋巴瘤
- 非典型淋巴细胞性小叶脂膜炎

SPTCL：皮肤病变

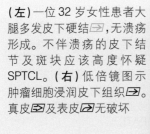
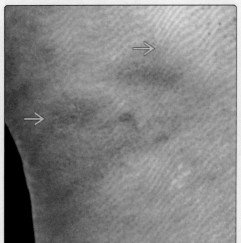

（左）一位 32 岁女性患者大腿多发皮下硬结➡，无溃疡形成。不伴溃疡的皮下结节及斑块应该高度怀疑 SPTCL。（右）低倍镜图示肿瘤细胞浸润皮下组织➡。真皮➡及表皮➡无破坏

SPTCL：侵犯脂肪组织

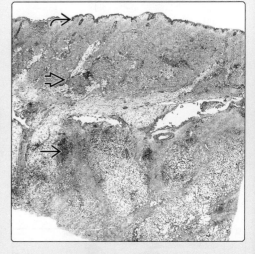

SPTCL 脂肪细胞花边

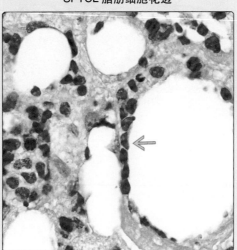

（左）皮下脂肪组织 SPTCL 高倍放大图像，异型肿瘤细胞围绕脂肪细胞。淋巴细胞围绕可导致脂肪细胞膜破裂。（右）SPTCL 累及皮下组织，淋巴细胞强表达 CD8➡。典型的 SPTCL 肿瘤细胞还表达细胞毒性蛋白，但不表达 CD4（未显示）

SPTCL：CD8（＋）

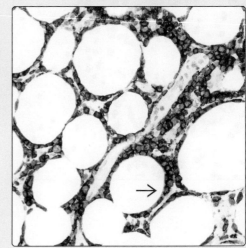

术语

缩写

- 皮下脂膜炎样 T 细胞淋巴瘤(subcutaneous panniculitis-like T-cell lymphoma,SPTCL)

同义词

- 累及皮下组织的 T 细胞淋巴瘤

定义

- 好发于皮下脂肪组织的 T 细胞淋巴瘤
  - 表达细胞毒性分子及 TCRαβ
  - 排除表达 TCRγδ 的肿瘤
    - 应诊断为原发性皮肤 γ/δT 细胞淋巴瘤

病因学/发病机制

感染原

- 少数 SPTCL 患者与 EBV 感染相关
  - 常发生在免疫抑制或免疫失调患者
    - 如接受甲氨蝶呤治疗的关节炎患者

可能的自身免疫因素

- 约 20%的患者伴有自身免疫病
  - 系统性红斑狼疮(SLE)最常见
  - 类风湿、类风湿关节炎、银屑病关节炎

细胞因子

- CCL5(RANTES)是 CD8(+)淋巴细胞表达的趋化因子
  - 趋化因子募集 T 细胞、嗜酸性粒细胞及嗜碱性粒细胞
  - 促进凋亡
- CCL5 是表达在脂肪细胞膜上 CCR5 配体
  - 这解释了在 SPTCL 和 SLE 中淋巴细胞趋向脂肪细胞的现象

临床特征

流行病学

- 发病率
  - 占非霍奇金淋巴瘤的不到 1%
- 年龄
  - 中位年龄:约 35 岁(范围:<1~79 岁)
- 性别
  - 男性:女性=1:2
- 种族
  - 无种族倾向

部位

- 下肢 > 上肢 > 躯干
- 在最初确诊时无淋巴结受累

- 少数情况下,SPTCL 可播散至其他部位
  - 曾有报道淋巴结肿大及肿瘤白血病期

表现

- 患者出现单个或多个皮下结节或斑块
  - 大小范围在 0.5~20cm
  - 常为无痛性病变,偶有轻微疼痛
  - 可出现与溃疡(罕见)或肿块有关的局部症状
- 皮损可部分逐渐消退,并在恢复期显示谱系性改变
- 系统症状:约 60%患者可出现
  - 发热最常见;亦可见体重下降及盗汗
  - 症状与噬血综合征(HPS)相关
- 15%~20%患者出现严重的噬血综合征
- 可有肝大,常与 HPS 相关
- 特异性诊断与症状发作(起初的非特异表现)之间常有延迟

实验室检查

- 红细胞沉降率升高和/或 C 反应蛋白升高
- 常与 HPS 发作有关的异常
  - 贫血常见,白细胞减少,血小板减少
  - 肝功能异常

自然病程

- SPTCL 临床过程呈惰性
  - 疾病可缓解与发作交替
- 治疗后常可以持久缓解
- 部分 SLE 脂膜炎局灶可满足 SPTCL 的诊断标准
- 部分 SLE 脂膜炎可进展为 SPTCL
  - 提示两种病变可能为一种谱系的两端

治疗

- 手术治疗
  - 少数有孤立病变的患者接受手术切除
    - 术后随访无复发
- 药物
  - 最近观点趋向使用单一的免疫抑制剂,至少在初始阶段
    - 皮质类固醇、环孢霉素或苯丁酸氮芥
    - 部分患者可达到长期完全缓解
    - 多药物联合化疗适用于进展期患者
  - 许多患者接受传统的化疗
    - 环磷酰胺、多柔比星、长春新碱及泼尼松(CHOP)
- 化疗
  - 区域局限病变可能有效
- 干细胞移植对于初发难治、复发性及扩散期患者似乎有效

预后

- 临床惰性病程
  - 5 年生存率约 80%
  - > 90%患者不进展为 HPS
  - 伴 HPS 患者 5 年生存率约 50%
- 治疗后缓解时间延长

- 部分患者可获得完全缓解
  - 从 SPTCL 到自身免疫或 SLE 脂膜炎,这可能是疾病变化的连续谱系

影像学

CT

- 皮下组织内可见浸润性生长的强化结节

^{18}F FDG PET 扫描

- SPTCL 摄取率可有轻度升高

镜下特征

组织学特征

- SPTCL 最初累及皮下脂肪组织
  - 其上被覆的真皮及表皮组织一般不受累
    - 可出现深层真皮的小灶受累
- 淋巴样细胞致密浸润,肿瘤细胞也可局灶散在分布
  - 累及脂肪小叶及脂肪间隔
  - 肿瘤细胞围绕单个脂肪细胞
    - 破坏脂肪细胞膜
    - 异型淋巴细胞进入脂肪细胞内
    - 特征性病变,但并非 SPTCL 特有
- 不同病例之间淋巴细胞大小可不同
  - 通常小到中等大小
  - 部分患者肿瘤可出现大而异型或多形性细胞
  - 染色质增多,核轮廓不规则
  - 胞质少、淡染或透亮
  - 核分裂象可见,甚至很多
  - 肿瘤细胞凋亡伴核碎片多见
- 反应性细胞在 SPTCL 中常见
  - 可以见到多量组织细胞,常混杂有其他细胞
    - 由于摄入脂质而空泡化
    - 疏松的肉芽肿及多核巨细胞可见
  - 约 10% 的患者可见浆细胞
    - 成簇的浆细胞出现倾向反应性过程
  - 中性粒细胞及嗜酸性粒细胞少见
- 皮肤病变中可见噬血现象
- 骨髓
  - 可显示噬血现象

细胞学特征

- 细针穿刺术研究 SPTCL 的报道少见
  - 肉芽肿性病变伴混杂炎症细胞浸润,使诊断充满挑战性

辅助检查

免疫组织化学

- 成熟 T 细胞谱系
  - βF1/TCRαβ(+);全 T 细胞抗原(+)
  - CD5、CD7 和 CD2 异常丢失依次递减

- > 95% 的病例 CD8(+),CD4(-)
  - 少数病例 CD4(-)/CD8(-) 或 CD4(+)/CD8(-)
- CD43(+),CD45RO(+)
- 细胞毒性蛋白(+):TIA1、Pf 及 GzB
- Ki-67(MIB-1 增殖指数)从低到高(热点)表达不一
- BAX(+),大细胞可表达 P53
- CD30(-),CD56(-),BCL2(-)
- CD45RA(-),TCRγ(-)
- B 细胞谱系抗原(-),EBV-LMP1(-)

原位杂交

- 末端脱氧核糖核酸介导的 dUTP 缺口标签(TUNEL)
  - 凋亡率通常较高
- 几乎所有病例 EBER(-)
  - 有个别病例 EBER(+)的报道

PCR

- T 细胞受体 β(*TRB*)、γ(*TRG*)、δ(*TRD*)基因单克隆性重排
  - 随时间峰值不同
  - 需注意单克隆峰在红斑狼疮中也可检测到
    - 需结合形态学特征及细胞异型性等必要条件方能做出诊断
- 无 *IGH* 基因单克隆性重排的证据

基因学检查

- 约 50% 的患者可检测到 *NAV3*
  - FISH 检测可发现杂合性缺失
- 较少的患者采用常规的细胞遗传学分析
- 未发现一致性的异常

阵列比较基因组杂交

- 单细胞比较基因组杂交发现 DNA 拷贝数改变
  - 缺失的染色体片段
    - 1p、2、5p、7p、9q、10q、11q、12q、16、17q、19、20、22
  - 获得的染色体片段
    - 2q、4q、5q、6q 及 13q
    - 5q 和 13q 的缺失可能是 SPTCL 的特点

基因表达谱

- 与自身免疫炎症有关的细胞因子 Th1 过表达
  - *IFNG*、*CXCR3*、*CXCL9*、*CXCL10*、*CCL5*
- 免疫耐受诱导酶 *IDO1* 过表达
  - 对微环境中免疫抑制起作用

鉴别诊断

SLE 脂膜炎

- SPTCL 在早期会被误诊为良性脂膜炎
  - 病变自动消退;激素治疗常有效
  - 淋巴细胞、组织细胞混杂浸润
  - 早期淋巴细胞异型性不明显
- 与 SPTCL 不同,在良性脂膜炎中

○ B 细胞增生或生发中心形成可见
○ T 细胞为 CD4(+)和 CD8(+)T 细胞混合
○ T 细胞不表达细胞毒性蛋白
○ 无 CD8(+)T 细胞环绕破坏脂肪细胞膜
○ 可见 CD123(+)的浆细胞样树突状细胞的松散聚集灶
- SLE 脂膜炎与 SPTCL 重叠交叉的病例已有报道

组织细胞吞噬性脂膜炎

- 许多 SPTCL 病例曾被诊断为组织细胞吞噬性脂膜炎
- 存在小部分真正的组织细胞吞噬性脂膜炎病变
- 组织细胞丰富,无异型性淋巴细胞证据
- 无 *TRB* 或 *TRG* 基因单克隆性重排

异型淋巴细胞小叶性脂膜炎

- 定义为丰富的克隆性淋巴细胞浸润,但未满足诊断肿瘤的组织学标准
  ○ 有争议的概念
- 慢性疾病通常自发消退
  ○ T 细胞克隆进行性增加
  ○ 一些病例可发展成为明确的 SPTCL
- 小叶浸润
  ○ 小到中等淋巴细胞
  ○ 最轻微的核异型
- 对 SPTCL 相比
  ○ 淋巴细胞不够密集,环绕脂肪细胞不明显
  ○ 缺乏出血及核碎片
  ○ 出现 CD4(+)T 细胞,可减少
- 预后极好

原发性皮肤 γ/δT 细胞淋巴瘤

- 中位诊断年龄:约 60 岁
- 下肢、上肢及躯干多发性病变
- 溃疡及坏死常见
- 淋巴结肿大,肝脾大常见
- 约 50%的患者出现 HPS,常为致死性
- 5 年总生存率:约 10%
- 病变分为三种类型:表皮、真皮及皮下组织
  ○ 皮下组织受累可与 SPTCL 相似
- 血管及神经破坏常见
- 免疫表型
  ○ 60%患者 CD4(−),CD8(−),CD56(+)
    − 部分病例 CD8(+)
  ○ TCRδ(+),βF1/TCRαβ(−)
  ○ 细胞毒性蛋白(强+):TIA1、GzB、Pf
- *TRG* 或 *TRB* 基因单克隆性重排

原发性皮肤 CD30(+)淋巴组织增殖性疾病

- 原发性皮肤间变性大细胞淋巴瘤
  ○ 通常为单个大结节或局限性结节
    − 溃疡常见
  ○ 真皮内弥漫成片的黏附性间变大细胞浸润
    − 肿瘤可累及皮下组织

− 脂肪细胞周围无 CD8(+)T 细胞环绕
- 免疫表型
  ○ CD30(+),一致强表达;通常 CD4(+)
  ○ TCR 通常(−)

T、B 细胞淋巴瘤及髓系白血病

- 实际上任何血液系统肿瘤均可浸润皮下脂肪
  ○ 肿瘤细胞可环绕脂肪组织,形态与 SPTCL 相似
- 免疫表型分析在鉴别区分 SPTCL 与这些肿瘤时是必要的

诊断依据

临床相关病理特征

- 在 2008 WHO 分类中,SPTCL 有更新
  ○ TCRγδ(+)皮肤淋巴瘤应划分为原发性皮肤 γ/δT 细胞淋巴瘤
  ○ 在 2016 WHO 分类中无改变
- 目前认为 SPTCL 预后相对较好
  ○ 目前推荐保守治疗(如免疫抑制剂)
  ○ 多药联合化疗对进展期患者适用

病理学精要

- 早期 SPTCL 与良性脂膜炎相似
  ○ 有利于诊断的线索
    − 异型淋巴细胞
    − 细胞毒性免疫表型
- 淋巴细胞围绕着脂肪细胞并非 SPTCL 特有,在下列疾病中亦可见到
  ○ 原发性及继发性皮肤淋巴瘤
  ○ 髓系白血病

参考文献

1. LeBlanc RE et al: Useful parameters for distinguishing subcutaneous panniculitis-like T-cell lymphoma from lupus erythematosus panniculitis. Am J Surg Pathol. 40(6):745-54, 2016
2. Bosisio F et al: Lobular panniculitic infiltrates with overlapping histopathologic features of lupus panniculitis (lupus profundus) and subcutaneous T-cell lymphoma: a conceptual and practical dilemma. Am J Surg Pathol. 39(2):206-11, 2015
3. Shiau CJ et al: Lymphocytic panniculitis: an algorithmic approach to lymphocytes in subcutaneous tissue. J Clin Pathol. 68(12):954-62, 2015
4. Maliniemi P et al: Molecular characterization of subcutaneous panniculitis-like T-cell lymphoma reveals upregulation of immunosuppression- and autoimmunity-associated genes. Orphanet J Rare Dis. 9:160, 2014
5. Arps DP et al: Lupus profundus (panniculitis): a potential mimic of subcutaneous panniculitis-like T-cell lymphoma. Arch Pathol Lab Med. 137(9):1211-5, 2013
6. Parveen Z et al: Subcutaneous panniculitis-like T-cell lymphoma: redefinition of diagnostic criteria in the recent World Health Organization-European Organization for Research and Treatment of Cancer classification for cutaneous lymphomas. Arch Pathol Lab Med. 133(2):303-8, 2009
7. Kong YY et al: Subcutaneous panniculitis-like T-cell lymphoma: a clinicopathologic, immunophenotypic, and molecular study of 22 Asian cases according to WHO-EORTC classification. Am J Surg Pathol. 32(10):1495-502, 2008
8. Willemze R et al: Subcutaneous panniculitis-like T-cell lymphoma: definition, classification, and prognostic factors: an EORTC Cutaneous Lymphoma Group Study of 83 cases. Blood. 111(2):838-45, 2008
9. Sen F et al: Apoptosis and proliferation in subcutaneous panniculitis-like T-cell lymphoma. Mod Pathol. 15(6):625-31, 2002
10. Gonzalez CL et al: T-cell lymphoma involving subcutaneous tissue. A clinicopathologic entity commonly associated with hemophagocytic syndrome. Am J Surg Pathol. 15(1):17-27, 1991

PET-CT/SPTCL 外观

(左) 一位年轻女性 PET-CT 图像,显示以皮下结节▱为特征的 SPTCL。(右) 显示 SPTCL 累及皮下组织,主要浸润脂肪小叶▱,脂肪间隔未受累▱。不典型淋巴细胞在脂肪细胞间浸润

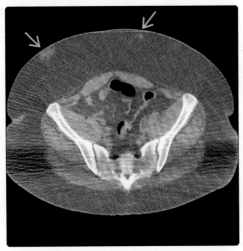

SPTCL:小叶分布

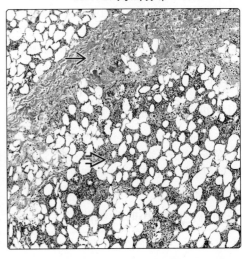

SPTCL:细胞异型性和凋亡

(左) SPTCL 肿瘤细胞体积中等,染色质深染,核不规则。常有大量凋亡细胞及核碎片▱。可见大量淋巴瘤细胞环绕在单个脂肪细胞周围并破坏脂肪细胞膜▱。(右) 免疫组织化学标记显示脂肪周围环绕着 CD3(+) 的肿瘤性 T 细胞▱

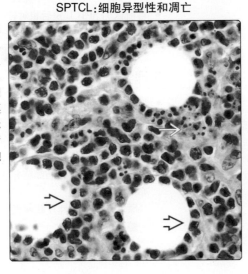

SPTCL:CD3(+) 细胞围绕脂肪细胞呈花边状排列

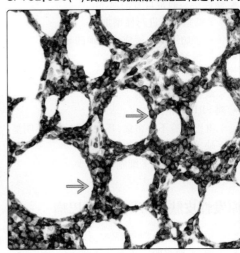

SPTCL:TCRβF1(+)

(左) 显示 SPTCL 浸润皮下组织。肿瘤细胞 TCRβF1 (强+)。此抗体体现 αβT 细胞受体表位。(右) 免疫组织化学标记显示脂肪细胞周围环绕的淋巴细胞▱表达 TIA1,呈胞质颗粒状阳性

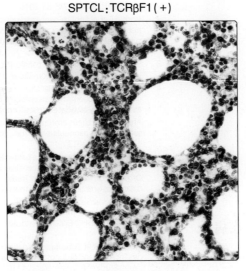

SPTCL:TIA1(+)

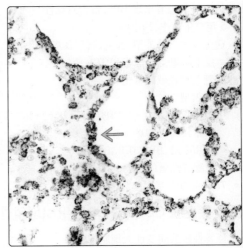

SPTCL:CD5 表达缺失

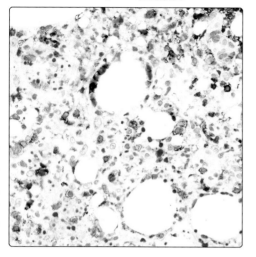

SPTCL:细胞稀疏

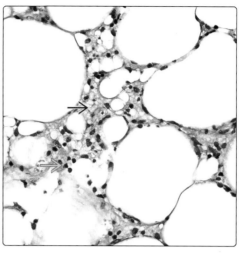

(左)免疫组织化学证实许多肿瘤细胞不表达或弱表达 CD5。全 T 细胞抗原部分丢失或减弱支持淋巴瘤的诊断。(右)部分区域显示细胞稀疏,淋巴细胞无异型性➡,与泡沫样组织细胞➡夹杂分布。而附近的区域显示细胞密度增高,且伴有异型性

SPTCL:间隔侵犯

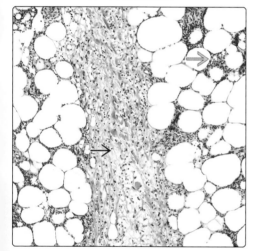

SPTCL:泡沫样组织细胞

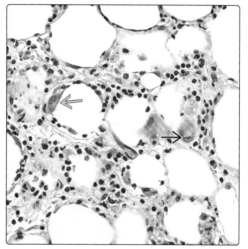

(左)脂肪间隔内见散在的小的非典型淋巴细胞浸润➡,周围脂肪小叶中浸润的淋巴细胞更为明显➡。(右)SPTCL 在脂肪细胞之间浸润,显示间质内小淋巴细胞及大量泡沫样组织细胞➡,另有一些组织细胞围绕脂肪细胞➡分布。此区域只显示了无异型性的淋巴细胞

狼疮性脂膜炎:小叶及间隔

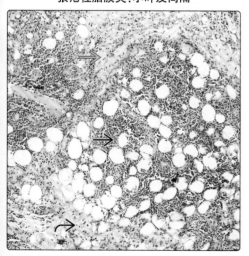

狼疮性脂膜炎:小叶炎症

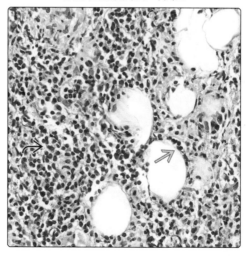

(左)狼疮性脂膜炎以小叶性脂膜炎为特征,伴有继发性脂肪间隔炎症➡。红斑狼疮炎症程度不一,常见区域性的黏液沉积及硬化➡。(右)红斑狼疮显示小叶为主的炎症,大部分浸润细胞体积小,为成熟淋巴细胞➡,通常围绕在脂肪细胞周围➡

狼疮性脂膜炎：CD4

狼疮性脂膜炎：CD8

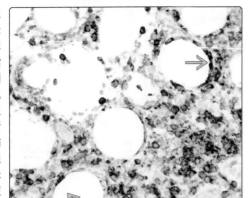

(左)一例狼疮性脂膜炎患者免疫组织化学标记,显示浸润细胞主要是 CD4(+)淋巴细胞,它们也可以环绕脂肪细胞➡️。SPTCL 与之相比,细胞主要表达 CD8。(右)免疫组织化学标记显示,一位狼疮性脂膜炎患者 CD8(+)淋巴细胞环绕脂肪细胞➡️,与 SPTCL 相似,但 CD8(+)T 细胞更散在,无异型性,且通常和其他炎症细胞混杂存在➡️

自身免疫性脂膜炎

自身免疫性脂膜炎：CD8

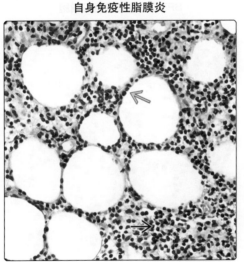

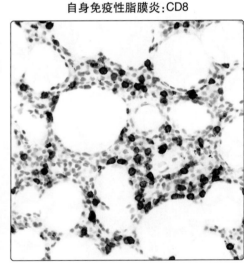

(左)图示 25 岁男性,患有类风湿因子阳性自身免疫病,可触及皮下结节,镜下可见小叶性脂膜炎➡️,脂肪细胞被致密的小圆淋巴细胞包绕浸润➡️。(右)免疫组织化学显示,自身免疫性脂膜炎浸润的淋巴细胞仅有小部分表达 CD8,这与 SPTCL 相反,在 SPTCL 中大部分淋巴细胞表达 CD8

自身免疫性脂膜炎：CD4

自身免疫性脂膜炎：CD20

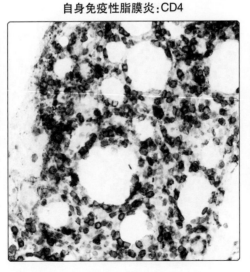

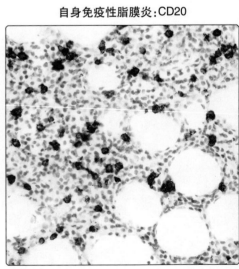

(左)免疫组织化学显示自身免疫性脂膜炎患者病变中大部分淋巴细胞表达 CD4,这与 SPTCL 相反,SPTCL 中大部分淋巴细胞表达 CD8。(右)免疫组织化学显示自身免疫性脂膜炎患者病变中散在淋巴细胞表达 CD20,这与 SPTCL 相反,SPTCL 中 CD20 几乎完全阴性

PCGDTCL

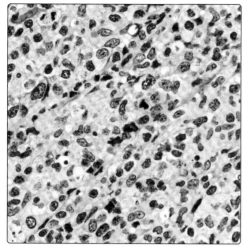

PCGDTCL:CD7(+)

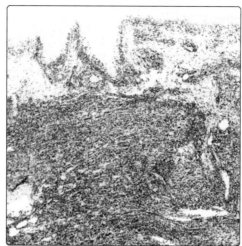

（左）原发性皮肤 γ/δT 细胞淋巴瘤（PCGDTCL）肿瘤细胞有明显异型性。（右）PCGTCL 的 CD7（+）肿瘤细胞广泛累及真皮，这与 SPTCL 相反；SPTCL 主要累及皮下脂肪组织而不累及或轻微累及真皮

PCGDTCL:TCR-βF1(-)

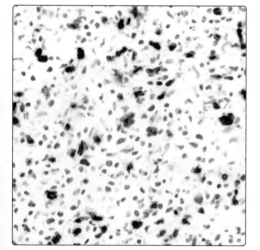

ALK(-) ALCL

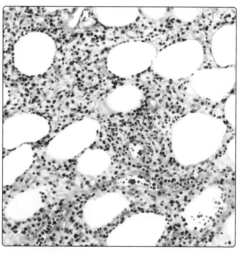

（左）PCGDTCL，肿瘤细胞 βF1（-），βF1 的缺失提示表达 γ/δT 细胞受体的可能性增大。（右）系统性 ALK 阴性的间变性大细胞淋巴瘤（ALCL）累及皮下组织。如髓系白血病一样，多种亚型的 T 细胞及 B 细胞淋巴瘤均可以累及皮下脂肪组织，产生与 SPTCL 相似的形态学表现

ALK(-) ALCL:细胞异型性

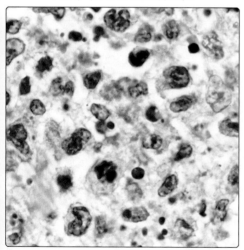

ALK(-) ALCL:CD30(+)

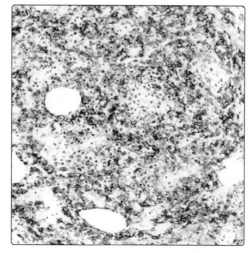

（左）系统性 ALK（-）ALCL 累及皮下组织。肿瘤细胞体积大，且呈间变形态，这在 SPTCL 中罕见。（右）系统性 ALK（-）ALCL 累及皮下组织。ALCL 肿瘤细胞弥漫强表达 CD30，这种表现与 ALK（+）ALCL 相似

要　点

基本概念

- 表达 γ/δ T 细胞受体的皮肤 T 细胞淋巴瘤（PCGDTCL）

临床特征

- 患者表现为皮肤病变,常多发
  - 表皮病变常表现斑片或斑块
  - 真皮及皮下病变常表现为结节
- B 症状常见
- 淋巴瘤常扩散至其他结外部位
- 淋巴结及骨髓累及少见
- 部分患者出现白血病症状
- 尽管有联合化疗及放疗,预后仍较差
  - 中位生存期:约 15 个月

镜下特征

- 三种可以共存的组织学特征
  - 轻微或显著的嗜表皮性
  - 真皮受累

- 皮下组织
  - 肿瘤细胞常常环绕脂肪细胞
  - 常与表皮病变相关
- 淋巴瘤细胞体积可大可小,伴有异型性
- 凋亡和坏死常见

辅助检查

- TCRδ(+),TCRγ(+),βF1/TCRαβ(−)
- CD2(+),CD3(+),细胞毒性蛋白(+),CD56(+)
- CD4(−),大多数病例 CD8(−),CD5(−)
- *TRG* 和 *TRD* 基因单克隆性重排
- ±*TRB* 基因单克隆性重排

主要鉴别诊断

- 皮下脂膜炎样 T 细胞淋巴瘤
- 原发性皮肤间变性大细胞淋巴瘤
- 佩吉特样网状细胞增多症
- 外周 T 细胞淋巴瘤,非特指型

(左) PCGDTCL,皮肤可见体积大的隆起型溃疡性病变,伴卫星灶形成 (Courtesy C. Sander, MD.) (右) 在本例 PCGDTCL 中,肿瘤广泛浸润皮下脂肪组织。异型淋巴细胞及组织细胞散在分布于脂肪细胞之间

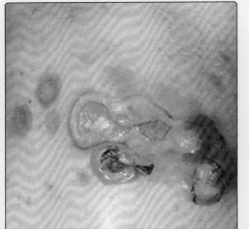

PCGDTCL:大体改变

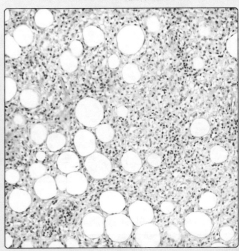

PCGDTCL:皮下组织

(左) 本例 PCGDTCL 显示异型肿瘤细胞环绕脂肪细胞周围。核分裂象➡可见。(右) PCGDTCL 肿瘤性 T 细胞 CD3(强+)且围绕脂肪细胞分布

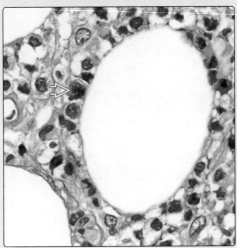

PCGDTCL:脂肪细胞周边花边状分布

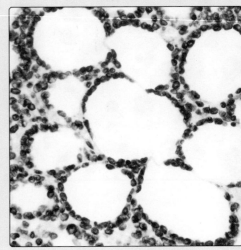

PCGDTCL:CD3(+)

术语

缩写

- 原发性皮肤 γ/δT 细胞淋巴瘤(primary cutaneous γ/δ T-cell lymphoma，PCGDTCL)

定义

- 起源于皮肤组织内表达 γ/δ T 细胞受体的细胞毒性 T 细胞的肿瘤

病因学/发病机制

抗原驱动的潜在作用

- 起源于皮肤表达 γ/δ T 细胞受体的 T 细胞
  - Vδ2 表达率增高
- 慢性抗原刺激可能参与了发病过程

临床特征

流行病学

- 少见，占皮肤 T 细胞淋巴瘤的 1% 以下
- 成人，无性别差异

表现

- B 症状常见
- 患者常出现多发皮肤病变
  - 四肢病变最常见
- 肿瘤可累及表皮、真皮和/或皮下组织
  - 表皮病变可表现为斑片或斑块
  - 部分患者出现皮肤溃疡和坏死
  - 真皮及皮下组织病变表现为结节
- PCGDTCL 可以播散至
  - 其他结外或黏膜部位
    - 淋巴结及骨髓常常受累
- 部分患者出现噬血细胞性淋巴组织细胞增生症(噬血综合征)

治疗

- 药物
  - 联合化疗±放疗
    - 肿瘤常出现治疗抵抗

预后

- 差
  - 中位生存期：约 15 个月
  - 皮下组织受累的患者整体预后最差
- 少数患者在进展为侵袭性过程前可经历惰性过程

镜下特征

组织学特征

- 三种组织学表现，互不排斥
  - 嗜表皮特征谱系可以很宽
    - 轻微至显著的表皮内浸润
      - 可以与蕈样肉芽肿病相似
  - 真皮受累常见
  - 皮下组织也可以受累
    - 肿瘤细胞常环绕脂肪细胞
  - 凋亡及坏死常见；±血管浸润
- 肿瘤细胞体积大小不等，伴有异型性

辅助检查

免疫组织化学

- PCGDTCL 具有异常 T 细胞免疫表型
  - TCRδ(+)，TCRγ(+)，βF1/TCRαβ(−)
  - CD2(+)，CD3(+)，CD56(+)，细胞毒性蛋白 (+)
  - 皮下肿瘤内 Vδ2(+)；CD7(+/−)
  - CD4(−)，CD8(−)；部分肿瘤可 CD8(+)
  - CD5(−)，CD1a(−)，TdT(−)，B 细胞抗原(−)

原位杂交

- EBER(−)

基因学检查

- TRG 和 TRD 基因单克隆性重排
- ±TRB 基因单克隆性重排

鉴别诊断

皮下脂膜炎样 T 细胞淋巴瘤

- 局限于皮下组织
- 惰性临床过程；5 年生存率为 80%~90%
- 免疫表型
  - CD3(+)，CD8(+)，βF1/TCRαβ(+)
  - 细胞毒性蛋白 (+)，TCRδ(−)，TCRγ(−)，CD56(−)

原发性皮肤间变性大细胞淋巴瘤

- 间变性淋巴瘤细胞常累及真皮
- CD30 一致强(+)，CD4(+/−)，细胞毒性蛋白 (+)

佩吉特样网状细胞增多症

- PCGDTCL 部分病例有显著的嗜表皮性
  - 形态上与佩吉特样网状细胞增多症相似
- 佩吉特样网状细胞增多症局限于足或膝盖；CD8(+)

外周 T 细胞淋巴瘤，非特指型

- 累及真皮±累及皮下组织
- 细胞异型性显著
- CD4(+) 或 CD8(+)；通常 βF1/TCRαβ(+)

良性脂膜炎

- 细胞异型性缺乏或不明显
- 混合性 CD4(+) 及 CD8(+)T 细胞
- 无 TCR 基因单克隆性重排证据

参考文献

1. Guitart J et al: Primary cutaneous aggressive epidermotropic cytotoxic T-cell lymphomas: reappraisal of a provisional entity in the 2016 WHO classification of cutaneous lymphomas. Mod Pathol. ePub, 2017
2. Merrill ED et al: Primary cutaneous T-cell lymphomas showing gamma-delta (γδ) phenotype and predominantly epidermotropic pattern are clinicopathologically distinct from classic primary cutaneous γδ T-cell lymphomas. Am J Surg Pathol. 41(2):204-215, 2017
3. Rodríguez-Pinilla SM et al: TCR-γ expression in primary cutaneous T-cell lymphomas. Am J Surg Pathol. 37(3):375-84, 2013
4. Hosler GA et al: Transformation of cutaneous gamma/delta T-cell lymphoma following 15 years of indolent behavior. J Cutan Pathol. 35(11):1063-7, 2008
5. Kong YY et al: Subcutaneous panniculitis-like T-cell lymphoma: a clinicopathologic, immunophenotypic, and molecular study of 22 Asian cases according to WHO-EORTC classification. Am J Surg Pathol. 32(10):1495-502, 2008
6. Toro JR et al: Gamma-delta T-cell phenotype is associated with significantly decreased survival in cutaneous T-cell lymphoma. Blood. 101(9):3407-12, 2003

(左) PCGDTCL 的皮肤病变,可见淋巴瘤累及表皮、真皮及皮下组织。(右) 本例 PCGDTCL 累及表皮相对较轻,注意表皮内浸润的小灶肿瘤细胞➔

PCGDTCL：皮肤钻取活检

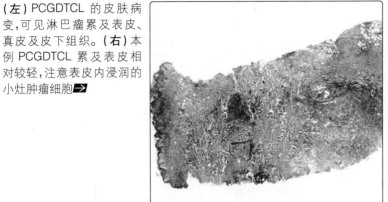

PCGDTCL：表皮累及

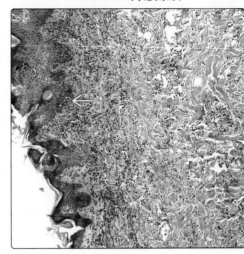

(左) 皮肤 PCGDTCL 累及皮下脂肪组织的高倍图像。(右) 本例皮肤 PCGDTCL 与噬血综合征相关。该视野可见组织细胞吞噬红细胞➔

PCGDTCL：真皮累及

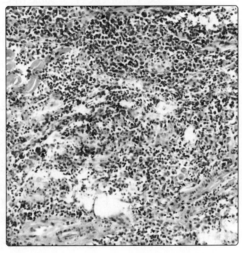

PCGDTCL：噬血

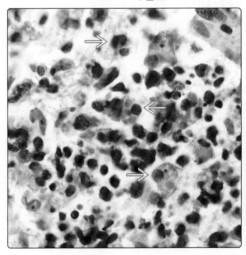

(左) 皮肤 PCGDTCL 中淋巴瘤细胞表达 TCRγδ,不表达 TCRαβ(未显示)。(右) 皮肤 PCGDTCL 常常 CD56(+),但并非总是如此

PCGDTCL：TCRγ(+)

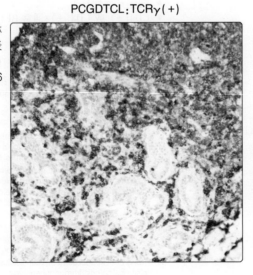

PCGDTCL：CD56(+)

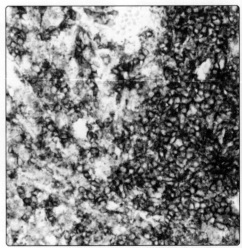

PCGDTCL：皮肤钻取活检

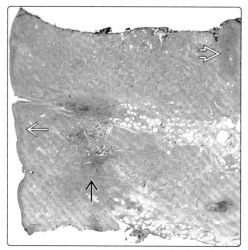

PCGDTCL：表皮累及

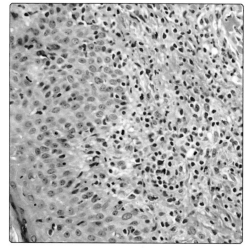

（左）另一例 PCGDTCL 累及皮肤。肿瘤累及表皮➡、真皮➡及皮下组织➡，病变主要位于真皮及皮下组织。（右）图示 PCGDTCL 累及真皮乳头，并有轻度的嗜表皮性，本例大部分肿瘤细胞体积小，且形态不规则

PCGDTCL：脂肪坏死

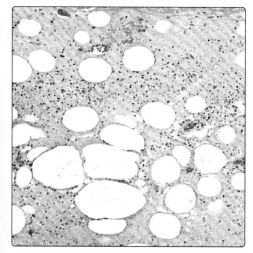

PCGDTCL：异型细胞

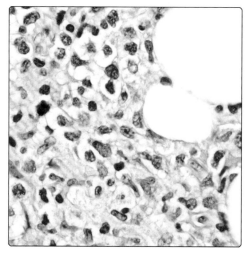

（左）本例 PCGDTCL 显示区域脂肪坏死。（右）图示 PCGDTCL 累及皮下脂肪组织，肿瘤细胞具有异型性，与组织细胞混杂分布

PCGDTCL：CD3（+）

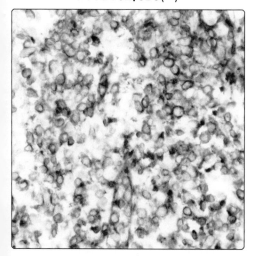

PCGDTCL：部分表达 CD8（+）

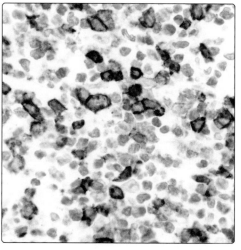

（左）皮肤活检标本示 PCG-DTCL 肿瘤细胞弥漫强表达 CD3。（右）本例 PCGDTCL 中，肿瘤细胞的一个亚群部分细胞 CD8（+）。大部分 PCGDTCL 为 CD4（-）且 CD8（-），但少部分肿瘤细胞可部分或全部表达 CD8

PCGDTCL:细胞毒性表型

PCGDTCL:βF1(-)

(左) PCGDTCL 肿瘤细胞通常表达 GzB,支持细胞毒性 T 细胞表型。(右) PCGDTCL 累犯皮下脂肪组织,肿瘤性 T 细胞 βF1(-)。βF1 可以与 α/β T 细胞受体表位进行反应。βF1 表达缺失间接支持肿瘤细胞表达 γ/δ T 细胞受体,而周围散在的反应性 T 细胞可见 βF1 阳性

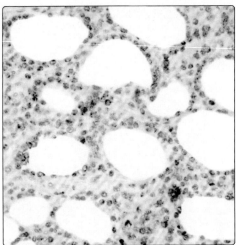
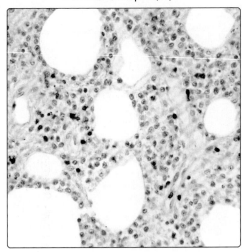

PCGDTCL:累及眼睑

眼睑 PCGDTCL:显著异型性

(左) 眼睑活检标本示 PC-DGTCL 累及。肿瘤细胞累及真皮及皮下的骨骼肌➡。(右) PCDGTCL 肿瘤性淋巴细胞显示异型性,视野左上方可见核分裂象➡。反应性组织细胞➡与肿瘤细胞混杂分布

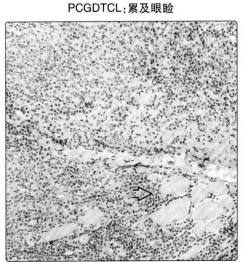
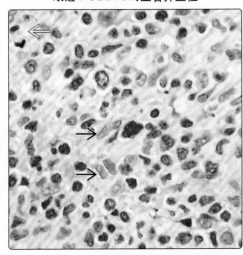

眼睑 PCGDTCL:CD7(+)

眼睑 PCGDTCL:βF1(-)

(左) 图示 PCDGTCL 累及眼睑活检标本。表皮组织被覆于肿瘤组织上,肿瘤细胞 CD7 (强+)。(右) PC-DGTCL 肿瘤细胞 βF1 (TCRαβ) 阴性,视野中反应性 T 细胞 βF1(+)

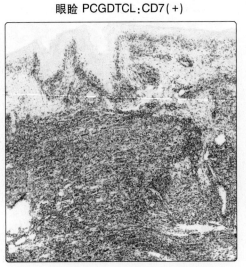
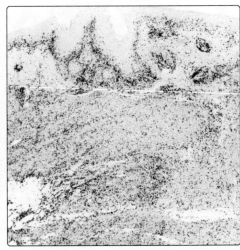

SPTCL 环绕在脂肪细胞周围

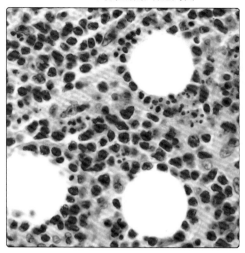

SPTCL：TCRαβ（+）

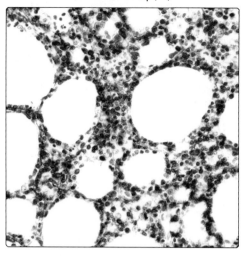

（左）皮肤活检标本显示皮下脂膜炎样 T 细胞淋巴瘤（SPTCL）累及皮下组织。肿瘤细胞在脂肪细胞之间浸润并包绕脂肪细胞。凋亡及核碎片可见。（右）本例 SPTCL 淋巴瘤细胞 βF1（强 +），提示肿瘤细胞表达 TCRαβ，而 PCDGTCL 为 βF1（−）

SPTCL：CD8（+）

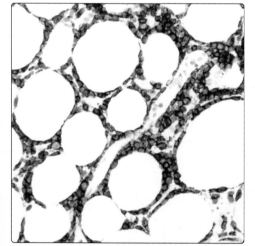

C-ALCL：累及皮肤

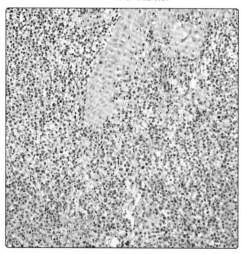

（左）SPTCL 肿瘤细胞常常 CD8（强 +）。与 SPTCL 不同，大部分 PCGDTCL CD8（−），尽管有约 20% 的患者可以出现部分或环状 CD8 膜表达。（右）图示原发性皮肤间变性大细胞淋巴瘤（C-ALCL），大部分 C-ALCL 位于真皮，表皮和/或皮下脂肪组织亦可受累

C-ALCL：标志性细胞

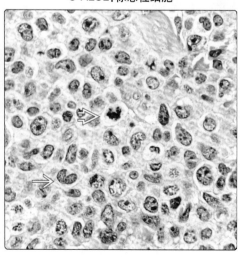

C-ALCL：CD30（+）

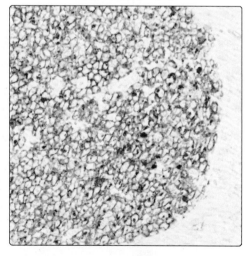

（左）C-ALCL 肿瘤细胞大而异型，视野中可见标志性细胞➡及分裂象➡。（右）C-ALCL 肿瘤细胞 CD30（强 +），CD30 在 PCGDTCL 中阴性或仅局灶表达

要　点

基本概念

- 具有以下特征的原发性皮肤 T 细胞淋巴瘤
  - 嗜表皮性
  - 经过斑片、斑块及肿瘤逐步演变过程

病因学/ 发病机制

- 慢性抗原刺激

临床特征

- 整体上为惰性临床过程
- 临床分期为最重要的预后因素

大体特征

- 斑片期:局限性病变伴皮肤颜色改变
- 斑块期:隆起性、可触及的病变
- 肿瘤期,常为外生性、溃疡性

镜下特征

- 在蕈样病变前期及一些早期斑片期病变中,皮肤活检结果常常不具有诊断意义
- 斑片及浅斑块中可见浅表带状浸润
- 厚斑块中可见表皮下方致密的带状浸润
  - 显著的嗜表皮性及 Pautrier 微脓肿
- 肿瘤期见显著的真皮浸润
- 大细胞转化:大肿瘤细胞占比>25%
- 变异型:嗜毛囊型、嗜汗腺型、肉芽肿型、佩吉特样网状细胞增多症

辅助检查

- 免疫表型
  - CD3(+),CD5(+),TCR-αβ/βF1(+)
  - CD4(+),CD8(-),CD7(-),CD26(-)

主要鉴别诊断

- 药物反应,炎症性皮肤病
- Sézary 综合征
- 原发性皮肤 CD30(+)T 细胞淋巴组织增殖性疾病
- 原发性皮肤 γ/δ T 细胞淋巴瘤
- T 细胞淋巴瘤少见亚型累及皮肤

MF:斑片期

MF:斑块期

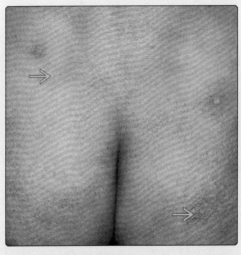
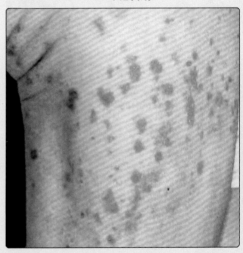

(左) 臀部 MF 的临床表现➡,斑片是指非隆起性皮损改变。臀部为 MF 的常见受累部位。(右) 一位成年患者 MF 斑块期表现。斑块为隆起性可触及的病变,该患者腿部斑块为红色

MF:肿瘤期

Pautrier 微脓肿:脑回样细胞

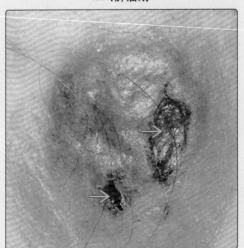
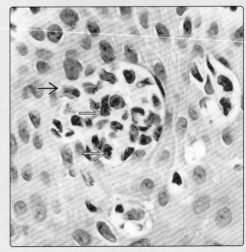

(左)MF 肿瘤期患者皮肤表现,此图显示皮肤多结节性肿块伴溃疡形成➡。(右)Pautrier 微脓肿定义为表皮内脑回样淋巴细胞的聚集➡性病灶。淋巴细胞染色质深染,核形显著不规则➡

术语

缩写

- 蕈样肉芽肿病(granuloma fungoides),又称蕈样霉菌病(mycosis fungoides, MF)

定义

- 具有以下特征的原发性皮肤 T 细胞淋巴瘤
  - 嗜表皮性
  - 临床呈现斑片、斑块及肿瘤逐步演变过程

病因学/发病机制

未知

- 慢性抗原刺激(可能由于感染源造成)可能起到一定的作用
- 基因异常可能参与发病

临床特征

流行病学

- 发病率
  - 每年发病约 0.6/100 000 人
  - 占原发性皮肤淋巴瘤的 50%
- 年龄
  - 成人:50~60 岁
  - 35 岁以下患者亦可发病
    - 偶见于儿童
- 性别
  - 男:女 = 2:1
- 种族
  - 黑人发病率约是白人的 1.7 倍

表现

- 蕈样病变前期(前蕈样病变期)
  - 非特异性皮损;常伴轻度脱屑、瘙痒
    - 病变常反复出现及消退维持数年;可以不进展为 MF
- 病变经由斑片、斑块及肿瘤逐步进展
  - 斑片期
    - 多位于躯干,但身体任何部位均可发生,包括手掌及足底
    - 可与脱发相关
  - 斑块期
    - 可触及的隆起性病变
  - 肿瘤期
    - 常增大为皮肤结节
    - 可与斑片及斑块并存
- MF 变异型
  - 佩吉特样网状细胞增多症
    - 也称 Woringer-Kolopp 病
    - 孤立,缓慢生长,银屑病样、硬皮病或过度角化的斑片及斑块

- 常发生于远端肢体
  - 嗜毛囊型 MF
    - 常累及头颈部
    - 毛囊性丘疹(常成簇出现),脱发及痤疮样病变
    - 临床过程较其他类型 MF 更具侵袭性
      - 对皮肤用药治疗反应差
  - 嗜汗腺型 MF
    - 孤立的,边界清楚的,红棕色斑块,常与脱发有关
    - 直接皮肤用药治疗效果不佳(与嗜毛囊型相似)
  - 肉芽肿型皮肤松弛症
    - 主要发生在皮肤皱褶区(腋窝、腹股沟)松弛皮肤下垂皱褶的周围
    - 可与典型的 MF 病变共存

实验室检查

- 外周血 Sézary 细胞形态评估
  - 不敏感
- 流式细胞术免疫表型分析
  - 异常 T 细胞免疫表型支持 MF 累及
- PCR 检测评估 T 细胞克隆性
- 血清乳酸脱氢酶(LDH)和/或 β2 微球蛋白
  - 水平升高和不良预后相关

自然病程

- 随着时间推移,一部分患者发展为 MF,可累及内脏
- 最常见部位:肺、肝、脾

治疗

- 早期病变(Ⅰ及ⅡA 期)需要直接经皮肤治疗
  - 外用化疗:氮芥末或卡莫斯汀
  - 外用皮质类固醇和视黄酸类
  - 光疗;局部放射(X 线或电子束)
- 进展期病变(ⅡB-Ⅳ期)
  - 体外光疗
  - 单药化疗
    - 甲氨蝶呤、聚脂质体多柔比星(Doxil)、嘌呤类似物(氟达拉滨、2-脱氧考福霉素),其他
  - 联合化疗:多种药物可以选择使用
    - 环磷酰胺、多柔比星、长春新碱及泼尼松
  - 造血干细胞移植

预后

- 整体上为惰性临床过程
- 预后取决于临床分期
- *TCR* 基因单克隆性重排在 MF 疾病分期中的意义有争议
  - 早期病变外周血中 *TCR* 基因单克隆性重排很常见
  - 淋巴结中 *TCR* 基因单克隆性重排也常检测到

大体特征

一般特征

- 斑片期

- ○ 皮损边界清楚、色泽改变;病变大小、颜色及形状不定
- 斑块期
  - ○ 可触及的浸润性病变,在不同分期中出现(浅表和深在)
- 肿瘤期
  - ○ 常为外生性且伴有溃疡(故称"霉菌病")

镜下特征

皮肤病变的组织学特征

- 蕈样病变前期(前蕈样病变期)
  - ○ 皮肤病变活检不具有诊断意义
  - ○ 淋巴细胞浸润
    - 常位于真皮浅层,不侵犯表皮下层区域
    - 无嗜表皮性
- 斑片期及斑块早期(浅)
  - ○ 淋巴细胞及组织细胞呈表浅的带状或类苔藓样浸润
    - 异型淋巴细胞浸润基底层,尤其是表皮脚
    - 表皮内出现单个细胞浸润
    - 肿瘤性淋巴细胞小,轻度脑回样,部分有核周空晕
  - ○ 其他改变
    - 轻度的棘皮症,角化过度;基底层破坏
    - 水肿、纤维化,毛细血管后微静脉增加
- 厚斑块期(深在)
  - ○ 大量脑回样淋巴细胞在表皮下层呈致密的带状浸润
  - ○ 表皮内浸润更加显著伴
    - 表皮内成簇的细胞及 Pautrier 微脓肿形成
- 肿瘤期
  - ○ 真皮浸润更加弥漫、显著
    - 肿瘤细胞体积范围由小到大
  - ○ 可缺乏表皮内浸润
  - ○ 大细胞转化
    - 常发生在肿瘤期
    - 大细胞数量占比≥25%
    - CD30 可(+);细胞增殖活性高(Ki-67)
- MF 变异型
  - ○ 佩吉特样网状细胞增多症
    - 表皮内肿瘤性 T 细胞增生
    - 中等或大的肿瘤细胞,异型性,偶有脑回样核
    - CD4(+),CD8(-),或 CD4(-),CD8(-)
    - 常 CD30(+);Ki-67>30%
  - ○ 嗜毛囊型 MF (首脑型 MF)
    - 异型淋巴细胞浸润毛囊
    - 浸润扩散至表皮
    - 常和黏液产生有关(黏液样变性)
  - ○ 嗜汗腺型 MF
    - 异型淋巴细胞浸润增生的外分泌导管及腺体
    - 常有大量嗜酸性粒细胞浸润
  - ○ 肉芽肿型皮肤松弛症
    - 真皮内致密的肉芽肿形成
      - □ 与异型的 T 淋巴细胞、巨噬细胞混合,常有较多的多核巨细胞

- 肿瘤浸润常破坏弹力组织;±上皮内淋巴细胞浸润
- CD4(+),CD8(-)

淋巴结的组织学特征

- 最好在受累皮肤引流区域的淋巴结取活检,或取 FDG-PET 检查发现的最高摄取值的淋巴结
- MF 早期侵犯(N1 或 N2)
  - ○ 淋巴结结构完好
  - ○ 皮病性淋巴结肿大常见
  - ○ 脑回样淋巴细胞缺失或单个散在,或呈小巢状
- 辅助检查对证实 MF 累及淋巴结很重要
  - ○ 流式细胞术免疫表型
  - ○ TCR 基因重排检测
- MF 广泛累及(N3)
  - ○ 淋巴结内肿瘤明显浸润或结构完全被破坏
  - ○ 可有大细胞转化

细胞学特征

- 小到中等大的淋巴细胞
- 脑回样核轮廓及染色质浓集

辅助检查

免疫组织化学

- CD2(+),CD3(+),CD5(+),βF1(+)
- CD7 常丢失(在所有疾病阶段)
- CD4(+),CD8(-)
  - ○ 少数患者 CD4(-),CD8(+)
- CD45/LCA(+),CLA(+),CD52(+),CD25(-/+)
- CD30(+/-),常为大细胞表达

流式细胞术

- 可以在皮肤、外周血、淋巴结或其他组织样本中进行检测
- 流式细胞术检查项目应包括
  - ○ CD2、CD3、CD4、CD5、CD7
  - ○ CD8、CD25、CD26、TCRαβ、TCRγδ
- CD4:CD8比值常增加
- 典型的免疫表型:CD3(+),CD4(+),CD5(+),CD8(-),TCRαβ(+)
- 常见的异常免疫表型
  - ○ CD26(-),CD7 减弱或丢失
  - ○ CD2、CD3、CD4、CD5 表达减弱
- Vβ 分析评估克隆性改变
  - ○ 可明确克隆性并定量克隆性 T 细胞
  - ○ 可用来评估治疗反应

基因学检查

- TCR 基因单克隆性重排
- 无 IGH 单克隆性重排证据
- 部分患者 CDKN2A(P16)或 PTEN 失活
- 部分患者存在复杂染色体核型

MF 的 TMNB 分期

肿瘤分期 (T)

T1 : 局限斑片 , 丘疹和/或斑块 <10% 皮肤面积 , 可进一步分为 T1a (仅有斑片) 和 T1b (斑块±斑片)

T2 : 斑片、丘疹或斑块 >10% 皮肤面积 , 可进一步分为 : T2a (仅有斑片) 和 T1b (斑块±斑片)

T3 : ≥1 个肿块 (直径 >1cm)

T4 : 红斑融合覆盖身体 80% 的表皮

皮肤外病变* (内脏受累) (M)

M0 : 无内脏器官受累

M1 : 内脏受累 (必须有明确的病理改变)

* 即使无活检明确 , 脾大意味着内脏受累 ; * 骨髓受累不能认为是内脏受累

淋巴结分期* (淋巴结最大径 >1.5cm) (N)

N0 : 临床未发现异常外周淋巴结 ; 不需要活检

N1 : 皮病性淋巴结肿大 ; 无或少数散在异型脑回样细胞 , 核 >7.5μm

N2 : 皮病性淋巴结肿大 ; 异型脑回样细胞成簇聚集 , 核 >7.5μm , 淋巴结结构尚存

N3 : 由于大量或成片异型淋巴细胞浸润 , 淋巴结结构部分或全部消失

血液分期** (B)

B0 : 缺乏明确血液受累的证据 : 外周血异型淋巴 (Sézary) 细胞 ≤5%

B1 : 低肿瘤负荷 , 外周血异型淋巴细胞 >5% 但 <1×10^9/L 或者 ≥1×10^9/L ; 无克隆性

B2 : 高肿瘤负荷 , 异型淋巴 (Sézary) 细胞 ≥1×10^9/L 伴克隆性检测阳性

* 只有活检证实为 MF 时内脏肿大才可算阳性。** 形态学判定 Sézary 细胞不敏感 ; 流式细胞术免疫表型加上 *TCR* 基因重排检测证实或 Vβ 流式细胞术分析可以更好地评估肿瘤负荷。
Olsen E , et al. *Blood.* 2007 ; 110 : 1713-22.

MF 患者临床分期 (ISCL/EORTC)

临床分期	TMNB 分类	临床表现
Ⅰ 期		
Ⅰ A 期	T1N0M0B0 或 B1	病变局限于皮肤 , 斑片、丘疹和/或斑块 <10% 皮肤面积 ; 无异常淋巴结
Ⅰ B 期	T2N0M0B0 或 B1	病变局限于皮肤 , 斑片、丘疹和/或斑块 >10% 皮肤面积 ; 无异常淋巴结
Ⅱ 期		
Ⅱ A 期	T1 或 T2N1 或 N2M0B0 或 B1	皮肤有斑片、丘疹、斑块病变 , 无或伴有早期淋巴结受累
Ⅱ B 期	T3N0 到 N2M0B0 或 B1	皮肤有斑片、丘疹、斑块病变 , ≥1 个肿瘤 (>1cm) , 无或伴有早期淋巴结受累
Ⅲ 期		
Ⅲ A 期	T4N0 到 N2M0B0	皮肤受累伴红皮病 , 无或伴有早期淋巴结受累 , 无血中肿瘤负荷 (<5%Sézary 细胞)
Ⅲ B 期	T4N0 到 N2M0B0	皮肤受累伴红皮病 , 无或伴 (N1-N2) 早期淋巴结受累 , 低血中肿瘤负荷 (>5% 但 <1×1 000/μL Sézary 细胞)
Ⅳ 期		
Ⅳ A1 期	T1 到 T4N0 到 N2M0B2	高肿瘤负荷 (≥1×1 000/μL Sézary 细胞) , 无或伴有早期淋巴结受累 , 无内脏受累
Ⅳ A2 期	T1 到 T4N3M0B0 到 B2	高肿瘤负荷 (≥1×1 001/μL Sézary 细胞) , 伴广泛淋巴结受累 , 无内脏受累
Ⅳ B 期	T1 到 T4N0 到 N3M1B0 到 B2	高肿瘤负荷 (≥1×1 002/μL Sézary 细胞) , ±广泛淋巴结受累 , 伴内脏受累

* ISCL , 国际皮肤淋巴瘤协会 , EORTC , 欧洲肿瘤研究和治疗组织。
Olsen E , et al. *Blood.* 2007 ; 110 : 1713-22.

　　○ 最常见于进展期患者

基因表达谱

- 肿瘤凋亡因子信号通路相关基因失调

鉴别诊断

药物反应,炎症性皮肤病

- 淋巴细胞的嗜表皮现象(胞吐现象)与 MF 相似
- 血管周淋巴细胞浸润
- 真皮内嗜酸性粒细胞及浆细胞增多
- 角质层细胞异常角化,角化不全(+/-)

Sézary 综合征

- 红皮病性皮肤淋巴瘤的白血病期伴全身淋巴结肿大
  - 外周血、皮肤及淋巴结中的脑回样细胞呈克隆相关性
  - 外周血中发现一项或更多以下结果
    - ≥1×10⁹/L 脑回样/Sézary 细胞
    - CD4(+)细胞增多,CD4∶CD8比值>10
    - 一种或更多 T 细胞抗原丢失
- 可为原发性或 MF 红皮病期的表现

淋巴瘤样丘疹病

- 复发性、自愈性、消长反复性皮肤病变
  - 在病程不同阶段可出现丘疹、丘疹样坏死和/或结节性皮肤病变
- 常为楔形病变
- 浸润表皮内的异型小淋巴细胞具有脑回样核,与 MF 相似
- 免疫表型:T 细胞抗原(+),TCRαβ(+),TCL(+)
- 部分患者只有在获得完整的临床信息后才能做出鉴别诊断

皮肤间变性大细胞淋巴瘤

- MF 伴有大细胞转化者可一致表达 CD30,与皮肤间变性大细胞淋巴瘤相似
- 临床病史及任何部位 MF 的组织学证据对鉴别有帮助

原发性皮肤 γ/δ T 细胞淋巴瘤

- 患者常出现皮肤广泛的病变,尤其好发于四肢
- 患者常有真皮深层或皮下组织的肿瘤,±表皮坏死及溃疡
- 病变可主要表现为表皮浸润,出现斑片或斑块,与 MF 相似
- 中等到大的淋巴样细胞,染色质粗
- 凋亡及坏死常见
- 淋巴细胞可浸润表皮、真皮或皮下组织
- 免疫表型
  - CD2(+),CD3(+),CD7(+/-),CD56(+),TCRγδ(+)
  - 细胞毒性蛋白(+),CD30(-/+),TCRαβ(-)
  - CD4(-),CD5(-),CD8(-/+)

原发性皮肤侵袭性嗜表皮性 CD8(+)细胞毒性 T 细胞淋巴瘤

- 临床表现
  - 广泛的皮肤病变

　　○ 火山口样丘疹,结节常伴中央溃疡或坏死的肿瘤
　　○ 侵袭性临床过程,中位生存期 32 个月
- 形态学特点
  - 变化多样,从苔藓样到显著的佩吉特样表皮内浸润和表皮下层至深在结节性浸润
  - 肿瘤细胞小到中等
- 免疫表型
  - βF1(+),CD3(+),CD8(+)
  - 细胞毒性蛋白(+),CD45RA(+/-),CD2(-/+),CD7(+/-)
  - CD4(-),CD5(-),CD45RO(-)

原发性皮肤小/中等大 CD4(+)T 细胞淋巴增殖性疾病

- 临床呈惰性
  - 大多数病例表型为孤立性皮肤病变,无典型的 MF 斑片或斑块证据
- 形态学特征
  - 真皮内致密,弥漫或结节性浸润,有浸润皮下组织的倾向
  - 小到中等大多形性 T 细胞
- 免疫表型
  - CD3(+),CD4(+),CD8(-),βF1(+)

T 细胞性幼淋巴细胞白血病(T-PLL)累及皮肤

- T-PLL 可累及皮肤,常为真皮受累,但亦可见到嗜表皮现象
- 临床病史对诊断有帮助,患者常有 T-PLL 伴有外周血白细胞计数高及骨髓累及的病史
- 免疫表型:T 细胞抗原(+),TCRαβ(+),TCL1(+)

分期

进展期提示不良预后

- 红皮病(T4)
- 外周血受累伴高肿瘤负荷(血液分期 B2)
- 淋巴结受累的组织学证据(N3)
- 内脏器官受累(M1)

参考文献

1. Ion A et al: Proteomic approaches to biomarker discovery in cutaneous t-cell lymphoma. Dis Markers. 2016:9602472, 2016
2. Muñoz-González H et al: Clinicopathologic variants of mycosis fungoides. Actas Dermosifiliogr. S0001-7310(16):30342-8, 2016
3. Whittaker S et al: How I treat mycosis fungoides and Sézary syndrome. Blood. 127(25):3142-53, 2016
4. Kiel MJ et al: Genomic analyses reveal recurrent mutations in epigenetic modifiers and the JAK-STAT pathway in Sézary syndrome. Nat Commun. 6:8470, 2015
5. Velusamy T et al: A novel recurrent NPM1-TYK2 gene fusion in cutaneous CD30-positive lymphoproliferative disorders. Blood. 124(25):3768-71, 2014
6. Vonderheid EC et al: Prognostic factors and risk stratification in early mycosis fungoides. Leuk Lymphoma. 55(1):44-50, 2014
7. Feng B et al: Flow cytometric detection of peripheral blood involvement by mycosis fungoides and Sézary syndrome using T-cell receptor Vbeta chain antibodies and its application in blood staging. Mod Pathol. 23(2):284-95, 2010
8. Olsen E et al: Revisions to the staging and classification of mycosis fungoides and Sezary syndrome: a proposal of the International Society for Cutaneous Lymphomas (ISCL) and the cutaneous lymphoma task force of the European Organization of Research and Treatment of Cancer (EORTC). Blood. 2007 Sep 15;110(6):1713-22. Epub 2007 May 31. Review. Erratum in: Blood. 111(9):4830, 2008

MF:基底层淋巴细胞

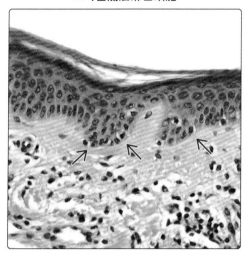

MF:早期斑片期

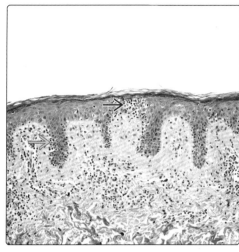

(左)显示 MF 斑片早期改变。高倍镜图示脑回样淋巴细胞沿着表皮基底层分布➡。(右)MF 斑片期显示异型淋巴细胞表皮内(嗜表皮性➡)分布,主要沿基底层分布,也有在表皮内灶性分布➡,又称 Pautrier 微脓肿

MF:斑片晚期

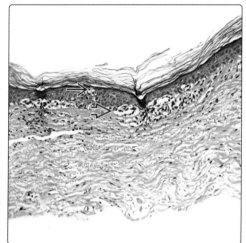

Pautrier 微脓肿

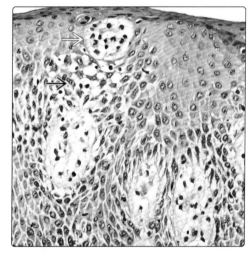

(左)MF 斑片晚期及早期斑块期显示表皮内异型淋巴细胞簇➡。此外,在真皮及表皮交界处有异型细胞浸润➡。(右)Pautrier 微脓肿➡是指表皮内脑回状淋巴细胞聚集。Pautrier 微脓肿是斑块期 MF 的特征性表现,但并不特异,在其他类型皮肤淋巴瘤中亦可出现。本例皮肤出现中度的海绵变性➡,这种表现在 MF 中并不常见

MF:儿童患者

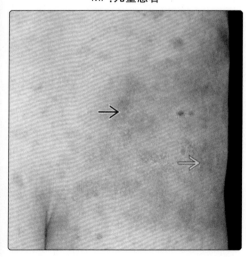

MF:儿童患者的斑块

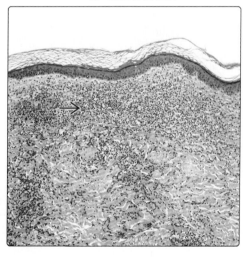

(左)MF 可以发生在儿童,高倍图像与成人病变相似。本例臀部可见多发斑片➡及斑块➡。(右)臀部皮肤活检组织学显示真皮内致密的淋巴细胞浸润➡,与斑片病变一致

MF:大细胞 CD3(+)

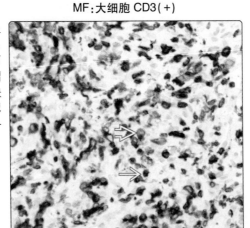

Pautrier 微脓肿:CD4(+)

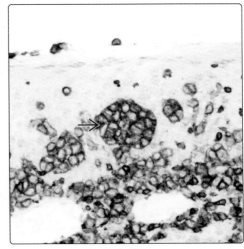

（左）MF 伴大细胞转化累及皮肤。大细胞➡ CD3(+)，小淋巴细胞➡对 CD3 也有反应，似乎为反应性非肿瘤性淋巴细胞。（右）MF 斑块期，表皮内异型脑回样淋巴细胞 CD4(+)，可见 Pautrier 微脓肿➡

MF:CD7 丢失

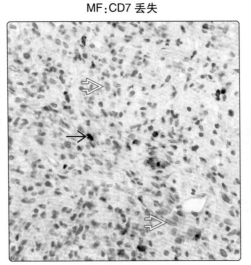

MF:CD30(+)

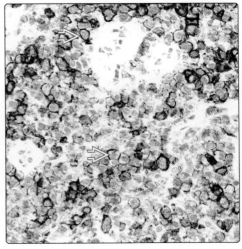

（左）MF 伴大细胞转化累及真皮。大肿瘤细胞➡ CD7(-)。非肿瘤性反应性小细胞阳性➡。（右）MF 伴大细胞转化累及真皮。大肿瘤细胞 CD30(+)➡。大细胞转化出现在部分 MF 患者的部分细胞中

伴有溃疡的 MF 肿瘤期

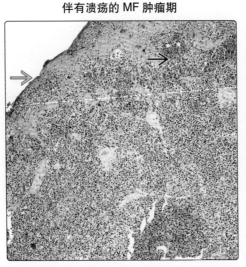

大细胞转化

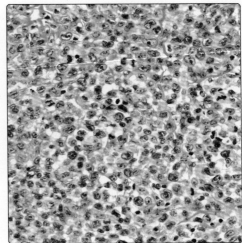

（左）MF 肿瘤期以弥漫及显著的真皮浸润为特点➡。可出现真皮内出血➡。（右）MF 转化浸润真皮显示片状增生的大细胞，伴多形性和泡状染色质。大细胞转化标准是 >25%淋巴瘤细胞为大细胞

MF：嗜毛囊型

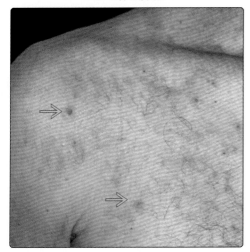

MF：嗜毛囊型

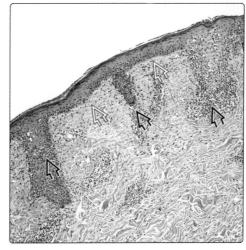

（左）嗜毛囊型 MF 患者临床表现。可见覆毛的皮肤上散在斑片➡。（右）嗜毛囊型 MF。图示淋巴细胞浸润围绕毛发毛囊➡，毛囊间皮肤完好➡

MF：嗜毛囊型淋巴细胞

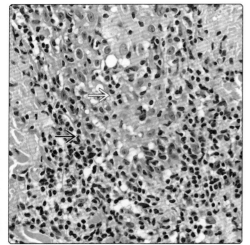

异常淋巴细胞：毛囊

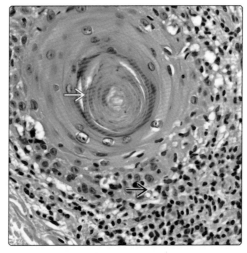

（左）嗜毛囊型 MF 显示异型淋巴细胞浸润毛囊➡并包绕毛囊上皮。（右）一个角化的毛囊➡内见异型淋巴细胞➡浸润，这也是嗜毛囊型 MF 的特征性病变

MF：嗜汗腺型

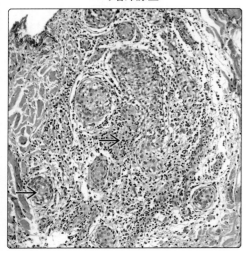

MF：小汗腺

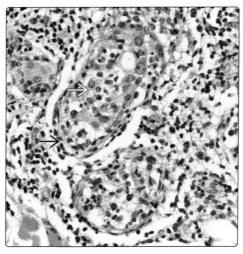

（左）一例嗜汗腺型 MF 患者，病变显示淋巴细胞主要浸润小汗腺➡。淋巴瘤细胞可以与或不与汗腺细胞混合。（右）一例嗜汗腺型 MF 病变显示脑回状核小淋巴细胞➡浸润并围绕小汗腺➡

MF:肉芽肿型

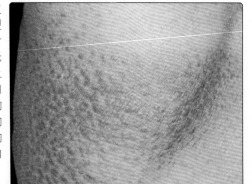

肉芽肿型皮肤松弛症

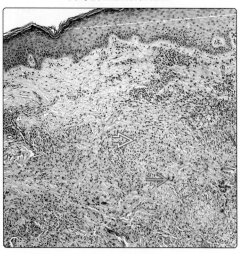

(左)图示一例患者腋窝皮肤肉芽肿型 MF/肉芽肿型皮肤松弛症。病变为斑片期,在拍摄此临床图像时无皮肤松弛,然而,组织学上可见肉芽肿性炎。(右)肉芽肿型皮肤松弛症是 MF 的一个变异型。此图显示的是进展期病变,可见密集的淋巴细胞➡浸润伴真皮内多核巨细胞浸润➡

肉芽肿型 MF

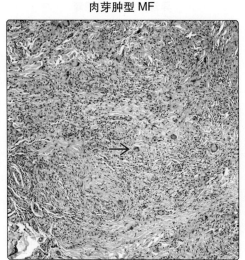

MF:多核巨细胞

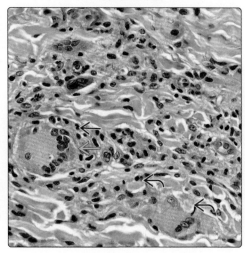

(左)肉芽肿型皮肤松弛症。图示真皮深层密集的淋巴细胞浸润伴大量多核巨细胞➡。(右)肉芽肿型皮肤松弛症伴有 20~30 个核的多核巨细胞➡。一些多核巨细胞的核位于胞质的外围。可见弹力纤维吞噬现象➡。巨细胞之间的淋巴细胞➡体积小,异型性不明显

佩吉特样网状细胞增多症

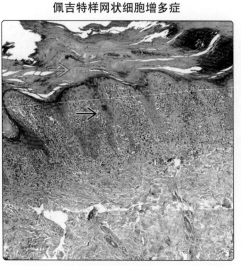

表皮内淋巴细胞

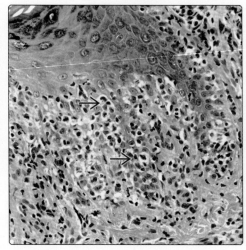

(左)佩吉特样网状细胞增多症是一种生长缓慢、银屑病样顽固性斑片或斑块,通常发生于远端肢体。可见过度角化及表皮硬化➡。淋巴细胞主要浸润表皮➡,因此命名为佩吉特样。(右)佩吉特样网状细胞增多症,以表皮内异型淋巴细胞浸润为特点。本例大部分淋巴细胞沿表皮基底层分布,注意很多细胞有核周空晕➡

佩吉特样网状细胞增多症:CD3(+)

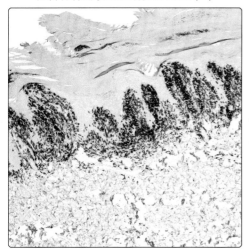

佩吉特样网状细胞增多症:CD8(+)

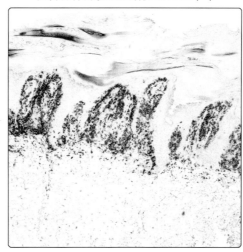

(左)佩吉特样网状细胞增多症活检样本。异型淋巴细胞 CD3(+)且广泛取代表皮。(右)佩吉特样网状细胞增多症,淋巴细胞 CD8(+)且广泛取代表皮,因此称佩吉特样

MF:非典型淋巴细胞

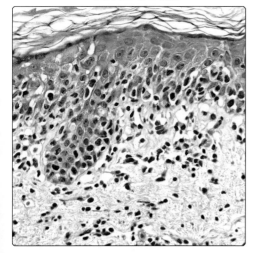

MF:CD8(+)

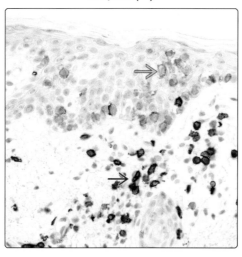

(左)本例 MF 表达 CD8,然而表皮内浸润散在,不如在佩吉特样网状细胞增多症中致密。与原发性皮肤侵袭性嗜表皮性 CD8(+)细胞毒性 T 细胞淋巴瘤区别有赖于临床表现。(右)本例为典型的 MF CD8(+)。免疫组织化学检测 CD8 示在表皮内肿瘤细胞中染色较弱➡,而在真皮内的反应性非肿瘤性淋巴细胞➡染色较强

皮病性淋巴结炎

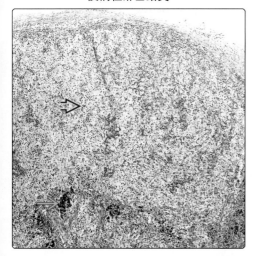

MF:LN1 期

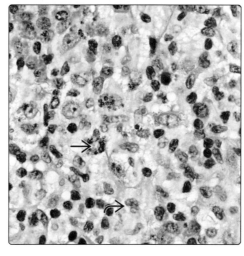

(左)MF 患者淋巴结活检标本,可见显著的皮病性改变,特征为副皮质区增生➡,见吞噬黑色素的组织细胞➡。(右)淋巴结活检标本,可见交指状树突细胞➡朗格汉斯细胞及吞噬黑色素的组织细胞➡。未发现异型淋巴细胞。本例淋巴结组织学无 MF 证据(LN1)

MF LN1 期

MF N3 期

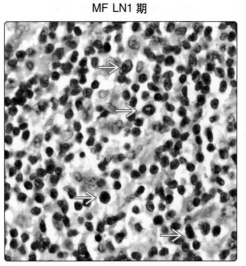

(左)MF 患者淋巴结活检显示散在的大而异型的细胞➜;组织学分期为 N1 或 LN1。(右)MF 患者淋巴结活检显示片状肿瘤细胞⇾[根据国际皮肤淋巴瘤协会(ISCL)／欧洲癌症研究与治疗组织(EORTC)分期为 N3 期]根据 NCI 分期为 LN4 期

MF:骨髓活检

MF:骨髓针吸细胞学

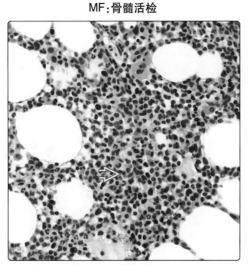
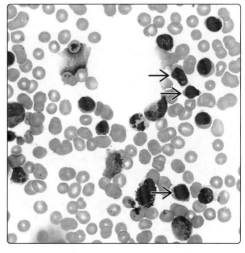

(左)MF 累及骨髓少见。当骨髓受累时,肿瘤常常为小梁间区浸润⇾。(右)骨髓涂片显示散在异型小到中等大的淋巴细胞⇾,与 MF 累及骨髓一致

Sézary 细胞:外周血

MF 细胞:外周血

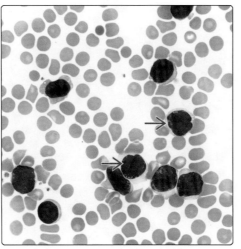
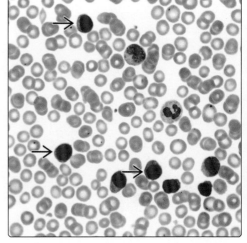

(左)外周血涂片显示大量大的脑回样(Sézary)细胞⇾,与 MF 白血病期一致(故称继发性 Sézary 综合征)。(右)MF 患者外周血涂片显示淋巴细胞血症。淋巴细胞体积小,核圆形⇾,缺乏典型的脑回样 Sézary 细胞特征。这些细胞曾被称为 Lutzner 细胞。流式细胞术检查及分子检查确定这些淋巴细胞为单克隆性

正常 CD4∶CD8比值∶流式细胞术

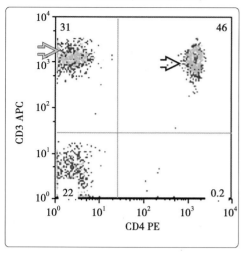

血 MF∶异常 CD4(+)

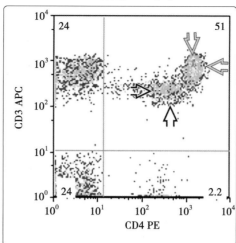

(左)正常外周血分析显示所分析细胞 46%为 CD4(+)细胞➡,而 31%为 CD3(+)/CD4(−)细胞,与 CD8(+)细胞数量一致➡。CD4∶CD8比值(46∶31 或 1.5∶1)正常。(右)对淋巴结淋巴细胞悬浮液进行流式细胞术分析,发现一个异常 T 淋巴细胞亚群[CD3(弱+),CD4(弱+)]。非肿瘤性反应性 CD4(+)细胞为 CD3 及 CD4 强表达➡(Courtesy J. Jorgensen,MD.)

流式细胞术∶异常 CD4(+)

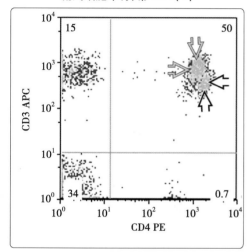

正常 CD26 表达∶血

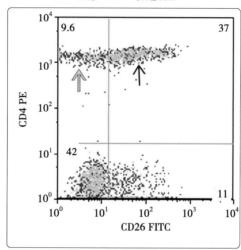

(左)MF 患者淋巴结流式细胞术分析发现两个亚群∶异常 T 细胞➡[CD3(弱+),CD4(强+)]。免疫表型分析可见正常 T 细胞[CD3(强+),CD4(弱+)➡]。(右)外周血分析显示 CD4(+)T 细胞中 CD26 为正常表达。图示 37%的细胞表达 CD4 和 CD26➡,而 9.6%表达 CD4 但不表达 CD26➡。外周血中 MF 细胞常丢失 CD26(Courtesy J. Jorgensen,MD.)

流式细胞术∶骨髓

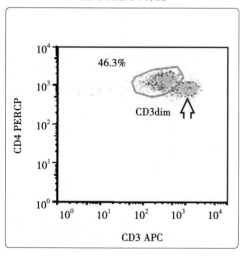

流式细胞术,克隆性分析

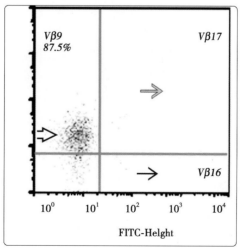

(左)MF 患者骨髓流式细胞术检查发现两个亚群∶一个异常 T 细胞亚群[CD3(弱)粉线圈出]和一个反应性非肿瘤性 CD4(+)细胞亚群,此群细胞 CD3(强+)➡。(右)流式细胞术 Vβ 分析证实 87.5%的细胞表达 Vβ9,与限制性表达一致➡,此外还发现 Vβ16➡与 Vβ17➡为阴性。(Courtesy J. Jorgensen,MD.)

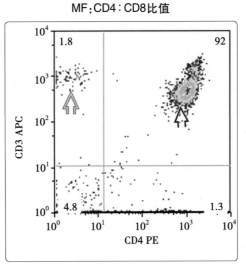

MF:CD4:CD8比值

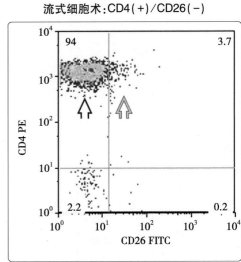

流式细胞术:CD4(+)/CD26(−)

(左)MF 患者外周血(PB)分析显示 92% 的细胞为 CD4(+)/CD3(+)➡,而 1.8% 细胞为 CD3(+)/CD4(−)➡,与 CD8(+)细胞一致,故 CD4:CD8 比值明显升高。(右)MF 患者 PB 分析显示 3.7% 细胞表达 CD26➡,而 94% 细胞为 CD26(−)/CD4(+)➡,支持 MF 累及 PB 的诊断(Courtesy J. Jorgensen,MD.)

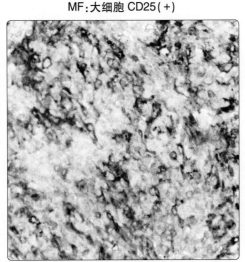

MF:大细胞 CD25(+)

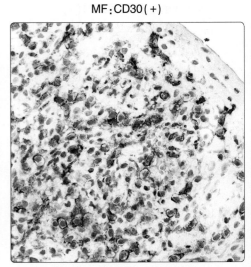

MF:CD30(+)

(左)伴大细胞转化的 MF 累及皮肤,大细胞表达 CD25(+)。CD25 表达可作为潜在的治疗靶点。(右)免疫组织化学标记显示,该 MF 患者散在大细胞 CD30 阳性。MF 中 CD30 表达可作为抗 CD30 单抗免疫治疗靶点

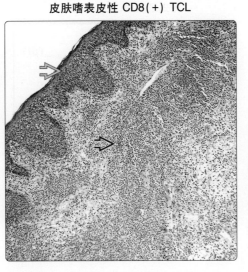

皮肤嗜表皮性 CD8(+) TCL

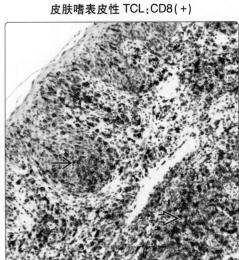

皮肤嗜表皮性 TCL:CD8(+)

(左)原发性皮肤侵袭性嗜表皮性 CD8(+)细胞毒性 T 细胞淋巴瘤(TCL),可见显著的表皮➡及致密的真皮➡浸润。(右)图示淋巴瘤细胞 CD8(+),表皮内可见显著的佩吉特样➡浸润,真皮内见致密淋巴细胞浸润➡

淋巴瘤细胞佩吉特样播散

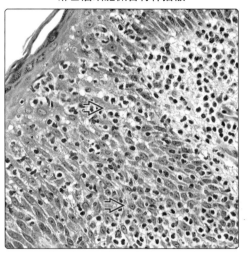

皮肤嗜表皮性 CD8（+）CTL

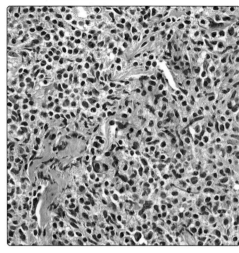

（左）原发性皮肤侵袭性嗜表皮性 CD8（+）TCL，显示淋巴瘤细胞体积小到中等，核不规则，呈佩吉特样浸润表皮➡。（右）原发性皮肤侵袭性嗜表皮性 CD8（+）TCL，图示淋巴瘤细胞中等大小，核不规则、深染

LyP A 型

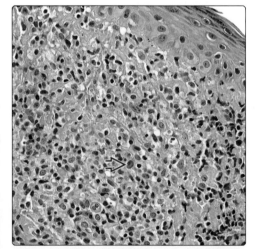

LyP A 型：CD30

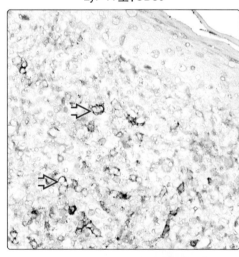

（左）原发性皮肤 CD30（+）T 细胞淋巴组织增殖性疾病，与淋巴瘤样丘疹病（LyP）A 型表现一致。真皮内浸润细胞为混合性小淋巴细胞、组织细胞及散在形似霍奇金淋巴瘤的大细胞➡。（右）免疫组织化学抗 CD30 抗体标记大细胞➡散在分布于大量反应性的细胞中，与经典型霍奇金淋巴瘤相似

C-ALCL

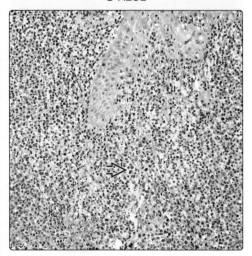

C-ALCL：CD30（+）

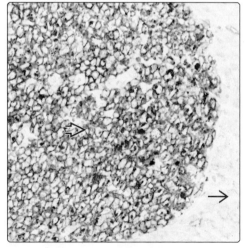

（左）原发性皮肤间变性大细胞淋巴瘤（C-ALCL），以大间变细胞片状增生➡为特点。一些 MF 伴大细胞转化的病例可出现一致的 CD30（+），与 C-ALCL 难以区分，有 MF 病史或任何部位的 MF 形态学证据，则倾向诊断 MF 伴大细胞转化而非 C-ALCL。（右）间变性大细胞一致表达 CD30➡，无表皮内浸润➡

要　点

基本概念

- Sézary 综合征(SS)包括三联征
  - 红皮病
  - 外周血中 Sézary 细胞计数 $\geqslant 1 \times 10^9/L$
  - 全身淋巴结肿大
- 皮肤、血液及淋巴结出现克隆性相关的淋巴瘤细胞

临床特征

- 大部分患者表现为原发
- 可以先于蕈样肉芽肿病(MF)发生
  - 病例可被诊断为先于 MF 发生的 SS
- 皮肤:顽固性瘙痒和全身性红皮病伴水肿(≥80%的皮肤表面)
- 皮肤外累及部位
  - 淋巴结、肺、肝、脾
  - 骨髓很少受累
- 大多数治疗手段无法治愈,只能缓解症状
- 同种异体造血干细胞移植伴全身皮肤放疗可治愈

- 预后较差:中位生存期<2.5 年

镜下特征

- 外周血中脑回样核细胞
- 皮肤改变与 MF 非常相似
- 淋巴结部分或全部受累

辅助检查

- 免疫组织化学或流式细胞术检测全 T 细胞抗原(+),TCR-αβ (+)
  - CD4(+),CD8(−)
- 多于一种 T 细胞抗原的表达丢失或低表达

鉴别诊断

- 非肿瘤性红皮病
- 成人 T 细胞白血病/淋巴瘤
- T 细胞性幼淋巴细胞白血病
- 皮肤白血病(尤其单核细胞白血病)

SS:红皮病

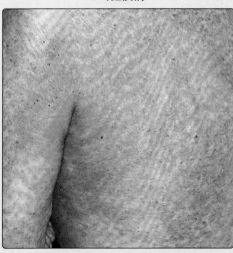

SS:腹股沟淋巴结肿大

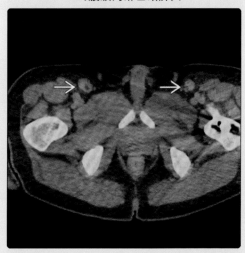

(左)SS 患者皮肤表现为红皮病。图示患者背部及左臂皮肤。该病例表现为原发性 SS,缺乏 MF 典型的斑片期、斑块期及肿瘤期。(右)PET 检查显示 SS 患者多个腹股沟淋巴结➡及全身淋巴结肿大

SS:脑回样淋巴细胞

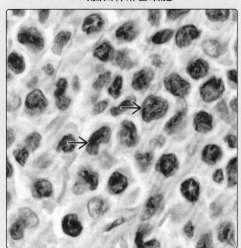

SS:外周血

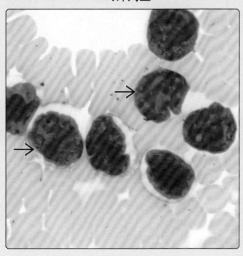

(左)在 SS 患者淋巴结中发现中等大小的脑回样核异型淋巴细胞⊟。(右)血涂片示中等大小的脑回样核折叠伴胞质稀少的 Sézary 细胞⊟。外周血中 Sézary 细胞计数 $\geqslant 1 \times 10^9/L$ 方符合 SS 的诊断标准

术语

缩写

- Sézary 综合征(Sézary syndrome, SS)

同义词

- 红皮病型皮肤 T 细胞淋巴瘤(erythrodermic cutaneous T-cell lymphoma, E-CTCL)

定义

- SS 包括三联征
  - 红皮病
  - 全身淋巴结肿大
  - 外周血中 Sézary 细胞计数≥$1×10^9$/L 伴有
    - CD4(+)T 细胞增多且 CD4∶CD8>10
    - 一种或更多 T 细胞抗原的丢失
  - 皮肤、血液及淋巴结出现克隆性相关的淋巴瘤细胞

病因学/发病机制

不明

- 遗传、感染因素或环境暴露
  - 细菌超抗原可能发挥作用

临床特征

流行病学

- 发病率
  - 占皮肤 T 细胞淋巴瘤的 5%
- 年龄
  - 成人,平均年龄为 60 岁(范围:45~70 岁)
- 性别
  - 男∶女=1.5∶1
- 种族
  - 黑人发病率为白人的 2 倍

表现

- 大部分患者表现为原发
  - 继发性 SS 都有 MF 发病史
- MF 与 SS 的临床分期均按照 TNMB 分期
- 可发生在前驱阶段之前
  - 瘙痒或非特异性皮炎
- 可发生于 MF 之前
  - 患者必须符合 SS 的血液学诊断标准(T4B2)
  - 这些患者诊断为发生于 MF 之前的 SS
    - 来自国际皮肤淋巴瘤学会的建议
- 皮肤:顽固性瘙痒和全身性红皮病伴水肿(≥80%的皮肤表面)
  - 与脱发、睑外翻及狮面外观有关
  - 指甲营养不良、足底角化过度及重度皲裂疼痛
  - 继发性细菌感染
  - 有些患者出现明显的光敏性
    - 与慢性光化性皮炎相似
- 皮肤外累及部位
  - 淋巴结
  - 肝、肺、脾、中枢神经系统及其他器官
  - 骨髓很少受累
- 继发性恶性肿瘤的发生风险增加,尤其是淋巴瘤
  - 可能由于正常循环血液中 CD4(+) T 细胞水平减少导致
- 嗜酸性粒细胞增多综合征很少与 SS 相关
  - 可能导致终末器官功能障碍

实验室检查

- 检测项目包括
  - 全血细胞计数及分类
  - 肝肾功能检查、电解质和乳酸脱氢酶(LDH)
  - 病毒血清学检测
    - 人类嗜 T 淋巴细胞病毒-1(HTLV-1)、HIV、乙型肝炎病毒
- 外周血的流式细胞术免疫表型可用于
  - 通过分析 Vβ 链来确认克隆性
  - 检测免疫表型的突变
- TCR 基因的分子分析以评估其克隆性

治疗

- 大多数治疗手段无法治愈,只能缓解症状
  - 体外光免疫疗法
  - 贝沙罗汀(类维生素 A)
  - 甲氨蝶呤
  - 伏立诺他(组蛋白脱乙酰酶抑制剂)
  - 阿仑单抗(CD52 单抗)
  - 地尼白介素(抗 CD25 IL-2 白喉融合蛋白)
  - 大剂量化疗
    - 依托泊苷、长春新碱、多柔比星、环磷酰胺、泼尼松
  - 化疗后的自体造血干细胞移植
    - 可以缓解症状,但早期复发常见
- 全身皮肤电子束照射联合非清髓异体造血干细胞移植
  - 有治愈的可能性

预后

- 较差,中位生存期<2.5 年
  - 预后不良的预测因素
    - 高龄
    - 血清 LDH 水平升高

影像学

一般特征

- 高摄取值的全身淋巴结病

镜下特征

组织学特征

- 皮肤
  - 与 MF 变化相似
  - 约 2/3 的 SS 患者的皮肤活检结果可帮助诊断
  - 嗜表皮性表现不一
    - 一些活检标本中可能没有
    - 非典型细胞主要存在于真皮中,通常在血管周围
  - 肿瘤细胞大小不一
    - 细胞群通常比 MF 更单一
  - 约 1/3 的患者仅有非特异性变化,无异常淋巴细胞
    - 单靠组织学标准不能与非肿瘤性红皮病区分开
- 骨髓
  - 通常不累及或很少累及
  - 当骨髓受累时,Sézary 细胞浸润较分散
    - 以间质浸润为主,通常为片状

淋巴结

- 受累淋巴结表现为部分或全部正常结构的破坏
  - 致密、单一的 Sézary 细胞浸润
  - 经常出现被膜浸润或结外浸润
- 经常出现皮病性淋巴结肿大的变化
  - 交指状树突细胞和朗格汉斯细胞增多
  - 上皮样小静脉和散在的噬黑色素细胞增加

外周血

- 脑回样核细胞(Sézary 细胞)
  - 体积可以从小到大
- 诊断标准为外周血中 Sézary 细胞计数≥$1×10^9/L$
- 小 Sézary 细胞直径<12μm
- 大 Sézary 细胞直径>14μm
- Sézary 细胞并不完全特异
  - 在反应性疾病中可见小细胞型

辅助检查

免疫组织化学

- 全 T 细胞抗原(+),TCRαβ (+)
  - 一种或更多 T 细胞抗原的表达丢失或低表达
- CD4(+),CD8(−)
- CD25(−/+),CD30(−/+),CD52(+),T-plastin (PLS3)
- Ki-67 中到高表达

流式细胞术

- CD2(+),CD3(+),CD5(+),CD7(+),TCRαβ (+)
- CD4(+),CD8(−)
- TdT (−),CD1a (−),CD10(−),B 细胞抗原(−)
- 异常免疫表型很常见,最好通过流式细胞术检测
  - CD4∶CD8增加

- 约 2/3 患者有 CD7、CD26 或其他抗原表达的丢失
  - CD2、CD3、CD4 或 CD5 表达水平的改变
- Vβ 分析可用于评估肿瘤的克隆性及肿瘤计数
  - 可用于初步诊断和监测治疗反应

基因学检查

- *TCR* 基因单克隆性重排
- T 细胞克隆性并非 SS 所特异
  - 在多达 20% 的反应性皮肤疾病中可出现 T 细胞克隆性
- 没有 *IGH* 单克隆性重排的证据
- *TP53* 或 *CDKN2A* 突变常见;部分出现 *JUNB* 扩增
- 染色质重塑/组蛋白修饰和 trithorax 家族成员的突变,例如 *ARID1A*
- 靶基因 *PLCG1*、*JAK1*、*JAK3*、*STAT3* 及 *STAT5B*(JAK/STAT) 功能获得性突变
- 没有特定的染色体异常
  - 复杂的核型很常见
  - 数量和结构异常
    - 不平衡易位高发
    - 1p、6q、10q、17p 及 19 染色体的缺失
    - 17q11.2-q25.3 及 8q24.1~8q24.3 的获得
- 异常克隆是 SS 诊断的独立血液学标准

DNA 倍体分析

- 流式细胞术检测 DNA 倍体可以识别 DNA 含量异常

鉴别诊断

假性红皮病(pseudo-E-CTCL)

- 常见原因:药物反应、红皮病性银屑病和红皮病性湿疹
  - 多种药物可导致假性红皮病
    - 抗惊厥药(乙内酰脲、苯巴比妥、卡马西平和丙戊酸钠)
    - 血管紧张素转换酶抑制剂
    - β 受体阻滞剂
    - 抗抑郁药,吩噻嗪
    - H_1/H_2 组胺受体拮抗剂
- 慢性光化性皮炎(光化性网状细胞增多症)
  - 部分是与 HIV 相关的皮肤淋巴组织增生
  - 浸润的淋巴细胞主要是 CD8(+) T 细胞
- 可能存在类似于 Sézary 细胞的循环细胞
  - 通常较小
  - 可以表现为 CD7 表达的下降
    - 没有其他免疫表型异常
  - Sézary 类似细胞在流式细胞术 Vβ 分析中通常表现为阴性
  - 可能存在小的 *TCR* 基因单克隆性重排
  - 如果 Sézary 类似细胞绝对计数≥$1×10^9/L$ 或 CD4∶CD8>10
    - 这些患者可诊断为假 SS

成人 T 细胞白血病/淋巴瘤

- HTLV 1(+),日本西南部、加勒比和中非部分地区
- 急性变异是最常见的,其特征是

- ○ 白血病期,通常白细胞计数明显升高
- ○ 皮疹和全身淋巴结肿大
- ○ 高钙血症
- ○ 频繁的机会性感染
  - 吉罗韦氏肺孢子菌肺炎
  - 粪类圆线虫
  - 新型隐球菌脑膜炎
  - 播散性带状疱疹
- 多达 50% 的成人 T 细胞白血病/淋巴瘤患者(ATLL)有皮肤的受累
  - ○ 结节或肿瘤最常见
  - ○ 红斑斑片和斑疹是第二常见的
  - ○ 3%~5% 的患者发生红皮病
  - ○ 皮肤型的 ATLL 病变局限于皮肤,无淋巴结受累或白血病
    - 属于冒烟型 ATLL
  - ○ 皮肤活检结果与 MF 或 SS 难以区分
    - 常有嗜表皮性
    - ±Pautrier 微脓肿
  - ○ ATLL 经常浸润真皮和皮下脂肪组织
  - ○ 肿瘤细胞通常中等至较大,呈多形性
- 外周血涂片见具有嗜碱性细胞质的多分叶细胞(花样细胞)
  - ○ CD3(+),CD4(+),CD5(+),CD7(-),CD25(+),FOXP3(+)
    - 提示起源于 CD4(+),CD25(+),FOXP3(+)的调节性 T 细胞
- 骨髓浸润通常是片状的,从稀疏到中等
  - ○ 即使骨髓中无淋巴瘤,破骨细胞的活性也可能显著

T 细胞性幼淋巴细胞白血病

- 累及外周血、骨髓、淋巴结、脾、肝
  - ○ 细胞通常小至中等大小
    - 胞质嗜碱、无颗粒;胞核圆形、椭圆形或明显不规则
    - 核仁通常突出;"小细胞型"中可能无核仁
  - ○ 在一些病例中,细胞核轮廓非常不规则,可以是脑回状
- 约 20% 的患者有皮肤的浸润
  - ○ 血管周围或更多弥漫性皮肤浸润,无嗜表皮性
- 淋巴结
  - ○ 弥漫浸润,常先累及副皮质区
- 免疫表型
  - ○ CD4(+)/CD8(+):约 60%
  - ○ CD4(+)/CD8(+):约 25%
  - ○ CD4(+)/CD8(+):约 15%;TCL1(+)

皮肤白血病

- 尤其是单核细胞白血病
- 约 10% 的患者发生皮肤的浸润
- 浅表和深部血管周围或真皮浸润;无嗜表皮性
- 细胞大且核质比高
- CD3(-),CD4(+),CD68(+),lysozyme(+),MPO(+),

外周 T 细胞淋巴瘤,非特指型

- 淋巴结为主的疾病

- 有时累及外周血,但白血病表现并不常见
- 偶尔有皮肤受累,但红皮病很少见

诊断依据

病理学精要

- 反应性疾病中可看到 Sézary 样细胞,尤其是小细胞型;不一定表示肿瘤细胞
  - ○ 国际皮肤淋巴瘤学会(ISCL)需要以下内容来确定 SS 的诊断
    - 外周血中 Sézary 细胞计数 ≥1×10⁹/L
    - 一种或更多 T 细胞抗原的丢失
    - CD4:CD8>10
    - 皮肤、血液及淋巴结出现克隆性相关的淋巴瘤细胞
- MF 病程中会出现红皮病,但患者通常无血液检查变化
  - ○ 未归类为 SS;是红皮病性 MF(T4 期)
- 不符合红皮病性 MF 或 SS 诊断标准的病例
  - ○ 此病例既往诊断为"前 SS";现在诊断为 E-CTCL

参考文献

1. Dulmage B et al: The biomarker landscape in mycosis fungoides and sézary syndrome. Exp Dermatol. ePub, 2016
2. Kohnken R et al: Sézary syndrome: clinical and biological aspects. Curr Hematol Malig Rep. 11(6):468-79, 2016
3. Whittaker S et al: How I treat mycosis fungoides and Sézary syndrome. Blood. 127(25):3142-53, 2016
4. Kiel MJ et al: Genomic analyses reveal recurrent mutations in epigenetic modifiers and the JAK-STAT pathway in Sézary syndrome. Nat Commun. 6:8470, 2015
5. Duvic M et al: Total skin electron beam and non-myeloablative allogeneic hematopoietic stem-cell transplantation in advanced mycosis fungoides and Sezary syndrome. J Clin Oncol. 28(14):2365-72, 2010
6. Feng B et al: Flow cytometric detection of peripheral blood involvement by mycosis fungoides and Sézary syndrome using T-cell receptor Vbeta chain antibodies and its application in blood staging. Mod Pathol. 23(2):284-95, 2010
7. Vidulich KA et al: Overall survival in erythrodermic cutaneous T-cell lymphoma: an analysis of prognostic factors in a cohort of patients with erythrodermic cutaneous T-cell lymphoma. Int J Dermatol. 48(3):243-52, 2009
8. Olsen E et al: Revisions to the staging and classification of mycosis fungoides and Sezary syndrome: a proposal of the International Society for Cutaneous Lymphomas (ISCL) and the cutaneous lymphoma task force of the European Organization of Research and Treatment of Cancer (EORTC). Blood. 110(6):1713-22, 2007. Erratum in: Blood. 111(9):4830, 2008
9. Lee CH et al: Erythrodermic cutaneous T cell lymphoma with hypereosinophilic syndrome: Treatment with interferon alfa and extracorporeal photopheresis. Int J Dermatol. 46(11):1198-204, 2007
10. Ponti R et al: T-cell receptor gamma gene rearrangement by multiplex polymerase chain reaction/heteroduplex analysis in patients with cutaneous T-cell lymphoma (mycosis fungoides/Sézary syndrome) and benign inflammatory disease: correlation with clinical, histological and immunophenotypical findings. Br J Dermatol. 153(3):565-73, 2005
11. Russell-Jones R: Diagnosing erythrodermic cutaneous T-cell lymphoma. Br J Dermatol. 153(1):1-5, 2005
12. Wang S et al: Flow cytometric DNA ploidy analysis of peripheral blood from patients with Sezary syndrome: detection of aneuploid neoplastic T cells in the blood is associated with large cell transformation in tissue. Am J Clin Pathol. 122(5):774-82, 2004
13. Vonderheid EC et al: Update on erythrodermic cutaneous T-cell lymphoma: report of the International Society for Cutaneous Lymphomas. J Am Acad Dermatol. 46(1):95-106, 2002
14. Trotter MJ et al: Cutaneous histopathology of Sézary syndrome: a study of 41 cases with a proven circulating T-cell clone. J Cutan Pathol. 24(5):286-91, 1997
15. Scheffer E et al: A histologic study of lymph nodes from patients with the Sézary syndrome. Cancer. 57(12):2375-80, 1986

SS：掌角化过度

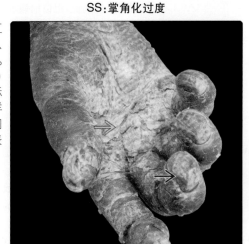

SS：皮肤受累

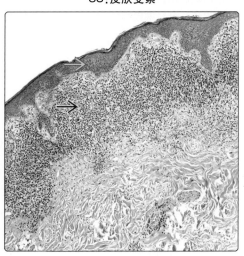

(左) SS 患者的手表现为红皮病、水肿、掌角化过度➡、皲裂和甲营养不良➡。(Courtesy C. Stanford, MD.)(右) SS 患者的皮肤活检标本显示小的、非典型淋巴样细胞呈带状在真皮内浸润➡。在此病例中偶见嗜表皮现象➡

SS：Pautrier 微脓肿

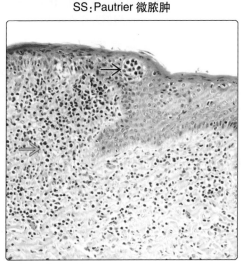

SS 中 Pautrier 微脓肿：CD4

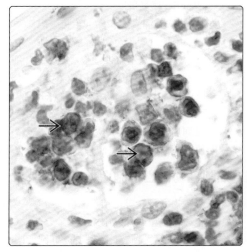

(左) SS 和红皮病患者的皮肤，表现为真皮内淋巴样细胞浸润➡及嗜表皮现象，包括 Pautrier 微脓肿➡。Pautrier 微脓肿在 SS 中比在 MF 中少见。(右) 辅助性 T 细胞标志物 CD4 的免疫组织化学染色，突显 Pautrier 微脓肿中的 Sézary 细胞➡

MF 进展而来的 SS

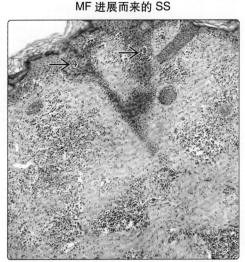

SS：CD30

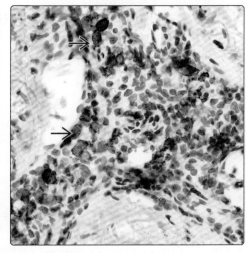

(左) 一例 MF 进展而来的 SS 患者的皮肤活检标本显示嗜表皮现象，伴多量 Pautrier 微脓肿形成➡。真皮血管周围浸润明显。(右) 从 MF 进展而来的 SS 患者的皮肤活检标本显示一些大细胞表达 CD30➡

SS:骨髓

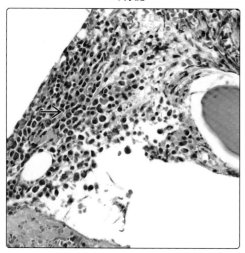

SS:骨髓印片

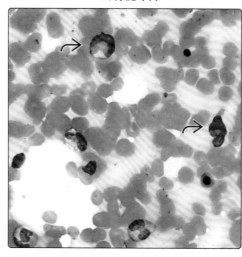

(左)SS 患者的骨髓活检标本显示局灶性和间质性淋巴细胞浸润➦。由于淋巴瘤细胞小到中等大小,所以浸润不易被观察到。(右)SS 患者的骨髓印片显示较大的非典型 Sézary 细胞➦

SS:骨髓斑片状浸润

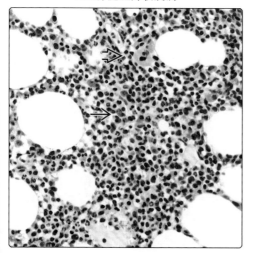

SS:小 Sézary 细胞

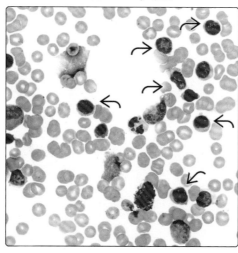

(左)SS 患者的骨髓活检标本。髓腔内见片状淋巴细胞浸润➦。邻近区域见残存三系造血细胞➦。(右)SS 患者的骨髓穿刺涂片。可见许多核轮廓不规则的小淋巴细胞,与较小的 Sézary 细胞相符➦。这些细胞也被称为 Lutzner 细胞

SS:大 Sézary 细胞

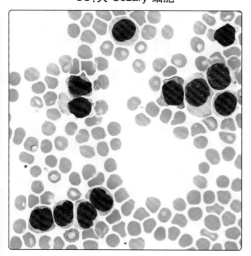

SS:中等大小细胞

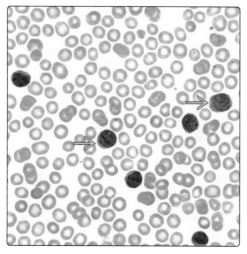

(左)SS 患者的外周血涂片。图像中的所有细胞均为大的 Sézary 细胞。含有较大 Sézary 细胞的患者比含有较小 Sézary 细胞的患者预后差。(右)SS 患者的外周血涂片显示中等大小的 Sézary 细胞➦

SS：淋巴结

SS：淋巴结侵犯

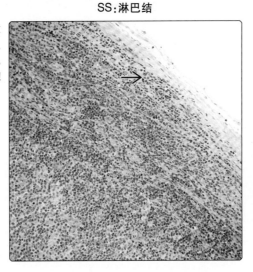

(左)SS 患者的淋巴结活检标本。低倍镜图示中等大小淋巴细胞浸润被膜➡。(右)高倍镜图示肿瘤细胞体积中等大小,核不规则

SS：皮病性淋巴结炎

SS：含有色素的组织细胞

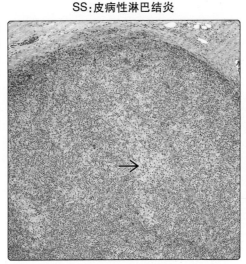

(左)SS 患者的淋巴结活检标本。淋巴结低倍镜图示片状浅染区域,与皮病性淋巴结炎表现一致➡,常见于SS 患者的淋巴结。(右)高倍镜图示含有色素的组织细胞➡与小到中等大小的淋巴细胞夹杂分布

SS：朗格汉斯细胞

SS：印片

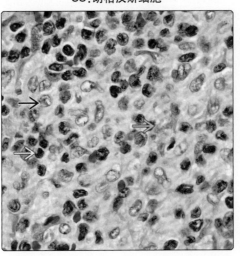
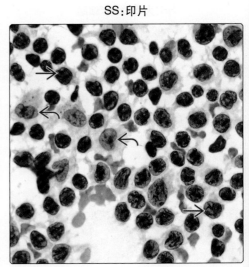

(左)SS 患者的淋巴结活检标本。图示朗格汉斯细胞➡、交指状树突细胞和含色素的巨噬细胞➡,与皮肤变化一致。Sézary 细胞➡同样存在。(右)活检淋巴结印片显示大量 Sézary 细胞➡,大多数为中等大小。还存在与朗格汉斯细胞或交指状树突细胞一致的细胞➡

ATLL:外周血

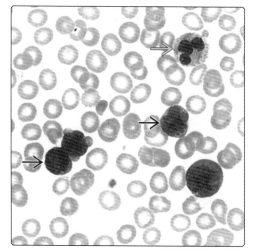

ATLL:皮肤

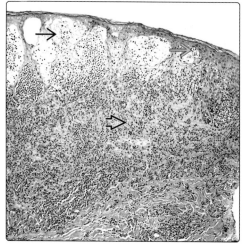

(左)外周血涂片显示 HTLV 1 相关成人 T 细胞白血病/淋巴瘤(ATLL)典型的花样肿瘤细胞。白血病细胞体积中等➡。可见中性粒细胞➡。(右)ATLL 累及的皮肤活检标本。图示表皮和真皮淋巴细胞的浸润➡,可见表皮大疱➡及嗜表皮现象➡。约 50% 的 ATLL 患者有皮肤受累

ATLL:嗜表皮

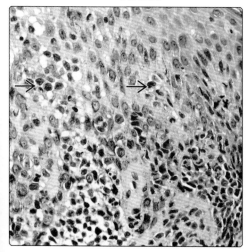

ATLL:真皮累及

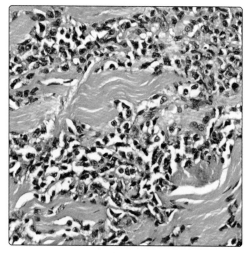

(左)ATLL 累及的皮肤活检标本。淋巴细胞体积中等至较大,并表现出嗜表皮性➡,这一特征见于约 50% 的 ATLL 病例。(右)图示淋巴细胞在真皮胶原束间浸润,细胞体积中等至较大,并具有成角的核轮廓

ATLL:CD25

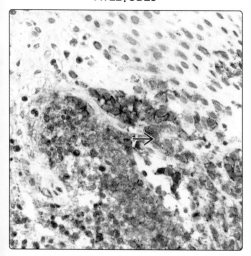

T-PLL

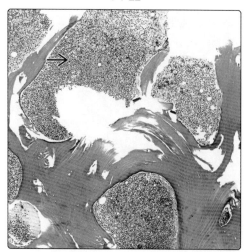

(左)ATLL 累及的皮肤活检标本。免疫组织化学图示 ATLL 细胞 CD25 强阳性➡。ATLL 的肿瘤细胞具有调节性 T 细胞的免疫表型:CD4(+),CD25(+),FOXP3(+)。(右)T 细胞性幼淋巴细胞白血病(T-PLL)患者骨髓活检标本表现为髓腔内广泛和弥漫性淋巴细胞浸润➡

T-PLL：骨髓

T-PLL：外周血

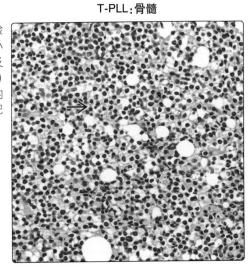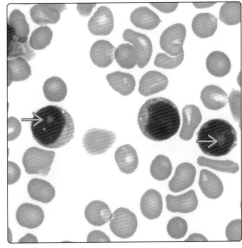

（左）T-PLL 患者骨髓活检标本。肿瘤细胞主要为小到中等大小，表现为间质及弥漫性浸润形式➡。（右）T-PLL 外周血涂片显示小的肿瘤性淋巴细胞，每个淋巴细胞都有明显的核仁➡

皮肤白血病

皮肤：急性单核细胞白血病

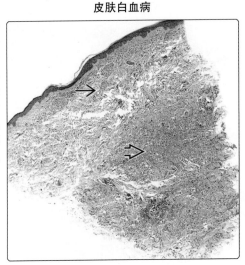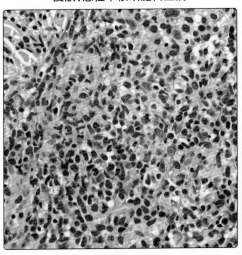

（左）急性单核细胞白血病（皮肤白血病）的皮肤活检标本。低倍镜图示肿瘤广泛累及深层真皮➡，在上层真皮可观察到血管周围肿瘤细胞的浸润➡。患者有急性单核细胞白血病史。（右）高倍镜图示浸润细胞体积中等到大，细胞核不规则

皮肤白血病：CD4（+）

皮肤白血病：CD68（+）

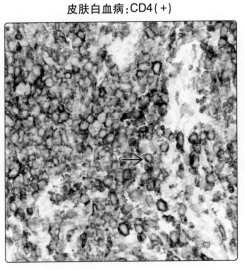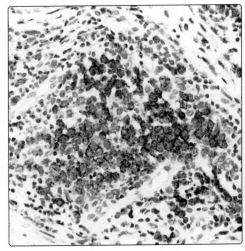

（左）急性单核细胞白血病（皮肤白血病）的皮肤活检标本。免疫组织化学图示肿瘤细胞 CD4（+）➡，支持单核细胞来源。尽管 CD4 是辅助性 T 细胞的标志物，但它也在单核细胞中表达。（右）图示肿瘤细胞 CD68 强阳性，支持单核细胞来源。CD68 在 MF 或 SS 中不表达

SS:血流式细胞术

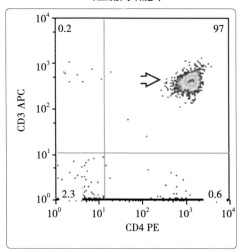

SS 流式细胞术:CD4(+)/CD26(-)

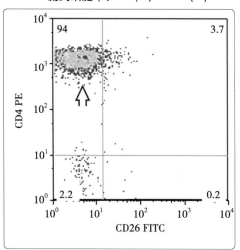

(左)SS 的外周血标本。几乎所有细胞为 CD3(+)和 CD4(+)T 细胞🠖。CD4:CD8的明显增加支持 SS 的诊断。(右)SS 的外周血标本。异常 CD4(+)T 细胞 CD26(-)🠖。正常 CD4(+)细胞大部分 CD26(+)

SS:克隆分析

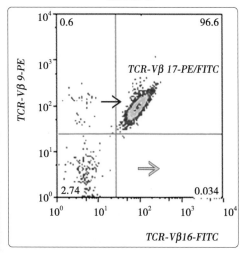

SS:CD3(弱+)

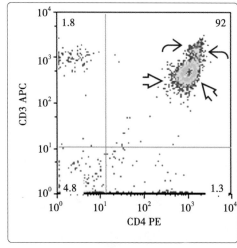

(左)SS 的外周血标本。CD4(+)Sézary 细胞显示 Vβ 17 的限制,证实了其克隆性🠖。相比之下,没有细胞与 Vβ 16 反应🠖。(右)另一例 SS 显示大量 CD3(弱+)和 CD4(弱+)细胞🠖,以及少量 CD3 和 CD4 正常表达的 CD4(+)T 细胞🠖

SS:克隆性 T 细胞

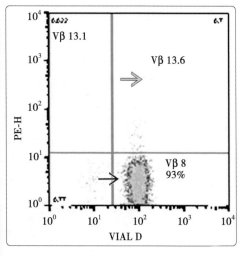

SS:缺乏 Vβ 限制性

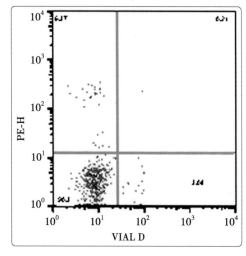

(左)SS 外周血标本。大量 CD3(弱+)和 CD4(弱+)细胞显示 Vβ 8 的限制🠖,证实免疫表型异常 T 细胞的克隆性。相比之下,很少细胞与 Vβ 13.6 反应🠖。(右)SS 的外周血标本。少量 CD3(+)和 CD4(+)细胞没有显示 Vβ 的限制,证明其为正常的 CD4(+)T 细胞。分析基于全部 24 个 Vβ

要　点

基本概念

- 原发性皮肤间变性大细胞淋巴瘤(C-ALCL):由大 T 细胞组成,超过 75% 的细胞表达 CD30
  - C-ALCL 和淋巴瘤样丘疹病(LyP)属于原发性皮肤 CD30 阳性 T 细胞淋巴组织增殖性疾病

临床特征

- 常受累部位:面部、躯干及四肢
- 孤立的局部结节或丘疹;有或无溃疡
  - 约 20% 的患者表现为多发结节或多灶病变
- 约 10% 的患者出现皮肤外播散
- 可出现自发性消退,复发常见
- 预后较好,10 年生存率约为 90%

镜下特征

- 主要位于真皮的大肿瘤细胞弥漫性浸润
  - 可以延伸到皮下脂肪组织

- 背景中有多种炎症细胞的浸润
- 大多数病例中有间变性细胞;约 20% 非间变性细胞

辅助检查

- >75% 的肿瘤细胞表达 CD30
- CD4(+),细胞毒性蛋白(+),皮肤淋巴细胞抗原(+/−)
- CD56(−/+),EMA(−),CD15(−),ALK(−)
- *TCR* 基因单克隆性重排
- 基因重排
  - 约 20% 患者有位于 6p25.3 的 *DUSP22-IRF4* 基因重排
  - 约 5% 患者有 *NPM1-TYK2* 基因重排

主要鉴别诊断

- 淋巴瘤样丘疹病,C 型
- 蕈样肉芽肿病的大细胞转化
- ALK 阴性间变性大细胞淋巴瘤皮肤累及
- 外周 T 细胞淋巴瘤,非特指型

原发性 C-ALCL

广泛累及

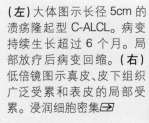
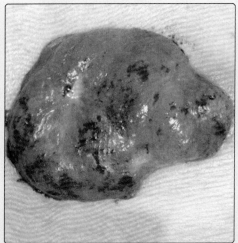
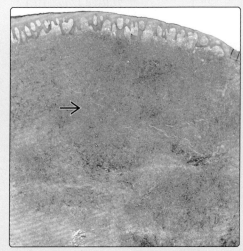

(左)大体图示长径 5cm 的溃疡隆起型 C-ALCL。病变持续生长超过 6 个月。局部放疗后病变回缩。(右)低倍镜图示真皮、皮下组织广泛受累和表皮的局部受累。浸润细胞密集➡

C-ALCL:大细胞

C-ALCL:CD30

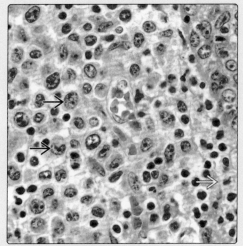
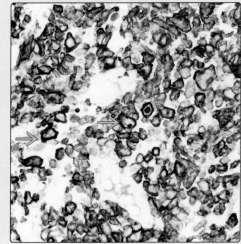

(左)高倍镜图示 C-ALCL 由大量多形性细胞➡组成,核分裂象易见➡。(右)免疫组织化学图示肿瘤细胞一致强表达 CD30 ➡

术语

缩写

- 原发性皮肤间变性大细胞淋巴瘤（primary cutaneous anaplastic large cell lymphoma，C-ALCL）

同义词

- 原发性皮肤 CD30 阳性淋巴组织增殖性疾病

定义

- 皮肤淋巴瘤由大 T 细胞组成，超过 75% 的细胞表达 CD30
  - C-ALCL 和淋巴瘤样丘疹病（LyP）属于原发性皮肤 CD30 阳性 T 细胞淋巴组织增殖性疾病

病因学/发病机制

不明

- 可能为 CD30/TRAF1/IRF-4 激活诱导 NF-κB 的上调
- 其他可能因素
  - 病毒感染，降低了免疫监测
  - 慢性抗原刺激，免疫抑制药物的直接致瘤作用
- 基因表达谱未能清楚区分 C-ALCL 和 ALK(−)ALCL
  - 归巢趋化因子受体表达的增加可能在将 C-ALCL 限制在皮肤中发挥作用

临床特征

流行病学

- 年龄
  - 平均年龄：60 岁
- 性别
  - 男：女 =(2~3)：1

部位

- 常受累部位：面部、躯干、以及四肢

表现

- 孤立的局部结节或丘疹；有或无溃疡
  - 约 20% 的患者表现为多发结节或多灶病变
- 约 10% 的患者出现皮肤外播散
  - 局部淋巴结，很少累及内脏
- 疾病持续，除非切除或放疗
  - 部分或全部可自发性消退，不常发生
  - 经常反复

治疗

- 局部结节的放疗
- 低剂量甲氨蝶呤治疗多灶性病变
- 皮肤外肿瘤需要全身化疗
- 维布妥昔单抗（澳瑞他汀 E-抗 CD30/SGN-35）用于治疗难治性病例

预后

- 预后较好，10 年生存率可达 90%
- 局灶性皮肤病变与多灶性皮肤病变患者的预后相似

镜下特征

组织学特征

- 大的肿瘤细胞主要在真皮内弥漫性浸润
  - 可以延伸到皮下脂肪组织
  - 表皮受累，有或无溃疡
- 有多种炎症细胞的浸润
  - 反应性 T 细胞、组织细胞、嗜酸性粒细胞和中性粒细胞
  - 病变部位活检可观察到嗜酸性粒细胞丰富或中性粒细胞丰富（化脓性）

细胞学特征

- 约 80% 病例中可见间变性细胞
  - 圆形至不规则核，嗜酸性核仁突出，胞质丰富
- 约 20% 病例中可见多形性细胞或免疫母细胞

辅助检查

免疫组织化学

- 大于 75% 的肿瘤性大细胞 CD30(+)
- 活化的 CD4(+)T 细胞免疫表型
- 很少显示 CD8(+)或 CD4(−)/CD8(−)T 细胞免疫表型
- 全 T 细胞抗原的丢失：CD2、CD3、CD5、T 细胞受体（βF1）
- 大部分病例中细胞毒性蛋白阳性，伴 *DUSP22* 重排的病例除外
- CD56(−/+)，EMA(−)，CD15(−)，ALK(−)

基因学检查

- 大多数病例显示 *TCR* 基因单克隆性重排
- 基因重排
  - 约 28% 患者有位于 6p25.3 的 *DUSP22-IRF4* 基因重排
  - 约 5% 患者有 *NPM1-TYK2* 基因重排
- 很少的 C-ALCL 携带位于染色体 2p23 的 *ALK* 基因易位
- 基于阵列的比较基因组杂交揭示了染色体不平衡
  - 7q、17q、21 染色体的获得；3p、6q、8p、13q 染色体的丢失

鉴别诊断

淋巴瘤样丘疹病，C 型

- 组织学与免疫表型上与 C-ALCL 非常相似
- 淋巴瘤样丘疹病，C 型的特征
  - 多发性消长反复的病变
  - 病灶直径<10mm
  - 可自发消退
- 但是，C-ALCL 和淋巴瘤样丘疹病的某些情况有很多重叠，并且仍然难以区分

皮肤 CD30(+) 淋巴细胞增生性病变的鉴别诊断				
	C-ALCL	淋巴瘤样丘疹病,C 型	系统性 ALK(−) ALCL	大细胞转化的蕈样肉芽肿病
中位年龄	60 岁	45 岁	任何年龄	老年
男女比例	(2~3)∶1	(2~3)∶1	1∶1	2∶1
临床特点	≥1 个丘疹或结节	反复发作、消退的丘疹或结节	在 Ⅲ 或 Ⅳ 期出现 B 症状	斑疹,斑块及肿瘤
	通常>1cm	通常<1cm	非连续性淋巴结病	进展性疾病
	10%患者有明显的区域淋巴结	很少散布到皮肤外部位	40%患有淋巴结外的疾病	淋巴结肿大及内脏受累
	可自发性消退,经常反复	自发性消退,常反复	进展性疾病	进展性疾病
组织学	间变性细胞;炎症细胞较少	间变性细胞;炎症细胞较少	间变性细胞;炎症细胞较少	间变性细胞;蕈样肉芽肿病的证据
	表皮通常不受累或形成溃疡	表皮通常不受累	可伴淋巴结受累	有/无嗜表皮性
免疫表型	CD30(+)>75%	CD30(+)>75%	CD30(+)>75%	CD30(+/−)
	通常 CD4(+)	通常 CD4(+)	通常 CD4(+)	通常 CD4(+)
	CD3、CD7 可变性丢失	CD7(−)	T 细胞抗原的丢失	CD7(−)
治疗	切除伴或不伴放疗;甲氨蝶呤治疗仅皮肤受累的疾病	观察;放疗;甲氨蝶呤治疗进展性疾病	联合化疗	联合化疗治疗皮肤外疾病
预后	10 年生存率约 90%	10 年生存率约 100%	5 年生存率为 30% ~ 40%	较差

蕈样肉芽肿病的大细胞转化

- 已确定诊断为蕈样肉芽肿病患者的肿瘤块
  - 蕈样肉芽肿病患者偶尔会出现 C-ALCL 病例
    - 在这种情况下,C-ALCL 和蕈样肉芽肿病不相关
- 有些病例中有大于 25% 大淋巴细胞的浸润
  - 细胞可以是间变性的,并且在形态上与 C-ALCL 相似
  - CD30(+/−),ALK(−)
- 大于 95% 的病例 CD4(+),CD8(−)
- 与其他蕈样肉芽肿病肿瘤期患者有相似的不良预后

系统性 ALK(−) ALCL 皮肤累及

- 可发生于任何年龄;无性别偏向
- 周围淋巴结和结外部位
- CD30(+),ALK(−)

系统性 ALK(+) ALCL 皮肤累及

- 儿童和年轻人多见
- 可累及周围淋巴结和结外部位
- CD30(+),ALK(+)
- 有 ALK 基因的易位

外周 T 细胞淋巴瘤,非特指型伴皮肤累及

- 中大型细胞累及真皮和/或皮下组织
- 通常表皮不累及
- CD30(−),皮肤淋巴细胞抗原(−)

原发性皮肤 γ/δT 细胞淋巴瘤

- 通常表现为全身皮肤病变,主要发生在四肢,预后较差
- 可能累及表皮、真皮或皮下脂肪组织

- 中大型肿瘤细胞
- TCRγδ(+),CD56(+),细胞毒性蛋白(+);CD30(−/+)

原发性皮肤 CD8 阳性侵袭性嗜表皮性细胞毒性 T 细胞淋巴瘤

- 全身皮肤病变;侵袭性临床病程
- 表现为显著的佩吉特样、大小不等的非典型细胞的嗜表皮性生长
- 可能延伸到真皮和皮下
- CD8(+),细胞毒性蛋白(+),TCRαβ(+),CD30(−)

原发性皮肤 CD4 阳性小/中等大 T 细胞淋巴组织增殖性疾病

- 孤立的斑块或结节,无斑片;预后良好
- 面部、颈部或躯干上部
- 真皮和皮下组织致密浸润;嗜表皮现象少见
- CD3(+),CD4(+),细胞毒性蛋白(−),CD30(−)

参考文献

1. Zeng Y et al: Genetics of anaplastic large cell lymphoma. Leuk Lymphoma. 57(1):21-7, 2016
2. Xing X et al: Anaplastic large cell lymphomas: ALK positive, ALK negative, and primary cutaneous. Adv Anat Pathol. 22(1):29-49, 2015
3. Velusamy T et al: A novel recurrent NPM1-TYK2 gene fusion in cutaneous CD30-positive lymphoproliferative disorders. Blood. 124(25):3768-71, 2014
4. van Kester MS et al: Cutaneous anaplastic large cell lymphoma and peripheral T-cell lymphoma NOS show distinct chromosomal alterations and differential expression of chemokine receptors and apoptosis regulators. J Invest Dermatol. 130(2):563-75, 2010
5. Guitart J et al: Cutaneous CD30 lymphoproliferative disorders and similar conditions: a clinical and pathologic prospective on a complex issue. Semin Diagn Pathol. 26(3):131-40, 2009
6. Kadin ME et al: Primary cutaneous ALCL with phosphorylated/activated cytoplasmic ALK and novel phenotype: EMA/MUC1+, cutaneous lymphocyte antigen negative. Am J Surg Pathol. 32(9):1421-6, 2008

C-ALCL：真皮侵犯

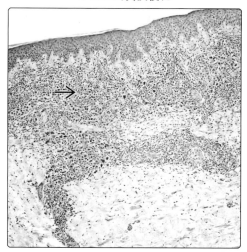

间变性细胞

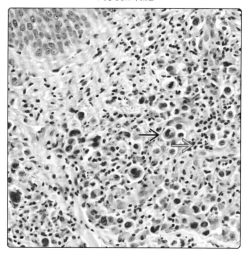

（左）C-ALCL 皮肤活检标本显示大细胞浸润累及真皮浅层➡。病灶大小 6cm×11cm，支持 C-ALCL 的诊断。（右）C-ALCL 皮肤活检标本显示大的间变性细胞，具有丰富的细胞质和不规则的多叶核➡，并混有炎症细胞➡

C-ALCL：CD30（+）

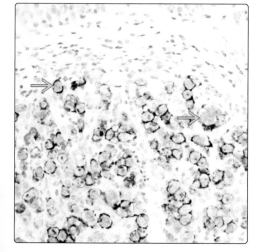

溃疡

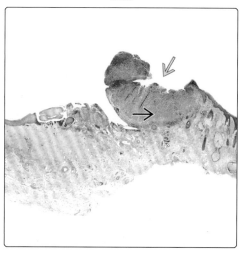

（左）在 C-ALCL 病例中，肿瘤细胞表达 CD30，偶尔显示大的多形细胞➡。（右）C-ALCL 的低倍镜图示楔形肿瘤灶，伴中央溃疡形成➡。肿瘤细胞密集➡

C-ALCL：大细胞

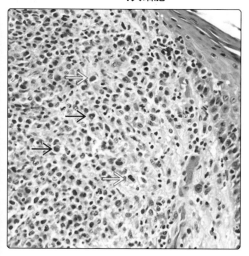

标志性细胞

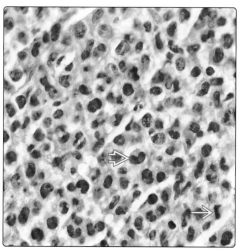

（左）C-ALCL 图示恶性肿瘤由中至大细胞组成，具有不规则的核轮廓➡和中等量的嗜酸性细胞质。核分裂象易见➡。（右）C-ALCL 显示恶性肿瘤由中至大细胞组成。一些细胞具有马蹄形的核（标志性细胞）➡。核分裂象易见➡

C-ALCL：真皮结节

真皮炎症

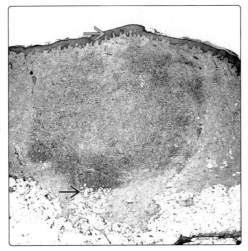 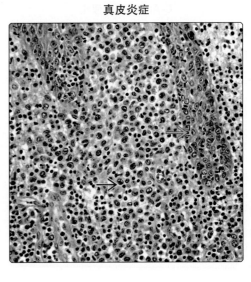

(左) C-ALCL 的低倍镜图示延伸到皮下组织的真皮结节➡。没有发现嗜表皮现象➡。病变在 5 个月内逐渐进展。(右) C-ALCL 表现为非典型淋巴样浸润,广泛浸润真皮,偶见嗜表皮现象➡。伴有中到大肿瘤细胞的浸润➡

C-ALCL：CD3

CD30 一致性表达

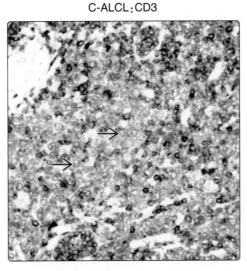 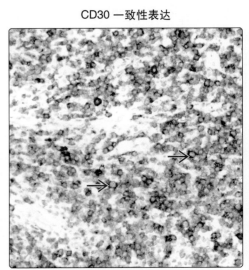

(左) 在本例 C-ALCL 中肿瘤细胞 CD3 弱阳性➡。(右) 本例 C-ALCL 肿瘤细胞一致的 CD30 强阳性➡

C-ALCL：具有嗜表皮性

多叶核

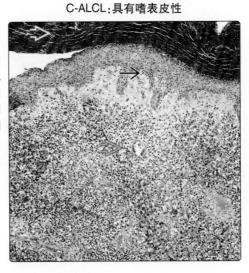 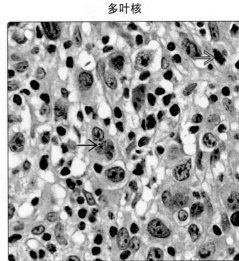

(左) C-ALCL 低倍镜图示真皮中淋巴细胞浸润➡。另外,有角化不全➡和轻度嗜表皮现象➡。(右) C-ALCL 高倍镜图示大的间变性细胞具有多叶核➡和大量细胞质,并混有一些炎症细胞,包括嗜酸性粒细胞➡

Lyp:面颊

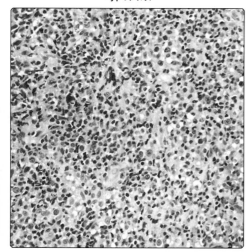

Lyp:霍奇金样细胞

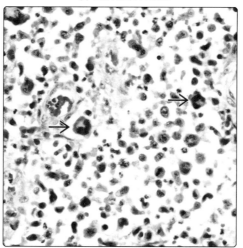

(左)淋巴瘤样丘疹病(LyP)患者面颊部活检标本中倍镜图。(右)LyP 高倍镜图示多形细胞浸润,散在的大细胞➡,类似霍奇金细胞和 RS 细胞

LyP:CD3(+)

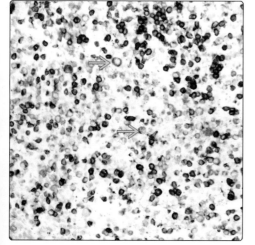

ALK(+) ALCL:淋巴结

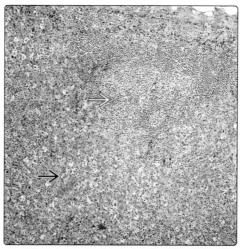

(左)LyP 病例免疫组织化学染色结果示肿瘤细胞 CD3 阳性➡。(右)ALK(+) ALCL 的组织学切片。该淋巴结结构破坏,大的间变性细胞浸润➡。可见残留的滤泡 ➡

ALK(+) ALCL:标志性细胞

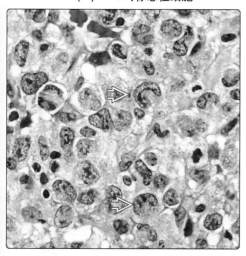

ALK(+) ALCL

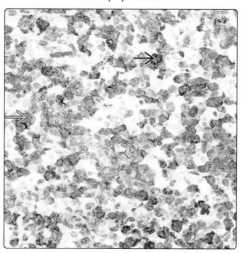

(左)ALK(+) ALCL 高倍镜图示肿瘤由大细胞构成。存在许多标志性细胞➡,具有马蹄形核。(右)免疫组织化学 ALK 染色结果示肿瘤细胞胞质➡和胞核➡均为强阳性,提示 t(2;5)(p23;q35)

要　点

基本概念

- 躯干和四肢皮肤上的慢性、自愈性和复发性红色丘疹或结节

临床特征

- 消长反复的临床病程;可持续数十年
  - 单个皮肤病变在 3~12 周内消失
- 可发生在蕈样肉芽肿病(MF)或皮肤间变性大细胞淋巴瘤(C-ALCL)患者
- 预后良好

镜下特征

- 典型的楔形病变,累及真皮
- 已经识别出代表疾病谱的六种组织学类型
  - A 型:散在分布的大的、非典型 RS 样细胞
  - B 型:与 MF 相似,具有嗜表皮性和真皮带状浸润
  - C 型:大片非典型淋巴样细胞,炎症细胞相对较少
  - D 型:明显的嗜表皮性及 CD8 的表达
  - E 型:血管浸润伴表面坏死
  - F 型:嗜毛囊性或嗜汗腺性

辅助检查

- 大的非典型细胞 CD30(+),ALK(-),通常 CD4(+)
  - D 型:非典型淋巴细胞表达 CD8
- 约 60% 患者 TCR 基因单克隆性重排
- 基因重排
  - DUSP22-IRF4 的基因重排不常见
  - 约 5% 患者有 NPM1-TYK2 的基因重排

主要鉴别诊断

- 原发性 C-ALCL
- 系统性 ALCL 伴皮肤累及
- MF 伴大细胞转化

上肢病变

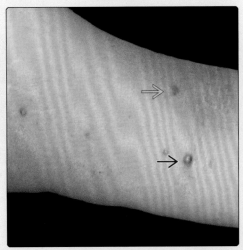

(左)图示上肢不同进展阶段的多发病变。新发的圆顶状的病变直径为 4mm ➡。可见自发的色素沉着病变 ➡。(右)LyP 低倍镜图示隆起性病灶,表皮完整 ➡,真皮中有楔形的致密细胞浸润 ➡

病变边界

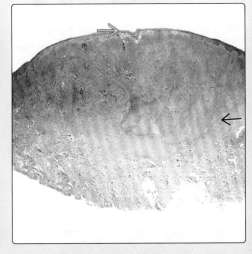

密集淋巴细胞浸润

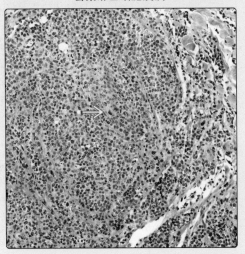

(左)图示致密的淋巴样细胞在真皮浸润,由中等至大的非典型细胞和多量核分裂象 ➡ 组成。病变自发消退。(右)LyP 病例的 CD30 免疫组织化学染色结果示大片状肿瘤细胞的高尔基体 ➡ 及细胞膜上 ➡ 一致的 CD30 强阳性。在本病例中,高尔基体位于中央,这种被称为甜甜圈外形 ➡,与 DUSP 22 重排相关

CD30

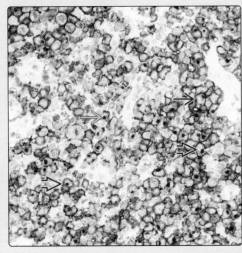

术语

缩写

- 淋巴瘤样丘疹病(lymphomatoid papulosis,LyP)

同义词

- 原发性皮肤 CD30 阳性 T 细胞淋巴组织增殖性疾病
  - 这个类型也包括原发性 C-ALCL

定义

- 躯干和四肢皮肤上的慢性、自愈性和复发性红色丘疹或结节
- 由不等的炎症背景中的大的非典型细胞组成

病因学/发病机制

不明

- 可能因素
  - 病毒感染,免疫监视降低
  - 慢性抗原刺激,免疫抑制药物的直接致癌作用
- 可能由于压力及疾病激发
- TNF 受体相关因子-1 和皮肤淋巴细胞抗原(E-selectin 配体)在 Lyp 中高表达

临床特征

流行病学

- 年龄
  - 平均年龄:45 岁(范围广,包括儿童)
- 性别
  - 男女比例=(2~3):1

部位

- 躯干和四肢多见
- 生殖器及口腔黏膜也可被累及

表现

- 处于不同发展阶段的丘疹、丘疹结节或结节性皮肤病变
  - 集群或分散;有或无溃疡
  - 单个病变平均数毫米;大多数小于 10mm,可能不会大于 20mm
- 单个皮肤病变在 3~12 周内消失
  - 消除后可残留浅表瘢痕;色素减退或色素沉着
- 消长反复的临床病程;可持续数十年
- LyP 通常仅限于皮肤
  - 很少扩散到局部淋巴结
- 可发生在 MF 或 C-ALCL 患者
  - MF 和 LyP 克隆相关的病变

治疗

- 大多数患者没有特异性疗法;随访,注意皮损变化或淋巴结的发展
- 治疗选择方案包括
  - 手术切除伴或不伴放射治疗,或者低剂量甲氨蝶呤治疗仅限皮肤受累的疾病
  - 多药化学疗法治疗皮肤外病灶

预后

- 良好
  - 十年生存期可达 100%
- 超过 40% 患者可自发性消退
- 10%~20% 患者可伴发外的淋巴瘤
  - MF、C-ALCL 或者经典型霍奇金淋巴瘤(CHL)
    - 诊断为 CHL 的病例可能有 LyP 皮肤病的局部散播

镜下特征

组织学特征

- 典型的楔形病变,累及真皮
- 表皮通常稀疏浸润,偶有溃疡
- 已经识别出代表疾病谱的六种组织学类型,其代表不同的疾病谱
  - 命名为 A、B、C、D、E 和 F
- A 型最常见
  - 分散的大的非典型 RS 样细胞
  - 多量炎症细胞,包括小淋巴细胞、组织细胞、中性粒细胞和嗜酸性粒细胞
- B 型不常见(<10%)
  - 与 MF 相似,具有嗜表皮性和带状皮肤浸润
    - 小至中等大小淋巴细胞,脑回样核
    - 无法通过组织学或免疫表型与 MF 区分
- C 型
  - 大片非典型淋巴样细胞,炎症细胞相对较少
  - 无法通过组织学或免疫表型与 C-ALCL 区分
    - 与 C-ALCL 相比,LyP C 型的病灶直径通常<10mm 且可以自发性消退
- D 型
  - 明显的嗜表皮性及 CD8 的表达
- E 型
  - 以血管为中心的,血管浸润,伴表面坏死
- F 型
  - 嗜毛囊性,有或无黏液
- 其他类型
  - 表达 TCRγδ 的 LyP
  - 伴有 DUSP22 基因重排(6p25.3 基因重排)的 LyP

辅助检查

免疫组织化学

- A 型与 C-F
  - 大的非典型细胞 CD30(+),ALK(-)
  - 小淋巴细胞为 T 细胞
    - CD2(+),CD3(+),CD5(+),CD7 经常(-);CD4(+),CD8(-)
  - 细胞毒性蛋白的表达:TIA1、GzB 和/或 Pf
- B 型:小细胞伴有脑回样核,CD3(+),CD4(+),CD8(-),CD30(-)
- D 型:非典型淋巴细胞表达 CD8

基因学检查

- 约 60% 患者 TCR 基因单克隆性重排

LyP A 型与经典型霍奇金淋巴瘤的鉴别诊断

	LyPA 型	经典型霍奇金淋巴瘤
中位年龄	45 岁	38 岁
临床特点	自愈性,消长反复的丘疹或结节	淋巴结肿大,B 症状
	很少散布到皮肤外部位	很少侵及皮肤
组织学	散在分布的小、非典型 RS 样细胞伴大量炎症细胞	散在的 RS 细胞伴小淋巴细胞和炎症细胞浸润
免疫表型	CD30(+),全 T 细胞标志物(+),细胞毒性蛋白(+)	CD15(+),CD30(+),CD45(−),PAX-5(+),EBV(+)(20%~75%)
治疗	观察	化疗
	放疗;低剂量甲氨蝶呤治疗进展性疾病	
预后	很好	好(大于 85% 的治愈率)
	患第二种淋巴瘤的风险增加	

LyP B 型与蕈样肉芽肿病的鉴别诊断

	LyP B 型	蕈样肉芽肿病
中位年龄	45 岁	年龄较大
临床特点	自愈性,消长反复的丘疹或结节,<10mm	淋巴结肿大,B 症状
组织学	真皮层小到中等淋巴细胞带状浸润伴脑回样核及嗜表皮性	散在的 RS 细胞伴小淋巴细胞和炎症细胞浸润
免疫表型	CD30(−),CD4(+),CD7(−),细胞毒性蛋白(+),CLA(+),ALK(−)	CD30(+/−),CD4(+),CD8(−),CD7(−),CLA(+/−),ALK(−)
治疗	观察	皮肤病灶的局部光疗
	放射;甲氨蝶呤治疗进展性疾病	皮肤外疾病进行化疗
		视黄酸类、IFNα、体外电泳
预后	很好	惰性、进展性疾病

LyP C 型与皮肤间变性大细胞淋巴瘤的鉴别诊断

	LyP C 型	皮肤间变性大细胞淋巴瘤
中位年龄	45 岁	60 岁
临床特点	自愈性,消长反复的丘疹或结节	1 或多个丘疹或结节
	经常<1cm	经常>1cm
	3~12 周自发消退,几年及几十年后经常复发	持续性或进行性病变;可自发消退;频繁复发
组织学	大型细胞层,很少混有炎症细胞,仅限于真皮	真皮和皮下组织的大细胞层与少量炎症细胞混合
	皮下组织仅部分累及或不累及	浸润累及更深的真皮和皮下组织
免疫表型	CD30(+),CD4(+),CLA(+),EMA(−),ALK(−)	CD30(+),CLA(+/−),EMA(−),ALK(−)
治疗	观察	切除伴或不伴放疗
	放疗;甲氨蝶呤治疗进展性疾病	低剂量甲氨蝶呤治疗皮肤限制性疾病
		皮肤外疾病采用化疗
预后	很好	好(5 年生存期约 90%)
	患第二种淋巴瘤的风险增加	

LyP,淋巴瘤样丘疹病;CLA,皮肤淋巴细胞相关抗原。

- 基因重排
  - 位于 6p25.3 的 *DUSP22-IRF4* 的基因重排不常见
    - LyP 有明显的嗜表皮性
    - CD30 双相表达:表皮表达弱;真皮表达强
  - 约 5% 患者有 *NPM1-TKY2*:NPM1(5q35)-TYK2(19p13) 的基因重排
- t(2;5)(p23;q35)阴性

鉴别诊断

原发性 C-ALCL

- 病灶多大于 2cm;进展性,很少自发性痊愈
- 大量间变性细胞弥漫浸润,累及真皮及皮下组织;表皮不累及
- 大于 75% 的肿瘤细胞 CD30(+)

系统性 ALK(-)ALCL 皮肤累及

- 系统性疾病;周围淋巴结和结外部位累及
- CD30(+),ALK(-),无 *ALK* 基因的易位

系统性 ALK(+)ALCL 皮肤累及

- 儿童和年轻人多见;男性多于女性
- 系统性疾病;可累及周围淋巴结和结外部位
- CD30(+),ALK(+)

MF

- 通常发生于成人(老年人多见)
- 特征性的临床进程:斑片、斑块和肿瘤
- 真皮弥漫性脑回样核细胞浸润;嗜表皮性
- CD4(+),CD8(-),CD30 经常(-),ALK(-)
- LyP 可在部分患者中进展

CHL

- 除非通过连续淋巴结扩散,否则很少累及皮肤
- 里-施及霍奇金(RS+H)细胞
  - CD15(+),CD30(+),PAX-5(+),CD45/LCA(-)
- 反应性淋巴细胞缺乏异型性

外周 T 细胞淋巴瘤伴皮肤累及

- 累及真皮的中、大细胞
- 皮下组织经常累及,表皮较少累及
- 大多数病例 CD4(+),CD8(-),CD30(-/+)

原发性皮肤 γ/δT 细胞淋巴瘤

- 全身皮损,主要发生在四肢
- 可能累及表皮、真皮和/或皮下组织
- 凋亡、坏死和血管浸润常见
- CD2(+),CD3(+),CD5(-),CD7(+/-),CD56(+)
- TCRγδ(+),TCRαβ(-),CD4(-),CD8(-)
- 临床侵袭性进程

原发性皮肤 CD8 阳性侵袭性嗜表皮性细胞毒性 T 细胞淋巴瘤

- 全身皮肤病变;伴中央溃疡和坏死
- 表现为显著的佩吉特样大小不等的非典型细胞的嗜表皮性生长
- CD2(-/+),CD3(+),CD4(-),CD5(-),CD7(+/-),CD8(+),TCRαβ(+)
- 侵袭性临床病程

急性苔藓痘疮样糠疹

- 儿童及年轻成人(小于 30 岁)常见
- 多发性红斑或出血性病变
- CD8(+)淋巴细胞为主
- 大的 CD30(+)细胞缺失或少见

节肢动物咬伤

- 真皮淋巴细胞、组织细胞和嗜酸性粒细胞浸润
- 夏季常见
- 几周后可完全痊愈

病毒感染

- 真皮大的 CD30(+)T 淋巴细胞浸润
- 痘病毒、HSV、水痘带状疱疹病毒(VZV)、EBV、HPV
- 几周内可完全缓解
- 可能存在病毒包涵体

药物反应

- 最近有药物服用史
- 皮肤淋巴组织细胞和嗜酸性粒细胞浸润
- 停药后可痊愈

朗格汉斯细胞组织细胞增生症

- 浅表真皮;有或无淋巴结或结外部位受累
- 核扭曲,具有线状沟槽,核膜薄
- 炎性背景:嗜酸性粒细胞、中性粒细胞、淋巴细胞和组织细胞
- 免疫组织化学
  - CD1a(+),S100(+),langerin/CD207(+)

参考文献

1. Kempf W: A new era for cutaneous CD30-positive T-cell lymphoproliferative disorders. Semin Diagn Pathol. ePub, 2016
2. Magro CM et al: CD30 positive lymphomatoid angiocentric drug reactions: characterization of a series of 20 cases. Am J Dermatopathol. ePub, 2016
3. Wieser I et al: Primary cutaneous CD30(+) lymphoproliferative disorders. J Dtsch Dermatol Ges. 14(8):767-82, 2016
4. Zeng Y et al: Genetics of anaplastic large cell lymphoma. Leuk Lymphoma. 57(1):21-7, 2016
5. Bruijn MS et al: Recommendations for treatment of lymphomatoid papulosis with methotrexate: a report from the Dutch Cutaneous Lymphoma Group. Br J Dermatol. 173(5):1319-22, 2015
6. de la Garza Bravo MM et al: Shared clonality in distinctive lesions of lymphomatoid papulosis and mycosis fungoides occurring in the same patients suggests a common origin. Hum Pathol. 46(4):558-69, 2015
7. Duvic M et al: Results of a phase II trial of brentuximab vedotin for CD30+ cutaneous T-cell lymphoma and lymphomatoid papulosis. J Clin Oncol. 33(32):3759-65, 2015
8. Xing X et al: Anaplastic large cell lymphomas: ALK positive, ALK negative, and primary cutaneous. Adv Anat Pathol. 22(1):29-49, 2015
9. Velusamy T et al: A novel recurrent NPM1-TYK2 gene fusion in cutaneous CD30-positive lymphoproliferative disorders. Blood. 124(25):3768-71, 2014
10. Eberle FC et al: Nodal involvement by cutaneous CD30-positive T-cell lymphoma mimicking classical Hodgkin lymphoma. Am J Surg Pathol. 36(5):716-25, 2012

LyP A 型：真皮

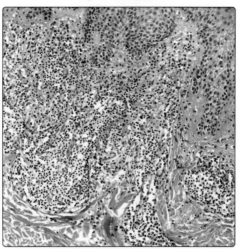

LyP A 型：CD30

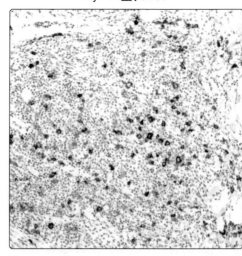

(左) LyP A 型。右上背部皮肤活检标本图示病变累及真皮，由混合的中小型淋巴细胞和散布的大细胞组成。(右) LyP 病例的 CD30 免疫组织化学染色图示 CD30(+) 的大型非典型细胞，通常单个散布，代表 A 型病例中的少数细胞群

LyP B 型：嗜表皮

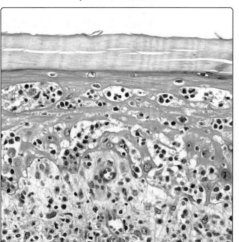

LyP B 型：CD4(+)

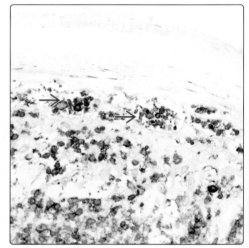

(左) LyP B 型。图示广泛的嗜表皮生长和 Pautrier 微脓肿。此病例与 MF 的斑片期类似，但是，临床上病变可自发消退。LyP 伴 *DUSP22* 重排有更加明显的嗜表皮性。(右) LyP B 型病例的 CD4 免疫组织化学染色图示表皮内的肿瘤淋巴细胞，包括 Pautrier 微脓肿➡

LyP C 型：真皮结节

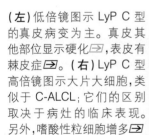
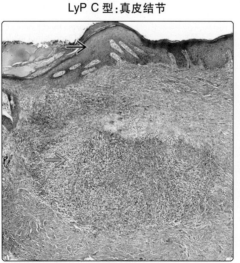

LyP C 型：嗜酸性粒细胞

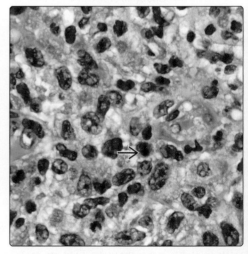

(左) 低倍镜图示 LyP C 型的真皮病变为主。真皮其他部位显示硬化➡，表皮有棘皮症➡。(右) LyP C 型高倍镜图示大片大细胞，类似于 C-ALCL；它们的区别取决于病灶的临床表现。另外，嗜酸性粒细胞增多➡

LyP C 型：CD4（+）

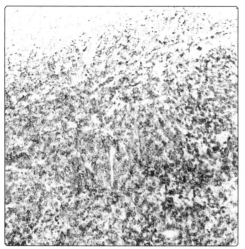

LyP C 型：CD3（-）

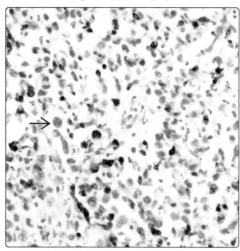

（左）免疫组织化学 CD4 染色图示，浸润的大多数肿瘤细胞均阳性表达辅助性 T 细胞标志物 CD4。（右）T 细胞标志物 CD3 免疫组织化学染色显示，大部分 ALCL 细胞为阴性➡

LyP C 型：TIA1

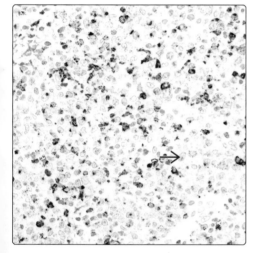

LyP C 型：Ki-67

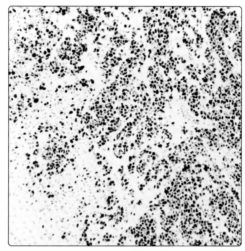

（左）肿瘤细胞 TIA1 阳性➡，支持该肿瘤为细胞毒性 T 细胞淋巴瘤。（右）LyP C 型病例的 Ki-67 免疫组织化学染色，显示 LyP 的淋巴瘤样细胞通常增殖活跃

霍奇金淋巴瘤样

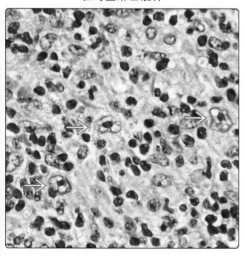

霍奇金淋巴瘤样

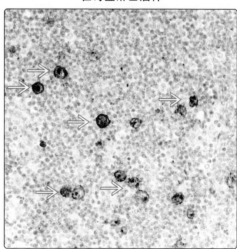

（左）受累的淋巴结高倍镜图示反应性背景中可见散在体积大的细胞，形态与经典型霍奇金淋巴瘤相似➡，但是，该淋巴结是 LyP C 型引流区域的淋巴结。（右）免疫组织化学 CD30 的染色图示散在大细胞阳性➡，形态与霍奇金淋巴瘤相似。LyP 的引流区域的淋巴结病变与霍奇金淋巴瘤相似

基本概念

- T-PLL 是进展性疾病,特征如下
  - 多数小到中等大小的幼淋巴细胞
  - 可累及血液、骨髓、脾、肝和皮肤

临床特征

- 中位年龄:约 62 岁,男性多发
- T-PLL 在初始诊断时病变累及广泛
- 中位白细胞计数:$40×10^9$/L(范围:1.6~621.0)
- 预后较差

镜下特征

- T-PLL 的 HE 染色组织切片特征
  - 小到中等大小细胞
  - 部分细胞可见核仁
  - 通常需要油镜下观察核仁
- 淋巴结
  - 副皮质区或弥漫性累及

要 点

- 外周血及骨髓涂片显示细胞学特征
  - 经典型、小细胞型及脑回样型

辅助检查

- 全 T 细胞抗原(+),TCRαβ(+),CD52(+)
- CD4(+),CD8(−)或 CD4(+),CD8(+)
- T-PLL 染色体重排
  - 约 70% 患者 inv(14)(q11q32)或 t(14;14)(q11;q32)
  - 小于 10% 的患者有 t(X;14)(q28;q11)
  - TCL1A 或 MTCP1 的易位
- 约 75% 病例有 JAK-STAT 通路的改变
  - JAK1、JAK3、STAT5B、IL2RG
- TCRB 和/或 TCRG 基因单克隆性重排

主要鉴别诊断

- 成人 T 细胞白血病/淋巴瘤
- Sézary 综合征/蕈样肉芽肿病
- 母细胞性浆细胞样树突细胞肿瘤
- T 细胞大颗粒淋巴细胞白血病

(左)低倍镜图示 T-PLL 累及的淋巴结。淋巴结的结构已被破坏。肿瘤细胞蔓延至被膜外的脂肪组织➡。
(右)T-PLL 累及的淋巴结,肿瘤细胞侵犯副皮质区,而淋巴滤泡➡未受累

淋巴结被 T-PLL 肿瘤取代

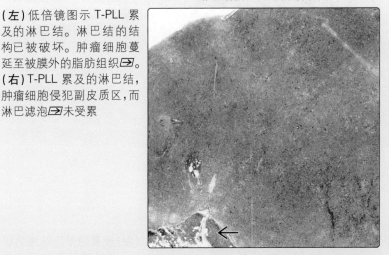

T-PLL 累及淋巴结

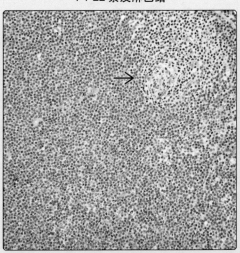

(左)淋巴结的油镜放大图示 T-PLL 的细胞学特征。肿瘤细胞小至中等,核仁不突出。该视野有 4 个核分裂象➡。(右)T-PLL 患者颈部淋巴结的细针穿刺术涂片示,肿瘤细胞胞质内可见空泡➡,部分细胞中可观察到核仁

T-PLL:高分裂活性

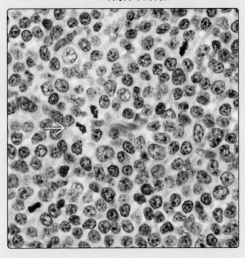

淋巴结细针穿刺术涂片

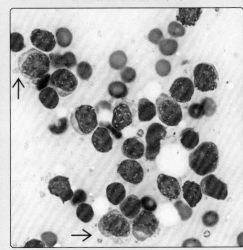

术语

缩写

- T 细胞性幼淋巴细胞白血病(T-cell prolymphocytic leukemia, T-PLL)

同义词

- T 细胞慢性淋巴细胞性白血病
  - 曾作为 T-PLL 的小细胞变异型

定义

- 进展性白血病,其特点
  - 小到中等大小淋巴细胞
  - 可累及外周血、骨髓、脾、肝及其他器官
  - 成熟 T 细胞肿瘤

病因学/发病机制

环境暴露

- 辐射或致癌剂的作用未知

传染原

- 无任何病毒的作用

遗传因素

- 无家族聚集病例报道
- 共济失调毛细血管扩张症(AT)患者发生 T-PLL 的风险增加

T-PLL 中的共济失调毛细血管扩张症突变 (*ATM*)基因突变

- AT 患者在 11q23 染色体上的 *ATM* 基因发生胚系突变
  - 约 10% AT 纯合子发展为恶性肿瘤,尤其是淋巴瘤或 T-PLL
  - *ATM* 是 T-PLL 发病中的抑癌基因
  - AT 患者可以在没有 T-PLL 证据的情况下发生 T 细胞克隆
    - 可能后期被诊断为 T-PLL
- 非 AT 患者中,有 60%~70% 的 T-PLL 患者存在 *ATM* 基因突变
- *ATM* 基因缺失转基因小鼠发生 T 细胞肿瘤的概率增加

T-PLL 中的染色体重排

- inv(14)(q11q32)或 t(14;14)(q11;q32)造成
  - 染色体 14q32 的 T 细胞白血病 1(*TCL1A*)置于染色体 14q11 的 *TRA/D*
    - 导致 *TCL1A* 基因的活化及表达
  - t(X;14)(q28;q11)造成
    - *TRA* 与染色体 Xq28 的 *MTCP1* 并列存在
    - *MTCP1* 与 *TCL1A* 同源
- *TCL1A* 和 *MTCP1* 转基因小鼠可诱导淋巴瘤的产生
  - 潜伏期长,表明淋巴瘤发生还需要其他致癌事件

T-PLL 中 TCL1 蛋白过表达

- TCL1 在正常成熟 T 细胞中不表达,但是在 70%~80% 的 T-PLL 病例中表达
  - 染色体重排引起的 TCL 失调是 T-PLL 的特有特征
- TCL1 的正常功能
  - 在正常 T 细胞中的生理作用不明确
  - TCL1 的蛋白产物是位于细胞质中的 β-桶状蛋白
  - T 细胞受体(TCR)的参与导致 TCL1 和 Akt 募集到细胞膜
    - TCL1 与 Akt 及 TCR 酶形成活化复合物
  - TCL1 与 Akt 结合,调节 Akt 的活性,促进 Akt 的磷酸化
    - Akt 是参与 Akt/PI3K 途径的丝氨酸苏氨酸激酶
    - PI3K 在多种生长因子的细胞内信号传导中起着核心作用
- 在 T-PLL 中,TCL1 可能会增强 TCR 的反应能力,或者可能替代 TCR 参与
  - TCL1 失调可能推动早期克隆扩增或促进生长
  - 在 T-PLL 的发病早期可能是最重要的
  - 伴随克隆进化,其他分子异常可能驱动细胞增殖

临床特征

流行病学

- 发病率
  - 较低
    - 约 2% 的成熟淋巴细胞白血病患者年龄大于 30 岁
- 年龄
  - 中位年龄约 62 岁
- 性别
  - 男性多见
    - 男女比高达 3 : 1
- 种族
  - 没有种族倾向或地域聚集现象

部位

- T-PLL 在初始诊断时病变累及广泛
- 几乎所有患者均累及外周血及骨髓
- 约 75% 伴有脾大
- 约 50% 伴有肝大
- 25%~50% 伴有淋巴结肿大
- 约 25% 伴有皮肤病变
- 约 15% 伴有严重的积液,复发时更常见
- 神经系统、结膜及肺组织较少累及

表现

- 大多数患者表现为进展性
- 外周血白细胞增多症和绝对淋巴细胞增多症
  - 白细胞计数迅速升高
- 45% 患者表现有血小板减少症,25% 患者表现贫血
  - 由于骨髓功能受损和/或脾功能亢进
- 脾大
  - 很多患者可达肋缘下>10cm
  - 可导致局部肿大或脾功能亢进
- 淋巴结肿大常发生
- 皮肤可不同程度受累

- ○ 带有皮疹或紫癜特征的对称性皮疹
- ○ 面部受累伴肿胀
- ○ 可能发生弥漫性浸润性红斑和结节
- ○ 红皮病不常见
- ○ 确诊后出现皮疹,随后进行积极的临床治疗
- 约 25% 患者为冒烟型 T-PLL
  - ○ 无症状或初诊时相对较好的患者
  - ○ 外周血淋巴细胞数目轻度增加,且相对稳定
  - ○ 患者可能延长了惰性期
    - – 中位时间:33 个月;很少大于 5 年
  - ○ 几乎所有患者的疾病最终都会进展
    - – 体现在绝对淋巴细胞计数的快速增加
  - ○ 患者特征类似于处于明显侵袭性阶段的患者
  - ○ 治疗不会影响惰性期的持续时间或进展风险

实验室检查

- 全血细胞计数
  - ○ 淋巴细胞绝对数量增多伴有幼稚淋巴细胞
    - – 约 50% 的病例>100×10^9/L
    - – 美国安德森癌症中心(MDACC)病例研究的中位数是 40×10^9/L(范围:1.6~621.0)
  - ○ 约 45% 的病例伴有血小板减少症;约 25% 的病例伴有贫血
    - – 原因是骨髓衰竭和/或脾功能亢进

治疗

- 药物
  - ○ 使用传统的联合化疗方案短期有效率低
    - – 如:环磷酰胺、多柔比星、长春新碱和泼尼松龙
  - ○ 2'-脱氧甲氧霉素(喷司他丁)
    - – 腺苷脱氨酶抑制剂
    - – 总有效率(ORR):约 50%
  - ○ 阿仑单抗(抗 CD52 单克隆抗体)
    - – 作为一线治疗:ORR 为 94%,完全缓解率为 90%~100%
    - – 反应短暂且疾病进展
    - – 用于维持治疗和复发时使用
    - – 如果出现浆液性渗出、肝或中枢神经系统受累则有效的可能性很低
    - – 如果复发时 CD52 表达下调则可能无效
- 造血干细胞移植
  - ○ 如果患者对化疗有反应,则作为巩固治疗
  - ○ 延长患者的无病生存期和总生存期
  - ○ 患者年龄小于 50 岁
    - – 异基因造血干细胞移植
    - – 全剂量预处理
  - ○ 年长的患者
    - – 使用全剂量预处理时发病率和死亡率显著增加
    - – 适合非清髓性移植
  - ○ 自体移植
    - – 如果没有找到合适的供体或不适合异体移植
    - – 复发率约 65%
- 治疗方案总结

- ○ 一线方案是静脉注射阿仑单抗
- ○ 4~6 周后未达到完全缓解则添加喷司他丁
- ○ 患者治疗后获得最大缓解时做造血干细胞移植评估

预后

- 临床过程进展者预后差
- 中位总生存期
  - ○ 过去采用常规联合化疗方案者,中位总生存期约 7 个月
  - ○ 近年来采用新的治疗方案,中位总生存期可以超过 2 年
  - ○ 复发或难治患者的中位总生存期约 10 个月
- 临床预后不良因素
  - ○ 年龄>65 岁
  - ○ 诊断时白细胞计数 40×10^9/L
  - ○ 淋巴细胞倍增时间短
- 最新的提示预后不良的生物学因素
  - ○ 高水平的 TCL-1
  - ○ 完整的 TCR 信号通路

镜下特征

组织学特征

- T-PLL 的 HE 染色切片下的一般特征
  - ○ 细胞体积小到中等
  - ○ 细胞核通常呈圆形,但是少数细胞亚群中细胞核也可轮廓不规则,与 Sézary 样细胞类似
  - ○ 部分细胞可以见到核仁,有的细胞核仁很明显
    - – 通常需要放大 1 000 倍(油镜下)才能辨认核仁
    - – 有些病例,核仁不明显,即使在 1 000 倍(油镜下)也难以观察到
- 淋巴结
  - ○ 副皮质区或弥漫性结构破坏
    - – 可见到残存的淋巴滤泡及淋巴窦
  - ○ 核分裂象易见
- 脾
  - ○ 红髓
    - – 肿瘤细胞明显浸润髓窦和髓索
    - – 肿瘤细胞体积从小到大,细胞核形不规则,核仁嗜酸性
    - – 髓窦及髓索结构尚存
  - ○ 白髓
    - – 肿瘤性淋巴细胞浸润白髓,包括边缘区
    - – 不规则的萎缩的生发中心
    - – 可以形成结节状浸润结构
    - – 与红髓交界处可以形成不规则的虫蚀状结构
    - – 套区可保留
  - ○ 被膜及脾周脂肪组织常被浸润
  - ○ 血管浸润,可达内膜下
  - ○ 常见出血及纤维化;被膜下小梁中钙盐沉积
  - ○ 无假窦形成
- 肝
  - ○ 主要浸润门静脉和门静脉周围
  - ○ 广泛受累:门静脉扩张、肝板破坏、肝窦浸润
  - ○ 肿瘤细胞堵塞门静脉系统的血管

- ○ 出现水肿及胆汁瘀积
- 皮肤
  - ○ 肿瘤细胞常累及真皮浅层
    - 无细胞带(境界带)常见
  - ○ 肿瘤细胞围绕血管和腺体分布或弥漫性浸润
  - ○ 血管周围间质水肿常见
  - ○ T-PLL 可形成皮下肿块
  - ○ 表皮浸润病灶可见
  - ○ 血管内皮损伤小
  - ○ 泛发性白血病中可出现水疱、溃疡或剥脱性皮炎
- 肺
  - ○ 胸腔积液和间质浸润
  - ○ 广泛的血管周和支气管周围浸润
  - ○ 累及肺门淋巴结
- 骨髓活检标本
  - ○ 间质或弥漫型受累最常见
  - ○ 纤维化可见

细胞学特征

- T-PLL 的典型细胞学特征可以在外周血和骨髓涂片中得到很好地观察
  - ○ 典型的 T-PLL:见于约 75% 的病例
    - 前淋巴细胞体积小到中等大
    - 染色质浓集,伴有单个明显的核仁
    - 细胞质强嗜碱性,无颗粒
    - 细胞质突起或空泡常见
  - ○ 小细胞亚型:见于约 20% 的病例
    - 肿瘤细胞体积小,核仁不明显或无核仁
  - ○ 脑回样亚型:见于约 5% 的病例
    - 肿瘤细胞有脑回样细胞核,类似于 Sézary 细胞

实验室检查

免疫组织化学

- 全 T 细胞抗原(+)
  - ○ CD7 染色强度不一致
- TCRαβ(+),CD45RO(+),TCL1(+/-)
- CD4(+)及 CD8(-),CD4(+)及 CD8(+),CD4(-)及 CD8(-)
- 细胞增殖效率(Ki-67):中到高
- CD1a(-),CD30(-),CD56(-),CD57(-)
- 细胞毒性蛋白(-),B 细胞标志物(-)
- ALK(-),TdT(-)

流式细胞术

- 全 T 细胞抗原(+)
  - ○ CD7 常强阳,TCRαβ 阳性程度不一
  - ○ 表面 CD3(+/-)且阳性较弱
    - 胞质总是 CD3(+)
- CD4 及 CD8 表达率
  - ○ CD4(+),CD8(-):约 60%
  - ○ CD4(+),CD8(+):约 35%
  - ○ CD4(-),CD8(+):约 4%
  - ○ CD4(-),CD8(-):约 1%
- CD52 强阳,CD25(-/+),CD38(-/+),HLA-DR(-/+)
- CD1a(-),CD30(-),CD56(-),CD57(-),B 细胞标志物(-)

原位杂交

- 荧光原位杂交
  - ○ ATM/11q23 及 TP53/17p13 的缺失
- EBER(-)

基因学检查

- TCRB 和/或 TCRG 基因单克隆性重排
- TCL1A 或 MTCP1 染色体重排
  - ○ 可用 DNA 印迹杂交检测
  - ○ 10%~20%T-PLL 病例有 TCL1A 和 MTCP1 的异常
- T-PLL 染色体重排包括
  - ○ 50%~60% 病例 inv(14)(q11q32)
  - ○ 约 10% 病例 t(14;14)(q11;q32)
  - ○ 约小于 10% 的病例 t(X;14)(q28;q11)
- 常见 8 号染色体异常,包括
  - ○ 三倍体、i(8)(q10)、del(8p)、dup(8q)
  - ○ t(8,8)(p11~12;q12)
  - ○ MYC 未见重排
- 30%~40% 病例中有 11 号染色体的缺失及其他异常
- 15% 病例中有 11 号染色体或 17p13.1 的异常
- 多种其他染色体异常

单核苷酸多态性分析

- 67% 病例中有染色体 11q 的杂合子缺失
  - ○ hsa-mir-34b 和 hsa-mir-34c microRNA 位点
  - ○ 部分病例有 ETS1 和 FLI1 的异常
- 72% 病例有染色体 8p 的杂合子重复或扩增
- 50% 病例有染色体 8p 的杂合子缺失
- 14 号染色体转位或不均衡易位 inv(14)(q11q32)/t(14;14)(q11;q32)
- 其他具有反复异常的染色体区域包括:5p、12p、13q、17 与 22

阵列比较基因组杂交

- 不同 T-PLL 病例中基因扩增和缺失变异较大
  - ○ 单个病例中可能同时出现多个并发异常(平均为 6 个)
- 经常性丢失
  - ○ 8p、11q、22q11、13q、6q、9p、12p、11p11-p14、17p13.1(p53)
- 经常性增多
  - ○ 8q、14q32、22q21-qter、6p

基因突变检测

- 75% 病例有 JAK-STAT 通路的突变
  - ○ JAK1、JAK3、STAT5B、IL2RG
  - ○ 导致通路的过度激活
- 5%~20% 病例有其他基因的突变
  - ○ EZH2、TET2、BCOR、FBXW10、CHEK2

鉴别诊断

成人 T 细胞白血病/淋巴瘤

- 人类嗜 T 细胞病毒 1(+)
- 部分地理区域常见（如日本、加勒比地区）
- 常与高钙血症和溶骨性病变相关
- 肿瘤细胞中等大小，具有明显的多形性，染色质粗糙，核仁明显
- 外周血
  - "花样"细胞伴有多叶核和深的嗜碱性细胞质
- 淋巴结
  - 副皮质区扩张伴有小的非典型肿瘤性淋巴样细胞
- 皮肤
  - 表皮明显浸润，可出现 Pautrier 微脓肿
- 骨髓
  - 片状浸润或不累及
- 免疫表型
  - CD4(+)，CD8(−)
  - CD7(−)，CD25(+)，FOXP3(+)

Sézary 综合征/蕈样肉芽肿病

- 患有红皮病和淋巴结病的患者
- 外周血
  - Sézary 细胞绝对计数>1 000/mm^3
- 皮肤
  - 弥漫性皮肤浸润
  - 可能无表皮浸润
  - 肿瘤细胞体积可能小、中到大，或呈脑回样或母细胞样形态
- T-PLL 累及淋巴结与 Sézary 综合征/蕈样肉芽肿病累及淋巴结在形态学上具有相似性
- 免疫表型
  - CD4(+)，CD8(−)
  - CD2(+)，CD3(+)，CD5(+)，CD7(−)，CD26(−)
- 复杂核型伴染色体数量和结构改变常见

母细胞性浆细胞样树突细胞肿瘤

- 患者常表现为无症状的皮肤病灶
  - 外周血与骨髓较少累及
  - 多数患者可诱发白血病
- 中等大小肿瘤细胞伴有
  - 母细胞核染色质的特点和不规则的核轮廓；小核仁
  - 缺乏、灰蓝色无颗粒细胞质
- 淋巴结
  - 滤泡间区首先受累或淋巴结构弥漫性破坏
- 皮肤
  - 皮肤浸润可以延伸到皮下脂肪
- 免疫表型
  - CD4(+)，CD56(+)，CD123(+)，TCL1(+)，CD303(+)
  - CD43(+)，CD45RA(+)，TdT(可变强度+/−)
  - CD33(+/−)，CD68(+/−)，CD7(−/+)，CD2(−/+)

- CD3(−)，CD5(−)，MPO(−)
- 无 *TCR* 基因单克隆性重排的证据

T 细胞大颗粒淋巴细胞白血病

- 惰性临床过程
- 外周血
  - 细胞有中等到丰富的细胞质，有丰富的、细到粗的、呈天青色的颗粒
- 脾
  - 红髓浸润，髓索和髓窦扩张；白髓未累及
- 骨髓
  - 累及小于 50% 的细胞：间质、窦内及结节性浸润
- 皮肤受累非常罕见
- 免疫表型
  - CD3(+)，CD8(+)，CD16(+)，CD57(+)
  - CD5(弱+或−)，CD7(弱+或−)
  - 细胞毒性蛋白(+)

良性淋巴细胞前体细胞(hematogohes)

- 骨髓内再生的 B 细胞可表达 TCL1
- PAX-5(+)，T 细胞抗原(−)

诊断依据

临床相关病理特征

- 通常通过血液和骨髓检查来确定 T-PLL 的诊断
  - 血涂片中最适宜观察细胞形态
  - 血或骨髓可用于进行辅助检查
- 髓外受累部位很常见
  - 这些部位的活检通常对于诊断是不必要的
  - 活检通常在疾病进展后才能获得

参考文献

1. Hu Z et al: Prognostic significance of cytogenetic abnormalities in T-cell prolymphocytic leukemia. Am J Hematol. 92: 441-47, 2017
2. Kawamoto K et al: Comparison of clinicopathological characteristics between T-PLL and PTCL, NOS. Eur J Haematol. ePub, 2017
3. Chandran R et al: Survival trends in T cell prolymphocytic leukemia: a SEER database analysis. Leuk Lymphoma. 57(4):942-4, 2016
4. López C et al: Genes encoding members of the JAK-STAT pathway or epigenetic regulators are recurrently mutated in T-cell prolymphocytic leukaemia. Br J Haematol. 173(2):265-73, 2016
5. Stengel A et al: Genetic characterization of T-PLL reveals two major biologic subgroups and JAK3 mutations as prognostic marker. Genes Chromosomes Cancer. 55(1):82-94, 2016
6. Wang L et al: Genomic profiling of Sézary syndrome identifies alterations of key T cell signaling and differentiation genes. Nat Genet. 47(12):1426-34, 2015
7. Hsi AC et al: T-cell prolymphocytic leukemia frequently shows cutaneous involvement and is associated with gains of MYC, loss of ATM, and TCL1A rearrangement. Am J Surg Pathol. 38(11):1468-83, 2014
8. Kiel MJ et al: Integrated genomic sequencing reveals mutational landscape of T-cell prolymphocytic leukemia. Blood. 124(9):1460-72, 2014
9. Chen X et al: Immunophenotypic characterization of T-cell prolymphocytic leukemia. Am J Clin Pathol. 140(5):727-35, 2013
10. Noguchi M et al: Proto-oncogene TCL1: more than just a coactivator for Akt. FASEB J. 21(10):2273-84, 2007
11. Osuji N et al: Histopathology of the spleen in T-cell large granular lymphocyte leukemia and T-cell prolymphocytic leukemia: a comparative review. Am J Surg Pathol. 29(7):935-41, 2005
12. Valbuena JR et al: T-cell prolymphocytic leukemia involving extramedullary sites. Am J Clin Pathol. 123(3):456-64, 2005

T-PLL 累及淋巴结:CD4(+)

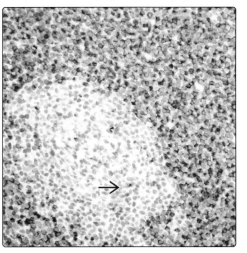

T-PLL 累及淋巴结:TCL1(+)

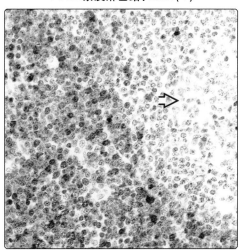

(左)T-PLL 累及淋巴结,免疫组织化学染色图示肿瘤细胞 CD4(+)。除夹杂的反应性 T 细胞外,反应性淋巴滤泡显示为阴性➡。(右)TCL1 免疫组织化学染色,图示 T-PLL 细胞在细胞核内及细胞质内均表达 TCL1。反应性淋巴滤泡显示为阴性➡

T-PLL 累及淋巴结:CD20(−)

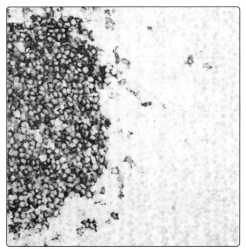

T-PLL 累及脾

(左)T-PLL 累及淋巴结,免疫组织化学染色图示肿瘤细胞 CD20(−)。反应性淋巴滤泡(左侧视野)为 CD20(+)。(右)T-PLL 累及脾。红髓和白髓被肿瘤细胞浸润。这个患者的脾重量为 832g,在化疗复发后被切除

T-PLL 累及脾:高倍

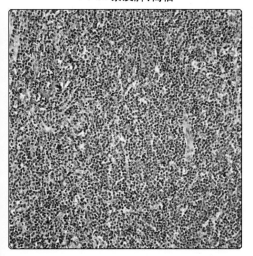

T-PLL 累及脾:油镜

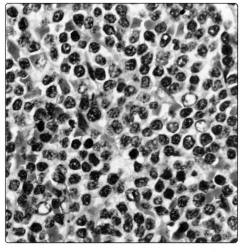

(左)T-PLL 累及脾,高倍放大显示红髓和白髓被肿瘤细胞广泛浸润。(右)T-PLL 累及脾,油镜下显示脾红髓中的肿瘤细胞

(左)T-PLL 累及脾,免疫组织化学 CD3 染色图示肿瘤细胞阳性。白髓中残存的 B 细胞 CD3 阴性➡。(右)T-PLL 累及外周血涂片,图示肿瘤细胞具有圆形或不规则的核轮廓,核仁清晰可见或突出

T-PLL 累及脾:CD3(+)

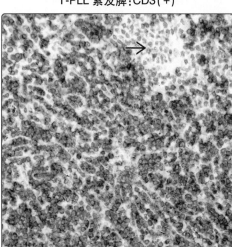

T-PLL 累及外周血

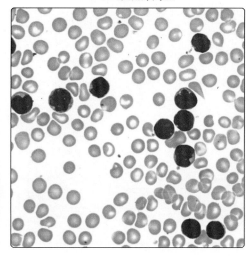

(左) T-PLL 累及骨髓组织的活检。图示肿瘤细胞存在于间质内。(右) 在这张骨髓图片中,间质中的 T-PLL 细胞表达 TCL1,良性血细胞也表达 TCL1

T-PLL 累及骨髓

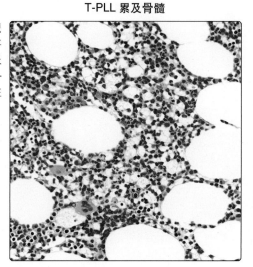

T-PLL 累及骨髓:TCL1(+)

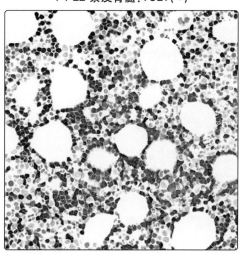

(左) T-PLL 累及肝组织的活检。图示肿瘤细胞充满并扩张门静脉窦。(右)高倍镜图示 T-PLL 累及的肝组织门静脉内的肿瘤细胞

T-PLL 累及肝

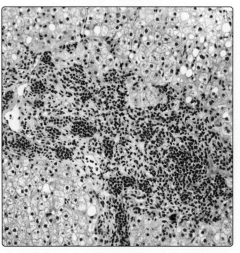

T-PLL 累及肝门静脉

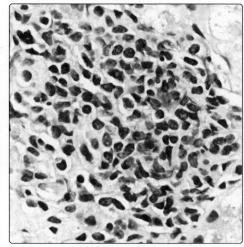

T-PLL：累及结肠

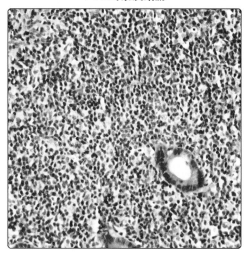

T-PLL：手指皮肤病变

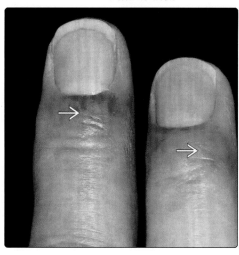

（左）伴有胃肠道症状的 T-PLL 患者的结肠内镜活检。图示白血病细胞取代了大部分黏膜组织。（右）T-PLL 患者手指上可见红色皮肤病变➡，皮肤活检显示 T-PLL 累及皮肤

T-PLL 累及皮肤

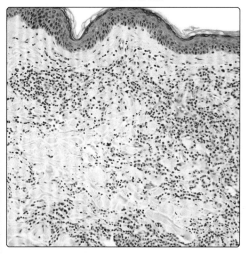

T-PLL 累及真皮

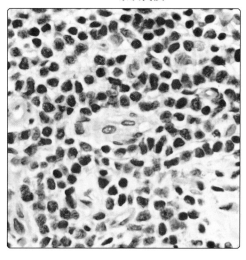

（左）T-PLL 累及皮肤。低倍镜图示肿瘤性淋巴细胞累及真皮血管周围。这些皮肤病变是在复发时发现的。（右）高倍镜图示 T-PLL 累及的皮肤病变。肿瘤性淋巴细胞包围血管。这些皮肤病变在复发时进行了活检

T-PLL 在真皮无细胞区

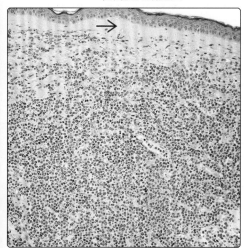

T-PLL 累及皮肤油镜观

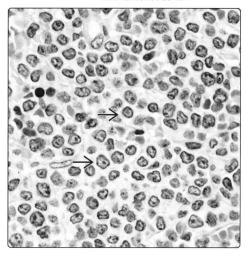

（左）T-PLL 累及皮肤。低倍镜图示肿瘤性淋巴细胞累及真皮。注意真皮浅层的无细胞带（境界带，➡）。这一特征有助于区分 T-PLL 和蕈样肉芽肿病。（右）油镜下观察真皮内的肿瘤细胞。细胞核呈圆形或不规则形，部分细胞有明显的核仁➡

第十章
免疫缺陷相关性淋巴组织增殖性疾病

基本概念

定义

- 原发性免疫缺陷病(PID)是一组异质性的遗传疾病
- 本书聚焦于发生在特定 PID 基础上的淋巴瘤和淋巴瘤样病变,如
  - 原发性免疫缺陷相关性淋巴组织增殖性疾病(LPD)

流行病学

第一例报道的 PID

- Ogden Bruton 于 1952 年描述
  - 现命名为 X 连锁无丙种球蛋白血症

PID 的疾病谱

- 迄今为止,已知有大约 200 种类型
- 2015 年,国际免疫学会联合会专家委员会将 PID 分为九类
  - 联合性免疫缺陷病
  - 具有相关或综合征特征的联合性免疫缺陷病
  - 抗体缺陷为主的免疫缺陷病
  - 免疫失调性疾病
  - 先天性吞噬细胞数量和/或功能缺陷
  - 固有免疫缺陷
  - 自身炎症性疾病
  - 补体缺陷
  - 拟表型
    - 模拟遗传性突变和 PID 的体细胞突变

发病率

- 美国临床确诊的 PID 发病率不等
  - 累计发生率:1/10 000
    - 美国每年约有 400 个新发病例

- PID 更多见于儿童
  - 例外:普通变异型免疫缺陷病(CVID)见于成人

LPD 的风险

- PID 患者罹患继发性肿瘤的风险增高
  - 根据不同 PID 类型,风险增高 10~200 倍
    - 依据特定的 PID,LPD 的累计风险为 0.7%~15.0%
  - 约 60% 的继发性肿瘤是 LPD;非霍奇金淋巴瘤(NHL)最常见

年龄范围

- LPD 发病的中位年龄:约为 7 岁

性别

- PID 更常见于男性

病因学/发病机制

病因学

- 基因突变是许多 PID 的原因
  - 共济失调性毛细血管扩张症(AT):*ATM*
  - 尼梅亨断裂综合征(NBS):*NBN*(nibrin)
  - X 连锁高 IgM 综合征:*CD40* 或 CD40 配体(*CD40LG*)
  - Wiskott-Aldrich(WAS)综合征:*WAS*
  - 软骨毛发发育不良综合征(cartilage hair hypoplasia syndrome):*RMRP*
  - X 连锁淋巴组织增殖性疾病(XLP):*SH2D1A* 或 *BIRC3/XIAP*
  - 自身免疫性淋巴组织增殖综合征(ALPS):*FAS*(TNFRSF6)
- 很多 PID 的病因学知之甚少,一般依据其表型进行定义

发病机制

- 基因突变导致功能缺陷,损害免疫系统

CVID 中的肉芽肿性炎

WAS 中的 DLBCL

(左)图示 CVID 患者淋巴结的坏死性慢性肉芽肿性炎。(右)图示弥漫大 B 细胞淋巴瘤累及 WAS 患者的淋巴结,呈现滤泡间分布模式➡。同时可见一个反应性滤泡➡。

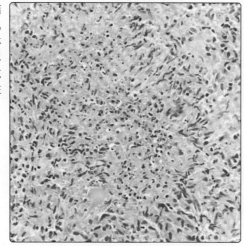
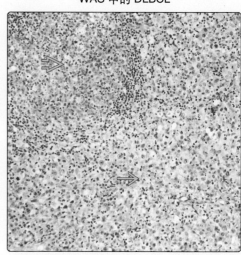

- 血液系统肿瘤风险增加可能是多因素导致的
  - 宿主免疫监视功能受损
  - 慢性抗原刺激
  - EB 病毒(EBV)感染导致部分 LPD
  - AT 和 NBS 涉及 DNA 错配修复功能缺陷
  - 可能与未知的致瘤病毒有关

临床特征

表现

- PID 患者经常表现为反复感染
  - 发热、乏力、传染性单核细胞增多症样症状
  - 常在 1 岁以内诊断
  - LPD 常发生于结外
- CVID
  - 发生率:1/10 000,更常见于白人
  - 20~30 岁开始出现感染
  - 自身免疫表现;血清免疫球蛋白水平低
- IgA 缺乏
  - 发生率:1/700
  - 发生于成年,临床表现常类似于 CVID
- AT
  - 发生率:1/80 000
  - 进行性神经元变性、放射敏感性、联合性免疫缺陷
- NBS
  - 发生率:1:100 000
  - 身材矮小、小头畸形、面部畸形
  - 智力受损、反复感染
- 严重联合性免疫缺陷(SCID)
  - 出生后头几个月发育不良、感染
- WAS
  - 发生率:1/250 000
  - 典型的三联征:湿疹、血小板减少、反复感染
  - T 细胞、B 细胞及吞噬细胞联合性缺陷
- 高 IgM 综合征
  - 反复细菌感染
  - 细胞免疫缺陷
- X 连锁无丙种球蛋白血症
  - 发生率:1/100 000
  - 反复细菌感染
- XLP
  - 患者常表现为淋巴结肿大和/或肝脾肿大
  - 可发生暴发性传染性单核细胞增多症;可致命
- ALPS
  - 自身免疫现象
  - 淋巴结肿大和/或肝脾肿大
  - 与 ALPS 重叠的相关综合征
    - RAS 相关的粒细胞增殖性疾病
      - *NRAS* 突变:青少年粒单核细胞白血病风险增加
- 软骨毛发发育不良综合征
  - 毛发稀疏、干骺端软骨发育不良、贫血

- 由联合性免疫缺陷引起的症状
- 白介素-2 诱导的 T 细胞激酶(ITK)缺乏
  - 淋巴结肿大和肺浸润性病变
  - 临床表现与 XLP 有交叉
  - 位于 5q31~32 的 *ITK* 基因突变

治疗

- PID 患者异基因干细胞移植后可降低 LPD 风险
- 由于 PID 发生率低和缺乏随机试验,数据有限
- 建议根据淋巴瘤类型采用相应的治疗方案

预后

- 与潜在 PID 和 LPD 类型相关
  - 大多数 PID 患者的 LPD 临床上表现为侵袭性
  - CVID 临床上表现为惰性
- 抗菌药物有助于更积极的治疗,并改善预后

镜下特征

PID 相关 LPD 的形态学谱系

- 类似于其他免疫缺陷状态下发生的 LPD,如
  - 移植后、医源性、HIV 感染

淋巴结非肿瘤性病变

- 常见表现
  - 淋巴细胞耗竭
  - 滤泡萎缩,生发中心逐渐枯竭
  - 副皮质区小淋巴细胞耗竭
  - 类似的表现可在脾和扁桃体观察到
- 继发改变
  - 继发于感染的慢性肉芽肿性炎
  - 显著的滤泡反应性增生;非典型增生
- EBV 感染导致的致死性传染性单核细胞增多症(XLP,SCID)
  - 系统性异常 B 淋巴细胞增殖失控
  - 伴有浆细胞样和免疫母细胞分化的多形性淋巴细胞增生
  - 频繁的噬血细胞综合征
- 消长反复的淋巴组织增殖性疾病(CVID)
  - 形态多样;滤泡增生和副皮质区扩大
  - 胃肠道特征性结节状淋巴组织增生
- X 连锁高 IgM 综合征
  - 结外部位见分泌 IgM 的浆细胞大量积聚
  - 外周血 B 细胞只表达 IgM 和 IgD
- ALPS
  - CD4(-)、CD8(-)的 T 细胞(所谓的双阴细胞)增生
  - 显著的滤泡增生

前驱病变

- 形态谱广
- 从多克隆到寡克隆再到单克隆,克隆性细胞群逐渐占主导地位

恶性肿瘤风险增加的原发免疫缺陷疾病[a]

类别	疾病	遗传特征	群体发生率	PID 的发生率/%	临床特征
T 和 B 淋巴细胞免疫缺陷	SCID	AR,X	1/100 000 活产婴儿	1~5	严重的反复感染
	XHIGM	X	1/20 000 000 活产男婴	1~2	全血细胞减少,肝胆疾病,耶氏肺孢子虫感染
抗体缺陷	CVID	AD,S	1/10~50 000 活产婴儿	21~31	反复细菌感染,血清免疫球蛋白水平低
	IgA 缺乏	AD,S	1/700 欧洲人后裔	>50(最常见)	易发生细菌感染,血清 IgA 水平低
	X 连锁无丙种球蛋白血症	X	1/100 000	<1	反复细菌感染;血清免疫球蛋白水平低
免疫功能失调	XLP	X	约 500 病例	<1	EBV 感染引起临床和免疫异常
	ALPS	AD,AR	未知	<1	淋巴结肿大,脾肿大,自身免疫表现
	WAS	X	1/250 000 活产男婴	1~3	血小板减少伴小血小板、湿疹
DNA 修复缺陷	AT	AR	1/40~100 000 活产婴儿	2~8	小脑变性,眼毛细血管扩张,对电离辐射过敏
	NBS	AR	1/100 000 活产婴儿	1~2	小头畸形,身材矮小,面部畸形,智力低下

本表仅包含了常见或已熟知的 PID。

原发免疫缺陷性疾病中的恶性肿瘤[a]

类别	疾病	恶性比例/%	中位年龄/岁	性别(男:女)	血液系统肿瘤	非血液系统肿瘤
T 和 B 淋巴细胞免疫缺陷	SCID	1.5	1.6	3.3:1.0	DLBCL,CHL,白血病	肾和肺平滑肌瘤
	XHIGM	7.8	7.2		DLBCL、CHL、LGL 白血病	N/A
抗体缺陷	CVID	2.5(首发<16岁)8.5(首发>16岁)	23	1.3:1.0	DLBCL、CHL、SLL、MALT 淋巴瘤、LPL、PTCL	上皮性肿瘤(39%;胃、乳腺、膀胱、宫颈、外阴)
	IgA 缺乏	罕见	N/A	N/A	CHL、DLBCL、白血病	N/A
	X 连锁无丙种球蛋白血症	罕见	<10	M	DLBCL	N/A
免疫失调	XLP	30	N/A	N/A	EBV 阳性致死性传染性单核细胞增多症、DLBCL、伯基特淋巴瘤	N/A
	ALPS	10~20	<1	N/A	DLBCL、NLPHL、CHL、DLBCL、伯基特淋巴瘤、PTCL	N/A
	WAS	13	6.2	M	DLBCL、CHL	小脑星形细胞瘤、卡波西肉瘤、肌源性肿瘤
DNA 修复缺陷	AT	33	8.5	1.7:1.0	DLBCL、伯基特淋巴瘤、T-PLL(年轻成人)、T-ALL/LBL(年龄:1~5岁)、CHL	上皮性肿瘤
	NBS	罕见	N/A	N/A	DLBCL、PTCL、T-ALL/LBL、CHL	脑肿瘤

本表仅包含了常见或已熟知的 PID。

- 单克隆增生可能会进展为主要的持续性病变,也可能不会

肿瘤性病变

- 进展为淋巴瘤和白血病的风险增高(淋巴瘤>白血病)
  - 非造血系统肿瘤的风险亦增高
- 多形性细胞学特征常见
- 非霍奇金淋巴瘤
  - B 细胞淋巴瘤较 T 细胞淋巴瘤常见
  - 弥漫大 B 细胞淋巴瘤(DLBCL)最常见
    - 免疫表型类似于免疫正常患者的 DLBCL
  - EBV 经常阳性
  - 与其他 PID 相比,伯基特淋巴瘤在 XLP 中更为常见
- 霍奇金淋巴瘤
  - 第二常见的 LPD
    - 约占 PID 患者所有淋巴瘤的 10%
  - PID 患者中经典型霍奇金淋巴瘤最常见
    - 淋巴细胞消减型和混合细胞型常见
      □ 归因于较弱的免疫应答
    - 里-施细胞和霍奇金细胞(RS+H):CD15(+/-),CD30(+),PAX5(弱+),CD45/LCA(-)
  - 除 ALPS 患者外,结节性淋巴细胞为主型霍奇金淋巴瘤不常见

诊断所需的相关检查

诊断 PID 的实验室检查

- 明确诊断 PID 需要多项检查
- 全血细胞计数;T 淋巴细胞和 B 淋巴细胞免疫表型分析
- 血清蛋白电泳和免疫固定电泳
- 血清中维生素、细胞因子、配体和免疫球蛋白水平的测定
- 体外功能检测;自身抗体检测
- 基因突变的分子遗传学检测

诊断 LPD 的分子遗传学检查

- 抗原受体基因重排
  - 克隆性有助于确定 LPD 的诊断;但不能预测临床行为
    - 多克隆 LPD 可以是致命的,如致死性传染性单核细胞增多症
    - 单克隆 LPD 可以是惰性的
  - 明确的 B 细胞淋巴瘤有免疫球蛋白基因单克隆性重排
- EBV DNA
  - EBV 感染常见于 PID 的多种 LPD
  - 使用特定探针可在分子水平上检测 EBV
  - EBV 末端重复序列分析有助于鉴定单克隆性
- 癌基因
  - 与 PID 相关的基因异常:如 ALPS 中的 FAS 突变
  - AT 患者的 LPD 中 T 细胞受体基因的倒置和/或易位
- 染色体易位
  - 目前信息有限

- AT:正常状态下,约 10% 的淋巴细胞可能有 T 细胞受体基因和 *TCL1A*(*TCL1*)的异常

非肿瘤性病变的鉴别诊断

PID 的血液肿瘤性病变

- 确定 LPD 是良性还是恶性至关重要
  - 良性病变在组织学上可与淋巴瘤相似
  - 免疫表型和分子生物学研究有助于鉴别良恶性

新生儿良性淋巴组织

- 正常新生儿的形态学可能很难与 PID 相关改变相鉴别
  - 出生时淋巴结由小的原始滤泡和未发育的副皮质区组成
  - 其他淋巴组织部位显示相似改变(如脾)

长期感染引起淋巴细胞耗竭

- 非 PID 婴儿长期持续感染引起的淋巴细胞耗竭可类似于 PID

血管免疫母细胞性 T 细胞淋巴瘤(AITL)

- AITL 可出现与 PID 重叠的特征
  - 淋巴细胞减少,副皮质区扩大,细胞多形性
- 显著特征
  - AITL 发生于成人,经常为老年人
  - PID 中的 T 细胞不表达 CD10、BCL6 或 CXCL13

Castleman 病,透明血管型

- 与 PID 重叠的特征
  - 萎缩性滤泡伴淋巴细胞减少和血管增生
- 显著特征
  - PID 的淋巴结不增大,缺乏 Castleman 病的特征

肿瘤性病变的鉴别诊断

PID 相关 LPD

- PID 的 LPD 与其他免疫缺陷状态的 LPD 类似
- 临床病史对明确诊断尤为重要

参考文献

1. Gratzinger D et al: Primary/Congenital Immunodeficiency: 2015 SH/EAHP Workshop Report-Part 5. Am J Clin Pathol. 147(2):204-216, 2017
2. Furudoï A et al: Spleen histologic appearance in common variable immunodeficiency: analysis of 17 cases. Am J Surg Pathol. 40(7):958-67, 2016
3. Aricò M et al: Non-Hodgkin lymphoma in children with an associated inherited condition: a retrospective analysis of the Associazione Italiana Ematologia Oncologia Pediatrica (AIEOP). Pediatr Blood Cancer. 62(10):1782-9, 2015
4. Bousfiha A et al: The 2015 IUIS phenotypic classification for primary immunodeficiencies. J Clin Immunol. 35(8):727-38, 2015
5. Gangemi S et al: Lymphoproliferative disease and cancer among patients with common variable immunodeficiency. Leuk Res. 39(4):389-96, 2015

CVID 患者的非典型淋巴组织增生

CVID 患者的非典型滤泡

(左)CVID 患者的淋巴结活检标本显示非典型淋巴组织增生。低倍镜图示淋巴结整体结构变形但未消失。副皮质区扩大,可见血管增生,淋巴窦开放。(右)CVID 患者的淋巴结呈非典型淋巴组织增生。该图片中央可见一个大滤泡,缺乏套区

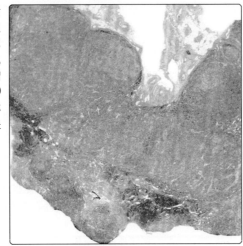
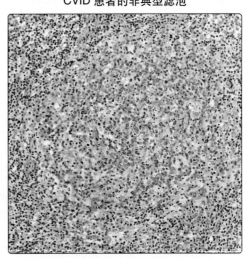

AT 患者的多形性 B 细胞 LPD

AT 患者的多形性 B 细胞 LPD

(左)低倍镜图示 AT 患者淋巴结多形性 B 细胞 LPD。注意滤泡间区消失。PCR 检测到免疫球蛋白重链基因单克隆性重排。(右)AT 患者淋巴结多形性 B 细胞 LPD。中倍镜图示残存的滤泡➡被淋巴瘤➡包围

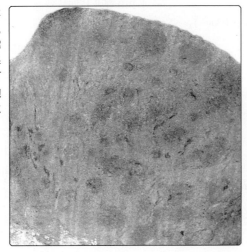
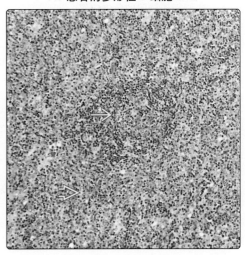

AT 中的多形性 B 细胞 LPD

AT 中的多形性 B 细胞 LPD:CD20

(左)AT 患者淋巴结多形性 B 细胞 LPD。高倍镜图示滤泡间区域见多形性淋巴细胞浸润,以中等大小淋巴细胞➡为主,混以大的转化性细胞➡。(右)AT 患者淋巴结多形性 B 细胞 LPD。免疫组织化学 CD20 染色图示大部分淋巴细胞阳性,主要分布在滤泡间区➡。流式细胞术检测示 B 细胞 CD19(+),CD20(+)和弱的单表型 κ(+)

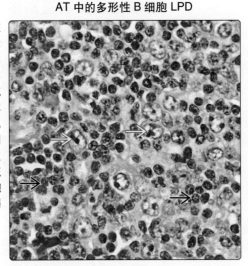
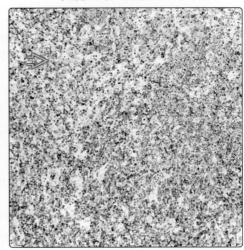

AT 中的多形性 B 细胞 LPD:CD3

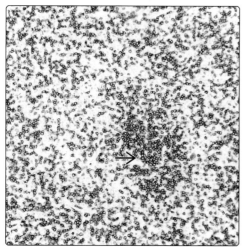

WAS 中的 DLBCL

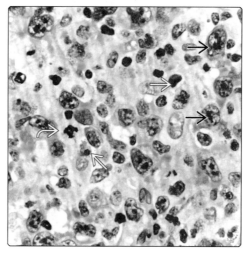

(左)AT 患者淋巴结多形性 B 细胞 LPD。免疫组织化学 CD3 染色图示异型细胞阴性。发育不良的滤泡中可见 CD3(+)的 T 淋巴细胞显著增多➡。(右)WAS 患者淋巴结 DLBCL。高倍镜图示肿瘤细胞➡体积中至大,核不规则,核仁明显,胞质丰富。可见散在分布的嗜酸性粒细胞➡和核分裂象➡

WAS 中的 DLBCL:印片

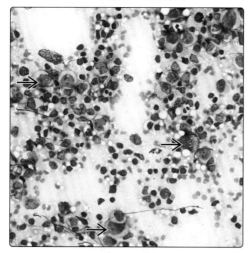

WAS 中的 DLBCL:CD20

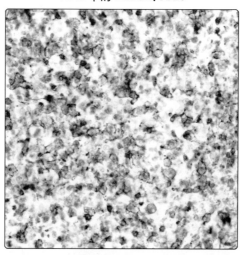

(左)WAS 患者淋巴结 DLBCL 印片。注意有很多大细胞➡。背景中可见混合性炎细胞浸润。(右)WAS 患者淋巴结 DLBCL。免疫组织化学 CD20 染色突显出大的异型 B 细胞

WAS 中的 DLBCL:κ(+)

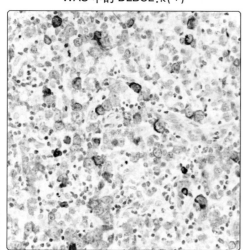

WAS 中的 DLBCL:λ(−)

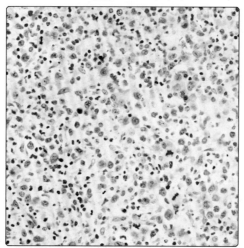

(左)WAS 患者淋巴结 DLBCL。免疫组织化学染色图示大的肿瘤细胞 κ(+)。(右)WAS 患者淋巴结 DLBCL。免疫组织化学染色图示大的肿瘤细胞 λ(−)

要 点

病因学/发病机制

- 由于 Fas 介导的凋亡缺陷导致淋巴细胞稳态破坏而引起的疾病
- 自身免疫性淋巴组织增殖综合征(ALPS)中有多种突变;呈常染色体显性遗传
- ALPS 目前分为五型
  - ALPS-FAS(以前为 I 型)
    - *FAS*(TNFRSF6)杂合性突变
    - 最常见,约占所有 ALPS 病例的 65%
  - ALPS-sFAS(以前为 I m 型)
    - *FAS* 基因体细胞突变
  - ALPS-FASLG(以前为 I b 型)
    - *FAS*(TNFRSF6)配体基因胚系突变
  - ALPS-CASP10(以前为 II 型)
    - *CASP10* 基因胚系突变
  - ALPS-U;未知缺陷;约占全部 ALPS 的 25%

临床特征

- 外周血双阴性 T 细胞增多

- 累及淋巴结、脾、肝和骨髓的慢性非恶性淋巴组织增殖
  - 约 80% 发生淋巴结肿大
  - 约 85% 发生脾大±脾功能亢进
  - 约 70% 发生自身免疫性疾病;贫血常见
- 罹患非霍奇金和霍奇金淋巴瘤的风险增高

镜下特征

- 淋巴结
  - 副皮质区扩大,伴双阴性 T 细胞增多
  - 浸润的免疫母细胞增多
  - 淋巴滤泡增生或退行性改变
- 75% 患者的骨髓出现淋巴细胞聚集

辅助检查

- 流式细胞术
  - 双阴性 T 细胞增多:TCRαβ(+),CD3(+),CD4(−),CD8(−)
- 凋亡实验:在大部分常见类型中,检测到 FAS 缺陷引起凋亡功能受损

ALPS:淋巴结副皮质区增生

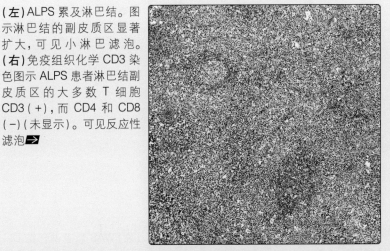

ALPS:淋巴结副皮质区 CD3(+)T 细胞

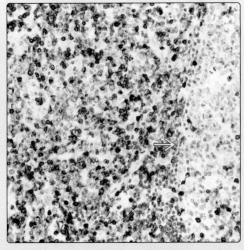

(左)ALPS 累及淋巴结。图示淋巴结的副皮质区显著扩大,可见小淋巴滤泡。(右)免疫组织化学 CD3 染色图示 ALPS 患者淋巴结副皮质区的大多数 T 细胞 CD3(+),而 CD4 和 CD8(−)(未显示)。可见反应性滤泡➡

ALPS:淋巴结副皮质区 CD4(−)T 细胞

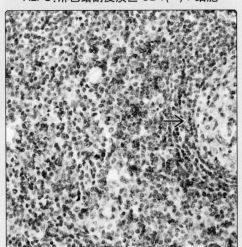

ALPS:淋巴结副皮质区 CD8(−)T 细胞

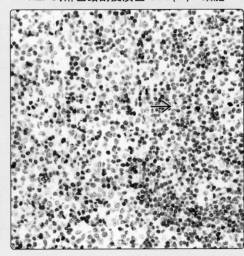

(左)在 ALPS 患者的淋巴结中,双阴性 T 细胞增多。免疫组织化学 CD4 染色图示皮质旁区的大多数 T 细胞 CD4(−)。可见反应性滤泡➡。(右)在 ALPS 患者的淋巴结中,双阴性 T 细胞增多。免疫组织化学 CD8 染色图示皮质旁区的大多数 T 细胞 CD8(−)。可见反应性滤泡➡

第2节　自身免疫性淋巴组织增殖综合征

术语

缩写

- 自身免疫性淋巴组织增殖综合征（autoimmune lymphoproliferative syndrome，ALPS）

同义词

- Canale-Smith 综合征

定义

- 由于 Fas 介导的凋亡缺陷导致淋巴细胞稳态破坏而引起的疾病

病因学/发病机制

FAS 通路的基因突变

- ALPS 是一个以上的基因突变引起的多步骤的发病过程
- ALPS 目前分为五型
  - ALPS-FAS
    - 最常见，约占所有 ALPS 病例的 65%
    - FAS（TNFRSF6）杂合性胚系突变
    - 旧称为 I a 型
  - ALPS-sFAS
    - 次常见
    - FAS 体细胞突变
    - 旧称为 I m 型
  - ALPS-FASLG
    - FAS（TNFRSF6）配体基因胚系突变
    - 旧称为 I b 型
  - ALPS-CASP10
    - CASP10 基因胚系突变
    - 旧称为 II a 型
  - ALPS-U
    - 未知基因突变
    - 约占全部 ALPS 的 25%
- FAS 基因任何一个结构域的突变都可能导致 ALPS 的临床表型
- B 细胞的 FAS 基因突变可以解释一些自身免疫现象

遗传方式

- 多数情况下，突变以常染色体显性方式遗传
- ALPS 临床表型的外显率<60%
  - 家系成员可携带突变而无 ALPS 表型
  - 必有其他额外因素有助于疾病的表现

ALPS 相关疾病

- 与 ALPS 密切相关的疾病实体；有些疾病过去曾被认为是 ALPS
- caspase 8 缺陷状态
  - CASP8 基因胚系突变
  - 患者表现为淋巴结肿大和/或脾大和反复感染
    - 常有皮肤黏膜疱疹病毒感染
  - B、T 和 NK 细胞有严重的凋亡缺陷
- RAS 相关 ALPS
  - NRAS 基因的功能获得性突变
  - 患者表现为淋巴结肿大和/或脾大和自身免疫现象
  - 患者有 ALPS 表型，但 Fas 介导的凋亡功能正常
- Dianzani ALPS
  - 患者表现淋巴结肿大和/或脾大与自身免疫现象
  - 患者有 ALPS 表型，但 Fas 介导的凋亡功能正常
  - 基因缺陷未知
- X 连锁淋巴组织增殖综合征被认为是 ALPS 相关疾病
  - 患者表现为暴发性 EB 病毒（EBV）感染、低丙种球蛋白血症、罹患淋巴瘤风险
  - SH201A 基因缺陷

临床特征

表现

- 慢性非恶性淋巴组织增殖，常出现于 1 岁以内
  - 约80%的患者出现慢性和/或反复的淋巴结肿大
  - 约85%患者表现脾肿大±脾功能亢进
  - 约45%患者表现肝肿大
  - 淋巴细胞性间质性肺炎
  - 由于基因检测的增加，最近成人患者发病率增加
- 约70%的患者存在自身免疫性疾病
  - 血细胞减少最常见
    - 自身免疫性溶血性贫血
    - 免疫性血小板减少症
    - 自身免疫性中性粒细胞减少症
    - 常累及一个以上的细胞谱系
  - 伊文思（Evans）综合征
    - 最早于 1951 年描述
    - 红细胞和血小板的自身免疫性破坏
    - 这些患者中有一部分患有 ALPS
  - ALPS 中其他较少见的自身免疫现象，包括
    - 皮疹：通常为荨麻疹性
    - 自身免疫性肝炎、肾小球肾炎、甲状腺炎和/或结肠炎
    - 葡萄膜炎与吉兰-巴雷综合征
    - 血管炎和脂膜炎
    - 自身免疫性小脑综合征
    - 成年后的患者肺纤维化的风险增加
- ALPS 患者患各种类型恶性肿瘤的风险增加
  - 霍奇金淋巴瘤（HL）和非霍奇金淋巴瘤（NHL）的风险增加
    - 霍奇金淋巴瘤患病风险是普通人群的 51 倍以上
      - 包括经典型霍奇金淋巴瘤和结节性淋巴细胞为主型霍奇金淋巴瘤
    - 非霍奇金淋巴瘤患病风险是普通人群的 14 倍以上
    - 通常与 EBV 感染无关
    - 淋巴瘤患病风险增加与 FAS（TNFRSF6）细胞内结构域的突变有关

- 患癌风险增加
  - 甲状腺、乳腺、肝、舌、皮肤
  ○ 患白血病的风险增加
  ○ 部分 ALPS 患者表现为多发肿瘤(甲状腺或乳腺腺瘤、胶质瘤)
- 纯合性或复合的杂合性 *FAS*(TNFRSF6)突变导致
  ○ 出生前、出生时或出生后不久出现严重淋巴组织增殖
  ○ 患者通常在早年死于淋巴组织增殖和/或自身免疫性疾病
- ALPS 患者罹患 Rosai-Dorfman 病的风险增加

实验室检查

- 外周血淋巴细胞增多症
- 血清学
  ○ IgG、IgA 和 IgE 浓度升高;IgM 浓度正常或降低
  ○ 白细胞介素(IL)-10 和维生素 B_{12} 的水平升高
- 自身免疫抗体
  ○ 抗红细胞、血小板和中性粒细胞的自身抗体常阳性
  ○ 抗平滑肌和抗磷脂抗体可呈阳性
  ○ 抗核抗体和类风湿因子可呈阳性
- 外周血流式细胞术免疫分型显示双阴性 T 细胞增多
  ○ 双阴性 T 细胞=TCRαβ(+),CD3(+),CD4(−),CD8(−)
    - 外周血双阴性 T 细胞显著增多对诊断 ALPS 非常特异
      □ 诊断阈值:>2.5%及以上的 T 细胞
    - 存在于 ALPS 的所有亚型
    - 可在外周血、淋巴结、脾及其他组织中发现
    - 双阴性 T 细胞在 ALPS 发病机制中的作用尚有待明确
  ○ 其他流式细胞术发现
    - TCRγδ(+)双阴性 T 细胞增多
    - CD8(+)、CD57(+)、HLA-DR(+)的 T 细胞增多
    - CD4(+)、CD25(+)的调节性 T 细胞减少
    - CD5(+)的 B 细胞增多,CD27(+)的 B 细胞减少
  ○ 双阴性 T 细胞在自身免疫性疾病中可以增多
    - 在这些疾病中,双阴性 T 细胞通常低水平增多
    - 例如:系统性红斑狼疮、免疫性血小板减少性紫癜
  ○ 体细胞突变的 ALPS 患者中,所有双阴性 T 细胞均存在 *FAS* 突变
    - 提示这些细胞导致了疾病的发生
- 体外 Fas 介导的凋亡检测有助于 ALPS 的诊断
  ○ 分离 ALPS 患者外周血单个核细胞
  ○ 用有丝分裂原激活 T 细胞,用含有 IL-2 的培养液培养 28 天
  ○ 将 T 细胞暴露于抗 Fas-IgM 抗体
    - 正常 T 细胞:细胞快速死亡和凋亡
    - ALPS T 细胞:无细胞死亡
  ○ 在体外 Fas 介导的凋亡检测中,不同 ALPS 突变类型可有不同的结果
- 分子遗传学分析
  ○ *FAS*(TNFRSF6)
    - 在 *FAS* 基因整个编码区和外显子/内含子均可发现胚系突变
    - 对整个编码区和内含子/外显子交界处进行测序,可检测到约90%的基因突变
    - 常在筛选的双阴性 T 细胞中进行 *FAS* 基因体细胞突变检测
  ○ *FASLG* 和 *CASP10*
    - 对两个基因的整个编码区进行测序分析是可行的

自然病程

- ALPS 中的非恶性淋巴组织增殖表现通常随着时间的推移而减轻或改善
- 自身免疫性没有随着年龄增长而永久性缓解
- 发生淋巴瘤的风险几乎是终生的

治疗

- 部分 ALPS 患者无需治疗
- 溶血性贫血和血小板减少症
  ○ 强的松
  ○ 免疫抑制剂
    - 吗替麦考酚酯(CellCept)
    - 西罗莫司
  ○ 只有少数患者对静脉注射免疫球蛋白有反应
  ○ 利妥昔单抗:抗 CD20 单克隆嵌合抗体
    - 经利妥昔单抗治疗后,部分 ALPS 患者可进展为普通变异型免疫缺陷病(CVID)
    - 用于所有其他治疗失败的患者
  ○ 通过脾切除术来控制自身免疫性贫血是不可取的
    - 尽管接种了疫苗和抗生素预防,ALPS 患者脾切除术后发生败血症的风险增高
    - 不能用于长期控制贫血

影像学

影像学所见

- 影像学检查发现淋巴结大或肝脾肿大
- PET 检测示 ALPS 增殖的淋巴组织 FDG 摄取增高

镜下特征

淋巴结

- 副皮质区(T 细胞)显著扩大
  ○ 淋巴细胞显示不同阶段的免疫母细胞转化
    - 小、中等和大的淋巴细胞,胞质通常透亮
    - 免疫母细胞增多,核分裂象常见
  ○ 无异型性的小浆细胞常见
  ○ 缺乏嗜酸性或中性粒细胞
  ○ 一些病例中可见显著的毛细血管后微静脉
- 生发中心显示反应性改变的谱系
  ○ 旺炽型滤泡增生
    - 可染小体巨噬细胞可很显著
  ○ 生发中心进行性转化
  ○ 伴有退行性变的萎缩滤泡(Castleman 病样)

脾脏

- 白髓扩大,与淋巴结类似

- ○ 反应性滤泡增生
- ○ 反应性边缘区增生
- 红髓扩大
  - ○ 双阴性 T 细胞增多
  - ○ 免疫母细胞和多形性浆细胞增多

骨髓

- 约 75% 患者出现淋巴细胞增多;双阴性 T 细胞增多
  - ○ 大多数表现为淋巴细胞聚集
    - 主要由 T 细胞或 T、B 细胞混合
- 增生可以非常显著,类似淋巴瘤或白血病

肝脏

- 门静脉区三联征
- 双阴性 T 细胞可增多

辅助检查

免疫组织化学

- 淋巴结或其他组织部位的免疫组织化学
  - ○ 双阴性 T 细胞增多
    - TCRα/β(+),CD3(+),CD4(-),CD8(-)
    - CD45RA(+),CD45RO(-),CD25(-)
  - ○ 大部分 T 细胞 CD57(+),TIA1(+)和 Pf(+)
  - ○ 小部分 T 细胞 CD4(+)或 CD8(+)
  - ○ CD16(-),CD56(-)
- 滤泡表达多表型免疫球蛋白轻链
  - ○ B 细胞抗原(+),BCL6(+),BCL2(-)
- 浆细胞表达多表型免疫球蛋白轻链
- EBV 检测通常为阴性
  - ○ EBV-LMP-1(-),原位杂交 EBER(-)

流式细胞术

- 流式细胞术可用于淋巴结、其他部位组织的细胞悬浮液或血液的检测
- 外周血的免疫表型分析是有帮助的
  - ○ 双阴性 T 细胞增加,占 CD3(+)T 细胞的 2%以上
    - 双阴性 T 细胞=TCRαβ(+),CD3(+),CD4(-),CD8(-),CD45RA(+);CD45RO(-)
  - ○ 其他多种免疫表型异常
    - TCRγδ(+)双阴性 T 细胞增多;CD8(+)和 CD57(+)T 细胞增加
    - CD5(+)B 细胞和 HLA-DR(+)T 细胞增多;CD27(+)B 细胞减少
  - ○ CD4(+)和 CD25(+)调节性 T 细胞减少

基因学检查

- 无 T 细胞受体基因单克隆性重排证据
- 无免疫球蛋白基因单克隆性重排证据
- 无特定的染色体易位
- 通过测序检测到 FAS(TNFRSF6)突变

鉴别诊断

普通变异型免疫缺陷病

- 普通变异型免疫缺陷病在遗传学上具有异质性,伴有多种突变
- 伴有低或无 B 细胞、低血清免疫球蛋白的病例,通常不会与 ALPS 混淆
  - ○ ALPS 患者的 B 细胞数量通常正常或增多
- 存在 B 细胞的病例可能导致鉴别诊断困难
  - ○ 淋巴结
    - 反应性滤泡增生
    - 副皮质区增生,不伴双阴性 T 细胞增多
      - □ 副皮质区常有许多 EBV(+)细胞
    - 有些病例可表现为非典型淋巴组织增生,伴 B 细胞和 T 细胞显著增生
  - ○ 胃肠道
    - 结节状淋巴组织增生,部分伴免疫球蛋白基因单克隆性重排
  - ○ 许多器官中可见到结节状淋巴组织增生和肉芽肿
    - 肺、脾、皮肤、肝、骨髓、内分泌器官、脑等

X 连锁淋巴组织增殖综合征

- SH2D1A 基因突变
- 患者在接触 EBV 之前不会表现出明显的免疫缺陷
- 75%的患者出现暴发性传染性单核细胞增多症
  - ○ 淋巴结呈暴发性传染性单核细胞增多症改变
    - 免疫母细胞和浆细胞增多;常见明显的坏死
  - ○ 大多数患者死于肝坏死和/或骨髓衰竭
  - ○ 常伴有噬血细胞性淋巴组织细胞增生症
  - ○ 幸存者有继发低丙种球蛋白血症、淋巴瘤和再生障碍性贫血的风险
- EBV-IgM 抗体的血清学测试(+)
- 定量 EBV 特异性聚合酶链反应(+)

Wiskott-Aldrich 综合征

- X 连锁;WAS 基因突变
  - ○ WASP 是造血干细胞信号转导和细胞骨架重组的关键调控因子
- 临床表现
  - ○ 血小板减少症、免疫缺陷、湿疹
  - ○ 自身免疫表现
    - 自身免疫性溶血性贫血、皮肤血管炎、关节炎和肾病
  - ○ 进展为肿瘤的风险高
- 淋巴结的组织学特征
  - ○ 疾病早期常表现为滤泡增生
  - ○ 疾病晚期常表现为生发中心的进行性耗竭
  - ○ 副皮质区淋巴细胞耗竭和以下表现
    - 免疫母细胞、嗜酸性粒细胞和非典型浆细胞增多

伊文思综合征

- 最初描述为两种自身免疫性血细胞,包括血小板和红细胞的减少

ALPS 的诊断标准
标准
必要标准
1.　慢性(>6 个月),非恶性、非感染性淋巴结肿大和/或脾肿大
2.　CD3(+)、TCR αβ(+)、CD4(−),CD8(−)双阴性 T 细胞升高(≥1.5%总淋巴细胞或 2.5%的 CD3(+)淋巴细胞),淋巴细胞计数正常或升高
辅助标准
主要标准
1.　淋巴细胞凋亡缺陷(经两个独立试验证实)
2.　*FAS*、*FASLG*、*CASP10* 基因的体细胞或胚系致病性突变
次要标准
1.　血浆可溶性 FasL 水平升高(>200pg/ml)或血浆白细胞介素(IL) -10 水平升高(>20pg/ml)或血清或血浆维生素 B_{12} 水平升高(>1 500ng/L)或血浆 IL-18 水平升高(>500pg/ml)
2.　典型免疫组织化学表现
3.　自身免疫性全血细胞减少(溶血性贫血、血小板减少或中性粒细胞减少)和 IgG 水平升高(多克隆性高丙种球蛋白血症)
4.　非恶性/非感染性淋巴组织增殖性疾病家族史±自身免疫

明确性诊断需要两个必要标准和一个主要的辅助标准。可能性诊断是基于两个必要标准和一个次要的辅助标准。
Oliveira JB et al. Blood 2010;116;e35-340.

- 一些患者现在被认为是 ALPS
- 伊文思综合征患者应检测 Fas 介导的凋亡缺陷

自身免疫性疾病

- 血液中双阴性 T 细胞轻度增多
  - 可能导致误诊为 ALPS
- 全面的自身免疫检查可检测出特定自身免疫性疾病的证据
- 没有 Fas 介导的凋亡缺陷

外周 T 细胞淋巴瘤(PTCL)

- 大多数病例中,淋巴结完全被 PTCL 取代
- PTCL 中的肿瘤细胞常伴有嗜酸性粒细胞浸润
- 免疫表型:PTCL 细胞常 CD4(+),CD8(−)或 CD4(−),CD8(+)
- T 细胞受体基因单克隆性重排

诊断依据

临床相关病理学特征

- FAS 通路突变导致细胞凋亡缺陷
  - 抗原特异性淋巴细胞聚集
    - 淋巴结肿大和肝脾肿大
  - 胚系突变最常见,累及 *FAS*(*TNFRSF6*)、*FASL* 和 *CASP10* 基因
- 自身免疫性疾病;全血细胞减少最常见

病理学精要

- 淋巴结

- 淋巴细胞增多致副皮质区扩张,并可见不同转化阶段的免疫母细胞
- 副皮质区双阴性 T 细胞增多
- 可以发生滤泡增生或退行性变

参考文献

1. Agrebi N et al: Autoimmune lymphoproliferative syndrome caused by homozygous FAS mutations with normal or residual protein expression. J Allergy Clin Immunol. ePub, 2017
2. Xie Y et al: Bone marrow findings in autoimmune lymphoproliferative syndrome with germline FAS mutation. Haematologica. 102(2):364-372, 2017
3. George LA et al: Optimal management of autoimmune lymphoproliferative syndrome in children. Paediatr Drugs. 18(4):261-72, 2016
4. Butt D et al: FAS inactivation releases unconventional germinal center B cells that escape antigen control and drive IgE and autoantibody production. Immunity. 42(5):890-902, 2015
5. Price S et al: Natural history of autoimmune lymphoproliferative syndrome associated with FAS gene mutations. Blood. 123(13):1989-99, 2014
6. Lambotte O et al: Diagnosis of autoimmune lymphoproliferative syndrome caused by FAS deficiency in adults. Haematologica. 98(3):389-92, 2013
7. Neven B et al: A survey of 90 patients with autoimmune lymphoproliferative syndrome related to TNFRSF6 mutation. Blood. 118(18):4798-807, 2011
8. Niemela JE et al: Somatic KRAS mutations associated with a human nonmalignant syndrome of autoimmunity and abnormal leukocyte homeostasis. Blood. 117(10):2883-6, 2011
9. Oliveira JB et al: Revised diagnostic criteria and classification for the autoimmune lymphoproliferative syndrome (ALPS): report from the 2009 NIH International Workshop. Blood. 116(14):e35-40, 2010
10. Poppema S et al: Development of lymphoma in autoimmune lymphoproliferative syndrome (ALPS) and its relationship to Fas gene mutations. Leuk Lymphoma. 45(3):423-31, 2004
11. Straus SE et al: The development of lymphomas in families with autoimmune lymphoproliferative syndrome with germline Fas mutations and defective lymphocyte apoptosis. Blood. 98(1):194-200, 2001
12. Fisher GH et al: Dominant interfering Fas gene mutations impair apoptosis in a human autoimmune lymphoproliferative syndrome. Cell. 81(6):935-46, 1995

ALPS 累及淋巴结

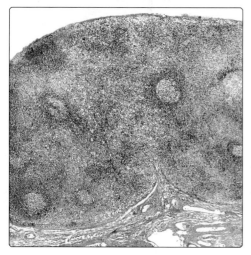

ALPS：副皮质区增生

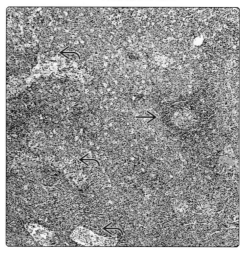

（左）低倍镜图示 ALPS 患者的淋巴结相对较小，整体结构存在。副皮质区扩大，滤泡也增生。（右）图示 ALPS 患者的淋巴结副皮质区明显增生和扩大。淋巴窦明显➡️，可见一个小的增生性滤泡➡️

ALPS：副皮质区凋亡减少

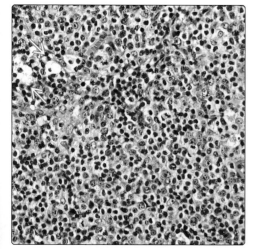

ALPS：副皮质区的免疫母细胞

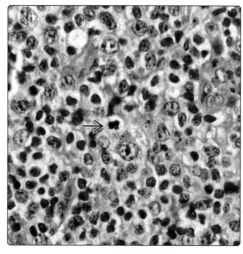

（左）图示 ALPS 患者的淋巴结副皮质区。副皮质区的淋巴细胞通常显示凋亡减少，表现为可染小体巨噬细胞➡️罕见。（右）ALPS 淋巴结的副皮质区，高倍镜图示免疫母细胞和核分裂象增多。核分裂象➡️和高增殖指数（Ki-67 未显示）在 ALPS 中可很明显

ALPS：滤泡增生

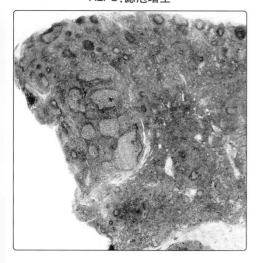

ALPS：滤泡和副皮质区增生

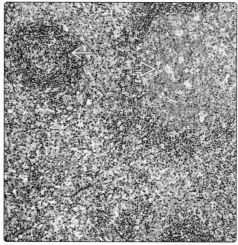

（左）ALPS 患者淋巴结活检标本显示整体结构保存。低倍镜图示淋巴滤泡显著增生。副皮质区亦增生，在高倍镜下尤为明显。（右）ALPS 患者的淋巴结，图示增生滤泡➡️、小滤泡➡️和副皮质区增生➡️

(左) ALPS 患者的淋巴结,图示副皮质区增宽和小的反应性滤泡➡。(右) ALPS 患者的淋巴结,高倍镜图示副皮质区存在混合性小淋巴细胞、组织细胞和伴明显核仁的免疫母细胞。核分裂象➡可见

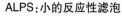

ALPS:小的反应性滤泡

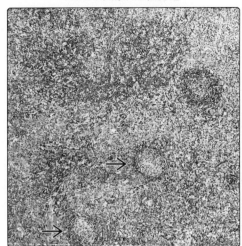

ALPS:副皮质区的免疫母细胞

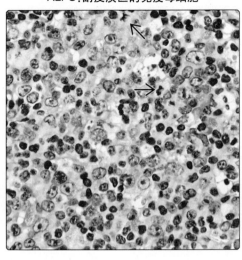

(左) ALPS 患者的淋巴结,免疫组织化学检测结果提示 CD45RA (+)、CD45RO (-) 的幼稚 T 细胞增多。(右) 活化 T 细胞标志物 CD45RO 免疫组织化学染色突显出散在的小 T 细胞。与幼稚的 CD45RA (+) T 细胞相比,只占一小部分。ALPS 患者的淋巴结典型表现是 CD45RA>CD45RO

ALPS:副皮质区 CD45RA (+) T 细胞

ALPS:副皮质区 CD45RO (+) T 细胞

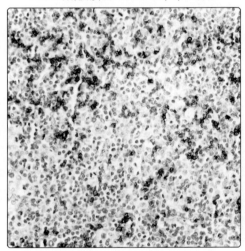

(左)ALPS 患者的淋巴结副皮质区常见无异型性的小浆细胞。这些浆细胞表达多表型免疫球蛋白轻链。该图显示的是 κ。(右) ALPS 患者的淋巴结副皮质区常见无异型性的小浆细胞。这些浆细胞表达多表型免疫球蛋白轻链。该图显示的是 λ

ALPS:κ (+) 浆细胞

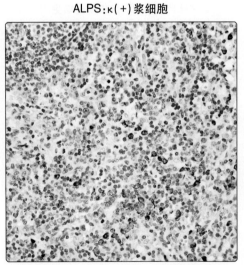

ALPS:λ (+) 浆细胞

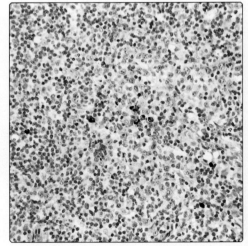

ALPS:毛细血管后微静脉

ALPS:显著的副皮质区增宽

(左)图示 ALPS 患者的淋巴结副皮质区常见增生的高内皮毛细血管后微静脉。(右)部分 ALPS 患者的淋巴结,如图所示,副皮质区显著扩大和融合,提示弥漫性增生,需与外周 T 细胞淋巴瘤相鉴别

ALPS:淋巴结内 CD3(+)T 细胞

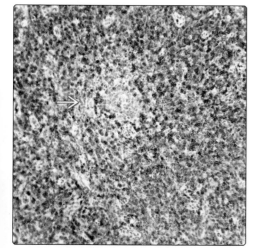

ALPS:副皮质区少量 CD4(+)T 细胞

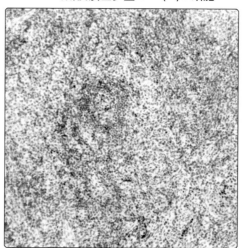

(左)ALPS 累及淋巴结。免疫组织化学 CD3 染色将扩张的副皮质区内的多量 T 细胞突显出来,图示 T 细胞围绕在滤泡周围➡。(右)ALPS 的特征是双阴性 T 细胞增多,与 CD3 相比,大部分 T 细胞是 CD4(−),CD8(−)。图示少量 T 细胞和散在组织细胞 CD4(+)

ALPS:副皮质区 CD8(+)T 细胞罕见

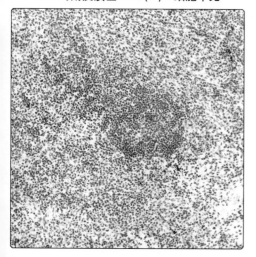

ALPS:淋巴结内 CD20(+)B 细胞

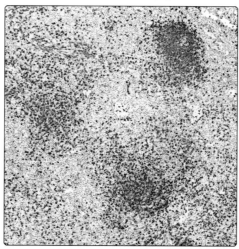

(左)与 CD3 相比,大部分 T 细胞是 CD8(−),CD4(−)(参见前图)。这个视野可见极个别 CD8(+)细胞。ALPS 中双阴性 T 细胞增多。(右)ALPS 累及淋巴结。图示大多数 CD20(+)B 细胞局限于滤泡,大多数 ALPS 淋巴结也是如此

ALPS:淋巴结内 TdT(+)细胞

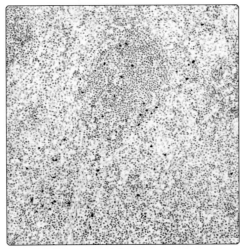

ALPS:淋巴结内 EBER(-)

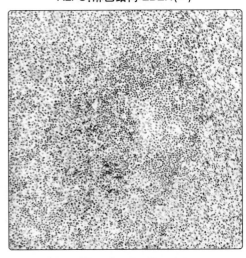

(左)图示 ALPS 患者淋巴结副皮质区见散在 TdT 阳性淋巴细胞,尤其是年轻患者。(右)ALPS 的 EBER 原位杂交通常阴性,如图所示

NLPHL

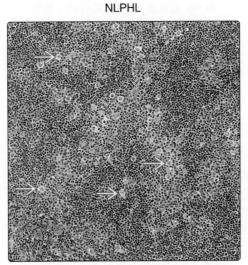

NLPHL:CD20 染色突显 LP 细胞

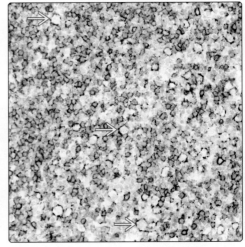

(左)ALPS 患者罹患霍奇金淋巴瘤风险增高,包括经典型和结节性淋巴细胞为主型霍奇金淋巴瘤(NLPHL)。图示一个结节,在小淋巴细胞背景上,可见很多大的 LP 细胞➡。(右)图示一个 NLPHL 的结节。免疫组织化学 CD20 染色示 LP 细胞➡和小淋巴细胞阳性

RDD

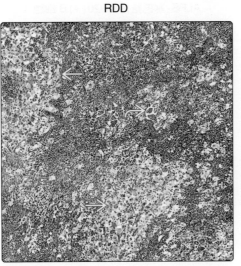

RDD:淋巴细胞伸入现象的高倍镜

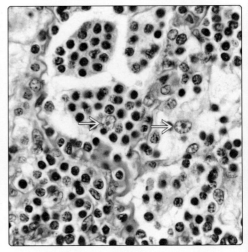

(左)ALPS 患者 Rosai-Dorfman 病(RDD)的患病风险增高。图示淋巴结内有很多组织细胞,使淋巴窦扩张➡。甚至在低倍镜可见淋巴细胞伸入现象➡。(右)RDD 累及淋巴结。淋巴细胞伸入现象是指很多完整的小淋巴细胞进入组织细胞的胞质➡。图示组织细胞有中位核和丰富的胞质

ALPS 的外周血：淋巴细胞设门

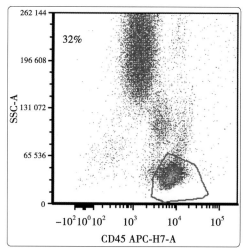

ALPS 的外周血：CD3 和 CD4

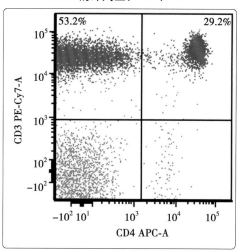

(左)图示 ALPS 患者外周血的流式细胞术免疫表型，通常根据侧面散射/CD45 对总淋巴细胞进行设门，但这种方法对 ALPS 标本的分析并不理想。(右) ALPS 患者外周血样本的流式细胞术免疫表型分析。图示 29.2% 的 CD4 (+) T 细胞

ALPS 的外周血：CD3 和 CD8

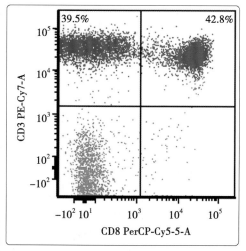

ALPS 的外周血：淋巴细胞门

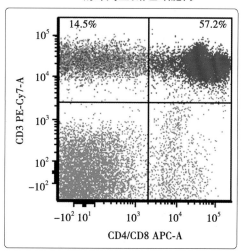

(左) ALPS 患者外周血的流式细胞术免疫表型分析。图示 42.8% 的 CD8 (+) T 细胞。CD4 和 CD8 的百分比加起来不到 100%，提示存在双阴性 T 细胞群。(右) ALPS 患者外周血的流式细胞术免疫表型分析。图示 14.5% (紫红色) 细胞是双阴性 T 细胞：CD3 (+) 和 CD4 (−)/CD8 (−)。CD4 和 CD8 抗体用相同的荧光色素标记以检测 CD4 (−)/CD8(−) 细胞

ALPS 的外周血：CD3(+) 设门

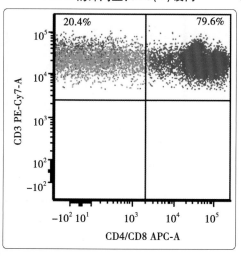

ALPS 的外周血：TCRαβ 和 CD4/CD8

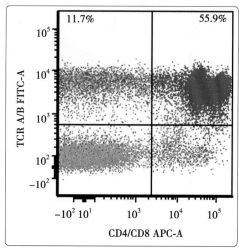

(左) ALPS 患者外周血的流式细胞术免疫表型分析。双阴性 T 细胞是 20.4% (紫红色)。CD3 (+) 设门用于分析 ALPS 样本。(右) ALPS 患者外周血的流式细胞术免疫表型分析。设门选择建立在总淋巴细胞设门基础上，双阴性 T 细胞占全部淋巴细胞的 11.7%。双阴性 T 细胞是 TCRαβ (+)，CD4(−) 和 CD8 (−)。CD4 和 CD8 抗体用相同的荧光色素标记以检测 CD4 (−)/CD8(−) 细胞

（左）ALPS 患者外周血的流式细胞术免疫表型分析。作为 CD3（+）CD4（-）CD8（-）T 细胞的一个组成部分，TCRγδ（+）、CD4（-）和 CD8（-）T 细胞在 ALPS 患者中也增多（这个病例中，占全部 T 细胞的 4.1%）。（右）ALPS 患者外周血的流式细胞术免疫表型分析。双阴性 T 细胞一般表达 CD2 和 CD5（未显示）。

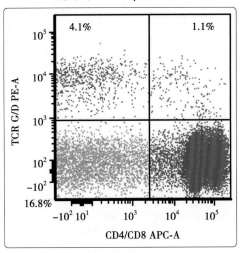

ALPS 的外周血：TCRγδ 和 CD4/CD8

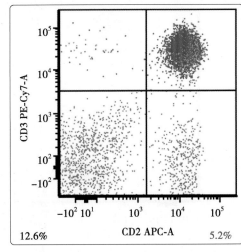

ALPS 的外周血：CD2 和 CD3

（左）ALPS 患者外周血的流式细胞术免疫表型分析。双阴性 T 细胞（紫红色）CD45RA（+）。（右）ALPS 患者外周血的流式细胞术免疫表型分析。双阴性 T 细胞（紫红色）CD45RO（-）

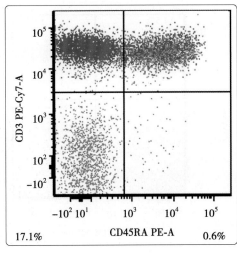

ALPS 的外周血：CD3 和 CD45RA

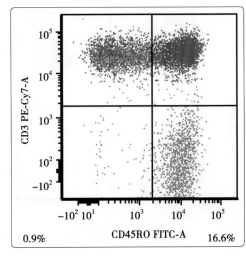

ALPS 的外周血：CD3 和 CD45RO

（左）ALPS 患者外周血的流式细胞术免疫表型分析。双阴性 T 细胞显示 CD7 表达呈异质性弱表达。在炎症状态下，T 细胞中 CD7 的表达亦可下调。（右）ALPS 患者外周血的流式细胞术免疫表型分析。仅有极少量的 CD4（+）、CD25（+）调节性 T 细胞。双阴性 T 细胞呈典型的 CD25（-），此乃 ALPS 的另一特征

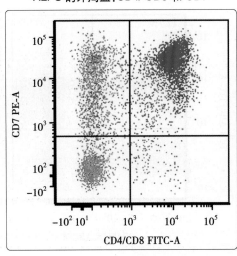

ALPS 的外周血：CD4/CD8 和 CD7

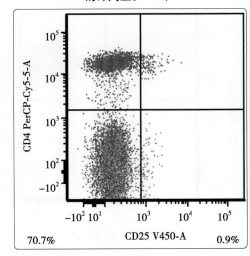

ALPS 的外周血：CD4 和 CD25

ALPS 的外周血：CD3 和 CD56

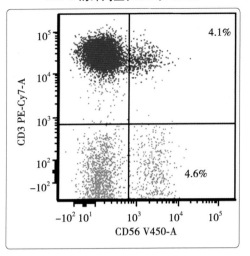

ALPS 的外周血：CD8 和 CD57

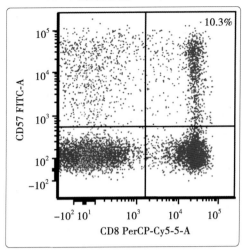

（左）ALPS 患者外周血的流式细胞术免疫表型分析。CD3（−）、CD56（+）的 NK 细胞数量正常（此例中占全部淋巴细胞的 4.6%）。

（右）ALPS 患者外周血的流式细胞术免疫表型分析。CD3（+）、CD8（+）、CD57（+）的大颗粒淋巴细胞在 ALPS 中通常增多（此例中占 T 细胞的 10.3%）

ALPS 的外周血：CD19 和 CD20

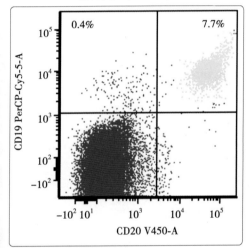

ALPS 的外周血：CD5 和 CD19

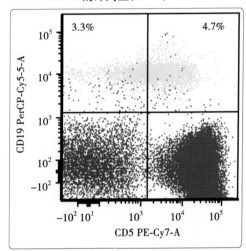

（左）ALPS 患者外周血的流式细胞术免疫表型分析。ALPS 患者 B 细胞绝对数量正常或增多。这与常见变异型免疫缺陷患者的 B 细胞减少不同。（右）ALPS 患者外周血的流式细胞术免疫表型分析。CD5（+）B 细胞在 ALPS 患者中经常增多。在这个病例中，CD5（+）B 细胞占所有 B 细胞的 50% 以上

ALPS 的外周血：CD19 和 κ

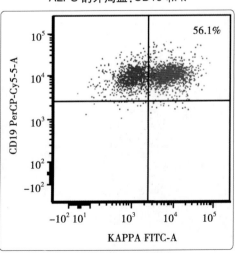

ALPS 的外周血：CD19 和 λ

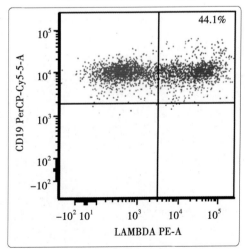

（左）ALPS 患者外周血的流式细胞术免疫表型分析。通过免疫球蛋白轻链表达评估，B 细胞是多表型的。κ 阳性的 B 细胞以红色显示，λ 细胞以蓝色显示。（右）ALPS 患者外周血的流式细胞术免疫表型分析。通过免疫球蛋白轻链表达评估，B 细胞是多表型的。λ 阳性的 B 细胞以蓝色显示，κ 细胞以红色显示

要　点

病因学/发病机制

- 免疫调节剂(IA)相关性淋巴组织增殖性疾病(LPD)的危险因素
  - 免疫抑制剂的类型
  - 药物治疗的持续时间
  - 潜在疾病的类型和疾病活动情况
  - 患者遗传倾向
  - 免疫衰老可能起作用
  - EB病毒(EBV)感染在部分病例中起作用
- 甲氨蝶呤(MTX)似乎可引起IA-LPD是因为
  - 停止药物治疗可导致疾病消退
  - EBV(+)的LPD中,消退更常见
- TNFα抑制剂在IA-LPD中的致病作用是有争议的
  - 停药后疾病消退不常见

临床特征

- 首先停止MTX治疗
  - 多形性IA-LPD更可能消退

- 单形性IA-LPD消退少见
- 如果没有消退,治疗与免疫功能正常的淋巴瘤患者相似
- 弥漫大B细胞淋巴瘤(DLBCL)在接受IA治疗的类风湿关节炎(RA)患者中;总体生存率:约50%
- 克罗恩病患者发生肝脾T细胞淋巴瘤通常是致命的

镜下特征

- 最常见的淋巴瘤类型是
  - DLBCL
  - 经典型霍奇金淋巴瘤(CHL);霍奇金样LPD
  - 多形性/淋巴浆细胞性LPD
  - 肝脾T细胞淋巴瘤

辅助检查

- 免疫表型与免疫功能正常的LPD患者相似

诊断依据

- 用药史对诊断至关重要

淋巴结 DLBCL:粗针穿刺活检

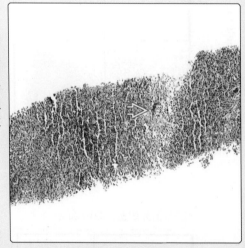

DLBCL:灶状坏死

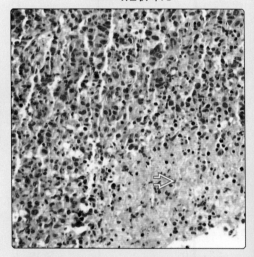

(左)一例经MTX和阿巴西普(TNFα抑制剂)治疗的RA患者,颈部突然出现淋巴结肿大。穿刺活检标本显示为DLBCL。低倍镜下可见灶性坏死➡。(右)高倍镜图示淋巴结被DLBCL细胞广泛取代。可见灶性坏死➡

淋巴结 DLBCL:CD20

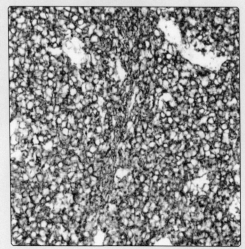

淋巴结 DLBCL:EBER

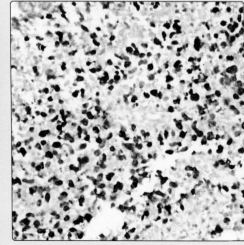

(左)免疫组织化学CD20染色图示淋巴瘤细胞强阳性。(右)原位杂交检测图示淋巴瘤细胞EBER阳性

术语

缩写

- 免疫调节剂(immunomodulating agent,IA)相关性淋巴组织增殖性疾病(lymphoproliferative disorders,LPD)

定义

- 使用免疫抑制药物,通常是为了治疗自身免疫性疾病的患者所发生的 LPD
  - 其他免疫缺陷引起的 LPD 除外

病因学/发病机制

IA-LPD 的危险因素

- 免疫抑制剂的类型
  - 甲氨蝶呤(MTX)、TNFα 抑制剂等
- 药物治疗的持续时间
- 潜在疾病的类型和活动情况
  - RA 可能风险最高
- 免疫衰老可能有作用
- EBV 感染
- 患者遗传倾向
- 很难梳理出这些因素的相对作用大小

MTX

- 高效免疫抑制剂
  - 激活宿主细胞 EBV 感染细胞的溶解
  - 可能导致部分患者出现 IA-LPD
    - 停药可致疾病消退
    - 在 EBV(+)IA-LPD 中消退更常见
    - 完全或部分缓解通常发生在 4 周左右
- 基于大宗人群的研究,MTX 没有增加发生淋巴瘤的风险
- 由于选择偏差,与 MTX 治疗相关的风险可能会出现假升高
  - 接受免疫调节治疗的患者可能患有活动性疾病
- MTX 治疗患者罹患淋巴瘤的类型
  - DLBCL(约 50%的病例)
  - CHL(20%病例)
  - 多形性/淋巴浆细胞性 LPD(15%的病例)
  - 滤泡性淋巴瘤(约 10%的病例)
  - 外周 T 细胞淋巴瘤(罕见)
- DLBCL 的风险与自身免疫性疾病持续的时间、疗法和药物剂量有关
  - 比如,RA 患者
    - 中位发病时间:96 个月
    - MTX 治疗的中位时间:56 个月
    - MTX 累积剂量:约 900mg

硫唑嘌呤

- 发生淋巴瘤的风险也增加
  - 比接受 MTX 治疗的患者风险要低

TNFα 拮抗剂

- 许多药物在市场上可以买到
  - 例如,英夫利昔单抗、阿达木单抗、依那西普、阿巴西普

- 目前的数据表明,长达 4 年的治疗不会增加风险
- DLBCL 和 CHL 已有报道
- 淋巴瘤的风险难以评估,因为
  - TNFα 拮抗剂用于患有最严重疾病的患者
    - 这些患者患淋巴瘤的潜在风险非常高
  - 这些药物通常与 MTX 联合使用
    - 同时使用或之前使用过 MTX
- 不符合淋巴瘤诊断标准的多形性 LPD 可随着停药而消退

其他药物

- 肌内注射金或柳氮磺胺吡啶与风险增加无关
- 口服类固醇和关节内注射类固醇风险降低(优势比为 0.6)
- 利妥昔单抗引起淋巴瘤的风险尚不清楚

RA 患者的淋巴瘤风险

- RA 是一种多系统疾病,淋巴瘤的风险增加
  - 风险与渐增的炎症活动性有关
  - DLBCL 是最常见的类型
    - 从第一到第三阶段的炎症累积,发病风险增加了 100 倍
- 通常淋巴瘤发生前,RA 已持续很长时间
  - 平均间隔 20 年(范围:4~50 年)

RA 患者的免疫衰老和淋巴瘤形成

- RA 患者患淋巴瘤的平均年龄为 70 岁
  - 年龄增加与免疫衰老有关
- RA 患者中 B 细胞免疫失调可能导致 B 细胞增生
  - B 细胞自身免疫活性增加,由于
    - 类风湿因子、抗环瓜氨酸肽抗体和游离轻链
  - 系统性炎症
    - 红细胞沉降率升高、C-反应蛋白
- B 细胞存活因子升高:B 细胞激活因子(BAFF)和增殖诱导配体(APRIL)
- EBV 感染导致循环 B 细胞增多
- RA 患者的 T 细胞免疫失调可能导致耐受性丧失
  - T 细胞多样性明显减少
- 导致允许 EBV(+)B 细胞增殖的条件

自身免疫性疾病中的 EBV 感染和淋巴瘤形成

- 病毒常出现在免疫失调患者的淋巴瘤中
- 体外实验显示,病毒转化原代 B 细胞
- EBV(+)B 细胞增殖可能是由于
  - 自身免疫性疾病中的免疫衰老
  - 在宿主细胞,MTX 激活 EBV 感染细胞溶解
- MTX 停药可使 EBV(+)LPD 自发消退

克罗恩病与淋巴瘤

- 炎症性肠病患者患淋巴瘤的风险增加
  - 约增加 2 倍,与治疗无关
  - DLBCL(最常见);T 细胞淋巴瘤和 CHL 有报道
- 采用硫唑磷和 6-巯基嘌呤(6-MP)的治疗进一步增高风险
  - 弥漫大 B 细胞淋巴瘤(DLBCL)、黏膜相关淋巴组织结外边缘区(MALT)淋巴瘤、CHL 和浆细胞瘤
  - 约 40% EBV(+)
- 英夫利昔单抗治疗后发生淋巴瘤的风险尚有争议

- 据报道,淋巴瘤发病率为 0.2%~1.4%
  - 少数病例停药后消退
- T 细胞淋巴瘤已有报道
  - 肝脾 T 细胞淋巴瘤(HSTCL)、Sézary 综合征
  - 间变性大细胞淋巴瘤(系统性或皮肤)
- 英夫利昔单抗可诱发或引起淋巴瘤是由于
  - T 细胞凋亡受损导致外周血中活化的 T 细胞减少
  - T 细胞免疫监视受损

克罗恩病与 HSTCL

- 英夫利昔单抗的致病作用尚未证实
- 仅使用 TNFa 抑制剂治疗的患者中,没有 HSTCL 病例的报告
- 100% 的患者过去接受过氮杂氮或 6-MP 治疗
  - 硫嘌呤治疗到 HSTCL 发病之间为 4 年

临床特征

流行病学

- 发病率
  - 尚未很好地深入研究
    - RA 患者淋巴瘤的总体风险增加 2 倍
    - 严重疾病活动与高风险相关
- 年龄
  - DLBCL
    - 诊断时中位年龄:62 岁
  - 克罗恩病的 HSTCL
    - 诊断时中位年龄:22 岁
- 性别
  - 在大多数情况下,男女比率与潜在疾病有关
  - 克罗恩病的 HSTCL:约 90% 患者是男性

部位

- MTX 相关 DLBCL 和多形性 LPD
  - 约 50% 是结外
  - 胃肠道、肝、脾、肺、肾
  - 皮肤、软组织、甲状腺、骨髓
- CHL
  - 通常累及淋巴结
- HSTCL
  - 脾、肝和骨髓
- EBV 阳性黏膜皮肤溃疡
  - 最近描述的疾病类型,可发生于 IA 治疗的患者
    - 硫唑嘌呤、MTX 或环孢霉素 A
  - 口咽黏膜、皮肤或胃肠道的环状溃疡

表现

- 与未接受 IA 治疗的患者相似
- DLBCL
  - ±淋巴结迅速增大或结外肿块
  - 部分有 B 症状
- HSTCL
  - 100% 的患者脾肿大,约 80% 的患者肝肿大

实验室检查

- DLBCL:几乎所有患者乳酸脱氢酶升高

- HSTCL:约 75% 患者肝转氨酶升高

自然病程

- MTX 相关 LPD
  - 部分病例停药后完全或部分消退
    - 尤其是多形性和/或 EBV(+)病变
  - 疾病可能会反复发作,需要化疗
- TNFα 抑制剂
  - 停药后消退不常见
- 克罗恩病的 HSTCL
  - 致死性病程;大多数患者在 12 个月内死亡

治疗

- 选择、风险、并发症
  - 与未接受 IA 治疗患者相应的 LPD 治疗相似
- 药物
  - DLBCL
    - 环磷酰胺、多柔比星、长春新碱、强的松(CHOP),±利妥昔单抗
  - CHL
    - 多柔比星、博莱霉素、长春新碱、达卡巴嗪(ABVD)
    - 利妥昔单抗的作用尚在评估中

预后

- 使用 IA 治疗且合并 DLBCL 的 RA 患者
  - 总体生存率:约 50%
  - 约 80% 的患者具有中、高国际预后指数
  - 预后的独立风险因素
    - Ann Arbor 淋巴瘤分期
    - 诊断年龄
  - 非生发中心亚型的 DLBCL 更有可能
    - 播散性疾病(Ann Arbor Ⅳ 期)
    - 较差的 5 年总体生存率
- EBV(+)黏膜皮肤溃疡
  - 如果停止药物治疗,通常会消退

影像学

一般特征

- 影像学所见取决于潜在自身免疫性疾病

镜下特征

组织学特征

- DLBCL
  - 中心母细胞或免疫母细胞片状分布
  - ±浆细胞样分化
  - ±地图样坏死
- CHL
  - 混合细胞型常见;结节硬化型可见
  - 部分病例发生于结外
  - 炎症背景中可见典型里-施细胞和霍奇金(RS+H)细胞
- 霍奇金样 LPD
  - 这些病变类似但不符合 CHL 的标准
  - 含有 RS+H 样细胞,CD20(+),CD45/LCA(+)

自身免疫性疾病相关的淋巴瘤

自身免疫性疾病	相对风险	淋巴瘤类型
干燥综合征	9~18	DLBCL、MALT 淋巴瘤、WM
皮肌炎	5~15	DLBCL、CHL
疱疹样皮炎	2~10	肠病相关性 T 细胞淋巴瘤
系统性红斑狼疮	3~6	DLBCL、MALT 淋巴瘤、HL、T 细胞淋巴瘤
桥本甲状腺炎	3~6	MALT 淋巴瘤、DLBCL
乳糜泻	3~6	肠病相关性 T 细胞淋巴瘤、MALT 淋巴瘤
类风湿性关节炎	2~3	DLBCL、FL（小幅增多）、T 细胞淋巴瘤、WM、CHL

DLBCL，弥漫大 B 细胞淋巴瘤；FL，滤泡性淋巴瘤；MALT 淋巴瘤，黏膜相关淋巴组织结外边缘区淋巴瘤；CHL，经典型霍奇金淋巴瘤；WM，Waldenström 巨球蛋白血症。

自身免疫性疾病中使用的生物性药物

药物	mAB 类型
TNF-α 抑制剂	
依那西普	融合蛋白
英夫利昔单抗	嵌合体
阿达木单抗	全人源性
IL-1 抑制剂	
阿那白滞素	全人源性
列洛西普	融合蛋白
IL-1β 抑制剂	
卡纳单抗	全人源性
IL-2 受体 α 亚单位（CD25）抑制剂	
达利珠单抗	人源化
巴利昔单抗	嵌合体
IL-6 抑制剂	
托珠单抗	人源化
CTLA4 Ig	
阿巴西普	融合蛋白
B 淋巴细胞刺激因子（BLyS）抑制剂	
贝利木单抗	全人源性
CD20 拮抗剂	
利妥昔单抗	嵌合体
CD22 抑制剂	
依帕珠单抗	人源化

mAB，单克隆抗体；CTLA4，细胞毒性 T 细胞相关抗原 4；IL，白细胞介素。

- 多形性/淋巴浆细胞性 LPD
  - 由于滤泡间多形性细胞浸润导致部分结构消失
    - 小淋巴细胞、浆细胞样淋巴细胞
    - 免疫母细胞、RS+H 样细胞、组织细胞
  - 最近描述的所谓 EBV 阳性黏膜皮肤溃疡
    - 多形性细胞浸润,±RS+H 细胞,通常 EBV(+)
- 低级别 B 细胞淋巴瘤
  - 不常见;描述的肿瘤包括
    - 结外边缘区淋巴瘤
    - Waldenström 巨球蛋白血症
    - 滤泡性淋巴瘤、慢性淋巴细胞白血病/小淋巴细胞淋巴瘤
- T 细胞淋巴瘤
  - 约 5% 的 IA-LPD 病例;描述的肿瘤包括
    - 外周 T 细胞淋巴瘤,非特指型
    - 结外 NK/T 细胞淋巴瘤,鼻型
  - HSTCL
    - 脾红髓消失
    - 肝和骨髓窦内浸润
    - 中等大小细胞
      □ 核仁不规则,核仁不清楚,胞质淡染
      □ 核分裂象和核碎片易见

辅助检查

免疫组织化学

- DLBCL
  - 多数信息来源于接受 MTX 治疗的 RA 患者
  - CD20(+),CD79a(+),PAX5(+)
  - BCL6(+)约 70%,IRF4/MUM1(+)约 50%
  - CD10(+)约 30%,BCL2(+)约 20%
  - 可分为生发中心(GC)和非生发中心(non-GC)亚型
    - GC:约 40%;CD10(+),BCL6(+),IRF4/MUM1(−)
    - Non-GC:约 60%,更有可能是 EBV(+)
    - EBV(+)显示潜伏感染 II 型:LMP1(+)和 EBNA2(−)
  - GC 和 non-GC DLBCL 均
    - 与 RA 疾病活动相关
    - 相似的药物史
  - MIB-1(Ki-67)指数高;T 细胞抗原(−)
- CHL
  - RS+H 细胞
    - CD30(+),CD15(+/−),PAX5(弱+)
    - EBV(+/−),CD45/LCA(−),T 细胞抗原(−)
- EBV 阳性黏膜皮肤溃疡
  - RS+H 样细胞:CD30(+),CD20(+),EBV(+),CD15(+/−)
- HSTCL
  - CD3(+),CD4(−),CD8(−/+),CD5(−),CD56(+/−)
  - TIA1(+),GzM(+),GzB(−/+)
  - TCRγδ(+)约 75%,TCRαβ(+)约 25%
  - 穿孔素(−),EBV(−)

流式细胞术

- 免疫表型与未接受 IA 治疗的淋巴瘤患者类似

原位杂交

- EBV(+)病例中,EBV 编码小 RNA(EBER)阳性

PCR

- B 细胞淋巴瘤存在 IGH 基因单克隆性重排
- T 细胞淋巴瘤存在 TCR 基因单克隆性重排

基因学检查

- RA 中 MTX 相关 DLBCL
  - 部分病例存在 t(14;18)(q32;q21)
    - 荧光原位杂交(FISH)检测 IGH-BCL2 融合基因阳性
  - 部分病例存在 t(3;14)(q27;q32)或 der(3)(q27)
- HSTCL
  - 大多数病例存在 7 号等臂染色体
  - 8 号染色体三体,13 号染色体三体罕见

鉴别诊断

CHL 与霍奇金样 LPD

- CHL
  - 反应性炎症背景中的 RS+H 细胞
    - CD30(+),CD15(+),CD45/LCA(−)
- 霍奇金样 LPD 有 RS+H 样细胞
  - 大细胞 CD20(+),CD30(+),CD45/LCA(+),CD15(−)
- 鉴别诊断包括 EBV(+)黏膜皮肤溃疡
  - 病变比霍奇金样 LPD 的范围更广

参考文献

1. Berti A et al: EBV-induced lymphoproliferative disorders in rheumatic patients: A systematic review of the literature. Joint Bone Spine. ePub, 2017
2. Yabe M et al: Hepatosplenic T-cell lymphoma arising in patients with immunodysregulatory disorders: a study of 7 patients who did not receive tumor necrosis factor-α inhibitor therapy and literature review. Ann Diagn Pathol. 26:16-22, 2017
3. Chen Y et al: Malignancy risk of anti-tumor necrosis factor alpha blockers: an overview of systematic reviews and meta-analyses. Clin Rheumatol. 35(1):1-18, 2016
4. Inui Y et al: Methotrexate-associated lymphoproliferative disorders: management by watchful waiting and observation of early lymphocyte recovery after methotrexate withdrawal. Leuk Lymphoma. 56(11):3045-51, 2015
5. Bagg A et al: Immunosuppressive and immunomodulatory therapy-associated lymphoproliferative disorders. Semin Diagn Pathol. 30(2):102-12, 2013
6. Ichikawa A et al: Methotrexate/iatrogenic lymphoproliferative disorders in rheumatoid arthritis: histology, Epstein-Barr virus, and clonality are important predictors of disease progression and regression. Eur J Haematol. 91(1):20-8, 2013
7. Loo EY et al: Classical Hodgkin lymphoma arising in the setting of iatrogenic immunodeficiency: a clinicopathologic study of 10 cases. Am J Surg Pathol. 37(8):1290-7, 2013
8. Miranda RN et al: Iatrogenic immunodeficiency-associated classical hodgkin lymphoma: clinicopathologic features of 54 cases reported in the literature. Am J Surg Pathol. 37(12):1895-7, 2013
9. Niitsu N et al: Clinicopathologic correlations of diffuse large B-cell lymphoma in rheumatoid arthritis patients treated with methotrexate. Cancer Sci. 101(5):1309-13, 2010
10. Hasserjian RP et al: Immunomodulator agent-related lymphoproliferative disorders. Mod Pathol. 22(12):1532-40, 2009
11. Rizzi R et al: Spontaneous remission of "methotrexate-associated lymphoproliferative disorders" after discontinuation of immunosuppressive treatment for autoimmune disease. Review of the literature. Med Oncol. 26(1):1-9, 2009
12. Kamel OW et al: Lymphoid neoplasms in patients with rheumatoid arthritis and dermatomyositis: frequency of Epstein-Barr virus and other features associated with immunosuppression. Hum Pathol. 25(7):638-43, 1994

淋巴结多形性 LPD

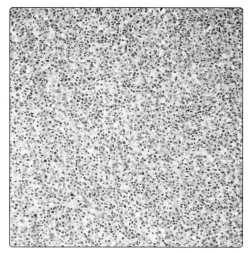

淋巴结多形性 LPD

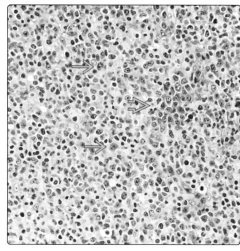

(左) 经 MTX 治疗的 RA 患者的淋巴结。中倍镜图示淋巴结结构破坏,淋巴细胞大小不一,包括很多大 B 细胞和散在浆细胞样细胞。
(右) 高倍镜图示很多中心母细胞➡混以浆细胞样细胞➡

淋巴结多形性 LPD:CD20

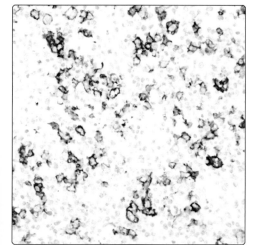

淋巴结多形性 LPD:CD3

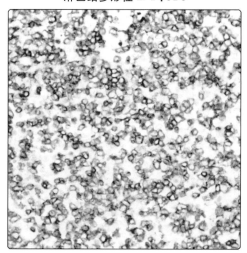

(左) 经 MTX 治疗的 RA 患者的淋巴结,被多形性 B 细胞 LPD 累及。免疫组织化学 CD20 染色图示簇状分布的不典型细胞 CD20 (+)。
(右) 免疫组织化学 CD3 染色图示背景中存在大量的小 T 细胞 CD3(+)

淋巴结多形性 LPD:Ki-67

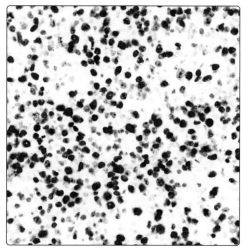

淋巴结多形性 LPD:EBER

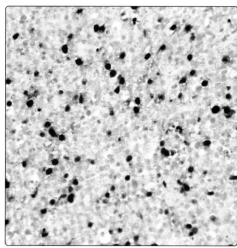

(左) 免疫组织化学 Ki-67 染色图示多形性 B 细胞 LPD 病变具有 60%~70%(核染色)的高增殖指数 (Ki-67)。
(右) 原位杂交检测图示大量细胞 EBER 阳性

前额皮肤霍奇金样 LPD

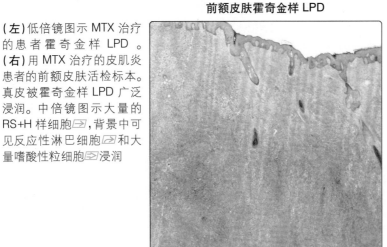

前额皮肤霍奇金样 LPD

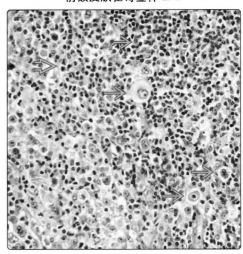

(左)低倍镜图示 MTX 治疗的患者霍奇金样 LPD。(右)用 MTX 治疗的皮肌炎患者的前额皮肤活检标本。真皮被霍奇金样 LPD 广泛浸润。中倍镜图示大量的 RS+H 样细胞➡,背景中可见反应性淋巴细胞➡和大量嗜酸性粒细胞➡浸润

霍奇金样 LPD 中的霍奇金细胞

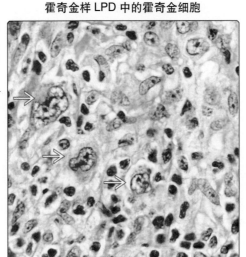

霍奇金样 LPD:CD20

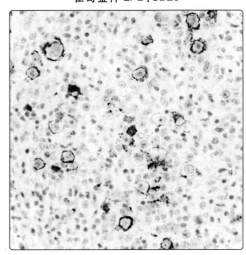

(左)高倍镜图示霍奇金样 LPD 中的霍奇金细胞➡,CD15(+)、CD20(+)和 CD30(+)(未显示)。(右)免疫组织化学染色图示 RS+H 样细胞 CD20(+)

霍奇金样 LPD:CD15

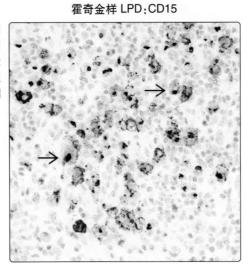

霍奇金样 LPD:LMP1

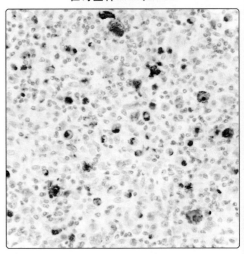

(左)免疫组织化学染色图示 RS+H 样细胞 CD15 阳性,呈膜及高尔基区阳性表达模式➡。(右)免疫组织化学染色图示 RS+H 样细胞 EBV-LMP1(+)

霍奇金样 LPD：CD45

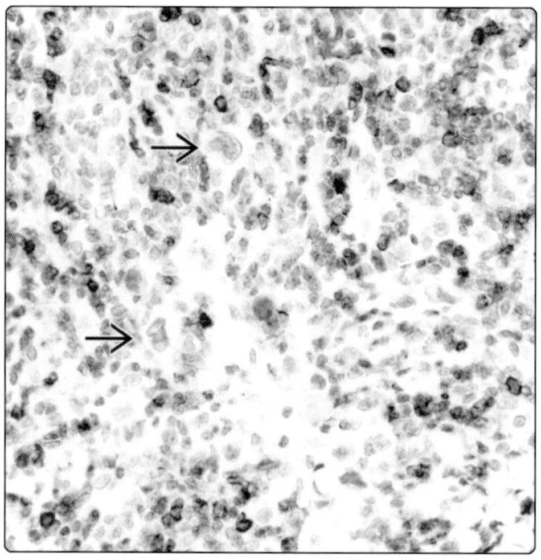

T 细胞 LPD 的外周血涂片

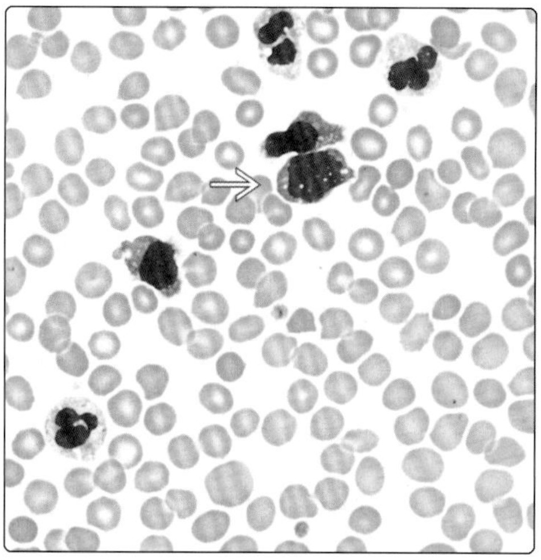

（**左**）免疫组织化学染色图示 RS＋H 样细胞 CD45/LCA 阴性➡。（**右**）用 MTX 及抗 TNF-α 治疗的 RA 患者 T 细胞 LPD 的外周血涂片，图示特征性的大异型淋巴细胞➡

T 细胞 LPD 的骨髓

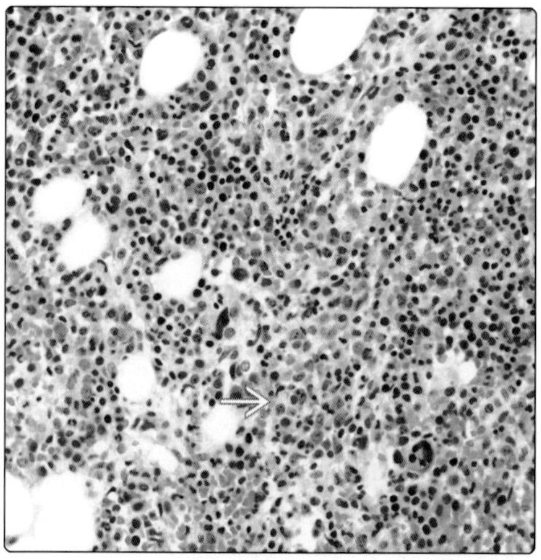

T 细胞 LPD 的淋巴结

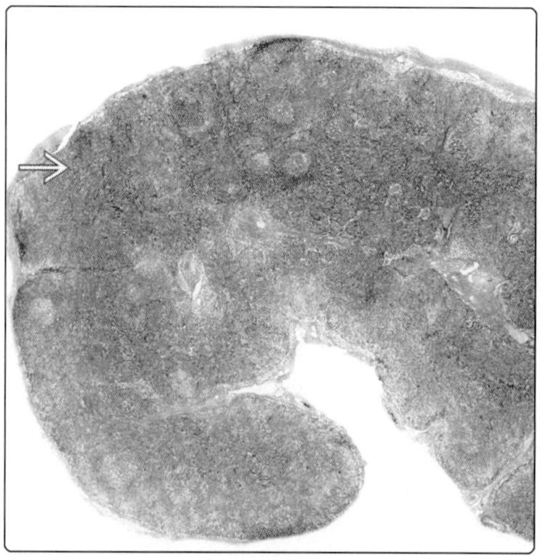

（**左**）用 MTX 及抗 TNFα 治疗的 RA 患者的骨髓 T 细胞 LPD 累及。图示间质内可见异型淋巴细胞➡浸润，大多数中等大小，染色质分散，核仁不明显。（**右**）用 MTX 及抗 TNFα 治疗的 RA 患者淋巴结 T 细胞 LPD，低倍镜图示局灶副皮质区增宽➡。其他部分结构相对保留

T 细胞 LPD 的淋巴结：CD3

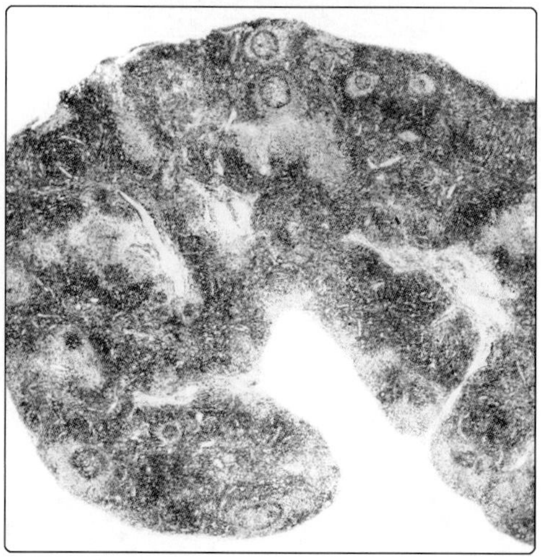

T 细胞 LPD 的淋巴结：CD20

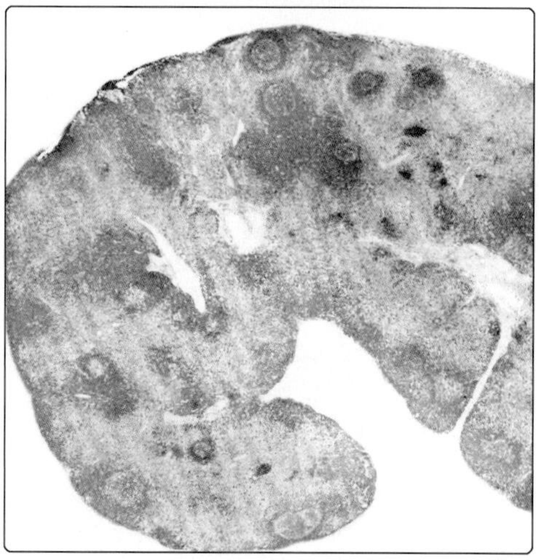

（**左**）用 MTX 治疗的 RA 患者的淋巴结 T 细胞 LPD。免疫组织化学 CD3 染色图示 T 细胞增生导致副皮质增宽。（**右**）免疫组织化学 CD20 染色图示残存的滤泡由 CD20 阳性 B 细胞组成

要　点

基本概念

- 早期/非破坏性病变:器官移植后发生的形成肿块的增生
- 目前认为有三种早期病变
  - 浆细胞增生
  - 传染性单核细胞增多症(IM)样增生
  - 滤泡增生
- 多形性移植后淋巴组织增殖性疾病(PTLD):器官移植后形成肿块的病变,伴有结构的消失或破坏,但不满足淋巴瘤的诊断标准

病因学/发病机制

- 宿主免疫监视受损
- EBV 感染;约占所有 PTLD 的 75%
- 发生 PTLD 的危险因素
  - 移植前 EBV 血清阴性;年龄小
  - 整体免疫抑制程度
  - 免疫抑制类型;移植类型

临床特征

- 治疗
  - 第一步:减少约 50% 的免疫抑制剂
  - 下一步:利妥昔单抗±细胞毒性化疗

镜下特征

- 浆细胞增生
  - 髓质和滤泡间浆细胞、淋巴细胞
- IM 样增生
  - CD30(+)免疫母细胞增生,使副皮质区增宽
- 滤泡增生
  - 广泛分布的反应性滤泡
- 多形性 PTLD
  - 组织细胞、淋巴细胞、免疫母细胞和浆细胞增多,使结构消失
- 辅助检查
  - 早期/非破坏性病变:多克隆性
  - 多形性 PTLD:约 60% 存在 *IGH* 基因单克隆性重排;约 33% 存在细胞遗传学异常

IM 样增生

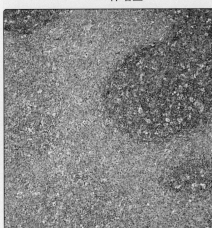

IM 样增生:副皮质区

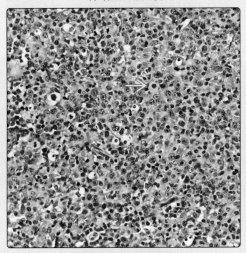

(左)干细胞移植 4 个月后出现扁桃体肿大,图示显著的副皮质区增宽和滤泡增生。该 PTLD 归类为早期或非破坏性病变。(右)高倍镜图示副皮质区混合性免疫母细胞、小淋巴细胞、组织细胞和少量浆细胞,类似于 IM。可见凋亡细胞和散在核分裂象➡

IM 样增生:CD30

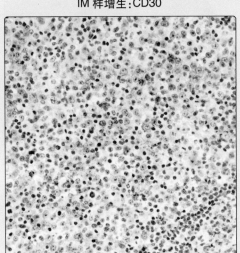

IM 样增生:EBER

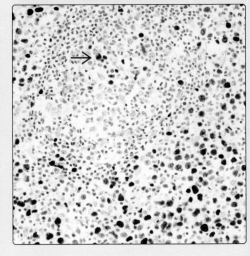

(左)免疫组织化学 CD30 染色图示副皮质区多量免疫母细胞呈弱到中等阳性。(右)原位杂交检测示副皮质区许多细胞,包括大的免疫母细胞 EBER 阳性。少数 EBER(+)细胞也出现在滤泡生发中心内➡

术语

缩写

- 移植后淋巴组织增殖性疾病(posttransplant lymphoproliferative disorder,PTLD),多形性(polymorphic)

定义

- 早期病变:移植后免疫抑制导致的形成肿块的增生,伴组织结构保留。
  - 在 2016 年世界卫生组织(WHO)分类中更名为非破坏性病变
  - 有三种类型
    - 浆细胞增生
    - IM 样增生
    - 滤泡增生
- 多形性 PTLD:移植后免疫抑制导致形成肿块的病变,伴组织结构消失和/或破坏
  - 这些病变不满足任何已知淋巴瘤类型的诊断标准

病因学/发病机制

感染原

- EBV 起重要作用
  - 约 75%PTLD 是 EBV(+)
  - 血清 EBV 抗体滴度和血 EBV DNA 负荷增加早于 PTLD 的发生
  - EBV(+)细胞毒性 T 细胞数量减少早于 PTLD 的发生
  - 部分患者用 EBV 特异性 T 细胞治疗,可获得缓解或反应
  - DNA 印迹分析 EBV 末端重复区域显示病毒的单克隆性
    - 提示 EBV 在单克隆性扩增前就存在
  - EBV 可以转化生发中心(GC)B 细胞
    - EBV 感染延长 B 细胞半衰期
    - 获得附加分子异常的可能性增加,以获取生长优势
- 与 EBV 感染有关的 PTLD 的发生时间
  - 移植后 1~2 年:大部分病例 EBV(+)
  - 移植后多于 3~4 年:大部分病例 EBV(-)
    - 这些病例可能与移植无关

发病机制

- 可能参与所有 PTLD 发病机制的因素
  - 宿主免疫监视降低(与免疫抑制相关)
  - EBV 感染
  - 宿主遗传易感性
- 细胞起源
  - 实体器官移植受者中,大多数报道的 PTLD 为宿主来源
  - 骨髓或干细胞移植受者中,大多数报道的 PTLD 为供者来源

PTLD 的一般危险因素

- 移植前 EBV 血清阴性

- 整体免疫抑制程度
- 免疫抑制类型
  - 高风险:他克莫司、OKT3 单克隆抗体或抗胸腺细胞球蛋白
- 移植器官类型
  - 可能归因于所用免疫抑制剂的不同
- 年龄
  - 儿童患者 PTLD 的发病率较高
  - 可能与移植前 EBV 血清阴性有关
- 骨髓或干细胞移植的其他危险因素
  - HLA 不匹配的同种异体移植
  - 去 T 细胞的同种异体移植

PTLD 的细胞或来源

- 实体器官异体移植受者,宿主来源更常见
- 骨髓或干细胞异体移植受者,供者来源更常见

临床特征

流行病学

- 发病率
  - 全世界每年进行约 120 000 例移植(所有类型)
  - 移植患者淋巴瘤的发生率比一般人群高 20%~120%
  - PTLD 的发生率与移植类型及相关免疫抑制有关
    - 多器官移植:约占所有移植患者的 10%
    - 小肠:约占所有移植患者的 10%(或更高)
    - 心脏:约占所有移植患者的 5%
    - 肺:约占所有移植患者的 3%
    - 肝:占所有移植患者的 1%~3%
    - 肾:占所有移植患者的 0.5%~1.0%

部位

- 早期病变
  - 淋巴结最常受累
    - 通常为局部受累,可以是播散性
  - 韦氏环(Waldeyer's ring)和骨髓是最常见的结外受累部位
- 多形性 PTLD
  - 淋巴结±结外部位
    - 约 30%患者仅表现淋巴结肿大
  - 常见结外部位
    - 胃肠道、肺、肝、皮肤、脑

表现

- 高度多样性
  - ±非特异性表现:体重减轻、发热、嗜睡或不适
- 早期/非破坏性病变
  - 淋巴结肿大、扁桃体或腺样体肿大
    - ±梗阻性症状
  - 少数患者可发展为 IM 样临床综合征
- 多形性病变
  - 淋巴结肿大或结外肿块
    - ±器官特异性改变

自然病程

- 早期/非破坏性病变
  - 更常见于儿童患者
  - 通常减退;自发或减少免疫抑制剂后
  - 极少数 IM 样病变患者具有侵袭性病程
  - 个别患者随后出现多形性或单形性 PTLD
- 多形性 PTLD
  - 在免疫抑制剂减少后,部分病例出现消退
  - 其他患者疾病进展,需要化疗

治疗

- 由于以下原因,对 PTLD 的治疗没有达成共识
  - 这些病变的临床和病理的异质性
  - 缺乏前瞻性、随机性研究
- 通常采用三步法治疗 PTLD 患者
  - 减少免疫抑制剂
    - 通常剂量降低约 50%
  - 利妥昔单抗单药(抗 CD20)
  - 利妥昔单抗与 CHOP 细胞毒性化疗
    - CHOP=环磷酰胺、多柔比星、长春新碱和泼尼松
- 早期病变通常仅需要三步法治疗的第一步
- 其他治疗方法
  - 输注 EBV 特异性细胞毒性 T 淋巴细胞
  - 放射治疗对于局限性巨大包块性病变有潜在作用

预后

- 通常,儿童患者或局限性病变的患者预后最好
- 早期病变
  - 预后通常很好
  - 多数病例病变消退
- 多形性 PTLD
  - 患者预后多样
  - 部分多形性 PTLD 随着免疫抑制剂减少而消退
  - 很多多形性 PTLD 持续存在,需要利妥昔单抗加化疗
    - 这些患者中部分预后较差

镜下特征

组织学特征

- WHO 分类中 PTLD 确认的三型早期/非破坏性病变
  - 浆细胞增生
  - IM 样病变
  - 滤泡增生
- 浆细胞增生
  - 结构保存
  - 髓索和滤泡间区增宽
  - 浆细胞、小淋巴细胞片状增生或聚集±增生的滤泡
- IM 样增生
  - 显著的副皮质区增宽
  - EBV(+)B 细胞和反应性 T 细胞混合增生

- 数量不等的免疫母细胞
- 滤泡可以是增生或很小
- 反应性滤泡增生(RFH)
  - 旺炽型滤泡增生,伴有显著的生发中心
  - 形态学与非移植者的 RFH 难以鉴别
- 多形性 PTLD
  - 显示受累器官的正常结构部分或完全消失
  - 浆细胞、组织细胞、大小不等的淋巴细胞和免疫母细胞的混合群体
    - ±R-S 和霍奇金(RS+H)样细胞
  - 核分裂象易见,数量不等
  - ±局灶或融合性坏死
  - 不应见到成片的大细胞;出现成片大细胞提示存在单形性 PTLD

辅助检查

免疫组织化学

- 早期/非破坏性病变
  - 浆细胞增生
    - 多形浆细胞 CD38(+),CD138(+)
    - 较少的 CD20(+)小 B 细胞和 CD3(+)小 T 细胞;EBV LMP1(+/-)
  - IM 样增生
    - 很多 CD30(+)免疫母细胞;混以 B 和 T 细胞
    - 大部分病例 EBER(+);EBV LMP1(+/-)
  - 滤泡增生
    - 多型性 B 细胞;生发中心 BCL2(-),EBV LMP1(+/-)
- 多形性 PTLD
  - 约 50%胞质单表型免疫球蛋白(+)
  - 浆细胞和浆细胞样淋巴细胞:CD38(+),CD138(+)
  - 多量 B 细胞 CD20(+),PAX5(+);多量 T 细胞 CD3(+)
  - 多量组织细胞和浆细胞样树突细胞:CD68(+),CD123(+),CD163(+)
  - MIB-1/Ki-67 增殖指数可以很高
  - EBV LMP1(+/-)

流式细胞术

- 早期病变是多形性的
- 50%~60%的多形性 PTLD 病例是单表型
- T 细胞不显示免疫表型异常

原位杂交

- 几乎全部早期/非破坏性病变和多形性 PTLD 是 EBER(+)
- EBER(+)对于诊断浆细胞或滤泡增生为 PTLD 是必需的
- 滤泡增生:EBER(+)常局限于反应性生发中心

基因学检查

- 早期/非破坏性病变
  - 浆细胞增生
    - 无 IGH 基因单克隆性重排的证据

PTLD 的分类	
类别	亚型
早期(非破坏性)病变	浆细胞增生*
	IM 样
	滤泡增生*
多形性 PTLD	
单形性 PTLD(B 细胞)	DLBCL
	伯基特淋巴瘤
	浆细胞骨髓瘤
	浆细胞瘤
	EBV(+)MALT 淋巴瘤*
	其他罕见 B 细胞淋巴瘤
单形性 PTLD(T 细胞)	外周 T 细胞淋巴瘤,非特指型
	肝脾 T 细胞淋巴瘤
	间变性大细胞淋巴瘤
	其他 T 细胞淋巴瘤
霍奇金淋巴瘤	经典型霍奇金淋巴瘤
	霍奇金样病变

* EBER(+)对于明确这些病例是 PTLD 是必要的,而单独组织学发现不具有特异性。

移植后早期(非破坏性)病变和多形性病变的特征				
类别	形态学特征	免疫表型	EBV	克隆性状态
浆细胞增生	结构存在;小淋巴细胞,浆细胞和少量免疫母细胞	多表型浆细胞和 B 细胞	EBV(+)病例与移植相关;EBV(−)病例与移植的关系不明	多克隆性或罕见寡克隆性;无癌基因重排或突变
IM 样	结构存在;多量免疫母细胞和少量小淋巴细胞和浆细胞	多表型 B 细胞和浆细胞;正常 T 细胞	通常存在	多克隆性或罕见寡克隆性;约 10% 病例存在简单的克隆性核型;无原癌基因重排或突变
滤泡增生	结构存在;丰富的反应性滤泡	多表型 B 细胞;BCL2(−)	许多病例 EBV(+),可能与移植相关;EBV(−)病例与移植的关系不明	多克隆性;约 10% 病例存在简单的克隆性核型;无 BCL2 或其他癌基因重排或突变
多形性 PTLD	结构部分或全部消失;淋巴细胞成熟的全谱系细胞,浆细胞和组织细胞	至少 50%病例存在单表型 B 细胞或浆细胞群	几乎全部病例 EBV(+)	>90%病例单克隆性 IGH 重排,约 1/3 病例存在细胞遗传学异常;无癌基因重排(如 MYC,BCL2)

EBV,EB 病毒。

　　－ 无细胞遗传学异常
- ○ IM 样增生
  - － *IGH* 重排显示小的单克隆性或寡克隆性
  - － 约 10% 病例具有简单的克隆性核型异常
- ○ 滤泡增生
  - － *IGH* 重排显示小的单克隆性或寡克隆性
  - － 约 10% 病例具有简单的克隆性核型异常
- ○ 无癌基因的易位或突变
- 多形性 PTLD
  - ○ 50%~60% 病例有 *IGH* 基因单克隆性重排
  - ○ EBV 末端重复分析:通常为单克隆性;较少寡克隆或多克隆性
  - ○ 部分病例存在 *BCL6* 基因突变或甲基化异常
  - ○ 约 1/3 病例存在分子遗传学异常
  - ○ 通常与染色体易位无关

鉴别诊断

浆细胞肿瘤

- 浆细胞增生与浆细胞肿瘤有一些相似之处
- 支持浆细胞肿瘤的特征
  - ○ 无移植史
  - ○ 结构破坏
  - ○ EBV(－)

滤泡性淋巴瘤

- 大量排列拥挤的滤泡
- BCL2(＋)滤泡;流式细胞术可见单表型 B 细胞群
- *IGH* 基因单克隆性重排
- 约 85% 的病例存在 t(14;18)(q32;q21)

间变性大细胞淋巴瘤(ALCL)

- IM 样增生可能类似于 ALCL
- 支持 IM 样增生而不是 ALCL 的特征
  - ○ 移植史
  - ○ 常为局限性肿块
  - ○ 多数免疫母细胞是 B 细胞谱系
  - ○ 无 T 细胞受体(*TCR*)基因单克隆性重排的证据
- 支持 ALCL 而不是 PTLD 的特征
  - ○ 播散性疾病
  - ○ ALCL 细胞是 T 细胞谱系
  - ○ 细胞毒标志物(＋);通常 ALK(＋)
  - ○ *TCR* 基因单克隆性重排
  - ○ ALK(＋)ALCL 病例存在 *ALK* 易位

经典型霍奇金淋巴瘤(CHL)

- IM 样增生和多形性 PTLD 病例可能类似 CHL
- 鉴别 IM 样增生和 CHL 的特征
  - ○ 免疫母细胞:CD30(＋),CD45/LCA(＋/－),CD15(－)
- 支持多形性 PTLD 而不是 CHL 的特征
  - ○ 移植史
  - ○ 多形性 PTLD 中的 RS+H 样细胞

　　－ CD30(＋),CD20(＋),CD15(－)
- ○ 约 50% 的多形性 PTLD 是单克隆性的
- 支持 CHL 而不是多形性 PTLD 的特征
  - ○ 无移植史
  - ○ 典型的 CHL 形态学特征
  - ○ CHL 中的 RS+H 细胞
    - － CD45/LCA(－),CD15(＋),CD30(＋),PAX5(弱+)

EBV 阳性弥漫大 B 细胞淋巴瘤(DLBCL)

- IM 样 PTLD 或多形性 PTLD 可能部分类似于 EBV(＋)DLBCL
  - ○ 高增殖率和局灶坏死
- 支持 EBV(＋)DLBCL 而不是 IM 样 PTLD 的特征
  - ○ 无移植史
  - ○ 结构破坏,代之以片状大的中心母细胞或免疫母细胞
  - ○ 大细胞是 B 细胞谱系,单克隆性
- 支持 EBV(＋)DLBCL 而不是多形性 PTLD 的特征
  - ○ 无移植史
  - ○ 片状的大的中心母细胞或免疫母细胞
- 部分多形性 PTLD 是 EBV(－)或者多克隆性

参考文献

1. Morscio J et al: Identification of distinct subgroups of EBV-positive post-transplant diffuse large B-cell lymphoma. Mod Pathol. ePub, 2017
2. Dharnidharka VR et al: Post-transplant lymphoproliferative disorders. Nat Rev Dis Primers. 2:15088, 2016
3. Ferreiro JF et al: EBV-positive and EBV-negative posttransplant diffuse large B cell lymphomas have distinct genomic and transcriptomic features. Am J Transplant. 16(2):414-25, 2016
4. Styczynski J et al: Management of Epstein-Barr Virus infections and post-transplant lymphoproliferative disorders in patients after allogeneic hematopoietic stem cell transplantation: sixth European Conference on Infections in Leukemia (ECIL-6) guidelines. Haematologica. 101(7):803-11, 2016
5. Swerdlow SH et al: The 2016 revision of the World Health Organization (WHO) classification of lymphoid neoplasms. Blood. 127(20):2375-90, 2016
6. Akbas A et al: Post-transplant lymphoproliferative disorders with naso- and oropharyngeal manifestation. Transpl Int. 28(11):1299-307, 2015
7. Hussein K et al: Posttransplant lymphoproliferative disorder in pediatric patients. Pathobiology. 80(6):289-96, 2013
8. Karuturi M et al: Plasmacytic post-transplant lymphoproliferative disorder: a case series of nine patients. Transpl Int. 26(6):616-22, 2013
9. Kremer BE et al: Post-transplant lymphoproliferative disorder after lung transplantation: a review of 35 cases. J Heart Lung Transplant. 31(3):296-304, 2012
10. Quinlan SC et al: Risk factors for early-onset and late-onset post-transplant lymphoproliferative disorder in kidney recipients in the United States. Am J Hematol. 86(2):206-9, 2011
11. Parker A et al: Diagnosis of post-transplant lymphoproliferative disorder in solid organ transplant recipients - BCSH and BTS Guidelines. Br J Haematol. 149(5):675-92, 2010
12. Parker A et al: Management of post-transplant lymphoproliferative disorder in adult solid organ transplant recipients - BCSH and BTS Guidelines. Br J Haematol. 149:693-705, 2010
13. Styczynski J et al: Outcome of treatment of Epstein-Barr virus-related post-transplant lymphoproliferative disorder in hematopoietic stem cell recipients: a comprehensive review of reported cases. Transpl Infect Dis. 11(5):383-92, 2009
14. Tsao L et al: The clinicopathologic spectrum of posttransplantation lymphoproliferative disorders. Arch Pathol Lab Med. 131(8):1209-18, 2007
15. Vakiani E et al: Cytogenetic analysis of B-cell posttransplant lymphoproliferations validates the World Health Organization classification and suggests inclusion of florid follicular hyperplasia as a precursor lesion. Hum Pathol. 38(2):315-25, 2007
16. Shapiro NL et al: Risk factors for adenotonsillar hypertrophy in children following solid organ transplantation. Int J Pediatr Otorhinolaryngol. 67(2):151-5, 2003
17. Knowles DM et al: Correlative morphologic and molecular genetic analysis demonstrates three distinct categories of posttransplantation lymphoproliferative disorders. Blood. 85(2):552-65, 1995

术语

缩写

- 移植后淋巴组织增殖性疾病(posttransplant lymphoproliferative disorder,PTLD),单形性(monomorphic)
  - 目前世界卫生组织(WHO)分类使用的名称

定义

- PTLD:实体器官或骨髓移植后免疫抑制治疗导致的浆细胞或淋巴组织的增殖
- 单形性 PTLD 符合免疫正常患者中的淋巴瘤诊断标准

病因学/发病机制

感染原

- EBV 感染在发病中起重要作用
  - 约 75%PTLD 是 EBV(+),通常为 A 型
  - PTLD 发生之前
    - 血清 EBV 抗体滴度和血 EBV DNA 负荷增加
    - EBV(+)细胞毒性 T 细胞数量减少早于 PTLD 的发生
  - EBV 末端重复分析显示 EBV 基因组呈单克隆性
    - 提示 EBV 在单克隆性扩增前就存在
- EBV 可以转化并延长 B 细胞寿命
  - 额外遗传学异常的可能性增加,从而赋予生长优势
  - EBV 潜伏膜蛋白(LMP)1 和 LMP2A 激活 B 细胞受体和细胞内信号通路

PTLD 的总体风险因素

- 继发于免疫抑制的宿主免疫监视功能下降
  - 明显受损的细胞毒性 T 细胞
- EBV 感染
- 宿主遗传易感性

常见的 PTLD 风险因素

- 移植前 EBV 血清阴性
- 年龄
  - 儿童 PTLD 发病率更高
  - 似与移植时较高频率的 EBV 血清阴性有关
- 总体免疫抑制的程度
  - 高剂量免疫抑制剂或多重移植
  - 累积剂量很重要
- 免疫抑制剂累积数量很重要
  - 环孢素 A、抗胸腺球蛋白或 OKT3 单克隆抗体
- 免疫抑制剂类型
  - 高风险
    - 他克莫司、环孢素 A
    - OKT3 单克隆抗体、抗胸腺球蛋白
- 器官移植类型
  - 多器官>肺>肝>心>胰腺>肾>骨髓/干细胞
  - 可能部分归因于使用的免疫抑制方案

- 肾移植患者更易患 NK/T 细胞淋巴瘤,EBV(-)
- 干细胞移植患者更易患霍奇金淋巴瘤
  - 同种异体移植供者的 T 细胞消减增加风险
- 接受骨髓或干细胞移植的患者有额外的风险因素
  - HLA 不匹配的同种异体移植
  - 同种异体移植的 T 细胞消减

细胞来源

- 实体器官移植受体的 PTLD 宿主来源更常见
- 骨髓或干细胞移植受体的 PTLD 供者来源更常见

临床特征

流行病学

- 发病率
  - 所有接受同种异体器官移植的患者,PTLD 的发生率<2%~3%
    - 多器官移植:约 10%
    - 小肠:约 10%(或者更高)
    - 心:约 5%
    - 肺:约 3%
    - 肝:1%~3%
    - 肾:0.5%~1%
  - 年轻患者发病率更高

表现

- 高度多样;依赖于
  - PTLD 累及的器官
  - PTLD 病史
  - EBV 感染状态
- EBV(+)PTLD 通常发生于移植后 5 年内
  - 常发生于移植后第一年
- EBV(-)病例发生中位期为移植后 50 个月
- 常有体征及症状
- 淋巴结肿大;可以是局部或系统性
- 常累及结外部位(可多达 75%的病例)
  - 常累及胃肠道(GI)或脑
  - PTLD 常累及同种异体移植物,但也可为全身性
    - 常与同种异体移植失败有关
  - 多数 NK/T 细胞 PTLD 累及结外部位
    - 皮肤、血液、骨髓、脾、肺、胃肠道
- 骨髓移植受体可能发展为全身性 PTLD
  - 可能类似于移植物抗宿主病;±全血细胞减少
- 经典型霍奇金淋巴瘤(CHL)型 PTLD 更常见于肾、骨髓或干细胞移植患者

自然病程

- 部分单形性 PTLD 在免疫抑制停止后可消退
  - 常复发
  - 如果 PTLD EBV(-),则消退的可能性小
- 大多数单形性 PTLD 患者需要积极的治疗

治疗

- 由于以下原因,没有针对 PTLD 的既定治疗方案推荐
  - 临床和病因发病的异质性
  - 缺乏前瞻性、随机性研究
- 通常采用三步法治疗 PTLD 患者
  - 减少免疫抑制剂(约 50%)
  - 利妥昔单抗单药(抗 CD20 抗体)
  - 细胞毒性化疗(常见 CHOP 方案)
    - 环磷酰胺、多柔比星、长春新碱和泼尼松

预后

- 多数类型的单形性 PTLD 患者预后差
  - T 细胞 PTLD 患者的预后特别差
    - 例外:T 细胞大颗粒淋巴细胞白血病患者

镜下特征

组织学特征

- 单形性 PTLD 表现出广泛的组织病理学谱系
  - 一般来说,类似于非移植背景下发生的淋巴瘤
  - 一般分为 B 细胞、T 细胞、浆细胞、霍奇金或霍奇金样肿瘤
- 单形性 B 细胞 PTLD
  - DLBCL 最常见
    - 中心母细胞性、免疫母细胞性或罕见间变性
    - 背景中可见浆细胞样分化和多形性区域
  - 伯基特淋巴瘤
    - 形态学类似于免疫正常患者的伯基特淋巴瘤
    - 较经典伯基特淋巴瘤更多见核多形性
  - 浆细胞肿瘤
    - 似乎更常见于抗胸腺球蛋白治疗的患者
    - 浆细胞骨髓瘤
      □ 罕见,最常见于老年患者
      □ 与丙型肝炎有关
    - 浆细胞瘤样 PTLD
      □ 罕见;发生于骨髓或髓外部位
    - 浆母细胞淋巴瘤
      □ 常见结外部位,侵袭性临床过程
  - EBV(+)MALT 淋巴瘤
    - 移植患者最常见于皮肤
    - 双相的外观;通常是浆细胞分化
    - EBV(+)对于认识与免疫缺陷的关系必不可少
- NK/T 细胞 PTLD
  - 外周 T 细胞淋巴瘤,非特指型最常见
    - 约占全部 T 细胞单形性 PTLD 的 35%
  - 肝脾 T 细胞淋巴瘤,约为 13%
  - 其他类型 T 细胞淋巴瘤,<10%
    - 间变性大细胞淋巴瘤,ALK(+)或 ALK(-)
    - 结外 NK/T 细胞淋巴瘤,鼻型,EBV(+)
    - 成人 T 细胞性白血病/淋巴瘤

- 蕈样霉菌病
  - 皮肤间变性大细胞淋巴瘤
  - T 细胞大颗粒淋巴细胞白血病,通常 EBV(-)
- CHL
  - 形态学所见必须为典型的 CHL,就像在免疫正常患者中所见
    - 炎症背景中里-施+霍奇金(RS+H)细胞
  - RS+H 细胞免疫表型与典型的 CHL 相同
- 霍奇金样肿瘤
  - 形态学所见为非典型的 CHL
    - 小、中等和大细胞 EBV(+)细胞广泛存在
    - 大细胞是 RS+H 样;常缺少诊断性 RS 细胞
  - RS+H 细胞的免疫表型非典型的 CHL
- 罕见的 EBV(+)结内边缘区淋巴瘤和淋巴浆细胞淋巴瘤
  - 有报道;目前未归入 PTLD 的 WHO 分类

细胞学特征

- 单形性 PTLD 可通过细针穿刺标本诊断
  - 形态学特征类似于免疫正常患者的淋巴瘤
  - 免疫组织化学或原位杂交证实 EBV 有助于诊断

辅助检查

免疫组织化学

- 单形性 B 细胞 PTLD
  - CD19(+),CD20(+),PAX5(+),CD79a(+)
  - 浆细胞样/浆细胞亚类
    - 单型性胞质 Ig(+),IRF4/MUM1(+),CD138(-/+),CD20(-)
  - 约 50%的 DLBCL 病例缺乏表面 Ig
  - 约 75%的病例 EBV-LMP1(+);PD-L1 常(+)
  - Ki-67 常很高
    - 伯基特淋巴瘤接近 100%
  - 存在 GCB 和非 GCB 亚型,与 EBV 状态相关
    - EBV(+):非 GCB 亚型常见
    - EBV(-):非 GCB 或 GCB 亚型
- 浆细胞 PTLD
  - 单表型胞质 Ig(+),CD38(+),CD138(+),CD20(-)
- T 细胞 PTLD
  - 全 T 细胞抗原(CD2、CD3、CD5、CD7)呈不同程度表达
  - 细胞毒标志物(+/-),CD30(+/-),CD20 罕见异常表达
  - 60%~70%的病例 EBER(-)
- NK/T 细胞 PTLD
  - CD56(+),EBER(+/-),表面 CD3(-)
    - 胞质 CD3 在鼻型结外 NK/T 细胞淋巴瘤中表达
- PTLD 的 CHL 型
  - RS+H 细胞具有典型免疫表型
    - CD15(+),CD30(+),CD45/LCA(-),CD20(不同程度,-/+)
- 霍奇金样 PTLD
  - RS+H 细胞具有非典型免疫表型

单形性 B 细胞 PTLD

组织学类别	形态学	免疫表型	EBV 状态	克隆性
DLBCL	片状大细胞	全 B 细胞(+),CD30(+/-),BCL2(+/-),BCL6(-/+),CD10(-/+),MUM1(+/-),Ki-67 中/高,CD3(-)	50%~75%(+)	*IGH* 基因单克隆性重排;约 75% 存在细胞遗传学异常
伯基特淋巴瘤	中等大小细胞片状增生,高凋亡和核分裂活性	全 B 细胞(+),CD10(+),BCL6(+),TCL1(+),BCL2(-),Ki-67 非常高	40%~50%(+)	*IGH* 基因单克隆性重排;*MYC* 与 *IGH* 易位
浆细胞骨髓瘤	片状浆细胞,通常位于骨髓或骨内	CD38(+),CD138(+),CD20(-),Ki-67 中等	通常阴性	*IGH* 基因单克隆性重排
浆细胞瘤样	浆细胞片状增生,破坏病变部位结构	CD38(+),CD138(+),CD20(-),Ki-67 通常中等	可变	*IGH* 基因单克隆性重排
浆母细胞淋巴瘤	片状浆母细胞,核分裂象多,±坏死	CD38(+),CD138(+),CD30(-/+),CD20(-),Ki-67 高	60%~90%(+)	*IGH* 基因单克隆性重排;*MYC* 易位
EBV(+) MALT 淋巴瘤	双相性表现;通常伴浆细胞分化;皮肤常见	全 B 细胞(+),CD38(-),CD138(+),胞质 Ig(+)	100%(+)	*IGH* 基因单克隆性重排

DLBCL,弥漫性大 B 细胞淋巴瘤;IG,免疫球蛋白基因(IGH 或 IG 轻链);R,重排;MALT 淋巴瘤,黏膜相关淋巴组织结外边缘区淋巴瘤;EBV,EB 病毒。

单形性 T 细胞 PTLD

组织学类别	形态学	免疫表型	EBV	克隆性
外周 T 细胞淋巴瘤,非特指型	结构破坏;细胞形态多样	全 T 细胞(+),CD30(-/+),全 B 细胞(-),Ki-67 可变	40%~50%(+)	T 细胞受体(*TCR*)基因单克隆性重排;常见细胞遗传学异常
肝脾 T 细胞淋巴瘤	脾红髓扩张;肝和骨髓窦内浸润	CD56(+),TCRγ/σ 常(+);CD4(-),CD8(-)	(-)	*TCR* 基因单克隆性重排;Iso(7q);8 号染色体三体
ALK(+) ALCL	窦内模式或破坏;间变性和标志性细胞	CD30(+),ALK(+),细胞毒(+),CD3(-/+),BCL2(-),Ki-67 高	(-)	*TCR* 基因单克隆性重排;*ALK* 易位
ALK(-) ALCL	窦内模式或破坏;间变性细胞	CD30(+),全 T 细胞(+/-),细胞毒(+/-),Ki-67 高,ALK(-)	约 10%(+)	*TCR* 基因单克隆性重排;常见细胞遗传学异常
皮肤 ALCL	皮肤病;间变性细胞	CD30(+),CD4(+/-),CD3(-/+),ALK(罕见+)	(-)	*TCR* 基因单克隆性重排;罕见病例伴有 *ALK* 易位
T-LGLL	外周血淋巴细胞增多;骨髓微小浸润	CD3(+),CD57(+),CD16(+/-),CD56(-/+)	(-)	*TCR* 基因单克隆性重排
结外 NK/T 细胞淋巴瘤	围血管中心(+/-);坏死(+/-);细胞形态多样	胞质 CD3(+),CD56(+),表面 CD3(-),Ki-67 可变	100%(+)	NK 病例无 *TCR* 重排
成人 T 细胞白血病/淋巴瘤	形态多样	全 T 细胞(+),CD25(+),CD30(+/-)	(-)	HTLV-1(+),*TCR* 基因单克隆性重排
蕈样肉芽肿病	细胞小,脑回状核	全 T 细胞(+),CD4(+),和 CD7(-);Ki-67 通常低	(-)	*TCR* 基因单克隆性重排

TCR,T 细胞受体;R,重排;EBV,EB 病毒;CG,细胞遗传学;ALK,间变性淋巴瘤激酶;ALCL,间变性大细胞淋巴瘤;LGLL,大颗粒淋巴细胞白血病。

－ 通常 CD15(－),CD30(＋),CD20(强,＋),CD45/LCA (+/－)

原位杂交

- EBER(＋)见于
  - 90%～95%的 CHL 型 PTLD
  - 约 75%的单形性 B 细胞 PTLD
  - 40%～50%的浆细胞 PTLD
  - 20%～30%的 NK/T 细胞淋巴瘤/白血病 PTLD

PCR

- 单形性 B 细胞 PTLD
  - 几乎全部病例存在免疫球蛋白基因单克隆性重排
  - 约 50%的 DLBCL 存在 *IGH* 可变区基因和 *BCL6* 的体细胞突变
  - ±癌基因异常(如 *MYC*、*NRAS*、*TP53*)
  - 约 60%的单形性 PTLD 存在 DNA 修复基因,6-甲基鸟嘌呤-DNA 甲基转移酶的高甲基化
  - 通常 T 细胞受体基因处于胚系构象
- T 细胞 PTLD
  - 几乎全部病例都存在 *TCR* 基因单克隆性重排
  - 通常免疫球蛋白基因处于胚系构象
  - ±癌基因异常(如 *TP53*)

基因学检查

- PTLD 大部分类型都存在 mTOR 通路激活
- PTLD 单核苷酸点阵分析显示
  - 脆性位点的中间缺失
    - *FRA1B*,*FRAZE*,*FRA3B*
  - 不存在 del(13q14.3);microRNA 15/16 位点
  - 不存在 6p/主要组织相容性位点的复制中性杂合性丢失
- 常见的细胞遗传学异常
  - 单形性 B 细胞 PTLD
    - 重现性断裂点:1q11-q21、3q27、8q24.1、11q23-q24、14q32、16p13
    - 三体:2、7、9、11、12、X
  - NK/T 细胞 PTLD
    - 肝脾 T 细胞淋巴瘤里的(7)(q10)等臂染色体和 8 号染色体三体
    - ALK(＋)ALCL 中的 *ALK* 重排
- 染色体 9p24.1/PD-L1 异常常见
  - 荧光原位杂交可显示

鉴别诊断

其他免疫缺陷相关性淋巴组织增殖性疾病

- 原发性免疫性疾病相关的淋巴组织增殖性疾病
- 人类免疫缺陷病毒感染
- 免疫调节药物治疗,如甲氨蝶呤

- 高龄

免疫正常患者的 B 或 NK/T 细胞淋巴瘤

- 对于单形性 PTLD 的鉴别诊断,类似于免疫功能正常患者

诊断依据

病理学精华

- PTLD 复发时可能与初始 PTLD 不同
  - 形态学、EBV 状态和细胞系别均可改变

报告

诊断思路的推荐

- 识别并分类为单形性 PTLD
  - 免疫功能正常患者的淋巴瘤类型的补充说明
- 组织学类型、细胞系别和 EBV 状态对于诊断是必需的

参考文献

1. Le J et al: Epstein-Barr virus and renal transplantation. Transplant Rev (Orlando). 31(1):55-60, 2017
2. Morscio J et al: Identification of distinct subgroups of EBV-positive post-transplant diffuse large B-cell lymphoma. Mod Pathol. 30(3):370-381, 2017
3. Dharnidharka VR et al: Post-transplant lymphoproliferative disorders. Nat Rev Dis Primers. 2:15088, 2016
4. Ferreiro JF et al: EBV-positive and EBV-negative posttransplant diffuse large B cell lymphomas have distinct genomic and transcriptomic features. Am J Transplant. 16(2):414-25, 2016
5. Rosenberg AS et al: Hodgkin lymphoma post-transplant lymphoproliferative disorder: A comparative analysis of clinical characteristics, prognosis, and survival. Am J Hematol. 91(6):560-5, 2016
6. Rosenberg AS et al: Survival analyses and prognosis of plasma-cell myeloma and plasmacytoma-like posttransplantation lymphoproliferative disorders. Clin Lymphoma Myeloma Leuk. 16(12):684-692.e3, 2016
7. Styczynski J et al: Management of Epstein-Barr virus infections and post-transplant lymphoproliferative disorders in patients after allogeneic hematopoietic stem cell transplantation: Sixth European Conference on Infections in Leukemia (ECIL-6) guidelines. Haematologica. 101(7):803-11, 2016
8. Swerdlow SH et al: The 2016 revision of the World Health Organization (WHO) classification of lymphoid neoplasms. Blood. 127(20):2375-90, 2016
9. Gibson TM et al: Risk of diffuse large B-cell lymphoma after solid organ transplantation in the United States. Am J Hematol. 89(7):714-20, 2014
10. Loo EY et al: Classical Hodgkin lymphoma arising in the setting of iatrogenic immunodeficiency: a clinicopathologic study of 10 cases. Am J Surg Pathol. 37(8):1290-7, 2013
11. Podoltsev N et al: Chemoimmunotherapy and withdrawal of immunosuppression for monomorphic posttransplant lymphoproliferative disorders. Clin Lymphoma Myeloma Leuk. 13(6):716-20, 2013
12. Gibson SE et al: EBV-positive extranodal marginal zone lymphoma of mucosa-associated lymphoid tissue in the posttransplant setting: a distinct type of posttransplant lymphoproliferative disorder? Am J Surg Pathol. 35(6):807-15, 2011
13. Trappe R et al: Plasmacytoma-like post-transplant lymphoproliferative disorder, a rare subtype of monomorphic B-cell post-transplant lymphoproliferation, is associated with a favorable outcome in localized as well as in advanced disease: a prospective analysis of 8 cases. Haematologica. 96(7):1067-71, 2011
14. Montanari F et al: Monomorphic T-cell post-transplant lymphoproliferative disorders exhibit markedly inferior outcomes compared to monomorphic B-cell post-transplant lymphoproliferative disorders. Leuk Lymphoma. 51(9):1761-4, 2010
15. Knowles DM et al: Correlative morphologic and molecular genetic analysis demonstrates three distinct categories of posttransplantation lymphoproliferative disorders. Blood. 85(2):552-65, 1995

単形性 PTLD/DLBCL

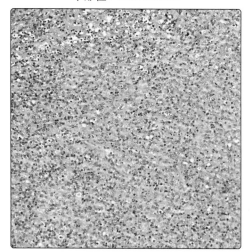

DLBCL:大细胞

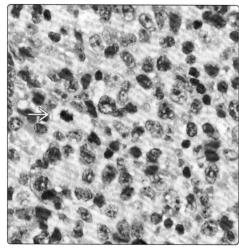

(左)接受同种异体肾移植患者的淋巴结,被单形性 PTLD 累及,形态与 DLBCL 相同。低倍镜图示淋巴结被弥漫性异型淋巴细胞所取代。(右)高倍镜图示肿瘤细胞大,核染色质呈泡状。核分裂象可见➡

DLBCL:CD20(+)

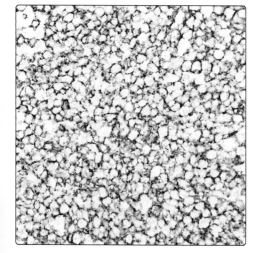

DLBCL:CD3(−)

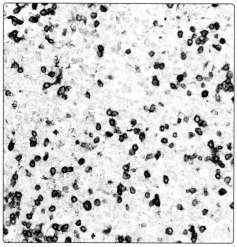

(左)免疫组织化学 CD20 染色图示淋巴细胞弥漫强阳性。(右)免疫组织化学 CD3 染色图示淋巴细胞 CD3(−)。反应性/非肿瘤性 CD3(+)T 细胞与大 B 细胞混合存在

DLBCL:高 Ki-67

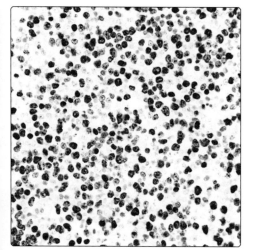

DLBCL:EBER

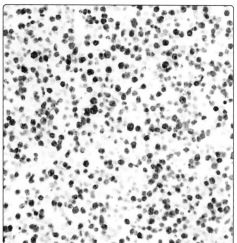

(左)免疫组织化学 Ki-67 染色图示阳性细胞多,提示高增殖指数。(右)EBER 原位杂交显示,多量细胞 EBV 阳性

单形性 PTLD/DLBCL:皮肤

皮肤 DLBCL:CD79a

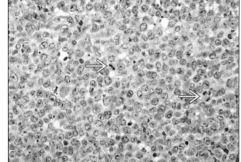

(左)接受同种异体肾移植患者的皮肤,被单形性 PTLD 累及,形态与 DLBCL 相同。中倍镜图示皮肤被单一性细胞所取代,核分裂象➡易见。(右)免疫组织化学 CD79a 染色图示弥漫性浸润的异型淋巴细胞阳性

皮肤 DLBCL:MUM1

皮肤 DLBCL:Ki-67

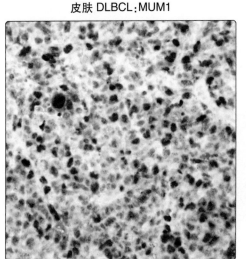

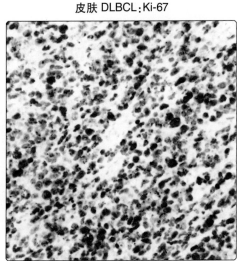

(左)免疫组织化学染色图示淋巴细胞 MUM1/IRF4(+),支持非生发中心免疫表型(CD10 阴性)。(右)免疫组织化学染色图示几乎所有的细胞 Ki-67 阳性,支持高增殖指数

肺 PTLD/DLBCL:坏死

肺 PTLD/DLBCL:CD20

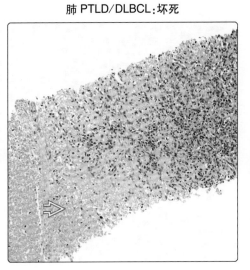

(左)粗针穿刺肺标本,单形性 PTLD 累及。低倍镜图示多量坏死➡,提示淋巴瘤样肉芽肿可能。大细胞 EBER 阳性(未显示),但未见血管中心性浸润。(右)单形性 PTLD 累及肺。部分特征支持淋巴瘤样肉芽肿。图示大细胞 CD20 阳性,EBER 阳性(未显示)

PTLD/PTCL-NOS:淋巴结

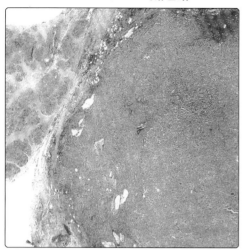

PTCL-NOS:凋亡

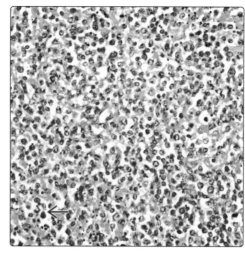

(左)胰腺和肾移植患者的淋巴结,被单形性 PTLD 累及,形态与外周 T 细胞淋巴瘤,非特指型(PTCL-NOS)相一致。(右)高倍镜图示肿瘤细胞中等大小,形态单一,伴有大量的细胞凋亡➡

PTCL-NOS:TIA1

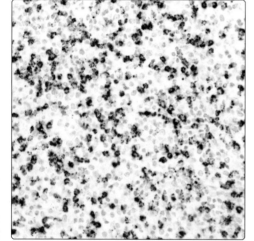

PTCL-NOS

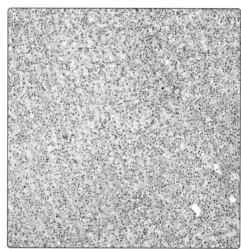

(左)显示胰腺和肾移植患者的淋巴结,被与外周 T 细胞淋巴瘤,非特指型(PTCL-NOS)形态学相一致的单形性 PTLD 所累及。免疫组织化学 TIA1 染色结果为阳性,表明肿瘤细胞具有细胞毒性表型。无 EBV 感染的证据。(右)图示肿瘤细胞弥漫性浸润并取代淋巴结正常结构

PTCL-NOS:单一细胞

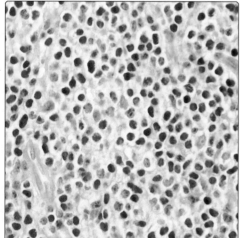

PTCL-NOS:CD3

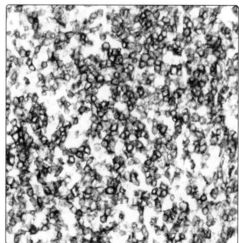

(左)图示异型淋巴细胞多数小而形态单一。(右)免疫组织化学 CD3 染色图示淋巴细胞强阳性,支持 T 细胞来源。像常在单形性 PTLD 中所见一样,瘤细胞 EBER(-)

PTLD/霍奇金淋巴瘤:脑

霍奇金淋巴瘤细胞和坏死

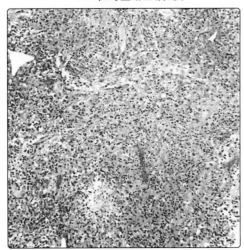
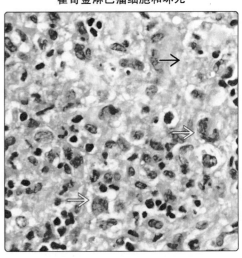

(左)CHL 型单形性 PTLD 累及脑,低倍镜图示异型淋巴细胞浸润取代脑实质。
(右)高倍镜图示霍奇金细胞大➡,且与其他炎症细胞混合存在。亦可见坏死➡

PTLD/霍奇金淋巴瘤:CD15

PTLD/霍奇金淋巴瘤:CD30

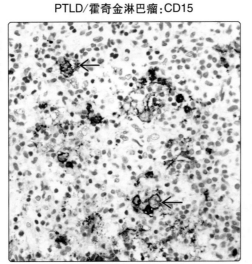
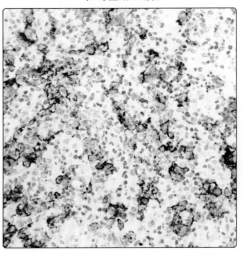

(左)免疫组织化学 CD15 染色图示大的 RS +H 细胞➡阳性。(右)免疫组织化学 CD30 染色图示 RS +H 细胞和部分免疫母细胞阳性

PTLD/霍奇金淋巴瘤:PAX5

PTLD/霍奇金淋巴瘤:LMP1

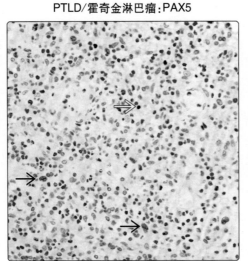
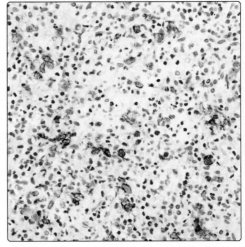

(左)CHL 型单形性 PTLD 累及脑。免疫组织化学 PAX5 染色图示 RS+H 细胞弱阳性➡。背景中可见少量小的反应性 B 细胞➡,PAX5 强阳性。(右)免疫组织化学染色示 RS+H 细胞和小淋巴细胞 EBV-LMP1 阳性

霍奇金淋巴瘤样 PTLD

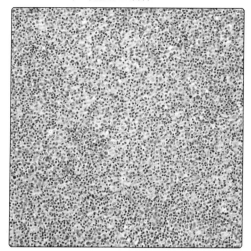

霍奇金淋巴瘤样 PTLD

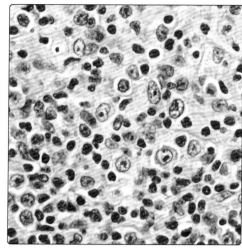

（左）接受肾移植患者，颈部淋巴结肿大活检，中倍镜图示淋巴结大部分结构被破坏。（右）高倍镜图示霍奇金淋巴瘤样 PTLD 病变中存在很多大的、部分呈霍奇金样的细胞。注意背景中罕见嗜酸性粒细胞

霍奇金淋巴瘤样 PTLD：CD20

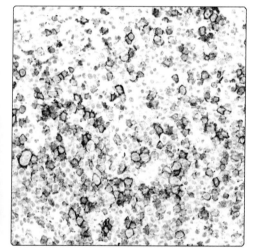

霍奇金淋巴瘤样 PTLD：EBER

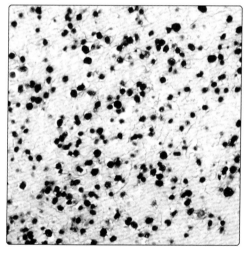

（左）免疫组织化学 CD20 染色图示大的霍奇金样细胞和背景中很多小细胞为 CD20 强阳性。（右）原位杂交图示大的霍奇金样细胞和背景中很多小淋巴细胞 EBER 阳性。在免疫缺陷相关的 CHL 和霍奇金淋巴瘤样病变中，背景内存在很多 EBER（+）细胞的情况很常见

PTLD/DLBCL：细胞学特征

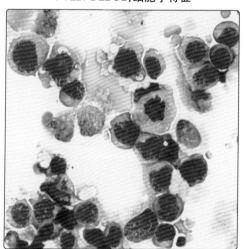

PTLD/DLBCL：Ki-67

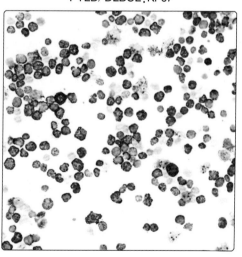

（左）接受骨髓移植患者，软组织被 DLBCL 型单形性 PTLD 累及。流式细胞术检测显示细胞 CD19（+），CD20（+），但表面 Ig（−）。大约 50% 的单形性 B 细胞系 PTLD 不表达表面 Ig。（右）细胞块切片，行免疫组织化学 Ki-67 检测，显示大量细胞阳性

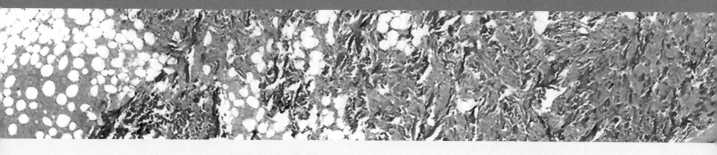

第十一章
粒细胞/组织细胞肿瘤

要点

临床特征

- 髓系/单核细胞肉瘤(MS):由髓系或单核母细胞组成的肿瘤
- 可为原发(27%),可与急性髓系白血病(AML)同时发生或发生于AML之后
- 可出现在骨髓增生异常综合征(MDS)、骨髓增殖性肿瘤(MPN)或MDS/MPN的急变期
- 好发部位:皮肤、淋巴结

镜下特征

- 母细胞通常以单排模式浸润组织
- 母细胞核膜薄,核染色质"烟尘"样,分裂象多见
- 部分MS病例表现为髓单核细胞或单核细胞分化
- 罕见主要由原始巨核细胞或红系前体细胞组成的MS病例

辅助检查

- MS表达一系列髓系相关抗原
- CD68/KP1(+),溶菌酶(+),CD43(+)>95%
- 约90%髓过氧化物酶(MPO)(+);约80% CD117(+)
- 常规细胞遗传学有助于预后和分类
- 约50%的病例FISH显示克隆异常
- 分子遗传学
  - 约15%的病例有 NPM1 突变;约15%的病例有 FLT3 突变
- 诊断流程类似于AML
- FISH显示约50%的MS病例有克隆异常

主要鉴别诊断

- 淋巴母细胞性淋巴瘤
- 伯基特淋巴瘤
- 母细胞性浆细胞样树突细胞肿瘤
- 髓外造血

髓系肉瘤

单核细胞肉瘤

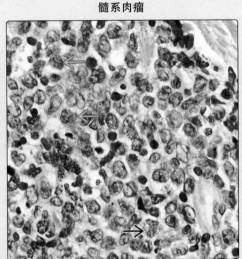
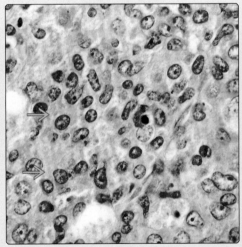

(左)图示髓系(粒细胞)肉瘤。肿瘤细胞不成熟,但显示了分化的证据,如不成熟的嗜酸性髓系细胞➡和成熟嗜酸性粒细胞➡。(右)单核细胞肉瘤表现为大的多形性母细胞,染色质空泡状,细胞质中等➡,类似大细胞淋巴瘤。缺乏嗜酸性前体细胞

CML:急变期

髓系肉瘤:溶菌酶

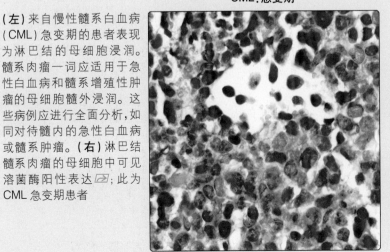
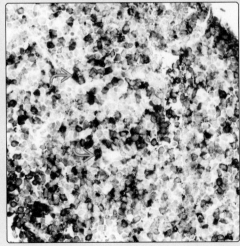

(左)来自慢性髓系白血病(CML)急变期的患者表现为淋巴结的母细胞浸润。髓系肉瘤一词应适用于急性白血病和髓系增殖性肿瘤的母细胞髓外浸润。这些病例应进行全面分析,如同对待髓内的急性白血病或髓系肿瘤。(右)淋巴结髓系肉瘤的母细胞中可见溶菌酶阳性表达➡;此为CML急变期患者

术语

缩写

- 髓系/单核细胞肉瘤（myeloid/monocytic sarcoma，MS）

同义词

- 粒系肉瘤
- 髓外髓系肿瘤
- 绿色瘤，髓母细胞瘤

定义

- 由未成熟髓系细胞（母细胞）组成的发生在髓外部位的肿块
- MS 等同于 AML 的诊断

病因学/发病机制

发育异常

- 某些遗传性疾病的患者 AML/MS 患病风险增加
  - 范科尼贫血，唐氏综合征，克兰费尔特（Klinefelter）综合征，共济失调毛细血管扩张症，神经纤维瘤病

环境暴露

- 电离辐射
- 用细胞毒剂和拓扑异构酶 Ⅱ 抑制剂化疗
- 化学物质，如苯、杀虫剂和除草剂
- 吸烟

临床特征

流行病学

- 年龄
  - 中位数：56 岁（范围很广）
- 性别
  - 男：女 = 1.2：1

部位

- MS 几乎可以累及身体任一解剖部位
- 首诊时最常累及的部位是
  - 皮肤：28%~43%
  - 淋巴结：16%~22%
  - 中枢神经系统：3%~9%
  - 睾丸：7%
  - 小肠：7%
  - 膀胱：4%
  - 生殖道：4%
  - 胸膜和胸壁：4%
  - 骨：3%
  - 多个解剖部位：<10%的病例

表现

- MS 可为原发（27%），也可与以下疾病同时或之后（40%）发生
  - AML
  - MPN
    - 包括一些慢性髓系白血病的病例
  - MDS
  - MDS/MPN，如慢性髓单核细胞白血病（CMML）
- 在原发的病例中，MS 可以发生在 AML 之前数月或数年
  - 约 30%~40% 的 MS 患者同时有 AML 的证据
- 5%~10% 的 MS 患者有非血液肿瘤的治疗史
- 罕见 MS 患者有急性淋巴母细胞性白血病的病史
- 单核母细胞肉瘤通常累及皮肤（约 50%的病例）
  - 皮肤病变常见于 CMML 的终末期

治疗

- 原发 MS 对放疗和/或化疗敏感，可能延长生存期
- 大剂量抗 AML 的治疗可作为 MS 患者的一线治疗方案
- 当提示有潜在的 MDS 或 MPN 时，应予以治疗

预后

- MS 患者的无事件生存期比 AML 患者长
- 潜在的 MDS、MPN、MDS/MPN 或 AML 可能是不良预后因素

影像学

影像学表现

- MS 显示 FDG 摄取增加
  - 平均 SUVmax 和 SUVavg 分别为 5.1 和 3.4
- 联合 FDG PET/CT 比单独 FDG PET 或 CT 能更准确地检测病变

大体特征

大体病理学

- 具有粒细胞分化的 MS 被定义为绿色瘤，因为肿瘤呈绿色
  - 绿色是髓过氧化物酶的结果
    - MS 细胞质颗粒中存在的过氧化物酶

镜下特征

组织学特征

- 淋巴结
  - 弥漫或部分结构破坏
    - 部分破坏常为副皮质区受累，可见残存滤泡
  - 单排浸润模式在门部和被膜中常见
- 结外部位
  - 正常结构消失
  - 弥漫或单排生长模式取决于纤维间质反应的程度

- 伴潜在 MPN 的患者伴有溶骨性损害
  - 巨核细胞、原红细胞和嗜酸性粒细胞增多
- 母细胞核膜薄,"灰尘"样核染色质,小核仁
  - 核分裂象多见
- 大多数 MS 病例由不同分化阶段的粒细胞组成
  - 嗜酸性中幼粒和晚幼粒细胞是有利的线索以判断
    - 粒细胞分化
- 部分 MS 病例表现为髓单核细胞或单核细胞分化
  - 肾形核是单核细胞分化的有用线索
- 主要由巨核细胞或原红细胞组成的 MS 病例罕见
- 三系造血在 MS 中罕见
  - 更常见于 MPN 来源的病例
- MS 的形态特征可以根据其分化程度进行细分
  - 多年来提出了不同的系统
    - 均无预后意义

细胞学特征

- 在一系列复发标本中,细胞学特征和分化程度往往是相似的
- 印片是非常有用的
  - 瑞氏-姬姆萨染色显示和骨髓中一样的形态学特征
  - 未染的、风干的印片可用于细胞化学检查

辅助检查

免疫组织化学

- 各种抗体在不同 MS 研究中的敏感性略有不同
- >95%的病例 CD68/KP1(+),溶菌酶(+),CD43(+)
- MPO(+):约 90%;CD117(+):约 80%
- CD45/LCA(+):60%~70%;CD99(+):50%~60%;CD68/PGM1(+):约 50%
- CD34(+):40%~50%;TdT(+):约 33%;CD56(+):约 15%;CD30(+):<5%
- t(8;21)(q22;q22)相关性的 MS 中的 PAX5(+)和 CD19(+)
- 单核细胞分化病例 CD4(+/-)和 CD163(+/-)
- Ki-67/MIB1(增殖指数)高(50%~95%)
- 核磷脂染色
  - 细胞质染色与 NPM1 基因突变有关
- 少数 MS 病例可显示浆细胞样树突细胞分化
  - CD123(+),TCL1(+/-),CD4(+)
- CD20(-),CD3(-),CD5(-)

流式细胞术

- MS 表达一系列髓系相关抗原
  - 在粒细胞分化的病例中 CD13(+),CD33(+),CD117(+)和 MPO(+)
  - 在单核细胞分化病例中 CD11b(+),CD11c(+),CD14(+),CD64(+)和 CD163(+)

原位杂交

- FISH 有价值

- 髓系肿瘤患者活检样本的新鲜细胞印片是 FISH 检测的可利用资源
  - FISH 可以在石蜡包埋组织切片上进行
- 在约 50%的 MS 病例中,FISH 显示克隆性异常
  - 在原发性 MS 中,重现性染色体易位更为常见
    - RUNX1-RUNX1T1/t(8;21)(q22;q22)
    - PML-RARA/t(15;17)(q22;q12)
    - CBFB-MYH11/inv(16)(p13.1;q22)
  - MS 中,FISH 检测到的其他常见异常包括
    - 单体 7(约 10%)、三体 8(约 10%)、MLL 基因重排
    - 三体 4、单体 16,16q-、5q-
    - 三体 11、20q⁻

基因学检查

- 部分 MS 病例中存在重现性染色体易位
  - 可用 RT-PCR 法检测
    - RUNX1-RUNX1T1、PML-RARA 异构体、CBFB-MYH11
- MPN 来源的 MS 病例中,可以检测出 JAK2 突变
- 慢性髓系白血病来源的 MS 病例中,可以检测到 BCR-ABL1 融合基因
- CMML 来源的 MS 病例中,可以检测到 RAS 突变
- 基因突变可以评估
  - 约 15%的随机 MS 病例中有 NPM1 突变
  - 约 15%的病例中有 FLT3 突变
- MS 的组织标本通常不进行常规细胞遗传学检测
  - 诊断可能没有疑问;分裂中期检测需要新鲜组织
  - 然而,常规细胞遗传学分析有助于预后和分类
    - 类似于 AML
- 约 50%的 MS 病例中可检测到染色体异常
  - 这些异常非常类似骨髓和血液中的 AML 病例
- 复杂核型与预后不良有关

电子显微镜

- 初级颗粒中 MPO(+)
- MPO 形成可见于
  - 首先是核周
  - 其次在内质网
  - 最后,在高尔基体的凹面上,形成嗜天青颗粒

细胞化学染色

- 在新鲜活检标本的印片上进行细胞化学染色可以辅助诊断
  - MPO、NSE/a-萘基丁酸酯和萘酚-ASD-CAE
  - 粒细胞系:MPO(+),CAE(+)
  - 单核母细胞/单核细胞系:MPO[(+),弱],NSE(+)

阵列比较基因组杂交

- 所有 MS 病例均有基因组异常
- 这些异常包括
  - 4q32.1-q35.2、6q16.1-q21、12p12.2 的缺失
  - 8q21.2-q24.3、8、11q21-q25、13q21.32-34、19 和 21 的

　　　获得
　　　○ 8 号染色体异常较常见

鉴别诊断

淋巴母细胞性淋巴瘤

- 形态特征可类似 MS
  - 单排浸润模式
  - 母细胞的核染色质
- 免疫表型
  - 淋巴母细胞是未成熟的 B 或 T 细胞
  - TdT(+)，除 CD13 和 CD33 外的髓系抗原(-)
- *IGH* 或 *TCR* 基因单克隆性重排

伯基特淋巴瘤

- MS 病例可以有类似的、显著的星空现象
- 细胞学特征不同于 MS
  - 中等大小的细胞，"方形"胞质边界
  - 核膜厚，多个(2-4)核仁
- 免疫表型
  - 表面 Ig(+)，CD10(+)，CD20(+)
- 特征性的 *MYC/8q24* 易位

母细胞性浆细胞样树突细胞肿瘤

- 通常出现在髓外部位，如皮肤和淋巴结
- 骨髓肿瘤或 AML
- 母细胞形态，±非典型性
- CD4、CD56、CD123、TCL1、BDCA2/CD303、SpiB 阳性
  - 偶尔 TdT 或 T 细胞标志物 CD7 和 CD2 阳性
  - 偶尔 CD13 和 CD33 阳性
- CD3、CD34、MPO 或溶菌酶阴性
- 诊断困难；需要高度警惕

间变性大细胞淋巴瘤(ALCL)

- 在组织学上类似于 MS
  - 淋巴结副皮质区受累
  - 马蹄形核可以类似于单核细胞肿瘤的典型肾形核
- 在 MS 中，显著的窦内浸润模式不常见
- 间变性大细胞淋巴瘤(ALCL)的免疫表型
  - T 细胞标志物(+)，CD30(+)
- ALK(+)ALCL 中 ALK(+)和 *ALK* 基因易位

组织细胞肉瘤

- MS 和组织细胞肉瘤之间有很多的重叠
  - 组织细胞肉瘤的细胞较大，胞质较丰富
- 组织细胞肉瘤患者没有血液或骨髓受累的证据

髓外造血

- 常见于 MPN 患者的脾、肝和淋巴结
- 成熟的三系造血

- 没有母细胞簇

AML 患者非肿块形成性结外浸润

- AML 通常累及结外部位，而不形成瘤性肿块
  - 间质模式，血管周围或血管内
- 髓系肉瘤的术语不用于这些病变

慢性髓系白血病髓外累及

- 在一些病例中，活检病变显示分化成熟，仅有少数母细胞
  - 这种类型的病变仍然未被定义
- 这些病变的患者具有与 MS 相似的临床病程

伴嗜酸性粒细胞增多和 *PDGFRA*、*PDGFRB* 和 *FGFR1* 异常的髓系和淋系肿瘤

- 表现为髓系和淋系肿瘤的干细胞疾病
- 髓系肿瘤通常表现为 MPN 伴嗜酸性粒细胞增多
- 淋系肿瘤通常为 T 淋巴母细胞性淋巴瘤
  - 淋巴母细胞混合以满足 MS 标准的髓系母细胞
  - 诊断困难，需要高度警惕
- 诊断需要细胞遗传学分析，FISH 或 RT-PCR

诊断依据

病理学精要

- 诊断 MS 需要保持高度谨慎
- 提醒病理医生可能是 MS 的线索
  - 大体标本呈绿色
  - 中等大小或大细胞，染色质有母细胞特征，核折叠，核分裂象多见
  - 出现胞质内颗粒(髓系细胞)

参考文献

1. Almond LM et al: Myeloid Sarcoma: Presentation, Diagnosis, and Treatment. Clin Lymphoma Myeloma Leuk. ePub, 2017
2. Chen Z et al: Differential clinical and prognostic impact of myeloid sarcoma vs medullary myeloid blast phase of chronic myelogenous leukemia in the era of tyrosine kinase inhibitor therapy. Blood Cancer J. 6:e418, 2016
3. Kawamoto K et al: Clinicopathological, Cytogenetic, and Prognostic Analysis of 131 Myeloid Sarcoma Patients. Am J Surg Pathol. 40(11):1473-1483, 2016
4. Wilson CS et al: Extramedullary manifestations of myeloid neoplasms. Am J Clin Pathol. 144(2):219-39, 2015
5. Peker D et al: Clinicopathological and molecular features of myeloid sarcoma as initial presentation of therapy-related myeloid neoplasms: a single institution experience. Int J Hematol. 100(5):457-63, 2014
6. Jackson CC et al: 8p11 myeloproliferative syndrome: a review. Hum Pathol. 41(4):461-76, 2010
7. Tsimberidou AM et al: Myeloid sarcoma is associated with superior event-free survival and overall survival compared with acute myeloid leukemia. Cancer. 113(6):1370-8, 2008
8. Falini B et al: Cytoplasmic mutated nucleophosmin (NPM) defines the molecular status of a significant fraction of myeloid sarcomas. Leukemia. 21(7):1566-70, 2007
9. Pileri SA et al: Myeloid sarcoma: clinico-pathologic, phenotypic and cytogenetic analysis of 92 adult patients. Leukemia. 21(2):340-50, 2007
10. Deeb G et al: Genomic profiling of myeloid sarcoma by array comparative genomic hybridization. Genes Chromosomes Cancer. 44(4):373-83, 2005
11. Roth MJ et al: Extramedullary myeloid cell tumors. An immunohistochemical study of 29 cases using routinely fixed and processed paraffin-embedded tissue sections. Arch Pathol Lab Med. 119(9):790-8, 1995

(左)颈部淋巴结髓系肉瘤,显示淋巴结结构消失,并有大量巨噬细胞吞噬碎片形成星空现象➡。(右)淋巴结的髓系肉瘤表现为含少量嗜酸性胞质的母细胞。吞噬核碎片的组织细胞➡呈现星空现象

髓系肉瘤:星空现象

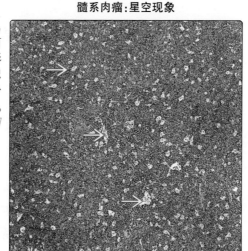

髓系肉瘤:淋巴结

(左)髓系肉瘤累及颈部淋巴结。免疫组织化学显示肿瘤细胞 MPO 强阳性➡,未受累的淋巴结部分突显出来➡。(右)髓系肉瘤累及颈部淋巴结。免疫组织化学示母细胞溶菌酶弱阳性➡。常规细胞遗传学显示 inv(16)(p13.1q22)和 22 三体

髓系肉瘤:MPO

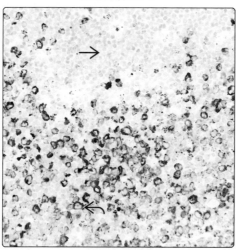

髓系肉瘤:溶菌酶

(左)髓系肉瘤累及阑尾。母细胞充满固有层➡,使黏膜消失➡。髓系肉瘤累及阑尾的患者临床可表现为急性阑尾炎。(右)髓系肉瘤累及阑尾固有层。母细胞➡呈未分化,染色质稀疏,核仁小,核轮廓不规则,胞质中等量

髓系肉瘤:阑尾

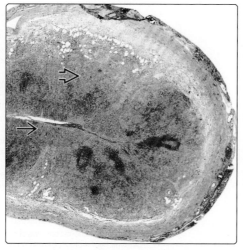

髓系肉瘤:固有层

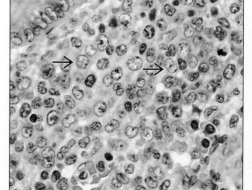

髓系肉瘤:inv(16)

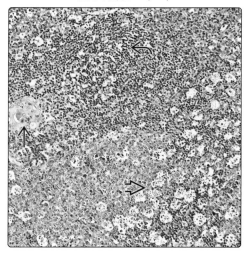

胸腺髓系肉瘤:MPO

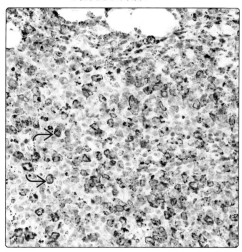

(左)髓系肉瘤伴 inv(16)(p13.1q22)累及胸腺。在肿瘤细胞周围可以看到明显的星空现象➡。注意 Hassall 小体➡和胸腺细胞➡。(右)髓系肉瘤累及胸腺。肿瘤细胞 MPO(+)➡。纵隔和心包是髓系肉瘤不常累及的部位。髓系肉瘤的患者累及纵隔往往有复杂的细胞遗传学异常和不良的预后

胸腺髓系肉瘤:细胞角蛋白(CK)

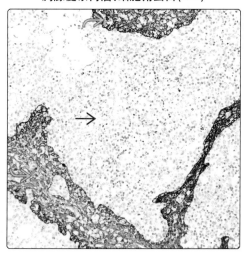

单核细胞肉瘤:皮肤

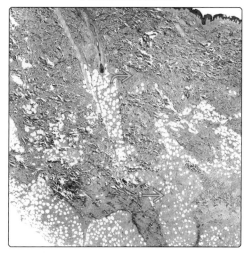

(左)髓系肉瘤累及胸腺。免疫组织化学 CK 染色突显胸腺上皮➡,而母细胞阴性➡。(右)单核细胞肉瘤累及皮肤。肿瘤细胞累及真皮深层➡和皮下组织➡

单核细胞肉瘤:CD43

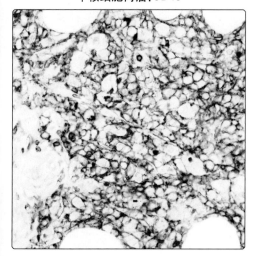

单核细胞肉瘤:CD15

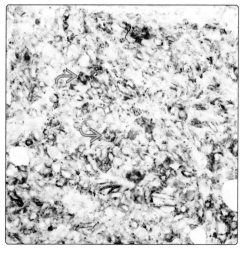

(左)单核细胞肉瘤累及皮肤。免疫组织化学显示肿瘤细胞 CD43 强阳性。CD43 是髓系或单核细胞分化的敏感标志物,但并不特异。(右)单核细胞肉瘤累及皮肤。免疫组织化学显示肿瘤细胞 CD15(+)➡。另外,肿瘤细胞 CD4(弱+),CD56(+),CD99(+),MPO(弱+)(未显示)

(左)髓系肉瘤累及胃黏膜。母细胞浸润于胃腺体之间➡。FISH 显示 60% 的细胞中存在 *RUNX1T1/RUNX1*（*ETO/AML1*）基因融合。
(右)髓系肉瘤累及胃黏膜。肿瘤细胞在腺体之间浸润。这些中等大小的母细胞➡具有细腻的核染色质和小核仁,在形态上与淋巴母细胞性淋巴瘤难以区分

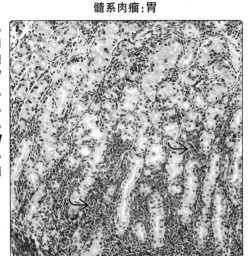

髓系肉瘤:胃　　　　髓系肉瘤:胃黏膜

(左)髓系肉瘤累及胃黏膜。免疫组织化学显示肿瘤细胞 CD34(+),同时表达髓系抗原(未显示)。这是一个 AML 病史患者,伴 t(8;21)(q22;q22),3 年前接受了异基因骨髓移植。
(右)髓系肉瘤累及胃黏膜。母细胞 MPO 强阳性➡

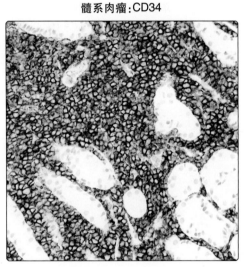

髓系肉瘤:CD34　　　　髓系肉瘤:MPO

(左)单核细胞肉瘤累及皮肤。大的间变性母细胞➡浸润真皮,并存在黏液样背景。临床行腋窝淋巴结和骨髓活检显示类似病变。
(右)单核细胞肉瘤免疫组织化学显示溶菌酶强阳性,并显示单排浸润模式,这是单核细胞肿瘤的常见浸润模式

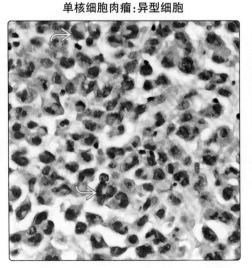

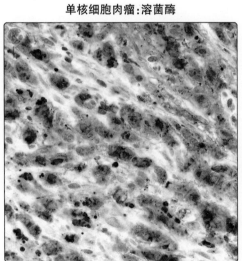

单核细胞肉瘤:异型细胞　　　　单核细胞肉瘤:溶菌酶

AML：骨髓

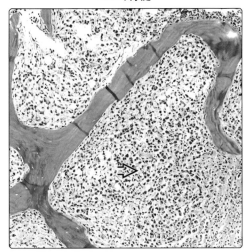

单核母细胞

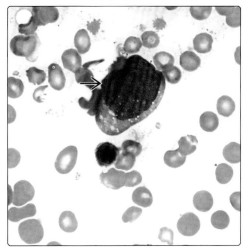

(左)AML 广泛累及骨髓➦。患者同时有单核细胞肉瘤累及皮肤。(右)骨髓抽吸涂片显示大的单核母细胞➥。流式细胞术免疫表型分析显示，母细胞表达单核细胞标志物 CD13、CD14、CD15、CD33 和 CD64。常规细胞遗传学显示复杂的超二倍体核型

髓系肉瘤：核磷蛋白(NPM)

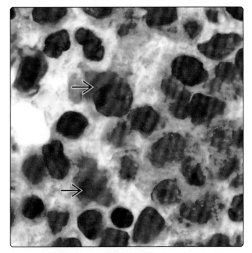

髓系肉瘤：软组织

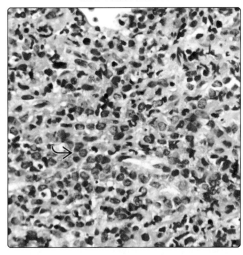

(左)髓系肉瘤母细胞显示 NPM(mAb376) 胞质阳性➡，NPM 定位于胞质，与 *NPM1* 基因突变有关，这是髓系肉瘤中最常见的分子改变(约 15% 的病例)。(右)髓系肉瘤累及软组织。肿瘤由中到大的细胞组成，核轮廓不规则➥。部分病变类似弥漫大 B 细胞淋巴瘤。髓系肉瘤的诊断需要依靠免疫表型

髓系肉瘤：MPO

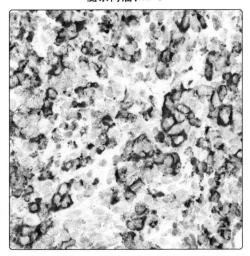

髓系肉瘤：CD34

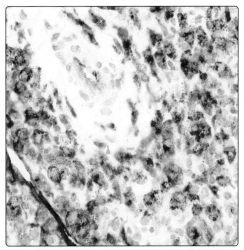

(左)髓系肉瘤累及软组织。肿瘤细胞 MPO(＋)。出于治疗目的，髓系肉瘤被认为是 AML 的同义词。将肿瘤归入 AML 的亚组或 MPN 的髓母细胞期需要评估形态学、免疫表型、遗传学和分子特征。(右)髓系肉瘤累及软组织。本例肿瘤细胞 CD34(＋)，约 50% 的髓系肉瘤表达 CD34

要　点

术语

- 母细胞性浆细胞样树突细胞肿瘤（blastic plasmacytoid den-dritic cell neoplasm）

临床特征

- 中位年龄：65 岁
  - 范围：8～96 岁
- 男：女约（2～3）∶1
- 皮肤是最常见的首发部位
  - 孤立性或多发性皮肤病变
  - 结节、斑片或斑块
  - ±红斑，±紫癜
- 首诊时其他常见发病部位
  - 约 50% 的患者为区域淋巴结
  - 骨髓和血液
- 无标准治疗方案
- 最近的研究表明，BCL2 或 TCF4 的抑制剂有效
- 侵袭性的临床病程
  - 中位生存期 12～14 个月

镜下特征

- 皮肤：真皮弥漫性浸润
- 淋巴结：副皮质区或弥漫性破坏
- 骨髓：间质性浸润
- 肿瘤细胞呈现的谱系
  - 类似于淋巴母细胞的小或中等大小细胞
  - 类似于髓系母细胞的中等大小细胞

辅助检查

- 特征性的免疫表型
  - CD123（+），TCL1（+），CD303（+），BCL11A（+）
  - CD4（+），CD56（+），CD45/LCA（+），CD99（+/-）
- 复杂核型常见

主要鉴别诊断

- 髓系/单核细胞肉瘤或白血病
- T 淋巴母细胞白血病/淋巴瘤
- 与髓系肿瘤相关的浆细胞样树突细胞增殖

BPDCN 不完全取代淋巴结

淋巴结 BPDCN：星空现象

（左）母细胞性浆细胞样树突细胞肿瘤（BPDCN）不完全取代淋巴结，在副皮质区浸润。可以看到淋巴结未累及的区域➡️。（右）本例 BPDCN 显示星空现象，表明细胞生长很快。本例中肿瘤细胞呈母细胞样

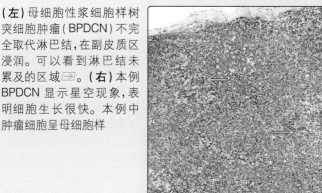
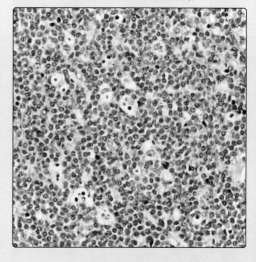

淋巴结 BPDCN：TCL1（+）

淋巴结 BPDCN：CD56（+）

（左）BPDCN 累及淋巴结。免疫组织化学 TCL1 染色示肿瘤细胞核呈强阳性表达。这类肿瘤 TCL1 表达极为常见，有助于鉴别诊断。（右）BPDCN 累及淋巴结，显示肿瘤细胞 CD56（+）。大多数 BPDCN 病例表达 CD56。残留滤泡➡️ CD56（-）

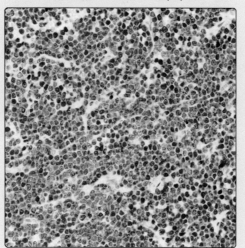
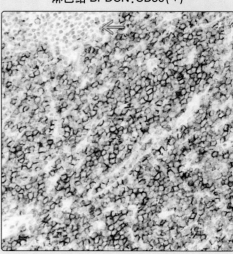

术语

缩写

- 母细胞性浆细胞样树突细胞肿瘤(blastic plasmacytoid dentritic cell neoplasm,BPDCN)

同义词

- CD4(+),CD56(+)血液皮肤瘤变/肿瘤
- 皮肤 CD4(+),CD56(+)母细胞性肿瘤

定义

- 来自浆细胞样树突细胞前体细胞的高度侵袭性肿瘤

病因学/发病机制

正常的浆细胞样树突细胞

- 使用的其他术语
  - 2 型树突细胞
  - 浆细胞样单核细胞(曾用)
  - 浆细胞样 T 细胞(曾用)
- 多位于淋巴组织 T 区
- 也存在于骨髓和血液中
- 特征
  - 高表达 IL3a 链受体
  - 产生 γ 干扰素
- 一些疾病中增多,包括
  - 淋巴结
    - 慢性肉芽肿性炎症
    - 菊池病、Castleman 病
    - 经典型霍奇金淋巴瘤
  - 皮肤
    - 银屑病
    - 红斑狼疮
- 正常浆细胞样树突细胞的免疫表型
  - CD4(+),CD123(+),HLA-DR(+)
  - CD303/BDCA2(+),CLA(+),TCL1(+)
  - GZM-B(+),CD43(弱+),CD68(弱+)
  - CD11c(−),CD56(−),TIA1(−),Pf(−)

BPDCN 的病因及发病机制尚不清楚

- 10%~20%的病例与髓单核细胞白血病相关
  - ±潜在骨髓增生异常

临床特征

流行病学

- 发病率
  - 罕见
    - <1%的皮肤淋巴瘤
- 年龄
  - 中位:65 岁
  - 范围:8~96 岁
- 性别
  - 男:女≈(2~3):1
- 种族
  - 无已知的种族倾向

部位

- 皮肤是最常见的首发部位
- 其他常见发病部位
  - 淋巴结
  - 骨髓和血液
    - 通常较少累及
- 分期检查可以显示累及
  - 脾、肝、其他内脏器官
- 其他罕见的发病部位
  - 扁桃体,鼻咽,牙龈
  - 泪腺,结膜
  - 肾脏,女性生殖道
- 罕见中枢神经系统累及
  - 约33%的患者在复发时累及
- 纵隔累及罕见

表现

- 孤立或多发皮肤病变
  - 结节、斑片状或斑块
  - ±红斑,±紫癜
  - 约50%的患者疾病仅限于皮肤
- 约50%的患者区域淋巴结累及
- 低水平的血液和骨髓受累
- 系统性 B 症状不常见

实验室检查

- 全血细胞计数
  - ±血细胞减少
  - ±单核细胞增多
- BPDCN 可以进展到完全白血病阶段
  - 肿瘤细胞可能是 BPDCN 或髓单核细胞白血病

治疗

- 无明确的标准治疗;通常采用
  - 联合化疗
  - 第一次复发时行同种异体干细胞移植
- 最近的研究表明 BCL-2 或 TCF4 抑制剂有效

预后

- 高度侵袭性的临床进程
- 中位生存期:12~14 个月
  - 患者化疗初始常有效
  - 复发和疾病进展非常常见
  - 部分患者可发展为髓系疾病的表型
    - 急性髓系或急性/慢性髓单核细胞白血病
      - 与 BPDCN 克隆相关
- 少数患者干细胞移植后长期缓解
- <40 岁的患者预后相对较好
  - 中位存活期约 3 年

影像学

影像学发现

- F-18FDG PET 摄取增加

大体特征

一般特征

- 皮肤结节、斑片或斑块样病变
  - ±溃疡

镜下特征

组织学特征

- 皮肤
  - 单形性细胞浸润累及真皮
    - 微小病变时呈血管周围和附属器周围浸润
    - 广泛累及病变呈弥漫浸润
    - 浸润性病变和表皮之间通常存在无细胞带
    - 无或极少的嗜表皮性
  - 红细胞外渗常见
  - 与肿瘤相关的中等量炎症细胞浸润
    - 少数 T 细胞;无浆细胞或嗜酸性粒细胞
- 淋巴结
  - 淋巴结结构弥漫性消失
  - 部分累及的病例
    - 常先累及副皮质区
    - 可以累及淋巴窦
- 骨髓
  - 轻度至明显间质浸润
  - 残余造血细胞发育异常
    - 巨核细胞显著

细胞学特征

- 肿瘤细胞呈现谱系性改变
  - 小到中等大小,类似于淋巴母细胞
    - 胞质少
    - 核染色质细(母细胞样),核仁不清楚
  - 中等大小,类似于髓母细胞
    - 胞质中等量、淡染至嗜酸性
    - 核仁一个到数个
- 核分裂象多见
- 骨髓和外周血涂片
  - 胞质富含颗粒状物质(Wright-Giemsa 染色)
  - 肿瘤细胞通常类似于单核母细胞
    - 细胞膜下胞质空泡(珍珠项链样)
    - 有伪足

辅助检查

免疫组织化学

- 特征性表型
  - CD4(+),CD56(+),TCL1(+)
  - CD123/IL-3a 链受体(+)
  - CD303/BDCA2(+),BCL-11A(+),CD2AP(+)
  - MxA(+)
    - MxA 是干扰素的替代物
- 最近报道 TCF4 是 BPDCN 很好的标志物

- CLA(+),CD45RA(+),CD101(+)
- CD45/LCA(+),CD99(+/−)
- TdT(+/−);约 50% 的病例表达
  - 多数细胞阳性程度不等
- 细胞毒性蛋白(−),EBV-LMP1(−),CD57(−)
- CD23(−),CD30(−),CD138(−)
- T 细胞标志物
  - CD43(+),CD7(+/−)
  - CD3(−),CD5(−),CD8(−),T 细胞受体(−)
- 髓单核细胞标志物
  - CD33(−/+),CD36(+/−),CD68(+/−)
  - CD13(−),CD15(−),CD117(−)
  - 溶菌酶(−),MPO(−),CD163(−),MNDA(−)
- B 细胞标志物(−)

流式细胞术

- 与上述免疫组织化学相同,除此之外
  - 更敏感,更容易检测出弱表达
  - 一些抗原通过流式细胞术评估更好
- CD36(+/−),CD14(−),CD16(−)
- CD57(−),HLA-DR(−)
- BDCA4(+)

原位杂交

- EBER(−)

基因学检查

- 极少病例显示 *TCR* 基因单克隆性重排
- 无 *IGH* 基因单克隆性重排
- *P16* 和 *P27* 异常较常见
- 在 60%～70% 的病例中发现复杂核型
  - 常见 6～8 种异常
  - 总体基因组失衡占主导地位
    - 通常是低二倍体
  - 已经明确 6 个主要的重现性染色体靶点
    - 5q、12p、13q、6q、15q 和 9
- 染色体 12p 在多数病例中缺失
  - *ETV6* 和 *CDLN1B* 丢失
- t(3;5)(q21;q31),累及 5q31 位点的 *NR3C1*
  - 在多数病例中 NR3C1 的单一等位基因缺失
    - 下游糖皮质激素抵抗和 EZH2 功能丧失
- 基因数量突变
  - *TET2*、*IKZF3*、*HOXB9*、*UBE2G2*、*ZEB2*
  - DNA 甲基化和染色质重塑异常

细胞化学

- 萘酚丁酸酯酶(α-NBE)(−),MPO(−)

鉴别诊断

髓系/单核细胞肉瘤或白血病

- BPDCN 的临床表现与髓单核细胞肉瘤/白血病重叠
  - 皮肤和骨髓疾病,±淋巴结肿大
- 细胞化学

- ○ MPO(+)或 α-NBE(+)支持髓单核细胞白血病
- 免疫表型
  - ○ 明确的粒细胞或单核细胞分化的证据
  - ○ 最好使用一组标志物显示
    - MPO(+),CD11c(+),CD13(+)
    - CD14(+),CD15(+),CD33(+)
    - CD34(+/-),CD56(+),CD68(+)
  - ○ CD303/BDCA2,TCL1 通常为阴性

T 淋巴母细胞性白血病/淋巴瘤

- 淋巴母细胞和 BPDCN 的细胞形态有交叉
  - ○ 两种疾病 TdT 均(+)进而会导致误诊
- 与 BPDCN 的区别如下
  - ○ 大多数患者是青少年或年轻成年人
  - ○ 纵隔肿块常见
  - ○ TdT(+)通常是均一强阳性
  - ○ T 细胞抗原(+)取决于成熟阶段
    - 胞质 CD3(+),膜表面 CD3(+/-),
    - CD2(+/-),CD5(+/-),CD7(+),T 细胞受体(+/-)
  - ○ CD123,CD303/BDCA2,BCL-11A 通常(-)
  - ○ TCR 基因单克隆性重排
    - 仅小部分 BPDCN 有报道

与髓系肿瘤相关的浆细胞样树突细胞增殖

- 以前被称为浆细胞样 T 细胞淋巴瘤
- 浆细胞样树突细胞(PDC)增殖在淋巴结中最常见
  - ○ 在骨髓或皮肤(真皮)也有报告
- 患者存在潜在的髓系肿瘤
- 免疫组织化学表达与良性 PDC 细胞相似
  - ○ CD4(+),CD56(+),CD123(+)
  - ○ GzB(+),Pf(-),TIA1(-)
- PDC 显示与潜在髓系肿瘤相同的细胞遗传学异常
  - ○ 因此,PDC 结节可能是髓系肿瘤的一部分

B 淋巴母细胞性白血病/淋巴瘤

- 淋巴母细胞和 BPDCN 细胞形态有交叉
- 皮肤结节罕见
- 与 BPDCN 区别如下
  - ○ TdT(+)通常是均一强表达
  - ○ B 细胞抗原(+)
  - ○ IGH 基因单克隆性重排

结外 NK/T-细胞白血病/淋巴瘤,鼻型,累及皮肤

- 血管中心或血管破坏性浸润伴坏死
- 细胞学特征多样
  - ○ 小到大的细胞;异型性明显
    - 染色质通常不像母细胞样
  - ○ ±胞质嗜天青颗粒
- 典型的免疫表型
  - ○ CD2(+),CD56(+)
  - ○ 表面 CD3(-),胞质 CD3ε(+)
  - ○ 细胞毒性分子(+),CD30(-/+)
  - ○ CD4(-),CD5(-),CD8(-),T 细胞受体(-)
- 所有病例 EBER(+)

T 细胞性幼淋巴细胞白血病

- 患者可出现皮损和淋巴结肿大

- 肿瘤细胞 TCL1(+),通常 CD4(+)
- 大多数患者存在高白细胞计数和广泛骨髓疾病
- 肿瘤是真正的 T 细胞系
  - ○ CD3(+),CD5(+),CD123(-),CD303(-)
  - ○ TCR 基因单克隆性重排

外周 T 细胞淋巴瘤

- 肿瘤细胞学谱系广泛
  - ○ 小、中等或大的肿瘤细胞,核不规则
- 某些亚型表现显著的嗜表皮性
- 免疫表型
  - ○ T 细胞标志物(+)
  - ○ 异常的免疫表型常见
  - ○ CD303(-),CD123(-),CD56(-/+)
- TCR 基因单克隆性重排

诊断依据

临床相关病理特征

- 皮肤病变几乎一致
  - ○ 局限或广泛黄斑、斑块或结节
  - ○ 约 50%的患者区域淋巴结阳性
  - ○ 骨和血液受累常见

病理学精要

- 皮肤:真皮受累是特征性的
- 淋巴结:副皮质或弥漫性浸润模式
- 骨髓:间质浸润模式
- 肿瘤细胞显示广泛的细胞学谱系
  - ○ 类似于淋巴母细胞或髓系母细胞
- 免疫表型:CD123(+),CD303(+),TCL1(+)

参考文献

1. Brunetti L et al: Blastic plasmacytoid dendritic cell neoplasm and chronic myelomonocytic leukemia: a shared clonal origin. Leukemia. ePub, 2017
2. Montero J et al: Blastic plasmacytoid dendritic cell neoplasm is dependent on BCL-2 and sensitive to venetoclax. Cancer Discov. 7(2):156-164, 2017
3. Ceribelli M et al: A Druggable TCF4- and BRD4-dependent transcriptional network sustains malignancy in blastic plasmacytoid dendritic cell neoplasm. Cancer Cell. 30(5):764-778, 2016
4. Emadali A et al: Haploinsufficiency for NR3C1, the gene encoding the glucocorticoid receptor, in blastic plasmacytoid dendritic cell neoplasms. Blood. 127(24):3040-53, 2016
5. Ferreira J et al: Cytomorphological features of blastic plasmacytoid dendritic cell neoplasm on FNA and cerebrospinal fluid cytology: a review of 6 cases. Cancer Cytopathol. 124(3):196-202, 2016
6. Laribi K et al: Blastic plasmacytoid dendritic cell neoplasm: from origin of the cell to targeted therapies. Biol Blood Marrow Transplant. 22(8):1357-67, 2016
7. Sullivan JM et al: Treatment of blastic plasmacytoid dendritic cell neoplasm. Hematology Am Soc Hematol Educ Program. 2016(1):16-23, 2016
8. Julia F et al: Blastic plasmacytoid dendritic cell neoplasms: clinico-immunohistochemical correlations in a series of 91 patients. Am J Surg Pathol. 38(5):673-80, 2014
9. Menezes J et al: Exome sequencing reveals novel and recurrent mutations with clinical impact in blastic plasmacytoid dendritic cell neoplasm. Leukemia. 28(4):823-9, 2014
10. Sapienza MR et al: Molecular profiling of blastic plasmacytoid dendritic cell neoplasm reveals a unique pattern and suggests selective sensitivity to NF-kB pathway inhibition. Leukemia. 28(8):1606-16, 2014
11. Alayed K et al: TET2 mutations, myelodysplastic features, and a distinct immunoprofile characterize blastic plasmacytoid dendritic cell neoplasm in the bone marrow. Am J Hematol. 88(12):1055-61, 2013
12. Khoury JD et al: CD56(+) TdT(+) blastic natural killer cell tumor of the skin: a primitive systemic malignancy related to myelomonocytic leukemia. Cancer. 94(9):2401-8, 2002

BPDCN 完全取代淋巴结

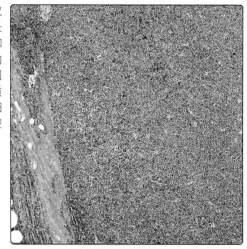

BPDCN：不成熟的染色质

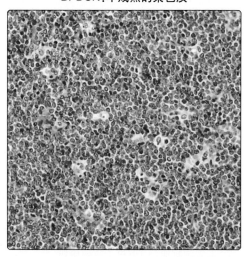

（左）图示 BPDCN 完全取代淋巴结，呈现弥漫性生长模式。淋巴结（以及皮肤和骨髓）是 BPDCN 最常见的累及器官。（右）高倍镜图示肿瘤细胞体积小，染色质幼稚，部分类似于淋巴母细胞，局部也可以看到星空现象

淋巴结 BPDCN：CD4（弱+）

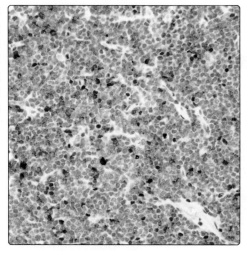

淋巴结 BPDCN：CD123（+）

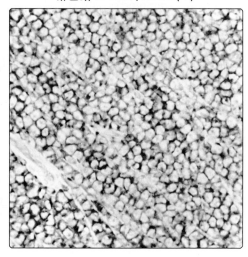

（左）图示 BPDCN 累及淋巴结。本例肿瘤细胞弱表达 CD4。大多数 BPDCN 表达 CD4。（右）图示 BPDCN 累及淋巴结。肿瘤细胞 CD123（强+）。CD123 的表达是该肿瘤的特点，有助于鉴别诊断

淋巴结 BPDCN：TdT（不同程度+）

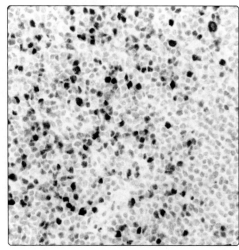

淋巴结 BPDCN：CD34（−）

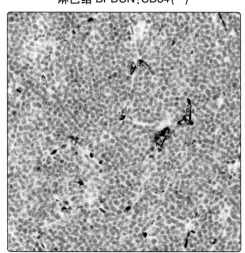

（左）图示 BPDCN 累及淋巴结，部分肿瘤细胞 TdT 强弱不等表达。TdT 表达见于约 1/2 的 BPDCN 病例。（右）BPDCN 肿瘤细胞通常 CD34 阴性。有助于鉴别 BPDCN 和急性髓系白血病

淋巴结 BPDCN：不完全取代

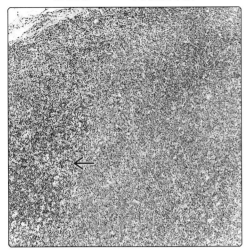

淋巴结 BPDCN：核分裂象

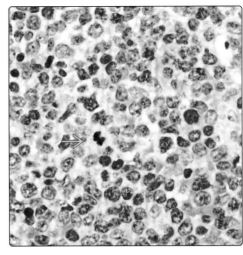

（左）图示 BPDCN 部分取代淋巴结，左侧可见未累及的残留淋巴结组织➘。（右）高倍镜图示肿瘤细胞具有中等量淡染的细胞质和有小核仁的核，核分裂象可见➨。BPDCN 通常生长迅速，核分裂象多见

淋巴结 BPDCN：CD7（+）

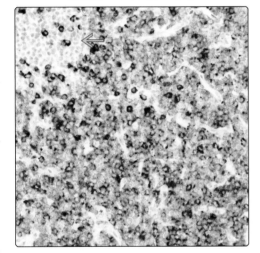

淋巴结 BPDCN：CD43（+）

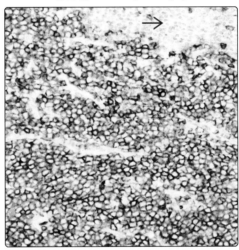

（左）BPDCN 累及淋巴结。肿瘤细胞 CD7（+）。残留滤泡 CD7（-）➘。（右）BPDCN 累及淋巴结。肿瘤细胞 CD43（+），残留滤泡 CD43（-）➘

淋巴结 BPDCN：CD20（-）

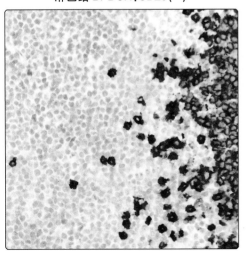

淋巴结 BPDCN：细针穿刺术

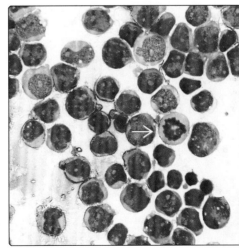

（左）BPDCN 病例不表达 B 细胞抗原，如图所示，CD20 为阴性。（右）BPDCN 累及的颈部淋巴结的细针穿刺术标本。肿瘤细胞大小不一，该视野可见一个核分裂象➨

(左)图示 BPDCN 累及的脑脊液标本。中枢神经系统受累在初诊时不常见,但复发时更常见。(右)图示 BPDCN 累及皮肤。肿瘤细胞充满真皮,但表皮完整,可见无细胞带➡。许多 BPDCN 患者最初表现为皮损

脑脊液 BPDCN

BPDCN 累及皮肤

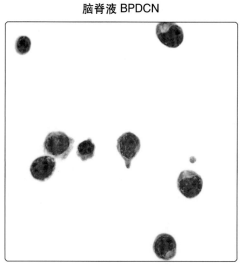

(左)图示 BPDCN 累及皮肤。肿瘤取代真皮,表皮未累及,可见无细胞带➡。(右)高倍镜图示 BPDCN 累及皮肤真皮,视野中可见到一个正常的皮脂腺

BPDCN 弥漫累及真皮

BPDCN 弥漫累及真皮

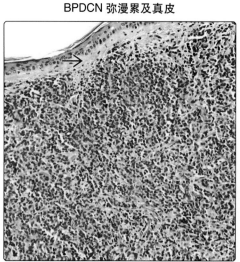

(左)BPDCN 累及皮肤,肿瘤细胞小到中等大小。细胞学特征提示要与淋巴母细胞性淋巴瘤和小 T 细胞淋巴瘤鉴别诊断。(右)图示 BPDCN 累及皮肤。肿瘤细胞 TCL1 强阳性。几乎所有 BPDCN 病例 TCL1(+)

皮肤 BPDCN:小细胞

皮肤 BPDCN:TCL1(+)

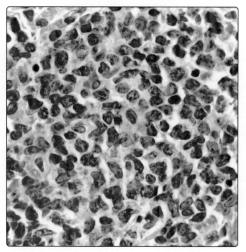

皮肤 BPDCN：CD56（+）

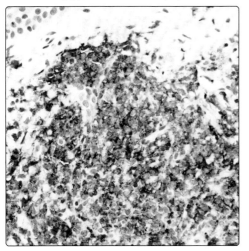

皮肤 BPDCN：CD4（+）

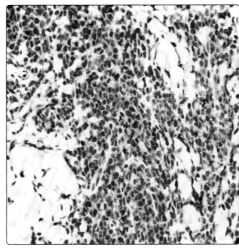

（左）图示 BPDCN 累及真皮。肿瘤细胞 CD56（+）。（右）图示 BPDCN 累及真皮。肿瘤细胞 CD4（+）。CD4 和 CD56 同时表达提示 BPDCN

脂肪组织 BPDCN：溶菌酶（-）

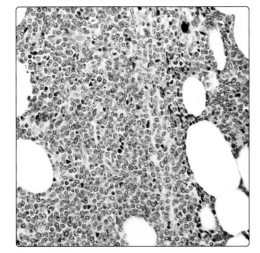

AMML

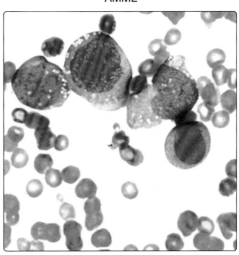

（左）BPDCN 累及脂肪组织，肿瘤细胞溶菌酶阴性。溶菌酶有助于鉴别 BPDCN 和髓系肉瘤，BPDCN 阴性而髓系肉瘤通常溶菌酶（+）。（右）Wright-Giemsa 染色显示急性髓单核细胞白血病（AMML）累及骨髓，患者 6 个月前皮肤和淋巴结诊断 BPDCN。部分 BP-DCN 患者可继发急性或慢性髓单核细胞白血病

AMML：MPO（+）

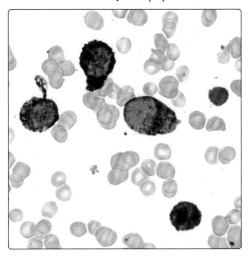

AMML 累及骨髓

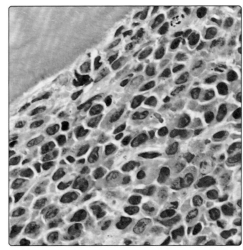

（左）细胞化学染色显示这例母细胞 MPO 阳性，支持 AMML 诊断。BPDCN 不表达 MPO。（右）图示 AMML 累及骨髓。髓腔内充满细胞，可见大量母细胞。该患者 6 个月前被诊断为 BPD-CN 累及皮肤和淋巴结

要　点

基本概念

- 与 *ZMYM2-FGFRT* 相关的母细胞性 T/髓系肿瘤,诊断特征包括
  - 母细胞性 T/髓系肿瘤引起的淋巴结肿大
    - 类似淋巴母细胞性淋巴瘤
  - 骨髓增殖性肿瘤(MPN);常见嗜酸性粒细胞增多

临床特征

- 发病时常出现白细胞增多症、嗜酸性粒细胞增多症和淋巴结肿大
- 常转化为急性髓系白血病(AML)
- 即使积极化疗,亦预后不良
  - 干细胞移植可能会完全缓解

镜下特征

- 母细胞增生致淋巴结结构弥漫或部分破坏
- 通常混杂有成熟的嗜酸性粒细胞

- 常见两种分布模式:淋巴母细胞成片和髓系母细胞散在分布
- MPN 的骨髓特征

辅助检查

- *ZMYM2-FGFR1* 融合基因和嵌合蛋白
- 常规细胞遗传学分析、FISH 和/或 RT-PCR 检测到基因融合或重排

主要鉴别诊断

- 淋系和髓系肿瘤伴 *FGFR1* 重排:其他伙伴基因
- 髓系和淋系肿瘤伴嗜酸性粒细胞增多和 *PDGFRA*、*PDG-FRB* 或 *PCM1-JAK2* 重排
- 淋巴母细胞性白血病/淋巴瘤
- 淋巴造血组织肿瘤伴
  - 8p11 重排:非 *FGFR1*
  - 嗜酸性粒细胞增多,缺乏 *PDCFRA*、*PDCFRB* 或 *FGFR1* 重排

---

t(8;13)(p11;q12)

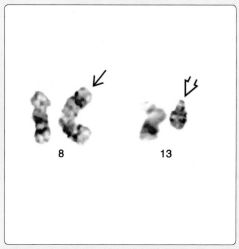

ZMYM2-FGFR1 融合基因

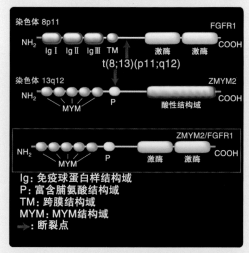

(左)广泛性淋巴结肿大和 MPN 患者的淋巴结,核型分析显示染色体 8p11 ⊟ 和 13q12 ⊟ 之间的易位,这是涉及 *FGFR1* 最常见的易位。(Courtesy G. Tang, MD, PhD.)(右)示意图显示 *FGFR1* 重排是 t(8;13)(p11;q12)。8p11 和 13q12(顶端)的断裂导致形成 *FGFR1* 的 C 端和 *ZMYM2*(底部)的 N 端组成的嵌合基因

与 *ZMYM2-FGFR1* 相关的 T/髓系肿瘤

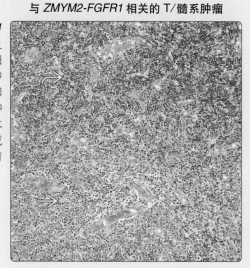

骨髓中的髓系增殖性成分

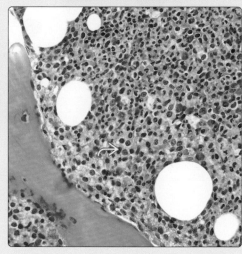

(左)与 t(8;13)和 *FGFR1* 重排相关的血液肿瘤累及淋巴结,肿瘤具有淋巴母细胞 ➚ 和髓系母细胞 ➚ 两种成分。(右)与 t(8;13)和 *FGFR1* 重排相关的血液肿瘤所累及的骨髓活检标本中,仅能识别髓系增殖成分。这一视野显示髓系前体细胞 ➚ 占优势

术语

同义词

- T 淋巴母细胞性白血病/淋巴瘤±嗜酸性粒细胞增多
- 与成纤维细胞生长因子受体 1(*FGFR1*)异常相关的淋巴瘤
- 双系淋巴瘤或母细胞性 T/髓系淋巴瘤
- 8p11 骨髓增殖综合征(EMS)的同义词
  - 与嗜酸性粒细胞增多和 *FGFR1* 重排相关的髓系/淋系肿瘤
    - 与嗜酸性粒细胞增多和 *PDGFRA*、*PDGFRB* 或 *FGFR1* 或 *PCM1-JAK2* 重排相关的髓系/淋系肿瘤的涵盖性术语
      - 2016 年世界卫生组织分类
  - 8p11 干细胞白血病/淋巴瘤综合征

定义

- 与 *ZMYM2-FGFR1* 相关的母细胞性 T/髓系肿瘤
- 诊断特征包括
  - 淋巴结内或结外的母细胞性 T/髓系细胞
    - 类似 T 淋巴母细胞性白血病/淋巴瘤
  - 通常与嗜酸性粒细胞增多相关的 MPN
    - 常进展为 AML 或髓系肉瘤

病因学/发病机制

细胞起源

- 未知,但猜测是多能(淋系/髓系)干细胞

临床特征

流行病学

- 年龄
  - 范围:3~84 岁;中位数:44 岁
- 性别
  - 男性略占优势

表现

- 患者可能出现疲劳、盗汗、体重减轻或发热
  - 约 20% 的患者无症状,偶然发现
- 症状的中位持续时间约 2 个月
- 大多数患者出现淋巴结肿大
  - 通常是广泛的,但可以是局部的
- 肝大、脾大、肝脾肿大常见
- 结外发病罕见
  - 已报道部位:扁桃体、肺和乳腺

实验室检查

- 白细胞增多很常见;中位数为 $46×10^9$/L
- 中性粒细胞、嗜酸性粒细胞和单核细胞增多常见
- 约 50% 患者出现贫血或血小板减少

自然病程

- 常转化为髓系或多系混合急性白血病

治疗

- 使用各种治疗急性白血病的方案但疗效不佳
- 早期干细胞移植可能长期缓解
- 对酪氨酸激酶抑制剂如伊马替尼无反应

预后

- 尽管采用积极的化疗方案,但预后很差
  - 大多数患者死于疾病
- 少数接受干细胞移植的患者获得长期缓解

镜下特征

组织学特征

- 淋巴结
  - 结构弥漫或部分消失
    - 部分受累的病例呈副皮质区分布
  - 两种成分分布模式
    - 淋巴母细胞一致片状(看起来深染)
    - 较大的细胞具有中等量嗜酸性胞质(看起来浅染)
      - 大的细胞通常在血管周围
  - 肿瘤细胞母细胞样,可能表现出单排浸润模式
    - 在一些病例中,母细胞不明显,不容易识别
  - 成熟的嗜酸性粒细胞通常混合在肿瘤内
  - 明显的高内皮静脉常见
- 骨髓
  - 通常细胞增多,支持 MPN
    - 常为嗜酸性粒细胞增多
  - 母细胞计数一般正常或略有增加
    - 据报道约 15% 的病例母细胞>20%
  - 母细胞通常为髓系或髓系/淋系
    - 单纯淋系罕见
  - 一些特征引起对骨髓增殖性肿瘤或骨髓增殖性肿瘤/骨髓增生异常的怀疑
- 外周血涂片
  - 粒细胞成熟过程中出现白细胞增多症伴核左移;±母细胞
  - 嗜酸性粒细胞增多常见;±单核细胞增多
  - 一些特征可误诊为慢性髓单核细胞白血病

辅助检查

免疫组织化学

- EMS 中许多淋巴瘤成分被报道为 T 淋巴母细胞性白血病/淋巴瘤

- ○ T 细胞抗原(+),TdT(+),CD1a(+),Ig(-),B 细胞抗原(-)
- ○ 髓系成分通常很少
- 两种形态成分
  - ○ 淋巴母细胞:T 细胞抗原(+),TdT(+),CD1a(+)
  - ○ 髓系细胞表达一种或多种髓系相关抗原
    - MPO(+/-),CD68(+/-),CD117(+/-),溶菌酶(+/-),CD15(-/+)

流式细胞术

- 怀疑 EMS 时有助于明确分析淋系和髓系成分
- 母细胞通常 T 系标志物 TdT 和 CD1a 阳性

基因学检查

- 嵌合蛋白由伙伴基因 N 端部分和 *FGFR1* C 端部分构成
  - ○ 下游通路的激活参与了肿瘤的发生
- 可采用 FISH 和 RT-PCR 检测 *ZMYM2-FGFR1*
- 大多数淋巴瘤病例有 T 细胞受体(*TCR*)基因单克隆性重排
  - ○ 部分病例缺乏 *TCR* 基因单克隆性重排
    - 表明肿瘤的转化发生在干细胞期,在基因重排发生之前
- 其他的细胞遗传学异常与进展为急性白血病有关
  - ○ 特别是 21 三体与进展有关

鉴别诊断

伴 *FGFR1* 重排的淋巴和髓系肿瘤:其他伙伴基因

- 由于 8p11 重排,*FGFR1* 被打乱
  - ○ 导致产生新的融合基因和嵌合蛋白
- *FGFR1* 与其他伙伴基因的重组导致临床病理表现出细微变化
  - ○ 除 *ZMYM2-FGFR1* 外,还确定了 12 个易位和 1 个插入
  - ○ t(8;13)(p11;q12)/*ZMYM2-FGFR1* 最常见
  - ○ t(8;22)(p11;q11.2)/*BCR-FGFR1*:B 淋巴母细胞性白血病
    - 白细胞增多和嗜碱性细胞增多,类似于 CML
  - ○ t(8;9)(p11;q33)/*CEP110-FGFR1*:单核细胞增多症,扁桃体受累
  - ○ t(6;8)(q27;p11)/*FOP-FGFR1*:红细胞增多症、嗜酸性粒细胞增多症
- 伙伴基因和蛋白促进 *FGFR1* 酪氨酸激酶结构域的二聚化和合成激活
- 常规细胞遗传学分析通常可以检测到易位
  - ○ 隐匿易位罕见
- FISH 和 RT-PCR 可用于检测这些易位或基因重排
  - ○ 由于疾病罕见,这些检测并不常规开展

伴嗜酸性粒细胞增多和 *PDGFRA* 重排的髓系肿瘤

- 伴 *FIP1L1-PDGFRA* 重排的骨髓源性肿瘤

- ○ 由 4q12 隐性缺失引起
- ○ 更常见的表现是嗜酸性粒细胞增多
- 对酪氨酸激酶抑制剂如伊马替尼有效

髓系肿瘤伴嗜酸性粒细胞增多和 *PDGFRB* 重排

- 伴 5q31-33 的 *PDGFRB* 重排的髓系肿瘤
- 淋巴结肿大罕见
  - ○ 通常在明确骨髓病变后确诊
- 对酪氨酸激酶抑制剂如伊马替尼有效

淋巴母细胞性白血病/淋巴瘤(LBL)

- 结内或结外受累常见
  - ○ T-LBL 可表现为纵隔肿块
  - ○ B-LBL 结外更常见
- 组织学上,小到中等大小的淋巴母细胞弥漫一致浸润
- 未成熟淋巴细胞的免疫表型;B 细胞比 T 细胞系更常见
- 常见 LBL 的细胞遗传学异常,并可确定亚型

髓系肉瘤

- 通常有潜在的 MPN 或 AML
  - ○ 骨髓增生异常综合征(MDS)或 MDS/MPN 不常见
  - ○ 与潜在疾病的特征性细胞遗传学或分子学异常有关
- 约 5% 的 AML 病例可表现为髓系肉瘤(MS)
  - ○ MS 可累及结内或结外
    - 结内受累常为局限性病变而非广泛
  - ○ 约 20% 的病例发生在 AML 诊断之前
- 组织学上,中等到大的髓系母细胞或未成熟髓单核细胞弥漫性浸润
- 免疫表型:溶菌酶(+),CD68(+),MPO(+),CD117(+)
  - ○ 通常 CD13(+) 和 CD33(+)
  - ○ CD34(+/-),CD99(+/-)
- 印片细胞化学染色有助于明确髓系分化
  - ○ 髓过氧化物酶或氯乙酸酯酶用于粒细胞/髓系分化
  - ○ 萘基丁酸酯酶用于单核细胞分化

伴 8p11 重排的 AML:非 *FGFR1*

- 8p11 可能结合其他基因,部分已明确,部分尚未发现
  - ○ t(8;16)(p11;p13)导致 *MYST3-CREBBP*
  - ○ t(8;22)(p11;q13)导致 *MYST3-EP300*
- AML 伴有单核细胞分化
  - ○ 原发或治疗相关
- 与淋巴成分无关
- 对酪氨酸激酶抑制剂耐药

淋巴造血组织肿瘤伴嗜酸性粒细胞增多,缺乏 *PDGFRA*、*PDGFRB* 或 *FGFR1* 重排

- 与嗜酸性粒细胞增多相关的伴有髓系和淋系成分的肿瘤
  - ○ 临床和病理上使人联想到与 *FGFR1* 重排相关的肿瘤
- 大多数病例没有特异的细胞遗传学或分子异常基础

与 *FGFR1* 重排相关的血液肿瘤的细胞遗传学

细胞遗传学异常	伙伴基因	伙伴基因的名称	临床病理相关性
t(8;13)(p11;q12)	*ZMYM2*	锌指 *MYM* 型 2	T/髓母细胞肿瘤
t(8;9)(p11;q33)	*CEP110*	中心体蛋白 110kd	单核细胞增多,扁桃体肿大
t(6;8)(q27;p11)	*FOP*	*FGFR1* 致癌伙伴基因 1	红细胞增多,嗜酸性粒细胞增多
t(8;22)(p11;q11)	*BCR*	断裂点集群区域	B-LBL,单核细胞增多,CML 样
t(8;9)(p12;q13.3)	*HERV-K*	人内源性逆转录病毒基因	T-LBL
t(7;8)(q34;p11)	*TRIM24*	转录中介因子 1a	T-LBL
t(8;17)(p11;q23)	*MYO18A*	肌球蛋白 18A	单核细胞增多
t(8;12)(p11;q15)	*CPSF6*	裂解和多腺苷化特异性因子 6	T-LBL
t(8;11)(p11;p15)	*NUP98*	核孔蛋白 98kd	
t(2;8)(q37;p11)	*LRRFP1*	富亮氨酸重复序列相互作用蛋白 1	嗜酸性粒细胞增多
ins(12;8)(p11;p11p22)	*FGFR1OP2*	*FGFR1* 致癌伙伴基因 2	嗜酸性粒细胞增多
t(8;9)(p11;q33)	*CNTRL*	中心蛋白	单核细胞增多
t(7;8)(q22;p11)	*CUX1*	切割型同源框基因 1	T-LBL
t(1;8)(q25;p11.2)	*TPR*	易位启动子区	单核细胞增多

与 *ZMYM2-FGFR1* 相关的 T/髓系母细胞性肿瘤的鉴别诊断

特点	*ZMYM2-FGFR1*	MS	ALL	CML-BP	MPN 或 MDS/MPN
临床特征					
表现	急性发作	急性发作	急性发作	慢性,进而急性变	潜伏,慢性病程
年龄	儿童到成年人	成年人	儿童到成年人	成年人	成年到老年人
淋巴结肿大	广泛	局部	广泛	局部	局部
淋巴结特征					
病变分布	弥漫	副皮质区或弥漫	弥漫	副皮质区或弥漫	副皮质区或弥漫
细胞学特征	有颗粒样胞质的髓系母细胞;小淋巴母细胞	有颗粒样胞质的髓系母细胞;未成熟嗜酸性粒细胞	小的淋巴母细胞,局灶呈星空现象	髓系母细胞和未成熟单核细胞;淋巴细胞不常见	髓系母细胞和未成熟单核细胞
髓系成分	通常在血管周围	副皮质区	缺乏	副皮质区或弥漫	副皮质区或弥漫
免疫表型	髓系母细胞:CD117(+),CD34(+),MPO(+),溶菌酶(+)。淋巴母细胞:TdT(+),T 细胞标志物(+)	髓系母细胞:CD117(+),CD34(+),MPO(+),溶菌酶(+)	TdT(+),CD34(+),T 或 B 细胞标志物	CD117(+),CD34(+),MPO(+),CD68(+),溶菌酶(+);淋巴母细胞:TdT(+),T 或 B 细胞标志物	CD117(+),CD34(+),MPO(+),CD68(+),溶菌酶(+)
骨髓特征					
细胞数量	细胞丰富	细胞丰富	细胞丰富	细胞丰富	通常细胞丰富
母细胞百分比	可变;可以>或<20%	>20%	>25%	>20%	可变;可以>或<20%
淋巴母细胞百分比	可变;可以>或<25%	<5%	>25%	淋系急变期可以>25%	可变;可以>或<25%
实验室检查					
	中性粒细胞增多,嗜酸性粒细胞增多	白细胞增多或白细胞减少,有母细胞	白细胞增多症伴有母细胞和淋巴母细胞增多	中性粒细胞增多,嗜碱性粒细胞增多,嗜酸性粒细胞增多	多变,细胞含量可以增多或减少
分子特征					
	8p11/*FGFR1* 重排	基因重排多样性	基因重排多样性	T(9;22)(q34;q11)或 BCR-ABL ±其他	*JAK-2* 或 *MPL* 点突变

- 罕见病例伴有 t(8;9)(p22;p24)导致 *JAK2-PCM1*
  - 主要表现为 MPN 和 AML
  - 可类似原发性骨髓纤维化
  - 可对 *JAK2* 抑制剂有反应
- 更为罕见的病例发生,但过少无法被认为是特定的疾病类型

CML,急变期

- 约 15% 的病例发生结内或结外髓系母细胞增殖
  - 通常与骨髓或外周血的急变期有关
    - 较少出现在骨髓中的加速期或慢性期
- 确诊需要核型分析和 FISH 检测
  - t(9;22)(q34;q11.2)
  - 与急变期相关的复杂的细胞遗传学异常
  - *BCR-ABL* 融合基因
- RT-PCR 可以检测 *BCR-ABL* 基因并量化水平

MPN 或 MDS/MPN

- 可能与淋巴结肿大相关
- 淋巴结受累可能类似于与 *ZMYM2-FGFR1* 相关的血液肿瘤
- 髓系浸润可含有不同数量的淋巴母细胞,通常是 T 细胞系
- 对确定其他疾病的细胞遗传学或分子特征阴性,例如 *BCR-ABL*、*JAK2*、*FIP1L1-PDGFRL*
- 需要进一步工作来确定这些病变

诊断依据

临床相关病理特征

- 与白细胞增多和嗜酸性粒细胞增多相关的淋巴结病变,应引起对该病的怀疑

病理学精要

- 淋巴结肿大伴结构弥漫性消失,由淋巴母细胞和髓系母细胞增生浸润引起
- 骨髓具有 MPN 或 MDS/MPN 的特征和嗜酸性粒细胞增多
- 外周血可表现为白细胞增多和 CML 样特征

报告

建议诊断报告

- 淋巴结或结外部位:可能的诊断
  - 伴 *ZMYM2-FGFR1* 的 T/髓系母细胞性肿瘤
  - 伴 *FGFR1* 重排的淋巴母细胞性白血病/淋巴瘤(T-、T/M 或 B 细胞系)
  - 伴 FGFR1 重排的髓系肉瘤
- 骨髓:可能的诊断
  - 伴 *FGFR1* 重排的 MPN
  - 伴 *FGFR1* 重排的 AML
  - 伴 *FGFR1* 重排的淋巴母细胞性白血病/淋巴瘤(T、T/M 或 B 细胞系)
- 同时累及骨髓和淋巴结:可能的诊断
  - 伴 *ZMYM2-FGFR1* 重排的 T/髓系母细胞性肿瘤和 MPN
  - 伴 *FGFR1* 重排的髓系/淋系肿瘤
  - 伴 *FGFR1* 重排的 MPN 和淋巴母细胞性白血病/淋巴瘤
  - 伴 *FGFR1* 重排的 AML 和淋巴母细胞性白血病/淋巴瘤

参考文献

1. Wang W et al: Cytogenetic evolution associated with disease progression in hematopoietic neoplasms with t(8;22)(p11;q11)/BCR-FGFR1 rearrangement. J Natl Compr Canc Netw. 14(6):708-11, 2016
2. Vega F et al: Hematolymphoid neoplasms associated with rearrangements of PDGFRA, PDGFRB, and FGFR1. Am J Clin Pathol. 144(3):377-92, 2015
3. Wilson CS et al: Extramedullary manifestations of myeloid neoplasms. Am J Clin Pathol. 144(2):219-39, 2015
4. Patterer V et al: Hematologic malignancies with PCM1-JAK2 gene fusion share characteristics with myeloid and lymphoid neoplasms with eosinophilia and abnormalities of PDGFRA, PDGFRB, and FGFR1. Ann Hematol. 92(6):759-69, 2013
5. Ren M et al: Dysregulated signaling pathways in the development of CNTRL-FGFR1-induced myeloid and lymphoid malignancies associated with FGFR1 in human and mouse models. Blood. 122(6):1007-16, 2013
6. Wasag B et al: The kinase inhibitor TKI258 is active against the novel CUX1-FGFR1 fusion detected in a patient with T-lymphoblastic leukemia/lymphoma and t(7;8)(q22;p11). Haematologica. 96(6):922-6, 2011
7. Jackson CC et al: 8p11 myeloproliferative syndrome: a review. Hum Pathol. 41(4):461-76, 2010
8. Tefferi A et al: Hypereosinophilic syndrome and clonal eosinophilia: point-of-care diagnostic algorithm and treatment update. Mayo Clin Proc. 85(2):158-64, 2010
9. Murati A et al: Genome profiling of acute myelomonocytic leukemia: alteration of the MYB locus in MYST3-linked cases. Leukemia. 23(1):85-94, 2009
10. Gervais C et al: Acute myeloid leukaemia with 8p11 (MYST3) rearrangement: an integrated cytologic, cytogenetic and molecular study by the groupe francophone de cytogénétique hématologique. Leukemia. 22(8):1567-75, 2008
11. Vega F et al: t(8;13)-positive bilineal lymphomas: report of 6 cases. Am J Surg Pathol. 32(1):14-20, 2008
12. Pardanani A et al: FIP1L1-PDGFRA in eosinophilic disorders: prevalence in routine clinical practice, long-term experience with imatinib therapy, and a critical review of the literature. Leuk Res. 30(8):965-70, 2006
13. Roumiantsev S et al: Distinct stem cell myeloproliferative/T lymphoma syndromes induced by ZNF198-FGFR1 and BCR-FGFR1 fusion genes from 8p11 translocations. Cancer Cell. 5(3):287-98, 2004
14. Macdonald D et al: The 8p11 myeloproliferative syndrome: a distinct clinical entity caused by constitutive activation of FGFR1. Acta Haematol. 107(2):101-7, 2002
15. Demiroglu A et al: The t(8;22) in chronic myeloid leukemia fuses BCR to FGFR1: transforming activity and specific inhibition of FGFR1 fusion proteins. Blood. 98(13):3778-83, 2001
16. Fioretos T et al: Fusion of the BCR and the fibroblast growth factor receptor-1 (FGFR1) genes as a result of t(8;22)(p11;q11) in a myeloproliferative disorder: the first fusion gene involving BCR but not ABL. Genes Chromosomes Cancer. 32(4):302-10, 2001
17. Chaffanet M et al: MOZ is fused to p300 in an acute monocytic leukemia with t(8;22). Genes Chromosomes Cancer. 28(2):138-44, 2000
18. Inhorn RC et al: A syndrome of lymphoblastic lymphoma, eosinophilia, and myeloid hyperplasia/malignancy associated with t(8;13)(p11;q11): description of a distinctive clinicopathologic entity. Blood. 85(7):1881-7, 1995
19. Abruzzo LV et al: T-cell lymphoblastic lymphoma with eosinophilia associated with subsequent myeloid malignancy. Am J Surg Pathol. 16(3):236-45, 1992

T/髓系肿瘤伴 *ZMYM2-FGFR1*

淋巴母细胞成分

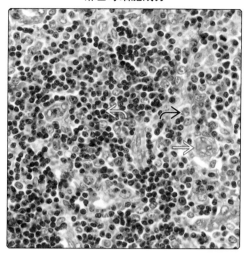

(左)与 t(8;13)及 *FGFR1* 重排相关的血液肿瘤显示淋巴结结构完全破坏。深蓝色和浅染区分别对应淋巴母细胞和髓系母细胞区。(右)与 t(8;13)和 *FGFR1* 重排相关的 T/髓系母细胞性肿瘤表现为多量小淋巴母细胞➡。高内皮微静脉➡明显,周围为中等大小的髓系细胞➡

T/髓系肿瘤:CD3(+)

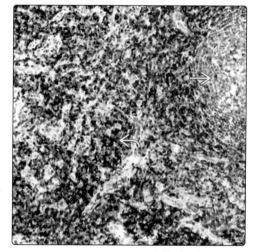

T/髓系肿瘤:CD1a(+)

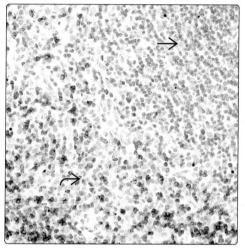

(左)图示与 t(8;13)/*FG-FR1-ZMYM2* 相关的 T/髓系母细胞性肿瘤。这一视野的大部分显示扩大的滤泡间区,以 T 细胞标志物 CD3 阳性的小淋巴母细胞➡为主。残余淋巴滤泡清楚显示➡。(右)免疫组织化学染色突显 CD1a 阳性 T 淋巴母细胞➡及残留淋巴滤泡➡

T/髓系肿瘤:TdT(+)

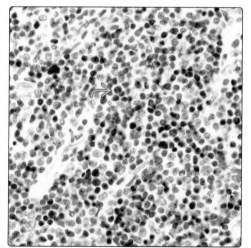

T/髓系肿瘤伴 *ZMYM2-FGFR1*

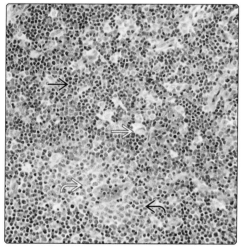

(左)图示许多 T 淋巴母细胞➡核表达 TdT。该肿瘤与 t(8;13)/*ZMYM2-FGFR1* 相关。(右)与 *FGFR1* 重排相关的 T/髓系肿瘤呈现星空现象➡,髓系前体细胞为主➡,混有嗜酸性粒细胞➡。较深染的细胞➡是淋巴母细胞

T/髓系肿瘤：血管周围细胞

T/髓系肿瘤：髓母细胞

(左) 与 t(8;13)/*FGFR1-ZMYM2* 相关的 T/髓系肿瘤显示髓系前体细胞➡和少量淋巴母细胞➡混合。髓系细胞明显倾向于包绕小血管➡。
(右) 图示与 t(8;13)/*FG-FR1-ZMYM2* 相关的 T/髓系肿瘤。免疫组织化学 TdT 染色突显淋巴结内散在的淋巴母细胞➡，大多数细胞是髓系且 TdT(−)➡

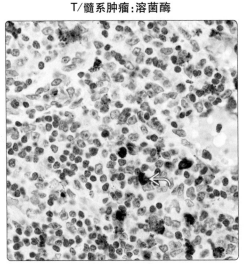

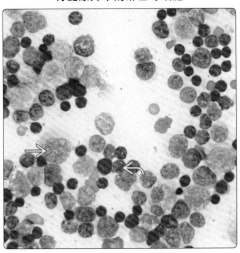

T/髓系肿瘤：溶菌酶

骨髓涂片中的淋巴母细胞

(左) 图示与 t(8;13) 和 *FG-FR1* 重排相关的 T/髓系肿瘤。散在的髓系细胞抗溶菌酶抗体➡标记阳性。髓系成分的浸润非常少。
(右) 与 t(8;13)/*FGFR1-ZM-YM2* 相关的 T/髓系肿瘤的骨髓涂片显示髓系前体细胞➡与小的淋巴母细胞➡混合。这些小的淋巴母细胞在形态上类似于原始造血细胞，需要流式细胞术分析来区分它们

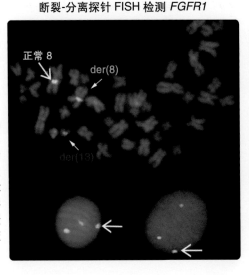

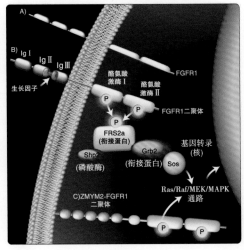

断裂-分离探针 FISH 检测 *FGFR1*

***FGFR1-ZMYM2* 的致病机制**

(左) 应用 *FGFR1* 探针(双色断裂-分离探针)进行荧光原位杂交，结果显示 1 个黄色(正常)➡、1 个红色和 1 个绿色信号(重排阳性)。der(8)：8 号染色体衍生；der(13)：13 号染色体衍生。(Courtesy G. Tang, MD, phD.) (右) A) *FGFR1* 是跨膜单体。B) *FGFR1* 结合生长因子形成二聚体。C) t(8;13)(p11;q12) 导致形成 *ZMYM2-FGFR1* 嵌合蛋白，该嵌合蛋白因结构改变而活化

术语

缩写

- 组织细胞肉瘤(histiocytic sarcoma,HS)

同义词

- 真性组织细胞淋巴瘤
- 恶性组织细胞增多症是历史性的术语
  - 不是真正的同义词,因为这个术语包含了很多种类

定义

- 由组织细胞组成的恶性肿瘤
  - 诊断主要基于形态学和免疫表型
    - 组织细胞相关标志物阳性,例如 CD68、CD163 和溶菌酶
    - 树突细胞或滤泡树突细胞标志物阴性/阳性
- 要除外与急性髓系白血病、骨髓增殖性肿瘤或骨髓增生异常综合征相关的单核细胞/组织细胞肿瘤
  - 最好使用单核细胞肉瘤

病因学/发病机制

假定的正常细胞

- 具有吞噬功能的组织细胞或起源于骨髓单核细胞的巨噬细胞

病因学

- 未知

发病机制

- 与组织细胞和单核细胞的肿瘤密切相关
- 有些病例为化疗后出现的继发恶性肿瘤
- 组织细胞肉瘤与性腺或纵隔生殖细胞肿瘤有关
  - 最常见伴或不伴卵黄囊瘤分化的恶性畸胎瘤
  - 与 12p 等臂染色体有关

"横向分化"的概念

- 患者同时患有淋巴瘤和组织细胞肿瘤,两者克隆性相关
  - 大多数组织细胞肿瘤患者随后或同时发生淋巴瘤
  - 这一现象表明,淋巴细胞可以"预设"为组织细胞谱系
- 文献举例
  - 组织细胞肉瘤和滤泡性淋巴瘤
  - 组织细胞肉瘤和脾边缘区淋巴瘤
  - 组织细胞肉瘤和 B 淋巴母细胞性白血病/淋巴瘤
  - 交指状树突细胞肉瘤(IDCS)和滤泡性淋巴瘤
  - 交指状树突细胞肉瘤与慢性淋巴细胞白血病/小淋巴细胞淋巴瘤
  - 组织细胞肉瘤和毛细胞白血病
- 滤泡性淋巴瘤相关的组织细胞肿瘤具有
  - t(14;18)(q32;q21)/IGH-BCL2 和 IGH 重排

- 提示滤泡性淋巴瘤和组织细胞肿瘤有共同克隆起源
- 支持淋巴瘤可转化为组织细胞肿瘤
- 这一概念也可能包括部分散发性组织细胞或树突细胞肉瘤
  - 存在 IGH 基因单克隆性重排
- 解释组织细胞肉瘤中存在 IGH 基因单克隆性重排的可能机制
  - 原始细胞谱系的不确定性,与生殖细胞肿瘤有关
  - 组织细胞的双基因型,致 B 细胞或 T 细胞抗原受体基因重排
  - 应用 PCR 技术人工检测假克隆
    - 当淋巴细胞数量过少时检测出假阳性克隆性重排
  - 非肿瘤性的淋巴细胞对肿瘤的真正少量克隆性反应
  - 有实验证据表明未成熟或定向的 B 细胞可产生于
    - 巨噬细胞、自然杀伤细胞和 T 细胞

临床特征

流行病学

- 发病率
  - 组织细胞肉瘤罕见;仅有少数病例报道
  - 大多数"恶性组织细胞增生症"在免疫组织化学或分子研究之前就已经被描述
    - 大多数病例现在被认为是其他肿瘤
    - 大多数病例是弥漫大 B 细胞淋巴瘤和间变性大细胞淋巴瘤(ALCL)
- 年龄
  - 年龄跨度很大:1~89 岁
    - 中位年龄:51 岁
    - 大多数病例为成年人
- 性别
  - 男:女为1.2:1

部位

- 大多数病例位于结外
  - 最常见:胃肠道、软组织、皮肤、脾和肝
  - 淋巴结肿大较少见

表现

- 通常为无痛性孤立性肿块
  - 病变通常持续不到一年
  - 大多数患者是 I 期病变
- 少数病例存在全身性症状,如发热和体重下降
- 软组织肿块直径可达 12cm
- 皮肤表现多样
  - 皮疹常见
  - 孤立或多灶
- 肠管累及可以导致腹痛、梗阻或便血
- 骨髓累及罕见
  - 骨髓弥漫性受累更考虑为急性单核细胞白血病

- 骨髓局部受累的病例考虑组织细胞肉瘤

自然病程

- 临床过程呈惰性或侵袭性

治疗

- 报道的患者没有统一的治疗方案
- 手术广泛切除局限性病变有助于提高疗效
- 部分患者化疗和放疗联合
  - 化疗方案变化很大
    - CHOP（环磷酰胺、多柔比星、长春新碱和泼尼松）
    - 治疗急性白血病的方案

预后

- 组织细胞肉瘤通常呈侵袭性，对治疗反应较差
- 60%～80%的患者可能死于疾病进展
  - 临床分期高的患者预后最差
- 临床局限性疾病和原发性小肿瘤患者长期预后更好
  - 患者复发率约为20%

大体特征

一般特征

- 孤立性肿块最常见
- 浸润周边
- 中位大小：7cm（范围为1.8～12.0cm）

镜下特征

组织学特征

- 淋巴结内或结外结构的局部或弥漫性破坏
  - 局部淋巴结的累及通常是副皮质区
  - 窦性分布可以出现，但不常见
- 软组织累及表现为浸润周边
  - 坏死常见，程度不同
- 肿瘤细胞体积大，无黏附性，呈圆形至卵圆形
  - 细胞最大径通常大于$20\mu m$
    - 胞质丰富，通常嗜酸性
  - 梭形细胞可灶性出现
  - 肿瘤细胞可出现噬血细胞或吞噬现象
  - 一些病例中可见胞质空泡或黄瘤样外观
- 核分裂象数量不等，部分病例核分裂象易见
- 核很大；位于中央或偏位
  - 圆形至卵圆形，或常不规则折叠和多形性
  - 染色质细腻，核仁明显
  - 常见少数巨大多核细胞
- 通常有显著的炎症背景
  - 小淋巴细胞、浆细胞、中性粒细胞、嗜酸性粒细胞和良性组织细胞
    - 当中性粒细胞大量浸润时，肿瘤可类似炎症性病变
    - 中枢神经系统的组织细胞肉瘤伴有特征性的大量中性粒细胞浸润

辅助检查

免疫组织化学

- 一个或更多组织细胞或组织细胞相关标志物阳性
  - CD163、CD68（KP1和PGM1）、CD11c或溶菌酶
    - CD68为细胞器特异性：溶酶体、噬菌体和中性粒细胞原始颗粒
      - 黑色素瘤、一些癌、树突细胞也呈阳性
    - 溶菌酶：胞质和或高尔基体（核旁）染色模式
    - CD163为血红蛋白清除剂受体：细胞膜和细胞质
  - 通常（>90%）CD45（+）、CD45RO（+）和HLA-DR（+）
  - CD4（+/-），CD15（弱+/-）
  - S100（+/-）：阳性时，小于25%肿瘤细胞表达S100
  - Ki-67（+）：5%～50%（平均为15%）
  - α1抗胰蛋白酶（+/-），α1抗胰凝乳蛋白（+/-）
    - 敏感性和特异性都较低；没有广泛使用
  - BCL-2、BCL-6和OCT2不同程度表达
  - CD1a（-），langerin/CD207（-）
  - 滤泡树突细胞标志物（-）
    - CD21、CD23、CD35和CNA.42
  - CD13（-）、CD33（-），MPO（-）
  - 全T细胞标志物（-）和B细胞抗原（-）
  - 黑色素瘤和癌标志物（-）

流式细胞术

- 检测通常为阳性
  - CD4、CD11c、CD45、CD45RO、CD68、CD163和HLA-DR
- 部分病例阳性
  - CD11b、CD13、CD15、CDw32、CD36、CD43、Mac387和FXI-IA

基因学检查

- 通常无T细胞和B细胞抗原受体基因单克隆性重排
- 不同比例的病例PCR检测到*IGH*基因单克隆性重排
  - 通常的组织细胞肉瘤是依据组织学和免疫表型特征
  - 类似的基因重排或易位可以发生在组织细胞肉瘤和B细胞淋巴瘤之前
    - 被假定为"横向分化"的例子
- *BRAF*基因突变在组织细胞肉瘤中很少被提及

电子显微镜

- 细胞胞质丰富，含有数量不等的溶酶体和吞噬体
- 无Birbeck颗粒、桥粒或细胞连接

酶细胞化学

- 丁酸酯酶（非特异）（+）
- 酸性磷酸酶（+/-）
- 氯乙酸酯酶（-）
- MPO通常（-）；在某些病例的亚组中可为弱阳性

鉴别诊断

单核细胞/髓系肉瘤

- 肿瘤由单核细胞组成

- 通常与急性髓系白血病、骨髓增殖性肿瘤或骨髓增生异常综合征有关
- 约 40% 髓系肉瘤以单核细胞或髓单核细胞为主
- 小部分病例是由大的组织细胞而不是单核细胞组成
  - 有些专家认为有具有组织细胞特征的两种肿瘤
    - 组织细胞肉瘤:肿瘤细胞片状聚及骨髓,数量<25%
    - 急性单核细胞白血病:肿瘤细胞弥漫性累及骨髓,数量>25%
- 常见累及部位包括淋巴结、胃肠道、皮肤和软组织
- 组织学和免疫表型与组织细胞肉瘤相似
  - 多形性比组织细胞肉瘤小
  - Ki-67 通常大于 50%
  - 部分病例 MPO 阳性
  - 髓单核细胞标志物 MNDA(+)更倾向于单核细胞,而不是组织细胞表型
  - CD56 不同程度(+)

朗格汉斯细胞组织细胞增生症

- 细胞形态温和,核扭曲或有核沟
  - 朗格汉斯细胞肉瘤细胞具有多形性
- 嗜酸性粒细胞很常见
- 免疫表型
  - S100 蛋白(+),CD1a(+)和 langerin/CD207(+)
- 电子显微镜下可见 Birbeck 颗粒

恶性组织细胞肿瘤,无法分类

- 具有组织细胞肉瘤的形态和超微结构特征的恶性肿瘤
- 超微结构分析显示溶酶体数量不等
- 一些组织细胞恶性肿瘤标志物表达有交叉
  - 目前的方法是根据主要细胞群的反应来对这些肿瘤进行分类
  - 各种标志物的表达没有明确界值
- 缺乏或极少的免疫表型或免疫组织化学证据支持组织细胞分化
  - 常见组织细胞标志物阴性:CD68、溶菌酶、CD163 和 CD4
  - 树突细胞标志物阴性:S100、CD21、CD23 和 CD35
  - CD45(弱+)或 CD45RO(+)支持造血细胞谱系
- 需要大量临床和免疫表型检测来排除其他类型肿瘤

Rosai-Dorfman 病

- 巨大的淋巴结肿大或结外肿块
- 淋巴结:明显的窦内生长模式
- 大的组织细胞,伴有丰富的细胞质和中位细胞核
  - 吞噬现象(+/-)
    - 在结外部位可能很少或缺失
- 大的组织细胞 S100(+),CD1a(-),CD68(+,不均一)
- 背景有大量浆细胞

ALK 阳性间变性大细胞淋巴瘤

- 过去许多被归类为恶性组织细胞增生症的病例是间变性大细胞淋巴瘤
- 淋巴结常见淋巴窦内浸润

- 伴有多形核的大细胞,通常为肾形细胞(标志性细胞)
- CD30(+)伴有统一的细胞膜和核旁染色模式
- T 细胞抗原(+),CD4(+/-),细胞毒性标志物(+),大多数组织细胞标志物(-)
- 涉及 *ALK* 基因的特征性易位
  - t(2;5)(p23;q35)/*NPM1-ALK* 最常见

ALK 阴性间变性大细胞淋巴瘤

- 形态学类似 ALK 阳性的间变性大细胞淋巴瘤
- CD30(+),T 细胞抗原(+/-),CD4(+/-),CD43(+/-),大多数组织细胞标志物(-)
- ALK(-),没有涉及 *ALK* 基因的易位

经典型霍奇金淋巴瘤

- 具有明显炎症背景的组织细胞肉瘤可能类似经典型霍奇金淋巴瘤
  - 组织细胞肉瘤也可能有结节样模式和硬化
- 伴有明显嗜酸性核仁的 RS 细胞和霍奇金细胞有利于经典型霍奇金淋巴瘤的诊断
  - CD15(+),CD30(+),PAX5(弱+),fascin(+)
  - CD45/LCA(-),组织细胞标志物(-)

转移性肉瘤或黑色素瘤

- 多形性恶性肿瘤可类似组织细胞肉瘤
  - 前期恶性肿瘤的临床病史对于正确的分类至关重要
  - 需要免疫组织化学标志物以排除其他系别肿瘤
    - EMA 和 CK 鉴别上皮性肿瘤
    - MelanA、酪氨酸酶和 HMB45 鉴别黑色素瘤
  - 注意组织细胞免疫组织化学标志物
    - CD68 可能在黑色素瘤及分化差的肾细胞癌中呈阳性
    - S100(-)提示可排除黑色素瘤
      □ 黑色素瘤通常为 MelanA(+),HMB45(+)和 CD163(-)
    - 部分间变性大细胞淋巴瘤 CD68(弱+)

噬血细胞综合征

- 组织细胞均一,显示温和的核特征
- 显著的窦组织细胞增生伴噬血现象
- 与 EB 病毒感染相关

诊断依据

临床相关病理特征

- 组织细胞肉瘤可以局限和惰性,或者播散和侵袭性
- 单核细胞肿瘤和组织细胞肿瘤密切相关

病理学精要

- 弥漫性、无黏附性浸润的大细胞,具有丰富的细胞质和多形性的细胞核
- 组织细胞肉瘤的诊断,需要免疫表型或超微结构证据支持组织细胞分化

组织细胞肉瘤的鉴别诊断

	组织细胞肉瘤	单核细胞肉瘤	朗格汉斯细胞组织细胞增生症	Rosai-Dorfman 病	间变性大细胞淋巴瘤
常见部位	颈部软组织	皮肤、淋巴结和骨	骨、皮肤和肺	颈部和软组织	淋巴结、骨、软组织
全身症状	常见	常见	不常见	不常见	常见
组织病理学					
淋巴结局灶受累	副皮质区	副皮质区和窦内	窦内	窦内	窦内
细胞学特征	细胞体积大,圆形到多边形,细胞边界清晰	细胞中等大小,边界不清	细胞中等大小,边界不清	细胞大,胞质丰富透明	细胞中等～大,胞质丰富
核特征	不规则,有核沟,卵圆形	不规则,折叠,不成熟	核沟或扭曲	圆形,泡状核	肾形,分叶核
核仁	明显或突出	不明显	不明显	突出	明显或突出
其他常见特征	不同程度炎症反应	轻微炎症反应	嗜酸性粒细胞增多	小淋巴细胞、浆细胞	不同程度炎症反应
骨髓特征	通常正常;若受累,肿瘤性组织细胞排列呈片状	急性白血病、骨髓增殖性肿瘤或骨髓增生异常综合征	可受累	不受累	10%～30%的病例受累
免疫组织化学特征					
阳性	CD68-R(PGM1)、CD163、CD4、CD11c、溶菌酶	CD68-R(PGM1)、CD4、CD11c、溶菌酶、CD117	S100、Langerin(CD207)、fascin 和 CD1a	S100、CD68、CD163	CD30,ALK(+/−),EMA(+/−),T 细胞和细胞毒性标志物
阴性	CD1a、CD21、CD30、CD33、CD34、CD35;MPO	CD1a、CD21、CD34、MPO	CD21、CD23、CD30、CD35、MPO	Langerin、CD1a	B 细胞标志物、S100、MPO
自然病程					
	变化很大,一些侵袭性病例死亡率很高	高级别,侵袭性恶性肿瘤	临床分期高的病例具有侵袭性;局限性病变结局不定	自限性或复发	系统性疾病,为高级别恶性肿瘤

参考文献

1. Emile JF et al: Revised classification of histiocytoses and neoplasms of the macrophage-dendritic cell lineages. Blood. 127(22):2672-81, 2016
2. Liu Q et al: Somatic mutations in histiocytic sarcoma identified by next generation sequencing. Virchows Arch. 469(2):233-41, 2016
3. Gounder M et al: Impact of surgery, radiation and systemic therapy on the outcomes of patients with dendritic cell and histiocytic sarcomas. Eur J Cancer. 51(16):2413-22, 2015
4. Michonneau D et al: BRAF(V600E) mutation in a histiocytic sarcoma arising from hairy cell leukemia. J Clin Oncol. 32(35):e117-21, 2014
5. Stoecker MM et al: Histiocytic/dendritic cell transformation of B-cell neoplasms: pathologic evidence of lineage conversion in differentiated hematolymphoid malignancies. Arch Pathol Lab Med. 137(6):865-70, 2013
6. Takahashi E et al: Histiocytic sarcoma : an updated literature review based on the 2008 WHO classification. J Clin Exp Hematop. 53(1):1-8, 2013
7. McClure R et al: Clonal relationship between precursor B-cell acute lymphoblastic leukemia and histiocytic sarcoma: a case report and discussion in the context of similar cases. Leuk Res. 34(2):e71-3, 2010
8. Venkataraman G et al: Development of disseminated histiocytic sarcoma in a patient with autoimmune lymphoproliferative syndrome and associated Rosai-Dorfman disease. Am J Surg Pathol. 34(4):589-94, 2010
9. Chen W et al: High frequency of clonal immunoglobulin receptor gene rearrangements in sporadic histiocytic/dendritic cell sarcomas. Am J Surg Pathol. 33(6):863-73, 2009
10. Feldman AL et al: Clonally related follicular lymphomas and histiocytic/dendritic cell sarcomas: evidence for transdifferentiation of the follicular lymphoma clone. Blood. 111(12):5433-9, 2008
11. Cobaleda C et al: Conversion of mature B cells into T cells by dedifferentiation to uncommitted progenitors. Nature. 449(7161):473-7, 2007
12. Thowfeequ S et al: Transdifferentiation in developmental biology, disease, and in therapy. Dev Dyn. 236(12):3208-17, 2007
13. Laiosa CV et al: Reprogramming of committed T cell progenitors to macrophages and dendritic cells by C/EBP alpha and PU.1 transcription factors. Immunity. 25(5):731-44, 2006
14. Feldman AL et al: Histiocytic sarcoma after acute lymphoblastic leukaemia: a common clonal origin. Lancet Oncol. 5(4):248-50, 2004
15. Hornick JL et al: Extranodal histiocytic sarcoma: clinicopathologic analysis of 14 cases of a rare epithelioid malignancy. Am J Surg Pathol. 28(9):1133-44, 2004
16. Xie H et al: Stepwise reprogramming of B cells into macrophages. Cell. 117(5):663-76, 2004
17. Copie-Bergman C et al: True histiocytic lymphoma: a morphologic, immunohistochemical, and molecular genetic study of 13 cases. Am J Surg Pathol. 22(11):1386-92, 1998

淋巴结的组织细胞肉瘤

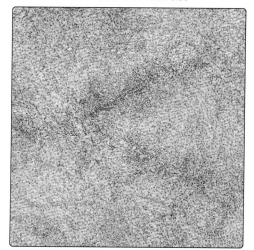

组织细胞肉瘤中的大细胞

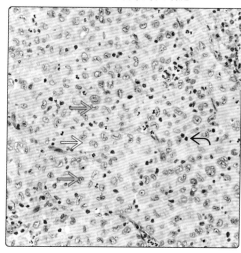

（左）淋巴结结构弥漫性消失。低倍镜下淡染，细胞胞质丰富，核浆比低。（右）组织细胞肉瘤显示大片的大细胞➡和散在的小淋巴细胞➡混合。大细胞显示丰富的细胞质和中位空泡状扭曲或凹陷的细胞核➡

窦内浸润

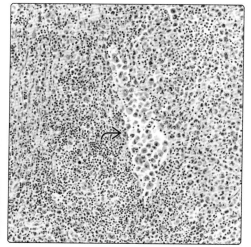

组织细胞肉瘤的噬血现象

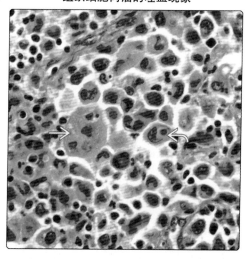

（左）图示组织细胞肉瘤窦内浸润模式➡。组织细胞肉瘤最典型的特征是病变位于副皮质区而非窦内。（右）高倍镜图示多形性肿瘤细胞➡及反应性组织细胞➡伴有噬血现象。与组织细胞肉瘤相比，噬血现象是淋巴组织细胞噬血细胞综合征更常见的特征

组织细胞肉瘤：CD4

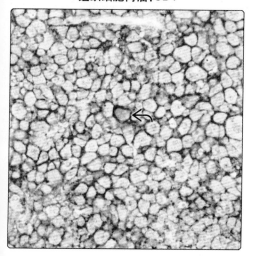

组织细胞肉瘤：高增殖活性

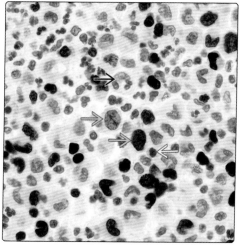

（左）组织细胞肉瘤中大的肿瘤细胞免疫组织化学CD4染色呈细胞膜强阳性➡。正常组织细胞CD4显示类似的改变。（右）免疫组织化学Ki-67染色示约1/2的肿瘤细胞阳性➡。一些肿瘤细胞核扭曲，且Ki-67阴性➡。背景中一些小的淋巴细胞Ki-67呈阳性➡

组织细胞肉瘤：中性粒细胞

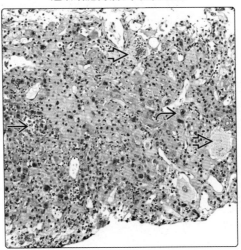

吞噬白细胞作用

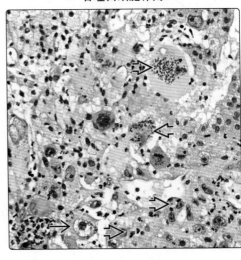

（左）组织细胞肉瘤。图示巨大的肿瘤性组织细胞➡与大量中性粒细胞混合➡。细胞质含量不等，可非常丰富，呈现泡沫样外观➡。

（右）组织细胞肉瘤。图示非常大的组织细胞，一些具有大而突出的核仁➡，一些具有丰富的细胞质。一些组织细胞吞噬有中性粒细胞➡

组织细胞肉瘤：溶菌酶

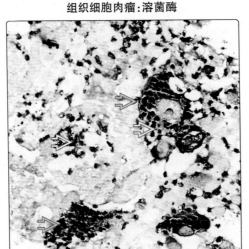

组织细胞肉瘤：MPO

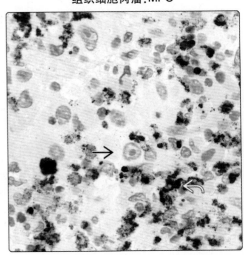

（左）溶菌酶免疫组织化学，染色示巨大的组织细胞➡，细胞质中含有大量中性粒细胞。中性粒细胞➡溶菌酶也呈阳性。（右）图示大量反应性中性粒细胞 MPO 阳性➡，而肿瘤性组织细胞阴性➡，组织细胞仅偶尔可能显示 MPO 反应

组织细胞肉瘤：S100

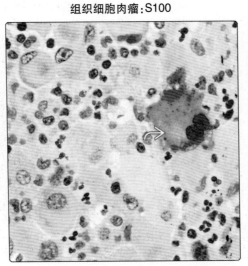

组织细胞肉瘤的细胞学特征

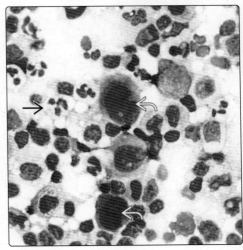

（左）组织细胞肉瘤中肿瘤细胞用抗 S100 蛋白突出显示➡。阳性信号位于细胞核和细胞质。在某些组织细胞肉瘤中，少数肿瘤细胞（<25%）可能表达 S100 蛋白。（右）淋巴结印片显示大的肿瘤细胞，胞质丰富，细胞核不规则折叠➡，背景可见中性粒细胞➡

淋巴结组织细胞肉瘤

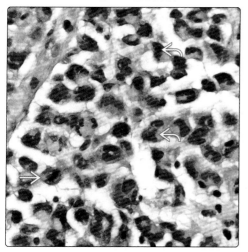

骨髓组织细胞肉瘤

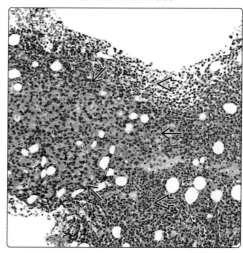

（左）组织细胞肉瘤显示大的多形性细胞➡。细胞核为分叶状。可见散在核分裂象➡。（右）图示组织细胞肉瘤与急性单核细胞白血病累及骨髓。一组紧密排列的多形性细胞簇➡周围是正常的骨髓➡。斑片状的浸润模式应考虑组织细胞肉瘤的可能性，此外还包括上皮或间叶来源肿瘤的转移

急性单核细胞白血病：涂片

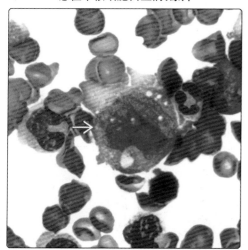

急性单核细胞白血病：活检

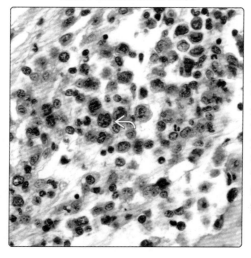

（左）组织细胞肉瘤与急性单核细胞白血病的骨髓抽吸物显示大细胞➡核不规则，胞质丰富。世界卫生组织建议将此病例归类为急性单核细胞白血病，但如果这些细胞仅为局灶性或比例小于 25%，则可建议诊断为组织细胞肉瘤。（右）图示急性单核细胞白血病的骨髓。肿瘤细胞➡与组织细胞肉瘤细胞相似，占骨髓细胞比例≥25%

淋巴结单核细胞肉瘤

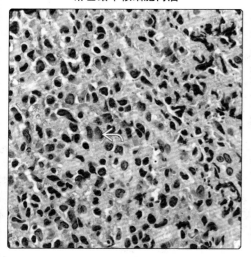

单核细胞肉瘤：溶菌酶

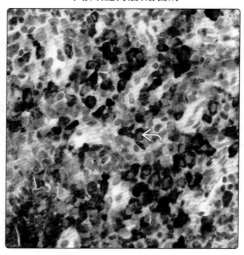

（左）弥漫性浸润的肿瘤细胞显示中等量细胞质和中央不规则细胞核➡。这些细胞显示单核细胞比组织细胞更多。骨髓显示难治性贫血伴有大量原始细胞。（右）图示淋巴结单核细胞肉瘤。肿瘤细胞溶菌酶强阳性➡。肿瘤细胞中等大小，细胞质含量中等

LCH

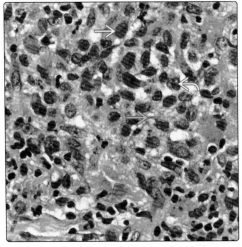

LCH 中嗜酸性粒细胞增多

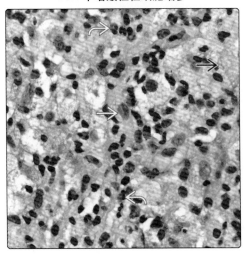

（左）朗格汉斯细胞组织细胞增生症（LCH）中组织细胞显示扭曲的➡或沟槽状的➡核，染色质呈空泡状、淡染。肿瘤细胞的细胞质透明或泡沫状➡。（右）LCH 的组织细胞显示核沟➡，染色质细腻、均匀。本例显示大量嗜酸性粒细胞➡。背景中一些非肿瘤性组织细胞➡显示泡沫样细胞质

Rosai-Dorfman 病

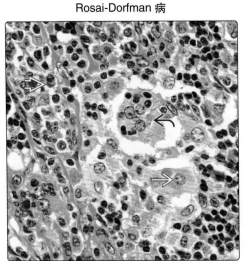

Rosai-Dorfman 病：S100

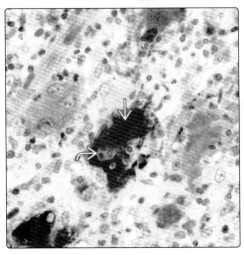

（左）图示 Rosai-Dorfman 病。散在宽胞质的组织细胞，其中一些胞质内含有完整的淋巴细胞或浆细胞➡，所谓的伸入现象。组织细胞呈泡状核➡，有明显的核仁。背景中小淋巴细胞和浆细胞➡很常见。（右）Rosai-Dorfman 病累及的淋巴结。免疫组织化学 S100 染色突显大的组织细胞➡。胞质内含有完整的淋巴细胞➡

间变性大细胞淋巴瘤

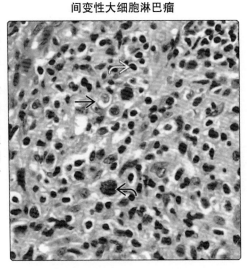

间变性大细胞淋巴瘤：CD30

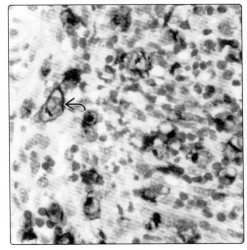

（左）图示间变性大细胞淋巴瘤。大细胞➡的细胞核不规则、多形，胞质丰富，类似组织细胞肉瘤。背景中可见散在的小组织细胞➡和小淋巴细胞➡。（右）间变性大细胞淋巴瘤累及的淋巴结显示大的肿瘤细胞 CD30(+)➡，相反，组织细胞肉瘤的肿瘤细胞很少 CD30(+)

交指状树突细胞肉瘤

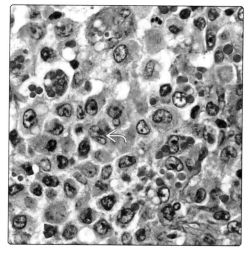

S100

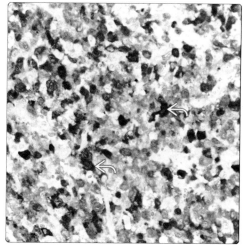

（左）交指状树突细胞肉瘤图示肿瘤细胞具有丰富的嗜酸性细胞质和折叠的细胞核➿。背景散在的组织细胞质中含有红细胞，支持继发性噬血细胞综合征。（右）图示软组织交指状树突细胞肉瘤。肿瘤细胞 S100 蛋白强（+）➡

滤泡性淋巴瘤 1 级

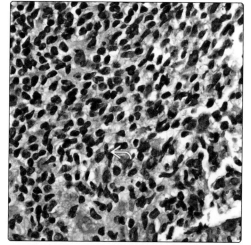

滤泡性淋巴瘤的 BCL2

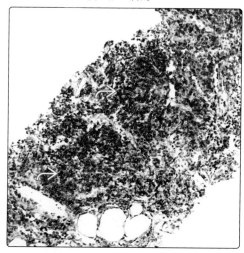

（左）图中小的中心细胞灶➡显示滤泡性淋巴瘤 1 级的特征。该淋巴瘤为患者确诊交指状树突细胞肉瘤几个月后发展而来，提示存在相关性，这一过程称为横向分化。（右）图示淋巴结滤泡性淋巴瘤 1 级。BCL2 ➡显示两个肿瘤性滤泡。该淋巴瘤为患者确诊交指状树突细胞肉瘤几个月后发展而来

恶性组织细胞肿瘤

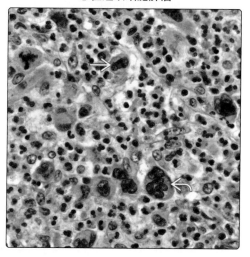

恶性组织细胞瘤：CD163

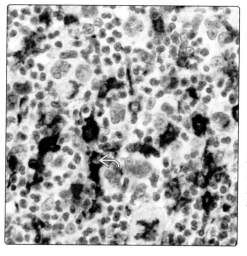

（左）图示无法分类的恶性组织细胞肿瘤。大的多形性细胞➡，部分为多核➡。所有组织细胞标志物均为阴性。大约 10% 的恶性组织细胞肿瘤属于这一类。（右）图示无法分类的恶性组织细胞肿瘤。肿瘤细胞包括 CD163 在内的组织细胞标志物阴性。反应性组织细胞 CD163（+）➡。形态学、CD45/LCA（+）和超微结构提示为组织细胞

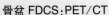

要　点

基本概念

- 滤泡树突细胞肿瘤性增生

临床特征

- 缓慢生长的无痛性肿块
  - 常见颈部淋巴结
  - 结外部位；Waldeyer 环常见
- 大多数病例表现类似低至中度级别肉瘤
- 手术完整切除是最佳治疗方法
- 50% 以上的患者出现局部复发
- 对化疗不敏感
- 部分病例具有临床侵袭性
- 中位总生存期：15 年

镜下特征

- 束状、席纹状排列，车辐状，弥漫片状，或模糊结节
- 梭形和/或椭圆形细胞

- 形态学变异：上皮样、炎性假瘤样、黏液样
- 高级别特征与临床侵袭性过程相关

辅助检查

- CD21(+)、CD23(+)、CD35(+)、CNA.42(+)
  - 诊断需要一个或更多标志物阳性
  - 表达强弱不等，可以是弱或局灶性反应
- 常见表达：CXCL13、clusterin、EGFR
- 电子显微镜
  - 典型的桥粒

主要鉴别诊断

- 交指状树突细胞肉瘤
- 朗格汉斯细胞组织细胞增生症/肉瘤
- 炎性肌成纤维细胞瘤
- 淋巴结炎性假瘤
- 弥漫大 B 细胞淋巴瘤

骨盆 FDCS：PET/CT

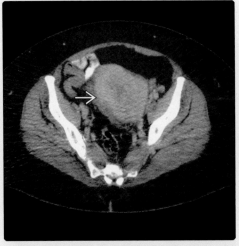

（左）图示滤泡树突细胞肉瘤（FDCS）的 PET/CT ➡。肿瘤占据盆腔的 1/2 以上，最大直径为 17cm。（右）FDCS 盆腔肿块切除标本，为分叶状，边缘有推压 ➡

FDCS：大体标本

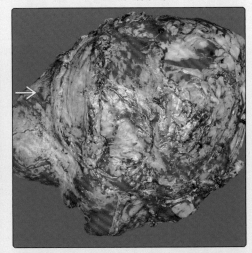

FDCS：淋巴结

（左）图示 FDCS 累及淋巴结。肿瘤细胞呈梭形，排列成束状。（右）图示 FDCS 累及淋巴结。肿瘤细胞 CD35 强阳性。CD35、CD21 和 CD23 是一组常用来证实滤泡树突细胞分化的标志物

FDCS：CD35(+)

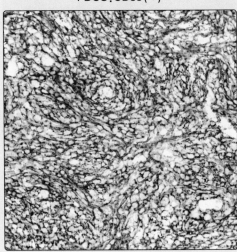

术语

缩写

- 滤泡树突细胞肉瘤(follicular dendritic cell sarcoma,FDCS)

同义词

- 滤泡树突细胞肿瘤
- 树突状网状细胞肉瘤

定义

- 滤泡树突细胞的肿瘤性增生
  - 免疫表型支持滤泡树突细胞来源

病因学/发病机制

正常滤泡树突细胞

- 局限于初级和次级淋巴滤泡中的 B 细胞区
  - 通过细胞间连接和桥粒形成网状结构
  - 不迁移
  - 间充质起源
- 将抗原捕获并呈递给 B 细胞,参与 B 细胞增殖和分化
  - 将抗原作为免疫复合物储存在细胞表面

病因学

- 多数情况下未知
- 少数病例与 Castleman 病(CD)相关
  - 透明血管变异型
  - 在透明血管型 Castleman 病中有滤泡树状突细胞"异型增生"的报道
- FDCS 的炎性假瘤样变异型
  - 始终与 EB 病毒相关
  - 可能与大多数 FDCS 病例的发病机制不同

发病机制

- 已有研究显示与表皮生长因子受体(EGFR)有关
  - EGFR 在大多数细胞中表达
  - EGFR 下游信号被激活
    - 提示 FDCS 的生存和增殖作用
  - 研究中未发现 *EGFR* 潜在的遗传或分子异常
    - 提示受体的配体依赖性激活
- 约 20% 的病例存在 *BRAFV600E* 基因突变

临床特征

流行病学

- 发病率
  - 罕见
- 年龄
  - 成人;中位年龄为 50 岁
- 性别
  - 男女比例为 1:1
    - 炎性假瘤样变异型以女性为主
- 种族
  - 无已知的倾向,但大多数病例是亚洲人

表现

- 常为缓慢生长的无痛性肿块

- 淋巴结
  - 颈部淋巴结最常见
  - 其他淋巴结:腋窝、纵隔、肠系膜和腹膜后
- 结外部位
  - Waldeyer 环最常见
  - 胃肠道
  - 软组织,皮肤
  - 甲状腺、乳腺、纵隔
  - 肝和脾
- 炎性假瘤样变异型 FDCS
  - 在亚洲更普遍
  - 常见于肝和脾
  - 男女比例为 1:3
  - 中位年龄:56 岁
- 全身症状
  - 在大多数 FDCS 患者中不常见
  - 副肿瘤性天疱疮很少发生

治疗

- 大多数患者通过完整手术切除来治疗
  - ±辅助放疗或化疗
    - 各种化疗方案的使用效果有限
    - 辅助放疗可延长无病生存期
- EGFR 抑制剂已被用于难治性或转移性 FDCS

预后

- 中位总生存期:15 年
- 大多数病例类似于低~中度级别软组织肉瘤
  - 局部复发率>50%
  - 约 25% 的患者发生转移
    - 淋巴结、肺、肝
  - 10%~20% 的患者多年后最终死于本病
- 不良的预后指标
  - 肿瘤大(>6cm)
  - 位于腹腔
    - 常见于肝、脾、胰腺周围或腹膜后淋巴结
  - 高级别组织学特征
- 炎性假瘤样 FDCS
  - 脾原发性肿瘤经切除可治愈
  - 原发于肝的肿瘤有复发趋势

影像学

一般特征

- FDCS 不能通过影像学与其他恶性肿瘤区分
- CT 和磁共振
  - 肿块性病变,膨胀性生长
  - ±侵及周围组织结构
- PET 显示放射性示踪剂摄取异常

大体特征

大小

- 平均:5cm;范围:1~21cm

镜下特征

组织学特征

- 典型的组织学特征
  - 卵圆形-梭形细胞形成束状、席纹状排列，车辐状，弥漫片状或结节状
  - 常与小淋巴细胞混合
    - 淋巴细胞常聚集在血管周围
  - 很多病例具有低级别细胞学特征
  - 通常核分裂象<1 个/HPF
- 上皮样变异型
  - 细胞核卵圆形或圆形，细胞质中等量
  - 常见黏液样基质
  - 肿瘤细胞可表现为透明或嗜酸性变
- 高级别 FDCS 的组织学特征
  - 细胞学显著非典型性
  - 大量核分裂象；>3 个/HPF
  - 合并坏死(+)
- FDCS 炎性假瘤样变异型
  - 与周围组织界限清楚
  - 淋巴细胞、浆细胞和组织细胞混合存在
    - 与炎性假瘤或炎性肌成纤维细胞瘤惊人的相似
    - 有些病例可能类似于伴有里-施和霍奇金(RS+H)样细胞的经典型霍奇金淋巴瘤
  - 肿瘤中心常可见出血和坏死
    - 血管壁常有纤维蛋白样沉积物
- 与透明血管型 Castleman 病相关的 FDCS
  - 常见与透明血管型 Castleman 病共存的改变
    - +/-退行性(退化)生发中心伴玻璃样变性
    - 增厚而透明的血管壁
    - 滤泡间区血管增生
    - 淋巴窦消失
  - 滤泡树突细胞增生
    - 呈大片状、结节状或融合状
    - 通常 CXCL13(+)
  - 与 HHV8 感染无关

细胞学特征

- 肿瘤细胞边界不清，细胞质中等量
- 细胞核通常淡染
  - 卵圆形或细长形，染色质空泡状或颗粒状、细颗粒状
  - 核仁小而清晰
  - 纤细核膜
  - 常见核内假包涵体
  - 经常出现双核和多核
- 高级别 FDCS
  - 核显著多形性，细胞异型性大，核仁明显
  - 核分裂象易见

辅助检查

免疫组织化学

- 一个或多个 FDCS 相关标志物阳性

- CD21、CD23、CD35、Ki-M4p 和 CNA. 42
- 可能是斑片状和局灶性阳性
  - 尤其是在高级别肿瘤中，上皮样变异型或炎性假瘤样变异型
- 大多数病例 EGFR(+)
- CXCL13(+)，clusterin(+)
  - 如果表达强且弥漫，则 clusterin 对 FDCS 具有特异性
- 桥粒蛋白、波形蛋白、fascin 通常(+)
- EMA(+/-)，CD68(+/-)，S100 蛋白(+/-)
- 部分病例 PDL1(+)和 PDL2(+)
- 罕见病例可为 CD45/LCA(+)或 CD20(+)
- 混合性滤泡辅助 T 细胞和 T 调节细胞
- 炎性假瘤样变异型
  - 部分肿瘤细胞 LMP1(+)
  - CD30(-)，ALK-1(-)

原位杂交

- 大多数 FDCS 病例 EBER(-)
- FDCS 炎性假瘤样变异型
  - >90%病例 EBER(+)

基因学检查

- 约 20%病例存在 *BRAFV600E* 基因突变
  - 潜在靶向治疗可能

电子显微镜

- 由桥粒连接的许多交织的长绒毛突起
- 丰富的细胞器，包括线粒体和内质网

鉴别诊断

交指状树突细胞肉瘤

- 肿瘤细胞通常形成束状、席纹状，卵圆形或梭形细胞呈车辐状排列
- 肿瘤细胞通常胞质淡染；核分裂象很少
- 淋巴结中，+/-副皮质区分布
- 免疫组织化学
  - S100 蛋白(+)，波形蛋白(+)
  - fascin(+)，CD68(+/-)，溶菌酶(+/-)
  - 滤泡树突细胞相关标志物(-)
  - HMB-45(-)，CD1a(-)，langerin(-)

朗格汉斯细胞组织细胞增生症/肉瘤

- 淋巴结：主要见于窦内，继发副皮质区浸润
- 朗格汉斯细胞核呈椭圆形，有沟状、折叠状、锯齿状或分叶状
- 混有不同数量的嗜酸性粒细胞、组织细胞、中性粒细胞和小淋巴细胞
- 免疫组织化学
  - CD1a(+)，langerin(+)，S100 蛋白(+)
  - 滤泡树突细胞相关标志物(-)

炎性肌成纤维细胞瘤

- 形态学类似于 FDCS 的炎性假瘤样变异型

- 梭形细胞是肌成纤维细胞
  - Vimentin(+)，actin(+)，desmin(+)
  - 约 60% 病例 ALK-1(+)
  - 滤泡树突细胞相关标志物(-)，EBER(-)

淋巴结炎性假瘤

- 病变往往累及淋巴结被膜和小梁
- 梭形细胞和炎症细胞±许多浆细胞
- 梭形细胞无细胞异型性

弥漫大 B 细胞淋巴瘤

- 小部分弥漫大 B 细胞淋巴瘤呈梭形细胞形态，与 FDCS 相似
  - 某些病例 CD21(+) 或 CD23(+)
- 一组免疫表型标志物将显示 B 细胞系列

淋巴结转移癌

- 梭形细胞癌可类似于 FDCS
- 淋巴上皮样癌类似于 FDCS 的上皮样变异型
- 免疫组织化学
  - CK(+)，EMA(+)，滤泡树突细胞相关标志物(-)

淋巴结转移性黑色素瘤

- 黑色素瘤类似于 FDCS 的上皮样变异型
- 黑色素瘤中可见黑色素
- S100 蛋白(+)，HMB45(+)，MelanA(+)，滤泡树突细胞相关标志物(-)

分枝杆菌梭形细胞假瘤

- 淋巴结结构部分或完全消失，被呈席纹状排列的、形态温和的梭形细胞所替代
- 梭形细胞是吞噬大量分枝杆菌膨胀的巨噬细胞
  - Ziehl-Neelsen 染色可见大量阳性细菌

卡波西肉瘤

- 常见 HIV 病史
- HHV8(+)，CD31(+)，CD34(+)
- 滤泡树突细胞相关标志物(-)

累及结外部位的肉瘤

- FDCS 与其他类型的肉瘤可以很相似
- 通常需要免疫组织化学鉴别
  - 滤泡树突细胞相关标志物(+)，其他系列标志物(-)

经典型霍奇金淋巴瘤

- FDCS 罕见有 RS+H 样细胞
  - 称为霍奇金淋巴瘤样变异型

诊断依据

临床相关病理特征

- FDCS 是一种非淋巴造血系统肿瘤
  - 大多数 FDCS
    - 表现为低-中度级别肉瘤

- 表现为局部肿块累及淋巴结或淋巴结外部位
- 完整切除是治疗首选
  - 局部复发很常见；可能发生播散
  - 高级别的形态学和腹腔内肿瘤与侵袭性临床进程相关
  - 播散性病变的患者对化疗反应不佳

病理学精要

- FDCS 有几种形态学变异型
  - 梭形/典型
  - 上皮样
  - 炎性假瘤样
  - 霍奇金淋巴瘤样
- 一个或多个滤泡树突细胞相关标志物阳性
  - 经常表达程度不等
- 电子显微镜
  - 细胞突起长，具有良好的桥粒连接

参考文献

1. Pileri SA et al: Distinctive histogenesis and immunological microenvironment based on transcriptional profiles of follicular dendritic cell sarcomas. Mol Cancer Res. ePub, 2017
2. Amirtham U et al: Clinicopathological profile and outcomes of follicular dendritic cell sarcoma of the head and neck region - a study of 10 cases with literature review. J Clin Diagn Res. 10(8):XC08-XC11, 2016
3. Pang J et al: Follicular dendritic cell sarcoma of the head and neck: case report, literature review, and pooled analysis of 97 cases. Head Neck. 38 Suppl 1:E2241-9, 2016
4. Dalia S et al: Clinicopathologic characteristics and outcomes of histiocytic and dendritic cell neoplasms: the moffitt cancer center experience over the last twenty five years. Cancers (Basel). 6(4):2275-95, 2014
5. Ge R et al: Clinicopathologic characteristics of inflammatory pseudotumor-like follicular dendritic cell sarcoma. Int J Clin Exp Pathol. 7(5):2421-9, 2014
6. Go H et al: Frequent detection of BRAF(V600E) mutations in histiocytic and dendritic cell neoplasms. Histopathology. 65(2):261-72, 2014
7. Saygin C et al: Dendritic cell sarcoma: a pooled analysis including 462 cases with presentation of our case series. Crit Rev Oncol Hematol. 88(2):253-71, 2013
8. Vermi W et al: Ligand-dependent activation of EGFR in follicular dendritic cells sarcoma is sustained by local production of cognate ligands. Clin Cancer Res. 19(18):5027-38, 2013
9. Li L et al: Clinicopathological features and prognosis assessment of extranodal follicular dendritic cell sarcoma. World J Gastroenterol. 16(20):2504-19, 2010
10. Orii T et al: Differential immunophenotypic analysis of dendritic cell tumours. J Clin Pathol. 63(6):497-503, 2010
11. Vermi W et al: Identification of CXCL13 as a new marker for follicular dendritic cell sarcoma. J Pathol. 216(3):356-64, 2008
12. Youens KE et al: Extranodal follicular dendritic cell sarcoma. Arch Pathol Lab Med. 132(10):1683-7, 2008
13. Kairouz S et al: Dendritic cell neoplasms: an overview. Am J Hematol. 82(10):924-8, 2007
14. Soriano AO et al: Follicular dendritic cell sarcoma: a report of 14 cases and a review of the literature. Am J Hematol. 82(8):725-8, 2007
15. Shia J et al: Extranodal follicular dendritic cell sarcoma: clinical, pathologic, and histogenetic characteristics of an underrecognized disease entity. Virchows Arch. 449(2):148-58, 2006
16. Cossu A et al: Classic follicular dendritic reticulum cell tumor of the lymph node developing in a patient with a previous inflammatory pseudotumor-like proliferation. Hum Pathol. 36(2):207-11, 2005
17. Cheuk W et al: Inflammatory pseudotumor-like follicular dendritic cell tumor: a distinctive low-grade malignant intra-abdominal neoplasm with consistent Epstein-Barr virus association. Am J Surg Pathol. 25(6):721-31, 2001
18. Fonseca R et al: Follicular dendritic cell sarcoma and interdigitating reticulum cell sarcoma: a review. Am J Hematol. 59(2):161-7, 1998
19. Perez-Ordoñez B et al: Follicular dendritic cell tumor: review of the entity. Semin Diagn Pathol. 15(2):144-54, 1998
20. Chan JK et al: Follicular dendritic cell sarcoma. Clinicopathologic analysis of 17 cases suggesting a malignant potential higher than currently recognized. Cancer. 79(2):294-313, 1997

(左) 图示 FDCS 累及淋巴结。淋巴结结构被梭形细胞结节性➡增生所替代。
(右) 图示 FDCS 累及淋巴结。肿瘤细胞与小淋巴细胞混合，淋巴细胞通常聚集在血管周围➡

淋巴结结构消失

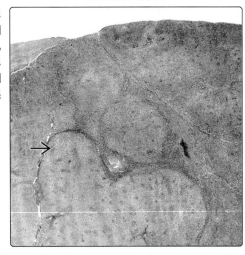

FDCS：小淋巴细胞

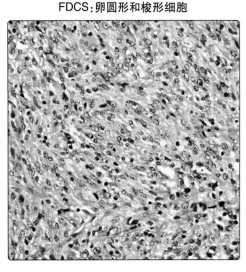

(左) 图示 FDCS 累及淋巴结。肿瘤细胞常具有低级别组织学特征，细胞呈卵圆形和梭形，细胞核呈空泡状。背景炎性细胞可包括小淋巴细胞、浆细胞和组织细胞。(右) 图示 FDCS 刮片巴氏染色。肿瘤细胞大而卵圆形➡或双核➡。注意背景中的炎症细胞➡

FDCS：卵圆形和梭形细胞

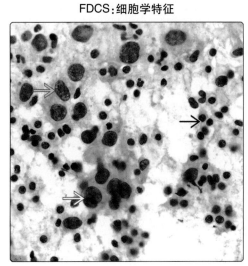

FDCS：细胞学特征

(左) 图示 FDCS 累及脾。图示梭形细胞束➡取代了红髓➡。(右) 图示 FDCS 累及脾。肿瘤沿着脾窦浸润红髓➡。这种模式在某种程度上类似于卡波西肉瘤的裂隙样血管形成。肿瘤细胞与许多小淋巴细胞混合

FDCS：脾

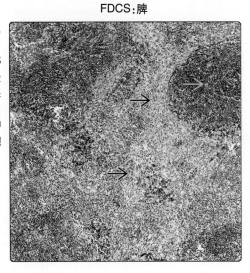

FDCS：脾窦

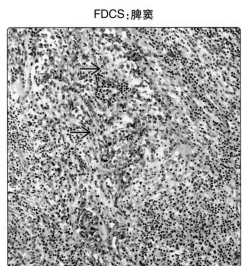

FDCS：CD21（+）

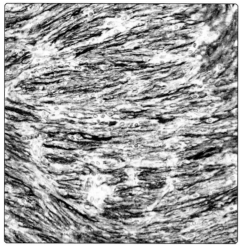

FDCS：CD23（+）

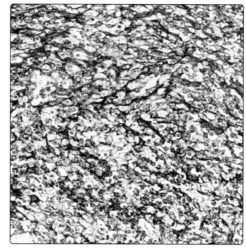

（左）图示 FDCS 累及淋巴结。肿瘤细胞 CD21 强阳性支持滤泡树突细胞分化。（右）FDCS 中肿瘤细胞 CD23 强阳性。CD23、CD21 和 CD35 一起被用来证明滤泡树突细胞分化。它们阳性表达不一，有时三个标志物均强阳性，有时只有一个阳性

FDCS，黏液样变异型：clusterin（+）

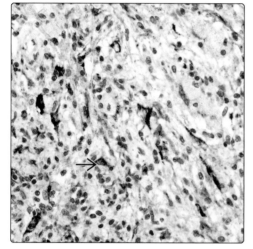

FDCS，高级别：clusterin（+）

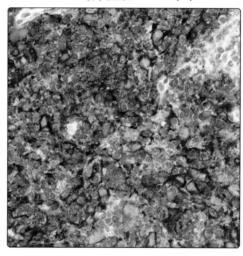

（左）FDCS，黏液样变异型中 clusterin 免疫组织化学染色突显滤泡树突细胞➡，这些细胞稀少，微弱阳性。黏液样变异型中炎症细胞占优势，阳性的 FDCS 较少。（右）图示高级别 FDCS。肿瘤细胞 clusterin 呈弥漫强阳性。在 FDCS 中，clusterin 通常为阳性

FDCS：EGFR（+）

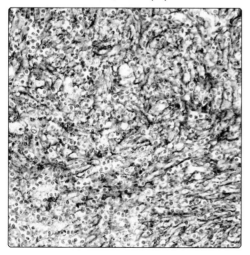

FDCS：Ki-67（+）

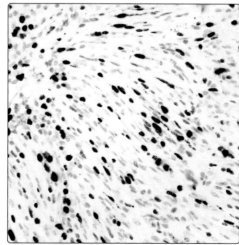

（左）图示 FDCS 累及淋巴结。肿瘤细胞表皮生长因子受体（EGFR）阳性。虽然并不特异，但 EGFR 在 FDCS 中常呈阳性，是难治性疾病靶向治疗的标志物。（右）图示 FDCS 累及淋巴结。MIB1（Ki-67）显示增殖指数约为 30%

FDCS：PET

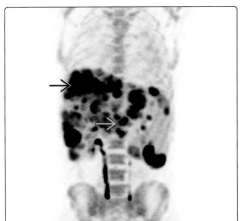

（左）高级别 FDCS 患者 PET 显示为肝➡和主动脉旁淋巴结➡的放射性示踪剂摄取增加。（右）图示具有高级别组织学特征的 FDCS。肿瘤细胞显示明显的核多形性和细胞学异型性➡。仅根据组织病理学，这种类型的病例可能被诊断为未分化肉瘤，因此诊断有疑问时，应选用滤泡树突细胞标志物并诊断为 FDCS

FDCS：高级别

FDCS：霍奇金样巨细胞

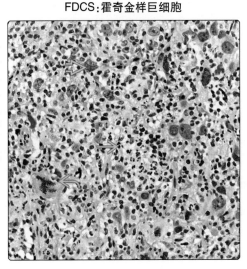

（左）图示具有高级别组织学特征和霍奇金样巨细胞的 FDCS。肿瘤细胞➡体积大，核仁明显。核分裂象易见➡，有局灶性坏死➡。（右）图示具有高级别组织学特征的 FDCS。少部分肿瘤细胞表达 CD21，典型的 FDCS 呈树突状染色模式➡

FDCS，高级别：CD21（+）

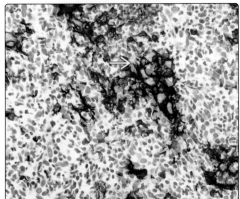

FDCS：上皮样细胞

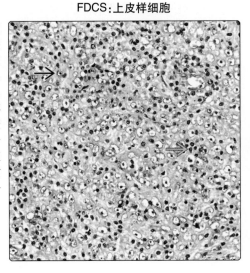

（左）图示 FDCS，上皮样变异型，累及淋巴结。肿瘤细胞➡细胞核圆形，染色质空，核仁明显，胞质嗜酸性。混合有许多小淋巴细胞➡。（右）累及淋巴结的上皮样变异型 FDCS 的 CD21 免疫组织化学染色显示，只有一部分肿瘤细胞阳性➡。在每个 FDCS 病例中滤泡树突细胞标志物的表达不一很常见

FDCS，上皮样变异型：CD21（+）

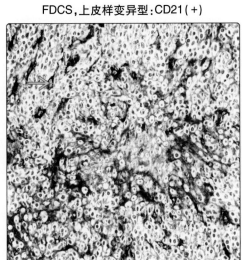

炎性假瘤样 FDCS

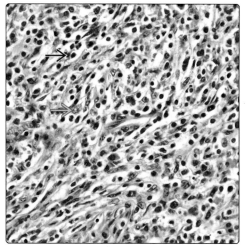

EBER(+)

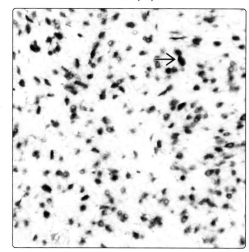

(左)脾炎性假瘤样 FDCS 的特征为伴有大量炎症细胞➡和散在的 FDCS 细胞➡(Courtesy M. Vasef, MD)。(右)EBER 原位杂交显示了这例脾呈炎性假瘤样模式的 FDCS 中的滤泡树突细胞➡。这种变异型在脾中更常见,>90%的病例为 EBER(+)(Courtesy M. Vasef, MD.)

FDCS,黏液样型

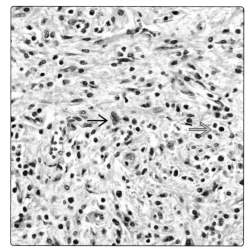

FDCS,黏液样型:CD23(+)

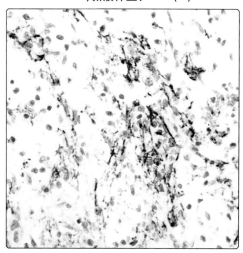

(左)这张 FDCS 图片显示肿瘤细胞量很少,仅代表肿瘤的一小部分,而炎症细胞➡较明显。注意有一对细胞核➡及空泡状染色质和小核仁,让人联想到正常滤泡树突细胞。(右)伴有黏液样型的 FDCS 中,CD23 的免疫组织化学染色显示肿瘤细胞很少,CD23 弱阳性。CD21 和 CD35 也有类似的反应

炎性肌成纤维细胞瘤

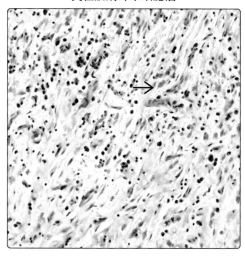

炎性肌成纤维细胞瘤:ALK(+)

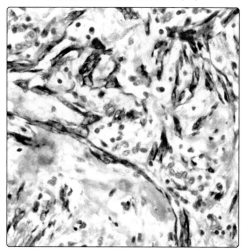

(左)炎性肌成纤维细胞瘤(IMT)与 FDCS 的炎性假瘤样变异型非常相似。IMT 中的梭形细胞➡为肌成纤维细胞。(右)IMT 中梭形细胞表达间变性淋巴瘤激酶(ALK)。约 60% 的 IMT 病例表达 ALK

要　点

临床特征

- 年龄范围广
- 最常见单个淋巴结受累
  - 颈部、腋窝或腹股沟
  - 无症状、生长缓慢的肿块
- 罕见病例合并 B 细胞或 T 细胞淋巴瘤或白血病

镜下特征

- 淋巴结结构部分或完全破坏
- 瘤细胞呈片状、车辐状、巢状或束状
- 梭形或上皮样细胞
- 细胞异型性可以小，也可以明显

辅助检查

- 免疫组织化学
  - S100(+)、SOX10(+)、vimentin(+)
  - Fascin(+)、P75(+)、β-catenin(+/-)
- CD45/LCA(+/-)、CD68(+/-)
- HMB45(-)、CD1a(-)、CD207/langerin(-)
- 分子遗传学
  - 在一小部分病例中 HUMARA 有克隆性改变
  - 抗原受体基因通常为胚系改变
  - 无染色体易位
  - 伴有 B 细胞淋巴瘤的 IDC 肉瘤患者可有 IGH 基因单克隆性重排
- 电子显微镜有助于鉴别 IDC 肉瘤和转移性肿瘤
  - 长的、复杂的、交错的细胞突起
  - 无结构良好的桥粒或黑色素小体形成

主要鉴别诊断

- 朗格汉斯细胞肉瘤
- 滤泡树突细胞肉瘤
- 组织细胞肉瘤
- 转移性黑色素瘤

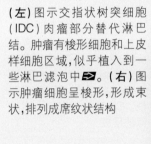

累及淋巴结的 IDC 肉瘤

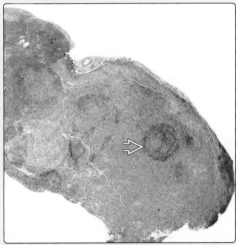

梭形细胞区域

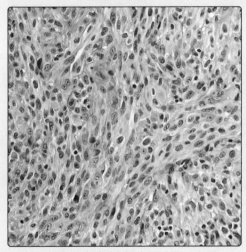

(左)图示交指状树突细胞(IDC)肉瘤部分替代淋巴结。肿瘤有梭形细胞和上皮样细胞区域，似乎植入到一些淋巴滤泡中➡。(右)图示肿瘤细胞呈梭形，形成束状，排列成席纹状结构

上皮样细胞区域

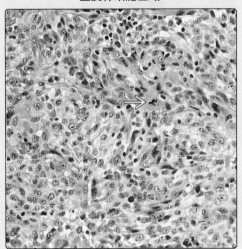

IDC 肉瘤：S100(+)

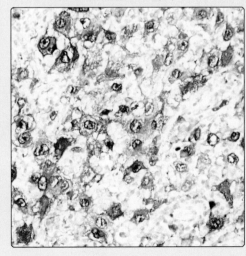

(左)图示肿瘤细胞为上皮样，胞质丰富淡染或嗜酸性。可见一个非典型核分裂象➡。(右)图示 IDC 肉瘤累及淋巴结。肿瘤细胞强表达 S100 蛋白

术语

缩写

- 交指状树突细胞肉瘤[interdigitating dendritic cell(IDC)sarcoma]

同义词

- 交指状树突细胞肿瘤
- 交指状树突网状细胞肉瘤

定义

- 与正常 IDC 免疫表型相似细胞的肿瘤性增生

病因学/发病机制

IDC 是假设的正常对应细胞

- IDC 通常位于
  - 淋巴结副皮质区
  - 脾小动脉周围淋巴鞘
  - 结外淋巴组织的滤泡间区
- 参与向 T 细胞呈递抗原
- 来源于 CD34(+)骨髓前体细胞

"横向分化"的概念

- 罕见组织细胞肿瘤患者也可能有 B 细胞淋巴瘤
  - 通常 B 细胞淋巴瘤先于组织细胞肿瘤
  - 最常见例子是组织细胞肉瘤和滤泡性淋巴瘤
    - 两种肿瘤都有 t(14;18)/IGH-BCL2 和相同的 IGH 重排
  - 资料显示 B 细胞淋巴瘤可通过横向分化为组织细胞表型
    - 可能是 B 细胞分化中关键性成分丢失的结果
- IDC 肉瘤也可通过横向分化发生
  - 文献中的例子包括
    - IDC 肉瘤合并滤泡性淋巴瘤
    - IDC 肉瘤合并慢性淋巴细胞白血病(CLL)/小淋巴细胞淋巴瘤(SLL)

临床特征

流行病学

- 发病率
  - 非常罕见
    - 文献报道不足 100 例
- 年龄
  - 范围宽
    - 大多数成年患者中位年龄为 60 岁或 70 岁
      □年龄范围:2~88 岁
- 性别
  - 男:女=1.2:1

部位

- 淋巴结
  - 最常见单个淋巴结受累
  - 颈部、腋窝或腹股沟淋巴结最常受累
- 约 1/2 的患者可累及结外部位

- 结外部位广泛发生
  - 最常见皮肤和软组织
  - 肝和脾
  - 胃肠道、肺、肾
  - 约 10%患者骨髓受累
- 约 25%患者结外原发

表现

- 生长缓慢的无症状肿块最常见
- 部分患者出现系统性症状
  - 发热、盗汗、疲劳
- 一小部分患者患有 IDC 肉瘤和另外一种造血系统肿瘤,包括
  - CLL/SLL
  - 蕈样霉菌病
  - 急性淋巴细胞白血病(主要是 T 细胞系)
- 一小部分 IDC 肉瘤患者也可伴有癌
  - 最常见的类型:乳腺、胃、肝、结肠

治疗

- 对于局部病变的患者进行手术切除和放射治疗
- 目前还没有确定的化疗方案
  - 已使用阿霉素、博莱霉素、长春新碱和达卡巴嗪(ABVD)等治疗方案
    - 许多患者最初对治疗有反应,但会复发,常见死亡

预后

- 临床病程可变
  - 40%~50%的患者发展为播散性疾病,预后较差

影像学

影像学表现

- 淋巴结肿大
- 正电子发射断层扫描(PET)经常显示氟脱氧葡萄糖(FDG)摄取增加

大体特征

一般特征

- 可出现出血和坏死

大小

- 可变化;大多数研究中为 1~6cm
- 切面质硬的分叶状肿块

镜下特征

组织学特征

- 淋巴结结构部分或完全被破坏
  - 部分受累病例为副皮质区模式
    - 不累及淋巴滤泡
  - 窦内受累模式可以很明显
- 片状、车辐状、巢状或束状
- 梭形或上皮样细胞
  - 泡状核;核仁小或明显

○ 丰富的嗜酸性胞质,细胞边界模糊
- 细胞异型性小或明显
  ○ 核分裂象计数变化大,异型性明显的病例通常很高
- 背景中常见的炎症细胞
  ○ 小淋巴细胞;通常是 T 细胞
  ○ ±嗜酸性粒细胞和浆细胞
- 噬血细胞不常见,但已有报道
  ○ 吞噬现象也已被报道
- 凝固性坏死可以很明显

细胞学特征

- 细针穿刺活检难以确诊
- 细针穿刺标本涂片中的肿瘤细胞在细胞学上与组织切片中观察到的细胞相似

辅助检查

免疫组织化学

- S100(+),SOX10(+)
- 约 75%病例 P75(+),β-catenin(+)
- 大多数病例中 vimentin(+)和 fascin(+)
- CD11c(+/-),HLA-DR(+/-),CD45/LCA(+/-),CD68(+/-)
- CD4(-/+),CD15(-/+),CD33(-/+),CD43(-/+)
- CD163(-/+),MUM1/IRF4(-/+)
- 仅有少数病例报道 P53(+)
- 全 B 细胞和全 T 细胞抗原(-)
  ○ PAX-5 在与 B 细胞淋巴瘤相关的 IDC 肉瘤中呈弱阳性
- 阴性标志物
  ○ CD21、CD23、CD35、、clusterin
  ○ CD1a、CD207/langerin、CD163
  ○ CD30、CD34、MPO
  ○ CK、HMB45

原位杂交

- EB 病毒编码 RNA(EBER)阴性

基因学检查

- 少部分病例人类雄激素受体(HUMARA)测定显示克隆性
- 与 IDC 的来源一致
  ○ 抗原受体基因处于胚系状态
  ○ 无染色体易位
  ○ 例外情况:横向分化引发的病例
- 无重现性细胞遗传学异常
- 罕见 *BRAF* V600E 突变的病例报道

电子显微镜

- 通常为梭形细胞,胞质和细胞核边界不规则
- 长的、复杂的、交错的细胞突起
- 无形成很好的桥粒或黑色素小体;无 Birbeck 颗粒
  ○ 有助于鉴别 IDC 肉瘤和转移性肿瘤

鉴别诊断

朗格汉斯细胞肉瘤

- 最常见于结外部位(如皮肤、骨骼)

○ 约 20%患者有淋巴结肿大
- 朗格汉斯细胞肉瘤可呈窦内累及模式
- 肿瘤性 IDC 和朗格汉斯细胞在细胞学上相似
- 朗格汉斯细胞肉瘤的核分裂象计数通常很高
  ○ 通常 50 个/10HPF(×400)
- 免疫组织化学
  ○ S100(+),CD1a(+),langerin(+)
- 电子显微镜下 Birbeck 颗粒(+/-)

滤泡树突细胞肉瘤

- 一般来说,滤泡树突细胞肉瘤比 IDC 肉瘤细胞形态更梭形,但实际上无法区分
- 如有以下特征,提示滤泡树突细胞肉瘤
  ○ 核内假包涵体
  ○ 双核,方形,滤泡树突细胞特征
  ○ 反应性小 B 细胞
- 免疫组织化学
  ○ CD21(+/-),CD23(+/-),CD35(+/-)
  ○ clusterin(+),EGFR(+)
  ○ S100(-),CD68(-/+)
- 电子显微镜显示桥粒结构

组织细胞肉瘤

- 肿瘤细胞具有典型的上皮样形态
- 免疫组织化学
  ○ CD68(+),CD163(+),溶菌酶(+/-),S100(-/+)

转移性黑色素瘤

- 通常比 IDC 肉瘤更加多形,坏死更多
- 原发性肿瘤或其他部位的黑色素瘤病史有助于诊断
- 免疫组织化学
  ○ S100(+),HMB45(+),酪氨酸酶(+),MART1(+)
- 电子显微镜有助诊断:黑色素小体(+)
- 有人认为 IDC 肉瘤和转移性黑色素瘤是同一种肿瘤

转移癌

- 通常多形性、坏死多于 IDC 肉瘤
- 其他部位的原发性肿瘤病史有助于诊断
- CK(+),EMA(+),S100(-)

参考文献

1. Hillen U et al: Oncogene status of an interdigitating dendritic cell sarcoma: recurrent mutations in NF1, TP53, and ARID2 shared with melanoma. Am J Surg Pathol. 40(12):1721-1723, 2016
2. Stowman AM et al: Spindle cell melanoma and interdigitating dendritic cell sarcoma: do they represent the same process? Am J Surg Pathol. 40(9):1270-9, 2016
3. Saygin C et al: Dendritic cell sarcoma: a pooled analysis including 462 cases with presentation of our case series. Crit Rev Oncol Hematol. 88(2):253-71, 2013
4. Orii T et al: Differential immunophenotypic analysis of dendritic cell tumours. J Clin Pathol. 63(6):497-503, 2010
5. Wang E et al: Histiocytic sarcoma arising in indolent small B-cell lymphoma: report of two cases with molecular/genetic evidence suggestive of a 'transdifferentiation' during the clonal evolution. Leuk Lymphoma. 51(5):802-12, 2010
6. Fraser CR et al: Transformation of chronic lymphocytic leukemia/small lymphocytic lymphoma to interdigitating dendritic cell sarcoma: evidence for transdifferentiation of the lymphoma clone. Am J Clin Pathol. 132(6):928-39, 2009
7. Gaertner EM et al: Interdigitating dendritic cell sarcoma. A report of four cases and review of the literature. Am J Clin Pathol. 115(4):589-97, 2001

脂肪组织中的 IDC 肉瘤

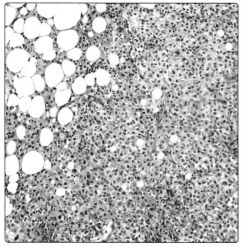

累及淋巴结的 IDC 肉瘤

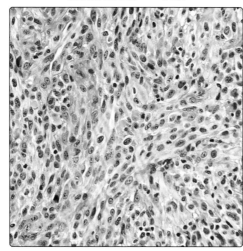

(左) 累及颈部脂肪组织的 IDC 肉瘤。这是 "淋巴结" 活检标本,但没有见到正常淋巴结的迹象。肿瘤呈弥漫性分布。(右) 图示 IDC 肉瘤替代淋巴结。肿瘤细胞有丰富的嗜酸性胞质,呈梭形、席纹状排列。细胞轻度至中度异型性,核分裂象较少

累及淋巴结的 IDC 肉瘤

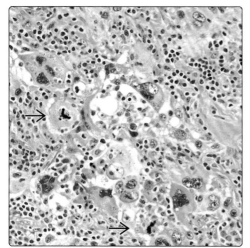

噬血现象

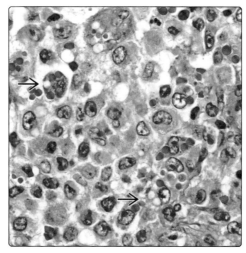

(左) 图示 IDC 肉瘤累及淋巴结。肿瘤细胞具有明显的核异型性和丰富的嗜酸性胞质,呈卵圆形-圆形。有明显的异型性和多个核分裂象,本视野可见 2 个核分裂象➡。(右) 图示 IDC 肉瘤累及脂肪组织。肿瘤细胞有丰富的嗜酸性胞质和折叠的细胞核。肿瘤具有明显的噬血现象➡

IDC 肉瘤:CD68(+)

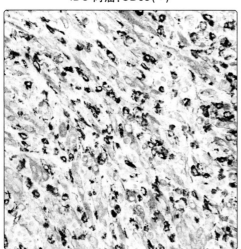

IDC 肉瘤:Vimentin(+)

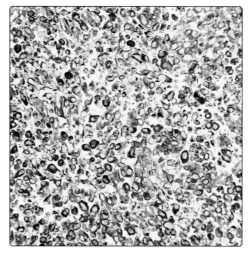

(左) IDC 肉瘤取代淋巴结,显示溶酶体抗原 CD68 的中度和强弱不等表达。肿瘤细胞 S100 蛋白也呈阳性(未显示)。(右) 取代淋巴结的 IDC 肉瘤显示 vimentin 强表达。肿瘤细胞 S100 蛋白也呈阳性(未显示)

IDC 肉瘤:S100(+)

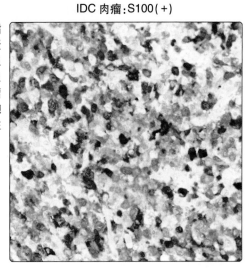

CD68(+)

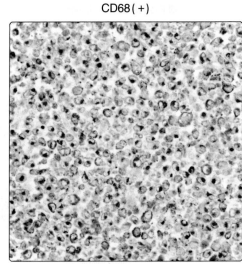

(左)图示 IDC 肉瘤累及脂肪组织。肿瘤细胞 S100 蛋白呈强阳性,HMB-45(未显示)和 Melan-A(未显示)呈阴性。(右)图示 IDC 肉瘤累及脂肪组织。肿瘤细胞 CD68 阳性,CD163 阴性(未显示)

IDC 肉瘤:CD43(+)

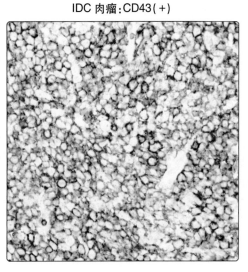

横向分化:IDC 肉瘤和 CLL

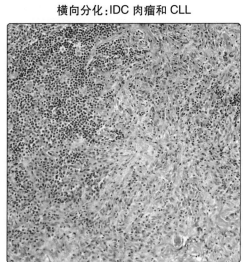

(左)图示 IDC 肉瘤累及脂肪组织。肿瘤细胞 CD43 阳性,CD3(未显示)、CD20(未显示)和 CD45/LCA(未显示)均为阴性。(右)该患者有 CLL 病史,然后发展为 IDC 肉瘤。这个视野显示两种肿瘤,左上方为 CLL,右侧为 IDC 肉瘤。本例被解释为一个横向分化的例子

横向分化:IDC 肉瘤

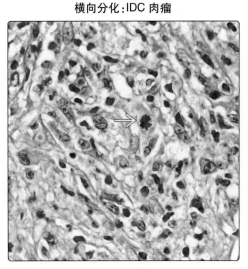

横向分化:CLL

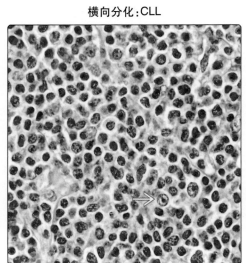

(左)显示同一病例的 IDC 肉瘤成分的高倍镜观。大多数肿瘤细胞呈梭形,核分裂象➡较易辨认。肿瘤细胞 S100 强阳性,CD4 和 CD68 呈不同程度阳性。(右)同一病例中 CLL 成分的高倍镜观,显示大多数细胞为小圆形淋巴细胞,但也可见前淋巴样细胞和有中心核仁的副免疫母细胞➡

淋巴结组织细胞肉瘤

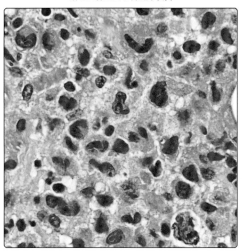

组织细胞肉瘤：CD163

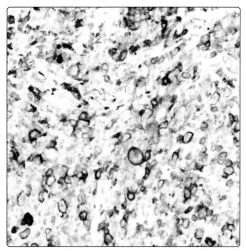

（左）图示组织细胞肉瘤累及淋巴结。正常结构被弥漫性破坏，肿瘤细胞核呈不典型性，胞质丰富、嗜酸性。（右）图示组织细胞肉瘤累及淋巴结。肿瘤细胞表达CD163和其他支持组织细胞谱系的组织细胞相关标志物（未显示），S100蛋白阴性（未显示）

组织细胞肉瘤：CD45（+）

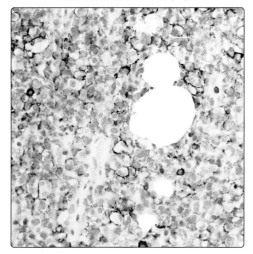

滤泡树突细胞肉瘤

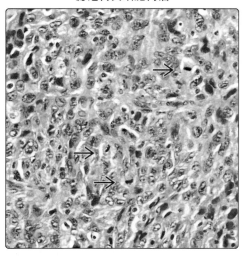

（左）图示组织细胞肉瘤累及淋巴结。肿瘤细胞表达CD45、CD68（未显示）和CD163（未显示），支持组织细胞来源。（右）图示滤泡树突细胞肉瘤完全破坏了颈部淋巴结。肿瘤细胞呈梭形和上皮细胞样，异型性明显，核分裂象易见➡

FDC 肉瘤：CD21（+）

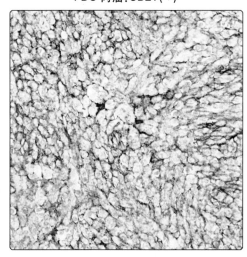

FDC 肉瘤：clusterin（+）

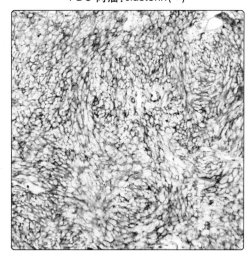

（左）图示滤泡树突细胞（FDC）肉瘤完全破坏颈部淋巴结。肿瘤细胞对CD21、CD23（未显示）、clusterin（未显示）和表皮生长因子受体（未显示）呈强阳性，支持滤泡树突分化谱系。（右）图示FDC肉瘤完全破坏颈部淋巴结。肿瘤细胞对clusterin和其他FDC相关标志物（未显示）呈强阳性

要　点

基本概念

- 具有独特的细胞学特征的朗格汉斯细胞异常增生
  - 表达 CD1a、S100 蛋白和 langerin(CD207)
  - 超微结构检查可见 Birbeck 颗粒

病因学／发病机制

- 通过 X 染色体连锁人类雄激素受体基因(甲基化失活)检测,已证实朗格汉斯细胞组织细胞增生症(LCH)呈单克隆性
- *BRAF* V600E 突变

临床特征

- 年发病率为 4.0~5.4/100 万
- 任何年龄均可发病,儿童是发病高峰,男性略占优势
- 临床表现分为两大类:单发和多系统性病变
- LCH 单发病变患者预后通常较好
- 多发病变 LCH 预后不一

- 治疗方法取决于受累部位

影像学

- 单发 LCH:单一的溶骨性病变,通常发生于长骨或扁骨组织
- 胸部 X 线显示肺网状结节状浸润性病变

镜下特征

- 朗格汉斯细胞异常增生
- 背景常有多量嗜酸性粒细胞
- 电子显微镜检查可见 Birbeck 颗粒
- 朗格汉斯细胞 CD1a(+),S100(+),langerin/CD207(+),表达 *BRAF* V600E 突变特异性抗体

主要鉴别诊断

- Rosai-Dorfman 病
- 皮病性淋巴结炎
- 朗格汉斯细胞肉瘤

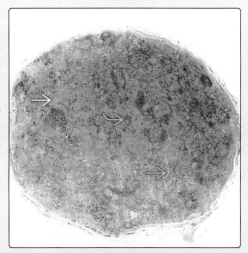

LCH

(左)LCH 低倍镜下显示淋巴窦内➡及副皮质区➨朗格汉斯细胞增生浸润,可见残留的淋巴滤泡结构➧。患者为青年男性,表现为多系统广泛病变。(右)淋巴结正常结构部分消失,被肿瘤细胞所替代,肿瘤细胞常先累及淋巴窦及并导致淋巴窦扩张➧

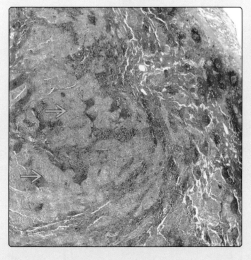

LCH:窦内模式

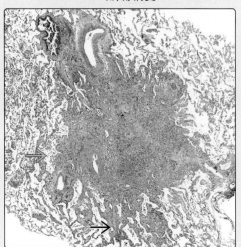

LCH:肺部病变

(左)LCH 低倍镜下显示典型的支气管周围星状浸润并延伸至周围肺泡壁➧,肺泡内巨噬细胞➧在病变周围尤为显著,此类疾病的大多数患者是吸烟者。(右)LCH 常常累及皮肤,真皮浅层肿瘤细胞浸润明显➧

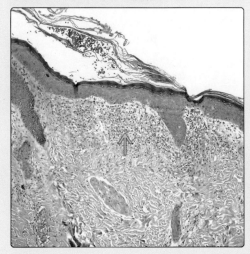

LCH:皮肤

术语

缩写

- 朗格汉斯细胞组织细胞增生症（Langerhans cell histiocytosis，LCH）

同义词

- 朗格汉斯细胞肉芽肿病
- 组织细胞增生症 X
- 嗜酸性肉芽肿
- Letterer-Siwe 病
- Hand-Schüller-Christian 病

定义

- 具有独特的细胞学特征的朗格汉斯细胞异常增生
  - 肿瘤细胞表达 CD1a、S100 蛋白和 langerin（CD207）
  - 超微结构检查可见 Birbeck 颗粒
  - 通过 X-连锁失活检测已经证实其单克隆性（大多数 LCH 类型）

病因学/发病机制

朗格汉斯细胞起源

- 起源于骨髓祖细胞，与树突细胞相比，巨噬细胞更常见
  - 发育依赖于巨噬细胞集落刺激因子受体和 PU.1
  - 表达巨噬细胞特异性标志物 F4/80
  - 持续表达 IL-10
- 朗格汉斯细胞是抗原呈递树突细胞

LCH 病因不明确

- 通过 X 染色体连锁人类雄激素受体（HUMARA）基因检测，已经证实 LCH 呈单克隆性
  - 有些成人肺 LCH 不是单克隆性
    - 在大多数情况下与吸烟有关
- *BRAF* V600E 突变
  - 大约 60% 的 LCH 病例发生突变
  - 激活 *RAS/RAF/MEK* 通路
- LCH 可能与免疫功能障碍有关
  - 趋化因子受体异常表达
  - 粒细胞-巨噬细胞集落刺激因子、γ 干扰素、白细胞介素（IL）1 和 IL-10 在 LCH 病变中是增加的
- LCH 及病变程度与特定的 HLA 类型相关
  - *HLA-DRB1 * 03*、*HLA-Cw7* 和 *HLA-DR4*

LCH 与其他造血肿瘤相关（偶发 LCH）

- 发病机制尚不清楚
  - LCH 在此情况下是否为宿主反应的异常形式?
    - 一些研究表明，偶发 LCH 是多克隆性

LCH 与横向分化的概念

- 包括 LCH 在内的一部分树突细胞肿瘤常与淋巴系统肿瘤共存或继发
  - 考虑与淋巴细胞向组织细胞横向分化有关
- 大约 30% 新发 LCH 出现 *IGH* 基因单克隆性重排
  - 但没有 B 细胞肿瘤形态学及免疫表型的证据
- 大约 20% 新发 LCH 出现 *TCRG* 基因单克隆性重排

临床特征

流行病学

- 发病率
  - 每年为 4.0~5.4/100 万
- 年龄
  - 任何年龄均可发病，从新生儿至成年人
  - 发病高峰在儿童
  - 单系统受累患者通常较多系统受累者年龄大
    - Letterer-Siwe 病
      □ 主要发生于 2 岁以下儿童
    - Hand-Schüller-Christian 病
      □ 发病高峰在 2~10 岁儿童
    - 孤立性嗜酸性肉芽肿
      □ 最常见于 5~15 岁患者
- 性别
  - 男：女 = 2：1

表现

- 单发病变表现
  - 皮肤和口腔黏膜
    - 口腔、会阴、外阴或耳后区域的结节性病变
  - 骨病变（嗜酸性肉芽肿）
    - 最常见临床表现
      □ 颅骨溶骨性病变；LCH 可累及中枢神经系统
    - 病变通常无症状，但可出现骨痛和软组织肿块
    - 累及蝶鞍区可引起垂体功能障碍和尿崩症
  - 肺部病变
    - 胸片偶然发现异常
    - 自发性气胸可以是最初表现
    - 几乎所有肺部 LCH 患者都有或有过吸烟史
  - 淋巴结
    - 颈部淋巴结最常见
    - 纵隔淋巴结经常受累
- 多系统病变表现
  - Letterer-Siwe 病
    - 发热、贫血、血小板减少
    - 鳞屑性丘疹、湿疹样，有时呈紫癜样
    - 耳后引流区、淋巴结肿大、肝脾大
  - Hand-Schüller-Christian 病
    - 累及扁骨的系统性疾病
    - 典型三联征：尿崩症、突眼症、颅骨溶骨性损害

- 与其他肿瘤相关的 LCH(偶发 LCH)
  - 据报道,LCH 可与其他造血组织肿瘤同时发生或继发,包括
    - 霍奇金淋巴瘤、非霍奇金淋巴瘤
    - 浆细胞骨髓瘤
    - T 淋巴母细胞性淋巴瘤
    - 骨髓增生异常综合征、急性髓系白血病

治疗

- 局限于骨的孤立性 LCH,还没有统一的治疗方案
  - 孤立性骨病变可采取刮除、切除或放射治疗
  - 多发骨病变可以采用吲哚美辛或类固醇治疗
- 局灶性皮肤病变
  - 局部使用中至强效类固醇
  - 氮芥软膏
  - 补骨脂素和紫外线 A
- 淋巴结病变
  - 切除
  - 类固醇治疗
- 多系统病变
  - 全身化疗
    - 长春新碱、依托泊苷和泼尼松龙
  - 联合应用环孢素 A、抗胸腺细胞球蛋白和泼尼松龙可用于治疗难治性病变
  - 高危患者需骨髓移植
    - 年龄<2 岁
    - 疾病进展迅速
    - 重要器官功能障碍
- 中枢神经系统受累的高危部位包括
  - 眼眶、乳突或颞骨病变
- 肺 LCH
  - 戒烟通常会使病情缓解
- *BRAF*V600 突变抑制剂
  - 单克隆抗体维莫非尼可能对播散性或难治性病变有效

预后

- 单发病灶 LCH 患者通常预后良好
- 多发病灶 LCH 患者预后不一
  - 约 50% 的多灶患者达到完全缓解后复发
  - 多灶患者死亡率约 10%
- Letterer-Siwe 病
  - 死亡率≥50%
- LCH 患者发生继发性癌的风险高于正常人
  - T 或 B 淋巴母细胞性淋巴瘤/白血病
  - 实体瘤:视网膜母细胞瘤、脑肿瘤、肝细胞癌、尤因肉瘤/原始神经外胚层肿瘤(PNET)
- LCH 患者存在的长期问题
  - 生长与发育问题
  - 确诊后不久出现的神经或神经退行性病变
- 肺 LCH
  - 如果戒烟,大多数患者预后非常好

- 有些患者进展为终末期肺纤维化

影像学

一般特征

- 胸部发现
  - 边界不清或星状结节(大小为 2~10mm)
  - 胸片显示网状结节状浸润影
  - 肋膈角消失
- 中枢神经系统受累(CT 扫描和磁共振对比)
  - 常见垂体柄增粗
  - 脑桥、基底节和小脑白质强化
  - 脑膜病变
  - 松果体增大伴囊性变
  - 鼻旁窦或乳突病变
- 骨 X 线平片检查
  - 单灶性 LCH:单发溶骨性损害,通常累及长骨或扁骨
    - 儿童最常累及颅骨和股骨
  - 多灶性 LCH:颅骨、蝶鞍、下颌骨、椎骨和/或上肢长骨的溶骨性损害
  - 长骨部位
    - 边界清楚的溶骨性损害,有或无硬化缘
    - 病变常位于骨干或干骺端
  - 颅骨病变
    - 穿孔、溶骨性损害并伴有中央透亮区
  - 椎骨病变:椎体常出现溶骨性损害
  - 下颌骨受累:"浮齿征"

镜下特征

组织学特征

- 朗格汉斯细胞异常增生
  - 朗格汉斯细胞具有独特的细胞学特征
    - 胞质丰富、淡粉染
    - 核不规则、拉长,具有明显的核沟及核皱褶
    - 染色质细腻、核仁不明显
- 背景中嗜酸性粒细胞增多
- 常见坏死;偶尔可见多核细胞
- 骨 LCH 通常和骨折、骨破坏后反应性病变相关
- 肺 LCH 常与以下情况有关
  - 假性脱屑性间质性肺炎
  - 细支气管炎或支气管肺炎

细胞学特征

- LCH 可以通过细针穿刺细胞学进行诊断
  - 细胞密度通常很高
  - 朗格汉斯细胞有核沟及核内假包涵体
  - 可见大量嗜酸性粒细胞、淋巴细胞、巨噬细胞、中性粒细胞及巨细胞
- 应用流式细胞术检测支气管肺泡灌洗液有助于评估肺 LCH

- ○ >5%细胞表达 CD1a 有意义
- ○ 髓系树突细胞 CD80 表达降低

淋巴结

- 淋巴结受累可能是疾病的唯一表现,也可能与系统性病变有关
- 淋巴结结构局部破坏,淋巴滤泡保留
- 朗格汉斯细胞增生导致淋巴窦扩张
  - ○ 淋巴窦内通常可见坏死灶,周边嗜酸性粒细胞围绕
  - ○ 可以看到嗜酸性脓肿及肉芽肿反应
- 几乎见不到核分裂象

超微结构

- Birbeck 颗粒
  - ○ "网球拍"样结构
  - ○ (200~400)nm×33nm,具有双外鞘细胞质结构

辅助检查

免疫组织化学

- CD1a(+),S100(+),CD207/langerin(+)
- CD74(+),HLA-DR(+),CD2(+/-)
- CD4(+/-),CD45/LCA(+),CD68(+/-)
- CD15(-),CD21(-),CD30(-),CD35(-)
- CD31 和 P53 在 LCH 中通常为阳性,在朗格汉斯细胞增生时为阴性
- 石蜡包埋组织可检测 BRAF V600E 突变特异性抗体

基因学检查

- 通过 X 染色体连锁人类雄激素受体基因检测,已经证实大多数 LCH 呈单克隆性
- 部分患者表现为 IGH、TRB 或 TRG 基因单克隆性重排
  - ○ 部分可以用横向分化的概念解释
- 二倍体核型

二代测序(NGS)

- 蛋白激酶 BRAFV600E 点突变
  - ○ 大约 50%的 LCH 患者通过 NGS 或突变特异性抗体检测发现突变
- 部分患者 MAP2K1(MEK1)突变
  - ○ 与 BRAF V600E 互斥

鉴别诊断

Rosai-Dorfman 病

- 被膜及被膜周围炎症和纤维化
- 扩张的窦充满大而明显的组织细胞
  - ○ 组织细胞核大、圆,呈泡状,并且核膜清楚,核仁明显
  - ○ 组织细胞胞质中含有完整的淋巴细胞(淋巴细胞伸入运动、淋巴细胞吞噬作用)
  - ○ S100(+),CD68(+),CD1a(-),CD207/langerin(-)
- 浆细胞经常围绕着显著的高内皮微静脉

皮病性淋巴结炎(尤其是晚期)

- 副皮质区结节状或融合性扩张
  - ○ 交指状树突细胞、朗格汉斯细胞和巨噬细胞增生
- 一些巨噬细胞含有黑色素
- 朗格汉斯细胞和交指状树突细胞形态相似
  - ○ 交指状树突细胞质较少
- 可以存在嗜酸性粒细胞,但通常不太明显
- 交指状树突细胞免疫表型 CD1a(-),S100(+),langerin(-)

Kimura 病

- 滤泡增生,生发中心内有多核细胞、纤维化及蛋白样物质沉积
- 滤泡间大量嗜酸性粒细胞、嗜酸性脓肿形成
- 通常为头部和颈部:真皮或皮下组织深部和区域淋巴结肿大

Erdheim-Chester 病

- 可见骨硬化性病变
- 充满大量脂质泡沫样组织细胞、淋巴细胞聚集及纤维化
- 图顿样巨细胞罕见
- 组织细胞免疫表型 CD68(+),CD1a(-),S100(-),langerin(-)

朗格汉斯细胞肉瘤

- 极其罕见
- 通常见于淋巴结、皮肤或肺
- 恶性肿瘤细胞学特征
  - ○ 细胞多形性
  - ○ 染色质凝集,核仁明显
  - ○ 一些细胞具有复杂的核沟
  - ○ 核分裂象多见(>50 个/10HPF)
- 免疫表型与 LCH 相似
  - ○ CD56 在 LCH 中(-),在朗格汉斯细胞肉瘤中常常阳性

诊断依据

临床相关病理特征

- LCH 可以是单发病变,也可以是多系统性病变
  - ○ 虽然临床表现不同,但单灶或多灶性病变组织学表现相似

病理学精华

- 朗格汉斯细胞具有独特的细胞学特征
  - ○ 细胞核不规则、拉长,可见核沟及核折叠
- 背景中可见多量嗜酸性粒细胞,很少有嗜酸性脓肿
- 淋巴结病变
  - ○ 淋巴结结构部分破坏,滤泡中心保留
  - ○ 朗格汉斯细胞增生使淋巴窦扩张
- 电子显微镜可见 Birbeck 颗粒
- 免疫组织化学
  - ○ 朗格汉斯细胞 CD1a(+),S100(+),langerin(+),表达 BRAFV600E 突变特异性抗体

LCH 与 LCS 的比较		
LCH		**LCS**
年龄		
	任何年龄均可发病,从新生儿至成年人;主要是儿童	主要是成年人
性别		
	男:女 = 大约 2:1	女性占优势(男:女 = 1:2)
部位		
	单系统或单发	皮肤和皮下软组织是最常见受累部位
	皮肤和软组织	
	骨	
	淋巴结	大约 22% 患者原发淋巴结受累
	多系统	多器官受累常见
	Letterer-Siwe 病	
	Hand-Schüller-Christian 病	
形态学		
	形态温和,染色质淡,有核沟或核折叠	明显恶性:细胞多形性,核仁明显,染色质凝集,罕见复杂的核沟
	通常有多量嗜酸性粒细胞,数量不等的组织细胞及小淋巴细胞	嗜酸性粒细胞显著减少,甚至消失
	某些患者可以出现坏死伴嗜酸性脓肿	坏死常见
	偶尔有细胞异型性和核分裂象增多,可达 30 个/10HP	核分裂象多见:大约 50 个/10HP
免疫组织化学		
	CD1a(+), S100 (+), langerin (+), fascin (+), CD68 (+), *BRAF* V600E 特异性突变	LCS 和 LCH 具有相似的免疫表型,但有些病例可能局灶阳性或弱阳性
	CD56 (-)	CD56 (+)
超微结构		
	LCH 和 LCS 具有相似的超微结构	LCH 和 LCS 具有相似的超微结构
治疗		
	因受累部位不同而有所不同	手术、化疗和放疗
预后		
	单灶性 LCH 预后良好	侵袭性高级别病变
	多灶性 LCH 预后不一	
LCH,朗格汉斯细胞组织细胞增生症;LCS,朗格汉斯细胞肉瘤。		

参考文献

1. Grace SA et al: p53 is a helpful marker in distinguishing Langerhans cell histiocytosis from Langerhans cell hyperplasia. Am J Dermatopathol. ePub, 2016

2. Huo Z et al: Clinicopathological features and BRAFV600E mutations in patients with isolated hypothalamic-pituitary Langerhans cell histiocytosis. Diagn Pathol. 11(1):100, 2016

3. Héritier S et al: BRAF mutation correlates with high-risk langerhans cell histiocytosis and increased resistance to first-line therapy. J Clin Oncol. 34(25):3023-30, 2016

4. Zeng K et al: BRAFV600E and MAP2K1 mutations in Langerhans cell histiocytosis occur predominantly in children. Hematol Oncol. ePub, 2016

5. Demellawy DE et al: Langerhans cell histiocytosis: a comprehensive review. Pathology. 47(4):294-301, 2015

6. Elia D et al: Pulmonary Langerhans cell histiocytosis: a comprehensive analysis of 40 patients and literature review. Eur J Intern Med. 26(5):351-6, 2015

7. O'Malley DP et al: Evidence of BRAF V600E in indeterminate cell tumor and interdigitating dendritic cell sarcoma. Ann Diagn Pathol. 19(3):113-6, 2015

8. Satpathy AT et al: Re(de)fining the dendritic cell lineage. Nat Immunol. 13(12):1145-54, 2012

9. Chen W et al: Detection of clonal lymphoid receptor gene rearrangements in langerhans cell histiocytosis. Am J Surg Pathol. 34(7):1049-57, 2010

10. Arkader A et al: Primary musculoskeletal Langerhans cell histiocytosis in children: an analysis for a 3-decade period. J Pediatr Orthop. 29(2):201-7, 2009

11. Hirsh R et al: Langerhans cell histiocytosis following acute leukemia in an adult. Am J Hematol. 84(10):693-4, 2009

12. Sarmadi S et al: Synchronously diagnosed eosinophilic granuloma and Hodgkin's disease in a 12-year-old boy: a case report. J Med Case Reports. 3:35, 2009

13. Edelweiss M et al: Lymph node involvement by Langerhans cell histiocytosis: a clinicopathologic and immunohistochemical study of 20 cases. Hum Pathol. 38(10):1463-9, 2007

14. Christie LJ et al: Lesions resembling Langerhans cell histiocytosis in association with other lymphoproliferative disorders: a reactive or neoplastic phenomenon? Hum Pathol. 37(1):32-9, 2006

15. Yousem SA et al: Pulmonary Langerhans' cell histiocytosis: molecular analysis of clonality. Am J Surg Pathol. 25(5):630-6, 2001

16. Kilpatrick SE et al: Langerhans' cell histiocytosis (histiocytosis X) of bone. A clinicopathologic analysis of 263 pediatric and adult cases. Cancer. 76(12):2471-84, 1995

17. Willman CL et al: Langerhans'-cell histiocytosis (histiocytosis X)--a clonal proliferative disease. N Engl J Med. 331(3):154-60, 1994

LCH：淋巴结坏死

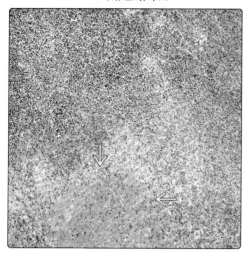

LCH：扩张的淋巴窦

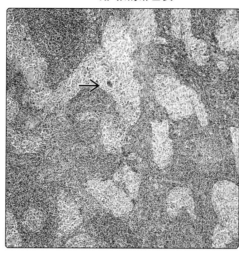

(左)图示 LCH 破坏淋巴结部分结构,本例肿瘤细胞伴有大量坏死➡。(右) LCH 广泛累及淋巴窦,本视野中可见一个多核朗格汉斯巨细胞➡

LCH：巨细胞

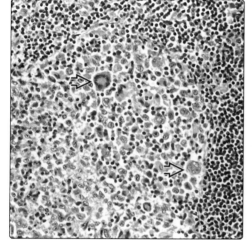

LCH：S100

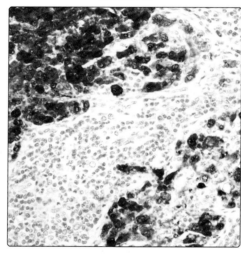

(左)淋巴结显示 LCH 累及并导致淋巴窦扩张,除朗格汉斯细胞及嗜酸性粒细胞外,存在少量散在多核巨细胞➡。(右) LCH 累及淋巴窦,朗格汉斯细胞胞质及胞核 S100 蛋白呈强阳性

LCH：CD68

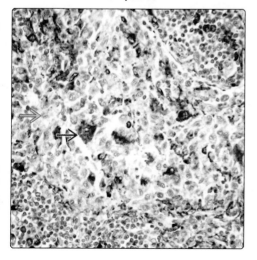

LCH：CD4

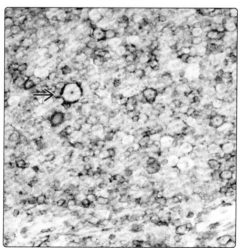

(左)LCH 累及淋巴窦,朗格汉斯细胞弱阳性表达 CD68 ➡,本视野中散在分布的巨噬细胞 CD68 呈强阳性➡。(右)淋巴结 LCH,朗格汉斯细胞 CD4 弱表达或强弱不等,其中一多核巨细胞➡ CD4 呈强阳性

LCH:嗜酸性粒细胞增多

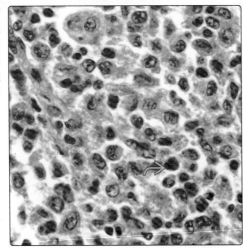

LCH:多核细胞

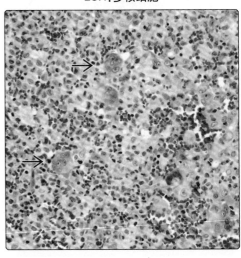

(左)淋巴结 LCH,朗格汉斯细胞核不规则,有核沟,胞质丰富、淡染,可见多量嗜酸性粒细胞➡。(右)淋巴结 LCH,图示朗格汉斯细胞在副皮质区浸润,并可见多核巨细胞➡

LCH:CD1a

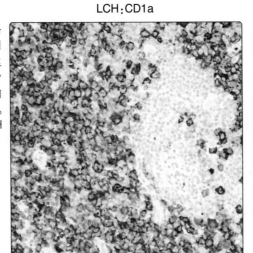

LCH:溶骨性病变

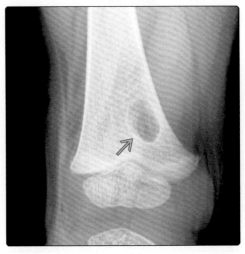

(左)淋巴结 LCH 图示朗格汉斯细胞浸润副皮质区,朗格汉斯细胞强阳性表达 CD1a。(右)一名患儿股骨远端 X 线可见 LCH 导致的边界清楚的溶骨性损害。请注意,硬化边缘➡是 LCH 的典型特征,与愈合期相关

LCH:骨病变

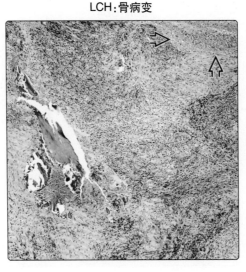

LCH:核分裂象

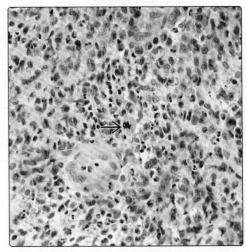

(左)骨 LCH,朗格汉斯细胞浸润、破坏骨小梁;并可见局灶坏死➡、纤维化及反应性改变。(右)骨 LCH,可见大量朗格汉斯细胞、嗜酸性粒细胞和巨细胞,本视野可见核分裂象➡,LCH 常罕见或偶见核分裂象

LCH:磁共振

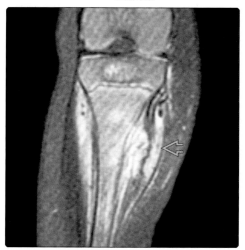

LCH:脊柱

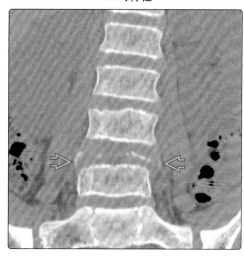

(左)胫骨近端 LCH,磁共振显示沿骨干广泛的骨膜反应和洋葱皮样外观 ➡️。(右)一名 12 岁男孩患有 LCH,骨 CT 冠状位重建显示了典型的脊柱 LCH 合并第四腰椎椎体压缩性骨折 ➡️

LCH:肺

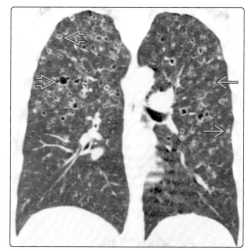

肺 LCH:CD1a

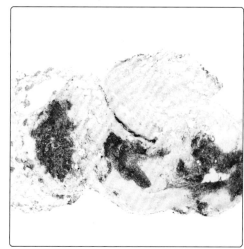

(左)一例肺 LCH 患者 CT 冠状位重建显示上肺及中肺可见显著的特征性的不规则结节状➡️和形状不一的囊肿 ➡️,肺下叶相对较少。(右)肺 LCH 石蜡切片可见多灶性病变,朗格汉斯细胞强阳性表达 CD1a

LCH:微小病变

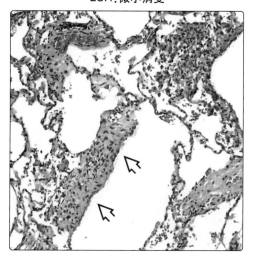

LCH:含铁血黄素

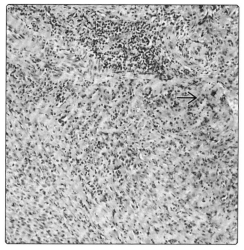

(左)肺 LCH,本视野显示肺实质可见一个小的 LCH 病变➡️。(右)图示肺大范围 LCH 病变,可见多量朗格汉斯细胞、嗜酸性粒细胞及纤维化,也可见吞噬含铁血黄素的巨噬细胞➡️

LCH：皮肤

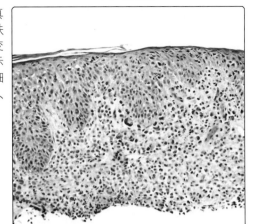

LCH：核沟

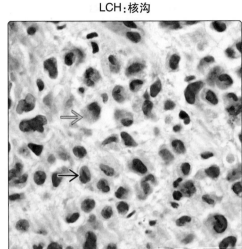

(左) LCH 广泛累及皮肤真皮组织，该患者表现为皮肤病变，没有淋巴结或骨病变迹象。(右) 皮肤 LCH 显示朗格汉斯细胞特征性的细胞学特点，包括核不规则、核沟➡和丰富的胞质➡

LCH：甲状腺

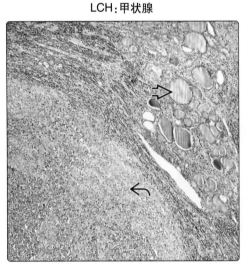

甲状腺 LCH：CD1a

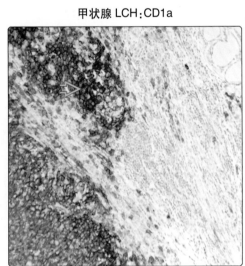

(左) 图示 LCH ➡广泛累及甲状腺➡。LCH 很少累及甲状腺，常常表现为甲状腺肿大，没有神经内分泌表现。(右) 图示朗格汉斯细胞 CD1a ➡强阳性表达。Langerin/CD207 是更为特异的 LCH 标记

LCH：颅骨溶骨性病变

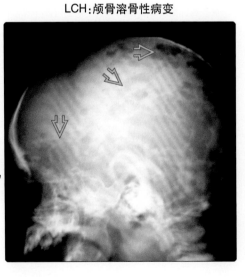

LCH：垂体

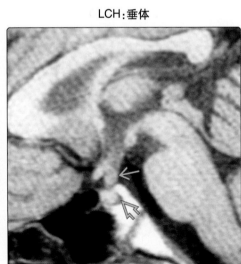

(左) 一例播散性 LCH 患儿侧位平片显示颅骨多发性边界清楚的溶骨性损害➡。这 一 现 象 在 患 有 Hand-Schuller-Christian 综合征的儿童中很常见。(右) 核磁矢状位 T1W1 显示由 LCH 导致的垂体漏斗部增厚➡，正常垂体后叶缺失。常发生在 Hand-Schüller-Christian 患者，并表现为尿崩症

MCL 和 LCH 复合瘤

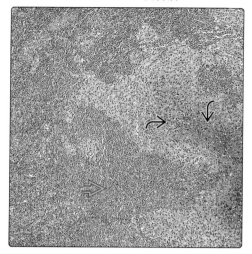

MCL 和 LCH 伴嗜酸性粒细胞增多

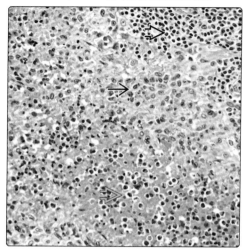

（左）套细胞淋巴瘤（MCL）➡合并 LCH 患者显示朗格汉斯细胞增生，出现坏死➡。（右）中倍镜图示朗格汉斯细胞➡伴嗜酸性脓肿➡及单一性小的 MCL 细胞➡

MCL 和 LCH 伴嗜酸性粒细胞增多

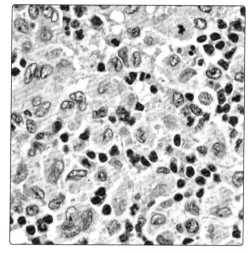

MCL 和 LCH：CD1a

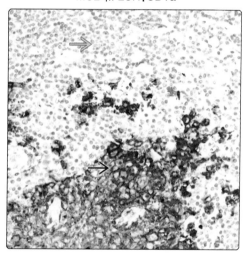

（左）MCL 合并 LCH 患者显示朗格汉斯细胞具有丰富的胞质和明显的核沟，也可见嗜酸性粒细胞。（右）MCL➡合并 LCH 患者显示朗格汉斯细胞强阳性表达 CD1a➡，支持 LCH 的诊断

MCL 和 LCH：CD20

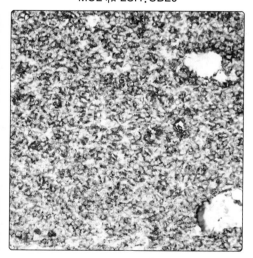

MCL 和 LCH：cyclinD1

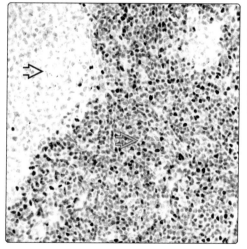

（左）一例 MCL 合并 LCH 患者免疫组织化学 CD20 染色突显了 MCL 细胞。（右）免疫组织化学 cyclinD1 染色图示 MCL 细胞核强阳性➡，朗格汉斯细胞 cyclinD1 阴性➡

CHL 和 LCH

CHL 和 LCH：RS+H 细胞

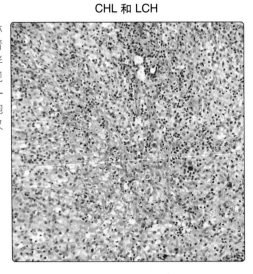

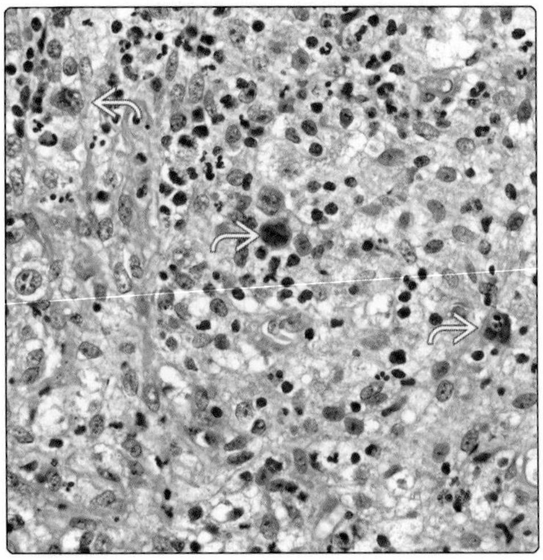

(左)一例经典型霍奇金淋巴瘤(CHL)合并 LCH 患者显示朗格汉斯细胞增生,伴有大量嗜酸性粒细胞,出现坏死。(右)高倍镜图示里-施和霍奇金(RS+H)细胞�,背景中存在多量朗格汉斯细胞和嗜酸性粒细胞

CHL 和 LCH：PAX5

CHL 和 LH：CD30

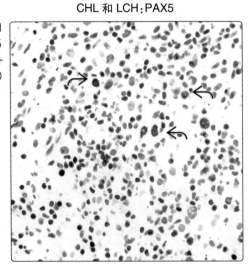

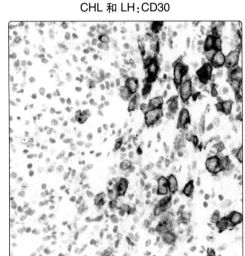

(左)一例 CHL 合并 LCH 患者显示 RS+H 细胞 PAX5 呈弱阳性➦。(右)图示 RS+H 细胞膜及高尔基体 CD30 呈阳性

CHL 和 LCH：S100

CHL 和 LCH：CD1a

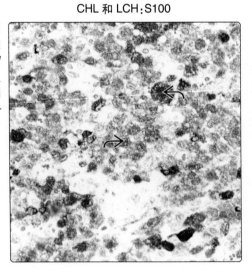

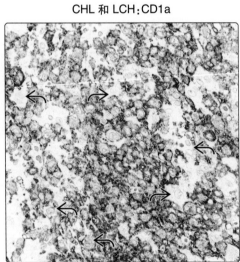

(左)一例 CHL 合并 LCH 患者显示朗格汉斯细胞 S100 阳性,LCH 细胞核➦及胞质 S100 呈强阳性反应。(右)图示朗格汉斯细胞 CD1a 阳性,请注意,RS+H 细胞➦ CD1a 阴性

DLA

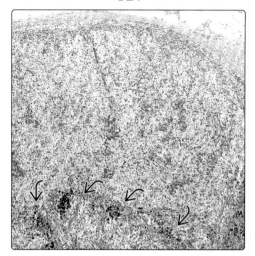

DLA:树突状细胞

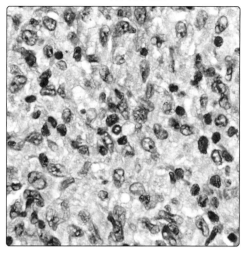

（左）一例皮病性淋巴结炎（DLA）患者显示副皮质区明显扩张，伴朗格汉斯细胞、交指状树突细胞及吞噬黑色素➡的巨噬细胞增生。（右）高倍镜图示朗格汉斯细胞和交指状树突细胞的核拉长，部分有核沟，可见少量胞质。嗜酸性粒细胞不存在或不明显

RDD

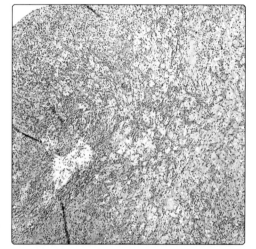

RDD:细胞伸入

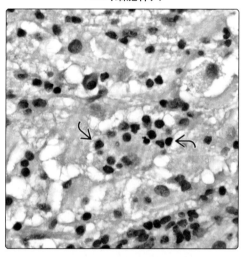

（左）一例淋巴结 Rosai-Dorfman 病（RDD）患者显示扩张的淋巴窦内充满了大量组织细胞。（右）高倍镜图示组织细胞含有完整的淋巴细胞（淋巴细胞伸入运动、淋巴细胞吞噬作用）➡和脂质

朗格汉斯细胞肉瘤

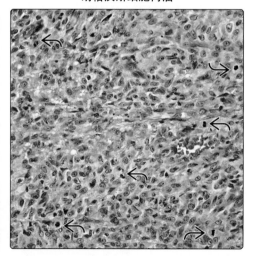

朗格汉斯细胞肉瘤:S100

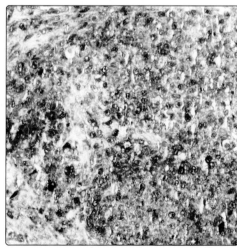

（左）朗格汉斯细胞肉瘤图示朗格汉斯细胞具有明显恶性特征,核深染、核分裂象➡多见及高的核质比。（右）图示肉瘤细胞 S100 阳性,该肉瘤与 LCH 共同表达一种或多种抗原

要点

基本概念

- 具有明确恶性细胞学特征的朗格汉斯细胞肿瘤性增生

临床特征

- 朗格汉斯细胞肉瘤(LCS)通常为原发性
  - 某些病例可由先前的朗格汉斯细胞组织细胞增生症(LCH)进展而来
- 皮肤和软组织是最常受累部位
  - 大约20%患者表现为淋巴结肿大
  - 多器官受累较常见
- 许多LCS患者临床表现为侵袭性疾病
  - 死亡率大约50%
- 如果可以切除,手术切除是最佳治疗方案

镜下特征

- LCS与其他类型肉瘤相似
  - 明确的恶性细胞学特征
  - 高核分裂象(>50个/10HPF)
  - 大面积凝固性坏死
- 在淋巴结中,LCS可能显示
  - 弥漫性、边界不清的结节状或窦内生长模式
- 诊断LCS的组织学线索
  - 通常只有少数细胞类似于朗格汉斯细胞
    - 核折叠和/或核沟
    - 胞质丰富
  - 背景中可见小灶状嗜酸性粒细胞

辅助检查

- CD1a(+),S100(+)或 langerin/CD207(+)
- 电子显微镜:Birbeck 颗粒(+)
- BRAF 突变(病例报告)

主要鉴别诊断

- LCH
- 交指状树突细胞肉瘤
- 滤泡树突细胞肉瘤
- 组织细胞肉瘤

淋巴结 LCS

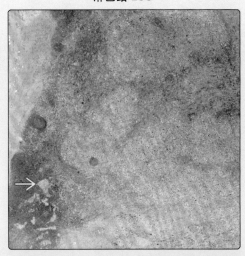

凝固性坏死

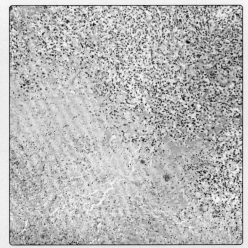

(左)图示一例61岁男性患者LCS取代淋巴结实质细胞,左下区为正常淋巴结未受累区域➡,该患者为新发肿瘤。(右)一例61岁男性患者LCS取代淋巴结实质,LCS常见大面积凝固性坏死

LCS:细胞学特点

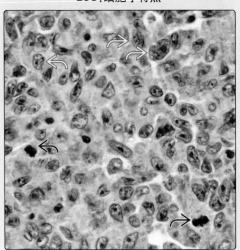

LCS:CD1a(+)

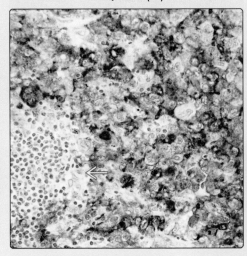

(左)LCS肿瘤细胞表现为核的异型性和核分裂象增多➡,一部分肿瘤细胞出现复杂的核折叠➡。(右)LCS强阳性表达CD1a,该区域仍可见少量残留淋巴结未被LCS累及➡

术语

缩写

- 朗格汉斯细胞肉瘤(Langerhans cell sarcoma,LCS)

同义词

- 树突细胞或组织细胞肉瘤,朗格汉斯细胞型
- 恶性组织细胞增生症 X

定义

- 具有明确恶性朗格汉斯细胞特征的肿瘤性增生

临床特征

流行病学

- 发病率
  - 非常罕见
- 年龄
  - 中位年龄:46 岁(范围:10~81 岁)
- 性别
  - 女性居多(男:女 = 1:2)

部位

- 皮肤和软组织是最常受累部位
- 多器官受累较常见
  - 淋巴结、肺、肝、脾、骨、胆囊、脑、肠道、胰腺
- 大约 20% 的患者原发于淋巴结

表现

- LCS 通常为原发
- 某些罕见 LCS 病例可由先前的 LCH 进展而来
  - 罕见病例报告
- 大多数患者表现为结外肿块,不伴有其他症状
  - 大约 40% 的患者为Ⅲ期或Ⅳ期病变
  - 大约 20% 的患者有肝脾肿大
  - 大约 10% 的患者有全血细胞减少症,通常与骨髓受累有关
- 一部分患者表现为系统性症状
  - 疲劳、盗汗、体重减轻

治疗

- 如果可以切除,手术切除是最佳治疗方案
- 播散性病变采用放疗和化疗
  - 通常治疗反应不佳

预后

- 临床侵袭性肿瘤
  - 大多数患者表现为侵袭性病变
  - 死亡率约 50%,多数患者 2 年内死亡

影像学

一般特征

- CT 和 MR
  - 占位性病变
  - 常表现为多灶性或播散性病变
- 正电子发射型计算机断层成像(PET)
  - 同位素摄取异常

镜下特征

组织学特征

- 皮肤和软组织
  - 与其他类型肉瘤相似
  - 弥漫增生模式
  - 肿瘤细胞具有明显恶性特征
    - 细胞多形性,核仁明显,染色质凝集
    - 核分裂象通常多见,高达 50 个/10HPF
    - 可能存在病理性核分裂象
    - 肿瘤细胞胞质丰富或中等
      - 胞质呈泡沫状或空泡状
  - 常出现局灶坏死
  - 背景中嗜酸性粒细胞很少或不存在
- 淋巴结
  - LCS 存在多种增生模式:经常混合性存在
    - 弥漫增生
    - 模糊结节状
    - 窦内生长
- 诊断 LCS 的组织学线索
  - 肿瘤细胞核形不规则或有核沟
    - 通常只有一小部分肿瘤细胞有此特征
    - 背景中局灶可见嗜酸性粒细胞

细胞学特征

- 细胞体积大,核圆形或核折叠,有或无明显核仁,胞质丰富
  - 不做免疫组织化学检查难以确诊

辅助检查

免疫组织化学

- CD1a(+),S100(+)或 langerin/CD207(+)
  - 表达可以是局灶的或呈斑驳状
  - CD40(+),HLA-DR(+),vimentin(+/-)
  - CD56/NCAM(+)
    - LCH 通常 CD56 阴性
  - CD31(+);正常朗格汉斯细胞 CD31(-)
  - CD68(+/-),CD45(+/-)
    - CD68 和 CD45 阳性表达时可以较弱或强弱不等
  - CD4(+/-);CD163(-/+),fascin(-)
  - 溶菌酶(-/+);如果(+),常常只有少量细胞阳性
- 滤泡树突细胞标志物阴性
  - CD21、CD23、CD35、clusterin 等

基因学检查

- 朗格汉斯细胞肉瘤有 *BRAF* 基因突变的病例报道
  - 目前为止,大多数为病例报道
- 细胞横向分化已有报道
  - 慢性淋巴细胞白血病转化成 LCS

电子显微镜

- 可见 Birbeck 颗粒

- 没有证据表明
  - 具有桥粒/特殊的缝隙连接
  - 交指状树突细胞胞质突起

鉴别诊断

LCH

- 朗格汉斯细胞形态温和
  - "扭曲核"并且有核沟，染色质淡
- 背景中经常有多量嗜酸性粒细胞
  - 一些患者可见嗜酸性微脓肿
- 可存在坏死；通常与嗜酸性粒细胞相关
- 背景中数量不等的巨噬细胞和小淋巴细胞
  - 可见多核巨细胞
- LCH 临床表现可与 LCS 重叠
  - 一些 LCH 患者表现为多器官受累
    - 婴幼儿：Letterer-Siwe 病（弥漫性）
    - 儿童：常为单系统多灶性病变
    - 系统性患者常表现为侵袭性临床过程
- 一些 LCH 患者核分裂象较明显
  - 10~20 个/10HPF，有些患者可高达 30 个/10HPF
- 区分 LCS 和 LCH 的组织学特征
  - 肉瘤样病变
    - 明显恶性细胞学特点
    - 极少肿瘤细胞具有典型朗格汉斯细胞特点
    - 背景中几乎没有嗜酸性粒细胞
    - 广泛凝固性坏死
    - 多量核分裂象，>30 个/10HPF
    - 病理性核分裂象
- 免疫表型特征可区分 LCS 和 LCH
  - LCS 中朗格汉斯细胞标志物的表达通常缺失
- 电子显微镜：Birbeck 颗粒(+)

交指状树突细胞肉瘤

- 束状、席纹状或漩涡状生长方式
  - 以上生长方式在高级别病变时可能不明显
- 肿瘤细胞呈梭形或上皮样
- 免疫组织化学
  - S100(+)；也可缺失
  - CD11c(+)，HLA-DR(+)，vimentin(+)，fascin(+)
  - CD4 (+/-)，CD45/LCA (+/-)，CD68 (+/-)，CD163 (+/-)
  - CD15(-/+)，lysozyme(-/+)，CD1a(-)，langerin(-)
- 电子显微镜：无 Birbeck 颗粒

滤泡树突细胞肉瘤

- 通常累及头颈部
- 临床过程可以是惰性的
- 组织学特征
  - 束状、席纹状及漩涡排列
    - 某些患者，呈 360°漩涡状结构
    - 高级别肿瘤可能没有任何排列方式
- 肿瘤细胞可呈梭形或上皮样
- 免疫组织化学

- CD21(+)，CD23(+)，CD35(+)
- Clusterin(+)，Fascin(+)，vimentin(+)
- EGFR(+)
- HLA-DR(+)，CD68(+/-)
- CD1a(-)，CD4(-)，CD45/LCA(-)，S100(-)，langerin(-)
- CD20(-/+)，CD45(-/+)
  - 大约 20%患者以上抗原呈阳性
- 电子显微镜
  - 细长胞质突起和桥粒连接
  - 无 Birbeck 颗粒

组织细胞肉瘤

- 组织细胞肉瘤细胞学特征不同于 LCS
  - 通常没有复杂的核皱褶
  - 细胞胞质丰富、嗜酸性
  - 一些肿瘤细胞存在噬血现象
- 免疫组织化学
  - CD68(+)，CD163(+)，溶菌酶(+)
  - CD4(+)，CD45/LCA(+)，fascin(+)
  - S100(+/-)，CD1a(-)，langerin(-)
- 电子显微镜(EM)：无 Birbeck 颗粒

单核细胞肉瘤

- 许多患者有急性单核细胞白血病或粒单核细胞白血病的病史
  - 可能同时出现急性白血病累及骨髓
  - 极少情况下，单核细胞肉瘤先于急性白血病出现
- 组织学上，单核细胞肉瘤与 LCS 相似，但
  - 某些病例，单核细胞肉瘤呈现显著的单排浸润方式
  - 瘤细胞核可以有明显的核皱褶，但没有核扭曲或核沟
- 免疫组织化学
  - CD43(+)，CD163(+)
  - CD68(+)，溶菌酶(+)
    - 可以是局灶或部分表达
  - CD4(+)，CD45(+)
  - CD1a(-)，S100(-)，langerin(-)
- 新鲜细胞流式细胞术免疫表型分析
  - 可以分析更多的单核细胞/组织细胞抗原
  - CD4(+)，CD11b(+)，CD11c(+)，CD14(+)等
- 电子显微镜
  - 髓过氧化物酶(-/+)：无 Birbeck 颗粒

黑色素瘤

- 其他部位有原发黑色素瘤病史的证据
- 组织学上，黑色素瘤可与 LCS 相似
  - S100(+)，进一步增加了误诊的可能性
- 免疫组织化学
  - S100(+)，HMB45(+)，tyrosinase(+)
  - CD1a(-)，langerin(-)
- 电子显微镜
  - 黑色素小体(+)

ALK 阳性间变性大细胞淋巴瘤

- 通常为青少年或年轻人

组织细胞/树突细胞肉瘤的临床、形态和免疫表型特征				
	朗格汉斯细胞肉瘤	组织细胞肉瘤	交指状树突细胞肉瘤	滤泡树突细胞肉瘤
年龄				
	不确定,从婴幼儿到成人	年龄范围广泛,从婴幼儿到老年人;大多数是成人	主要是成人	主要是成人
性别倾向				
	女性占优势	男性占优势	男性略占优势	无性别倾向
部位				
	皮肤和皮下软组织,累及多个器官	主要是结外部位,胃肠道、皮肤、软组织	大多数累及淋巴结;有些患者累及结外	多数累及淋巴结;其余累及各种结外部位
淋巴结受累	通常为多器官受累的一部分;大约20%的患者原发淋巴结受累	少数病例以淋巴结肿大为首发症状	孤立性淋巴结受累最常见	50%~70%的患者有淋巴结肿大
形态学				
生长方式	结外部位通常弥漫浸润;淋巴结内可以是弥漫性、副皮质区或窦内浸润	常弥漫浸润,在肝、脾和淋巴结可以是窦内浸润	副皮质区束状、席纹状、漩涡状排列,高级别病变中可能不太典型	束状、席纹状、漩涡状排列;弥漫片状或模糊结节状;高级别病变中可能不太典型
细胞特点	细胞多形性、核仁明显,核沟罕见,难以辨认朗格汉斯细胞的形态	细胞多形性,核大、圆形或卵圆形,胞质丰富;一些肿瘤细胞可见噬血现象	梭形或卵圆形细胞,胞质丰富,细胞边界模糊	梭形或卵圆形细胞,胞质丰富,细胞边界模糊;常见核内假包涵体
核分裂象	高,通常50/10HPF	变化不一,可以很高	通常低,<5/10HPF	变化不一,但通常0~10/10HPF
超微结构				
Birbeck 颗粒	(+)	(−)	(−)	(−)
交指状细胞突起	(−)	(−)	(+);通常很复杂	(−)
桥粒/缝隙连接	(−)	(−)	(−)	(+);连接许多细长的胞质突起
免疫组织化学染色				
CD68	(+/−)	(+)	(+/−)	(+/−)
S100	(+)	(−/+)	(+)	(−/+)
CD1a	(+)	(−)	(−)	(−)
langerin	(+)	(−)	(−)	(−)
FDC 标志物	(−)	(−)	(−)	(+)
lysozyme	(−/+)	(+)	(−)	(−)
CD45	(+/−);弱阳性或强弱不等	(+)	(−/+)	(−/+)
其他标志物		CD163 (+), CD4 (+/−),fascin(++)	fascin(++)	clusterin (+), EGFR (+), fascin(++)
预后				
	侵袭性,死亡率50%	侵袭性;化疗反应差,局部病变可能是惰性的	侵袭性,死亡率50%	通常是惰性的,类似于低至中度恶性的软组织肉瘤;具有高度恶性特征或体积较大的肿瘤(>6cm)患者可能快速死亡
比较基于每个实体瘤的主要特征;高级别病变可能表现出不同的特征。				

- 男性占优势
- 组织学上,ALK 阳性间变性大细胞淋巴瘤具有细胞学谱系广
  - 部分病例类似于 LCS 或其他肉瘤
  - 通常可见标志性细胞
    - 常常在血管周围
  - 窦内受累常见
  - 部分病例背景中可见多量嗜酸性粒细胞
- 免疫组织化学
  - CD30(+),ALK(+)
  - 一个或多个 T 细胞标志物阳性
    - CD2、CD4、CD7、CD43、CD45RO 和颗粒酶
    - CD3(-/+),CD5(-/+),T 细胞受体(-/+)
    - 常见 T 细胞抗原丢失
  - 细胞毒性标志物常阳性:TIA1、GzB
  - S100(-),CD1a(-),langerin(-)
- 分子遗传学
  - *TCR* 基因单克隆性重排
  - *ALK* 基因易位

ALK 阴性间变性大细胞淋巴瘤

- 无年龄或性别倾向
- 组织学上,与 ALK 阳性间变性大细胞淋巴瘤非常相似
  - 窦内生长模式和标志性细胞很常见
- 免疫组织化学
  - CD30(+),ALK(-),T 细胞抗原(+)
  - S100(-),CD1a(-),langerin(-)

弥漫大 B 细胞淋巴瘤

- 弥漫大 B 细胞淋巴瘤通常可与 LCS 区分开
  - 淋巴瘤细胞没有黏附性
  - 细胞学上,淋巴瘤细胞具有中心母细胞或免疫母细胞的特点
- 免疫组织化学
  - CD19(+),CD20(+),CD22(+),CD79a(+)
  - B 细胞转录因子(+)
  - 部分为生发中心型:CD10(+),BCL-6(+)
  - S100(-),CD1a(-),langerin(-)
- 流式细胞术免疫表型分析
  - 单型性 Ig 表达或表面 Ig(-)
- 分子遗传学
  - *IGH* 基因单克隆性重排

肉瘤

- LCS 可与多种肉瘤类似
- 恶性纤维组织细胞瘤(未分化肉瘤)
  - CD68(+),溶菌酶(+),XⅢA(+)
- 平滑肌肉瘤、横纹肌肉瘤、脂肪肉瘤等
  - 通过其特征性的免疫表型或电镜来识别
- 其他肉瘤不同于 LCS,没有朗格汉斯细胞谱系的证据
  - CD1a(-),langerin(-)
  - 电子显微镜检查未发现 Birbeck 颗粒

梭形细胞癌

- 一小部分癌可显示梭形细胞的细胞学特点
  - 尤其在淋巴结中,可能被误诊为 LCS

- 免疫组织化学
  - CK(+),EMA(+)
  - CD1a(-),S100(-),langerin(-)
- 电子显微镜
  - 细胞间有桥粒
  - 无 Birbeck 颗粒

诊断依据

临床相关病理特征

- LCS 往往发生于成人
- LCH 和 LCS 具有一些相同的临床和组织学特征
  - 两种疾病都可以广泛扩散
  - 两种疾病核分裂象都多见,但在 LCS 中更多

病理学精华

- 组织学上,LCS 呈明显恶性,可与其他类型肉瘤相似(不同于 LCH)
  - 恶性细胞学特征明显
  - 核分裂象易见
  - 大面积凝固性坏死
- 明确诊断 LCS 的组织学线索
  - 部分细胞(通常少量)具有朗格汉斯细胞的细胞学特点
    - "扭曲"核(由于核明显的皱褶)
    - 核沟
    - 通常与背景中的嗜酸性粒细胞相关
- LCS 和 LCH 具有相同的免疫表型和超微结构特征
  - CD1a(+),S100(+),langerin(+)
  - LCS CD56(+)(但 LCH-)
  - 电子显微镜可见 Birbeck 颗粒

参考文献

1. Howard JE et al: Langerhans cell sarcoma of the head and neck. Crit Rev Oncol Hematol. 99:180-8, 2016
2. Howard JE et al: Langerhans cell sarcoma: a systematic review. Cancer Treat Rev. 41(4):320-31, 2015
3. Mourah S et al: Dramatic transient improvement of metastatic BRAF(V600E)-mutated Langerhans cell sarcoma under treatment with dabrafenib. Blood. 126(24):2649-52, 2015
4. Zwerdling T et al: Langerhans cell sarcoma: case report and review of world literature. J Pediatr Hematol Oncol. 36(6):419-25, 2014
5. Chen W et al: Langerhans cell sarcoma arising from chronic lymphocytic lymphoma/small lymphocytic leukemia: lineage analysis and BRAF V600E mutation study. N Am J Med Sci. 5(6):386-91, 2013
6. Ratei R et al: Common clonal origin of an acute B-lymphoblastic leukemia and a Langerhans' cell sarcoma: evidence for hematopoietic plasticity. Haematologica. 95(9):1461-6, 2010
7. Ohara G et al: Chemotherapy for Langerhans cell sarcoma. J Orthop Sci. 14(2):242-3, 2009
8. Stacher E et al: Pulmonary histiocytic sarcoma mimicking pulmonary Langerhans cell histiocytosis in a young adult presenting with spontaneous pneumothorax: a potential diagnostic pitfall. Virchows Arch. 455(2):187-90, 2009
9. Zhao G et al: Langerhans cell sarcoma involving gallbladder and peritoneal lymph nodes: a case report. Int J Surg Pathol. 17(4):347-53, 2009
10. Ferringer T et al: Langerhans cell sarcoma. Am J Dermatopathol. 28(1):36-9, 2006
11. Lee JS et al: Langerhans cell sarcoma arising from Langerhans cell histiocytosis: a case report. J Korean Med Sci. 21(3):577-80, 2006
12. Kawase T et al: CD56/NCAM-positive Langerhans cell sarcoma: a clinicopathologic study of 4 cases. Int J Hematol. 81(4):323-9, 2005
13. Pileri SA et al: Tumours of histiocytes and accessory dendritic cells: an immunohistochemical approach to classification from the International Lymphoma Study Group based on 61 cases. Histopathology. 41(1):1-29, 2002
14. Ben-Ezra J et al: Malignant histiocytosis X. A distinct clinicopathologic entity. Cancer. 68(5):1050-60, 1991

淋巴结 LCS

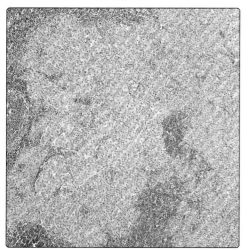

LCS 充满淋巴窦

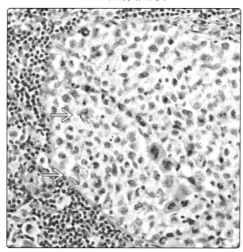

(左)42 岁男性原发 LCS 累及淋巴结。肿瘤细胞弥漫增生,广泛替代淋巴结实质。(右)图示肿瘤细胞累及淋巴窦致淋巴窦扩张。存在少量嗜酸性粒细胞➡是诊断线索,但需要免疫组织化学检查证实其为朗格汉斯细胞来源

LCS:异型性和核分裂象

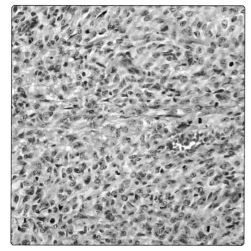

LCS:CD11c(+)

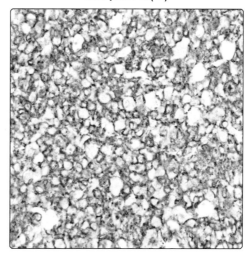

(左)图示原发 LCS,肿瘤细胞表现出明显的恶性特征,可见大量核分裂象。从形态学上很难确定其为朗格汉斯细胞来源。此区域几乎没有嗜酸性粒细胞。(右)本例强阳性表达 CD11c(如图所示)、S100、CD1a 和 langerin

LCS:langerin(+)

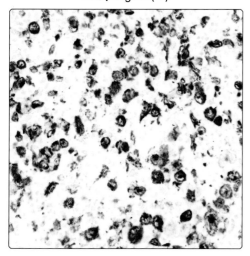

LCS:S100(+)

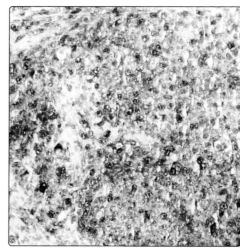

(左)本例 LCS 强阳性表达 langerin/CD207(如图所示)、S100 和 CD1a,支持朗格汉斯细胞来源。(右)LCS 肿瘤细胞通常 S100(+),如图所示

LCS 穿刺活检伴坏死

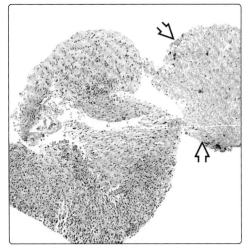

LCS：病理性核分裂象

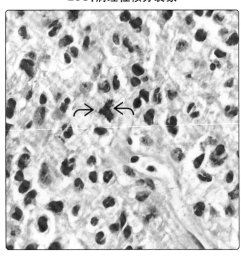

(左)一位 38 岁女性软组织肿块穿刺活检标本显示 LCS 伴肿瘤性坏死⤳。此患者先前患有皮肤 LCH,因此回顾原皮肤切片,皮肤病变存在一些异型性明显的细胞和明确的核分裂象,很可能是 LCS。(右)肿瘤细胞核明显多形性和深染。图示一病理性核分裂象⤴

LCS：CD1a(+)

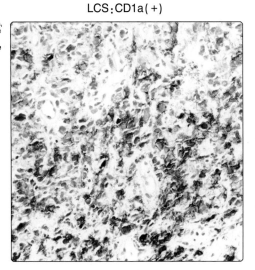

LCS：Ki(-)67 增殖指数高

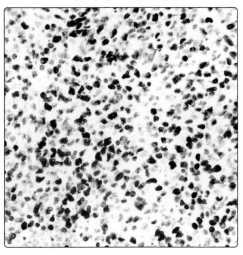

(左) LCS 肿瘤细胞通常 CD1a 阳性。(右)图示 LCS, Ki-67 增殖指数高(约 70%)

腹水细胞涂片：LCS

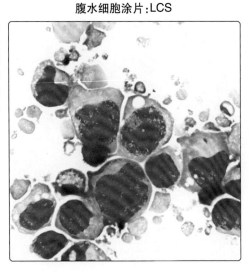

LCH

(左)图示 LCS 腹水细胞涂片。肿瘤细胞体积大,核仁明显、胞质丰富。(右)淋巴结活检标本,LCH 及相关坏死取代了大部分淋巴结实质。左上角⤳可见残留淋巴结结构

LCH 中多量嗜酸性粒细胞

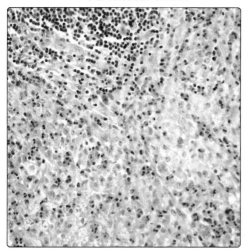

LCH：细胞学表现

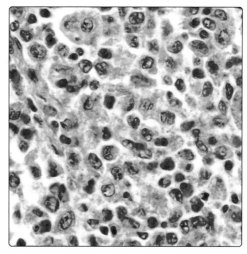

（左）高倍镜图示 LCH 替代淋巴结实质。除了多量朗格汉斯细胞之外，背景中还可见大量嗜酸性粒细胞。（右）高倍镜图示朗格汉斯细胞特征性的细胞学特点，包括核折叠、薄核膜和淡染色质。背景中可见嗜酸性粒细胞。不同于 LCS，异型性不明显，核分裂象少见

组织细胞肉瘤

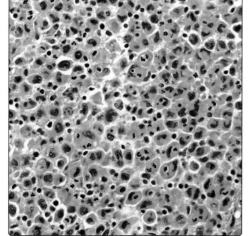

组织细胞肉瘤：Ki-67

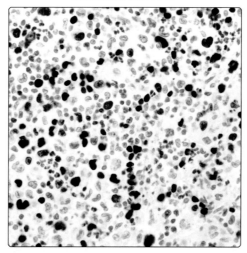

（左）淋巴结组织细胞肉瘤图示多量体积大、胞质丰富的多形性细胞。此区域肿瘤细胞可见吞噬现象，胞质内以中性粒细胞为主。（右）此例组织细胞肉瘤 Ki-67 显示增殖指数约 40%

FDCS

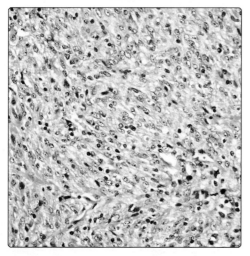

FDCS：CD21（+）

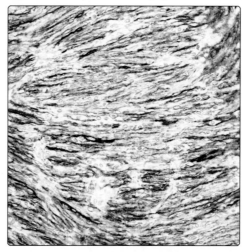

（左）一例滤泡树突细胞肉瘤（FDCS）表现为梭形及拉长核的细胞增生，细胞边界模糊，呈束状生长。背景中可见多量炎症细胞。（右）本例 FDCS 表达多种滤泡树突细胞标志物，包括 CD21，如图所示

基本概念

- 皮肤肥大细胞增生症(CM)

病因学/发病机制

- 大约 40% 的 CM 患儿存在 17 号外显子 *KIT* D816V 突变
- 大约 40% 的 CM 患儿具有其他 *KIT* 异常

临床特征

- 主要诊断标准:临床典型的肥大细胞增生症皮损伴 Darier 征
- 最常见的病变是斑疹或斑丘疹
- 当撞击或摩擦时,可能会出现荨麻疹(Darier 征)
- CM 变异型
  - 色素性荨麻疹(UP)/斑丘疹性 CM(MPCM)
  - 弥漫性 CM
  - 皮肤肥大细胞瘤
- 儿童呈多形性病变;成人为单形性病变

- 儿童预后良好;到青春期疾病会自行消退
- α 干扰素和皮质类固醇有助于缓解症状

镜下特征

- 皮损处肥大细胞增多
- 血管周围、簇状或弥漫生长

辅助检查

- 肥大细胞具有异染颗粒:Giemsa(+)、甲苯胺蓝(+)
- 胰蛋白酶(+)、CD117/C-kit(+)
- 大约 40% 的病例存在激活性的 *KIT* 点突变 D816V
- 大约 40% 的患儿存在其他 *KIT* 突变,尤其 8、9、11 号外显子

主要鉴别诊断

- 肥大细胞增生
- 朗格汉斯细胞组织细胞增生症

成人 CM

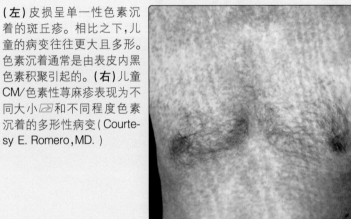

儿童 CM

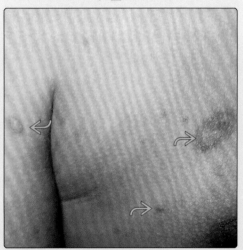

(左)皮损呈单一性色素沉着的斑丘疹。相比之下,儿童的病变往往更大且多形。色素沉着通常是由表皮内黑色素积聚引起的。(右)儿童 CM/色素性荨麻疹表现为不同大小➢和不同程度色素沉着的多形性病变(Courtesy E. Romero,MD.)

儿童 CM

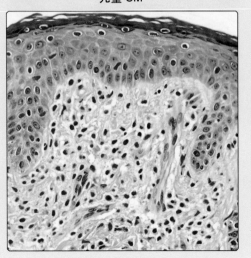

皮肤肥大细胞增生症:胰蛋白酶(+)

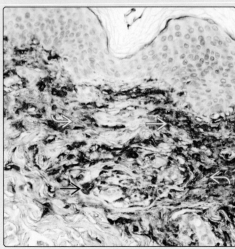

(左)图示一例斑丘疹病变的 CM 患儿皮肤活检标本。与成人相比,儿童 CM 肥大细胞呈卵圆形或梭形。儿童 CM 通常为自限性疾病,最终可以消退(Courtesy N. M. Quintanilla, MD.)(右)图示成人 CM 皮肤活检标本。免疫组织化学胰蛋白酶显示血管周围➣和间质➣多量肥大细胞。细胞外反应➣与肥大细胞脱颗粒一致

术语

缩写

- 皮肤肥大细胞增生症(cutaneous mastocytosis，CM)

同义词

- 皮肤肥大细胞增生性疾病

定义

- 局限于皮肤的肥大细胞肿瘤性增生
  - 部分患者表现为皮肤外受累
- 肥大细胞增生性疾病属于肥大细胞活化综合征的范畴

CM：诊断标准

- 主要标准
  - 临床典型的肥大细胞增生症皮损伴 Darier 征
- 次要标准
  - 皮损处肥大细胞增多
  - 病变皮肤组织 *KIT* 突变激活
    - 常见 D816V，大约见于 40% 的病例
    - 儿童患者的 *KIT* 突变 40% 存在于其他外显子
- 缺乏诊断系统性肥大细胞增生症(SM)的特征或标准
  - 骨髓、脾等皮肤外受累

病因学/发病机制

KIT 突变

- 大约 40% 的 CM 患儿存在 17 号外显子 *KIT* D816V 突变
- 大约 40% 的 CM 患儿具有其他 *KIT* 异常
  - 其中一些突变发生在家族性肥大细胞增生症的儿童

临床特征

流行病学

- 年龄
  - CM 主要发生在儿童
    - 大约 50% 的患儿小于 1 岁
  - 成人也可患有成年型 CM 疾病，或儿童时期以来长期存在此病
- 性别
  - 男性略占优势

部位

- CM 是一种局限于面部、躯干、胸部和/或四肢皮肤的疾病

表现

- CM 通常可见三种类型
  - 色素性荨麻疹(UP)/斑丘疹性 CM(MPCM)
  - 弥漫性 CM
  - 皮肤肥大细胞瘤
- 最常见的是 UP/MPCM
  - 棕色或红色斑疹或斑丘疹伴黑色素沉着

- 病变可为局灶性、多灶性或弥漫性
- 当撞击或摩擦时，可能会出现荨麻疹(Darier 征)
  - 皮肤划痕征是指非皮损处的风疹和红斑
- 通常与瘙痒、荨麻疹和皮肤划痕征有关
- 大约 10% 的 UP 患者有 SM
  - 惰性比侵袭性 SM 更常见
  - 大约 80% 的成人型 CM 患者最终进展为 SM
- 弥漫性 CM
  - 厚皮症：皮肤弥漫性增厚
  - 几乎只限于儿童
- 皮肤肥大细胞瘤
  - 以前称为皮肤孤立性肥大细胞瘤
  - 单个或多个病灶，无部位倾向性
    - ≤3 个病灶符合此诊断
- 提出两个变异型
  - 单形性
    - 通常发生于成年人
    - 小且形态单一的病变
  - 多形性
    - 通常发生在儿童
    - 不同大小和形态的斑丘疹病变
- 持久斑疹性毛细血管扩张(TMEP)
  - 胸部、背部、肩部或颈部可见斑疹及毛细胞血管扩张的红色病变
  - 身体其他部位伴有 MPCM
- 介质相关全身性症状
  - 由于异常释放肥大细胞介质
    - 组胺、胰蛋白酶、糜蛋白酶、肝素、白细胞介素和花生四烯酸
    - 过敏反应在成人比儿童更常见
- 不推荐对 CM 患儿进行骨髓分期

实验室检查

- 胰蛋白酶水平通常在正常范围内
- 弥漫性 CM 患者血清胰蛋白酶可大于 20ng/mL

自然病程

- CM 通常在青春期自然消退
- 成人型病变倾向于持续存在或病情进展

治疗

- α 干扰素和皮质类固醇有助于缓解症状
  - 皮肤、血液或介质释放症状
- 克拉曲滨可快速消除斑疹
  - 克拉曲滨骨髓抑制作用有限

预后

- CM 患者预后良好

高分化 SM

- 患者通常在儿童时期就出现皮肤病变
- 占 SM 病例的 5% 以内
- 频繁出现肥大细胞介质释放症状

- 皮肤或骨髓中可见簇状或片状圆形肥大细胞
- 免疫表型：CD25(-)/CD2(-)
  - 肿瘤性肥大细胞常见 CD30(+)
- 胰蛋白酶可升高，但约 60% 的病例显示胰蛋白酶 < 11.4ng/mL
- *KIT* D816V 突变检出率<30%
- *KIT* F522C 突变病例对伊马替尼敏感

大体特征

一般特征

- 最常见病变是斑疹或斑丘疹

镜下特征

组织病理学特征

- 皮损处肥大细胞增多
- UP/MPCM
  - 位于真皮乳头层的梭形肥大细胞可延伸至真皮网状层
  - 梭形肥大细胞在单形性病变中占优势
  - 圆形或卵圆形肥大细胞在多形性病变中占优势
- 弥漫性 CM
  - 片状增生的肥大细胞充满真皮乳头层及网状层上部
- 皮肤肥大细胞瘤
  - 大片状或灶状肥大细胞累及皮下组织
- TMEP
  - 目前建议不要使用 TEMP 作为 CM 明确的变异型

辅助检查

特殊染色

- Giemsa 和甲苯胺蓝可突显出胞质内异染颗粒
- 氯乙酸 AS-D 萘酚酯酶染色(+)
- 以上染色可能遗漏掉颗粒减少或脱颗粒的肥大细胞

免疫组织化学

- 胰蛋白酶(+)，CD117/C-kit(+)
  - 对肥大细胞高度敏感
- 异常表达 CD25 和 CD2 是例外而不是常规
- 偶尔表达 CD30
  - 主要发生于高分化的肥大细胞增生症
- MIB1/Ki-67 通常较低

电子显微镜

- 肥大细胞颗粒由单位膜包裹，并充满电子致密物

细胞化学

- 氯乙酸 AS-D 萘酚酯酶染色(+)，弹性蛋白酶(+)
- 抗酒石酸酸性磷酸酶，中等强度(+)
- 肥大细胞对以下物质没有反应
  - 髓过氧化物酶、a-醋酸萘酯酶或丁酸酯酶

分子遗传学

- 克隆性增生的肥大细胞通常发生 *KIT* 突变
  - 80%的成人患者为第 17 号外显子 D816V 突变
    - 等位基因特异性 PCR 对检测局灶骨髓受累更敏感（0.01%）
    - 新鲜细胞比固定的石蜡包埋标本敏感性高
  - 大约 35%的患儿存在 17 号外显子 D816V 突变
  - 大约 40%的患儿具有其他 *KIT* 突变，尤其是 8、9、11 号外显子
  - 大约 25%的患儿携带野生型 *KIT*
- *BCR-ABL1*、*FIP1L1-PDGFRA*、*JAK2V617F*、*PDGFRB* 重排阴性

鉴别诊断

肥大细胞增生

- 真皮层肥大细胞增多
- 临床特征更类似于 CM
  - 皮损的临床表现
  - 致密肥大细胞簇
  - 细胞形态异常，包括梭形或圆形

朗格汉斯细胞组织细胞增生症

- 皮损处可见多量组织细胞，胞质中等丰富
- 嗜酸性微脓肿
- 核沟
- S100(+)，CD1a(+)，langerin/CD207(+)

诊断依据

病理学精要

- 病变的临床表现是主要诊断标准
- 多量或簇状增生的肥大细胞是次要诊断标准
  - 最好应用免疫组织化学 CD117 或胰蛋白酶染色确认
- 肥大细胞含有异染颗粒
  - Giemsa(+)，甲苯胺蓝(+)
- *KIT* D816V 突变是诊断 CM 的次要标准

参考文献

1. Afrin LB et al: Often seen, rarely recognized: mast cell activation disease - a guide to diagnosis and therapeutic options. Ann Med. 48(3):190-201, 2016
2. Hartmann K et al: Cutaneous manifestations in patients with mastocytosis: Consensus report of the European Competence Network on Mastocytosis; the American Academy of Allergy, Asthma & Immunology; and the European Academy of Allergology and Clinical Immunology. J Allergy Clin Immunol. 137(1):35-45, 2016
3. Álvarez-Twose I et al: Clinical, immunophenotypic, and molecular characteristics of well-differentiated systemic mastocytosis. J Allergy Clin Immunol. 137(1):168-78.e1, 2016
4. Pardanani A: Systemic mastocytosis in adults: 2015 update on diagnosis, risk stratification, and management. Am J Hematol. 90(3):250-62, 2015
5. Janssens AS et al: Mast cell distribution in normal adult skin. J Clin Pathol. 58(3):285-9, 2005
6. McDermott WV et al: Systemic mastocytosis with extensive large cutaneous mastocytomas: surgical management. J Surg Oncol. 30(4):221-5, 1985

单形性 CM

先天性 CM

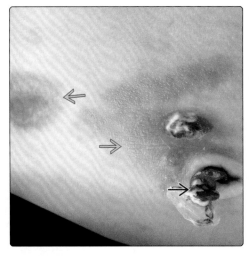

（左）该患者皮肤可见大量小而均匀一致的斑疹和丘疹，符合 UP/MPCM。患者为成人，与大多数 CM 变异型患者一样。（右）一例患先天性肥大细胞增生症新生儿的 CM 多形性病变➡️，同时可见脐带断端➡️（Courtesy K. Feria, MD.）

弥漫性 CM

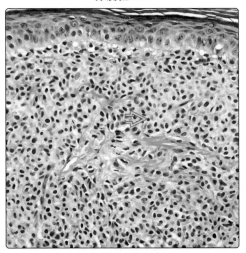

多发性皮肤肥大细胞瘤

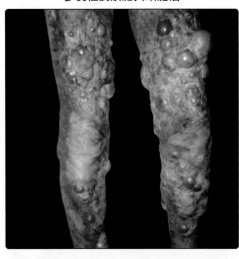

（左）该患者皮肤活检可见密集弥漫的卵圆形肥大细胞浸润，肿瘤性肥大细胞均匀一致，胞质中等，核卵圆形➡️。（右）一例系统性肥大细胞增生症患者的多发性皮肤肥大细胞瘤，当他还是儿童时以斑疹和丘疹起病。皮肤肥大细胞瘤适用于单个或最多 3 个肿瘤性肥大细胞瘤，因此该患者的病变不适合当前 CM 分类

肥大细胞瘤的大体表现

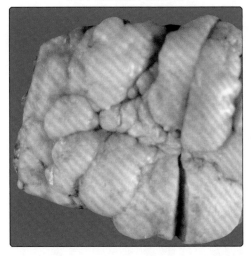

皮肤肥大细胞瘤：嗜酸性粒细胞增多

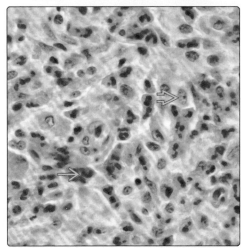

（左）大体照片显示，一例系统性肥大细胞增生症患者肥大细胞瘤累及皮肤及皮下组织的切除标本，其疾病始于儿童时期（W. McDermott 也曾在 1985 年的 J Surg Oncol 杂志报道过）。（右）图示肥大细胞瘤，肥大细胞为卵圆形及梭形泡状核➡️，并伴有多量嗜酸性粒细胞➡️

要　点

临床特征

- 多个临床变异型
  - 惰性系统性肥大细胞增生症（ISM）
  - SM 合并非肥大细胞系克隆性血液病（SM-AHNMD）
  - 侵袭性系统性肥大细胞增生症（ASM）
- SM 包括从惰性到侵袭性的病变
  - 有或无多器官受累
- 诊断 SM 需要
  - 1 个主要和 1 个次要标准，或
  - 至少 3 个次要标准
- SM 通常累及骨髓
  - 较少累及脾、淋巴结、肝，伴或不伴皮肤病变
- 惰性 SM 患者预期寿命通常正常
- α 干扰素和皮质类固醇有助于缓解症状
  - 皮肤和血液症状
  - 介质释放相关全身症状

镜下特征

- 淋巴结
  - 滤泡间或弥漫浸润模式
  - 肥大细胞胞质淡染并伴有大量颗粒
  - 血管周硬化，常见嗜酸性粒细胞

辅助检查

- 肥大细胞具有异染颗粒
  - Giemsa（+），甲苯胺蓝（+）
- 组织化学：氯乙酸 AS-D 萘酚酯酶染色（+）
- 免疫表型
  - 胰蛋白酶（+），CD117/KIT（+），CD25（+），CD2（-/+）
- 激活性 *KIT* D816V 点突变

主要鉴别诊断

- 肥大细胞增生
- 伴有胰蛋白酶（+）母细胞的急性髓系白血病（AML）
- 伴 *PDGFRA* 重排的髓系和淋巴肿瘤

淋巴结 SM

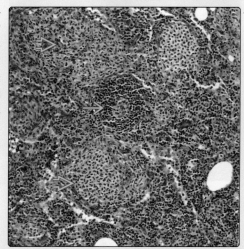

SM：胰蛋白酶（+）

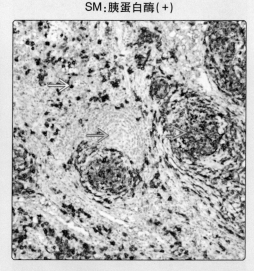

（左）淋巴结切片显示一个小淋巴滤泡和随机分布的肥大细胞灶。（Courtesy I. Shahab, MD.）（右）免疫组织化学胰蛋白酶染色突显淋巴结中的肥大细胞灶。此外，胰蛋白酶也突显了间质中散在的肥大细胞➡。并可见残留淋巴滤泡及生发中心结构➡

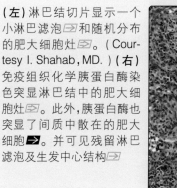

骨髓：骨小梁旁肥大细胞

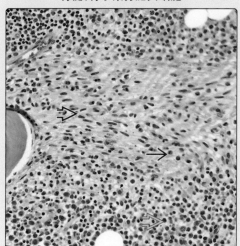

骨髓：胰蛋白酶（+）

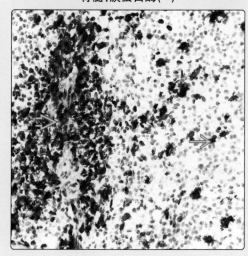

（左）该骨髓显示骨小梁旁➡>15 个肥大细胞灶，符合 SM 的主要诊断标准。嗜酸性粒细胞与肥大细胞➡或造血细胞➡混合。（右）抗胰蛋白酶抗体突显该骨髓活检标本中>15 个肥大细胞的灶➡，符合 SM 的主要诊断标准。间质中肥大细胞也有所增多➡

术语

缩写

- 系统性肥大细胞增生症(systemic mastocytosis,SM)

定义

- 肥大细胞肿瘤性增生
  - 通常累及皮肤和皮肤外部位
- 肥大细胞疾病常见临床病理亚型
  - 皮肤肥大细胞增生症:皮肤是唯一的病变部位
  - SM:至少累及一个皮肤外部位
    - 伴或不伴皮肤病变
- 建议使用肥大细胞活化性疾病(MCAD)这个涵盖性术语用于所有亚型

临床特征

流行病学

- 年龄
  - 范围广;平均年龄:60 岁
- 性别
  - 男性略占优势

部位

- SM 通常累及骨髓(BM)、脾
  - 较少累及淋巴结、肝,伴或不伴皮肤病变

表现

- 惰性至侵袭性病变过程,伴或不伴多器官受累
- 大约10%的色素性荨麻疹患者同时伴有SM;惰性 SM 比侵袭性 SM 更常见
  - 成人型病变往往表现为单形性、色素性斑丘疹
- 全身症状
  - 疲劳、发热、体重减轻
- 肌肉骨骼症状
  - 骨痛伴或不伴病理性骨折、关节痛、肌肉痛
- 介质释放相关全身症状
  - 由于异常释放肥大细胞介质
    - 组胺、胰蛋白酶、糜蛋白酶、肝素、白细胞介素和花生四烯酸
  - 皮肤潮红、晕厥、头痛、过敏反应
  - 腹痛、腹泻、恶心、呕吐
  - 低血压、心动过速、呼吸系统症状
- 脾大较肝大、淋巴结肿大更常见

实验室检查

- 血清胰蛋白酶持续>20ng/ml 是次要诊断标准
- 血液系统临床表现
  - 贫血;血红蛋白<100g/L 为 C 表现
  - ±白细胞增多、嗜酸性粒细胞增多、单核细胞增多
  - ±白细胞减少、绝对中性粒细胞计数(ANC)<$1.0×10^9$/L 为 C 表现
  - 血小板增多或血小板减少,血小板计数<$100×10^9$/L 为 C 表现

自然病程

- 惰性 SM 的特点是
  - 自限性病变,症状轻微,病程长
- 侵袭性 SM 的特点是
  - 骨髓或多器官功能障碍(C 表现)

治疗

- α 干扰素和皮质类固醇有助于缓解系统性症状
  - 皮肤表现、血液系统或介质(组胺)释放相关症状
- 克拉曲滨可快速消除斑疹
  - 克拉曲滨骨髓抑制作用有限
- 伊马替尼用于治疗无 KIT D816V 突变的患者
- 惰性 SM 患者预期寿命通常正常,并且症状有所缓解
- 侵袭性 SM 和快速进展性疾病和/或肥大细胞白血病患者
  - 适用 α 干扰素和克拉曲滨
    - 仅有部分患者完全或部分缓解
  - 造血干细胞移植
- SM-AHNMD
  - 治疗主要针对 AHNMD 部分

预后

- 惰性 SM 患者预后良好
- 侵袭性 SM 患者预后差
- 伴有骨髓累及或器官功能障碍时预后不良

SM:诊断标准

- 组织诊断依赖于骨髓活检或皮肤外器官检查
- 诊断需要 1 个主要标准和 1 个次要标准,或至少 3 个次要标准
- 主要标准
  - 肥大细胞多灶状、密集性浸润(>15 个细胞/灶)
- 次要标准
  - 浸润的肥大细胞>25%呈梭形或不典型性,或
  - 骨髓涂片中>25%的肥大细胞幼稚或不典型
  - 骨髓、血液或其他器官检测到 KIT 基因第 816 密码子点突变(D816V)
    - 突变引起 KIT 结构激活
  - 骨髓、血液或其他皮肤外器官中的肥大细胞表达 CD25 和/或 CD2
  - 血清总胰蛋白酶持续超过 20ng/ml
    - 不伴克隆性髓系肿瘤

SM 各变异型诊断标准

- 所有变异型均需符合 SM 诊断标准;除此以外,还描述了不同的特点和亚型
- 皮肤外肥大细胞瘤

- ○ 单灶性肥大细胞肿瘤,细胞异型性小,无侵袭性生长
  - ○ 无 SM 证据;没有皮肤病变
- 惰性 SM(ISM)
  - ○ 没有 C 表现;无 SM-AHNMD 证据
  - ○ 亚型:骨髓肥大细胞增生症
    - 无皮肤病变
  - ○ 亚型:焖燃型 SM
    - ≥2 个 B 表现,无 C 表现
  - ○ 无皮肤外器官功能障碍表现
  - ○ 20%ISM 患者骨髓中缺乏肥大细胞簇,30%患者血清胰蛋白酶<20ng/ml
- SM-AHNMD
  - ○ 相关肿瘤符合 WHO 分类中定义的诊断标准
  - ○ AHNMD 类型包括
    - 骨髓增生异常综合征(MDS)
    - 骨髓增殖性肿瘤(MPN)
    - MDS/MPN
    - 急性髓系白血病(AML)
    - 淋巴瘤、其他血液系统肿瘤
- 侵袭性 SM
  - ○ 1 个或多个 C 表现;没有肥大细胞白血病的证据;通常没有皮肤病变
  - ○ 亚型:淋巴结肥大细胞增生症伴嗜酸性粒细胞增多
    - 侵袭性淋巴结肿大伴外周血嗜酸性粒细胞增多
    - 常伴有广泛骨髓受累和肝脾大
- 肥大细胞白血病
  - ○ 骨髓活检可见非典型、不成熟肥大细胞弥漫密集增生浸润
  - ○ 骨髓涂片显示肥大细胞≥20%
  - ○ 肥大细胞通常占外周血白细胞的 10%以上
- 肥大细胞肉瘤
  - ○ 单灶性肥大细胞肿瘤,伴侵袭性生长模式和高级别细胞形态

B 表现

- 骨髓活检显示
  - ○ >30%的肥大细胞浸润(灶状、片状)和/或
  - ○ 血清总胰蛋白酶>200ng/ml
- 非肥大细胞系发育不良或骨髓增生迹象
  - ○ 但不足以诊断 AHNMD
    - 血细胞计数正常或仅有轻微异常
- 肝大,无肝功能不全和/或
  - ○ 脾大,无脾功能亢进和/或
  - ○ 触诊或影像学显示淋巴结肿大

C 表现

- 骨髓衰竭表现为≥1 系造血细胞减少
  - ○ 中性粒细胞<1.0×10^9/L
  - ○ 血红蛋白<10g/dl
  - ○ 血小板<100×10^9/L
- 肝大伴肝功能不全、腹水和/或门静脉高压

- 骨骼受累伴广泛溶骨性病变和/或病理性骨折
- 脾大、脾功能亢进
- 胃肠道肥大细胞浸润导致吸收不良、消瘦

隐匿性 SM

- 患者表现为肥大细胞活化综合征(MCAS)
  - ○ 大多数患者血细胞计数正常
  - ○ 无肝脾大或淋巴结肿大
- 仅满足次要诊断标准
- 缺乏 SM 主要诊断标准:肥大细胞灶
  - ○ 间质散在肥大细胞浸润,通常<5%
- 满足 SM 的 3 个次要诊断标准
  - ○ KIT D816V 突变
  - ○ 免疫组织化学或流式细胞术检测肥大细胞 CD25(+)
  - ○ ≥25%肥大细胞有非典型性或呈梭形
  - ○ 胰蛋白酶>20ng/ml:不适用于这部分患者
    - 20%~30%隐匿性 SM 患者胰蛋白酶<20ng/ml

高分化 SM

- 占 SM 病例的 5%以下
  - ○ 女性占优势
  - ○ 家族中一级亲属病例常见
  - ○ KIT K509I 胚系突变已有报道
- 患者通常自儿童时期就出现皮肤病变
  - ○ 1/2 的患者从 1 岁起就伴有皮肤病变
- 经常出现肥大细胞介质释放症状
- 皮肤或骨髓中可见圆形肥大细胞呈簇状或片状分布
- 免疫表型:CD25(-)/CD2(-)
  - ○ 肿瘤性肥大细胞常常 CD30(+)
- <30%的病例符合 SM 现行诊断标准
- 簇状或片状分布的圆形肥大细胞可见明显颗粒物
  - ○ 不符合髓外>25%肥大细胞伴有非典型性或呈梭形这个次要标准
  - ○ 不符合骨髓中>25%的肥大细胞幼稚或不典型这个次要标准
- 胰蛋白酶可以升高,但大约 60%的病例显示胰蛋白酶<11.4ng/ml
- KIT D816V 突变检出率<30%
  - ○ 可有其他 KIT 突变:F522C、I817V
- KITF522C 突变患者对伊马替尼敏感
- KIT 突变或 X 染色体失活模式(HUMARA)证实肥大细胞为单克隆性增生

单克隆 MCAS

- 包含在 MCAD 涵盖性术语之下
  - ○ 被定义为肥大细胞异常活化
  - ○ MCAD 患者明显多于 SM 患者
  - ○ 少数患者目前被纳入皮肤和系统性肥大细胞增生症(肥大细胞瘤)
- 患者存在介质释放综合征的长期病史
- 患者有肥大细胞脱颗粒症状,符合 1~2 个克隆性肥大细胞

的次要诊断标准,例如
- ○ *KIT* D816V 突变
  - – 许多患者可能还有其他尚未发现的突变
- ○ 肥大细胞 CD25(+)
- 但肥大细胞没有明显的增殖,缺乏肥大细胞簇
  - ○ 胰蛋白酶通常正常或轻度升高
- 结局可能与 ISM 和非单克隆 MCAS 相似,但尚未明确

影像学

X 线

- 骨 X 线片和骨密度显示
  - ○ 大约 80% 的患者出现骨硬化
  - ○ 大约 30% 的患者有骨质疏松症,同时伴有溶骨性和骨硬化病变

CT

- 中轴骨皮髓质分化缺失
- FDG-PET/CT 扫描显示骨皮质 FDG 摄取增加

大体特征

一般特征

- 淋巴结质韧
- 脾切面可见微结节和纤维化

镜下特征

细胞学特征

- 细胞中等大小,圆形、卵圆形或梭形
- 胞质丰富、淡染或透明,核不规则

骨髓

- 骨髓活检或凝血块内可见 ≥15 个肥大细胞多灶、致密浸润
  - ○ SM 主要诊断标准
- 均匀一致梭形肥大细胞沿骨小梁浸润
- 肥大细胞呈卵圆形或梭形,胞质内有隐约可见的颗粒
  - ○ 染色质团块状,核仁不清楚
- 主要位于骨小梁旁或血管周围
- 肥大细胞簇内可见网状纤维化及周围骨硬化
- 可见数量不等的混合性淋巴细胞、嗜酸性粒细胞、组织细胞和成纤维细胞
- 圆形、超颗粒肥大细胞致密浸润罕见
  - ○ 骨髓中浸润的圆形肥大细胞胰蛋白酶(+)
- 骨髓涂片
  - ○ 肥大细胞位于髓颗粒内或邻近颗粒
  - ○ 骨髓涂片肥大细胞 ≥20% 提示肥大细胞白血病
- 骨髓不受 SM 影响
  - ○ 黄骨髓和前体造血细胞分布正常
  - ○ 如果分布异常或细胞增多,需要除外 MPN、MDS 或 MDS/MPN

- – 也需要除外淋巴组织增殖性疾病、浆细胞骨髓瘤、淋巴瘤

脾

- 25% ~ 40% 的患者脾大
- 如果伴有脾功能亢进为 C 表现
- 白髓周围可见肥大细胞簇伴硬化
  - ○ 常伴纤维化或嗜酸性粒细胞浸润
- 较少出现脾实质弥漫性浸润,伴有轻微硬化

肝

- 如果伴有肝功能不全、腹水、门静脉高压为 C 表现
- 门脉周围或肝窦内可见肥大细胞簇

淋巴结

- 淡染的肥大细胞通常在滤泡间或弥漫增生浸润
  - ○ 皮质区和副皮质区>髓质区
  - ○ 通常被膜及小梁存在
- 嗜酸性粒细胞常见,也可能多量
- 淋巴结肥大细胞增生症伴嗜酸性粒细胞增多是罕见亚型(大约 10%)
  - ○ 显著、快速淋巴结肿大伴肥大细胞浸润
  - ○ 外周血嗜酸性粒细胞增多
  - ○ 特征可能与伴有 *PDGFRA* 重排的病例相似

骨

- 可出现骨硬化或溶骨性病变
- 当出现大面积溶骨病变或病理性骨折时为 C 表现
- 骨小梁不规则重塑

胃肠道黏膜

- 当伴有吸收不良或体重减轻时为 C 表现
  - ○ 肠黏膜弥漫或多灶状病变

辅助检查

组织化学

- 胞质内颗粒 Giemsa 和甲苯胺蓝着色
- 氯乙酸 AS-D 萘酚酯酶染色(+)

免疫组织化学

- 胰蛋白酶(+),CD117/C-KIT(+)
  - ○ 对肥大细胞高度敏感
- CD25(+),CD2(-/+)
- CD43(+),CD68(+/-),糜蛋白酶(+/-)
- B 细胞抗原(-),CD3(-),CD5(-),CD7(-),MPO(-)
- CD15(-),CD21(-),CD34(-)
- MIB1/Ki-67 一般低表达
- 嗜碱性标志物 2D7(-)

流式细胞术

- 正常肥大细胞

- ○ 高压侧散射
- ○ CD9(+)、CD32(+)、CD33(+)、CD45(+)、CD117(+)
- ○ CD59(+)、CD63(+)、CD69(+)、CD203c(+)、CD23(+)
- ○ CD2(-)、CD14(-)、CD15(-)、CD16(-)
- ○ CD25(-)、CD34(-)、CD123(-)
- SM 异常肥大细胞
  - ○ 高压侧散射
  - ○ 异常表达 CD25(高表达)、CD2、CD30、CD123 和 HLA-DR
    - SM 所有亚型中有 80% 表达 CD30
  - ○ 异常高表达
    - CD59 补体调节蛋白
    - CD63、CD69、CD203c 激活标志物
    - FcγRII(CD32)
    - CD45

电子显微镜

- 肥大细胞颗粒,由单位膜包裹,充满电子致密物质

组织化学

- 肥大细胞具有酶化学活性
  - ○ 氯乙酸 AS-D 萘酚酯酶染色(+)、弹性蛋白酶(+)
- 肥大细胞发育早期可以检测到肥大细胞胰蛋白酶
- 肥大细胞对髓过氧化物酶没有反应

分子遗传学

- 克隆性扩增的肥大细胞通常携带 *KIT* 突变
  - ○ 80% 成人型第 17 号外显子 D816V 突变
    - 等位基因特异性聚合酶链反应检测骨髓局灶性病变更敏感(0.01%)
    - 新鲜细胞比石蜡包埋组织敏感性更高
  - ○ 30% 患儿 D816V 突变
- 其他激活突变、插入或 *KIT* 缺失突变的频率较低
- *TET2* 和 *NRAS* 突变也参与了部分的发病机制
- *BCR-ABL1*、*FIP1L1-PDGFRA*、*JAK2V617F*、*PDGFRB* 重排阴性

鉴别诊断

肥大细胞增生

- 骨髓肥大细胞增多
  - ○ 与原发性或继发性肿瘤或反应性病变过程相关
- 更倾向 SM 而非肥大细胞增生的特征
  - ○ ≥15 个肥大细胞的密集细胞簇
  - ○ 异常免疫表型:CD25(+)、CD2(-/+)
  - ○ 细胞形态异常包括梭形细胞和脱颗粒

伴胰蛋白酶(+)母细胞的急性髓系白血病

- 急性髓系白血病母细胞偶尔出现胰蛋白酶±*KIT* 突变
  - ○ 通常没有 SM 的形态学证据
- 完全缓解可导致胰蛋白酶(+)细胞消失

伴 *PDGFRA* 重排的髓系和淋系肿瘤

- 髓系肿瘤常伴有嗜酸性粒细胞增多

- 骨髓肥大细胞增多,松散排列而非 SM 的密集细胞簇
- 诊断需 FISH 检测 4q12 微缺失
  - ○ 导致 *FIP1L1-PDGFRA* 融合
  - ○ 此基因融合无法使用常规细胞遗传学检测
- 对伊马替尼治疗有反应

骨髓胰蛋白酶(+)致密圆细胞浸润

- 罕见的小簇状圆形肥大细胞或嗜碱性粒细胞表达胰蛋白酶
  - ○ 与 SM、慢性髓系白血病和胰蛋白酶(+)急性髓系白血病有关
- 免疫表型
  - ○ CD25(+)、CD117(+)倾向肥大细胞
  - ○ 2D7(+)、CD117(-)倾向嗜碱性粒细胞

朗格汉斯细胞组织细胞增生症

- 骨病变可为单灶性伴边缘硬化
- 嗜酸性微脓肿
- 有核沟、胞质丰富
- S100(+)、CD1a(+)、langerin／CD207(+)

诊断依据

病理学精要

- SM 主要诊断标准是存在致密肥大细胞簇
  - ○ 骨髓或皮肤外部位
- 肥大细胞含有异染颗粒
  - ○ Giemsa(+),甲苯胺蓝(+)
- 免疫表型:胰蛋白酶(+),CD117(+),异常 CD25(+/-),CD2(-/+)
- 通常与其他克隆性血液病相关
- 激活性的 *KIT* D816V 点突变是诊断 SM 的次要标准

参考文献

1. Afrin LB et al: Often seen, rarely recognized: mast cell activation disease - a guide to diagnosis and therapeutic options. Ann Med. 48(3):190-201, 2016
2. Chandesris MO et al: Midostaurin in advanced systemic mastocytosis. N Engl J Med. 374(26):2605-7, 2016
3. Hartmann K et al: Cutaneous manifestations in patients with mastocytosis: Consensus report of the European Competence Network on Mastocytosis; the American Academy of Allergy, Asthma & Immunology; and the European Academy of Allergology and Clinical Immunology. J Allergy Clin Immunol. 137(1):35-45, 2016
4. Álvarez-Twose I et al: Clinical, immunophenotypic, and molecular characteristics of well-differentiated systemic mastocytosis. J Allergy Clin Immunol. 137(1):168-78.e1, 2016
5. Pardanani A: Systemic mastocytosis in adults: 2015 update on diagnosis, risk stratification, and management. Am J Hematol. 90(3):250-62, 2015
6. Morgado JM et al: CD30 expression by bone marrow mast cells from different diagnostic variants of systemic mastocytosis. Histopathology. 63(6):780-7, 2013
7. Pozdnyakova O et al: High-sensitivity flow cytometric analysis for the evaluation of systemic mastocytosis including the identification of a new flow cytometric criterion for bone marrow involvement. Am J Clin Pathol. 138(3):416-24, 2012
8. Johnson MR et al: Utility of the World Heath Organization classification criteria for the diagnosis of systemic mastocytosis in bone marrow. Mod Pathol. 22(1):50-7, 2009
9. Valent P et al: Myelomastocytic overlap syndromes: biology, criteria, and relationship to mastocytosis. Leuk Res. 25(7):595-602, 2001
10. Miranda RN et al: Systemic mast cell disease presenting with peripheral blood eosinophilia. Hum Pathol. 25(7):727-30, 1994
11. Horny HP et al: Lymph node findings in generalized mastocytosis. Histopathology. 21(5):439-46, 1992

骨髓 SM:胞质内颗粒

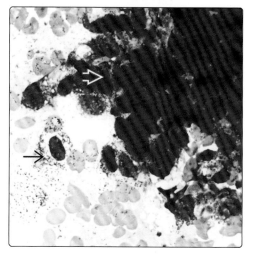

骨髓 SM:梭形肥大细胞

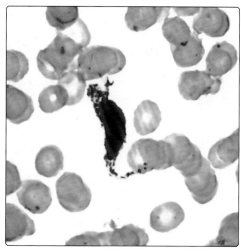

(左)SM 患者骨髓涂片显示肥大细胞簇➡。肥大细胞内可见胞质颗粒➡,低倍镜观有助于查看这些细胞簇。(右)SM 患者骨髓涂片显示不典型梭形肥大细胞伴胞质内颗粒。如果涂片中 >25%的肥大细胞出现不典型性,则符合 SM 次要诊断标准

SM 外周血:嗜酸性粒细胞增多

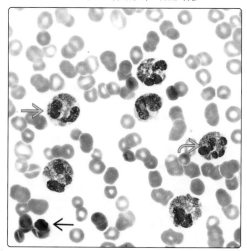

骨小梁旁肥大细胞浸润

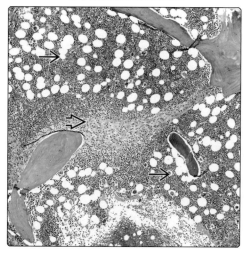

(左)SM 患者外周血中可见大量嗜酸性粒细胞➡,还可见到多分叶核嗜酸性粒细胞➡和有核红细胞➡。嗜酸性粒细胞增多可能是 SM 的一种提示线索。(右)图示 SM,骨髓骨小梁旁卵圆形至梭形肥大细胞浸润➡,其余骨髓可见正常造血细胞➡

SM 骨破坏

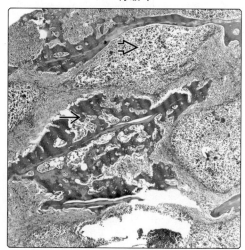

SM 骨硬化

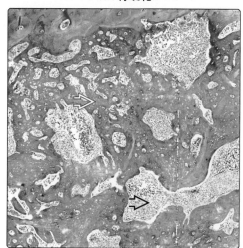

(左)图示 SM,骨髓骨小梁旁大片状肥大细胞浸润➡,可见骨质破坏及骨硬化➡。(右)SM 骨病变是多种多样的,本例患者可见明显骨硬化➡,骨髓间隙充满了簇状肥大细胞➡

SM 骨硬化

椎体 SM

（左）尸检时切除的椎体 X 线片显示，SM 患者弥漫性骨硬化➡。骨硬化是 SM 患者最常见的骨病变。正常椎体 X 线片以做对照➡。

（右）尸检时切除的椎体大体横切面显示 SM 患者可见骨硬化及溶骨性病变➡。颅骨、脊柱、肋骨和骨盆是 SM 最常见的骨受累部位

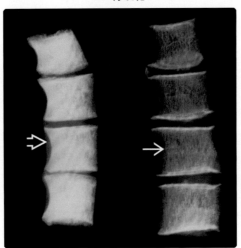
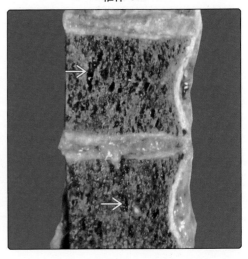

淋巴结 SM

淋巴结 SM：嗜酸性粒细胞增多

（左）淋巴结 SM，肥大细胞增生浸润伴血管增生。

（右）高倍镜图示肥大细胞胞质丰富、透明，核呈梭形➡或肾形➡，嗜酸性粒细胞增多➡

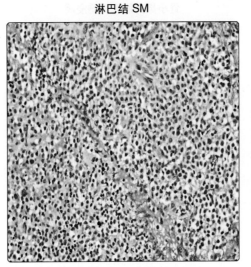
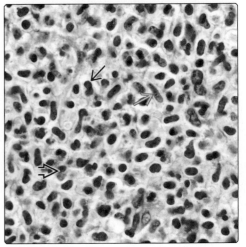

肥大细胞增生症：细胞学特征

SM：CD117（＋）

（左）SM 淋巴结印片，肥大细胞➡呈圆形至卵圆形、胞质丰富并充满细小颗粒。

（右）图示淋巴结 SM，增生浸润的肥大细胞免疫组织化学 CD117 染色阳性

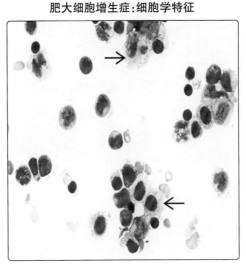
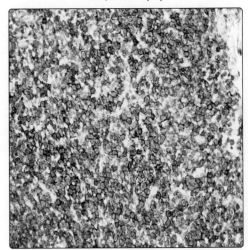

脾 SM

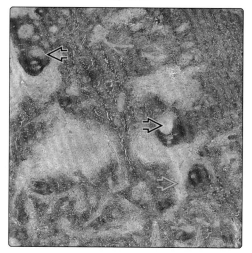

脾:肥大细胞聚集灶

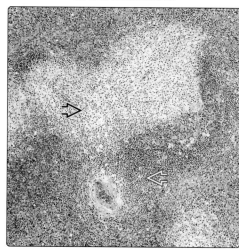

（左）SM 患者脾，腺小结周围可见肥大细胞灶➡️，细胞灶可以融合，表现为不规则或结节状纤维化➡️。（右）SM 患者的脾，一个大的肥大细胞聚集灶➡️破坏脾小结➡️，此为脾 SM 的常见病变模式

脾:肥大细胞弥漫浸润

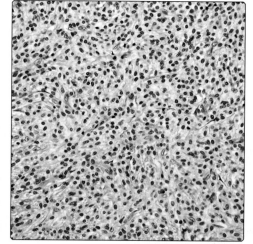

肝:SM

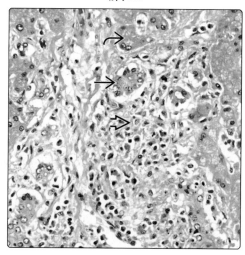

（左）SM 中倍镜图示脾内肥大细胞弥漫浸润，该病变模式发生率较肥大细胞聚集灶低。胞质透明和弥漫浸润的模式可能与毛细胞白血病相似。（右）图示肝 SM，肥大细胞聚集灶➡️伴嗜酸性粒细胞增多，肝中肥大细胞聚集灶通常位于门静脉间隙附近，可见胆管➡️及肝细胞➡️

结肠:SM

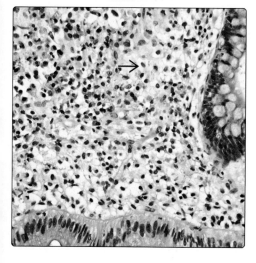

结肠 SM:CD117(+)

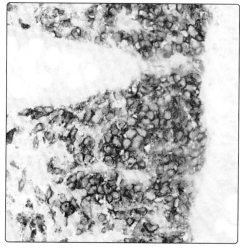

（左）SM 累及结肠黏膜，黏膜内肥大细胞增生并扩张，肥大细胞胞质淡染➡️，伴嗜酸性粒细胞增多。该患者有吸收不良症状，并且有遍及小肠和大肠的多发黏膜病变。（右）SM 累及结肠黏膜，黏膜内肥大细胞 CD117 染色阳性

(左)皮肤外肥大细胞瘤累及肩部软组织,表现为弥漫性及多结节性模式,这是一位成人患者的唯一病灶,手术切除后,经 9 年随访没有复发的迹象。(右)高倍镜图示肥大细胞胞质内颗粒并伴有嗜酸性粒细胞

皮肤外肥大细胞瘤

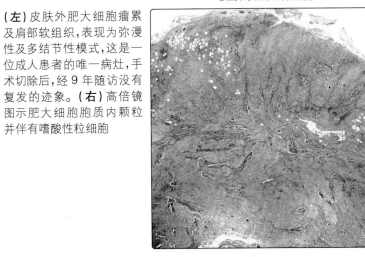

软组织:肥大细胞瘤

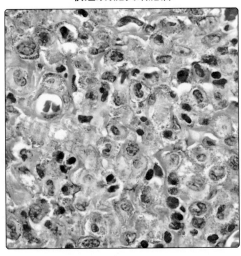

(左)皮肤外肥大细胞瘤累及肩部软组织,吉姆萨染色显示肥大细胞胞质内有丰富的异染颗粒。(右)皮肤外肥大细胞瘤累及肩部软组织,肥大细胞免疫组织化学 CD2 染色阳性。肥大细胞 CD2 表达异常,支持肥大细胞肿瘤

肥大细胞瘤:吉姆萨染色

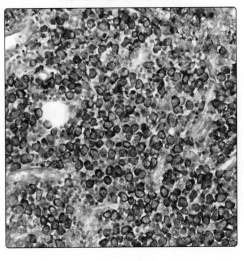

肥大细胞瘤 CD2(＋)肥大细胞

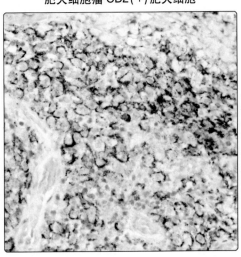

(左)淋巴结 SM。肥大细胞对氯乙酸 AS-D 萘酚酯酶有较强的酶细胞化学活性,这种染色用的越来越少了,免疫组织化学胰蛋白酶是显示肥大细胞的首选。(右)皮肤外肥大细胞瘤累及肩部软组织,免疫组织化学 Ki-67 染色显示病变增殖指数低

氯乙酸 AS-D 萘酚酯酶染色(＋)

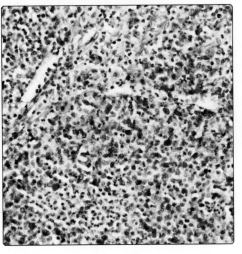

肥大细胞瘤:Ki-67

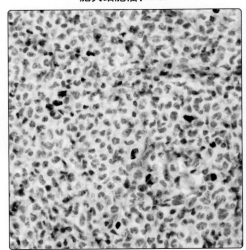

第十二章
淋巴结非造血细胞增生性疾病

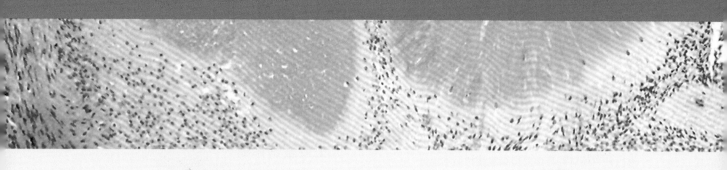

要　点

基本概念

- 淋巴结内良性的、分化好的上皮细胞簇
- 输卵管内膜异位症是一种类似于输卵管被覆上皮异位形成的腺样结构

病因学/发病机制

- 发病机制和鉴别诊断因部位和组织学表现而异

临床特征

- 淋巴结内包含物通常是偶然发现
- 淋巴结内所有的良性上皮细胞簇预后均极好
- 涎腺包含物常发生在上颈部淋巴结
- 含有胶质的甲状腺滤泡可以发生在下颈部淋巴结
- 良性的乳腺导管或上皮细胞簇可以发生在乳腺前哨淋巴结

- 输卵管内膜异位症是淋巴结上皮包含物最常见类型

镜下特征

- 上皮包含物细胞形态温和
  - 细胞学特征有助于与转移癌的鉴别诊断
  - 肿瘤性甲状腺滤泡转移是例外（转移灶细胞形态也可以是温和的）
- 乳腺前哨淋巴结中良性的单个上皮细胞或细胞簇也可与恶性肿瘤细胞同时出现
- 免疫组织化学染色有助于检出小灶的包含物

主要鉴别诊断

- 淋巴结转移性高分化癌
  - 淋巴结内出现形态温和的甲状腺滤泡也应及时检查甲状腺,警惕甲状腺来源的转移癌

淋巴结上皮包含物　　　　　　　　　　淋巴结被膜上皮包含物

（左）HE 染色显示结内边缘区淋巴瘤患者的腋窝淋巴结被膜内出现上皮包含物➡。上皮包含物境界清楚,无浸润性生长,具有良性上皮组织的正常组织学结构。导管细胞形态温和,无异型性。（右）HE 显示腋窝淋巴结被膜内偶然发现的上皮包含物。细胞核呈圆形或椭圆形,染色质呈空泡状,偶尔可见明显的小核仁。这些细胞核形态温和,无异型性

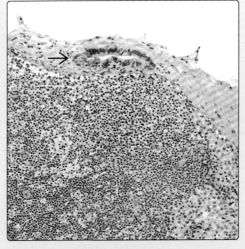
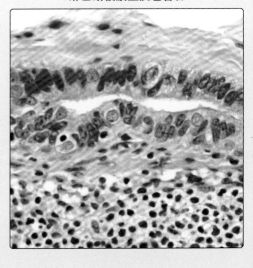

涎腺包含物　　　　　　　　　　　淋巴结涎腺导管

（左）颈部的增生淋巴结近被膜➡可见一簇涎腺导管➡。可见两个增生的淋巴滤泡➡。（右）淋巴结涎腺导管包含物境界清楚,导管内细胞呈复层排列➡,导管周围可见基底细胞。可见特征性的形态良好的圆形管腔➡。间质内可见淋巴细胞和浆细胞➡

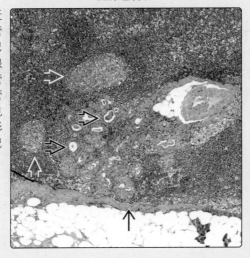
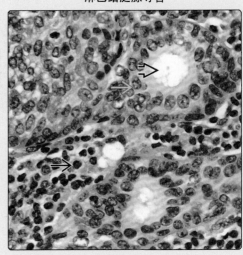

术语

定义

- 淋巴结内良性的、分化良好的上皮细胞簇
- 输卵管内膜异位症是一种类似于输卵管被覆上皮异位形成的腺样结构

病因学/发病机制

发病机制

- 淋巴结中上皮细胞的起源尚不清楚，但已提出了几种理论
  - 发育过程中的异位
  - 上皮细胞迁移脱落
  - 局部多潜能干细胞化生
- 发病机制和鉴别诊断因部位和组织学形态而异
- 腋窝淋巴结中的乳腺导管上皮可能是由于胚胎发育过程中内陷引起的
  - 也有可能是由乳腺手术或术后上皮细胞栓子引起的
- 输卵管内膜异位症被认为来源于第二米勒系统
  - 偶尔与慢性输卵管炎和子宫内膜异位症有关，提示它们之间存在一定相关性

临床特征

部位

- 上颈部淋巴结
  - 涎腺包含物常发生在上颈部淋巴结
    - 在接受头颈部肿瘤淋巴结切除术的成人患者中，约有10%检出涎腺包含物
  - 受累淋巴结分布于腮腺、下颌下腺周围或颈部两侧
  - 大多数涎腺包含物见于腮腺内淋巴结
    - 累及单个淋巴结最常见；偶尔累及2个或3个淋巴结
  - 良性包含物偶尔与恶性的涎腺肿瘤相关
- 下颈部淋巴结
  - 淋巴结中偶而可发现含有胶质的甲状腺滤泡
    - 在头颈部癌淋巴结清扫中，其检出率为1%~5%
    - 难以与转移性甲状腺癌鉴别
  - 与甲状腺舌管囊肿不同，甲状腺舌管囊肿壁上常有残留的甲状腺滤泡
- 腋窝淋巴结
  - 乳腺前哨淋巴结中可偶然发现良性乳腺导管或上皮细胞簇
  - 在腋窝前哨淋巴结活检或腋窝淋巴结清扫中，其检出率约为5%
    - 腋窝淋巴结清扫通常用于乳腺浸润癌、原位导管癌或小叶癌
    - 在术前有外科手术或乳腺活检患者中，上皮包含物更为常见

- 纵隔淋巴结
  - 偶然可见到上皮或间皮细胞包含物，很少有症状
  - 多见于胸腔积液、胸膜炎或心包炎患者
- 腹部和腹膜淋巴结
  - 上皮或间皮细胞包含物最常见
  - 其他包含物也会出现，包括
    - 胰腺腺泡、肾脏上皮和结肠腺体
- 盆腔淋巴结
  - 输卵管内膜异位症是最常见的上皮包含物类型
  - 输卵管内膜异位症几乎只发生在女性；男性罕见
    - 在盆腔淋巴结清扫中的检出率为20%~40%
    - 主要发生在育龄女性；绝经后妇女较少发生
    - 主要发生在盆腔和主动脉周围淋巴结
    - 其他妇科部位常有输卵管内膜异位症表现
    - 可与子宫内膜异位并存
    - 输卵管内膜异位症可罕见地发生于腹股沟、纵隔或腋窝淋巴结内

表现

- 通常是偶然发现
  - 见于以诊断或临床分期为目的清扫的淋巴结中
  - 见于以活检或尸检为目的切除的淋巴结中
- 淋巴结内良性上皮包含物发生率较转移性肿瘤要小

治疗

- 局部切除即可
- 下颈部淋巴结
  - 当发现甲状腺滤泡时，必须检查甲状腺，警惕甲状腺癌转移

预后

- 淋巴结内所有良性上皮细胞包含物的预后都非常好
- 预后主要与清扫淋巴结的本身原因有关
- 下颈部淋巴结
  - 偶然发现甲状腺滤泡的病例通常预后良好
    - 偶然发现的甲状腺癌，通常病情没有进展
    - 如果甲状腺内的甲状腺癌巢仅为镜下可见，则预后良好
- 腋窝淋巴结
  - 如果仅见到上皮包含物，则预后良好
  - 以下情况为预后和临床意义不明
    - 单个细胞或小团簇分别在窦内，细胞温和
    - 细胞簇最大径≤0.2mm
  - 只有淋巴结内有癌而未发现乳腺原发灶患者的预后不确定
    - 癌可能起源于良性上皮细胞簇
    - 或者，乳腺内的小癌灶可能被漏诊
- 盆腔淋巴结
  - 输卵管内膜异位症或子宫内膜异位症预后非常好

影像学

一般特征

- 没有特征性的影像学表现

大体特征

一般特征

- 大体表现通常没有异常

镜下特征

组织学特征

- 上颈部淋巴结
  - 发生在腮腺内淋巴结比腮腺外淋巴结多
  - 涎腺腺泡和导管可位于被膜内、被膜下或随机分布
  - 涎腺导管比腺泡更为常见
    - 继发改变：囊肿、嗜酸性化生和导管增生
- 下颈部淋巴结
  - 良性和转移性甲状腺滤泡细胞形态都可能很温和
    - 淋巴结内见到甲状腺滤泡，均应进行甲状腺检查，除外甲状腺癌转移
    - 有时在甲状腺全切术后标本中也没有发现原发灶
      □ 有可能是甲状腺隐匿性癌
- 腋窝淋巴结
  - 乳腺导管、囊肿、大汗腺化生、硬化性腺病或导管增生均可发生
    - 导管周围常围绕一层肌上皮细胞，细胞核扁平或呈三角形
    - 肌上皮细胞对平滑肌肌动蛋白、calponin（钙调节蛋白）和 P63 呈阳性反应
    - 腺体通常被纤维组织包绕，不在血管腔内
  - 前哨淋巴结内良性单个上皮细胞或上皮簇可与癌细胞共存
    - 单个上皮细胞或小灶上皮细胞簇，最大径 ≤0.2mm
    - 通常可以用免疫组织化学 CK 染色标记
    - 与乳房按摩和乳腺穿刺活检相关，提示它们是良性的
  - 纵隔淋巴结
    - 形态不规则的腺体，与间皮包含物无法区分
      - 单个或小簇细胞位于窦内
  - 肠系膜和腹膜淋巴结
    - 肠腺体包含物通常位于被膜或邻近被膜的间质中
      - 偶尔腺体位于淋巴结实质内
    - 孤立的良性腺体很少出现在小淋巴结（<1cm）的窦内
  - 盆腔淋巴结
    - 输卵管内膜异位症通常表现为开放或呈囊性的腺体
      - 内衬温和的单层立方上皮，常伴有纤毛

- ±小乳头和砂粒体

辅助检查

免疫组织化学

- 头颈部癌：CK(+)，EMA(+/−)，S100(−)
- 甲状腺：甲状腺球蛋白(+)，TTF-1(+)
- 乳腺上皮：GCDFP-15(+)，ER(+)，WT1(+)，CA125(−)，PAX8(−)
- 米勒上皮：PAX8(+)，CA125(+)，WT1(−)

鉴别诊断

颈部淋巴结

- 涎腺肿瘤通常可表现为局部肿块
  - 腺泡细胞癌可能与良性涎腺腺泡相似，但缺乏导管形成
    - 肿瘤体积大，组织结构破坏
- 甲状腺肿瘤包括乳头状癌和滤泡性肿瘤
  - 淋巴结内见到分化良好的甲状腺滤泡，应尽快进行颈部淋巴结和甲状腺全面检查
  - 约 50% 的病例出现 *BRAF*V600E 突变；*RET/PTC* 和 *KRAS* 突变不常见

腋窝淋巴结

- 转移癌的细胞形态常具有异型性，可见明显的核仁和核分裂象
  - 肿瘤细胞除了侵犯淋巴结被膜或被膜下窦，还可在淋巴结实质内生长
  - 增生的腺管周围缺乏 P63(+) 或 SMA(+) 的细胞
- 淋巴结内网状成纤维细胞的低分子量角蛋白染色可为阳性
  - 可能会误诊为转移癌

盆腔淋巴结

- 转移癌有不规则形的腺体、细胞异型性、核分裂象或促结缔组织增生
- 蜕膜样变可继发于人体激素的作用，尤其是妊娠期
  - 间质细胞内可见丰富的粉染胞质
- 子宫内膜异位表现为温和的腺体、吞噬含铁血黄素的巨噬细胞，以及纤维化

诊断依据

病理学精华

- 发病机制和鉴别诊断因部位和组织学表现而异
- 良性上皮包含物可见于被膜、被膜下窦或淋巴结实质内
- 以下情况预后及临床意义不明
  - 窦内含有单个细胞或小团簇，细胞形态温和
  - 细胞簇最大径 ≤0.2mm

淋巴结上皮组织异位的特征和鉴别诊断

	上颈部	下颈部	腋窝	腹部	盆腔
临床特征					
年龄	任何年龄,大部分为成人	成人	成人或老年人	成人或老年人	生育期或绝经后
相对发生率	见于约 12% 头颈部癌清扫的颈淋巴结中	见于 1%~5% 头颈部癌清扫的颈淋巴结中	见于约 5% 的乳腺癌清扫的腋窝淋巴结中	见于约 20% 的腹腔癌清扫的腹腔淋巴结中	见于 20%~40% 的腹部病变清扫的盆腔淋巴结中
组织病理学					
结构	涎腺导管或腺泡;浆液性或黏液性腺泡	少数含有胶质的甲状腺圆形滤泡;无乳头状结构	窦内有乳腺导管或单个上皮细胞或细胞簇	输卵管内膜异位症;结肠或尿路上皮	输卵管内膜异位症
细胞学特征	矮立方导管细胞或多边形的腺泡细胞,细胞形态温和	形态一致的矮立方细胞,无间质反应;无砂粒体	矮立方形或化生的导管上皮细胞,细胞核圆形,胞质丰富	矮立方或柱状细胞,在输卵管内膜异位的细胞中常可见到纤毛	矮立方或柱状细胞,通常有纤毛;夹杂有透明细胞
分布	小簇细胞位于淋巴结实质、被膜下或被膜周围软组织	淋巴结被膜下,但有时位于深部实质中	小腺体位于淋巴结被膜下或深部实质中	淋巴结被膜下或随机分布;无结缔组织增生	随机分布;无相关出血或组织细胞
相关淋巴结特征	导管扩张;这些结构可能引起继发性肿瘤	通过全面检查发现为隐匿性甲状腺癌	仔细检查排除转移癌的可能,免疫组织化学可提高检出率	病变特征和患者手术的原因相关	病变特征和患者手术的原因相关;可与子宫内膜异位并存
特殊检查	PAS（+）分泌物,CK（+）	甲状腺球蛋白（+）,TTF1（+）,CK（+）	ER（+）,PR（+）,CK（+）	CK（+）	CK（+）
相关疾病					
	头颈部癌,通常是口腔鳞状细胞癌	头颈部癌,通常是口腔癌或口咽癌	乳腺癌,通常为浸润性癌,或偶有导管原位癌	卵巢癌,妇科肿瘤,腹膜或腹部恶性肿瘤	子宫内膜异位或子宫内膜样肿瘤,妇科炎症或肿瘤
鉴别诊断					
	腺泡细胞癌:实性生长,不典型腺泡,轻度异型性;无唾液腺导管	甲状腺乳头状癌:核沟或核内包涵体;需要大量取材;发现乳头结构非常有帮助	乳腺癌:淋巴结结构破坏,伴有异型性和核分裂象的实性细胞簇;小叶癌有轻度的异型性	转移癌:浸润性特征,促结缔组织增生,血管侵犯,细胞异型性,核分裂象	子宫内膜异位:良性开放的腺腔、出血、吞噬含铁血黄素的巨噬细胞、纤维化;无浸润性特征或促结缔组织增生

参考文献

1. Groth JV et al: Coexistent isolated tumor cell clusters of infiltrating lobular carcinoma and benign glandular inclusions of müllerian (endosalpingiosis) type in an axillary sentinel node: case report and review of the literature. Appl Immunohistochem Mol Morphol. 24(2):144-8, 2016

2. Wang Y et al: Tubal origin of ovarian endometriosis and clear cell and endometrioid carcinoma. Am J Cancer Res. 5(3):869-79, 2015

3. Boulos FI et al: Intranodal papillary epithelial proliferations: a local process with a spectrum of morphologies and frequent association with papillomas in the breast. Am J Surg Pathol. 38(3):383-8, 2014

4. Carney E et al: A subset of nondescript axillary lymph node inclusions have the immunophenotype of endosalpingiosis. Am J Surg Pathol. 38(12):1612-7, 2014

5. Mukonoweshuro P et al: Endocervicosis involving axillary lymph nodes: first case report. Int J Gynecol Pathol. 33(6):620-3, 2014

6. Yamada S et al: Papillary carcinoma arising in thyroglossal duct cyst in the lateral neck. Pathol Res Pract. 209(10):674-8, 2013

7. Wang Z et al: Histopathologic and immunohistochemical characterization of a primary papillary thyroid carcinoma in the lateral cervical lymph node. Exp Mol Pathol. 82(1):91-4, 2007

8. Daniel E et al: Neck masses secondary to heterotopic salivary gland tissue: a 25-year experience. Am J Otolaryngol. 26(2):96-100, 2005

9. León X et al: Incidence and significance of clinically unsuspected thyroid tissue in lymph nodes found during neck dissection in head and neck carcinoma patients. Laryngoscope. 115(3):470-4, 2005

10. Tornos C et al: Expression of WT1, CA 125, and GCDFP-15 as useful markers in the differential diagnosis of primary ovarian carcinomas versus metastatic breast cancer. Am J Surg Pathol. 29(11):1482-9, 2005

11. Diaz NM et al: Benign mechanical transport of breast epithelial cells to sentinel lymph nodes. Am J Surg Pathol. 28(12):1641-5, 2004

12. Hansen NM et al: Manipulation of the primary breast tumor and the incidence of sentinel node metastases from invasive breast cancer. Arch Surg. 139(6):634-9; discussion 639-40, 2004

13. Maiorano E et al: Ectopic breast tissue as a possible cause of false-positive axillary sentinel lymph node biopsies. Am J Surg Pathol. 27(4):513-8, 2003

14. Henley JD et al: Benign müllerian lymph node inclusions. An unusual case with implications for pathogenesis and review of the literature. Arch Pathol Lab Med. 119(9):841-4, 1995

15. Brooks JS et al: Mesothelial cell inclusions in mediastinal lymph nodes mimicking metastatic carcinoma. Am J Clin Pathol. 93(6):741-8, 1990

16. Farhi DC et al: Pseudometastases in female genital cancer. Pathol Annu. 17 (Pt 1):47-76, 1982

淋巴结涎腺包含物

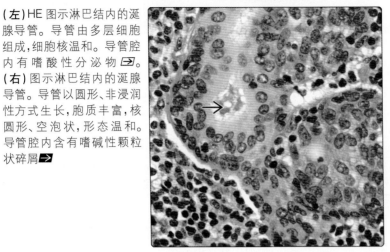

淋巴结涎腺包含物

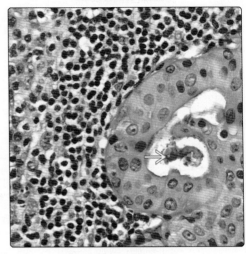

（左）HE 图示淋巴结内的涎腺导管。导管由多层细胞组成，细胞核温和。导管腔内有嗜酸性分泌物➡️。（右）图示淋巴结内的涎腺导管。导管以圆形、非浸润性方式生长，胞质丰富，核圆形、空泡状，形态温和。导管腔内含有嗜碱性颗粒状碎屑➡️

淋巴结甲状腺包含物

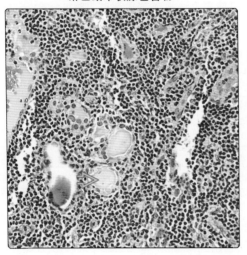

被膜下窦甲状腺包含物

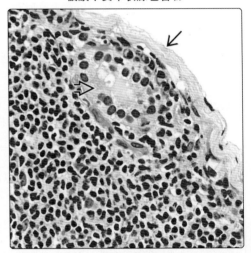

（左）甲状腺包含物位于远离被膜的淋巴结实质内。甲状腺滤泡内含有粉染的甲状腺球蛋白➡️，周围可见小淋巴细胞。（Courtesy M. Williams, MD.）（右）淋巴结被膜下窦内孤立的甲状腺包含物➡️。滤泡上皮细胞形态温和。淋巴结被膜➡️较薄（Courtesy M. Williams, MD.）

淋巴结上皮包含物

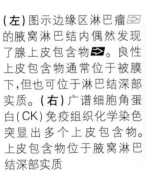
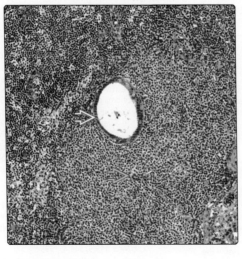

CK 显示上皮包含物

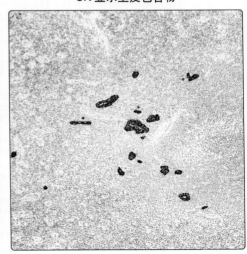

（左）图示边缘区淋巴瘤➡️的腋窝淋巴结内偶然发现了腺上皮包含物➡️。良性上皮包含物通常位于被膜下，但也可位于淋巴结深部实质。（右）广谱细胞角蛋白(CK)免疫组织化学染色突显出多个上皮包含物。上皮包含物位于腋窝淋巴结深部实质

腋窝淋巴结 CK 染色

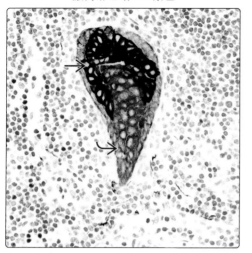

上皮包含物 P63 染色

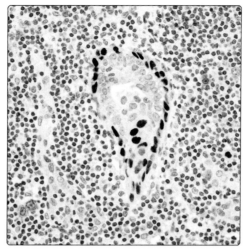

(左) 免疫组织化学 CK 染色图示腋窝淋巴结中的上皮包含物。上皮细胞呈强阳性⊒,而周围的肌上皮细胞呈弱阳性⊒。(右) 免疫组织化学 P63 染色图示腋窝淋巴结内肌上皮细胞位于腺体周围。上皮细胞和肌上皮细胞同时存在支持这些腺体是良性的

被膜下窦转移癌

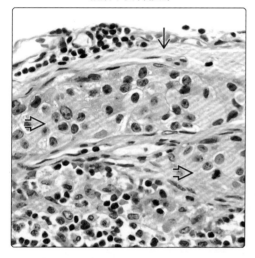

盆腔淋巴结输卵管内膜异位症

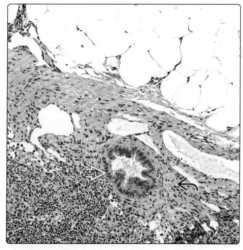

(左) 高倍镜图示乳腺癌转移。被膜下窦⊒见转移癌巢,淋巴结被膜较薄、细胞成份少⊒。(右) 盆腔淋巴结内见输卵管内膜异位症,见一个孤立的腺体⊒位于被膜纤维间质⊒中。没有子宫内膜异位症相关的出血或吞噬含铁血黄素的组织细胞

淋巴结输卵管内膜异位症

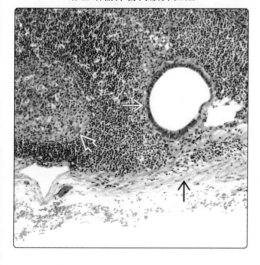

淋巴结输卵管内膜异位症

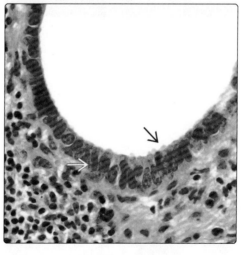

(左) 低倍镜图示髂淋巴结内的输卵管内膜异位症。在近被膜⊒处有一个显著扩张的腺体⊒。周围可见到淋巴滤泡⊒。(右) 高倍镜图示上皮呈矮柱状⊒,细胞核温和,偶见腔缘小泡⊒,虽然纤毛在输卵管内膜异位症中很常见,但并不是一直都有

要　点

基本概念

- 黑色素细胞或痣细胞在淋巴结被膜或小梁内聚集
  - 在淋巴结窦或实质内出现痣细胞很少见

病因学/发病机制

- 痣细胞可能是由于神经嵴细胞在迁移过程中阻滞并陷入到淋巴结被膜内
- 或者，可能从皮肤痣细胞迁移过来，提示"良性转移"的一个过程

临床特征

- 痣细胞可见于皮肤引流区的腋窝、腹股沟或颈部浅表淋巴结中
- 通常是偶然发现
- 淋巴结中痣细胞聚集可与恶性或良性肿瘤并存

镜下特征

- 乳腺前哨淋巴结中良性痣细胞可与恶性肿瘤共存
- 通常情况下，痣细胞包含物在淋巴结被膜内呈条带状分布
- 通常累及淋巴结局部被膜；平均最大径约 3mm

辅助检查

- 痣细胞包含物为 S100(+)，酪氨酸酶(+)，MelanA(+)
- 前哨淋巴结酪氨酸酶 mRNA 水平的 RT-PCR 检测无特异性；其阳性可见于
  - 良性痣细胞包含物
  - 转移性黑色素瘤

主要鉴别诊断

- 淋巴结窦内或实质内的痣细胞包含物应警惕，与转移性黑色素瘤鉴别

(左)图示不同解剖部位淋巴结内痣细胞包含物的发生率。不同研究报道的发生率因病例选择和常规苏木精和伊红(HE)染色(敏感性较低)或 S100 蛋白免疫组织化学染色(更敏感)而不同。(右)图示淋巴结被膜内有梭形痣细胞。其余淋巴结显示反应性改变 (Courtesy　C. Torres-Cabala，MD.)

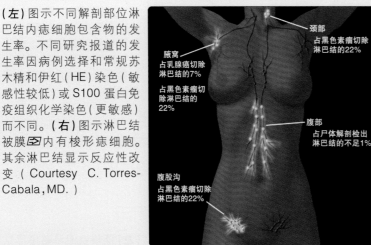

淋巴结痣细胞包含物的体内分布

颈部
占黑色素瘤切除淋巴结的 22%

腋窝
占乳腺癌切除淋巴结的 7%
占黑色素瘤切除淋巴结的 22%

腹部
占尸体解剖检出淋巴结的不足 1%

腹股沟
占黑色素瘤切除淋巴结的 22%

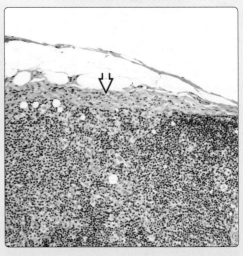

淋巴结被膜内梭形细胞痣

(左)淋巴结的(HE)染色显示增厚的淋巴结被膜内有胞质淡染的梭形痣细胞。被膜下窦内可见反应性淋巴细胞。(右)免疫组织化学 MelanA103 染色图示淋巴结被膜内的痣细胞。痣细胞很小，呈梭形，良性痣细胞不侵犯被膜下窦。(Courtesy　C. Torres-Cabala，MD.)

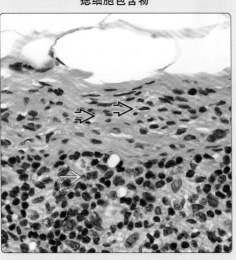

痣细胞包含物

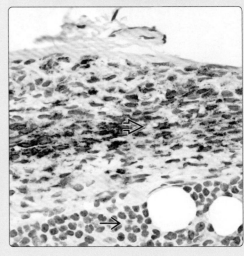

MelanA103 免疫组织化学染色

术语

缩写

- 痣细胞包含物（nevus cell inclusions，NCI）

同义词

- 痣细胞聚集
- 淋巴结蓝痣

定义

- 传统定义为淋巴结被膜或小梁内出现黑色素细胞聚集
- 近期文献还包括淋巴结窦内或实质内的（良性）痣细胞

病因学/发病机制

理论假说

- 淋巴结内痣细胞包含物独特模式支持两种理论假说
  - 这些机制可能代表独立的病变过程
- 理论一：痣细胞是由于神经嵴细胞在异常迁移（阻滞）和陷入淋巴结被膜中造成的
  - 更适用于淋巴结被膜或小梁中的梭形、常有明显色素沉着的病变
  - 发生于胚胎发育过程中
  - 在皮肤中同时存在先天性痣支持该理论
  - 类似的机制可以解释前列腺、宫颈和阴道的蓝痣
- 理论二：痣细胞从皮肤痣中脱落形成栓子，体现一种"良性转移"过程
  - 更适用于栓子内小簇的痣细胞
  - 也称为"机械运输"
    - 移位可能是因为活检过程或肿瘤生长将痣细胞推挤入淋巴管所致
  - 淋巴窦或实质内偶尔出现的痣细胞支持该理论
    - 痣细胞簇也可以在皮肤淋巴管和淋巴结的输入淋巴管内出现
    - 淋巴窦的痣细胞包含物与经典的（非先天性）皮肤痣细胞具有相同形态，呈椭圆形或立方形
    - 此外，痣细胞在非皮肤引流区的淋巴结中很少见到
    - 在皮肤痣和淋巴结痣细胞包含物中可发现相同的 *BRAF* 基因突变位点

临床特征

部位

- 可见于浅表皮肤引流区的腋窝、腹股沟或颈部淋巴结
  - 通常累及单个淋巴结（即使在含有多个淋巴结的病理标本中）
  - 总体而言，腋窝淋巴结的痣细胞包含物比颈部或腹股沟更常见
    - 痣细胞包含物在深部内脏淋巴结中少见
- 采用常规组织学检查，淋巴结中痣细胞包含物的检出率相对较低
  - 见于约 3%~4% 因恶性黑色素瘤清扫的腹股沟淋巴结中
  - 见于 <1% 因乳腺癌清扫的腋窝淋巴结中
- 采用免疫组织化学法，淋巴结中痣细胞包含物的检出率较高
  - 在 22% 因黑色素瘤清扫的腹股沟淋巴结中见到
    - 当黑色素瘤 Breslow 厚度 >2.5mm 时，淋巴结中的痣细胞包含物发生率明显更高
  - 通过免疫组织化学法，可在约 7% 因乳腺癌清扫的腋窝淋巴结中见到

表现

- 通常是偶然发现的
  - 因癌或者黑色素瘤诊断或临床分期进行前哨淋巴结活检或淋巴结清扫中发现
- 淋巴结中痣细胞聚集可与恶性或良性肿瘤并存
  - 恶性黑色素瘤
  - 乳腺癌
  - 皮肤附属器发生的癌
  - 先天性皮肤痣
  - 蓝痣和细胞性蓝痣
  - 丛状梭形细胞痣和非典型 spitz 样肿瘤
  - 神经纤维瘤病

治疗

- 良性黑色素细胞或痣细胞包含物不需要治疗
  - 然而，这些病变是由于潜在的恶性肿瘤进行手术时偶然发现的
  - 前哨淋巴结活检阳性后行淋巴结清扫术可改善黑色素瘤患者的生存率
  - 阳性病例可能从辅助治疗中获益
- 前哨淋巴结活检认为是早期发现淋巴结黑色素瘤转移的有效方法

预后

- 淋巴结中的痣细胞
  - 淋巴结内仅见到痣细胞时，预后极佳
    - 痣细胞可能无法完成恶性肿瘤经典转移的多个步骤
    - 痣细胞不能增生和克隆性增殖
  - 如因恶性肿瘤进行淋巴结清扫的患者，预后则因人而异
- 极少量淋巴结黑色素瘤病例，认为其细胞来源于淋巴结内的良性痣细胞包含物
  - 无原发部位，仅在淋巴结内发现黑色素瘤的患者，预后因人而异

镜下特征

组织学特征

- 淋巴结内的痣细胞包含物
  - 通常局部聚集在淋巴结被膜内；平均最大径约 3mm
    - 在黑色素瘤病例中，痣细胞包含物可在细胞因子影响下生长

- 通常,痣细胞在淋巴结被膜内呈条带状分布
  - 细胞体积小、纤细、大小一致,呈双相,形态学温和
  - 细胞膜不明显;胞质内常含有细小的色素颗粒
  - 组织学上类似蓝痣
  - 色素可沿胶原纤维分布,在内皮细胞内或巨噬细胞内
  - 较大的病灶,痣细胞包含物可沿淋巴结小梁分布
  - 被膜下痣细胞包含物可呈结节状,由实性成簇的卵圆形细胞组成,伴有裂隙
    - 通常胞质透明;可见局灶粉尘样的色素沉着
    - 无多核
    - 无核分裂象
  - 偶尔邻近小血管
  - 痣细胞包含物通常被网状纤维包围
- 淋巴结中的细胞性蓝痣通常发生在边缘窦或实质内
  - 在淋巴结周围淋巴管内很少发现
  - 这种模式与经典的淋巴结被膜内痣细胞不同
  - 因此,淋巴窦内痣细胞聚集不一定都是恶性黑色素瘤

辅助检查

免疫组织化学

- 黑色素瘤患者的前哨淋巴结进行免疫组织化学检查是标准流程
- 黑色素细胞包含物显示 S100(+)、酪氨酸酶(+)、P16(+)、melanA(+)
- HMB45(-/+)、Ki-67(-)、IMP3(-)、CK(-)

PCR

- 在痣细胞包含物和黑色素瘤病例,对前哨淋巴结的酪氨酸酶 mRNA 进行 RT-PCR 检测可呈阳性
  - 灵敏度约为 70%
  - 对照病例约 11% 阳性
    - 因此,特异性差
    - 其中一些阳性病例可能由痣细胞包含物所致
- 黑色素瘤患者前哨淋巴结的 RT-PCR 认为可以提高免疫组织化学的敏感性
  - 分子水平的阳性结果提示要复查原活检组织,包括免疫组织化学的结果

基因学检查

- *BRAF* 致癌基因 V600E 点突变被认为是黑色素瘤中最常见的基因改变(约 80%)
  - *BRAF* 基因第 1 799 个碱基,胸腺嘧啶到腺嘌呤错义突变
    - 第 600 位点密码子的缬氨酸被谷氨酸取代(V600E)
  - 然而,约 50% 的淋巴结痣细胞包含物也可检测到 *BRAF* 基因点突变

鉴别诊断

黑色素瘤的淋巴结清扫

- 细胞位于被膜下窦或淋巴结实质内,考虑黑色素瘤转移

- 皮肤痣很少与窦内的痣细胞相关,它呈一种"良性转移"的过程
- 细胞异型性,包括显著的核仁和核分裂象
  - 黑色素瘤细胞通常呈 HMB45、nestin(巢蛋白)、SOX2、SOX10、IMP3 和 Ki-67 阳性
  - 网状纤维染色显示,黑色素瘤细胞周围通常没有网状纤维围绕

癌的淋巴结清扫

- 癌细胞通常在淋巴结窦内生长,表现为大的转移细胞巢
- 细胞具有异型性,包括显著的核仁和核分裂象
- CK 或 EMA 的免疫组织化学染色支持转移癌的诊断
- 网状成纤维细胞中的低分子量角蛋白可呈阳性

儿童非典型 spitz 样黑色素肿瘤

- 儿童、青少年和年轻成人的皮肤肿瘤
  - 皮肤病变显示良性结构,黑色素细胞大,胞质呈"玻璃样",核分裂象易见
- 约 50% 的病例出现前哨淋巴结阳性,但不会对预后产生负面影响

血管球瘤

- 血管球细胞可类似于痣细胞团
- 免疫组织化学:actin-sm(+),S100(-),CD34(-)

诊断依据

病理学精要

- 通常,痣细胞在淋巴结被膜内呈条带状分布
  - 淋巴结窦内或实质内偶见痣细胞
- 高增殖指数病变提示转移
  - Ki-67 可辅助诊断

参考文献

1. Piana S et al: Lymph node melanocytic nevi: pathogenesis and differential diagnoses, with special reference to p16 reactivity. Pathol Res Pract. 211(5):381-8, 2015
2. Willis BC et al: SOX10: a useful marker for identifying metastatic melanoma in sentinel lymph nodes. Appl Immunohistochem Mol Morphol. 23(2):109-12, 2015
3. Chen PL et al: Diagnostic utility of neural stem and progenitor cell markers nestin and SOX2 in distinguishing nodal melanocytic nevi from metastatic melanomas. Mod Pathol. 26(1):44-53, 2013
4. Taube JM et al: Benign nodal nevi frequently harbor the activating V600E BRAF mutation. Am J Surg Pathol. 33(4):568-71, 2009
5. Holt JB et al: Nodal melanocytic nevi in sentinel lymph nodes. Correlation with melanoma-associated cutaneous nevi. Am J Clin Pathol. 121(1):58-63, 2004
6. Patterson JW: Nevus cell aggregates in lymph nodes. Am J Clin Pathol. 121(1):13-5, 2004
7. Biddle DA et al: Intraparenchymal nevus cell aggregates in lymph nodes: a possible diagnostic pitfall with malignant melanoma and carcinoma. Am J Surg Pathol. 27(5):673-81, 2003
8. Starz H et al: Tyrosinase RT-PCR as a supplement to histology for detecting melanoma and nevus cells in paraffin sections of sentinel lymph nodes. Mod Pathol. 16(9):920-9, 2003
9. Bautista NC et al: Benign melanocytic nevus cells in axillary lymph nodes. A prospective incidence and immunohistochemical study with literature review. Am J Clin Pathol. 102(1):102-8, 1994

淋巴结内痣细胞的分布

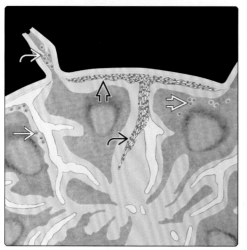

痣细胞包含物 melanA 103 染色

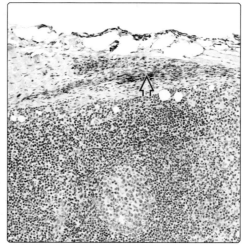

（左）黑色素细胞和痣细胞包含物在淋巴结中的分布。黑色素细胞通常分布在被膜➡或小梁➡内。偶尔，痣细胞可见于输入淋巴管➡、淋巴窦➡或淋巴结实质➡内。（右）淋巴结 melanA 103 免疫组织化学显示痣细胞包含物沿淋巴结被膜➡分布。在本例中，在淋巴窦内没有见到良性痣细胞

被膜下窦的黑色素瘤

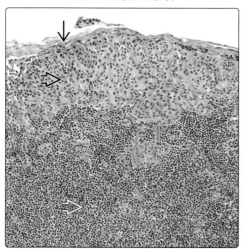

转移性黑色素瘤

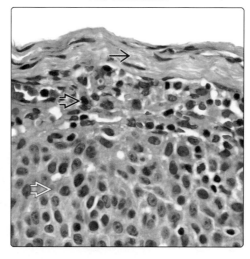

（左）被膜下窦➡内充满转移性黑色素瘤。上覆的被膜很薄➡。下方淋巴结的结构完好保存➡。黑色素瘤显示为不规则浸润性生长➡。（右）被膜下窦➡转移性黑色素瘤，其间夹杂小淋巴细胞➡。上覆的被膜很薄，含有散在的梭形成纤维细胞➡。黑色素瘤细胞呈现轻度异型性

淋巴结内转移癌

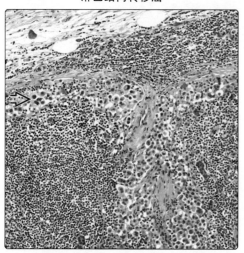

乳腺转移性小叶癌

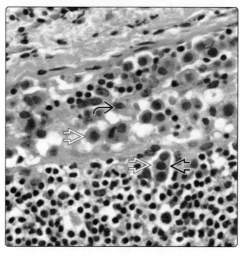

（左）图示被膜下窦➡的转移性乳腺小叶癌。淋巴结被膜没有增厚。（右）图示转移性乳腺小叶癌。淋巴结被膜下窦可见体积小的癌细胞➡和组织细胞➡。细胞间有黏附性，提示为癌细胞巢➡

要　点

基本概念

- 淋巴窦血管转化（VTS）

病因学/发病机制

- 输出淋巴管阻塞；±静脉阻塞
  - 淋巴窦转化为相互吻合的、衬覆血管内皮的管腔

临床特征

- 任何年龄；无性别倾向
- 通常为偶然发现
- 通常发生于肿瘤引流的区域淋巴结
  - 可单个或多个
- 切除可以治愈

镜下特征

- 淋巴窦血管转化是发生于淋巴结的良性血管增生
  - 淋巴窦转化为血管腔

- 局限于窦内；常见有硬化改变
- 血管裂隙复杂且有分支；可见血管周细胞
- 不累及被膜；细胞无异型性
- 四种弥漫或节段性血管增生模式
  - 裂隙样间隙
  - 圆形血管腔
  - 夹杂胶原的窦性梭形细胞灶
  - 丛状模式
- 也有结节性梭形细胞变异型

辅助检查

- 梭形细胞：平滑肌肌动蛋白（＋），vimentin（波形蛋白）（＋）

主要鉴别诊断

- 卡波西肉瘤
- 杆菌性血管瘤病
- 淋巴结血管瘤

淋巴窦血管转化

淋巴窦血管转化：淋巴窦因血管增生而扩张

(左) 显示淋巴窦血管转化。该图显示由于血管增生导致的被膜下窦扩张和纤维化。(右) 显示淋巴窦血管转化。淋巴窦因互相吻合的血管充盈血液而扩张，伴纤维化和含铁血黄素沉着

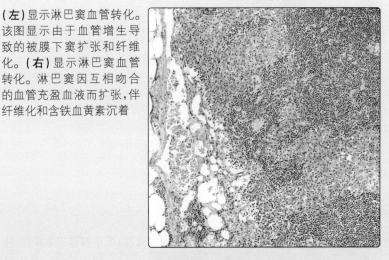
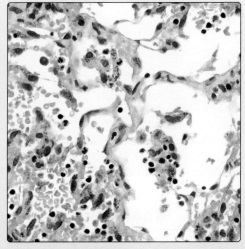

淋巴窦血管转化：CD34 显示窦内的血管

淋巴窦血管转化：平滑肌肌动蛋白（＋）

(左) 图示淋巴窦血管转化。本例淋巴窦内的血管显示 CD34 免疫组织化学染色为强阳性。在血管周围形成袖套的梭形细胞无着色。(右) 图示淋巴窦血管转化。在这例中，血管周围袖套样排列的梭形细胞显示平滑肌肌动蛋白免疫组织化学染色阳性

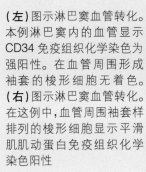
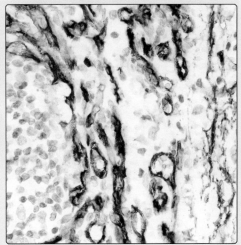
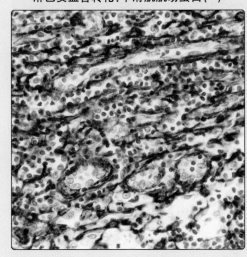

术语

缩写

- 淋巴结淋巴窦血管转化（vascular transformation of lymph node sinuses，VTS）

同义词

- 淋巴结血管瘤病，淤血性淋巴结病

定义

- 淋巴窦转化成复杂的、相互吻合的、衬覆血管内皮的管腔
- 血管增生过程
- 纤维化较为常见

病因学/发病机制

淋巴窦血管转化相关

- 输出淋巴管闭塞，±静脉阻塞
  - 导致淋巴血管阻塞的因素
    - 血管血栓形成、严重的心力衰竭和既往手术史
    - 可能分泌促血管生成因子

临床特征

流行病学

- 年龄
  - 成人；通常是癌症患者

部位

- 淋巴结
  - 通常因癌症而切除的区域淋巴结
  - 腹腔内>腋窝、腹股沟>颈部、锁骨上>纵隔

表现

- 通常无临床症状
- 实验室检查无异常
- 在一些病例中，无明确原因或相关疾病

治疗

- 切除可治愈

预后

- 良好；淋巴窦血管转化为良性过程

镜下特征

组织学特征

- 淋巴结
  - 结构完整，被膜纤细
  - 淋巴窦：因互相吻合的血管充盈血液而扩张
    - 形成良好的血管；纤维化和含铁血黄素沉着；纤维蛋白沉积
    - 无细胞异型性
  - 四种血管增生模式
    - 裂隙样间隙；最常见的模式（71%）
    - 圆形血管腔，最常见于被膜下窦（60%）
    - 杂夹胶原的实性梭形细胞灶（41%）
      - 近被膜的实性梭形细胞灶融合并"成熟"为形态较好的血管
    - 丛状模式（12%）
      - 腹腔内淋巴结
      - 被覆扁平血管内皮且互相吻合的复杂管腔
  - 结节性梭形细胞变异型
    - 可见于因癌症而手术切除的腹膜后淋巴结
    - 结节包括交错的梭形细胞束，其间有血管裂隙
    - 推挤，分叶状边界
  - 淋巴结周围血管显著增生，伴肌层增厚
    - 无血管炎证据；血栓罕见
  - 滤泡间区：正常
  - 淋巴滤泡：正常或减小

辅助检查

免疫组织化学

- 梭形细胞：平滑肌肌动蛋白（+），vimentin（+）
  - CK（−）、S100（−）、desmin（−）和 FⅧRAg（−）
- 血管内衬覆的内皮细胞：FⅧRAg（+）和 CD34（+）

鉴别诊断

卡波西肉瘤

- 组织学特征
  - 淋巴结被膜和小梁受累
  - 血管裂隙短且无分支
  - 可见梭形细胞束
  - 常见 PAS（+）玻璃样小体

杆菌性血管瘤病

- 免疫功能低下者
- 淋巴结实质偶然发现的融合结节
- 间质内有深红色嗜酸性物质
- Warthin-Starry 染色可以显示杆菌

淋巴结血管瘤

- 以淋巴结门或髓质为中心的结节状生长
- 由密集血管形成的肿瘤性病变

淋巴结炎性假瘤

- 血管和肌成纤维细胞增生
  - 累及淋巴结被膜和骨小梁
- 浸润的炎症细胞富含浆细胞；血管炎（+/−）

参考文献

1. Ghosh P et al: Vascular transformation of bilateral cervical lymph node sinuses: a rare entity masquerading as tumor recurrence. J Maxillofac Oral Surg. 14(Suppl 1):397-400, 2015
2. Pirola S et al: Combined usual and nodular types of vascular transformation of sinuses in the same lymph node. Int J Surg Pathol. 20(2):175-7, 2012
3. Cook PD et al: Nodular spindle-cell vascular transformation of lymph nodes. A benign process occurring predominantly in retroperitoneal lymph nodes draining carcinomas that can simulate Kaposi's sarcoma or metastatic tumor. Am J Surg Pathol. 19(9):1010-20, 1995
4. Chan JK et al: Vascular transformation of sinuses in lymph nodes. A study of its morphological spectrum and distinction from Kaposi's sarcoma. Am J Surg Pathol. 15(8):732-43, 1991
5. Haferkamp O et al: Vascular transformation of lymph node sinuses due to venous obstruction. Arch Pathol. 92(2):81-3, 1971

（左）图示淋巴窦血管转化。苏木素和伊红（HE）染色显示淋巴结被膜下既有实性和结节状生长模式 ↗，也有更"成熟"的形态良好的血管 ↗。（右）腹腔淋巴结 HE 染色显示血管化的淋巴窦呈丛状。相互吻合的管腔内衬覆扁平的血管内皮细胞

淋巴窦血管转化实性和结节性模式

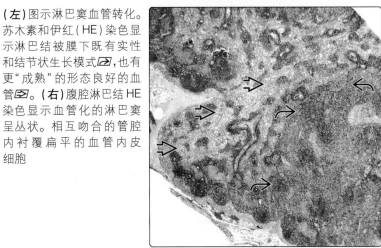

淋巴窦血管转化：丛状模式

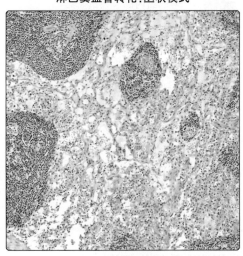

（左）苏木精和伊红（HE）染色显示血管转化，可见硬化的实性病灶 ↗，以及血管转化 ↗ 引起的淋巴窦扩张。（右）HE 染色显示血管转化区域，由实性梭形细胞灶和胶原 ↗ 组成

淋巴窦血管转化：血管和实性灶

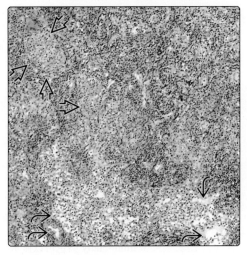

淋巴窦血管转化：梭形细胞

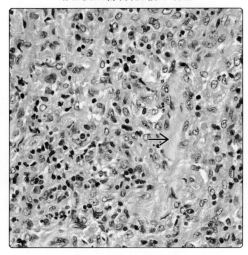

（左）图示血管转化区域，实性灶由肥胖的细胞和发育不良的血管组成。（右）淋巴窦血管转化的结节变异型。这例是因肾细胞癌而切除的腹膜后淋巴结。结节灶由交织的梭形细胞束组成，其间可见血管裂隙。注意结节推挤生长模式和分叶状边界 ↗

淋巴窦血管转化：实性生长模式

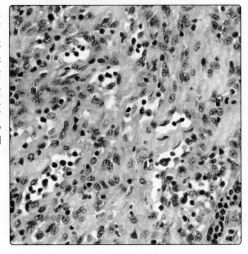

淋巴窦血管转化：结节变异型

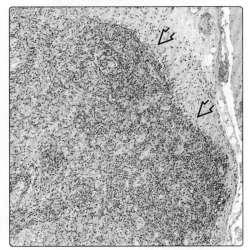

淋巴结内的卡波西肉瘤

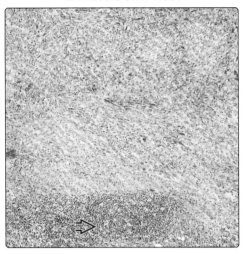

卡波西肉瘤:玻璃样小体

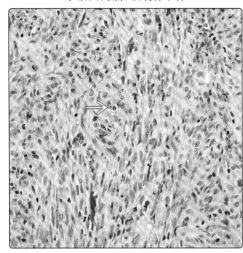

(左) HIV 阳性男子出现皮肤和区域淋巴结病变。该视野显示卡波西肉瘤主要以淋巴结被膜为中心。图的底部显示未受累的淋巴结结构➡。(右) 显示累及淋巴结的卡波西肉瘤高倍放大图。可见到梭形细胞和嗜酸性玻璃样小体➡

卡波西肉瘤:HHV8 阳性

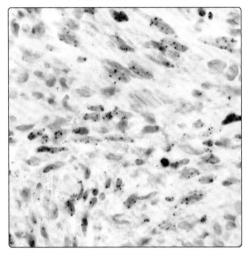

杆菌性血管瘤病

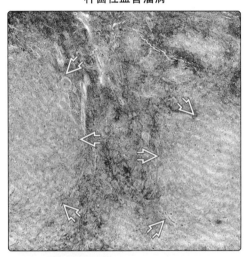

(左) 采用 LANA 抗体检测,高倍镜图示卡波西肉瘤的梭形肿瘤细胞人类疱疹病毒 8 型(HHV8) 阳性。请注意,该病毒存在于肿瘤细胞核中。(右) 杆菌性血管瘤病累及淋巴结。请注意不规则的融合结节➡位于淋巴结实质内,而无窦内分布

杆菌性血管瘤病:淋巴结

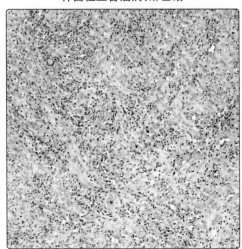

细菌聚集

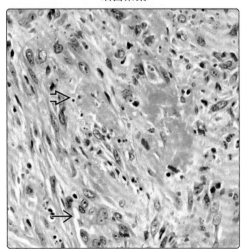

(左) 杆菌性血管瘤病累及淋巴结。由于间质内含有大量嗜酸性无定形物,HE染色低倍镜显示出苍白或粉色的外观。(右) 杆菌性血管瘤病累及淋巴结。HE染色显示间质内深红色嗜酸性物质(杆菌聚集)➡和散在中性粒细胞,可见肥胖的内皮细胞➡,梭形细胞中可见核分裂象

要 点

基本概念

- 累及淋巴结的良性平滑肌和血管增生
  - 起始于淋巴结门,并延伸至淋巴结髓质和皮质
  - 可能与脂肪组织并存

临床特征

- 年龄范围较大
- 男性为主
- 通常见于腹股沟淋巴结
- 淋巴结长时间持续肿大
- 可能出现同侧肢体疼痛、水肿或肿胀

影像学

- 边界不清的肿块;回声不均匀
- 淋巴系闪烁造影可见广泛淋巴结异
- CT 或磁共振可检测出肿块

镜下特征

- 淋巴结实质被取代

- 在硬化基质中,可见到错乱散在分布的平滑肌细胞,形态温和
- 血管和纤维组织
- 某些病例可出现脂肪组织
- 无非典型性或核分裂象

辅助检查

- 免疫组织化学
  - 平滑肌细胞
    - H-caldesmon(+),肌特异性肌动蛋白(+),desmin(+)
  - 内皮细胞
    - CD31(+),CD34(+)

主要鉴别诊断

- 栅栏状肌成纤维细胞瘤
- 原发性淋巴结平滑肌瘤病(血管平滑肌瘤病)
- 淋巴管肌瘤病

血管肌瘤性错构瘤

血管肌瘤性错构瘤:温和的梭形细胞

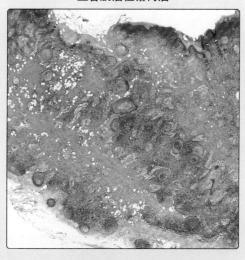
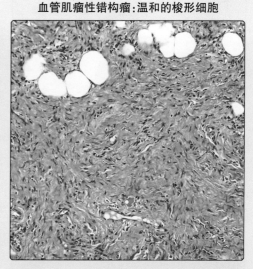

(左)HE 染色图示淋巴结的大部分实质被血管肌瘤性错构瘤取代。(右)图示血管肌瘤性错构瘤。平滑肌细胞呈梭形,胞质嗜酸性,不形成束状

血管肌瘤性错构瘤:肌动蛋白

淋巴系闪烁造影图

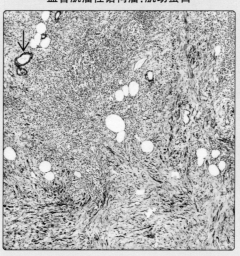
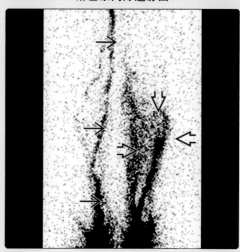

(左)累及淋巴结的血管肌瘤性错构瘤。肌特异性肌动蛋白的免疫组织化学染色显示血管➡肌壁和间质内有丰富的平滑肌。(右)下肢淋巴系闪烁造影的前视图,显示正常右腿的淋巴引流➡,但左腿发生皮肤淋巴回流➡。左腿体格检查发现水肿

术语

缩写

- 血管肌瘤性错构瘤(angiomyomatous hamartoma,AH)

定义

- 累及淋巴结的良性平滑肌和血管增生
  - 起始于淋巴结门部,并延伸至淋巴结髓质和皮质
  - 可能与脂肪组织相关

病因学/发病机制

未知

- 未知,但可能反映
  - 获得性错构瘤性病变
  - 对既往淋巴结炎的异常修复
  - 正常淋巴引流受阻的结果

临床特征

流行病学

- 年龄
  - 平均 42 岁(3~80 岁)
- 性别
  - 男:女比5:1

部位

- 腹股沟淋巴结最常见
  - 其他部位:颈部、腘、股淋巴结

表现

- 患者表现为腹股沟淋巴结肿大
  - 淋巴结可以融合
- 同侧肢体水肿或肿胀,有时伴有淋巴结肿大
- 疼痛和肿胀
- 淋巴结肿大通常持续较长时间

治疗

- 手术方法
  - 切除

预后

- 病变为良性,但切除后可能复发

影像学

一般特征

- 超声检查
  - 肿块边界不清;回声不均匀

淋巴系闪烁造影结果

- 广泛淋巴结异常
- 无序的淋巴管引流伴真皮淋巴回流
- 浅表淋巴管和深部淋巴引流缺失
- 髂淋巴结无法显示

大体特征

大小

- 1.0~3.5cm

淋巴结

- 淋巴结被质硬的白色组织取代
  - 首先累及淋巴结门和髓质

镜下特征

组织学特征

- 淋巴结
  - 淋巴结门
    - 平滑肌增生与血管狭窄或扩张的间隙密切相关
      - 肌细胞排列紊乱,散在分布,细胞温和
    - 病变内的血管增生
    - 纤维组织增生;硬化
    - 一些病例内有脂肪组织
      - 命名为血管平滑肌脂肪瘤性错构瘤
  - 髓质和皮质
    - 扩展至淋巴结髓质和皮质

辅助检查

免疫组织化学

- 平滑肌:肌性标志物(+),HMB45(-)
- 血管内皮细胞:血管标志物(+)

鉴别诊断

栅栏状肌成纤维细胞瘤

- 更富于细胞,伴石棉样纤维
- 梭形细胞排列成束状;无血管增生

原发性淋巴结平滑肌瘤病(血管平滑肌瘤病)

- 良性;通常为腹腔内淋巴结
- 致密的平滑肌束增生

淋巴管肌瘤病

- 胸部或腹部淋巴结或全身系统性疾病
- 互相吻合的扩张的脉管周围平滑肌细胞束;HMB45(+)

淋巴管瘤

- 囊性,囊壁衬覆内皮细胞
  - 充满淋巴液和淋巴细胞

参考文献

1. Arava S et al: Angiomyomatous hamartoma of lymph nodes: clinicopathological study of 6 cases with review of literature. Indian J Pathol Microbiol. 59(2):206-208, 2016
2. Dzombeta T et al: Angiomyolipomatous hamartoma of the inguinal lymph node–report of two cases and literature review. In Vivo. 26(3):459-62, 2012
3. Bourgeois P et al: Lymphoscintigraphy in angiomyomatous hamartomas and primary lower limb lymphedema. Clin Nucl Med. 34(7):405-9, 2009
4. Mauro CS et al: Angiomyomatous hamartoma of a popliteal lymph node: an unusual cause of posterior knee pain. Ann Diagn Pathol. 12(5):372-4, 2008

血管肌瘤性错构瘤

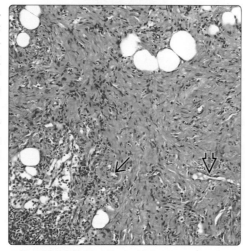

肌特异性肌动蛋白

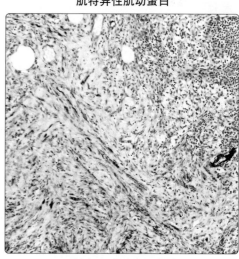

(左)累及淋巴结的血管肌瘤性错构瘤。该图像显示平滑肌细胞稀疏随机地分布于胶原纤维中。分别注意厚壁血管➡和薄壁血管➡。(右)血管肌瘤性错构瘤累及淋巴结。肌动蛋白的免疫组织化学染色,高倍镜下示特异性肌动蛋白染色阳性,穿插在硬化的间质中

血管肌瘤性错构瘤:H-caldesmon

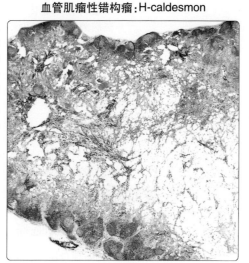

高倍镜示 H-caldesmon

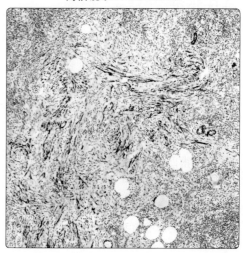

(左)血管肌瘤性错构瘤累及淋巴结。H-caldesmon的免疫组织化学染色显示淋巴结门部有杂乱异常分布的厚壁血管。(右)血管肌瘤性错构瘤累及淋巴结。高倍镜下 H-caldesmon 免疫组织化学染色阳性

血管肌瘤性错构瘤:磁共振

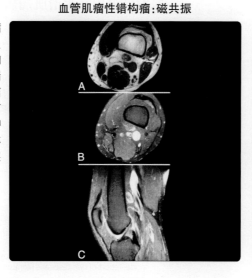

血管肌瘤性错构瘤:CT

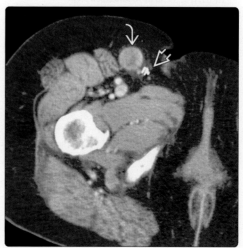

(左)血管肌瘤性错构瘤病例股骨远端水平(A)T1 相、(B)T2 相、(C)T2 矢状面加权磁共振像显示股骨远端后方软组织内边界清楚、信号不均匀的病灶。(右)右腿 CT 显示腹股沟淋巴结肿大➡。手术夹为先前的淋巴结活检部位➡,诊断证实为血管肌瘤性错构瘤

栅栏状肌成纤维细胞瘤

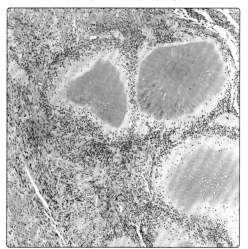

石棉样小体

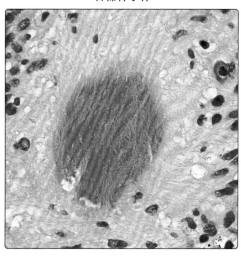

（左）图示由纤细胶原纤维组成的石棉样小体。注意边缘出血和含铁血黄素沉积。（右）栅栏状肌成纤维细胞瘤表现为含有粗大胶原纤维（所谓石棉样小体）的星芒状区域。栅栏状肌成纤维细胞瘤是一种罕见的淋巴结良性间叶源性肿瘤,伴肌成纤维细胞或平滑肌分化

栅栏状肌成纤维细胞瘤:平滑肌肌动蛋白

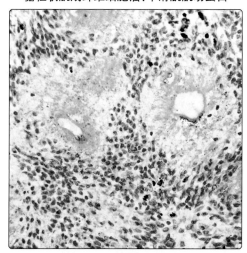

栅栏状肌成纤维细胞瘤:vimentin

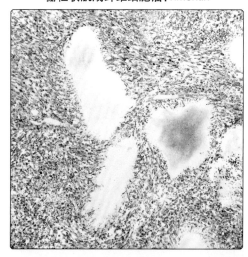

（左）栅栏状肌成纤维细胞瘤显示平滑肌肌动蛋白（SMA）阳性。（右）栅栏状肌成纤维细胞瘤显示 vimentin 阳性。梭形细胞对 myosin 也是阳性,但 desmin、S100 蛋白或 Ⅷ 因子相关抗原（FⅧRAg）的免疫组织化学均为阴性（未显示）

栅栏状肌成纤维细胞瘤

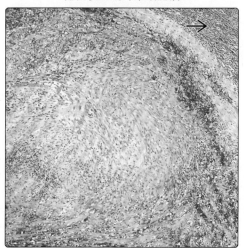

梭形细胞束

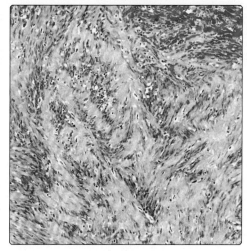

（左）一名 40 岁男性腹股沟淋巴结的栅栏状肌成纤维细胞瘤。低倍镜图示上方淋巴组织变薄➡。注意明显的边缘间质内出血,梭形细胞明显。（右）高倍镜图示平行和纵横交错的梭形细胞束被变性的胶原纤维分隔。栅栏状肌成纤维细胞瘤是良性的,除手术完全切除肿瘤外,不需要任何进一步治疗

要　点

基本概念

- 淋巴结内栅栏状肌成纤维细胞瘤(PM)

临床特征

- 局部(淋巴结)肿块
- 大多数病例(>90%)累及腹股沟淋巴结
- 切除可治愈

镜下特征

- 有假包膜的局限性肿块
- 细长的梭形细胞呈席纹状排列
  - 常显示栅栏状
- 梭形细胞间常见红细胞外渗
- 常见细胞外和核周玻璃样小球
- 有石棉样纤维
  - 星形或圆形(取决于不同的切面)
  - 均质、强嗜酸性胶原纤维

辅助检查

- 电子显微镜检查
  - 肌成纤维细胞特征
- 免疫组织化学
  - 细胞核和细胞质 β-catenin(+)
    - cyclinD1(+/−);β-catenin 的下游蛋白
  - actin-sm(+),myosin(+)
  - vimentin(+),D2-40/podoplani(+),FXⅢa(+/−)
  - 石棉样纤维
    - Ⅰ、Ⅲ、Ⅳ型胶原(+)
- 基因学检查
  - CTNNB1 基因第 3 外显子突变常见

主要鉴别诊断

- 神经鞘瘤
- 血管肌瘤性错构瘤
- 平滑肌瘤
- 卡波西肉瘤

栅栏状肌成纤维细胞瘤:大体标本

(左)福尔马林固定后的淋巴结标本切面,图示正常结构被 PM 替代。注意中央灰白色区域和被膜下出血("刚倒入茶中的牛奶"的颜色和状态)。(右)高倍镜图示许多细长的梭形细胞,类似神经鞘瘤 Antoni A 的栅栏状区域

席纹状和栅栏状排列

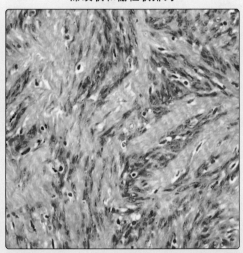

席纹状排列和含铁血黄素

(左)PM 高倍镜图示梭形细胞的席纹状模式。此外,该视野可观察到 PM 中常见的含铁血黄素沉积➡。(右)该病例具有明显的石棉样纤维改变。它由胶原纤维变性形成的嗜酸性棉毡样结构组成。图示星芒状的石棉样纤维

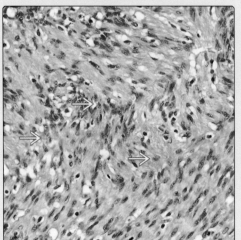

石棉样纤维

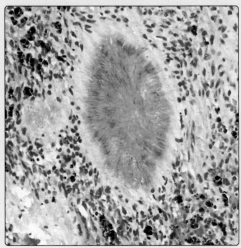

术语

缩写

- 栅栏状肌成纤维细胞瘤(palisaded myofibroblastoma,PM)

同义词

- 淋巴结内栅栏状肌成纤维细胞瘤
- 淋巴结内出血性梭形细胞瘤伴石棉样纤维
- 淋巴结孤立性梭形细胞肿瘤伴平滑肌样分化

定义

- 可能起源于肌成纤维细胞的良性肿瘤,几乎总是发生在腹股沟淋巴结
  - 少数认为平滑肌起源(来自血管或被膜)

病因学/发病机制

良性肿瘤

- 与其他部位的淋巴结相比,腹股沟淋巴结的肌成纤维细胞数量增多
- 可能与该部位淋巴引流增加有关
  - 易导致肌成纤维细胞良性增生

临床特征

流行病学

- 发病率
  - 罕见肿瘤;文献中报告了约50个病例
- 年龄
  - 中位数:60多岁(范围:19~71岁)
- 性别
  - 男性略占优势(男:女=4:1)

表现

- 局部(淋巴结)肿块
  - 经常疼痛
  - 单侧;左右侧无倾向性
  - 有罕见的多中心病例报道
- 大多数病例(>90%)发生在腹股沟淋巴结
  - 位置较深;在腹股沟韧带下方
  - 不累及表面皮肤
  - 下颌下或颈部淋巴结也有罕见病例报道
- 左右侧无倾向性

治疗

- 手术方法
  - 切除后几乎都能治愈
    - 仅2例局部复发,需再次切除
      - 6年和9年后复发

预后

- 极好,良性病变

影像学

超声

- 实性肿块伴混合回声;±边缘呈分叶状

CT

- 边界清楚的肿瘤

大体特征

一般特征

- 大小:最大径范围0.6~5.0cm
- 边界清楚
- 切面呈灰白色,结节状,有被膜下出血
  - 像"刚倒入茶中的牛奶"的颜色和状态

镜下特征

组织学特征

- 低倍镜下通常为结节状
- 有假包膜
  - 未受累,通常挤压周围淋巴组织
- 纤细的梭形细胞呈席纹状排列
  - 通常为栅栏样
    - 可类似于神经鞘瘤的Antoni A区
  - 梭形细胞胞质嗜酸性,核两端变细
    - 无核异型性
    - 核分裂象罕见或缺如
- 梭形细胞间常可见红细胞外渗
  - 可含有丰富的含铁血黄素
- 细胞外和细胞内核周玻璃样小体常可见到
- 石棉样纤维
  - 胶原样物质形成的嗜酸性棉毡
    - 呈星芒状或圆形,取决于切面
    - 中心可见有内衬扁平内皮细胞的小血管
    - 三色染色呈强阳性(胶原蛋白)
- 罕见病例报道有骨化

细胞学特征

- 少数PM病例通过细针抽吸术进行评估
- 印片结果
  - 温和的梭形细胞;±模糊的栅栏状
  - 印片上可见石棉样纤维

辅助检查

免疫组织化学

- actin-sm(+),肌特异性肌动蛋白(+),myosin(+)
  - 石棉样小体周围actin-sm强阳性
- 细胞核和细胞质β-catenin(+)
  - 正常β-catenin在细胞核内(92kD蛋白)
  - 基因突变影响降解导致位于细胞质内
    - 可能参与细胞增殖
  - cyclinD1(+/−);β-catenin的下游蛋白
- vimentin(+),D2-40/podoplanin(+),FXⅢXllla(+/−)
- 石棉样纤维
  - Ⅰ、Ⅲ、Ⅳ型胶原(+)
  - 纤维连接蛋白(fibronectin,+),层粘连蛋白(laminin,+)
- desmin(−),S100(−),HMB-45(−)
- FⅧRAg(−),CD34(−),CD117/KIT(−)
- CK(−),CEA(−),突触素(−)
- EBV-LMP1(−)
- 单纯疱疹(−),人乳头瘤病毒(−)

原位杂交

- EBV 编码的 RNA（EBER）（−）

基因学检查

- β-catenin 糖原合成酶激酶 3B 基因突变（*CTNNB1*）
  - 第 3 外显子发生突变
  - Laskin 等人发现在 7/8 病例中呈阳性

电子显微镜

- 肌成纤维细胞特征
  - 不连续的基底膜，胞饮小泡
  - 大量微丝，局部致密灶
  - 丰富的粗面内质网
- 石棉样小体是由于平行松散的胶原纤维组成
- 无 Weibel-Palade 小体、分泌颗粒或桥粒

DNA 含量分析

- 二倍体

鉴别诊断

神经鞘瘤

- 腹股沟淋巴结不常见
- 施万细胞良性肿瘤
  - 通常存在 Antoni A 区和 B 区
  - 可发生出血，但不常见
  - 无石棉样纤维
- 免疫组织化学
  - S100（+），actin-sm（−），desmin（−）
- PM 最初被认为是结内神经鞘瘤

血管肌瘤性错构瘤

- 发生于腹股沟淋巴结
- 男性多见；年龄范围广
- 良性病变；切除可治愈
- 与中大血管的平滑肌增生相关
- 发生于淋巴结门，但常延伸至髓质和皮质
- 无石棉样纤维
- 免疫组织化学
  - desmin（+），actin-sm（+）

平滑肌瘤

- 平滑肌细胞良性肿瘤
  - 平滑肌细胞编织状
  - 出血罕见；无石棉样纤维
- 免疫组织化学
  - desmin（+），caldesmon（+），EMA（+/−），LMWK（+/−）

炎性假瘤

- 病变以淋巴结被膜和小梁为中心
- 混合的炎症细胞浸润

卡波西肉瘤

- 常有 HIV 感染史和相关皮肤病变

血管内皮的恶性肿瘤
- 细胞束比 PM 细，内衬血管内皮细胞
- 通常有大量出血
- 核分裂象多见，可见核异型性
- 免疫组织化学
  - 血管标志物（+），HHV8（+）

平滑肌肉瘤

- 平滑肌细胞恶性肿瘤
  - 常见出血和坏死
  - 可见核异型性，核分裂象多见
- 免疫组织化学
  - desmin（+），caldesmon（+）

滤泡树突细胞肉瘤

- 滤泡树突细胞恶性肿瘤
  - 细胞漩涡状排列：梭形或上皮样
  - 可见核异型性和核分裂象（数量不等）
  - 小淋巴细胞常与肿瘤细胞混合
- 免疫组织化学
  - CD21（+），CD23（+），CD35（+）
  - clusterin（+），EGFR（+/−），波形蛋白（+）

转移性梭形细胞黑色素瘤

- 可见核异型性和核分裂象（通常较多）
- 电子显微镜下常出现黑色素小体
- 免疫组织化学
  - S100（+），HMB45（−）

转移性梭形细胞癌

- 可见核异型性和核分裂象（通常较多）
- 电子显微镜下常出现桥粒
- 免疫组织化学
  - CK（+），肌动蛋白（−），肌球蛋白（−）

炎性肌成纤维细胞瘤

- 可转移
- 核异型性和核分裂象可不尽相同
- 免疫组织化学
  - S100（+），ALK1（+/−）

参考文献

1. Xie J et al: Fine-needle aspiration cytology of intranodal palisaded myofibroblastoma of the inguinal lymph node. Acta Cytol. 60(1):89-92, 2016
2. Laskin WB et al: Intranodal palisaded myofibroblastoma: another mesenchymal neoplasm with CTNNB1 (β-catenin gene) mutations: clinicopathologic, immunohistochemical, and molecular genetic study of 18 cases. Am J Surg Pathol. 39(2):197-205, 2015
3. Bhullar JS et al: Intranodal palisaded myofibroblastoma: a review of the literature. Int J Surg Pathol. 21(4):337-41, 2013
4. Michal M et al: Intranodal "amianthoid" myofibroblastoma. Report of six cases immunohistochemical and electron microscopical study. Pathol Res Pract. 188(1-2):199-204, 1992
5. Lee JY et al: Solitary spindle cell tumor with myoid differentiation of the lymph node. Arch Pathol Lab Med. 113(5):547-50, 1989
6. Suster S et al: Intranodal hemorrhagic spindle-cell tumor with "amianthoid" fibers. Report of six cases of a distinctive mesenchymal neoplasm of the inguinal region that simulates Kaposi's sarcoma. Am J Surg Pathol. 13(5):347-57, 1989
7. Weiss SW et al: Palisaded myofibroblastoma. A benign mesenchymal tumor of lymph node. Am J Surg Pathol. 13(5):341-6, 1989

PM

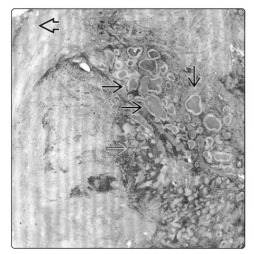

石棉样纤维

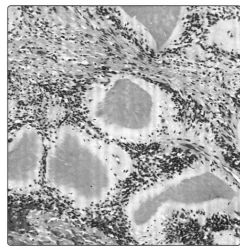

（左）低倍镜图示 PM 累及腹股沟淋巴结。淋巴结完全被肿瘤取代，可见假包膜➡、大量石棉样纤维➡、出血➡和纤维化。（右）中倍镜图示 PM 中的石棉样纤维。注意石棉样纤维被嗜碱性梭形细胞包绕

PM：cyclin-D1

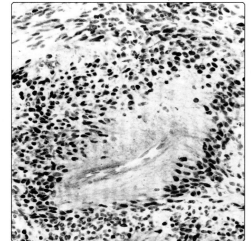

边缘见淋巴结

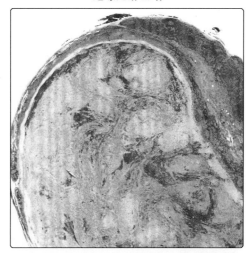

（左）PM 中的梭形细胞通常为 cyclinD1 阳性，如本例免疫组织化学所示。cyclinD1 在 β-catenin 的下游，β-catenin 通常在 PM 中发生突变和过表达。（右）低倍镜图示 PM 累及淋巴结。正常淋巴组织被挤压移位。病变富于梭形细胞，并可见出血灶

PM：温和的梭形细胞

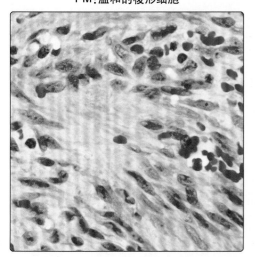

vimentin

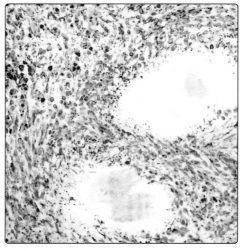

（左）高倍镜（油镜）图示 PM 累及腹股沟淋巴结。注意温和的梭形细胞，缺乏核异型性或核分裂象。（右）免疫组织化学 vimentin 示 PM 常为阳性

要　点

基本概念

- 卡波西肉瘤(KS):可累及身体任何部位的特殊类型的血管肿瘤

病因学/发病机制

- HHV8 感染在大多数病例中起关键作用
  - 与其他因素共同参与致病过程

临床特征

- 卡波西肉瘤的多种表现形式
  - 散发性(地中海国家)
  - 地方性(赤道非洲)
  - 医源性(如:移植后)
  - 流行性(HIV 相关)
- 常见部位:皮肤、淋巴结、胃肠道
- 抗逆转录病毒疗法(ART)控制潜在 HIV 感染
- 预后在很大程度上取决于临床表现和相关疾病

镜下特征

- 组织学形态表现多样
  - 无周细胞的血管扩张
  - 无分支的裂隙样腔隙
  - 梭形细胞呈束状和漩涡状排列
- 红细胞外渗
- 胞质内嗜酸性玻璃样小体
- 含铁血黄素巨噬细胞常见

辅助检查

- 免疫组织化学
  - HHV8(+),CD31(+),CD34(+),WT1(+),VEGFR2(+)
  - FⅧRAg(+),但在梭形细胞中不敏感

主要鉴别诊断

- 杆菌性血管瘤病
- 淋巴窦血管转化
- 血管肉瘤

皮肤病变

出血性卡波西肉瘤

(左)该患者的手臂和背部显示卡波西肉瘤(KS)的多个深色病灶。(Courtesy K. Maloney, MD.)(右)低倍镜下全景图示病变累及皮肤,见丰富的梭形细胞➡和大量扩张的血管➡

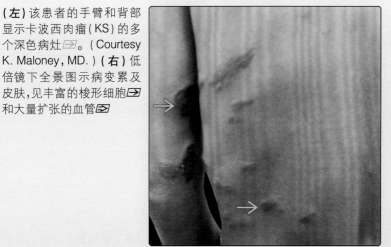
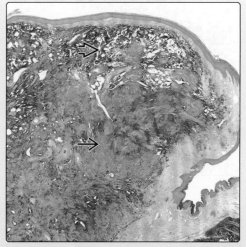

淋巴结内的卡波西肉瘤

嗜酸性玻璃样小体

(左)低倍镜图示多中心性 Castleman 病(CD)相关的卡波西肉瘤。视野中央显示卡波西肉瘤在增生的滤泡➡间生长。肿瘤主要呈血窦样结构。(右)淋巴结卡波西肉瘤累及,图示梭形细胞和伴胞质内嗜酸性玻璃样小体➡的组织细胞。小球染色比红细胞➡浅一些

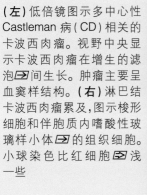
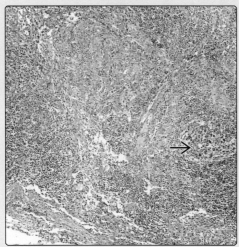
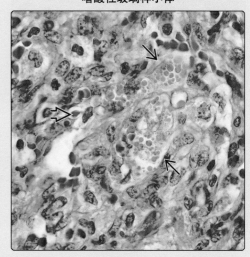

术语

缩写

- 卡波西肉瘤(Kaposi sarcoma,KS)

定义

- 可累及身体任何部位的特殊类型血管肿瘤

病因学/发病机制

感染原

- 人类疱疹病毒 8 型(HHV8)属于 γ-疱疹病毒科,在卡波西肉瘤中均匀一致表达
  - 也称为卡波西肉瘤相关疱疹病毒
- HHV8 在大多数卡波西肉瘤细胞有潜伏感染,小部分肿瘤细胞中发生溶解复制
- 通过性途径和非性途径传播
  - 唾液中含有被 HHV8 感染的脱落上皮细胞

发病机制

- 卡波西肉瘤发生率增加与 HIV 感染患者的免疫抑制和 CD4 淋巴细胞减少相关
- CD4(+)/CD57(+)细胞减少与卡波西肉瘤相关
  - 发生于免疫功能衰退
- 卡波西肉瘤在发病初期就可能是多中心的
- HHV8 与其他致病因子相互作用
  - 例如 HIV-tat 蛋白引起 HHV8 感染内皮细胞
- 可能涉及血管生成因子和细胞因子
- 在病毒生命周期的潜伏期和溶解期表达的病毒蛋白参与了卡波西肉瘤的发病

细胞起源

- 卡波西肉瘤来自血管或淋巴管内皮的前体细胞
  - CD34(+)提示血管内皮前体细胞

临床特征

流行病学

- 发病率
  - 因表现方式不同,差异很大
    - 地方性:在非洲东部和撒哈拉以南地区很常见
    - 散发型:最常见于地中海盆地
      □ 在美国和欧洲极为罕见
    - 传染病或艾滋病与卡波西肉瘤密切相关
      □ 在 HIV 阳性患者中,卡波西肉瘤占所有恶性肿瘤的 18%
- 年龄
  - 因表现方式不同而有所不同
    - 散发病例以老年人为主
    - 传染病或艾滋病相关的主要发生于年轻人
- 性别
  - 男性在所有类型的卡波西肉瘤中较多见

部位

- 皮肤、黏膜表面、淋巴结和所有内脏器官

- 皮肤是最常见部位
- 口腔黏膜和胃肠道是常见的部位
- 淋巴结受累通常与皮肤疾病有关
  - 仅存在淋巴结疾病的较为罕见
- 临床分期遵循艾滋病临床试验小组(ACTG)肿瘤委员会,而不是 TNM
  - ACTG 基于肿瘤负荷、免疫状态和系统性疾病来进行评估

表现

- 卡波西肉瘤可分为四个临床亚型
  - 散发性(经典性)
    - 累及老年患者的肢体远端
    - 常见于地中海裔和犹太裔阿什肯纳齐人
    - 临床为惰性
    - 在美国,每 10 万个肿瘤中有 0.2 个
  - 非洲(地方性)
    - 撒哈拉以南的非洲中部地区
    - 乌干达 9%的恶性肿瘤
    - 儿童常有全身淋巴结肿大和侵袭性临床过程
    - 中年人四肢发生卡波西肉瘤;较为惰性
  - 医源性免疫抑制
    - 卡波西肉瘤在器官移植或类固醇治疗后更常见
    - 肾移植术后发病率增加 128 倍
    - 临床上通常是惰性的;也可以侵袭性
  - 艾滋病相关(流行性)
    - 艾滋病患者发病风险增加 451 倍
    - 同性恋者更常见;静脉注射吸毒者和血友病患者发病率较低
    - 病变通常广泛播散,累及内脏器官

自然病程

- 在死亡患者中,尸检发现卡波西肉瘤可以广泛转移
  - 器官:几乎任何器官均可受累
    - 肺常见

治疗

- 药物
  - 联合抗逆转录病毒疗法(CART)控制 HIV 病毒血症,提高 T 细胞免疫功能
    - 卡波西肉瘤的预防和控制与 HIV 病毒血症和免疫抑制的控制相关
  - 类固醇可加重卡波西肉瘤病情
- 出血、进展性病变、内脏受累的各种治疗方法
  - 放疗、手术切除、长春碱注射、9-顺式维甲酸
  - 全身治疗包括阿霉素或柔红霉素脂质体
- 免疫重建炎症综合征期间有发生卡波西肉瘤的报道

预后

- 在很大程度上取决于临床表现和相关疾病
  - 累及内脏或免疫抑制引起相关感染的患者预后最差
- CART 治疗可以改善流行性卡波西肉瘤的预后

大体特征

淋巴结

- 增大伴有融合;出血

皮肤

- 大小范围:0.1~3.0cm
- 粉红色或紫色病灶
- 斑片、斑块或结节

镜下特征

组织学特征

- 淋巴结
  - 早期病变通常累及被膜
  - 卡波西肉瘤细胞沿小梁增生或呈楔形浸润
  - 未受累淋巴结的结构保留
    - 可见反应性滤泡,生发中心明显
    - 髓索内浆细胞增多
- 卡波西肉瘤的组织学分型(任何部位)
  - 扩张的血管或厚壁血管(分化良好)
  - 吻合的血管腔
  - 血管呈肾小球样聚集
  - 梭形细胞,具有血管、裂隙样腔隙,内含红细胞
  - 单纯梭形细胞型;通常细胞呈漩涡状(肉瘤样)
- 卡波西肉瘤通常伴有
  - 出血
  - 小淋巴细胞和/或浆细胞
  - 含铁血黄素巨噬细胞
  - 细胞质内玻璃样伴
    - PAS(+)±淀粉酶消化
- 细胞核大,轻度多形性
- 通常存在核分裂象
- 早期病变可能难以识别
  - 不规则的毛细血管形成蕾丝边样结构

辅助检查

免疫组织化学

- HHV8(+),弥漫性和强阳性
  - LANA1 特异性抗体
- CD31(+),CD34(+),WT1(+),VEGFR2(+)
- FⅧRAg(+/-),*Ulex europaeus*(+/-)
  - 在以梭形细胞为主的肿瘤中敏感性较低

PCR

- 大多数(如不是全部)卡波西肉瘤中存在 HHV8
  - 通过 PCR 或 DNA 印迹法可证实

电子显微镜

- 内皮细胞、周细胞、成纤维细胞和肌成纤维细胞的混合体
- Weibel-Palade 小体不常见
- 可见吞噬红细胞

鉴别诊断

杆菌性血管瘤病

- 在 HIV 感染者中流行

- 杆菌性血管瘤病通常引起皮肤病变
- 毛细血管内衬典型的血管内皮细胞
  - 无核异型性
- 杆菌用 WS 染色或免疫组织化学可显示

淋巴窦血管转化

- 主要局限于淋巴窦
- 没有被膜累及(与卡波西肉瘤不同)
- 无非典型性或核分裂象;细胞质无玻璃样小体

HIV 淋巴结炎的血管增生

- 在 HIV 淋巴结炎晚期,可见大量的血管增生
- 血管不是裂隙样的,而是形成良好的管腔
- 不存在梭形细胞束或漩涡
- 无核异型性,罕见或缺乏核分裂象

血管肉瘤

- 通常无免疫抑制或 HIV 感染史
- 组织学上表现为多层内皮细胞、有核异型性和核分裂象

滤泡树突细胞肉瘤

- 高度漩涡状,但无血管裂隙
- 可有明显的异型性和许多核分裂象
- CD21(+),CD23(+),CD35(+),clusterin(+)
- CD31(-),CD34(-)
- 通常无免疫抑制或 HIV 感染史

转移性梭形细胞癌或黑色素瘤

- 有其他部位原发肿瘤的证据
- 核异型性和核分裂象更为显著
- 免疫组织化学有帮助
  - 癌:CK(+)
  - 黑色素瘤:S100(+),HMB45(+),MART1(+)

诊断依据

临床相关病理特征

- 四种临床类型具有相似的组织学形态

病理学精要

- 在淋巴结中,卡波西肉瘤首先累及被膜、小梁和髓质
- HHV8(+)

参考文献

1. Goncalves PH et al: Cancer prevention in HIV-infected populations. Semin Oncol. 43(1):173-88, 2016
2. Robey RC et al: Facing up to the ongoing challenge of Kaposi's sarcoma. Curr Opin Infect Dis. 28(1):31-40, 2015
3. Naresh KN et al: Lymph nodes involved by multicentric Castleman disease among HIV-positive individuals are often involved by Kaposi sarcoma. Am J Surg Pathol. 32(7):1006-12, 2008
4. Courville P et al: [Detection of HHV8 latent nuclear antigen by immunohistochemistry. A new tool for differentiating Kaposi's sarcoma from its mimics.] Ann Pathol. 22(4):267-76, 2002
5. Ioachim HL et al: Kaposi's sarcoma of internal organs. A multiparameter study of 86 cases. Cancer. 75(6):1376-85, 1995

卡波西肉瘤和 Castleman 病

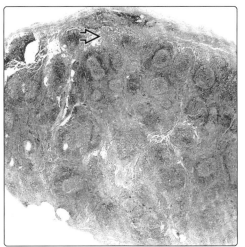

卡波西肉瘤:梭形细胞

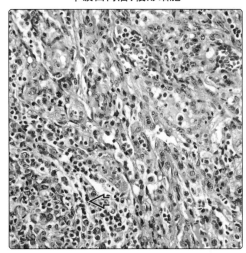

Castleman 病:玻璃样变的血管

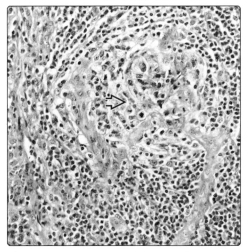

卡波西肉瘤:CD34(+)

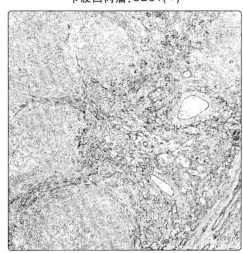

卡波西肉瘤:HHV8(+)

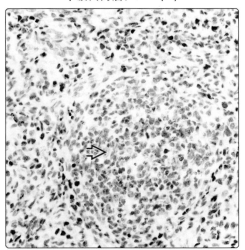

高倍镜:HHV8(+)

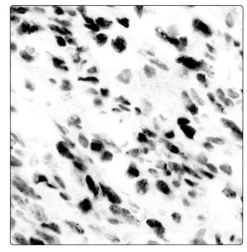

(左)卡波西肉瘤和 Castleman 病累及淋巴结,图示卡波西肉瘤在被膜和被膜下生长,并呈楔形状浸润至皮质➡️。(右)分化良好的卡波西肉瘤,梭形细胞呈束状,有相互交通的短裂隙,内含外渗的红细胞。可见一个淋巴滤泡➡️

(左)卡波西肉瘤和多中心性 Castleman 病累及淋巴结,该视野显示血管玻璃样变、淋巴滤泡退化(透明血管病变)➡️。该患者同时存在淋巴结病变、肝脾大和全血细胞减少。(右)卡波西肉瘤由分化良好的血管组成,CD34 染色强阳性

(左)卡波西肉瘤累及的淋巴结,显示肿瘤细胞核包绕着反应性淋巴滤泡➡️。肿瘤细胞核表达 HHV8,淋巴细胞为 HHV8 阴性。(右)高倍镜图示淋巴结中的肿瘤细胞。使用 LANA1 克隆的 HHV8 抗体,肿瘤细胞核呈强阳性

卡波西肉瘤:出血

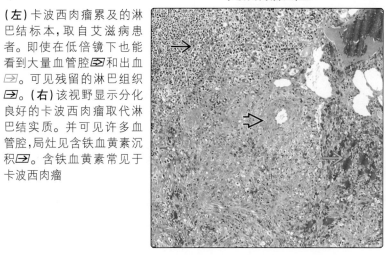

高分化卡波西肉瘤

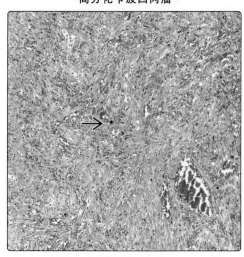

(左)卡波西肉瘤累及的淋巴结标本,取自艾滋病患者。即使在低倍镜下也能看到大量血管腔➦和出血➥。可见残留的淋巴组织➥。(右)该视野显示分化良好的卡波西肉瘤取代淋巴结实质。并可见许多血管腔,局灶见含铁血黄素沉积➥。含铁血黄素常见于卡波西肉瘤

卡波西肉瘤:淋巴结内早期病变

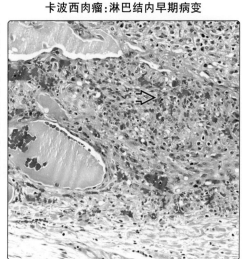

卡波西肉瘤和霍奇金淋巴瘤

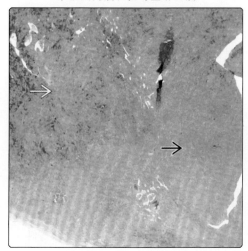

(左)淋巴结内见早期卡波西肉瘤病灶。图示淋巴结被膜下毛细血管充血➦,可见梭形细胞和红细胞外渗。(右)一名男性同性恋艾滋病患者的淋巴结活检,低倍镜图示卡波西肉瘤➥和经典型霍奇金淋巴瘤➥累及。卡波西肉瘤累及该患者的淋巴结、皮肤、黏膜、胃肠道和肺

经典型霍奇金淋巴瘤

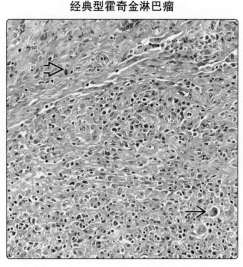

淋巴结内卡波西肉瘤:梭形细胞

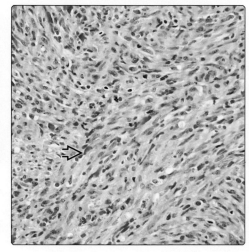

(左)高倍镜图示卡波西肉瘤➥和经典型霍奇金淋巴瘤累及淋巴结。注意多形性炎症背景和霍奇金细胞➥。(右)图示卡波西肉瘤累及淋巴结,见大量梭形细胞伴红细胞外渗➥。该艾滋病患者有皮肤病变和淋巴结受累。梭形细胞为HHV8阳性(未显示)

卡波西肉瘤:细胞的非典型性

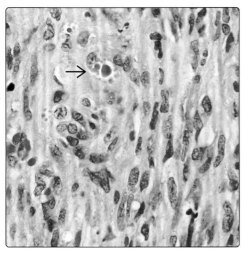

淋巴窦血管转化

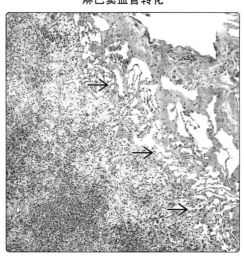

（左）高倍镜图示艾滋病相关的卡波西肉瘤,由大量梭形细胞组成。视野中也见到嗜酸性玻璃样小体 ➡。与许多卡波西肉瘤病例一样,核异型性并不明显,肿瘤核分裂象少见。（右）淋巴结活检标本伴淋巴窦血管转化,窦内有大量形态良好但不规则的血管 ➡

淋巴窦血管转化

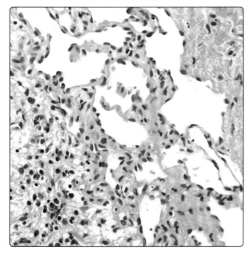

杆菌性血管瘤病

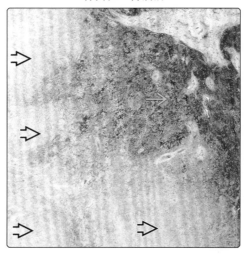

（左）高倍镜图示淋巴结中的淋巴窦血管转化。血管衬覆内皮细胞不明显,细胞无核异型性或分裂象。（右）低倍镜下显示艾滋病患者杆菌性血管瘤病累及淋巴结。视野中见大部分区域的淋巴结被杆菌性血管瘤病的苍白结节 ➡ 取代。箭头指示残留淋巴结 ➡

艾滋病患者的杆菌性血管瘤病

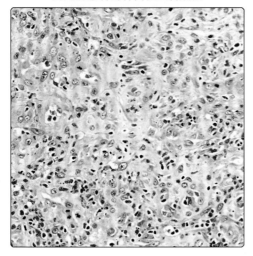

杆菌性血管瘤病:巴尔通体

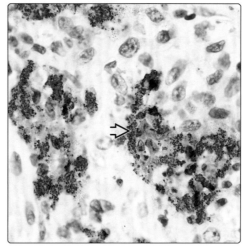

（左）艾滋病患者淋巴结杆菌性血管瘤病。高倍镜图示病变由分化良好的血管、炎症细胞和微生物组成。在该放大倍数下无法进一步识别病原体。（右）高倍镜下显示艾滋病患者淋巴结被杆菌性血管瘤病累及。免疫组织化学染色显示病变内存在很多簇病原微生物 ➡